# 产科大出血
## 麻醉与围手术期管理

Anesthesia and Perioperative Management of Obstetric Hemorrhage

**主 编** 罗林丽 罗 东

**副主编** 倪 娟 周文琴 廖志敏 李 平 盛 博

**编 委**（按姓氏笔画排序）

| | | | | | | |
|---|---|---|---|---|---|---|
| 王苹朱 | 冯世苗 | 毕艳梅 | 任艳丽 | 江晓琴 | 李 平 | 李淑英 |
| 肖 阳 | 吴 兰 | 何姗姗 | 余 柔 | 余 超 | 余河亚 | 冷冬梅 |
| 宋 豪 | 张竞文 | 张锦曦 | 陈 欢 | 陈首名 | 陈筱静 | 尚玉超 |
| 罗 东 | 罗林丽 | 周 晋 | 周文琴 | 周婧馨 | 胡雅姣 | 贺 腾 |
| 袁 珂 | 顾 娟 | 倪 娟 | 殷开宇 | 黄 伟 | 曹 凡 | 盛 博 |
| 康焱茗 | 敬维维 | 韩 江 | 韩 坤 | 韩学广 | 程思佩 | 舒丽娟 |
| 童 欣 | 曾 葵 | 曾鹤琳 | 蔡昀夏 | 廖志敏 | 熊娅琴 | |

**绘 图** 周 晋 罗林丽

**单 位** 四川大学华西第二医院麻醉科/ICU

人民卫生出版社

·北 京·

**图书在版编目（CIP）数据**

产科大出血麻醉与围手术期管理 / 罗林丽，罗东
主编 . -- 北京：人民卫生出版社，2024. 12. -- ISBN
978-7-117-37299-2

Ⅰ. R714. 46

中国国家版本馆 CIP 数据核字第 2024JJ1721 号

| 人卫智网 | www.ipmph.com | 医学教育、学术、考试、健康，购书智慧智能综合服务平台 |
| --- | --- | --- |
| 人卫官网 | www.pmph.com | 人卫官方资讯发布平台 |

**产科大出血麻醉与围手术期管理**

Chanke Dachuxie Mazui yu Weishoushuqi Guanli

主　　编：罗林丽　罗　东
出版发行：人民卫生出版社（中继线 010-59780011）
地　　址：北京市朝阳区潘家园南里 19 号
邮　　编：100021
E - mail：pmph @ pmph.com
购书热线：010-59787592　010-59787584　010-65264830
印　　刷：人卫印务（北京）有限公司
经　　销：新华书店
开　　本：889×1194　1/16　　印张：27
字　　数：780 千字
版　　次：2024 年 12 月第 1 版
印　　次：2024 年 12 月第 1 次印刷
标准书号：ISBN 978-7-117-37299-2
定　　价：199.00 元

打击盗版举报电话：010-59787491　E-mail：WQ @ pmph.com
质量问题联系电话：010-59787234　E-mail：zhiliang @ pmph.com
数字融合服务电话：4001118166　E-mail：zengzhi @ pmph.com

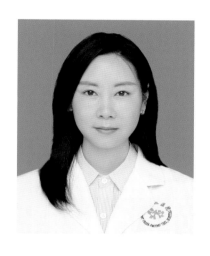

**罗林丽**

　　博士，教授，硕士研究生导师。四川大学华西第二医院麻醉科主任医师。历任中华医学会麻醉学分会青年委员，四川省医学会麻醉学专业委员会青年委员会副主任委员，四川省女医师协会麻醉医师专业委员会常务委员，四川省妇幼保健协会麻醉学分会第二届委员会常务委员，四川省医学会麻醉学医师专业委员会第一届和第二届产科学组秘书，四川省学术和技术带头人后备人选，四川省卫生健康委员会学术与技术带头人。担任多家杂志编委和特邀审稿人，主持和参与国家科技部重大专项子课题、国家自然科学基金项目，以及省、市级课题多项。以第一作者和通信作者身份发表论文 60 余篇，以第一发明人身份获发明专利授权 5 项，实用新型专利授权 7 项，主编著作 2 部，参编著作 5 部。从事麻醉临床、教学与科研工作 20 余年，对危、急、疑难、重症妇产科患者麻醉管理有丰富的经验。

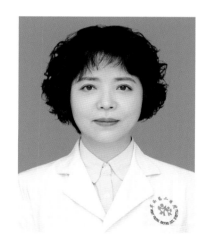

**罗　东**

　　博士，教授，硕士研究生导师。现任四川大学华西第二医院麻醉科党支部书记、副主任，中华医学会围产医学分会产房安全与助产学组委员，成都市医学会麻醉专业委员会副主任委员，成都医学会麻醉专业委员会产科学组组长，四川省女医师协会麻醉医师专业委员会副主任委员，四川省预防医学会孕产期疾病防治及产后康复分会常务委员，《四川大学学报（医学版）》《华西医学》特邀审稿人，《中国计划生育和妇产科》杂志编委。以第一作者或通信作者发表论文 48 篇，SCI 论文 17 篇。以第一发明人身份获实用新型专利授权 3 项，承担四川省、市级课题多项，主编专著 3 本，参编专著 5 本，荣获"全国妇幼健康科学技术奖"一等奖。

麻醉科医师在围手术期的管理中起着关键作用，特别是在围手术期危急重症（包括失血性休克）的快速诊断、救治和积极预防中发挥了核心作用。针对大出血患者的基本生命功能监测与调控，以及重要器官功能保护是麻醉管理的重点和难点。

自20世纪90年代开始，四川大学华西第二医院麻醉科在血液保护方面做出了许多有价值的探索，包括等容血液稀释、高容血液稀释、控制性低中心静脉压、深低温停循环、自体血液回收等，尤其是2003年开展的腹主动脉球囊阻断技术用于巨大神经脊索瘤切除手术，开创了腹主动脉球囊阻断技术在积极预防失血性休克中的先河，并由此衍生出在血液保护方面的多项专利。时至今日，腹主动球囊阻断技术和自体血液回收回输技术已成为常规技术，广泛应用于临床。麻醉科医师救治失血性休克的主要目标是基本恢复和维持血液的功能，主要包括综合运输功能、运输氧气功能、凝血和纤溶功能，以及维持内环境稳定功能。

在临床各类大出血病例中，产科大出血患者具有显著的特殊性，存在出血迅猛、止血困难、对凝血和内环境干扰大、救治困难等特点，导致全球约1/5的孕产妇死亡归因于出血。由于我国东西部差异、城乡差异、综合与专科差异等因素，医疗资源发展极端不均衡。尤其是在基层医院和偏远地区，存在观念落后、监测手段单一、抢救措施不力和相关药物缺乏、取血困难等问题，加大了产科大出血救治的困难，导致严重产后出血长期高居孕产妇死因首位。即使是资源和条件较好的地区，由于治疗理念的落后，产后大出血救治过程中对产科大出血风险识别和救治措施的合理性存在问题，严重的并发症时有发生，在产科大出血救治的理论方面仍然有很大的提升空间。然而，迄今为止，医务人员用于指导产科大出血麻醉与围手术期管理方面的知识和理念主要来源于各类大出血治疗指南，缺乏针对性和系统性。因此，临床上急需一本全面而系统的理论书籍用于指导产科大出血的救治。

由四川大学华西第二医院麻醉科和ICU专家共同编写的《产科大出血麻醉与围手术期管理》，分为理论篇、病例篇、演练篇和习题篇，共十九章。包括了全面系统的理论总结、翔实透彻的病例分析、各具特色的应急演练和内容丰富的习题精练，阐述了产科大出血救治中全流程精细化管理的重点和难点。有利于医务人员构建关于产科大出血救治的全局观和完整的理论体系，提高对基础理论、麻醉管理、血液保护、并发症管理等方面知识的掌握和应用能力。

总之，该书从多个维度对产科大出血麻醉与围手术期管理的各个方面进行了细致而深入的总结，对于降低孕产妇死亡率，提高产科麻醉医师们针对产科大出血的综合麻醉管理能力具有十分重要的指导价值，是一本值得产科医务人员特别是产科麻醉医师认真学习和收藏的好书。衷心感谢主编团队在丰富和完善血液保护及产科大出血救治方面的理论体系所作出的贡献。

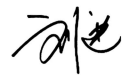

中华医学会麻醉学分会第十一届委员会主任委员
中国医师协会麻醉学医师分会首届会长
四川大学华西医院麻醉科主任医师、教授、
博士研究生导师
2024年12月

为万千产妇安全生产保驾护航,降低孕产妇死亡率是每位产科医务工作者毕生的追求。产后出血一直是导致我国孕产妇死亡的首要原因,近二十年来,孕产妇死亡虽已大幅减少,但仍有进一步下降的空间,产科、麻醉科、放射科、ICU、输血科医生联合救治的多学科团队均发挥了积极作用。

产科大出血导致死亡的主要原因在于诊断和治疗的延迟,多年来我们一直致力于严重产后出血救治的临床实践和科学研究,《优化严重产后出血诊治策略》的课题研究与《中国产后出血预防和处理》的多版指南,均推动了产后出血规范救治的发展。

识别产后出血的病因及高危因素、做好孕期保健、采取预防措施、早期识别出血的临床表现,以及尽早诊断、完善产后出血规范处理流程对于产科大出血患者的抢救起到了关键作用。产后出血处理强调"四早原则":即尽早呼救及团队抢救、尽早综合评估及动态监测、尽早针对病因止血和尽早容量复苏及成分输血,避免错过抢救时机而导致孕产妇发生严重并发症甚至死亡。在抢救中,起关键作用的是麻醉团队,麻醉医生对于出血量的精确评估、循环及凝血的动态监测、早期的容量复苏及血液保护,避免低体温、酸中毒等内环境紊乱,可大大降低大出血患者严重并发症的发生率,改善不良结局,降低孕产妇死亡率。为了达到以上救治目标,产科医护人员特别是麻醉医生在救治过程中需要具备完整的理论知识体系。四川大学华西第二医院是西南地区危重孕产妇救治中心,其麻醉团队在产科大出血患者的救治中积累了非常丰富的临床经验,《产科大出血麻醉与围手术期管理》采用理论、病例、演练、习题相结合的方式,从相关理论知识到临床病例,对产科大出血的管理策略进行了理论联系实际、深入浅出的具体分析,让读者能够更快、更全面地掌握产科大出血全流程管理的精髓;同时,通过不同类型大出血患者救治的思维应急演练和近千道习题的反复强化练习,可以帮助医护工作者训练救治思维,加深对管理要点的记忆。

总之,该书倾注了编委们的大量心血,内容丰富、系统全面,实用性强。既参考了国内外大量相关指南,又充分结合了我国国情和基层医院的具体实际;既引用了大量文献作为理论支撑,又在经验总结的基础上提出了新的观点和认识。该书的顺利出版有助于读者快速建立系统思维并提升实战能力,对提高产科医护人员及麻醉医生对严重产科大出血患者的救治水平将发挥十分重要的作用。

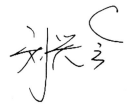

中华医学会围产医学分会第九届委员会主任委员
中国女医师协会母胎医学专业委员会副主任委员
四川大学华西第二医院产科主任医师、教授、
博士研究生导师
2024 年 12 月

产科大出血具有突发性、不可预测性和病情发展迅速等特点，导致产科大出血的高危因素众多，即使患者在分娩前并无明显高危因素，仍然可能在分娩过程中逐渐演变为难治性产后大出血，最终导致救治和转院困难。全球范围内约1/5的孕产妇死亡归因于出血，我国严重产后出血也长期高居孕产妇死因首位，因此，产科医护人员和麻醉医生亟需能指导临床工作的实用书籍来应对挑战。

产科大出血涉及复杂的病理生理改变，影响了众多器官和系统，对循环功能、凝血功能、内环境、肝肾功能等都造成了严重干扰。因此，参与产科大出血救治的医护人员在救治过程中需要掌握生理学、病理学、药理学、产科学、麻醉学、重症医学等多个学科的相关知识，全流程精细化的管理救治过程是医护人员努力的方向。

我们在多年来的救治过程中深刻体会到，即使是已经具备了较强实战经验的临床医生，要将救治经验总结成系统的理论知识体系并予以传授并非易事，依靠自身知识储备构建系统全面的理论体系更是难上加难。在二十多年的产科大出血患者管理过程中，从最初主要关注循环容量和凝血功能，逐渐开始关注内环境维持和并发症的预防；从主要关注普通大出血患者管理，逐渐开始关注妊娠合并症并发大出血患者的救治；从只关心大出血即刻的管理，逐渐开始关注出血前和出血停止后的全流程管理；从对大出血类型缺乏认知，逐渐开始认识不同类型大出血的特点和管理要点……在这些救治理念演变的背后，汇聚了多年来大量危重病例救治的经验和教训。《产科大出血麻醉与围手术期管理》致力于将产科大出血患者救治的实战经验总结凝练成全面而系统的理论体系，希望能帮助更多的医务工作者快速学习和掌握。

全书分为理论篇、病例篇、演练篇和习题篇。"理论篇"内容涉及产科大出血的风险识别，救治指南的解读、手术治疗、麻醉管理、循环容量管理、内环境管理、凝血功能管理及输血管理等方面；"病例篇"通过妊娠合并症患者并发大出血的麻醉管理、产科大出血患者并发症管理及管理策略解析共计25个特色病例进行了全面分析；"演练篇"通过四种不同类型产科大出血患者救治的思维应急演练，帮助读者认识和掌握不同类型出血的特点，以及术中、术后的管理要点；"习题篇"基于上述三篇的内容，精心编撰了近千道强化练习题，内容丰富，涉及产科大出血患者救治的各个方面。全书力求从"讲""演""练""考"多维度帮助读者更快、更全面地掌握大出血全流程精细化管理的精髓，提高救治能力。

十年磨一剑，在此，向所有参加编写的专家及相关人员的辛勤付出和支持表示衷心的感谢。感谢中华医学会麻醉学分会前任主任委员刘进教授和中华医学会围产医学分会前任主任委员刘兴会教授为本书作序。感谢赵扬玉教授和刘兴会教授对本书的资助。

本书出版之际，恳切希望广大读者在阅读过程中不吝赐教，欢迎发送邮件至邮箱 renweifuer@pmph.com，或扫描下方二维码，关注"人卫妇产科学"，对我们的工作予以批评指正，以期再版修订时进一步完善，更好地为大家服务。

衷心希望本书能对提高产科大出血患者的救治水平发挥积极的作用。

**罗林丽 罗 东**

2024 年 12 月

感谢"十四五"国家重点研发计划"生育健康及妇女儿童健康保障"重点专项"优化严重产后出血诊治策略的研究"（编号 2021YFC2701503）项目对本书出版的支持！

# 目　录

9

## ｜第三部分｜演练篇

## ｜第四部分｜习题篇

# 第一部分

# 理 论 篇

# 第一章

# 产科大出血相关基础知识

## 第一节　妊娠期与产科大出血相关的基础知识

产后出血（postpartum hemorrhage，PPH）是导致妊娠相关死亡的首位原因。据 WHO 报道，全球孕产妇死亡总数中，25% 以上是由于严重产后出血导致的。但出血本身并不是一种疾病，可通过积极有效的方案提前预防和处理。

由于孕晚期子宫血流可由非妊娠状态的 50ml/min 左右达到足月时的 700～900ml/min，产科出血常表现为出血量大、出血速度快；孕晚期处于高凝状态，出血时可导致大量凝血因子消耗，从而引起凝血功能紊乱；子宫血供来源丰富，术中存在止血困难。因此，产科出血有其自身的特点，一旦出现产科大出血，患者可在短期内迅速出现休克、弥散性血管内凝血（disseminated intravascular coagulation，DIC）、严重内环境紊乱等并发症，甚至危及孕产妇生命。了解妊娠期与产科大出血相关的解剖、生理、病理知识对后继大出血的诊断和治疗有重要的辅助作用。

### 一、子宫解剖学特点

#### （一）血供来源丰富

子宫血供可来源于卵巢动脉、子宫动脉、阴道动脉、膀胱动脉等，而上述动脉亦可源自腰动脉、骶正中动脉、髂内动脉、髂外动脉等，且存在丰富的侧支循环。因此，与四肢手术等外科手术不同，产科手术中很难通过压迫或结扎单一的动脉起到有效的止血作用，这也是产科大出血止血困难的重要原因。

#### （二）血管怒张

孕晚期血容量增加，与非妊娠状态相比增加 40%～45%，双胎和多胎妊娠甚至可增加 50%～60%，再加上孕期增大的子宫对下腔静脉的压迫作用，盆腔血液回心阻力增加，除导致子宫表面血管怒张、形成血窦（图 1-1）外，还可导致宫旁与附件区静脉迂曲，呈蚯蚓样怒张（图 1-2），使得手术周围区域血管极易损伤出血。

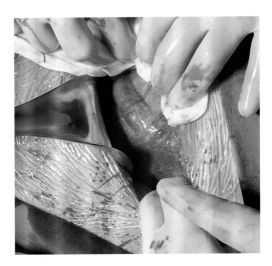

图 1-1　子宫表面血管怒张形成的血窦

#### （三）子宫软化

妊娠期激素水平变化导致宫颈变软、变薄，孕晚期宫颈峡部伸展成为子宫下段，因此，在孕晚期，宫颈与阴道界限不清，大出血需行子宫全切术，手术较非孕期困难（图 1-3）。分娩过程中胎头长时间压迫还可引起宫颈组织水肿，分娩困难时在外力作用下容易发生软产道撕裂损伤导致大出血。

#### （四）子宫结构与收缩能力的改变

子宫是由弹性较好的平滑肌组织构成的宫体和弹性较差的纤维组织构成的子宫颈组成。孕晚期的子宫，除分为上述两个解剖部位外，宫颈峡部也伸展成为子宫下段，故子宫下段含有大量的纤维组织，平滑肌组织较少，肌层较薄弱。孕晚期子宫的三个解剖部位的组织对不同类型宫缩剂的敏

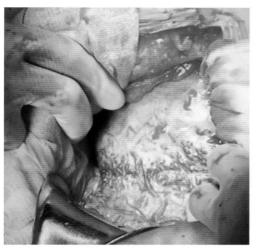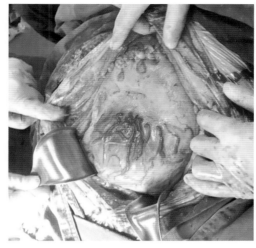

图 1-2　子宫表面蚯蚓状迂曲怒张的血管

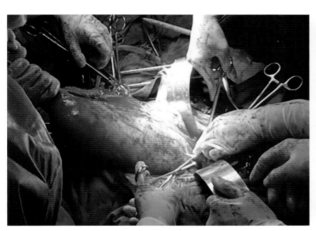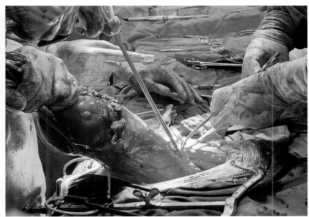

图 1-3　软化的子宫组织

感性不同。通常情况下，平滑肌组织收缩能力远大于纤维组织。因此，在子宫的收缩能力中，子宫体＞子宫下段＞子宫颈。

（五）与胎盘相关的影响因素

胎盘娩出后子宫止血机制主要包括两个方面：①通过子宫平滑肌的强力收缩，机械性关闭胎盘剥离血窦创面；②机体迅速启动凝血瀑布，大量纤维蛋白原形成纤维蛋白网，沉积在子宫血窦和子宫肌层，有助于胎盘剥离面形成血栓止血。因此，以下和胎盘相关的影响因素可引起产后止血困难。

**1. 胎盘不同着床位置可影响产后出血风险**　前置胎盘是临床上常见的导致产后出血的合并症之一，当胎盘着床在靠近纤维组织较多而肌层较少的子宫下段，甚至覆盖宫颈部位时，该部位的组织成分对宫缩剂的敏感性较差，产后子宫收缩力下降，甚至部分孕妇胎盘组织可生长入宫颈管，纯纤

维组织的宫颈组织对宫缩剂敏感性更差，因此在胎盘娩出后无法有效通过组织收缩止血，造成血窦闭合不良止血困难（图 1-4）。

**2. 胎盘着床部位与手术切口的关系**　胎盘着床在子宫前壁时，行剖宫产术进入宫腔取出胎儿前，需洞穿胎盘组织（图 1-5），导致胎盘血窦提前开放，发生大出血风险高，短时间内就可出血上千毫升。当胎盘着床在子宫侧壁或后壁时，子宫下段切口可不损伤胎盘组织，待胎儿娩出后再完整剥离胎盘，相对减少产后出血风险。因此，在前置胎盘患者的术前访视时，胎盘的着床部位与手术切口的关系也是访视的重点内容。

**3. 胎盘着床面积大小**　单胎妊娠时胎盘重量仅约 500g，双胎妊娠时增加至约 900g，三胎妊娠时可高达 1 200g 左右，胎盘重量增加往往伴随胎盘面积的增大。随着胎盘面积的增大，分娩时开

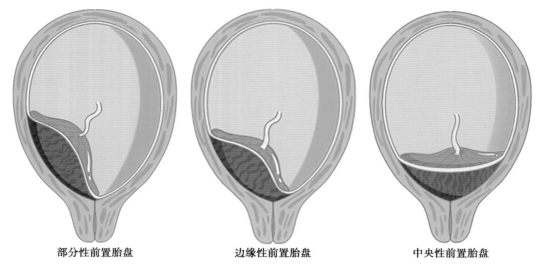

部分性前置胎盘　　　　　　边缘性前置胎盘　　　　　　中央性前置胎盘

图 1-4　不同类型前置胎盘示意图

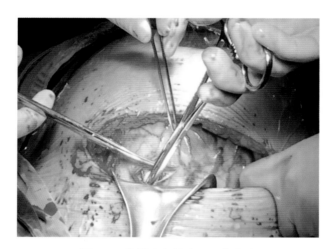

图 1-5　前置胎盘着床于子宫前壁

放的血窦数亦增加（图 1-6），胎盘剥离后既需要强力的子宫收缩，又需要形成更多的胎盘剥离面血栓而达到止血效应，因此，对于多胎妊娠患者来说，上述止血机制的轻微改变更易导致产后出血。

（六）罕见的分娩并发症——子宫内翻

子宫内翻（inversion of uterus）常发生于阴道分娩的产妇。胎盘剥离过程中，由于子宫体积大，宫壁菲薄，随着脐带的牵拉，子宫底部可陷入子宫内腔，使子宫部分或全部翻出。此时子宫无法有效收缩，开放的血窦无法关闭，可导致产后致命性大出血，是一种十分紧急的状态，产科及麻醉医生应高度警惕。第三产程中可采用预防子宫内翻的剥离胎盘的手法，减少子宫内翻的风险。

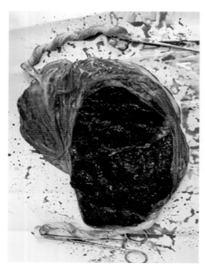

双胎妊娠胎盘

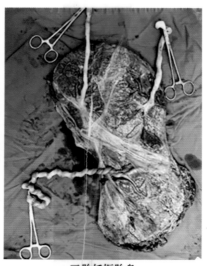

三胎妊娠胎盘

图 1-6　双胎妊娠和多胎妊娠胎盘

## 二、妊娠期循环系统生理改变

### （一）妊娠期循环系统生理参数变化

妊娠期循环系统发生了一系列的生理变化，这些变化对大出血时的临床表现有一定的影响（表1-1）。

1. 孕妇血容量、血浆容量、红细胞体积、血红蛋白、血细胞比容孕期均呈增加趋势，为分娩时可能出现的出血做好准备（图1-7）。血浆容量从49ml/kg增加至孕晚期67ml/kg，约增加55%；总血容量从76ml/kg增加至孕晚期94ml/kg，约增加45%，红细胞孕晚期约增加30%。由于血容量及血浆容量增加的速率大于红细胞增加速率，孕晚期会存在生理性贫血，因此，这类患者一旦出血，更容易导致严重贫血。

2. 心排血量、射血分数、心肌收缩力、每搏输出量及心率均增加，代谢率、耗氧量和二氧化碳产生也会相应增加。心排血量从最初的4.8L/min，32周时增加至6L/min，36周增加至7L/min，约增加50%。

3. 肝血流量占心排血量的比例下降，导致孕晚期肝脏清除能力、肝脏合成能力下降，因此常伴随肝功能下降，凝血因子合成能力下降，出血后更易因凝血因子缺乏而出现凝血功能障碍。

4. 毛细血管扩张比例明显增加，外周血管阻力呈下降趋势，由孕早期的1 300dyn·s·cm$^{-5}$，逐渐下降至36周的950dyn·s·cm$^{-5}$，约下降了20%。外周毛细血管扩张，毛细血管内皮细胞通透性增加，加上血浆白蛋白浓度下降，导致血管内胶体渗透压下降，出血时大量输注晶体液后进一步加重胶体渗透压降低，发生肺水肿风险明显增加。

### （二）妊娠期循环系统自适应变化

非妊娠状态下，当出血量达到全身血容量的20%时，即可出现明显的心率增快、血压下降等休克表现。而在妊娠状态下，由于孕期血容量的增加和外周阻力的下降，导致循环系统对容量波动的代偿能力增强，当出血量达到全身血容量的20%时，部分患者心率及血压仍可以无明显变化（图1-8）。这种适应性改变使机体对失血的耐受性增强，有效减少了出血后休克发生，减少了异体血输入，是人类在长期的发展演变中的自适应性改变。通常情况下，单胎妊娠时，经阴道分娩可耐受出血量约为300ml，剖宫产约为500ml；双胎妊娠时，经阴道分娩可耐受出血量适当放宽至约为500ml，剖宫产约为900ml。

但是，这种适应性变化也可能会增加临床医务人员对产后出血诊断及处理的难度。在失血早期，患者循环系统可能无明显变化或仅有轻微变化，直至出血量达到全身血容量的40%时，血压才呈断崖式下降，心率明显增快，而此时孕妇已进入危及生命的休克失代偿状态。因此，围产期出血时，不能仅根据孕妇心率、血压水平来判断患者是否处于失血性休克状态，需高度警惕"沉默性休克"。

表1-1 妊娠期循环系统生理参数变化

| 参数 | 变化 | 参数 | 变化 |
|---|---|---|---|
| 血容量 | +45% | 每搏输出量（stroke volume，SV） | +25% |
| 血浆容量 | +55% | 肺毛细血管楔压（pulmonary capillary wedge pressure，PCWP） | 不变 |
| 红细胞体积 | +30% | 心率（heart rate，HR） | +15%（10～20次/min） |
| 血红蛋白 | +11.6% | 中心静脉压（central venous pressure，CVP） | 不变 |
| 血细胞比容 | +35.52% | 左室舒张末期容积（left ventricular end-diastolic volume，LVEDV） | 增加 |
| 心排血量 | +30%～50% | 体循环血管阻力（sustained virologic response，SVR） | −20% |
| 射血分数 | 增加 | 左室收缩末期容积（left ventricular end-systolic volume，LVESV） | 不变 |
| 心肌收缩力 | 增加 | 左室舒张末期容积 | 增加 |
| 肝血流量/CO | −35% | 血浆白蛋白浓度 | −60%～−20% |
| 毛细血管扩张比例 | 高达60% | 肝脏清除能力，肝脏合成能力 | 降低 |

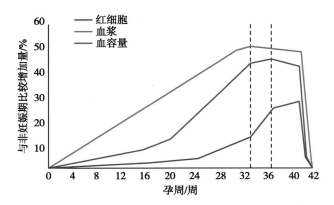

图 1-7 孕期循环血液系统的变化

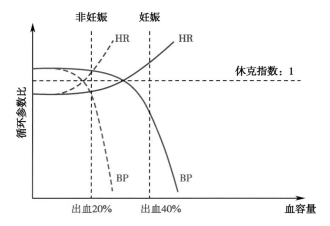

图 1-8 妊娠期和非妊娠期出血后循环系统的自适应变化特点示意图

## 三、孕期血容量的评估

### （一）足月孕血容量的评估公式

目前常用计算公式：

孕期血容量（ml）＝孕前体重（kg）×7%×（1＋40%）×1 000ml/kg＝孕前体重（kg）×10%×1 000ml/kg，即相当于孕期血容量（ml）＝孕前体重（kg）×100ml/kg；或孕 12 周体重（kg）×10%×1 000ml/kg。

无法获得孕前或孕早期体重者，也可根据实际体重预估，为实际体重的 7%～9%。即孕期血容量

（ml）＝实际体重（kg）×（7%～9%）×1 000ml/kg＝实际体重（kg）×（70～90）ml/kg。

在估算血容量时，应考虑妊娠合并症和孕周的影响；同时，不同孕期的出血，亦应考虑孕周与血容量、血红蛋白、子宫血流量的关系。

### （二）妊娠合并症对血容量的影响

正常妊娠时，孕晚期血容量较非妊娠时增加40%～50%。妊娠高血压综合征患者孕晚期血容量较正常妊娠晚期患者约减少 15%，较非妊娠时增加 20%～30%。多胎妊娠孕妇孕晚期血容量较正常妊娠者增加约 1.2 倍，较非妊娠时增加 55%～65%。因此，在丢失等量血液时，不同合并症患者丢失血容量占母体血容量比例不同，对出血的耐受性也不同（图 1-9）。因此，在治疗时一定要结合患者个体化的血容量来进行判断，而不能仅仅以出血量来做出决策。

### （三）案例分析

**病例一**：患者 37 岁，孕前体重 48.5kg，目前体重 60kg。

**诊断**：凶险性前置胎盘；中央性前置胎盘；胎盘植入；妊娠合并糖尿病（A1 级）；瘢痕子宫；$G_5P_1^{+3}$，$35^{+6}$ 周宫内孕单胎。入院时血红蛋白 109g/L，纤维蛋白原 437mg/dl。

**计算方法**：孕前体重 × 10% × 1 000ml/kg ＝ 48.5kg × 10% × 1 000ml/kg ＝ 4 850ml。或：实际体重 ×（7%～9%）＝ 60kg ×（7%～9%）× 1 000ml/kg ＝ 4 200～5 400ml。

**风险评估**：孕妇 36 周，子宫血流丰富，全身血容量较多，心肺功能正常，轻度贫血，纤维蛋白原正常，合并妊娠期糖尿病，对失血耐受性尚可。

**病例二**：患者 32 岁，孕前体重 40kg，目前体重 51kg。

**诊断**：先兆子宫破裂；凶险性前置胎盘，中央性前置胎盘；胎盘植入？瘢痕子宫；3 次腹部手术

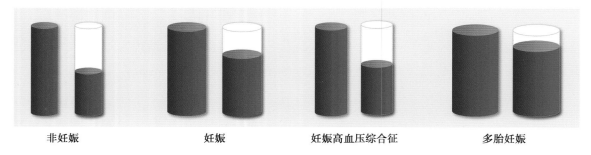

| 非妊娠 | 妊娠 | 妊娠高血压综合征 | 多胎妊娠 |

图 1-9 不同妊娠合并症与容量丢失的关系示意图

史；G~4~P~3~，34^+2^ 周宫内孕、头位单活胎、先兆早产。入院时血红蛋白 72g/L，纤维蛋白原 312mg/dl。

**计算方法：** 孕前体重×10%×1 000ml/kg=40kg×10%×1 000ml/kg=4 000ml。或：实际体重×（7%～9%）=51kg×（7%～9%）×1 000ml/kg=3 570～4 590ml。

**风险评估：** 患者 34 周，体重轻，子宫血流较丰富，全身血容量较少，中度贫血，纤维蛋白原正常低限，对失血耐受性极差。

**病例三：** 患者 31 岁，孕前体重 55kg，目前体重 67.5kg。

**诊断：** 重度妊娠期肝内胆汁淤积症；双胎妊娠；G~3~P~0~^+2^，30^+4^ 周宫内孕、双臀双活胎早产临产。入院时血红蛋白 106g/L，纤维蛋白原 523mg/dl。

**计算方法：** 孕前体重×10%×1.2×1 000ml/kg=55kg×10%×1.2×1 000ml/kg=6 600ml。或实际体重×（7%～9%）×1.2=67.5kg×（7%～9%）×1.2×1 000ml/kg=5 670～7 290ml。

**风险评估：** 患者 30 周，双胎妊娠，子宫血流较丰富，全身血容量多，轻度贫血，纤维蛋白原正常高限，对失血耐受性好。

### 四、产科大出血治疗三要素

在产科大出血的成功治疗中，有三方面要素需要重点关注：维持循环稳定、内环境稳定和凝血功能稳定。这三个要素相辅相成，互相影响，互为因果，缺一不可。当机体失血导致循环功能失衡时，可能同时伴随出现严重的内环境紊乱（如代谢性酸中毒、低钙血症、低体温等）；而内环境紊乱若不积极纠正可加重凝血功能障碍，甚至诱发 DIC，导致出血增加，止血困难，进一步增加维持循环稳定的难度，从而形成恶性循环。因此，在产科大出血的治疗中，应具备全局观念，关注三要素之间的相互关系，及时处理异常情况，避免形成恶性循环而导致治疗失败。

### 五、产科大出血常用治疗手段

临床上产科大出血常用治疗手段主要包括四个方面：即药物、手术、输血和输液治疗。常用药物包括子宫收缩剂、氨甲环酸、钙剂、血管活性药等。常用的手术治疗从简单的按摩子宫到子宫切除均在临床上应用广泛，一般遵循从低级到高级、从简单到复杂、从无创到有创的原则。而输血和输液治疗同属于容量治疗的范畴，通常情况下，血液制品的容量占容量治疗总量的 60% 以上。在治疗过程中，红细胞、血浆和其他凝血物质有相对固定的比例，严重违背固定比例的容量治疗将影响治疗结局。如血浆输注比例不够，将导致晶体液输注过量，继发组织水肿和肺水肿；红细胞输注比例不足将导致术后严重贫血，患者恢复不佳等。

（宋　豪　舒丽娟）

### 参考文献

1. ANDERSON JM，ETCHES AD. Prevention and management of postpartum hemorrhage. Am Fam Physician，2007，75（6）：875-882.
2. DAVIDH. CHESTNUT，CYNTHIAA. WONG，LAWRENCEC. TSEN, et al. Chestnut 产科麻醉学理论与实践，5 版. 连庆泉，姚尚龙，译. 北京：人民卫生出版社，2017：15-21.
3. TROIANO NH. Physiologic and Hemodynamic Changes During Pregnancy. AACN Adv Crit Care, 2018，29（3）：273-283.
4. BHATIA P，CHHABRA S. Physiological and anatomical changes of pregnancy: Implications for anaesthesia. Indian J Anaesth，2018，62（9）：651-657.
5. BERNSTEIN IM，ZIEGLER W，BADGER GJ. Plasma volume expansion in early pregnancy. Obstet Gynecol，2001，97（5 Pt 1）：669-672.
6. MAYA S SURESH，B SCOTT SEGAL，ROANNEL PRESTON，等著. 施耐德产科麻醉学. 5 版. 熊利泽，董海龙，路志红，译. 北京：科学出版社，2018：3-17.
7. CURTIS L. BAYSINGER，BRENDA A. BUCKLIN，DAVID R GAMBLING. 著. 产科麻醉学. 2 版. 陈新忠，黄绍强，译. 北京：中国科学技术出版社，2020：3-15.

## 第二节　产后出血治疗指南汇总解读

### 一、产后出血的定义

经典的产后出血是指胎儿娩出后 24 小时内，阴道分娩者出血量≥500ml，剖宫产分娩者出血量≥1 000ml。2017 年，美国妇产科医师学会（American College of Obstetricians and Gynecologists，ACOG）实践简报结合产后出血的相关临床症状和体征，重新定义了产后出血（PPH），即产后 24 小时内，累计出血量≥1 000ml，或出血同时伴有低血容量的症状和体征。各国指南对产后出血和严重产后出血的定义见表 1-2。

多数指南同意产后出血的分级定义：轻度 PPH 指 500～1 000ml 且无临床休克症状；严重 PPH 指出血量＞1 000ml 尚未控制，或伴有临床休克症状。值得注意的是，中华医学会《产后出血预防与处理指南（2023）》、法国国家妇产科医生协会《CNGOF/SRAR 指南：产后出血（2015）》、澳大利亚国家血液管理局《NBA 患者血液管理指南：产科和妇科（2015）》和昆士兰卫生组织《昆士兰临床指南：原发性产后出血（2024）》中将≥1 000ml 出血定义为严重产后出血，需要临床给予重视。

2016 年，英国皇家妇产科医师学院《RCOG 指南：产后大出血的预防和管理（2016）》提出：当产后出血量 500～1 000ml（总血容量 10%～30%）时，大多数患者仅出现轻度症状，血压维持于正常范围；当产后出血量 1 000～1 500ml 时，则出现心动过速、呼吸急促和收缩压轻微下降；当产后出血超过 1 500ml 时，收缩压低于 80mmHg，同时心率加快，呼吸急促甚至意识状态改变，此时若未能及时处理，机体会从代偿迅速发展到失代偿；超过 2 000ml 是严重产后大出血，产妇将会出现明显休克症状，如低血压、气促及无尿，需要紧急处理。而《昆士兰临床指南：原发性产后出血（2024）》中把≥2 500ml 出血定义为非常严重产后出血，主要原因可能在于未经治疗的 2 000ml 以上的出血有导致循环崩溃、凝血功能恶化，内环境重度紊乱的风险，极易演变为难治性大出血，是临床上尤其值得关注的危急情况。

产科出血可以发生在胎儿娩出前，例如子宫破裂、胎盘早剥、前置胎盘等原因导致的出血，但由于临床绝大多数产科出血发生在胎儿娩出和胎盘剥离后，因此，指南中常常以"产后出血"作为定义和描述产科出血的代名词。由于本书内容中涉及部分产前出血患者的救治，为了避免引起歧义，仍然使用"产科出血"的定义进行描述。

除了对产后出血进行定义外，对出血的严重程度评估指南也给出了建议。2006 年英国血液学标准委员会和 2014 年德国、奥地利和瑞士产后出血指南中推荐严重产后出血情况包括：失血速率＞150ml/min；3 小时内出血量超过总血容量的 50%；

**表 1-2　各国指南对产后出血和严重产后出血的定义**

| 定义 | | 中国 | WHO | FIGO | 英国 | 美国 | 法国 | 澳大利亚 | 昆士兰 | 加拿大 |
|---|---|---|---|---|---|---|---|---|---|---|
| 产后出血 | 阴道分娩 | ≥500ml | ≥500ml | ≥500ml | ≥500ml | ≥500ml | ≥500ml | ≥500ml | ≥500ml | 危及血流动力学稳定的任何出血量 |
| | 剖宫产 | ≥1 000ml | | ≥1 000ml | | ≥1 000ml | | | ≥1 000ml | |
| 严重产后出血 | | ≥1 000ml | — | — | 轻度（500～1 000ml）中至重度（＞1 000～2 000ml）重度（＞2 000ml） | — | ≥1 000ml | ≥1 000ml | 严重≥1 000ml 非常严重≥2 500ml | — |

注：WHO：世界卫生组织；FIGO：国际妇产科协会。

24小时内出血量超过全身血容量。以上3种情况，尤其是第2种出血情况非常危急，需紧急处理。

## 二、产后出血常用治疗手段

产后出血的指南推荐采用多学科联合诊治、针对4T病因（子宫收缩乏力、软产道裂伤、胎盘因素和凝血功能障碍），联合选择多种治疗手段，尽早控制出血。治疗手段包括药物治疗、手术治疗、输液治疗和输血治疗。

### （一）药物治疗

产后出血常用的治疗药物包括子宫收缩剂、抗纤溶药物、钙剂、凝血因子等，各国指南对产后出血常用药物使用推荐意见存在细微差别，多数指南的观点基本一致。各国指南对产后出血常用药物使用推荐意见如表1-3所示。

**1. 宫缩剂**　表1-4收录了从2015年至今与产科大出血救治相关的药物使用的专家意见汇总，所有指南一致推荐，在分娩中常规预防性使用宫缩剂来积极处理第三产程，以预防产后出血。首选药物为缩宫素，推荐常用剂量为5~10IU子宫肌肉注射或加入500ml乳酸钠林格液静脉滴注，同时应注意缩宫素的冷链保存。2018年的卡贝缩宫素预防出血（Carbetocin HAeMorrhage Prevention，CHAMPION）试验研究证实，热稳定剂型卡贝缩宫素预防产后出血的疗效媲美常规缩宫素，并且其在30℃环境下可保持疗效36个月以上，无需冷藏储存和运输。

《麻醉协会国际共识声明：剖宫产期间宫缩剂的应用（2019）》认为，相比常规缩宫素，卡贝缩宫素作用时间更长，能有效减少初始剂量输注后的再输注需求，可作为一线用药。如果缺乏缩宫素，可选择麦角新碱或米索前列醇，但应密切关注麦角新碱导致血压升高的风险，米索前列醇导致寒战、发热、腹泻的风险。

**2. 氨甲环酸**　氨甲环酸作为抗纤溶的药物也被广泛用于产后出血的救治，分为预防用药和治疗用药。

（1）预防用药：2016年，英国皇家妇产科医师学院（Royal College of Obstetricians and Gynaecologist，RCOG）《RCOG指南：产后大出血的预防和管理》对氨甲环酸用于预防产后出血推荐，对于具有产后出血高危因素的孕妇，剖宫产术中除预防使用缩宫素之外，还应该考虑静脉使用氨甲环酸（0.5~1.0g）以减少出血。

（2）治疗用药：一项2017年的随机对照试验（WOMAN）发现，氨甲环酸能使PPH患者因出血导致的病死率降低20%~30%。因此，《昆士兰临床指南：原发性产后出血（2024）》、世界卫生组织《WHO产后出血预防和治疗指南（2012）》及国际妇产科联盟《FIGO建议：产后出血的管理（2022）》均在指南更新中推荐，一旦诊断PPH，3小时内立即给予静脉滴注氨甲环酸1g治疗。

**3. 升压药**　目前缺乏足够的临床证据支持升压药物在失血性休克中的常规运用，各国指南并无明确推荐，液体复苏仍是产后出血的首要治疗措施。在感染性休克或较长时间的失血性低灌注状态下，组织炎性因子可能导致血管收缩反应降低甚至血管麻痹，此时酌情使用升压药物可提升血压并避免过多液体输注。在确认足够的液体复苏仍不足以维持休克患者足够的动脉血压和脏器灌注时（血压不升、心率不降、无尿、皮肤湿冷、乳酸增高）的前提下，可酌情使用升压药物。在失血性休克早

表1-3　各国指南对产后出血常用药物使用推荐意见

| 定义 | 中国 | WHO | FIGO | 英国 | 美国 | 法国 | 澳大利亚 | 昆士兰 | 加拿大 |
|---|---|---|---|---|---|---|---|---|---|
| 缩宫素（一线） | √√ | √√ | √√ | √√ | √√ | √√ | √√ | √√ | √√ |
| 卡贝缩宫素 | √ | — | √ | — | — | — | — | √ | √ |
| 麦角新碱 | √ | √ | √ | √ | √ | √ | √ | √ | √ |
| 卡前列氨丁三醇 | √ | — | √ | √ | √ | √ | √ | √ | √ |
| 米索前列醇 | √ | √ | √ | √ | √ | 不推荐 | √ | √ | √ |
| 氨甲环酸 | 可用 | √ | √ | √ | √ | √ | 可用 | √ | √ |
| rFⅦa | 可用 | — | — | 可用 | √ | 可用 | √ | 可用 | 可用 |

注：WHO：世界卫生组织；FIGO：国际妇产科协会；rFⅦa（recombinant activated factor Ⅶ，重组活化因子Ⅶ）指南中均为弱推荐，且强调不作为常规使用。

表 1-4　各国指南关于产后出血治疗药物相关推荐

| 名称及时间 | 一线宫缩剂 | 缩宫素 | 麦角生物碱 | 米索前列醇 | 可注射前列腺素 | 卡贝缩宫素 | 氨甲环酸 |
|---|---|---|---|---|---|---|---|
| FIGO 2022 | 缩宫素 | 未推荐用法和剂量 | 如不能静脉注射缩宫素，或出血对缩宫素无反应，推荐使用肌内注射麦角新碱，缩宫素-麦角新碱混合剂型，或前列腺素制剂（包括舌下含服 800μg 米索前列醇，未推荐用法和剂量 | | | | 诊断产后出血尽早（产后 3 小时内）1g 静脉缓慢推注；30 分钟后仍有出血/完成注射后 24 小时内再次出血，可重复使用 1g |
| FOGSI 2015 | 缩宫素 | 10~40IU 加入 1L 生理盐水中 | 甲基麦角新碱 0.2mg 肌内注射 | 直肠给药 800~1 000μg；口服 200μg+舌下含服 400μg；或口服 200μg+直肠给药 400μg | 根据需要，每 15~90 分钟 250μg 肌肉注射，总剂量不超过 2mg | 未提及 | 未提及 |
| RCOG 2016 | 缩宫素（首选） | 5IU 缓慢静脉注射（可重复给药）；持续给药（40IU 加入 500ml 等渗晶体液，125ml/h），除非需要限制液体 | 麦角新碱 0.5mg 缓慢静脉或肌内注射（高血压者禁用） | 800μg 舌下含服 | 卡前列素 0.25mg 肌内注射，间隔超过 15 分钟，可重复给药 8 剂（哮喘女性慎用） | 未提及 | 考虑 1g 静脉缓慢推注 |
| CNGOF/SFAR 2016 | 缩宫素 | 5~10IU 缓慢静脉注射或肌内注射，然后 5~10IU/h 持续静脉输注 2 小时。累计剂量不超过 40IU（肌内注射途径仅适用于阴道分娩） | 未提及 | 不建议将其作为二线治疗 | 如果缩宫素治疗失败，30 分钟内肌用硫前列酮 | 未提及 | 1g，首剂无效时可再次使用，仅限于硫前列酮抵抗病例 |
| ACOG 2017 | 医护人员决定 | 10~40IU 加入 500~1 000ml 液体中持续静脉输注或 10IU 肌内注射 | 甲基麦角新碱 0.2mg 肌内注射，每 2~4 小时一次。高血压者禁忌 | 600~1 000μg，口服、舌下含服或直肠给药 | 卡前列素 0.25mg 肌内注射，间隔 15~90 分钟，最多可重复给药 8 剂（可用于子宫肌层注射）。哮喘者禁忌 | 未提及 | 当最初的药物治疗失败时，应该考虑。早期使用可能优于延迟使用 |

续表

| 名称及时间 | 一线宫缩剂 | 缩宫素 | 麦角生物碱 | 米索前列醇 | 可注射前列腺素 | 卡贝缩宫素 | 氨甲环酸 |
|---|---|---|---|---|---|---|---|
| RANZCOG 2017 | 没有明确说明 | 5IU 缓慢静脉注射，然后静脉输注 40IU 超过 4 小时 | 麦角新碱 0.25mg 缓慢静脉注射或肌内注射，如有必要每 5 分钟重复一次，最大剂量 1mg；在没有禁忌证的情况下 | 直肠给药剂量可达 1 000μg | 卡前列素 0.25mg 肌内注射，按需重复给药，间隔超过 15 分钟可重复给药 8 剂（2mg）；或临床医生子宫肌层内注射 0.5mg。明确哮喘病史者禁忌 | 未提及 | 剂量：临床诊断为产后出血，1g 静脉注射。如果出血持续，30 分钟后重复给药 |
| WHO 2012 | 缩宫素 | 没有具体说明 | 如果静脉注射缩宫素失败或没有缩宫素，则使用麦角新碱或缩宫素麦角新碱。剂量未指定 | 如果静脉注射缩宫素失败或没有缩宫素，800μg 舌下含服 | 没有具体说明 | 未提及 | 在各种原因所致的产后出血中尽快使用。1g 静脉缓慢推注（>10 分钟），出生后 3 小时内，如果 30 分钟后出血未止，或在完成第一剂后 24 小时内再次出血，则再次静脉注射 1g |
| SOGC 2022 | 缩宫素/卡贝缩宫素 | 快速输注（最大速率 1IU/min）持续 4 分钟后 7~15IU/h 静脉维持 | 250μg 肌内注射 /250μg 静脉缓慢推注 >1 分钟（仅限危及生命时），每 2 小时一次，最多 5 剂 | 200~400μg 舌下含服/口服，不推荐直肠给药 | 卡前列腺素 250μg 肌内注射/子宫肌内注射，q15min，最多 5 剂，哮喘是相对禁忌 | 100μg 肌内注射或缓慢静推 | 1g 静脉缓慢推注 >30~60 秒 |
| QLD 2020 | 缩宫素/麦角新碱/米索前列醇 | 5IU 静脉注射（>1~2 分钟）；或 5~10IU/h 静脉滴注（30IU 溶解至 500ml，83~167ml/h） | 麦角新碱 250μg 静/肌内注射（>1~2 分钟） | 800~1 000μg 塞肛 | 卡前列素 250μg 子宫肌内注射或 500μg 肌内注射 | 未提及 | 1g 静脉缓慢推注（>10 分钟），考虑提早给药（3 小时内） |

注：FIGO：国际妇产科联盟；FOGSI：印度妇产科医师学会联盟；RCOG：英国皇家妇产科医师学会联盟；CNGOF/SFAR：法国妇产科医师学院联合法国麻醉及重症监护学会；ACOG：美国妇产科医师学会；RANZCOG：澳大利亚皇家和新西兰妇产科医师学院；WHO：世界卫生组织；SOGC：加拿大妇产科医师协会；QLD：昆士兰卫生组织。

期，当机体动静脉血管代偿性收缩以维持动脉血压时应以液体复苏为主，无需常规使用升压药物。复苏早期使用升压药物反而会增加死亡率。当失血严重导致交感神经系统抑制时（表现为血压和心率进行性下降），甚至是心搏骤停前奏时，必须迅速使用升压药物以提升血压和重要脏器的灌注。

**（二）手术治疗**

各指南对手术治疗方式的推荐大同小异，可分为保守手术治疗和子宫切除术。手术治疗方式的选择原则上遵循由低级到高级、由简单到复杂、由无创到有创的原则（详见本章第五节）。

**（三）液体复苏**

产后出血时，液体复苏及输血治疗可补充红细胞，维持携氧能力，保证组织氧供，预防组织缺氧导致的酸中毒；补充凝血因子，维持凝血功能，预防 DIC；补充血容量，维持血流动力学稳定，保证重要脏器灌注，预防低血容量性休克。表 1-5 总结了各国指南对产后出血液体复苏及输血治疗的相关推荐措施。

2015 年，ACOG《产后出血孕产妇安全管理共识》强调制订产科大量输血方案（massive transfusion protocol，MTP）；我国《产后出血预防与处理指南（2023）》和英国《RCOG 指南：产后大出血的预防和管理（2016）》均推荐限制性液体复苏，限制早期过度补充液体，防止"稀释性凝血功能障碍"及DIC 的发生。目前无统一的输血指征，包括输注红细胞、新鲜冰冻血浆及其他凝血因子、血小板等，需根据估计出血量、临床表现和实验室检查结果等综合决策。

复苏液体的选择，在非产科大出血的研究中，没有发现使用人工胶体比晶体液有更多益处，甚

至可能会增加死亡率。在严重出血的患者中输注人工胶体，可通过对纤维蛋白聚合和血小板聚集的额外影响而加重稀释性凝血障碍。因此，《欧洲创伤后大出血和凝血障碍处理指南》建议使用晶体液治疗出血导致低血压的创伤患者。

目前，没有大规模的随机对照试验研究晶体液及人工胶体在产科大出血中的有效性及安全性。一项针对重度 PPH 的随机对照试验发现，当估计出血量在 1 400～2 000ml 内的患者使用晶体液复苏时（1ml 晶体液代替 1ml 出血），纤维蛋白原耗竭和凝血障碍的发生率非常低。通过与外科、创伤和危重患者的对比，推荐使用晶体液，而不是人工胶体作为 PPH 的初始复苏治疗。但对于大量出血而血液制品无法获得时，初始晶体液复苏后可采用人工胶体维持循环平稳，指南推荐人工胶体总量不超过 1.5L。

《NATA 共识声明：产科患者血液管理——产后出血的预防和治疗（2019）》中推荐，根据临床情况和估计出血量，采用限制性晶体液复苏（每 1ml 出血 1～2ml 晶体液）作为初始液体复苏。在重度 PPH 出血期考虑控制性低压复苏，将 MAP 目标定在 55～65mmHg，在 PPH 控制后或出血可以接受时使 MAP 正常化。

**（四）输血治疗**

**1. 输血时机的选择**　各指南均未对启动输血的时机做出明确的推荐。美国妇产科医师学会《ACOG 实践简报：产后出血（2017）》指出，输血应该结合出血量和生命体征综合决策。当出血量达到或者超过 1 500ml 且持续出血并伴有生命体征异常时（心动过速和低血压），应迅速准备启动输血治疗。

表 1-5　各指南对产后出血液体复苏及输血治疗的推荐措施

| 治疗方案 | 中国 | WHO | FIGO | 英国 | 美国 | 法国 | 澳大利亚 | 昆士兰 | 加拿大 |
|---|---|---|---|---|---|---|---|---|---|
| 强调多学科协作 | √√ | — | — | √√ | √√ | √√ | √√ | √√ | √√ |
| 生命体征监测 | √ | √ | √ | √ | √ | √ | √ | √ | √ |
| 多个静脉通道 | √ | √ | √ | √ | √ | √ | √ | √ | √ |
| 液体复苏治疗 | √ | √ | √ | √ | √ | √ | √ | √ | √ |
| 成分输血治疗 | √ | √ | √ | √ | √ | √ | √ | √ | √ |
| 大量输血方案 | √ | — | — | √ | √ | — | √ | √ | — |
| 自体血回输 | √ | | √ | | √ | | √ | | √ |

注：WHO：世界卫生组织；FIGO：国际妇产科联盟。

**2．输血比例**　当需要大量输血［24 小时内输注红细胞≥10U（美国标准）或 1 小时内输注红细胞达 4U（美国标准）］且仍需继续输血或输血量已达全身血容量）时，建议红细胞、血浆和血小板按照固定比例进行输注，最常用的比例为 1∶1∶1。有研究发现，提高血浆∶红细胞比例（从 1∶1.8～1∶1.1）与动脉结扎、B-Lynch 缝合和子宫切除术等侵入性操作的发生率显著降低相关。

**3．紧急发放血液制品方案**　紧急发放血液制品用于维持液体药物输注情况下生命体征仍然不平稳的活动性出血患者。若机构血库血源充足，紧急发放血液制品应快速。血库血源不足的机构应立即启动紧急血液运输方案。对于可能需要大量输注血液制品的出血高风险患者，需转诊到血源充足的医疗机构。

**4．大量输血方案（MTP）和输血比例**　美国妇产科医师学会《ACOG 实践简报：产后出血（2017）》建议紧急发放血液制品时，可将红细胞、血浆、血小板以预定比例打包发放，以预防稀释性凝血障碍的发生。建议红细胞和血浆的比例为 1∶1～2∶1，每输入 6～8U（中国标准 12～16U）的红细胞应输入 1U 血小板。

国际血栓和止血学会关于 PPH 相关凝血障碍的治疗指南建议不要采用 1∶1∶1 的红细胞∶新鲜冰冻血浆∶血小板比例，并建议如果已经输注了 8U（中国标准 16U）的红细胞和新鲜冰冻血浆，并且仍然无法获得血小板计数及凝血功能检测结果，则应考虑补充冷沉淀 10U 和 1U 浓缩血小板输注。

**5．自体血回输**　自体血回输被证明是有效的，且对产科患者是安全的。在某些情况下，如前置胎盘和胎盘植入预期会有明显出血，使用自体血回收装置会减少异体血需要量。早期所关注的羊水污染问题可通过使用更高质量的过滤技术解决。美国妇产科医师学会《ACOG 实践简报：产后出血（2017）》指出对于预期出血量大到足以导致贫血或预计超过估计血容量 20% 的患者，建议自体血回输。NATA 共识建议，如果血红蛋白降至 80～100g/L 以下，或者出血量从超过 800ml 增加至 1 000ml，可以考虑自体血回输。

## 三、我国产后出血预防与处理指南特色

**1．定义了重症产后出血情况**　出血速度 >150ml/min；3 小时内出血量超过总血容量的 50%；

24 小时内出血量超过全身总血容量。

**2．定义了难治性产后出血**　即经宫缩剂、持续性子宫按摩或按压等保守措施无法止血，需要外科手术、介入治疗甚至切除子宫的严重产后出血，以提高临床重视程度。

**3．定义了凶险性前置胎盘**　即附着于子宫下段剖宫产瘢痕处的前置胎盘，其常合并胎盘植入，易引起严重产后出血甚至孕产妇死亡，提出该定义以增加产科医生的重视。

**4．提倡限制性补液及合理输血，对输血指征有相对明确的推荐**　将产后出血处理流程划分为三级急救处理流程，有利于及时处理产后出血，减少并发症及孕产妇死亡。

"预警线"——产后 2 小时出血量≥400ml。

"处理线"——出血量 500～1 500ml。

"危重线"——出血量≥1 500ml。

**5．产后出血抢救的 4 个"早"字原则**　①尽早呼救：组建抢救团队，多学科联合抢救；②尽早止血：选择"最快、最简单、最熟练、创伤最小"的止血方式；③尽早复苏：尽早补液及输血，恢复血容量、补充红细胞及凝血因子，预防出血性休克及 DIC；④尽早评估：尽早综合评估出血量、临床表现、实验室检查结果及止血效果，决定下一步抢救措施，必要时尽早切除子宫以挽救生命。

**6．止血复苏**　强调在大量输注红细胞时，早期、积极地输注血浆及血小板以纠正凝血功能异常（无需等待凝血功能检查结果），而限制早期输入过多的液体来扩容（晶体液不超过 2 000ml，胶体液不超过 1 500ml），允许在控制性低血压的条件下进行复苏。过早输入大量的液体容易导致血液中凝血因子及血小板的浓度降低而发生"稀释性凝血功能障碍"，甚至发生 DIC 及难以控制的出血；过量的晶体液往往积聚于第三间隙中，可能造成脑、心、肺的水肿及腹腔间隔室综合征等并发症。

**7．产科大量输血**　目前国内并无统一的产科大量输血方案，按照国内外常用的推荐方案，建议红细胞∶血浆∶血小板以 1∶1∶1 的比例（如 10U 红细胞悬液 +1 000ml 新鲜冰冻血浆 +1U 机采血小板）。

（宋豪　舒丽娟）

━━━ 参考文献 ━━━

1．中华医学会妇产科学分会产科学组，中华医学会围产医学分会．产后出血预防与处理指南（2023）．中华妇

产科杂志，2023，58（6）：401-409.

2. Geneva: World Health Organization. WHO recommendations: Uterotonics for the prevention of postpartum haemorrhage. 2018.

3. ESCOBAR MF，NASSAR AH，THERON G，et al. FIGO recommendations on the management of postpartum hemorrhage 2022. Int J Gynaecol Obstet，2022，157（Suppl. 1）：3-50.

4. Royal College of Obstetricians and Gynaecologists. Prevention and Management of Postpartum Haemorrhage: Greentop Guideline No. 52. BJOG，2017，124（5）：e106-e149.

5. The American College of Obstetricians and Gynecologists' Committee. Practice bulletin No.183：postpartum hemorrhage. Obstet Gynecol，2017，130（4）：e168-e186.

6. SENTILHES L，VAYSSIÈRE C，DENEUX-THARAUX C，et al. Postpartum hemorrhage: guidelines for clinical practice from the French College of Gynaecologists and Obstetricians（CNGOF）: in collaboration with the French Society of Anesthesiology and Intensive Care（SFAR）. Eur J Obstet Gynecol Reprod Biol，2016，198：12-21.

7. Queensland Clinical Guidelines. Postpartum haemorrhage Guideline No. MN24.1-V11-R29 Queensland Health.2024.

8. ROBINSON D，BASSO M，CHAN C，et al. Guideline No. 431: Postpartum Hemorrhage and Hemorrhagic Shock. J Obstet Gynaecol Can，2022，44（12）：1293-1310.

9. 中国输血协会临床输血学专业委员会. 产后出血患者血液管理专家共识（2022年版）. 中国临床新医学，2022，15（1）：1-5.

10. MUÑOZ M，STENSBALLE J，DUCLOY-BOUTHORS AS，et al. Patient blood management in obstetrics: prevention and treatment of postpartum haemorrhage. A NATA consensus statement. Blood Transfus，2019，17（2）：112-136.

11. Woman Trial Collaborators. Effect of early tranexamic acid administration on mortality，hysterectomy，and other morbidities in women with post-partum haemorrhage（WOMAN）: an international，randomised，double-blind，placebo-controlled trial. Lancet，2017，389（10084）：2105-2116.

12. HOLCOMB JB，TILLEY BC，BARANIUK S，et al. Transfusion of plasma，platelets，and red blood cells in a 1：1：1 vs. a 1：1：2 ratio and mortality in patients with severe trauma: the PROPPR randomized clinical trial. JAMA，2015，313（5）：471-482.

13. MAIN EK，GOFFMAN D，SCAVONE BM，et al. National Partnership for Maternal Safety: Consensus Bundle on Obstetric Hemorrhage. Obstet Gynecol，2015，126（1）：155-162.

14. COLLINS P，ABDUL-KADIR R，THACHIL J. Management of coagulopathy associated with postpartum hemorrhage: guidance from the SSC of the ISTH. J Thromb Haemost，2016，14（1）：205-210.

## 第三节　产科大出血风险识别与评估

产后出血是分娩期严重并发症，也是目前我国孕产妇死亡的首位原因，约占孕产妇死亡的1/4。一旦发生严重产后出血，可导致失血性休克，若持续时间长，即使获救，仍有可能发生一系列严重并发症，如贫血、大量输血相关并发症、稀释性凝血功能障碍、心肌缺血、直立性低血压、垂体前叶缺血致泌乳延迟（如希恩综合征、产后垂体坏死）、产后抑郁，甚至孕产妇死亡。

对于大多数剖宫产手术，常规的麻醉术前访视可能仅进行了全身情况和麻醉风险评估（如ASA分级、椎管内麻醉禁忌、Mallamapti分级与困难气管插管预测、反流误吸风险评估等）。很多麻醉医生对产科大出血的高危风险认识不足，特别是对于不够典型的病例，可能导致大出血高危因素的孕妇漏诊。当这些产妇突发大出血时，可能出现人员、物资、血源准备不充分，麻醉方法选择错误，监测、治疗不恰当，隐性出血造成误判等情况，危及产妇生命。因此，产科大出血风险评估应作为产前麻醉评估的常规项目。

### 一、产后出血病因分类和占比

引起产后出血的原因主要有子宫收缩乏力（tone）占70%、软产道损伤（trauma）占20%、胎盘因素（tissue）占10%和凝血功能障碍（thrombin）<1%，简称为"4T"。不同文献对产后出血危险因素的危险程度及发生率报道不同，但绝大多数危险因素均可归因于4T。

## （一）产后出血危险因素

表 1-6　《昆士兰临床指南：原发性产后出血（2024）》产后出血危险因素

| 项目 | 研究细节 | 优劣率 | 95% 可信区间 | 病因 |
|---|---|---|---|---|
| **产前风险因素** | | | | |
| 产妇年龄增加 | ≥35 岁 | 2.0 | 1.90～2.20 | |
| 人群来源 | 亚洲 | 1.31 | 1.01～1.72 | 子宫收缩乏力、产道损伤 |
| | 撒哈拉以南非洲 | 1.54 | 1.10～2.16 | |
| | 太平洋岛 | 1.75 | 1.43～2.15 | |
| 胎次 | >3 次 | 1.47 | 1.01～2.13 | 子宫收缩乏力 |
| 子宫手术史 | 未有特殊说明 | 3.38 | 1.60～7.14 | 产道损伤 |
| 产后出血史 | >1 000ml | 3.3 | 3.0～3.5 | 子宫收缩乏力 |
| | >1 500ml | 6.42 | 3.9～10.6 | |
| 子宫肌瘤 | 肌瘤 | 2.43 | 1.99～2.97 | 子宫收缩乏力 |
| 先兆子痫 | 重度子痫前期或 HELLP 综合征 | 3.58 | 2.24～5.71 | 凝血功能障碍 |
| 过度肥胖 | BMI≥30kg/m² | 1.38 | 1.18～1.61 | 子宫收缩乏力 |
| 抗凝药物 | | 4.66 | 2.81～7.73 | 凝血功能障碍 |
| 贫血 | Hb≤90g/L | 4.11 | 2.76～6.13 | — |
| 辅助生殖技术 | 体外受精（in vitro fertilization，IVF）/卵胞质内单精子注射（intracytoplasmic sperm injection，ICSI） | 2.92 | 2.18～3.92 | — |
| 糖尿病 | 妊娠期糖尿病 | 1.56 | 1.05～2.31 | 子宫收缩乏力 |
| 多胎妊娠 | | 3.74 | 2.64～5.29 | 子宫收缩乏力 |
| 羊水过多 | | 1.9 | 1.2～3.1 | 子宫收缩乏力 |
| 产前出血 | 前置胎盘 / 早剥 | 3.8 | 3.0～4.8 | 胎盘因素、子宫收缩乏力、凝血功能障碍 |
| 宫缩抑制剂 | 硫酸镁、5- 羟色胺、硝苯地平 | NA | NA | 子宫收缩乏力 |
| **产时危险因素** | | | | |
| 引产术 | | 1.17 | 1.04～1.3 | 子宫收缩乏力 |
| 第二产程延长 | 无进展 | 1.9 | 1.2～2.9 | 子宫收缩乏力 |
| 第三产程延长 | ≥30 分钟 | 3.69 | 1.60～8.03 | 子宫收缩乏力 |
| 胎盘滞留 | | 4.1 | 3.1～5.5 | 胎盘因素 |
| 工具性阴道分娩 | | 1.8 | 1.7～1.9 | 产道损伤 |
| 剖宫产 | 分娩中 | 1.7 | 1.5～2.0 | 产道损伤 |
| | 未分娩 | 1.3 | 1.1～1.5 | |
| 巨大胎儿 | >4.5kg | 1.77 | 1.20～2.60 | 子宫收缩乏力 |
| | >4kg | 2.51 | 1.63～3.86 | |
| 会阴外伤 | 一级裂伤 | 1.70 | 1.219～2.40 | 产道损伤 |
| | 会阴切开术 | 2.07 | 1.57～2.73 | |
| | >二级撕裂 | 1.84 | 1.08～1.87 | |
| 子宫破裂 | | 23.1 | 20.4～26.2 | 产道损伤 |
| 全身麻醉 | | 2.90 | 1.90～4.50 | 子宫收缩乏力 |
| 感染 | 胎膜早破 | 1.51 | 1.19～1.93 | 子宫收缩乏力 / 凝血功能障碍 |
| | 分娩时体温 >38℃ | 2.53 | 1.78～3.58 | |
| 非头位 | | 1.6 | 1.5～1.6 | 子宫收缩乏力 / 产道损伤 |

## （二）各种高危因素占比

有文献报道了临床上导致出血常见风险因素的占比，其中子宫收缩乏力、胎盘/胎膜残留、阴道裂伤/血肿和子宫切口出血占95%以上，很多患者都同时合并多个高危因素，导致大出血救治更加困难（表1-7）。

# 二、常见原因与高危因素的对应关系

中国《产后出血预防与处理指南（2023）》也基于子宫收缩乏力、产道损伤、胎盘因素和凝血功能障碍四大类原因给出了临床公认的产后出血高危因素（表1-8）。

## （一）子宫收缩乏力

**1. 全身因素**　高龄孕产妇（年龄>35岁）、肥胖、亚洲人、情绪异常（如异常焦虑、激动、疲惫等）。若合并子痫前期、糖尿病、甲状腺功能减退等慢性疾病、内环境紊乱（如低钙血症、严重代谢性酸中毒、高热等），亦可导致子宫收缩乏力。

**2. 药品及麻醉因素**　围产期使用硫酸镁、钙通道阻滞剂、硝酸甘油、高浓度吸入麻醉药等，椎管内麻醉、神经阻滞的镇痛作用。

**3. 产程因素**　第二产程延长（>3小时）、缩宫素输注时间长（>24小时）、缩宫素输注剂量过大等。反复大剂量使用缩宫素，可导致子宫平滑肌细胞缩宫素受体活性下降，从而导致子宫收缩乏力。

表 1-7　常见产科大出血高危因素占比

| 原因 | 数量 | 百分比/% |
|---|---|---|
| 子宫收缩乏力 | 194 | 57.2% |
| 胎盘/胎膜残留 | 81 | 23.9% |
| 阴道裂伤/血肿 | 53 | 15.6% |
| 子宫切口出血 | 62 | 18.3% |
| 胎盘早剥 | 27 | 8.0% |
| 胎盘前置 | 24 | 7.1% |
| 宫颈裂伤 | 10 | 2.9% |
| 胎盘黏附 | 16 | 4.7% |
| 阔韧带血肿 | 8 | 2.4% |

表 1-8　中国《产后出血预防与处理指南（2023）》出血高危因素

| 四大原因 | 病因 | 高危因素 |
|---|---|---|
| 子宫收缩乏力 | 全身因素 | 产妇体质虚弱、合并慢性全身性疾病或精神紧张等 |
| | 药物 | 过多使用麻醉剂、镇静剂或宫缩抑制剂等 |
| | 产程因素 | 急产、产程延长或滞产、试产失败等 |
| | 产科并发症 | 子痫前期等 |
| | 宫内感染 | 胎膜破裂时间过长、发热等 |
| | 子宫过度膨胀 | 羊水过多、多胎妊娠、巨大胎儿等 |
| | 子宫肌壁损伤 | 产次多、剖宫产术史、子宫肌瘤剔除术后等 |
| | 子宫发育异常 | 双子宫、双角子宫、残角子宫等 |
| 产道损伤 | 子宫颈、阴道或会阴裂伤 | 急产、手术产、软产道弹性差、水肿或瘢痕等 |
| | 剖宫产术子宫切口延伸或裂伤 | 胎位不正、胎头位置过低、子宫切口选取不当 |
| | 子宫破裂 | 子宫手术史、梗阻性难产 |
| | 子宫内翻 | 产次多、宫底部胎盘、第三产程处理不当 |
| 胎盘因素 | 胎盘异常 | 多次人工流产或分娩、子宫手术史、前置胎盘、胎盘早剥、胎盘植入 |
| | 胎盘胎膜残留 | 产次多、既往有胎盘粘连史 |
| 凝血功能障碍 | 血液系统疾病 | 遗传性凝血功能疾病，如凝血因子缺乏、先天性纤维蛋白原缺乏等，血小板减少症 |
| | 肝脏疾病 | 重症肝炎、妊娠期急性脂肪肝，其他原因导致的肝损害 |
| | 产科DIC | 羊水栓塞、严重胎盘早剥、死胎滞留时间长、重度子痫前期及休克晚期 |

**4. 子宫过度膨胀**　包括羊水过多、多胎妊娠、巨大胎儿等。多胎妊娠孕妇产前和产后出血风险都增加，宫腔压力增加导致胎盘早剥风险增加，使妊娠晚期出血的风险增加 20%；产后出血的风险增大，很大程度上是因为子宫过度膨胀而导致子宫松弛。双胎妊娠产后出血发生率、阴道分娩平均出血量、子宫切除发生率均显著高于单胎妊娠，三胎妊娠子宫切除发生率是单胎妊娠的 15 倍。

**5. 病理子宫**　子宫肌瘤、子宫畸形、子宫手术史、瘢痕子宫等，凡是影响子宫平滑肌连续性的因素均可能导致子宫收缩乏力。

**（二）产道损伤**

**1. 子宫破裂**　既往有子宫手术史或剖宫产史、缩宫素给药史、胎位不正或未确诊的头盆不称、第二产程期间难产、多胎妊娠、巨大胎儿、穿透性胎盘植入、子宫异常（如残角子宫）等均为子宫破裂的高危因素。常表现为生产过程中突发心动过速和休克的迹象，呼吸急促，持续腹痛，可伴肩部疼痛，子宫/耻骨上压痛，子宫形状改变，病理性缩复环，收缩不协调或停止，排尿困难或血尿，阴道异常出血，腹部触诊到胎儿结构，胎先露消失，胎心监护异常，胎位不清等。

**2. 子宫内翻**　子宫内翻是指子宫底部向宫腔内陷入，甚至自宫颈翻出的病变，是产科少见而严重的并发症，多数发生在第三产程。子宫内翻时因血窦无法有效关闭，可导致严重低血容量性休克，致死率高达 12%～40%。既往有子宫内翻史、合并子宫发育不良如子宫畸形、双胎妊娠、羊水过多、急产、立位生产、脐带过短或相对过短、用力挤压宫底或牵拉脐带以协助娩出胎盘等病史，均为子宫内翻高危因素。

**（三）胎盘因素**

**1. 胎盘、胎膜残留**　既往有宫腔粘连史、多次人工流产等宫腔手术史增加了胎盘、胎膜黏附的风险。残留的组织（即胎盘、胎盘碎片或血凝块）影响子宫收缩。

**2. 胎盘植入**　剖宫产史、前置胎盘、高龄产妇、多次怀孕和胎盘植入病史是发生胎盘植入的高危因素。依据胎盘植入子宫肌层深度及是否侵入子宫毗邻器官进行分类，分为胎盘植入（placenta increta）约占 78%；胎盘侵入（placenta accreta）约占 17%，以及穿透性胎盘植入（placenta percreta），约占 5%（图 1-10）。

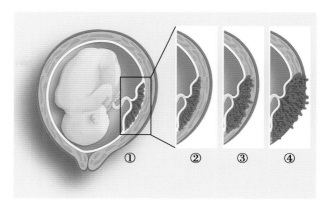

**图 1-10　胎盘植入的分类**
①正常胎盘；②胎盘植入；③胎盘侵入；④穿透性胎盘

胎盘植入时，因血窦无法有效关闭，可导致危及生命的产后出血，尤其是穿透性胎盘植入（图 1-11），可侵犯膀胱和周围组织，导致胎盘无法剥离，子宫切除风险高。

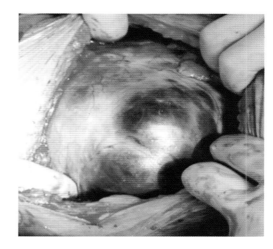

**图 1-11　穿透性胎盘植入**

**（四）凝血功能障碍**

2017 年，美国妇产科医师学会《ACOG 实践简报：产后出血》指出，先兆子痫、遗传性凝血因子缺乏（如血管性血友病、血友病甲、血友病乙）、严重感染、羊水栓塞、过多的晶体液输注、治疗性抗凝等均为高危因素。此外，还包括继发于任何原因的过度出血的消耗性凝血病、死胎、特发性血小板减少性紫癜、血栓性血小板减少性紫癜、重度子痫前期、胎盘早剥、HELLP 综合征（hemolysis, elevated liver function and low platelet count syndrome，溶血、肝酶升高和血小板水平降低）、继发于胎盘早剥的 DIC 等。其中，胎盘早剥和羊水栓塞是导致凝血因子短时间内快速消耗的常见病因。导致胎盘早剥的高危因素包括外力、多胎妊娠、胎膜早破、贫血、子痫、羊水过多、肾功能异常、产时发热等。

### 三、产后出血风险分级评估

2017 年，美国妇产科医师学会《ACOG 实践简报：产后出血》提出了产后出血风险评估表（表 1-9），能筛查出 25% 的高风险孕妇，但这些只占严重出血病例（需要输血）的 60%，而大约 40% 的出血发生在低风险孕妇。因此需警惕，任何一个孕妇都存在出血风险。

表 1-9　产后出血风险分级

| 低风险 | 中风险 | 高风险 |
| --- | --- | --- |
| 单胎妊娠 | 剖宫产 / 子宫手术史 | 前置胎盘 / 植入 / 早剥 |
| 分娩 <4 次 | 分娩 >4 次 | 血细胞比容 <30% |
| 无瘢痕子宫 | 多胎妊娠 | 入院时阴道出血 |
| 无产后出血史 | 巨大子宫肌瘤 | 凝血功能异常 |
| | 绒毛膜羊膜炎 | 产后出血史 |
| | 使用硫酸镁 | 生命体征异常（心动过速，低血压） |
| | 持续使用缩宫素 | |

### 四、产科出血风险病例解析

以下将通过产科的常见病例，来分析导致患者产后出血的风险因素。在这些风险因素中，有的非常容易识别，而有的却常常被临床医护人员忽略。这些病例往往同时合并了多种导致产科大出血的高危因素，各种因素互相影响，导致患者出血风险增加。因此，对患者的大出血风险建立常态化的评估机制，甄别高危人群，保持高度的警惕性，是及早发现和及时救治的前提和基础。

**1. 病例一**

29 岁患者，体重 60kg，入院诊断：凶险性前置胎盘，中央性前置胎盘；胎盘植入？巨大胎儿；瘢痕子宫；脐带绕颈一周；$G_4P_1^{+2}$，$38^{+4}$ 周宫内孕单活胎待产。术前辅助检查：血小板计数 $62 \times 10^9/L$，凝血酶原时间（prothrombin time，PT）21.3 秒，活化部分凝血活酶时间（activated partial thromboplastin time，APTT）42 秒。

风险因素评估：①子宫收缩乏力因素：巨大胎儿、瘢痕子宫；②胎盘、胎膜因素：凶险性前置胎盘、胎盘植入、人工流产后胎盘粘连？③产道损伤因素：无；④凝血功能异常因素：血小板减少，PT/APTT 延长；⑤其他：无。

**2. 病例二**

41 岁患者，体重 94kg，入院诊断：先兆子宫破裂；妊娠期糖尿病；妊娠期高血压；妊娠合并亚临床甲减？瘢痕子宫；妊娠合并多发性子宫肌瘤；羊水过多？$G_3P_1^{+1}$，$36^{+4}$ 周宫内孕单活胎待产。术前辅助检查：PLT $108 \times 10^9/L$，PT 14.6 秒，APTT 35 秒。

风险因素评估：①子宫收缩乏力因素：高龄、肥胖、妊娠期代谢性疾病、肌瘤、羊水过多？②胎盘胎膜因素：无；③产道损伤因素：先兆子宫破裂；④凝血功能异常因素：无；⑤其他：妊娠期高血压导致血管弹性下降、血管内静水压增高。

**3. 病例三**

37 岁患者，体重 70kg，入院诊断：双绒毛膜双羊膜囊双胎妊娠；妊娠期高血压；羊水过多？$G_5P_0^{+4}$，$34^{+6}$ 周宫内孕双活胎 1 横 1 臀待产，既往宫腔镜下粘连分离术两次，目前使用硫酸镁保胎。术前辅助检查：血压 187/110mmHg，PLT $77 \times 10^9/L$，PT 14.6 秒，APTT 35 秒，肝酶升高。

风险因素评估：①子宫收缩乏力因素：双胎妊娠、羊水过多？硫酸镁；②胎盘胎膜因素：胎盘粘连？③产道损伤因素：异常胎位；④凝血功能异常因素：血小板减少、肝酶升高；⑤其他：高血压导致血管弹性下降、压力增高。

**4. 病例四**

28 岁，体重 67kg，入院诊断：妊娠合并亚临床甲减；双子宫；$G_1P_0$，$40^{+6}$ 周宫内孕单活胎临产；第二产程延长；肩先露。术前辅助检查：血压 123/78mmHg，PLT $123 \times 10^9/L$，PT 13.6 秒，APTT 37.1 秒。产检发现：宫颈水肿明显，胎儿一只手进入阴道。

风险因素评估：①子宫收缩乏力因素：双子宫；②胎盘胎膜因素：无；③产道损伤因素：第二产程延长宫颈水肿、异常胎位；④凝血功能异常因素：无；⑤其他：无。

**5. 病例五**

36 岁，体重 69kg，入院诊断：胎盘早剥；胎儿宫内窘迫？单绒毛膜单羊膜囊双胎妊娠 1 死 1 活；妊娠合并部分性前置胎盘；$G_2P_0$，$30^{+6}$ 周宫内孕双胎 1 头 1 臀待产。术前辅助检查：血压 143/68mmHg，PLT $103 \times 10^9/L$，PT 23.2 秒，APTT 47.1 秒，纤维蛋白原 79mg/dl。

风险因素评估：①子宫收缩乏力因素：双胎妊娠；②胎盘胎膜因素：胎盘早剥、前置胎盘；③产道损伤因素：无；④凝血功能异常因素：死胎、PT/APTT延长、纤维蛋白原下降；⑤其他：高血压。

（宋　豪　舒丽娟）

## 参考文献

1. EVENSEN A, ANDERSON JM, FONTAINE P. Postpartum Hemorrhage: Prevention and Treatment. Am Fam Physician, 2017, 95(7): 442-449.

2. Queensland Clinical Guidelines. Postpartum haemorrhage Guideline No. MN24.1-V11-R29 Queensland Health. 2024.

3. 中华医学会妇产科学分会产科学组. 产后出血预防与处理指南（2023）. 中华妇产科杂志, 2023, 58(6): 401-409.

4. American College of Obstetricians and Gynecologists. ACOG Practice Bulletin Clinical Management Guidelines for Obstetrician-Gynecologists（2017）postpartum hemorrhage. Obstet Gynecol, 2006, 108(4): 1039-1047.

5. ANDERSON JM, ETCHES D. Prevention and management of postpartum hemorrhage. Am Fam Physician, 2007, 75(6): 880.

6. ENDE HB, BUTWICK AJ. Current State and Future Direction of Postpartum Hemorrhage Risk Assessment. Obstet Gynecol, 2021, 138(6): 924-930.

7. RUPPEL H, LIU VX, GUPTA NR, et al. Validation of Postpartum Hemorrhage Admission Risk Factor Stratification in a Large Obstetrics Population. Am J Perinatol, 2021, 38(11): 1192-1200.

8. KRAMER MS, BERG C, ABENHAIM H, et al. Incidence, Risk Factors, and Temporal Trends in Severe Postpartum Hemorrhage. Am J Obstet Gynecol, 2013, 209(5): 449e1-7.

9. VALDES V, ADONGO PB, NWAMEME AU, et al. Risk factors for self-reported postpartum hemorrhage in Ga East, Ghana. Int J Gynaecol Obstet, 2018, 142(2): 201-206.

10. MILLER CM, COHN S, AKDAGLI S, et al. Postpartum hemorrhage following vaginal delivery: risk factors and maternal outcomes. J Perinatol, 2017, 37(3): 243-248.

11. DAVEY MA, FLOOD M, POLLOCK W, et al. Risk factors for severe postpartum haemorrhage: A population-based retrospective cohort study. Aust N Z J Obstet Gynaecol, 2020, 60(4): 522-532.

# 第四节　围手术期子宫收缩剂应用的麻醉管理关注点

子宫收缩乏力是导致产后大出血最常见的原因，约占总发生率的70%。大量的循证医学证据表明，在第三产程预防性使用子宫收缩剂是预防和治疗产后出血的重要措施，能确切降低产后出血的发生率，是产科大出血中最基础且最重要的治疗手段之一。

使用子宫收缩剂后，患者常出现各种不适，如恶心、呕吐、胃痛，甚至呼吸困难等。对于合并肺动脉高压的危重患者，如果子宫收缩剂使用不当，还有可能导致肺动脉高压危象及死亡。如果能提前认识到围手术期子宫收缩剂使用后可能带来的问题，给予预防性治疗，可减少患者的不适症状，甚至降低风险。因此，了解和关注围手术期子宫收缩剂使用后的相关问题，对麻醉医生至关重要。

## 一、子宫收缩剂的分类及作用机制

子宫收缩剂是一类选择性兴奋子宫平滑肌，使子宫产生节律性收缩或者强直性收缩的药物。子宫平滑肌表面有很多的受体，包括缩宫素受体、前列腺素受体、肾上腺素受体等。除了受体途径，还有电压调控$Ca^{2+}$通道、腺苷酸环化酶及其他途径介导子宫平滑肌兴奋。子宫收缩力主要受到受体种类和数量、生物酶和离子通道的活性，以及药物浓度的影响（图1-12）。缩宫素促子宫收缩作用有两种调节方式：①刺激受体导致子宫肌层直接收缩；②刺激子宫内膜中前列腺素F2α（PGF2α）的产生。

### （一）作用于缩宫素受体药物

如缩宫素、卡贝缩宫素。由下丘脑视上核、室旁核产生，储存于垂体后叶。其作用机制是通过与胞质膜上缩宫素受体结合，通过其偶联的G蛋白受体激活磷脂酶C（PLC），生成三磷酸肌醇（IP₃），从而增加细胞内钙释放。通过细胞膜除极，激活电压敏感性钙通道，增加胞质中$Ca^{2+}$浓度。

### （二）作用于前列腺素受体药物

环氧化酶（cyclooxygenase, COX）又称前列腺

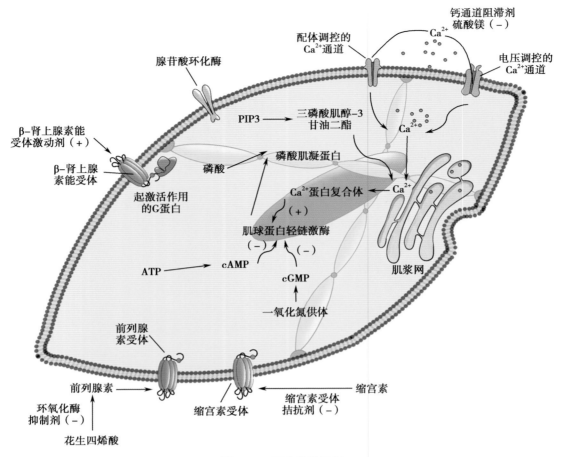

图 1-12　子宫收缩机制

素内氧化酶还原酶，是一种双功能酶，具有环氧化酶和过氧化氢酶活性。环氧化酶-2（COX-2）是催化花生四烯酸转化为前列腺素的关键酶，环氧化酶抑制剂可抑制环氧化酶活性，减少前列腺素的生成，导致子宫收缩力下降。而作用于前列腺素受体药物，如卡前列素氨丁三醇、米索前列醇、卡前列甲酯等，均含有前列腺素的衍生物，具有 E 类前列腺素的药理活性，通过和前列腺素受体结合，促进 IP₃ 和甘油二酯进入肌浆网，加强对钙离子信号的调控和促进甘油三酯分解产物供给能量，增强子宫收缩力。

**（三）麦角生物碱药物**

如麦角新碱、麦角胺、麦角毒。其作用机制是通过作用于 α 肾上腺素能受体，通过 IP₃ 的释放，导致肌浆网中 Ca²⁺ 的释放，从而使子宫及子宫下段血管平滑肌收缩。可直接作用于子宫平滑肌，作用强而持久。大剂量可使子宫肌肉强直收缩，使胎盘种植处子宫肌内血管受到压迫而止血。妊娠后期子宫对宫缩剂的敏感性增加。

此外，影响子宫收缩力的因素还有离子通道的活性和酶活性。钙通道阻滞剂如硫酸镁可抑制电压调控的 Ca²⁺ 通道和配体调控的 Ca²⁺ 通道活性，导致钙内流减少，进入肌浆网的钙离子浓度下降，所形成的 Ca²⁺- 蛋白复合体减少，子宫收缩力下降。腺苷酸环化酶可促进 ATP 转化为 cAMP，抑制肌球蛋白轻链激酶生成，进而减少磷酸肌凝蛋白生成。

**二、临床常用子宫收缩剂及特点**

不同类型的子宫收缩剂作用机制不同，产生的生物学效应有差异，不良反应也有其自身特点（表 1-10），因此，麻醉关注点也有所不同。

**（一）缩宫素**

**1. 作用机制及特点**　缩宫素是预防和治疗产后出血的一线药物。由下丘脑视上核和室旁核分泌，储存于垂体后叶，主要作用于子宫平滑肌，能促进子宫平滑肌收缩，有催产、引产、产后止血的作用；还能刺激乳腺周围肌上皮细胞收缩，促进排乳。

妊娠的不同时期,子宫的缩宫素受体数量也有所不同。在孕早期,血中的孕激素水平高,雌激素水平低,同时,子宫的缩宫素受体少,子宫对缩宫素的收缩作用不敏感,有助于胚胎早期着床,避免流产。而在孕晚期,血中孕激素水平下降,雌激素水平增高,同时,子宫的缩宫素受体增多,对缩宫素的收缩作用更敏感,有助于分娩和产后止血。子宫缩宫素受体的分布,宫体 > 子宫下段 > 宫颈。与其他子宫收缩剂相比,缩宫素的子宫收缩作用较温和,同时,受体有饱和现象,当长时间大剂量使用缩宫素后导致受体饱和,此时增加缩宫素的浓度和剂量并不能增加子宫收缩的效果,反而会增加副作用,需要与其他类型的子宫收缩剂联用才能达到较好的效果。

**2. 用法、用量** 治疗产后出血方法为:缩宫素 10IU 肌内注射、子宫肌层或宫颈注射,以后 10～20IU 加入 500ml 晶体液中静脉滴注,给药速度根据患者的反应调整,常规速度 250ml/h。静脉滴注能立即起效,但半衰期短(1～6 分钟),故需持续静脉滴注。

**3. 副作用及注意事项**

(1)心血管系统:缩宫素和血管升压素的化学结构类似,生理作用也有重叠。快速静脉注射容易导致低血压、心动过速或心律失常,心排血量和每搏量增加,耗氧量也增加,ST 段改变,甚至发生心肌缺血、胸痛。

(2)消化系统:引起痉挛性疼痛、恶心、呕吐。

(3)呼吸系统:引起肺毛细血管、肺小血管强烈收缩,肺动脉压升高,肺通气 / 血流比例失调,导致呼吸困难、咳嗽。因此,肺动脉压高患者和艾森门格综合征患者禁用。

**(二)卡贝缩宫素**

**1. 作用机制及特点** 卡贝缩宫素来源于人工合成的具有激动性质的长效催产素类似物,与缩宫素受体结合发挥作用,可产生强直性收缩,对非妊娠子宫无影响。

**2. 用法、用量** 单次静脉注射或者子宫肌层注射 100μg,2 分钟起效,半衰期为 40～50 分钟,作用维持时间为 1～2 小时。

**3. 副作用及注意事项** 如卡贝缩宫素使用后无效也不能继续追加,可加用麦角生物碱或者作用于前列腺素受体的药物等。不良反应主要包括恶心、呕吐、腹痛、面部潮红、低血压等。

**(三)卡前列素氨丁三醇**

**1. 作用机制及特点** 卡前列素氨丁三醇主要通过以下作用机制来促进子宫收缩:①增加 $Ca^{2+}$ 的内流及肌浆网通透性,促使肌浆网内 $Ca^{2+}$ 释放;②抑制 cAMP 形成,减少 cAMP 与 $Ca^{2+}$ 结合,平滑肌细胞内 $Ca^{2+}$ 浓度增加;③刺激缝隙连接形成来实现细胞间交流,诱发平滑肌协调收缩。该药物可刺激妊娠子宫平滑肌肌层强直性收缩,压迫子宫血管,起到较好的止血作用,适用于难治性产后出血。

**2. 用法、用量** 单次肌内注射 250μg,间隔 15～90 分钟;可多次注射,总剂量不得超过 2mg。

**3. 副作用**

(1)心血管系统:导致血管平滑肌收缩,血压升高,引起头痛;收缩冠状动脉,有相关基础疾病患者可引起胸闷、胸痛;回心血量增加,易诱发心力衰竭;肺动脉收缩,导致肺动脉压升高、通气 / 血流比例失调、胸闷、呼吸困难。

(2)呼吸系统:导致支气管平滑肌收缩,诱发哮喘。

(3)中枢神经系统:影响大脑温度调节中枢,出现发热(体温升高 2℃,占 1/8)、面部潮红(1/14)。

(4)消化系统:胃肠道平滑肌收缩,发生恶心(1/3)、呕吐、腹痛、腹泻(2/3)。

(5)其他:收缩瞳孔括约肌,增加眼内压,导致青光眼。

**4. 注意事项** 虽然卡前列素氨丁三醇收缩子宫作用强,但不良反应发生率高。因此,有哮喘、低血压、高血压、青光眼、心血管疾病、肝肾病变、贫血、黄疸、糖尿病或癫痫病史的患者应慎用。由于恶心、呕吐的发生概率非常高,使用了卡前列素氨丁三醇的患者可给予预防性药物治疗,必要时可联合使用以下药物:①抗胆碱能药物:竞争性阻断胆碱能受体,抑制乙酰胆碱与 M 受体结合介导的反应,如东莨菪碱;② 5-HT 阻滞剂:选择性阻断 5-HT 受体,阻止 5-HT 与其自身受体的正常结合,如昂丹司琼、格拉司琼;③丁酰苯类:多巴胺受体拮抗剂,抑制多巴胺能神经传导,如氟哌利多、氟哌啶醇;④皮质激素类药物:如地塞米松;⑤苯甲酰胺类:多巴胺受体拮抗剂;⑥加速胃排空:如甲氧氯普胺;⑦麻醉剂:抑制呕吐中枢,如咪达唑仑、丙泊酚、右美托咪定。

**(四)米索前列醇**

**1. 作用机制及特点** 具有 E 类前列腺素的药

理活性,可软化宫颈、增强子宫张力和宫内压。当缩宫素及麦角新碱无效或禁用时加用。

**2. 用法、用量**    600～800μg 顿服或舌下给药。口服吸收良好,口服单剂量后,达峰时间为 0.5 小时,消除半衰期为 20～40 分钟。

**3. 副作用及注意事项**    主要不良反应有稀便或腹泻,轻微短暂的恶心、头痛、眩晕和腹部不适。对前列腺素类过敏者、青光眼、哮喘、过敏性结肠炎及过敏体质者禁用。

**(五)麦角新碱**

**1. 作用机制及特点**    麦角新碱通过作用于子宫平滑肌上的非特异性受体,可激活肾上腺素能受体、多巴胺能受体和 5-HT 受体,导致子宫强直性收缩,从而产生很好的子宫收缩作用,对子宫底和子宫颈部均有很强的收缩作用。妊娠子宫较未妊娠子宫敏感,成熟子宫较未成熟子宫敏感。肌内注射后 2～3 分钟生效,持续 3 小时;静脉注射后立即见效,作用约 45 分钟,节律性收缩可持续 3 小时。

**2. 用法、用量**    单次肌内注射 0.2mg。

**3. 副作用**

(1)消化系统:使胃肠道平滑肌收缩,发生恶心、呕吐、腹痛、腹泻。

(2)心血管系统:血管平滑肌收缩,出现血压升高,头痛、心悸、心肌缺血;外周动脉收缩,出现面色苍白、出冷汗、肢体末端坏死;肺动脉收缩,导致肺动脉压升高、肺水肿、呼吸困难。

**4. 注意事项**    麦角新碱达峰时间长,不良反应滞后(约 30 分钟)。高血压、子痫前期、外周血管疾病、缺血性心肌病、严重心肺功能异常者慎用。麦角新碱也不宜与升压药合用,导致可逆性脑血管痉挛,引起剧烈头痛,可使用钙通道阻滞剂、硝普钠、硝酸甘油治疗。对于麦角新碱导致的肺动脉压力升高、肺水肿,可使用罂粟碱、PGE、激素等治疗。详见表 1-10。

综上所述,缩宫素的不良反应最低,其次是麦角新碱,再次是卡前列素氨丁三醇。对于麻醉医生来说,需要掌握各种子宫收缩剂的不良反应和禁忌证。对于有肺动脉高压、哮喘、心肌缺血、心功能不全等合并症的孕产妇,要尽量避免使用或者降低子宫收缩剂的剂量,个体化用药,并积极预防子宫收缩剂的不良反应。

表 1-10    常用子宫收缩剂用法及注意事项

| 药物 | 剂量 | 预防 | 治疗 | 注意事项 | 药理作用 | 副作用 |
|------|------|------|------|----------|----------|--------|
| 缩宫素 | 预防:10IU 肌内注射或 5～10IU 静脉注射<br>治疗:20～40IU/L,注入 500ml 以上生理盐水,10 分钟,然后 250ml/h | + | + | 过量或长时间使用会导致水中毒,剖宫产静脉注射后可能导致低血压 | 刺激子宫上段有节律地收缩,收缩螺旋动脉。减少子宫内的血流量 | 罕见 |
| 卡前列素 | 250μg 肌内注射或子宫肌壁注射,每 15～90 分钟重复一次,总剂量为 2mg | - | + | 哮喘或严重肾脏、肝脏或心脏病禁用 | 通过增加催产素受体的数量,改善子宫收缩性并引起血管收缩 | 恶心、呕吐、腹泻 |
| 甲基麦角新碱 | 0.2mg 肌内注射,每 2～4 小时重复一次 | | + | 妊娠高血压疾病,包括慢性高血压禁用。接受蛋白酶抑制剂治疗的 HIV 患者慎用 | 引起血管收缩,并强直收缩平滑肌和子宫上下段 | 恶心、呕吐、血压升高 |
| 米索前列醇 | 预防:600μg 口服<br>治疗:800～1 000μg 直肠或 600～800μg 舌下或口服 | 仅在缩宫素无效时使用 | + | 心血管疾病慎用 | 引起全身平滑肌收缩 | 恶心、呕吐、腹泻,发热和颤抖 |

(舒丽娟    宋豪)

**参考文献**

1. 中华医学会妇产科学分会产科学组,中华医学会围产医学分会. 产后出血预防与处理指南(2023). 中华妇产科杂志,2023,58(6):401-409.

2. 杨孜. 原发子宫收缩乏力产后出血预防行动的基点和预警. 中国实用妇科与产科杂志,2020,36(08):679-684.

3. MUIR HA. Pharmacologic intervention for managing uterine atony and related maternal hemorrhage: what is the most effective drug dose? Can J Anaesth, 2013, 60(11):1047-1053.

4. BOHLMANN MK, RATH W. Medical prevention and treatment of postpartum hemorrhage: a comparison of different guidelines. Arch Gynecol Obstet, 2014, 289(3):555-567.

# 第五节　产科大出血常用外科治疗手段

手术治疗是产科大出血最根本和最有效的治疗措施之一。手术治疗方式的选择,原则上遵循由低级到高级、由简单到复杂、由无创到有创。常见的导致产科大出血的原因有子宫收缩乏力、产道损伤、胎盘因素、凝血功能障碍。剖宫产术中一旦发生出血,最常规和较早采用的止血措施为药物联合止血,在药物联合止血无效时,常根据导致大出血病因,联合选择多种手术方式进行止血,如缝针止血、动脉缝扎止血、球囊宫腔填塞止血等。现将近年来出现的各种常用外科治疗手段介绍如下。

## 一、常用手术方式及并发症

可分为保守手术治疗和子宫切除术。保守手术治疗包括手取胎盘、经腹按摩和经腹阴道联合子宫按摩、宫腔填塞纱布或球囊、子宫压迫缝合术、血管结扎术、子宫动脉栓塞术、球囊阻断术。保守治疗无效时可施行子宫切除术。

### (一)手取胎盘

胎儿娩出后,若有胎盘粘连无法自行剥离,可试行徒手剥离胎盘后取出。对于植入性胎盘,强行剥离有造成不可控大出血的风险。因此,无论是剖宫产术中,还是自然分娩后徒手剥离胎盘,都有胎盘粘连或植入残留的风险,需要特别关注徒手剥离胎盘后的出血情况。

### (二)子宫内翻-约翰逊复位法

子宫内翻发生率为0.04%,是产后出血的潜在原因。胎盘植入、宫底压力和过度的脐带牵引是高危因素。子宫内翻是罕见且严重的紧急状态,子宫无法收缩关闭血窦,短时间内出血量巨大,急诊接诊子宫内翻患者后要迅速启动大出血治疗预案,应尽一切努力迅速复位子宫。从用手掌抓住突出的底部开始,将手指指向后穹窿。子宫通过骨盆上升并进入腹部而复位。

### (三)清宫术

清宫术是产科常用的手术操作,用于清除宫内残留组织,适用于不全流产、人工流产所致吸宫不全、中期妊娠引产后或阴道分娩后患者,常为人工剥离胎盘的后续手段,运用得当可有效减少因宫腔残留所致的产后出血或并发症的发生。

虽然清宫的目的是减少产后出血,但产后子宫大而软,甚至器械无法探及宫底,清宫过程中常合并子宫收缩乏力和子宫损伤风险,容易导致产后出血。因此,在手术过程中应关注子宫收缩情况和子宫损伤可能,准确估计阴道流血量,及时按摩子宫,并使用强效宫缩剂。

### (四)子宫按摩与压迫术

按摩或压迫子宫是处理产后出血最简单的应急方法,不需要任何器械,产科医护人员徒手可完成。可分为经腹部按摩法(单手法)和经腹、经阴道联合压迫法(双手法)。前者对腹部肥胖的产妇效果较差,后者针对前置胎盘和子宫收缩乏力可分别采用不同的手法。前置胎盘者主要着力于宫颈,而子宫收缩乏力者主要着力于宫体。

有效的按摩或压迫十分重要,过轻的压力会导致宫腔积血掩盖病情。国内外临床经验表明,单人用力按压有效时间约为5分钟,因此需要多人轮换;经腹、经阴道联合压迫法如果一人操作困难,可以两人配合。经腹部按摩法和经腹、经阴道联合压迫法可以配合序贯应用,出血紧急汹涌时,应迅速实施经腹、经阴道联合压迫法,以提高有效性,同时清理阴道和子宫下段的积血,出血控制后改为经腹部按摩法。按摩或压迫中要反复评价患者的情况,定时测量阴道流血量。按摩或压迫时间以子宫恢复正常收缩、并能保持收缩状态为止,有时可长达数小时。按摩或压迫时要配合应用宫缩剂,可将缩宫素20~40IU加入500ml乳酸钠林格液中，以 50ml/h 持续泵入，同时应用前列腺素制剂（如深部肌内注射卡前列素氨丁三醇和或麦角新碱等）。

### （五）宫腔填塞

包括宫腔纱条填塞和宫腔球囊压迫。宫腔填塞的止血原理如下：①宫腔填塞可以刺激子宫感受器，通过大脑皮质激发子宫收缩；②宫腔填塞后整个宫腔被充分扩张充满，宫腔内压力高于动脉压，使动脉出血减少或停止；③纱条或球囊也可以压迫胎盘剥离面血管而暂时止血，同时有利于形成血栓而牢固止血。

宫腔纱条填塞分为经阴道宫腔纱条填塞、剖宫产经切口纱条填塞。两种填塞方法对术者的技术要求都比较高，需要将纱布压紧，否则可能因纱布有很强的吸血作用而导致宫腔内发生隐匿性积血。

宫腔球囊填塞是近年来用于处理产后出血的新方法，较纱条填塞简单而快速。宫腔球囊填塞适用于阴道分娩后由于子宫收缩乏力或前置胎盘导致的产后出血应用宫缩剂及子宫按压无效，并且在子宫 / 髂内动脉栓塞或者手术干预如 B-Lynch 缝合、子宫 / 髂内动脉结扎及子宫切除术前；剖宫产术中、术后或者既往有剖宫产史者阴道分娩后出现产后出血。常用球囊有专为宫腔填塞而设计的 Bakri 球囊导管（图 1-13）和双球囊导管。Bakri 紧急填塞球囊导管是专门用于保守性治疗产后出血的装置，硅胶球囊膨胀后可用于压迫宫壁止血，导管前端有开口可监测宫腔内出血。

填塞前先确定宫腔内没有胎盘胎膜残留和产道裂伤，没有或者已经纠正了凝血功能障碍。填塞术中和术后均需配合应用宫缩剂和抗生素，术毕监测生命体征，密切观察宫底高度和阴道流血

量，定期观察尿量。子宫腔内填塞纱条后，若仍存在宫腔内出血，往往表现为低血容量，贫血的症状和体征与阴道流血量不一致。并且要综合分析阴道流血量、宫底高度改变、低血容量表现等情况，必要时行超声检查来观察有无隐匿性宫腔内积血；一旦确定出血持续存在，需要采取再次手术或其他处理产后出血的措施。

### （六）子宫压迫缝合术

子宫压迫缝合术是 20 世纪 90 年代后期兴起的治疗产后出血的系列新方法。对操作者技术及技巧要求低，对器械和材料无特殊要求，适用于经宫缩剂和按压子宫无效者，尤其是子宫收缩乏力导致的产后出血。

1996 年德国 Schnarwyler 等首先提出采用宫底部压迫缝合术治疗子宫收缩乏力性产后出血。1997 年英国 B-Lynch 等报道使用 B-Lynch 缝合术（图 1-14）治疗产后出血，以后开始流行。截至 2009 年年底，全世界共做了近 2 900 例 B-Lynch 缝

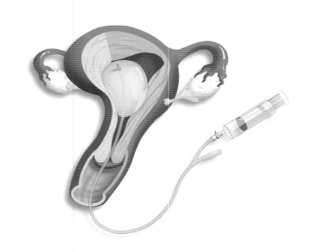

图 1-13　Bakri 填塞球囊

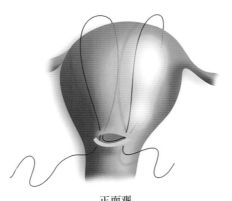
正面观

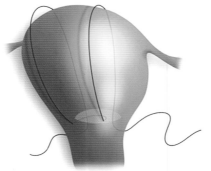
背面观

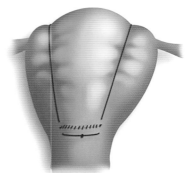
缝合后效果

图 1-14　B-Lynch 缝合术

合术,成功率约为92%。对传统产科来说,子宫压迫缝合术是一个里程碑式的进展。子宫压迫缝合术极大地提高了产后出血治疗的成功率,降低了严重产后出血的发生和子宫切除率。

近年来出现了多种改良的子宫缝合技术,如Hayman缝合术、CHO缝合、子宫下段横形环状压迫缝合术(transverse annular compression sutures in the lower segment of uterine,TACS)、子宫体环形捆扎术等。针对不同原因导致的产后出血,选用合适的压迫缝合技术非常重要。B-Lynch缝合术和Hayman缝合术主要用于子宫收缩乏力性产后出血,针对前置胎盘子宫下段胎盘剥离面出血的止血方法有子宫下段水平峡部-宫颈压迫缝合法、子宫下段平行垂直压迫缝合法、子宫峡部-宫颈环状压迫缝合法、子宫下段横形环状压迫缝合法,CHO缝合术主要用于子宫收缩乏力性产后出血和前置胎盘引起的产后出血。针对严重子宫收缩乏力,临床上还创新性地使用了子宫体环形捆扎术(图1-15)。

并发症主要包括缝合线滑脱、肠管套叠、子宫坏死、盆腔粘连和宫腔粘连等。

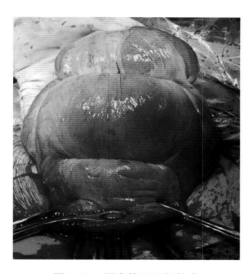

图1-15 子宫体环形捆扎术

（七）血管结扎术

血管结扎术是预防产后出血的重要手段,包括子宫动脉结扎术、子宫去血管化、髂内动脉结扎术及盆腔去血管化,成功率为62%～100%。

1952年Waters首次报道了子宫动脉结扎术,将子宫动脉分离后结扎子宫动脉,成功率一般为80%～100%。1966年O'Leary提出的动静脉整体结扎法,简单快捷,成功率高达96%,术后无明显

并发症且不影响患者生育及再次妊娠结局。

子宫去血管化是在双侧子宫动脉结扎的基础上进行双侧卵巢、子宫血管进一步结扎,减少子宫血供从而治疗产后出血,成功率为82.4%～84.6%。子宫的血管结扎术根据结扎部位的不同,可分为三步法、逐步法和五步法三种不同的手术方式。

髂内动脉结扎术初次报道于20世纪60年代,成功率不超过50%,虽然在一定程度上能有效止血,但手术操作困难,有损伤髂内静脉的风险,并非产科出血的一线手术治疗,仅被部分临床医生用于作为切除子宫前的一种尝试。

盆腔去血管化是在子宫动脉结扎、髂内动脉结扎术基础上,进一步阻断子宫、卵巢血供以达到止血目的,成功率为64%～71%。

血管结扎的主要风险为输尿管和髂内静脉、髂外动脉损伤,宫腔粘连、子宫内膜缺损、子宫缺血坏死、感染、卵巢功能受损、继发不孕等。

（八）介入治疗

产后出血介入手术适用于保守治疗无效的难治性产后出血且生命体征平稳者。它是在数字减影血管造影(digital subtraction angiography,DSA)设备的监视下,利用导管和导丝等器械,选择性插管至子宫动脉或髂内动脉,行子宫动脉栓塞术或髂内动脉栓塞术控制出血,保留子宫和生育功能。1979年Brown首次将介入手术应用于治疗产后出血获得成功,国内学者于1992年应用介入方法有效治疗产后出血。近三十年来,国内介入手术治疗产后出血得到广泛普及和发展,结束了产后出血常规治疗无效需切除子宫的历史,成为常规保守治疗产后出血无效后首选的治疗技术。

适应证:①经保守治疗无效的各种难治性产后出血的患者,如子宫收缩乏力、胎盘植入、前置胎盘和胎盘粘连、软产道撕裂伤导致的大出血;②产后出血1 000ml以上,经保守治疗仍有出血倾向的患者;③胎盘植入处理胎盘前,为控制出血和预防再次出血,避免子宫切除的预防性动脉栓塞;④晚期产后出血经保守治疗后仍有出血或出血倾向的患者;⑤子宫动脉结扎或子宫切除后仍有活动性出血的产妇。

禁忌证:①严重的凝血机制异常;②严重的心、肝和肾等重要器官功能障碍;③生命体征极度不平稳的患者。

并发症:①造影剂的不良反应,如恶心、呕吐、

皮疹、呼吸困难、休克、造影剂肾病等；②穿刺插管导致的血管内膜损伤、出血、血肿、假性动脉瘤；③动脉栓塞后腹胀、腹痛、下肢缺血性疼痛、发热、恶心、呕吐、异位栓塞导致的膀胱输尿管损伤、卵巢早衰等。

### （九）动脉内暂时性球囊阻断术

有大出血风险的高危产妇，如凶险性前置胎盘，如果产前评估有难以控制的产后大出血风险，可以预防性腹主动脉或双侧髂内动脉内置入球囊导管，待胎儿娩出后迅速充盈球囊，暂时阻断腹主动脉或双侧髂内动脉血流，有助于减少出血，保留子宫，提高手术安全性。

腹主动脉球囊阻断术：优点在于单侧股动脉穿刺置管，操作简便，术中球囊定位简单，曝光时间短，辐射剂量低，可同时阻断双侧髂内动脉和髂外动脉血供，止血效果好；缺点在于需要严格控制阻断时间，此外，血栓、血管损伤或缺血再灌注损伤等并发症发生概率高（图1-16）。

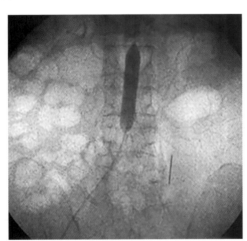

**腹主动脉**

图1-16　X线显示位于腹主动脉内球囊

双侧髂内动脉球囊阻断术：优点在于阻断容许时间长，安全性高，很少发生血栓或血管损伤等严重并发症。缺点是需要双侧股动脉穿刺置管，球囊导管分别置管于双侧髂内动脉，操作相对复杂，手术时间或曝光辐射时间稍长，止血效果弱于腹主动脉球囊阻断术。

两种球囊阻断术共同的并发症包括穿刺处出血、损伤、血肿、假性动脉瘤、球囊移位、球囊破裂、血栓等。

### （十）子宫切除术

产后因子宫原因导致大量出血，经各种保守性止血方法仍无法控制出血者，包括子宫收缩乏力、胎盘粘连、胎盘植入、胎盘早剥、人工流产或死胎引起的凝血机制紊乱；或严重胎盘植入虽未发生产后大出血，但极可能发生晚期产后出血、严重感染等情况，可考虑行子宫切除。此外，根据患者情况还有局部子宫壁切除和胎盘连同部分子宫切除术。

产后大出血拟行子宫切除的决策时机十分重要，经积极抢救，保守手术治疗无效、危及产妇生命时，应当机立断尽早行子宫次全切除或子宫全切术，以挽救产妇生命。许多大出血抢救失败导致患者死亡的案例，均与子宫切除决策时机太晚有关系。

因宫旁和附件区静脉迂曲怒张，血管损伤风险增加，术中容易损伤血管导致血流不止，加之剖宫产后需施行子宫切除手术患者往往大量输液，导致出血后不同程度的凝血功能异常，止血困难。子宫和宫颈变软、变薄，组织水肿，宫颈与阴道界限不清，巨大的子宫占据了腹腔空间，导致手术视野不佳。

凶险性前置胎盘合并胎盘植入，盆腔粘连发生率高，植入的胎盘可累及膀胱，脏器损伤风险增加，因此，产后大出血患者子宫切除术难度较大。对于止血困难需要进行行子宫切除的患者，至少需要增加30～60分钟的剖宫产手术时间，对于切除困难和凝血功能明显异常的患者甚至需要更长的时间，应联系血库迅速做好血源准备，根据既往大量的临床经验，需保障能快速获取2 000ml以上出血量所需的红细胞悬液和血浆量。

## 二、《昆士兰临床指南：原发性产后出血(2024)》针对不同病因的手术治疗推荐

该指南是由昆士兰卫生组织制定，包括2012版、2017版、2018版、2019版、2020版、2024等版本。《昆士兰临床指南：原发性产后出血（2024）》提供了针对不同病因的手术治疗推荐方案。

**1. 胎盘因素**　手动剥离胎盘＋清宫术。

**2. 子宫收缩乏力**　宫腔球囊填塞—剖腹手术：临时主动脉加压—B-Lynch加压缝合—双侧子宫动脉结扎—血管造影栓塞—子宫切除术（尽早考虑）。

**3. 生殖道损伤**　使用牵引器优化暴露创口—检查宫颈、阴道和会阴—评估子宫完整性—修复出血点。

**4. 凝血功能障碍**　宫腔球囊填塞—双侧子宫动脉结扎—血管造影栓塞—子宫切除术（尽早考虑）。

**5. 不明原因**　开腹手术在麻醉下检查原因。

## 三、手术室外大出血患者手术治疗推荐方案

除手术室内剖宫产术后大出血外，产科大出血还常发生在手术室外，联合使用多种治疗手段止血时，手术止血措施进入干预治疗的时机十分重要。《昆士兰临床指南：原发性产后大出血（2024版）》提供了比较详细和完整的关于药物使用、手术治疗、输血和输液治疗方案的临床推荐。通过指南推荐，明确提供了手术室外大出血患者需要进行手术干预的时机和方案。

（一）初始复苏项目

**1. 评估**　①出血速度／量；②患者平躺，氧气15L/min，保暖；③持续监测心率和脉搏氧饱和度（$SpO_2$），每15分钟监测血压和体温；④确保第三产程持续使用缩宫素。

**2. 确定病因**　判断病因4T：子宫收缩乏力、软产道损伤、胎盘因素和凝血功能障碍。

**3. 静脉通路**　①建立静脉通路，最好两个14～16G，一个用于补充液体，一个用来给药；②必要时可能需要建立中心静脉通路；③如果无法建立静脉通路，则考虑骨髓内插管，在骨髓内采血的样本不能用于实验室血液检查。

**4. 实验室检查**　①红细胞，生化，凝血功能分析，血气（包括钙和乳酸）；②如果没有血型的实验室结果或患者存在特殊抗体时，则交叉配血；③如果有血栓弹力图分析仪，可根据当地指导策略进行检测。

**5. 初始液体复苏**　①使用加温的静脉液体／加温装置；②补液目的是促进组织灌注和携氧能力；③避免大量静脉输液导致凝血功能障碍；④优先使用晶体而非胶体；⑤初始静脉输液限制在3.5L以内，避免晶体液输注超过2L，限制人工胶体的使用（如果使用，则不超过1.5L）；⑥监控出血量并保持精确的出入量平衡，目标尿量30ml/小时。

**6. 血液制品**　①如果出现活动性出血，尽早输血不必等待实验室结果；②如有输血指征，最初输注2U红细胞（患者同型血或O型Rh阴性血）。使用快速输液装置（加压袋、加压泵）、液体加温装置。

**7. 使用氨甲环酸**　①出血后尽快给予氨甲环酸，剂量：1g；使用方法：静脉注射，给药时间＞10分钟；考虑早期给药（3小时内）。②如果在30分钟后出血持续存在，或第一次给药后24小时内出血重新开始，则给予第二剂。

（二）基于出血原因的管理流程

**1. 胎盘未完整娩出的处理**　牵拉脐带尝试手动剥离胎盘，存在胎盘粘连、胎盘植入／穿透和胎膜残留时立即转移到手术室。

**2. 子宫收缩乏力的处理**　①按摩宫底／清出子宫内血凝块，排空膀胱（可能要导尿）；②使用一线药物：缩宫素5IU1～2分钟内静脉注射，5分钟后可重复；麦角新碱250～500mg，肌内注射或超过1～2分钟静脉注射；缩宫素5～10IU/h，静脉输注（30IU加入500ml晶体液，83～167ml/h持续输注）；米索前列醇800～1 000mg，舌下或肛用；③使用二线药物：当一线药物效果不佳时，可使用二线药物，15-甲基前列腺素$F2\alpha$（卡前列素氨丁三醇）250μg肌内注射或500mg子宫肌内注射。

**3. 生殖道损伤的处理**　检查宫颈、阴道、会阴，钳夹明显的出血动脉，修复损伤，如果无法找到出血点，则转移至手术室。

**4. 凝血功能异常的处理**　不要等实验室结果才开始治疗，可使用血栓弹力图检测仪（如有条件），每30～60分钟监控红细胞、血气分析、凝血功能、离子钙，审查大量输血方案（massive transfusion protocol，MTP）的启动标准，避免低温、低钙血症和酸中毒。

**5. 未知原因的处理**　评估是否存在以下情况，如子宫破裂或内翻、产后血肿、非生殖原因（如包膜下肝破裂，羊水栓塞）等，重复4T评估。

（三）如果经过上述管理出血未有效控制

可双手联合按压子宫，根据需要送入手术室或更高级的医疗机构，参考大量输血方案MTP。

（四）外科手术方案

凝血功能障碍可能影响手术的决定，如果可能的话应尽量考虑保留未来的生育能力，手术治疗方案根据导致出血的病因和种类来决定。

（五）出血得到有效控制后的处理

**1. 监测**　监测生命体征，评估是否存在休克；子宫收缩力情况；阴道出血量；血红蛋白变化情况。

**2. 根据需要转运**　转运到产后病房或重症监护病房／高度依赖高级设施。

**3. 产后护理**　包括提供心理支持、预防深静脉血栓栓塞和肺栓塞、监护随访和给予患者护理建议。

（舒丽娟　宋　豪）

## 参考文献

1. 中华医学会妇产科学分会产科学组,中华医学会围产医学分会. 产后出血预防与处理指南(2023). 中华妇产科杂志, 2023, 58(6): 401-409.

2. 朱方玉, 漆洪波. ACOG 实践简报"产后出血(2017 版)"解读. 中国实用妇科与产科杂志, 2018, 34(6): 623-627.

3. SENTILHES L, VAYSSIÈRE C, DENEUX-THARAUX C, et al. Postpartum hemorrhage: guidelines for clinical practice from the French College of Gynaecologists and Obstetricians(CNGOF): in collaboration with the French Society of Anesthesiology and Intensive Care(SFAR). Eur J Obstet Gynecol Reprod Biol, 2016, 198: 12-21.

4. 刘兴会, 徐先明, 段涛, 等. 实用产科手术学. 2 版. 北京: 人民卫生出版社, 2020: 237-264.

5. Queensland Clinical Guidelines. Postpartum haemorrhage Guideline No. MN24.1-V11-R29 Queensland Health.2024.

# 第二章

# 产科大出血患者的麻醉管理

## 第一节　产科大出血患者术中出血量的准确评估

准确评估出血量是产科大出血成功救治的前提和基础，许多救治失败或救治不够圆满的病例往往因出血量评估不准确，导致容量复苏时机延误和血液制品补充不足等，最终使患者出现了一系列并发症，造成救治困难，甚至导致孕产妇死亡。有研究报道了 11 家医院关于产科相关出血的一个统计数据，63 例漏诊的产科出血中有 54% 被认为是可以预防的。该研究还发现，总体可预防性按照医院级别统计并没有差异，也就是说，医院的级别高低并不影响严重出血的漏诊，而更多的原因是由于评估者本身的认识和评估水平。所以，通过对医务人员的临床技能培训及提高管理意识，可提高出血量评估的准确性。本章将从产科出血的特点及常用出血量评估方法等方面进行讲解。

### 一、产科出血的特点

与普外科、骨科和妇科等手术的出血有所不同，产科出血有其自身的特点：①出血流出通道不唯一，既可以通过手术切口流出，又可以通过阴道流出；②出血时机多样，在产前、产时和产后均可能发生；③出血部位多样，可以是子宫切口出血、胎盘剥离面出血、宫颈撕裂伤口出血、破裂子宫出血、会阴切口出血等。④出血量估计包括吸引瓶、纱布、自体血液回收机、手术铺巾、臀下垫，以及遗漏在阴道内的出血、子宫积血等多个部分（图 2-1）。

其中，对于采用了自体血液回收的产科患者来说，自体血液回收这一部分出血量评估不准确往往是造成总出血量评估不准确的一个非常重要的因素；此外，臀下垫上积血也是产科大出血所特有的，术中难以准确估计，可导致出血量评估的准

确性和及时性受到影响；产科患者还可能存在遗漏在阴道内的出血及子宫积血的出血量没有被评估到。以上产科出血特点是导致出血准确评估困难的主要原因。因此，在临床工作中需要充分了解产科出血特点，在出血评估的过程中不要有遗漏，同时需要针对产科出血不同特点选用合适的评估方法。

### 二、临床常用的出血量评估方法

目前，临床常用的出血量评估方法包括称重法、容量法、目测法、休克指数法、血红蛋白水平和 Hct 值测定计算法。有研究发现，同时采用目测法和客观测量评估的产后出血量相差较大，前者仅为后者的一半。且随着出血量的增加，两种评估方式的差异越大，从 300ml 时误差 16% 到 2 000ml 时误差 41%。因此，2014 年中华医学会妇产科学分会产科学组和 2016 年英国皇家妇产科医师学院的关于产后出血预防与处理指南均不提倡肉眼估计，而应采用客观方法测量产后出血量。

根据其可靠性，建议多采用称重法和容量法，尽量少采用目测法，同时休克指数法、血红蛋白水平和 Hct 值测定计算法也是重要的参考方法，临床上可以结合使用。而 AI 比色法作为一种比较前沿的人工智能技术也在临床上逐步推广。

#### （一）称重法

称重法是相对比较准确的出血量评估方法。2015 年美国麻醉学医师协会《产科麻醉实践指南》更新的产后出血建议，使用标准化手术铺巾和进行正规员工培训可提高出血量评估的准确性。同时，还提到了将出血储存在具有吸附能力的材料（如纱块、海绵）中，通过称重来计量。吸净血后称重，减去干料的重量即可得出大概的出血量。采用称重法需要了解血液在重量和容量之间有一定的相关性，一般来说，血液 1.05g 相当于 1ml，这个

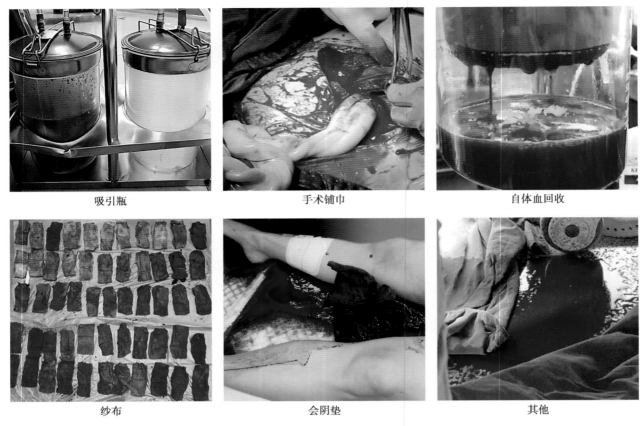

吸引瓶　　　　　　　　　手术铺巾　　　　　　　　　自体血回收

纱布　　　　　　　　　　会阴垫　　　　　　　　　　其他

图 2-1　产科出血主要组成部分

差距几乎可以忽略不计，所以临床上通常用 1g 代表 1ml。对于常规手术患者，在胎儿取出后，应立即对吸引器、标准手术铺巾和吸血敷料做常规的液体量（羊水量）统计，任何在胎盘娩出后搜集的液体应被认为是血液而不是羊水。对于前置胎盘需洞穿胎盘进行取胎的情况，通常羊水和出血混合在一起，难以有效区分，需警惕不要漏算洞穿胎盘导致的出血。称重法可应用在以下的领域：

**1. 吸引瓶称重**　可以先把空的吸引瓶放到秤上后归零，吸完羊水计量后再次归零，此后的即为出血量。以前，医生凭借经验估计羊水量是导致出血量评估误差的原因之一，现在强调通过吸引瓶准确计量羊水。并且，通过称重法评估出血量的好处在于可以随时显示当前的出血量，具有很好的时效性。

**2. 纱布、臀下垫的称重**　有的医院习惯于采用干纱布止血，这种情况称重法十分适用。首先，需要知道一块干的小纱、长纱、大方纱及臀下垫的重量，不同的医院可能净重会有所不同（笔者医院一块小纱重 10g，一块大方纱重 70g，一块长方

纱重 40g，一块臀下垫重 70g），需先对本医院所用纱布及臀下垫进行称重，并对医务人员进行培训。将带血的纱布一起称重并减去纱布本身的净重便可以得到出血量，这种方法比目测法更为准确。

有的医院习惯于采用湿纱布止血，湿纱布吸水后自身重量增加，对后继的称重法评估会造成干扰。此时，可将纱布称重和吸引瓶称重联合使用，在专用的纱布清洗盆中倒入固定量的生理盐水（如 500ml 或 1 000ml 等），没有使用完的生理盐水不能随意丢弃，需要全部吸入吸引瓶中纳入计量，最后在纱布和吸引瓶总称重重量中扣除预先用于浸润纱布的生理盐水量。

**3. 手术铺巾的称重**　建议使用标准化的手术铺巾，也就是总重量相对固定的手术铺巾。对于很多医院来说，每个手术包的布类重量可能是不固定的，但如果能提前判断患者有大出血的风险，术前可将布类包称重，或者配备专用的标记布类重量的大出血抢救专用布类包，手术结束后再将手术铺巾全部打包再次称重，两者的差值就相当于铺巾上的液体量。当然，其中可能混有少量的

羊水或冲洗水，可以酌情扣除。手术铺巾称重在可预测大出血患者中是适用的，但是对于不可预测大出血的患者，如果事先不知道手术铺巾的净重，那么估计出血量是有困难的，所以在临床管理中要有这方面的意识，提前做好准备。

**4. 其他区域出血的称重**　这类出血包括已剥离的胎盘内出血、子宫切除患者子宫内出血、手术区域外出血，如滴落在地面未及时发现的出血等（图 2-2）。前两者可采用吸引器吸引后收集称重，后者可采用有吸附功能的标准纱布或敷料擦拭后称重，计量方法与上面相同。

**5. 自体血液回收量的称重**　临床上根据自体血液回收机显示数据估算的出血量和实际的出血量之间可能有明显差距。自体血液回收机显示参数包括"处理完毕""清洗"和"回输"三个数据，其

中"处理完毕"是指进入离心杯的处理量，包括所回收的血液和抗凝所用的肝素液（图 2-3）。临床上，对回收量常用的估计方法是血液回收机上显示的离心杯处理量，加上未进入离心杯中的回收量（主要是储血罐滤网处的滞留量，通常按 200～300ml 估算），两者之和减去所使用肝素液的量，就是估计自体血液回收的出血量。

临床上常用的估计方法存在两个影响估计准确性的因素，即储血罐滤网处的滞留量和肝素液用量。首先，在临床工作中，通常默认所配制的肝素液抗凝作用是充分的，储血罐滤网处的滞留量是相对固定的量（200～300ml），但通过对储血罐进行实际称重的大量数据显示，储血罐滤网处的滞留量为 200～1 000ml，尤其是当肝素配制浓度不足、出血过快和出血量较大时常规的默认量存

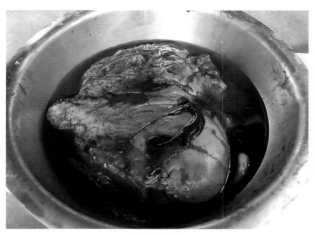

子宫内出血

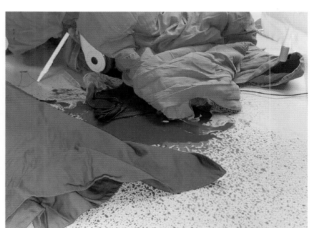

手术区域以外出血

图 2-2　其他区域出血

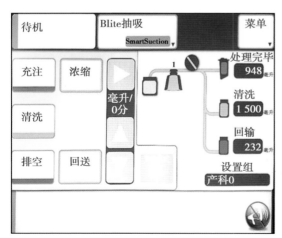

血液回收机实际处理出血量

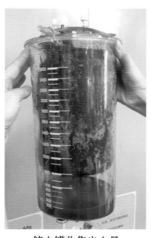

储血罐收集出血量

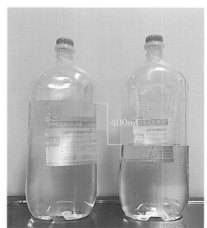

肝素抗凝液用量

图 2-3　常用的血液回收量的估算依据

在较大误差。其次,由于肝素液配制的容器在使用后多发生变形,通过目测法估算肝素液使用量也是不够准确的。

而采用称重法可以更精确地评估自体血回收的出血量。储血罐滤网处的滞留量可采用储血罐总称重量减去空储血罐净重(图2-4),肝素液用量可采用肝素液冲洗瓶最初的称重量减去肝素液剩余量(图2-5)。最终采用称重法将两个影响自体血回收量估算准确性的因素控制在最小的误差范围内,极大地提高了自体血回收量估计的准确性。

下面通过两个病例对自体血回收量常用估算方法和称重估算方法的准确性进行比较。尤其是对于储血罐滞留量较大未能准确估计的患者,两种估算方法所得到的出血量可能存在非常大的差异。

(1)病例一

储血罐滞留量=储血罐称重-储血罐净重=1 230g-670g=560g(目测法估算为200ml)

肝素液使用量=肝素液瓶总量-剩余液体重量=1 051g-184g=867g(目测法估算为700ml)

血液回收机显示离心杯处理量=948ml

①目测法估算自体血液回收量=离心杯处理量+储血罐残余量-肝素液使用量=948ml+200ml-700ml=448ml

②称重法估算自体血液回收量=离心杯处理量+储血罐残余量-肝素液使用量=948ml+560ml-867ml=641ml

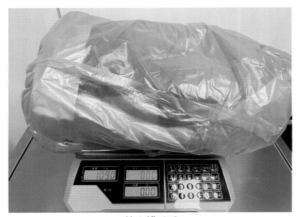

储血罐毛重

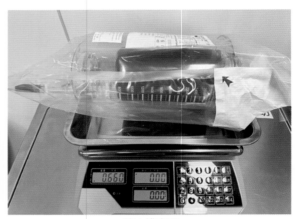

储血罐净重

图2-4　血液回收中储血罐称重法使用示意图

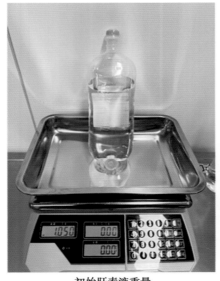

初始肝素液重量

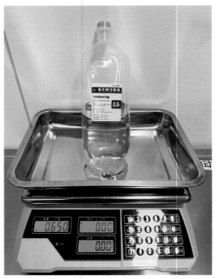

剩余肝素液重量

图2-5　血液回收中肝素液称重法使用示意图

误差量：641ml－448ml＝193ml

（2）病例二

储血罐滞留量＝储血罐称重－储血罐净重＝1 900g－670g＝1 230g（目测法估算约为400ml）

肝素液使用量＝肝素液瓶总量－剩余液体重量＝1 000g－330g＝670g（目测法估算约为500ml）

血液回收机显示离心杯处理量＝2 230ml

①目测法估算自体血液回收量＝离心杯处理量＋储血罐残余量－肝素液使用量＝2 230ml＋400ml－500ml＝2 130ml

②自体血液回收量＝离心杯处理量＋储血罐残余量 - 肝素液使用量＝2 230ml＋1 230ml－670ml＝3 190ml

误差量：3 190ml－2 130ml＝1 060ml

通常情况下，自体血液回收中充分抗凝患者，清洗后可回输的量是回收量的30%～40%，过低和过高的回输率（回输／回收比例）均可能存在问题，如果两者的比例差距太大，就要分析原因。过高的回输率可能是由于回收量统计不准确或浓缩的比例不够，前者常见于目测法低估了自体血液回收量，后者通常出现在未达到自动清洗标准容量（约600ml）的手动清洗过程中，或者所回收的血本身比较稀释的情况。例如病例一的患者目测法估算自体血液回收量448ml，最终回输232ml，回输率为51.8%，而该病例通过称重法估算自体血液回收量为641ml，实际回输率为36.2%。

洗涤回收式自体输血过程中强调尽量提高回输率，在自体血回收总量不变的情况下，减少固态成分（血凝块）比例，增加自体血回收量中的液态成分比例，是提高回输率的关键。临床上存在通过称重法发现储血罐中滞留血液接近1 000ml的情况，这种情况多数是因在储血罐滤网中形成了大量的血凝块，导致可进入离心机洗涤的血液减少，所以产科血液回收需要加强抗凝。

加强抗凝具体的处理方法包括四个方面：①高：提高抗凝液的浓度，在非产科患者通常采用1～2支肝素（12 500～25 000U），但是产科血液回收时推荐3支肝素（37 500U）加入至0.9%的生理盐水1 000ml中，在出血非常迅猛或者回收过程中储血罐出现明显高凝状态的情况下，最多可以采用5支肝素（62 500U）加入0.9%的生理盐水1 000ml中，肝素液的浓度是62.5U/ml，高浓度抗凝液多用于产科。②大：加大抗凝液的容量，当短时间内出血量大，吸引速度较快时，需要加快抗凝的肝素液滴注速度，加大抗凝液的使用容量，才能更好地与所回收的血液混合，发挥更好的抗凝效果。③长：在出血停止后，可以继续使用肝素液冲洗储血罐并延长静置等待的时间，以确保尽量将储血罐海绵里已凝固的血液溶解成可用于回收洗涤的液态。④多：尽可能多地收集各种途径的出血，如手术台上吸血较多的纱布可用生理盐水将血液洗涤出来后再进行吸引回收，以提高回收量。

**（二）容量法**

即通过直接读取吸引瓶的容量判断出血量。但不同类型的吸引瓶刻度的准确性有所不同。大口径的一次性软袋吸引瓶通过刻度线读取容量准确性比较低，特别是当它被放到固定的硬质外壳中时，此时可将一次性软袋从硬质外壳中取出，直接读取软袋上面的刻度线。而小口径的硬质吸引瓶准确性比较高，如果想通过直接读取容量来计量出血量，建议采用小口径硬质吸引瓶（图2-6）。

**（三）目测法**

虽然建议尽量避免使用目测法估计出血量，但在称重法和容量法暂时不适用的情况下还是不可避免用到此法。例如，术中实时评估手术敷料铺巾和臀下垫的出血量，需警惕目测法有可能低估30%～50%的出血量。在使用目测法时，通过加强对相关医护人员的培训可以提高出血量评估的准确性。首先，可以通过出血面积评估，术中常用的小纱是5层纱布，如果10cm×10cm的范围被浸透，出血量约为10ml，即图2-7显示的约1/3面积纱布被浸透的出血量大约10ml，2/3面积约20ml，全部面积浸透约为30ml。有时纱布并不是很规律地浸透，如全部浸透约为30ml，大面积浸透约为20ml，只有小面积浸透约为10ml（图2-7）。

但是，目测法只是很粗略地估计，在对称重法和目测法进行比较时发现，同样是全面积浸透的纱布其净重量可相差35ml。此时，评估浸透面积的意义远小于浸透程度，因此，目测法评估出血量仅能作为短时间内的权宜之计，最终还需在条件允许时采用称重法进行验证。

目测法估计臀下垫出血量时，可以将所在单位使用的臀下垫划分为多个10cm×10cm的小区域，建立起固定范围浸透后对应出血量的标准，并在此基础上进行训练。例如，笔者单位的臀下垫每10cm×10cm范围内全部浸透的出血量

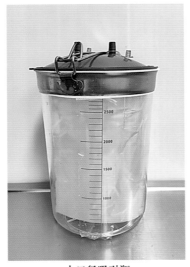 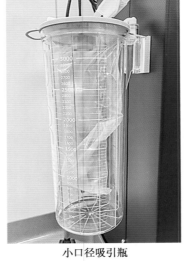

大口径吸引瓶　　　　　　　　　小口径吸引瓶

图 2-6　不同类型吸引瓶

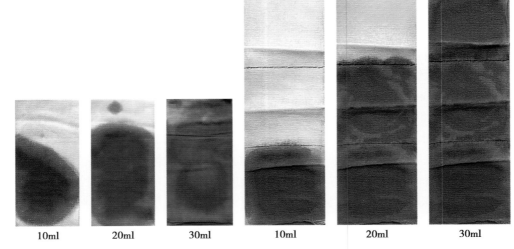

10ml　　　20ml　　　30ml　　　　10ml　　　20ml　　　30ml

图 2-7　不同面积小纱布出血量估计值

约为 30ml。浸透程度往往决定了出血量，当出血仅少量且局限于 10cm×10cm 的区域中心时预估的出血量为 10ml，而随着出血量的逐渐增加，10cm×10cm 的区域完全被浸透甚至有少量出血超出标准区域范围时出血量约为 30ml。当出血量达到 100ml 时，30cm×30cm 的区域都已经被浸透（图 2-8）。出血量为 200ml 时，整张臀下垫的 1/2 被浸透。出血量达到 400ml 时，整张臀下垫基本上被浸透。笔者单位通常在整张臀下垫全部被浸透时估计出血量为 500ml（图 2-9）。各医院均可以借鉴上述方法，既可以根据自己医院所使用的工具进行标准化的模拟培训，也可以在日常临床工作中训练医护人员目测实际使用纱布或臀下垫内出血量，然后通过称重法进行验证对比，以提高目测法的准确性。

（四）休克指数法

**1. 休克指数与出血量的关系**　休克指数（shock index，SI）可以辅助用于产后出血量的判断，休克指数＝脉率/收缩压（SI＝HR/SBP），不同状态的人群其休克指数正常值范围不同，非妊娠状态下成人正常值为 0.54～0.7，而妊娠状态下因心率适应性增快，外周阻力适应性下降，故妊娠状态休克指数正常值为 0.7～0.9，休克指数 >0.9 时输血率及死亡率将增加。休克指数法是临床非常普及的

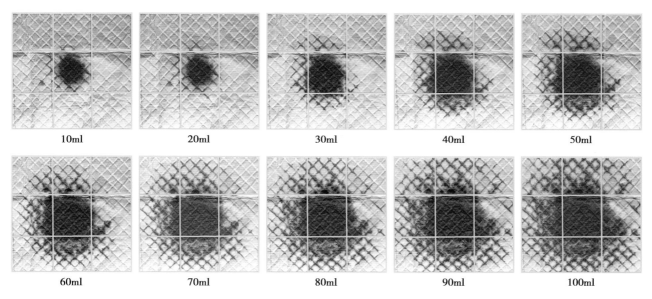

| | | | | |
|---|---|---|---|---|
| 10ml | 20ml | 30ml | 40ml | 50ml |
| 60ml | 70ml | 80ml | 90ml | 100ml |

图 2-8　会阴垫出血量估计值示意图（一）

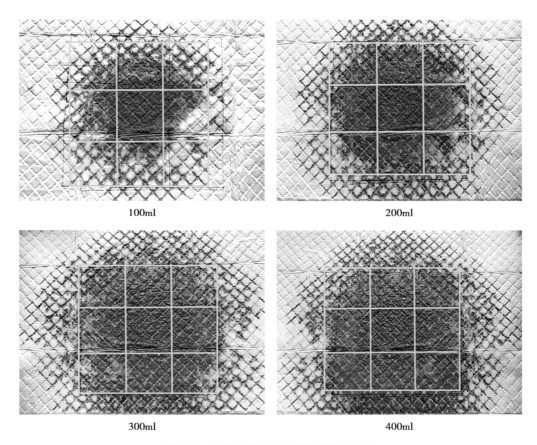

| | |
|---|---|
| 100ml | 200ml |
| 300ml | 400ml |

图 2-9　会阴垫出血量估计值示意图（二）

一种评估循环容量的方法，最早使用在战场上，当大量伤员被送到救治中心时，可辅助医务人员迅速判断患者病情的严重程度，并据此确定救治的优先级。通常来说，休克指数越大，说明患者出血越多，则需要进行优先救治。这些适用休克指数判断病情的患者有一个共同的特点：即在战场上的伤员均是没有输液的状态下出现了出血，此时休克指数可以用于粗略判断患者的出血量。休克指数具有高特异度、低灵敏度的特点，在心率同时大于 100 次 /min 以上时，休克指数的应用价值较高。一般来说，当休克指数为 1 时，出血量约为 1 000ml；当休克指数为 1.5 时，出血量约为 1 500ml，休克指数 2 时，出血量约为 2 500ml。

但值得注意的是，这些参考数据均来源于没有补液的非妊娠患者，也就是说休克指数法最初主要反映的是未进行容量干预状态下个体循环容量的欠缺程度。手术中的患者通常进行了补液治疗，对出血量评估的准确性造成了一定的干扰。例如，即便患者出血量已经达到 2 000ml，但由于及时进行容量补充，患者生命体征维持基本正常，休克指数一直在正常范围内，此时，不能因为休克指数正常就认为患者没有发生出血，以休克指数判断总出血量是不适用的。但是，对于术中出血且进行了容量补充的患者来说，虽然不能用休克指数判断总出血量，但可以用休克指数来辅助判断当前患者容量的欠缺量。严重产后出血患者的休克指数，以及所对应的出血量和临床症状可供临床参考（表 2-1）。

**2. 休克指数参考价值的局限性** 需要强调的是，在产科出血早期进行评估时，休克指数的参考价值也存在一定的局限性。产科患者孕期血容量明显增加和外周血管阻力明显下降，导致了产科患者相较于非妊娠患者在早期血容量减少时，心血管系统反应敏感降低。对于非妊娠患者来说，当出血量达到全身血容量的 20% 时，患者可能会表现为心率明显增加和血压明显下降，休克指数升高明显。但对于妊娠患者来说，当出血量达到全身血容量的 20% 时，患者血压和心率可能没有很明显的变化；随着出血量的进一步增加，当出血量约达到全身血容量的 40% 时，患者生命体征可能会出现断崖式的改变，直接进入循环严重失代偿状态，血压急剧下降，心率急剧上升。围产期年轻女性生命体征的剧烈变化多数与产后出血有关，生命体征可间接反映产后出血的严重程度。

孕期血容量增加可以使孕产妇耐受一定量的出血，减少休克的发生。但是，这种孕期生理变化的弊端在于，患者出血早期生命体征的变化不能很好地反映出血情况，对于缺乏相关经验的医务人员来说，如发现出血比较困难，将导致治疗延误。所以，对休克指数需要有充分的认识，一方面，没有严重合并症的年轻患者产后出血发生后，血红蛋白水平下降 20g/L 时可以没有任何表现；另一方面，对于健康的年轻产科患者，如果休克指数已发生了明显异常，出现心动过速和低血压，通常表示患者出血量大，为低血容量的晚期表现，出血可能已经达到全身血容量的 40%，患者已从可代偿期进入失代偿状态。而出血量达全身血容量的 40%～50% 则是凝血功能恶化的临界点，同时还可合并微循环灌注障碍，表示此时患者已经非常危险，需要引起高度的重视。

警惕产科出血的显著特点是可能存在隐性出血。绝大多数隐性出血都是经阴道流入臀下垫的，在手术铺巾的情况下容易被忽视。此外，宫腔积血和腹腔积血也是隐性出血的常见类型（详见本章第二节）。

**（五）血红蛋白水平和 Hct 值测定计算法**

血红蛋白水平测定计算法：是通过检测外周血中的血红蛋白和 / 或红细胞水平辅助评估出血量，在临床上应用十分普遍，但该评估方法存在局限性。通常情况下，血红蛋白（Hb）水平每下降 10g/L，出

表 2-1　失血性休克分级对应的出血量和临床症状

| 休克指数 | <1 | 1～1.5 | 1.5～2 | >2 |
|---|---|---|---|---|
| 分级 | Ⅰ级 | Ⅱ级 | Ⅲ级 | Ⅳ级 |
| 分度 | 代偿期 | 轻度休克 | 中度休克 | 重度休克 |
| 失血量 /% | <15 | 15～30 | 30～40 | >40 |
| 失血量 /ml | 500～1 000 | 1 000～1 500 | 1 500～2 500 | 2 500～3 000 |
| 收缩压 | 正常 | 轻度降低 | 明显降低（70～80mmHg） | 极度降低（50～70mmHg） |
| 心率 / 次·min$^{-1}$ | ≤100 | 心悸、心动过速（100～120） | 心动过速（120～140） | 心动过速 >140 |
| 呼吸 / 次·min$^{-1}$ | 14～20 | 20～30 | 30～40 | >40 |
| 精神状态 | 头晕、轻度焦虑 | 虚弱、大汗、中度焦虑 | 委靡、面色苍白、思维混乱 | 昏睡 |
| 尿量 /ml·h$^{-1}$ | >30 | 20～30 | 5～15 | 无尿 |

血量约为 300～400ml。

Hct 值测定计算法：失血量（ml）= 体重（kg）× 90ml/kg ×（$\frac{术前 Hct - 术中 Hct}{术前 Hct}$）。例如：体重 60kg 的产科患者，术前 Hct 40%，术中 Hct 28%，计算结果：失血量 = 60kg × 90ml/kg ×（40% − 28%）÷ 40% = 1 620ml。通常情况下，失血患者 Hct 值每下降 4% 失血估计约 500ml。

无论是血红蛋白水平还是 Hct 值均受患者体重、血液浓缩或稀释程度的影响，两者水平常不能准确反映实际出血量，有一定的局限性，仅供参考。尤其是在血容量不足的情况下，血液处于浓缩状态，血红蛋白水平和 Hct 值偏高，不能据此推测出血量。2017 年美国妇产科医师学会《ACOG 实践简报：产后出血》指出，在急性产后出血的情况下，用血红蛋白和血细胞判断患者出血量的临床意义不大。此外，实验室检测血红蛋白水平和 Hct 值需要一定的时间，不利于产后出血的快速诊断。因此，血红蛋白水平和 Hct 值检测的意义更多的在于监测病情和评估处理措施的有效性，而非出血的诊断。

例如，患者 A 术前血红蛋白为 102g/L，手术结束后血红蛋白为 116g/L，患者累计出血量为 1 700ml，输入自体血 480ml，羟乙基淀粉 130/0.4 氯化钠注射液 500ml，晶体液 1 700ml，没有输入异体血。患者在出血量超过全身血容量 20% 的情况下，血红蛋白水平没有降低，反而升高，说明该患者容量补充是不充分的。所以，单纯的血红蛋白和 Hct 值测定法用于判断出血是不准确的，如果根据实际出血量，该患者在容量补足的情况下血红蛋白水平预计为 60～70g/L 才是准确的。

### （六）AI 比色法

AI 比色法是通过人工智能平台实时监测手术期间的失血情况。AI 可以识别和分析摄影相关区域的几何信息，自动滤除纱布或储血罐内的非血液成分，只需拍摄使用过的手术纱布和储血罐，通过内置程序就可计算出血量。尤其是产科出血，AI 比色法通过排除羊水成分可以更准确地估计剖宫产或者阴道分娩出血量。出血量 = 储液罐中液体总量 × 血液浓度。

## 三、产科出血量评估的注意事项

基于产科大出血的特点，所涉及多方面的内容，准确评估出血量需要考虑出血部位、时机、流出通道、出血方式等多方面因素。目前，没有一种单独的方法能够准确评估所有临床产科出血量，故临床上应联合使用多种评估方法综合考虑。此外，在评估出血量时，还应注意以下几点：

1. 评估患者出血量对机体的影响 需要结合患者的总血容量进行考虑，不同体重的患者全身总血容量不同，即便相同的出血量占全身血容量的比例也不同，对机体的影响不同。

2. 不仅要评估患者丢失的总容量，更重要的是评估丢失的血红蛋白总量。不同的患者在出血量相同的情况下，如果患者没有补液，丢失的血液更为浓缩，那么所丢失的血红蛋白就更多。相反，如果意识到患者有出血风险时预先进行了适当的扩容，那么丢失相同血容量所丢失的血红蛋白总量会更少。

3. 无论采取哪种评估方法，评估出血量和实际出血量都可能存在误差，甚至是较大差距。以往经验发现，产科大出血时其出血量常常被低估，所以推荐在计算产科大出血时根据测定的出血量×120%。此外，在评估的同时还需要结合孕产妇的生命体征，即血压、心率和休克指数等临床指标进行综合判断。如果出现评估出血量不多，但患者已有循环不平稳，休克指数明显升高的情况，需要考虑评估的准确性，是否存在隐性出血没有发现，而不是单纯相信当前所评估的出血量。

4. 产科出血是非常复杂的，需要认识产科出血的多样性和复杂性，出血量的评估不应影响患者在紧急情况下的治疗。例如，患者已进入休克状态，此时虽然没有评估准确的出血量，但也不影响临床基本的处理原则。抢救和治疗休克是首要目标，对出血量的准确评估的优先级可以下降，待患者生命体征基本平稳后，再评估可能的出血量。有的患者在院外已经发生了出血，且没有准确地评估出血量，此时可以通过生命体征及实验室检查等指标综合判断患者当前状态，指导救治。

## 四、提高产科出血量评估准确性的探索

在提高产科出血量评估准确性的临床实践中，临床医务人员提出了许多有价值的想法，作出了大量有益的探索。笔者及其团队在提高出血量评估准确性和提升评估便捷性方面进行了探索性研究，但还需在临床实践中进一步得到验证。

**1. 宫腔引流装置及引流系统**　该设计通过对经阴道出血进行抗凝处理和收集，便于术中实时对阴道出血量进行评估，以解决术中臀下垫出血遗漏或者不便于实时计量的问题。

**2. 实时纱布计数及液体计量装置**　该设计针对不同类型纱布被血液浸透面积和程度不同，计量出血量困难的问题，可对不同类型的纱布数量进行分别计数、对纱布中出血量进行汇总计量等，提高了清点纱布数量和计量出血量的时效性和准确性。

**3. 可智能化汇总并实时播报的计量设备**　该设计可自动定时汇总收集称重吸引瓶、纱布、冲洗液等重量，并智能计算后定时或定量进行出血量语音播报，能有效地提高出血量统计中的准确性和便捷性。

**4. 可调整型液体收集和隔离外科薄膜**　该设计针对切口部位出血难于统计，容易造成误差的问题，在外科薄膜普通隔离功能基础上，可根据需要将其调整为收集袋，对体液进行阻隔和收集，将对防护感染、精确计量和预防低体温起到重要作用。

**5. 可抗凝的多功能液体收集和隔离外科薄膜**　该设计针对产科手术中经切口流失的大量出血快速凝固导致无法收集的问题，在隔离收集袋的基础上加入抗凝功能，不但可以提高出血量计量准确性，还能提高该类型出血的自体血回收量。

由于产科大出血的多样性和复杂性，医务人员需要对各种出血量评估方法及其优缺点有充分的了解和认识。值得强调的是，虽然对产科出血量进行评估的方法很多，但是准确性有限，最终估计的出血量可能会远远小于实际的出血量。所以，临床上需要多种方法结合使用，充分评估，相互验证，力求提高对出血量评估的准确性和时效性，避免出现误诊，减少患者出现大出血相关的严重并发症的风险。

（冯世苗　顾娟）

### 参考文献

1. DELLA TORRE M, KILPATRICK SJ, HIBBARD JU, et al. Assessing preventability for obstetric hemorrhage. Am J Perinatol, 2011, 28（10）: 753-760.

2. STAFFORD I, DILDY GA, CLARK SL, et al. Visually estimated and calculated blood loss in vaginal and cesarean delivery. Am J ObstetGynecol, 2008, 199（5）: 519. e1-7.

3. TOLEDO P, MCCARTHY RJ, HEWLETT BJ, et al. The accuracy of blood loss estimation after simulated vaginal delivery. AnesthAnalg, 2007, 105（6）: 1736-1740.

4. Practice Guidelines for Obstetric Anesthesia: An Updated Report by the American Society of Anesthesiologists Task Force on Obstetric Anesthesia and the Society for Obstetric Anesthesia and Perinatology. Anesthesiology, 2016, 124: 270-300.

5. SCHLEMBACH D, HELMER H, HENRICH W, et al. Peripartum Haemorrhage, Diagnosis and Therapy. Guideline of the DGGG, OEGGG and SGGG（S2k Level, AWMF Registry No.015/063, March 2016）. Geburtshilfe Frauenheilkd, 2018, 78（4）: 382-399.

6. STAFFORD I, DILDY GA, CLARK SL, et al. Visually estimated and calculated blood loss in vaginal and cesarean delivery. Am J Obstet Gynecol, 2008, 199（5）: 519. e1-7.

7. GIRAULT A, DENEUX-THARAUX C, SENTILHES L, et al. Undiagnosed abnormal postpartum blood loss: Incidence and risk factors. PLo S One, 2018, 13（1）: e0190845.

8. BONNAR J. Massive obstetric haemorrhage. Baillieres Best Pract Res Clin Obstet Gynaecol, 2000, 14（1）: 1-18.

9. RUBENSTEIN AF, ZAMUDIO S, DOUGLAS C, et al. Automated Quantification of Blood Loss versus Visual Estimation in 274 Vaginal Deliveries. Am J Perinatol, 2021, 38（10）: 1031-1035.

10. Guideline No. 431: Postpartum Hemorrhage and Hemorrhagic Shock. J Obstet Gynaecol Can, 2022, 44（12）: 1293-1310.e1.

11. Comparison of common perioperative blood loss estimation techniques: a systematic review and meta-analysis. J Clin Monit Comput, 2021, 35（2）: 245-258.

## 第二节　剖宫产术中隐性大出血识别

目前，产科大出血仍然是国内孕产妇死亡的第一主要因素，基于孕产妇妊娠期的病理生理改变及解剖结构的特殊性，部分产科患者的出血具有隐匿性，对于临床判断和及时处理均造成极大的干扰。例如，凶险性前置胎盘术中经阴道出血，子宫胎盘剥离面出血、腹腔内血管出血、未预料的软产道撕裂伤导致的大出血等，这些情况有可能导致术中严重低估产妇出血量，进而影响围手术期救治，严重威胁产妇生命安全。

本节通过相关病例展示，从产科隐性大出血的特点、危害、识别、防治原则等方面展开介绍，试图让读者对产科隐性大出血有更深刻的认识，提升临床评估及救治能力。

# 一、病例展示

## （一）病例一：可预期的可见大出血

患者 32 岁，入院诊断：凶险性前置胎盘；中央型前置胎盘；瘢痕子宫；中度贫血；血小板减少症；$G_4P_3$，37 周宫内孕，臀位单活胎待产。患者原计划行择期剖宫产手术，由于胎盘着床于子宫前壁的瘢痕处，并且合并中度贫血和血小板减少症，患者有围手术期大出血风险，需要引起麻醉医生的高度重视。

入院后患者突发大出血，在全麻下行紧急剖宫产手术，由于术前已预见患者大出血风险，因此进行了充分的大出血抢救准备，包括建立多条静脉液体通道，体外及液体加温，有创血压监测等措施，在大出血早期进行了合理的容量复苏，给予液体扩容及早期的血液制品输注。术中行子宫切除术，累计

出血量为 12 800ml，虽然出血量较多，但由于积极的容量复苏和合理的输血、输液等处理，患者围手术期循环和内环境维持比较平稳，最低 pH 值 > 7.3，最低 BE 值 −7mmol/L，乳酸最高值 5.7mmol/L，碳酸氢根离子最低值 17.7mmol/L。在患者贫血的情况下血红蛋白最低值为 3.4g/L（表 2-2）。

患者术后带着气管导管回妇产科重症监护病房（intensive care unit, ICU）进行呼吸机治疗，术后 9 小时拔出气管导管，术后第 3 天转回病房，术后第 5 天出院。

## （二）病例二：未预期的隐性大出血

患者 31 岁，入院诊断：巨大胎儿；脐带绕颈一周；$G_2P_1$，$39^{+2}$ 周宫内孕，头位单活胎。从诊断上分析，除巨大胎儿可能引起子宫收缩乏力外，没有其他导致围产期出血的明确风险因素。

待产过程中发现胎儿面先露及宫内窘迫，在全麻下行紧急剖宫产手术。患者术前基础心率 100 次/min，血压 120/80mmHg，胎儿取出后 5 分钟患者心率上升至 110~120 次/min，血压降至 90/60mmHg。麻醉医生提醒手术医生确认是否存在出血，手术医生认为除子宫收缩欠佳外，没有发现明显出血。麻醉医生考虑是否存在其他导致低血压的原因，如过敏反应，立即给予激素并适当加快补液。20 分钟后，患者心率持续上升至 130 次/min，怀疑出血

表 2-2 病例一和病例二围手术期出血量及血气分析变化情况

| 项目 | 病例一 | | | | 病例二 | | | |
|---|---|---|---|---|---|---|---|---|
| 时间（AM） | 1:58 | 3:14 | 3:45 | 5:20 | 5:30 | 6:00 | 8:30 | 9:30 |
| 出血量/ml | 7 000 | 10 000 | 12 000 | 12 800 | 3 000 | 7 000 | 11 500 | 12 000 |
| pH 值 | 7.35 | 7.31 | 7.32 | 7.36 | 7.06 | 7.31 | 6.93 | 7.17 |
| $PaCO_2$/kPa | 4.3 | 4.8 | 5.1 | 5.4 | 6.7 | 4.4 | 12.4 | 11.1 |
| $PaO_2$/kPa | 10 | / | 58 | / | 10 | 22 | 8 | 5 |
| $SaO_2$/% | 99 | 99 | 75 | 100 | 99 | 98 | 90 | 89 |
| $Na^+$/mmol·$L^{-1}$ | 139 | 143 | 140 | 143 | 137 | 135 | 143 | 143 |
| $K^+$/mmol·$L^{-1}$ | 3.3 | 3.4 | 3.4 | 4.2 | 6.2 | 5.1 | 5.5 | 6.3 |
| $Ca^{2+}$/mmol·$L^{-1}$ | 0.78 | / | 0.58 | / | 0.78 | 1.18 | 0.75 | 1.81 |
| Glu/mmol·$L^{-1}$ | 6.7 | / | 6.3 | / | 6.7 | 3.5 | 12.8 | 9.8 |
| 乳酸/mmol·$L^{-1}$ | 4.6 | / | 5.7 | / | 4.6 | 5.8 | 10.2 | 5.6 |
| BE/mmol·$L^{-1}$ | −6.9 | −7 | −6 | −2 | −11 | −8.5 | −13.3 | −2 |
| $HCO_3^-$/mmol·$L^{-1}$ | 17.7 | 19 | 19.6 | 23.4 | 19.3 | 16.6 | 19.5 | 26.8 |
| Hb/g·$L^{-1}$ | | 34 | | 68 | 58 | 75 | 97 | 85 |

的可能性比较大。再次提醒巡回护士总结出血量为 300ml，继续加快补液。29 分钟后，评估出血量为 700ml，检验科查血红蛋白为 126g/L。在距手术开始 90 分钟后，患者持续低血压，心率进行性上升至 130 次 /min，单纯给予升压药或加快补液纠正效果不佳，产科三线医生到场确认存在严重的软产道撕裂伤导致的大出血，掀开铺巾发现经阴道出血量大于 3 000ml，主要通过阴道流出。凝血功能检测提示发生弥散性血管内凝血（disseminated intravascular coagulation，DIC），PT > 150 秒，APTT > 300 秒（测不出具体数值）。最终患者行子宫切除，总出血量为 12 000ml，发生了严重的酸中毒、内环境及凝血功能紊乱，pH 值最低为 6.9，致死性酸中毒。高钾血症（血钾 6.3mmol/L），低钙血症（血钙 0.75mmol/L），高血糖（血糖 12.8mmol/L），乳酸 10.2mmol/L，BE 值 −13.3mmol/L，患者血红蛋白最低为 58g/L，病情非常危重。除此以外，患者出现了严重的肺水肿，导致氧气和二氧化碳弥散障碍，氧饱和度下降同时合并二氧化碳蓄积（见表 2-2）。

患者术后带着气管导管回妇产科 ICU 进行呼吸机治疗，术后 26 小时仍表现为持续性低氧血症和少尿，带管转综合 ICU 继续治疗，术后第 5 天拔出气管导管，术后 7 天病情好转转回妇产科 ICU，患者术后第 22 天出院。

### （三）病例解析

**1. 术前准备和早期救治**　两名患者的总出血量近似，病例一患者由于术前贫血，术中最低血红蛋白为 34g/L，病例二患者最低血红蛋白为 58g/L，优于病例一。但是，由于病例一为可预见的大出血患者，术前针对大出血的抢救准备及术中早期容量复苏都是抢救成功的关键。病例二患者术前没有预期到会发生严重的大出血，所以并没有做大出血抢救准备，仅有一条静脉液体通道，同时，在大出血发生后既没有及时发现，也没有早期合理的容量复苏，直至患者循环失代偿，导致病情更为严重。

**2. 术中情况**　两名患者均行子宫切除，出血量、小便量和总的输血量相近，病例二患者的血浆、纤维蛋白原、血小板和冷沉淀输入量更多。在手术时长及手术困难程度上两个病例差异明显，病例二由于出现了弥散性血管内凝血（DIC），术野暴露非常困难，只能进行大量的纱布填塞，等待凝血

功能纠正，手术进行了约 7 小时，而病例一只用了约 4 小时。

**3. 术后转归**　虽然两名患者出血量均大于 10 000ml，且出血总量相差不多，但病例一和普通剖宫产手术患者的术后转归并没有太大差异，术后第 5 天即出院。病例二患者术后存在肺水肿相关的持续性低氧血症，以及低灌注导致的急性肾功能衰竭，术后第 5 天拔除气管导管，术后第 22 天才出院，两名患者的愈后差别非常大。

**4. 导致差异的主要原因**　主要与围手术期麻醉管理，尤其是对于患者出血量的评估是否准确，以及相应的容量复苏是否及时等有极大的相关性。从生命体征变化情况看，病例二基础收缩压是 120mmHg，胎儿娩出后血压进行性下降至 60mmHg，心率由最初的 100 次 /min 持续上升至 140 次 /min，心率上升的幅度和血压下降的幅度都非常明显，但由于没有发现明确的出血导致救治延误直至患者循环失代偿。

术中出血量的统计，通常是由巡回护士汇总吸引瓶中血量及纱布使用量后向麻醉医生汇报，麻醉医生再根据评估的出血量，结合生命体征情况给予救治。在病例二的手术过程中，虽然循环变化已十分明显，休克指数也明显异常，手术医生、麻醉医生和巡回护士反复确认出血量后均未发现隐性出血，或没有更积极地检查阴道内大量隐性出血，也没有考虑患者处于极度血液浓缩的状态，血红蛋白 126g/L 的检验结果对于临床出血量评估也造成了一定的干扰。因此，在患者大出血救治过程中导致了非常大的误差。在容量未补足的情况下，血红蛋白浓度指导出血量评估的价值是有限的。当确认出血量已大于 3 000ml 时，凝血功能筛查显示患者已经进入 DIC 状态，血气结果显示患者内环境极度紊乱，此时开始大出血救治是比较被动的。所幸有比较好的 ICU 团队进行完善的术后管理，患者无严重后遗症。但是，并不是每一例严重的隐性大出血患者都能如此幸运，尤其是在一些人员和设备都相对缺乏的基层医院，有报道患者在手术中发生了没有预见的隐性大出血，手术结束后才发现经阴道出血 1 500ml，患者迅速进入了休克状态，最终出现弥漫性脑梗死并导致死亡的不良结局，可见产科隐性大出血的危害是非常严重的。

因此，本节试图通过两个病例的比较引起读

者的思考，为什么出血同样多的患者结局会有如此大的差异？在评估产科患者出血方面有哪些需要注意的事项和需要改进的地方？通过以下讲解及分析让读者对于产科隐性大出血的危害、危险因素、特点及识别要点等有更清晰的认识。

## 二、产科大出血分类及救治难度分级

### （一）根据预判性对产科大出血分类

**1. 可预期的可见大出血**　这类患者类似于病例一的凶险性前置胎盘，拟行择期剖宫产手术。当临床评估明确患者有大出血的风险时，应安排经验丰富的医疗团队，教授级别的产科手术医生，妇产专科的医院还可以邀请有妇科肿瘤手术经验的医生准备上台协助子宫切除。术前放射介入下放置腹主动脉或双侧髂内动脉球囊，以便术中暂时性的子宫血流阻断控制出血。麻醉科提前进行动脉置管监测有创动脉血压，中心静脉置管，准备血液回收设备，检查确保足够数量的静脉液体通道，输血加温及保温设备等。提前通知血库随时大量取血，通知检验科术中监测血常规、凝血功能等。整个团队人力准备都是非常充分的。虽然这类患者的大出血凶险，但由于准备充分预后往往较好。

**2. 未预期的可见大出血**　如单纯子宫收缩乏力的产妇，术前评估患者没有严重大出血的风险，但是在手术中患者出现了子宫收缩乏力导致的大出血。由于子宫收缩乏力，手术医生从台上可以直接观察，因此即使没有提前预判，临时发生也容易被发现，发现后可以迅速呼救，组织抢救相对及时，患者可以得到有效的救治。

**3. 未预期的隐性大出血**　患者术前评估没有明确的大出血风险，术中出血主要经阴道流出，还包括如双切口子宫内积血或者腹腔盆腔内积血没有及时发现。待发现时患者往往已经处于循环、凝血和内环境失代偿状态，这时再组织抢救可能已经为时过晚。这种类型出血的特点是预判困难、发现困难、病情危重、容易延误抢救时机，发展为难治性大出血，救治起来十分困难。

### （二）三种类型大出血救治难度分级

虽然可预期的可见大出血阵势较大，但是在充分准备的前提下患者救治难度分级属于低危风险，因为通常可以非常及时地进行抢救。未预期的可见大出血，救治难度分级属于中危风险，通常

可以在风险事件发生的初期被识别并开展抢救。而完全未预期的隐性大出血救治难度分级属于高危风险，高危的原因在于患者容易出现循环容量严重不足，凝血功能急剧恶化及内环境严重紊乱，患者可以迅速演变为难治性产后大出血，导致救治难度极大。难治性产后大出血是指通过宫缩剂、持续子宫按摩或者按压等保守措施均没有办法有效止血，需要外科介入治疗，甚至切除子宫的严重产后出血。因此，从某种程度上来说，产科隐性大出血等同于难治性产后大出血。

## 三、产科隐性大出血临床识别困难的原因

产科隐性大出血危害巨大，临床上提升对这类患者的鉴别能力尤为重要。对临床资料进行总结发现，这类患者在临床上不在少数，而且不能单纯用医护人员观察不仔细来解释，临床上导致产科隐性大出血识别困难的原因是多方面的。

### （一）孕期心血管系统变化的特点

孕期血容量增加 40%～50% 是为生产出血这一过程做好准备，优点在于血容量的增加会使机体对出血的耐受性增加，在较少出血量的情况下患者可以代偿，不需要输血。单胎患者阴道分娩出血量 300ml，剖宫产出血量 500ml 是不需要特殊处理的。双胎患者阴道分娩出血量 500ml，剖宫产出血量 900ml 也不需要特殊处理，一般不需要输血。但是，妊娠期循环生理变化的缺点在于会导致孕产妇循环系统对初期容量变化不敏感，出血量达到全身血容量 20% 仅表现为心率的轻微上升，或者心率和血压都没有明显的变化，当出血量达到全身血容量的 40%，患者会从代偿期进入失代偿期，出现血压断崖式下降，心率明显上升，这时才能从休克指数或者生命体征上看到明显的表现，容易延误治疗。

前面章节提到了休克指数与出血量的关系。需要强调的是，临床上单纯依靠休克指数对产科出血量或产妇容量进行判断有时是不准确的。休克指数有假阳性，就是血压明显下降，心率明显上升，但实际上患者并没有出现大出血。导致休克指数假阳性的原因非常多，有麻醉药物的反应，如血管扩张引起的相对容量不足，子宫收缩剂出现的不良反应，以及过敏反应等。休克指数也有假阴性，即患者存在大出血，但休克指数并没有表现出来，主要原因是由于妊娠期循环系统对初期容

量变化不敏感，在大出血的代偿期单纯从生命体征或休克指数上看没有办法准确判断患者是否存在大出血。关于假阳性和假阴性，假阴性的危害和后果是值得重视的。

**（二）孕晚期子宫血供和孕产妇凝血状态的特点**

首先，孕晚期子宫血流非常丰富，为500～900ml/min，因此一旦出血则非常迅速；其次，子宫动脉血供来源也丰富，主要是子宫动脉供血，还有来源于卵巢动脉、阴道动脉等分支的供血，因此一旦出血存在发现困难、暴露困难及止血困难等不利因素；再次，孕期患者处于高凝状态，凝血因子易于消耗，不及时发现出血及尽早纠正凝血功能紊乱，患者很容易进入DIC状态。

因此，产科隐性大出血识别困难的主要原因基于以上两点，均会使产科隐性大出血的识别和救治难度明显增加。

## 四、产科隐性大出血的特点

虽然产科隐性大出血的识别非常困难，但也不是完全无章可循。可通过以下三个典型的病例来分析产科隐性大出血的特点。

**（一）典型病例**

病例一：患者累计出血量5 500ml，手术结束检查护理垫全部浸透并有大量血凝块，经阴道出血称重1 500ml。

病例二：患者累计出血量6 000ml，经阴道出血量3 000ml，术中生命体征不平稳，曾出现休克状态。

病例三：患者手术方式为子宫双切口剖宫产，基础生命体征血压140/77mmHg，术中血压呈逐渐下降的趋势，当患者血压降至92/51mmHg时，麻醉医生立即与手术医生沟通有子宫内出血可能，手术医生立即将腹腔两边的肌肉撑开检查，发现子宫明显增大，在子宫腔内积蓄了大量的血液，宫腔内回收自体血1 500ml，累计出血量为3 500ml。

**（二）产科隐性出血部位相对固定**

隐性出血的部位往往集中在阴道、宫腔内及腹腔内，虽然出血的部位比较隐蔽，但还是相对固定的，约有90%以上的隐性出血经阴道流出（图2-10），少部分聚集在宫腔内或者腹腔内（图2-11），因此在临床工作中要注意这几个部位的仔细排查。

病例二比较少见，软产道损伤常见于自然分娩的产妇，很少见于剖宫产患者。该病例提醒医

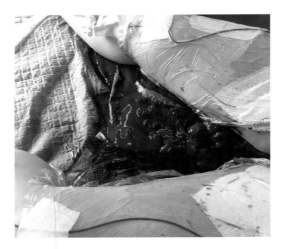

图2-10　经阴道隐性出血

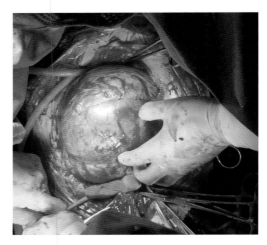

图2-11　子宫内隐性出血

生，剖宫产术中也存在软产道损伤的可能性。当存在如巨大胎儿或者胎头已经明显下降，或者待产时间过长导致宫颈严重水肿，以及胎位不正等情况时，在取胎的过程中，即使行剖宫产仍有可能发生产道撕裂伤，引起肠道损伤等风险。根据产科出血的因素（4T），针对不同患者风险因素各有不同，需要积极鉴别，但凡是引起产科大出血的因素，都可能使血液经阴道流出或者积聚于子宫腔内或盆腹腔内，这些是隐性出血的高发部位。因此，即使是未预期的隐性大出血，通过对隐性出血常见部位反复且仔细地检查，也能发现异常因素。

**（三）产科隐性出血高危时点具有特征性**

产科隐性大出血高危时点具有一定的可辨识性。子宫收缩乏力、胎盘残留及凝血功能异常往往发生在胎盘剥离以后，因此这个时点需要积极排查临床出现的异常。使用了球囊阻断的患者，

球囊阻断开放后也是容易出血的时点。保守来说，从取胎到关腹的整个过程都是产科隐性大出血的高危时点，均有可能发生隐性大出血，需要针对不同的风险因素及出血部位进行积极排查。病例二患者剖宫产前长时间待产，宫口已开全并有宫颈水肿，胎头位置非常低，由于胎位不正、面先露行剖宫产术，这种情况下取胎是比较困难的，存在软产道撕裂伤及肠道损伤风险，如果术前有足够的警惕性，取胎后对相应部位仔细检查是可以有效排查隐性出血的。足够的麻醉肌肉松弛及必要情况下的子宫松弛有可能降低这些风险。

## 五、识别产科隐性大出血的五道防线

虽然产科隐性大出血危害巨大，提前预见存在困难，但在对产科隐性大出血的识别过程中，五道防线可以帮助医生及早识别。

### （一）手术医生直接查找出血点

根据引起出血的原因不同，导致直接识别困难的情况包括：①软产道损伤；②胎盘残留，尤其是部分胎盘植入宫颈管内；③双切口子宫内积血和腹腔内积血。

虽然直接识别存在困难，但并不代表无计可施，着重强调三个方面：①手术医生需要对产科患者发生隐性大出血的高风险因素进行评估，并对高风险出血部位仔细检查。如果术者经验比较丰富或者虽然经验不丰富但足够谨慎，都能及时发现隐性出血。②团队沟通十分重要，部分警惕性较高的临床医生会在患者未发生大出血的情况下，及早提醒整个医疗团队。如果手术医生过于自信或经验不足，即使发现出血也不能及时与麻醉医生和巡回护士沟通，将导致患者病情迅速恶化。因此，手术医生一旦发现止血困难或可疑大出血，应及时向团队发出呼救。③麻醉医生作为容量治疗的主体，除对患者病情进行评估外，还需要对主刀医生、巡回护士甚至整个团队成员的识别经验和应急处理能力进行评估，必要时需要及时提醒团队成员并亲自核查产妇出血的情况，否则将有可能被经验不足的团队成员误导。

### （二）主动核查隐性部位出血量

在产科隐性出血的部位中，经阴道出血占绝大多数。对手术医生、巡回护士或者麻醉医生的随机调查发现，①在每一台剖宫产术中，主动常规核查臀下垫出血量的医务人员是非常少的；②在

患者生命体征发生变化以后，少部分麻醉医生会提醒巡回护士核查臀下垫隐性出血量；③整个手术过程中都不会主动去核查臀下垫出血量，直到手术结束后才会核查占绝大多数。

不常规主动核查隐性部位出血常导致不良后果，除影响对患者病情判断外，还会影响手术方式。在髂内动脉球囊阻断的案例中，曾经发生了球囊释放后阴道大量出血的情况，在关腹完成后才被发现，导致了患者再次开腹。所以，各级医院均有必要建立术中常规核查和主动报告制度，在术中关键时间点，如胎儿娩出后、胎盘娩出后、球囊暂时性阻断释放后、缝合子宫后、关腹前等关键时点，由巡回护士核查臀下垫出血量并向其他团队成员主动报告。尤其强调在关腹前，应常规检查腹腔、臀下垫等隐性部位的出血量。

### （三）患者生命体征变化

即使休克指数有假阳性，一旦生命体征有异常的变化，仍需要积极查找原因，尤其需要排查是否存在出血的情况，而不应该优先用假阳性来解释，忽略或漠视早期的生命体征变化以致延误病情。同时，由于妊娠期孕产妇的循环系统特点，术中生命体征变化通常具有一定的滞后性，休克指数也存在假阴性的情况，这就提示医生不要待生命体征发生变化后才去查找是否存在出血，在第一、第二道防线就应积极主动查找。当发生生命体征变化时，患者通常已经出血量较多并具有一定的风险性。因此，一旦发现生命体征异常，要与手术医生及整个团队进行积极地沟通，查找原因。

2015 年，麻醉风险评估表更新了一种改良的产科早期预警系统，建议心率超过 120 次 /min 就需要密切评估孕产妇出血量。孕产妇大出血的晚期症状，包括焦虑、不安、困倦、心悸、头晕、出汗、呼吸困难或呼吸窘迫等，在全麻下通常会被掩盖，这时血压和心率就是非常重要的临床识别指标。当产妇休克指数 >1 时预测产后出血具有高度的特异性，并且与增加的输血风险具有相关性，需要早期关注。2019 年《产后出血管理快速参考指南》提到当心率大于 100 次 /min 时应引起关注，此时出血量有可能已大于 1 000ml。而收缩压小于 100mmHg 与产科大出血相关，可能预示出血量已大于 1 500ml。所以，生命体征的变化对于发现和识别产科大出血，尤其是隐性大出血同样是非常重要的。临床工作中，可以把心率上限设到 100 次 /min

或者 120 次 /min,当出现这些异常时,麻醉医生应高度重视,积极进行沟通和查找原因。

### (四)实验室检查结果

术前基础血气分析结果完全正常的患者,如果术中出现了 pH 值、BE 值和碳酸氢根离子明显下降,乳酸增高,通常预示患者存在微循环灌注障碍,而导致微循环灌注障碍的主要因素是低血压和低血红蛋白。如果同时检查显示血红蛋白正常甚至高于基础值,提示患者可能存在容量不足导致的血液浓缩状态,患者通常存在出血。所以,在怀疑容量不足时可参考血气分析的结果。由于人体的代偿作用,pH 值有可能正常,但乳酸、BE 值和碳酸氢根离子通常是非常敏感的指标。还有一种情况是,如在出血前预见可能出血,已经给予了一定的容量补充,患者不存在微循环灌注障碍的问题,此时血液没有浓缩,血红蛋白浓度下降的程度通常可以反映出血的情况。

临床上有两位术中隐性出血患者,出血量均为 1 500ml。第一位患者手术视野可见出血不多,未进行积极的补液,但血气分析结果显示 $HCO_3^-$、BE 值下降,乳酸值明显升高,而血红蛋白下降不明显,通过血气分析结果推测该患者存在隐性出血未被发现,经积极查找后发现隐性出血,累计出血量 1 500ml。第二位患者及时发现经阴道出血并进行容量复苏,患者仅表现为血红蛋白浓度下降,而 $HCO_3^-$、BE 值和乳酸值没有明显变化。所以,对于不明原因生命体征异常的患者,可以结合实验室检查进行辅助判断,在血红蛋白浓度基本正常时需要联合血气结果分析,尤其需要高度重视乳酸值变化的重要性。在 2019 年由患者血液管理、止血和血栓进展网络发布的《NATA 共识声明:产科患者的血液管理——产后出血的预防和治疗》指南中都提到,在持续严重产后出血时,既可以通过动脉或静脉的血气分析结果评估灌注状态,也可以通过血气分析结果寻找乳酸酸中毒的证据。

### (五)心脏超声检查

当患者已出现比较明显的生命体征变化,却没有找到明确的原因时,可采用心脏超声进行辅助诊断。首先,可以初步排查是心脏功能问题还是容量问题。由于心脏超声对设备和技术的要求相对较高,床旁超声定性检查通常比定量检查更为实用和易于推广,但是需要容量欠缺达到一定程度时心脏超声才能检出。2017 年,国际急诊医学联合会(International Federation for Emergency Medicine,IFEM)发布了《低血压和心搏骤停的超声检查共识》,主要描述了低血压及心搏骤停的超声检查流程(sonography in hypotension and cardiac arrest,SHoC)方案。SHoC 方案低血压核心切面由心脏、肺和下腔静脉(inferior vena cava,IVC)切面组成,使用"4F"方法评估:液体(fluid)、形态(form)、功能(function)、充盈度(filling)。随着可视化技术的普及,超声设备性能的提高,床旁超声对于患者的临床诊断、鉴别及指导治疗都发挥了越来越重要的作用,麻醉医生也应该将这一技术积极运用到孕产妇的麻醉管理中。

## 六、五道防线合理应用策略

### (一)五道防线的优缺点

**1. 第一道防线**　通过手术医生直接查找出血点是非常可靠的,对于设备和技术的要求也不高,但是对医生的防范意识要求比较高,医生需要认识到出血部位的多样性,避免忽略关键部位。

**2. 第二道防线**　通过巡回护士对臀下垫的常规检查,以及医生对子宫大小变化、盆腹腔的常规排查,比较可靠和容易,对设备和技术要求也不高,应该推荐作为临床常规流程。

**3. 第三道防线**　通过对生命体征的变化发现大出血,对技术设备要求不高,但是可能存在假阳性和假阴性,只要防范意识足够高,该方法也值得临床上重视。

**4. 第四道防线**　实验室检查结果对设备技术有一定要求,虽然是有效的辅助手段,但有一定的滞后性,且需要警惕血红蛋白可能由于血液的浓缩或稀释而导致误判,结合床旁血气分析结果是很好的补充手段。

**5. 第五道防线**　虽然心脏超声检查在技术和设备上要求较高,但是床旁超声在临床中的应用越来越广泛,对大出血的诊断、鉴别诊断及指导治疗是有价值的,通常出血量需要达到一定程度才能够发现心排血量和心脏容积的改变,因此需要强调多切面多参数的综合考量。

### (二)五道防线在病例二中的应用情况

在充分理解了产科隐性大出血识别五道防线的基础上回顾病例二,该病例中四道防线全部失守。

1. 第一道防线中,手术医生没有直接发现出血点,或发现后未与团队及时沟通。胎儿娩出后 5

分钟心率升至 110 次 /min，血压降至 90/60mmHg，计算休克指数是 1.22，输液约 200ml，出血大约达到 1 000ml。

2. 第二道防线中，巡回护士没有常规检查臀下垫，只统计了吸引瓶和纱布的出血量，如果臀下垫是常规检查项目就能够及时发现隐性出血。此时心率是 110 次 /min，血压是 85/40mmHg，休克指数是 1.29。

3. 在第三道防线中，患者出现了生命体征的异常，但麻醉医生仍然过于相信手术医生和巡回护士在第一和第二道防线中的判断，没有积极排查隐性出血导致诊断和处理滞后，此时心率 140 次 /min，收缩压 85mmHg，休克指数是 1.65。

4. 第四道防线中，虽然患者持续的生命体征异常已经引起一定的警惕，也进行了血常规检查，但在对血常规结果进行解读时没有考虑血液极度浓缩，导致血红蛋白结果再次误导临床判断。并且没有及时进行血气分析，进一步延误对于患者循环灌注障碍和隐性大出血的判断。

5. 第五道防线中，由于当时缺少设备，没有进行心脏超声的检查。

基于该病例，需充分认识产科隐性大出血存在的不可预测性，甚至于术前评估完全没有大出血风险的患者都有术中发生隐性大出血的可能。

临床工作中，医务人员的经验差异较大，患者表现存在多样性，例如体重较大的患者，基础血容量多，发生隐性出血后临床表现可能不够典型。而医务人员和患者的差异有必要通过改变管理流程来规避，通过建立早期识别隐性大出血的常规流程，尽量做到去经验差异化。根据五道防线的实施难易程度及临床判断的可靠性，建议不同级别的医院从管理的角度建立早期识别隐性大出血的常规流程，以避免基于经验判断导致的漏诊。

即使医院或科室没有成文的规定，麻醉医生在日常的临床管理中也应养成整个围手术期按常规流程核查出血的习惯。其中，第二道防线是最容易、最及时有效、也是设备要求最低的，因此在剖宫产术中强烈推荐常规检查臀下垫和子宫大小变化。

## 七、产科隐性大出血防治的流程化管理

综上所述，产科隐性大出血识别并不是完全无章可循，流程式管理对于发现隐性大出血患者是非常有效的。

### 第一步：提高对隐性大出血危害的认识

需要增强对整个医疗团队的培训，尤其需要提高麻醉医生对隐性大出血危害的认识，提升对隐性大出血发生的警惕性。

### 第二步：出血风险评估

近年来，随着医学的进步和对安全的需求，我国麻醉医生的水平已有明显的提高。但不可否认，仍有不少麻醉医生仅仅关注麻醉本身的问题，对于患者整体情况和预后关注不够，可能是由于知识点的欠缺，也可能是由于思维模式的不完善，因此在临床工作及培训中需要更多地强调患者管理的整体思维模式，在术前评估阶段，除常规的麻醉评估外，还需要对患者的出血风险进行评估。

### 第三步：甄别隐性出血高危人群

除评估出血风险外，还需要提前甄别隐性大出血的高危人群。如文前提及的病例二，由于胎头低，胎位不正，待产时间长，宫颈水肿等原因，该患者是产道损伤的高危人群，容易发生产道损伤后经阴道丢失的隐性大出血，对于这类高危人群应该有足够的认识和警惕性。

### 第四步：建立大出血高危警示制度

如果患者有大出血高危风险因素，手术或者麻醉医生已经意识到大出血的高危风险，而手术团队其他成员可能并不知道。所以，术前医疗团队中任何人认识到存在高风险时，均应让团队所有人知道，以便做好相应的准备，例如巡回护士建立两个通道，麻醉医生行有创动脉血压监测等。大出血高危警示制度通常可以在术前的三方核查时完成，这一时间点要求手术医生、麻醉医生、手术室护士三方当面对患者进行核对，并对术中可能的出血量进行预估。对于评估为大出血高风险的患者建议进行标识，例如可以通过佩戴不同颜色的手圈提醒所有人都要重视。这种做法可以避免急诊情况下，值班医务人员施行紧急处置时忽略患者大出血的高风险。

### 第五步：改善观察流程，建立三方主动报告制度

特别是产科患者较多的医院，应该建立从胎盘娩出到关腹之前的三方主动报告制度。手术医生在胎儿娩出后应该主动告知所有人子宫收缩是否良好，子宫腔内或者腹腔内是否有积血；麻醉医生应该主动报告患者生命体征是否平稳，如果有变化就要主动告知；巡回护士应在重要时间点主动检查臀下垫的积血情况并且主动报告。在此基

础上,如果患者生命体征仍有异常变化,三方应该及时沟通和查找原因,原因难以确定时应及时进行辅助检查以协助诊断。

通过本章的学习,提高医务人员对产科隐性大出血的认识,敦促产科、手术室和麻醉科共同建立三方主动报告制度,及时发现产科隐性大出血,避免漏诊隐性大出血所导致孕产妇严重的不良结局。在没有条件建立三方主动报告制度时,医护人员能够基于前人的经验和教训,在临床工作中提高警惕,积极鉴别和排查隐性大出血的发生。

(冯世苗 顾娟)

### 参考文献

1. 中华医学会妇产科学分会产科学组,中华医学会围产医学分会. 产后出血预防与处理指南(2023). 中华妇产科杂志, 2023, 58(6): 401-409.

2. Committee on Practice Bulletins-Obstetrics. Practice Bulletin No. 183: Postpartum Hemorrhage. Obstet Gynecol, 2017, 130(4): e168-e186.

3. MUÑOZ M, STENSBALLE J, DUCLOY-BOUTHORS AS, et al. Patient blood management in obstetrics: prevention and treatment of postpartum haemorrhage. A NATA consensus statement. Blood Transfus, 2019, 17(2): 112-136.

4. MAIN EK, GOFFMAN D, SCAVONE BM, et al. National Partnership for Maternal Safety: Consensus Bundle on Obstetric Hemorrhage. Obstet Gynecol, 2015, 126(1): 155-162.

5. ATKINSON P, BOWRA J, MILNE J, et al. International Federation for Emergency Medicine Consensus Statement: Sonography in hypotension and cardiac arrest(SHoC): An international consensus on the use of point of care ultrasound for undifferentiated hypotension and during cardiac arrest. CJEM, 2017, 19(6): 459-470.

## 第三节 产科大出血患者的麻醉选择与准备

产科大出血患者麻醉方法的选择受母亲因素、胎儿因素、出血量和速度等多方面因素的影响,关于产科大出血患者管理的各国指南就此给出了一些指导性的意见。本节将在上述指南意见的基础之上进行详细阐述。

### 一、指南关于产科大出血患者麻醉方式的选择

在 2015 美国麻醉医师协会《ASA/SOAP 实践指南:产科麻醉》中,关于产科大出血患者麻醉方法选择没有明确的规定。但指南指出:腰硬联合麻醉或者单纯的硬膜外麻醉可以通过硬膜外管持续加药延长维持麻醉效果,允许母亲在分娩中保持清醒,比单纯的腰麻更具有优势,而全身麻醉更适合于发生气道水肿的大量输液患者、液体超载的肺水肿患者或存在有输血相关急性肺损伤的患者。

2019 年《NATA 共识声明:产科患者血液管理——产后出血的预防和治疗》指南建议:如果维持心血管稳定并且没有凝血障碍的证据,推荐使用局部和区域麻醉。如果在分娩过程中放置了硬膜外导管,并且镇痛程度不够,建议使用局部麻醉剂进行硬膜外滴定。在没有硬膜外导管的情况下,可以使用低剂量局麻药和阿片类药物进行腰麻。在血流动力学不稳定、出血活跃或疑似凝血障碍的情况下,推荐使用经口气管插管的全身麻醉。在这种情况下,建议采用快速顺序诱导以降低全麻诱导期间误吸的风险。

2017 年中华医学会麻醉学分会《中国产科麻醉专家共识》认为,如果母体胎儿情况尚好,估计出血量较少,可以选择椎管内麻醉,同时备全身麻醉。如果母体胎儿情况尚好,估计出血量较大,可以先选择椎管内麻醉,待胎儿娩出后,视出血的情况行气管插管全身麻醉。如果胎儿情况较差,则需要尽快手术,应优先选择全身麻醉。母体有活动性出血,低血容量性休克,有明显的凝血功能异常或 DIC,则选择全身麻醉。

#### (一)产科大出血患者全身麻醉与椎管内麻醉的优点与缺点

全身麻醉和椎管内麻醉均可用于产科患者,两者各有优缺点,主要表现为以下几个方面。①起效时间:全身麻醉实施比椎管内麻醉起效快,能更快速达到手术要求;②麻醉效果:全身麻醉镇痛与肌肉松弛效果更可靠,术中更为可控;③对循环的影响:如果全身麻醉药物种类和剂量选择得当则对循环的影响较小,蛛网膜下腔阻滞容易引起低血压;④神经并发症:全身麻醉后出现神经并发症的概率低于椎管内麻醉;⑤肺部并发症:由于椎管内麻醉患者清醒并保留了自主呼吸,故肺不

张和反流误吸的风险低于全身麻醉；⑥新生儿抑制：椎管内麻醉药物入血非常少，对新生儿的抑制风险低于全身麻醉；⑦费用：椎管内麻醉的费用会更低。

虽然，对于普通产科患者来说，椎管内麻醉有明显的优势，但对于产科大出血患者，全身麻醉具有更多的特殊优势。首先，全身麻醉可以保证更好的氧合，有利于大出血代谢性酸中毒患者的呼吸参数调节，辅助纠正内环境紊乱。此外，对大出血后大容量治疗的患者，可以采用呼气末正压通气预防和治疗肺水肿并发症。其次，产科大出血患者的手术时间可能较长，患者存在紧张、烦躁、低体温导致寒战等不适，全身麻醉在保证效果的前提下为患者提供更加舒适的条件，更能满足手术要求。

**（二）影响产科大出血患者麻醉方式的决定因素**

产科大出血患者麻醉方式的选择取决于三方面的因素。第一是患者合并症，如果患者合并椎管内麻醉或全身麻醉的禁忌证，在选择方面则会优先考虑另一种麻醉方法；第二是患者当前出血的状态，比如目前出血总量与出血速度；第三是患者未来的状态，即患者在接下来的时间内是否会出血加重或者存在切除子宫的可能。

**1. 全身麻醉**　产科大出血患者首选全身麻醉的适应证：①患者存在椎管内麻醉禁忌证，例如脊柱畸形、脊柱外伤、凝血功能异常、神经系统合并症等；②患者存在明确的出血表现且血流动力学不稳定；③当前出血量大且出血速度快，需要迅速实施麻醉；④可预期的术中大出血或子宫切除。

**2. 椎管内麻醉**　产科出血患者首选椎管内麻醉的适应证：①没有椎管内麻醉的禁忌证；②血流动力学稳定；③母体和胎儿情况均较平稳，非紧急状态；④患者出现大出血的风险比较低，例如诊断为局部胎盘植入或者残留。

可预期的产科大出血患者如果选择椎管内麻醉可能存在以下风险：①麻醉后外周血管扩张，增加低血压的风险；②相对于全身麻醉，麻醉操作显效时间更长，对已经出血的患者，实施麻醉过程中出血量进一步增加；③椎管内麻醉的效果和维持时间不能保证，随着手术时间的延长椎管的麻醉效果可能减退，不能满足手术需求；④随着出血量的增多可能出现凝血功能障碍，导致椎管内麻醉后硬膜外血肿风险增加。因此，对可预期的产科

大出血患者采用腰硬联合麻醉时不置入硬膜外导管，可以减少椎管内出血和血肿的风险，胎儿娩出后改为全身麻醉以满足大出血时手术的需要。对已经置入硬膜外导管的患者，建议在大出血造成凝血功能恶化前拔除硬膜外导管，如果已经存在凝血功能异常，则需等待凝血功能恢复正常后方可拔出硬膜外导管。

**3. 椎管内麻醉改全身麻醉**　产科出血患者椎管内麻醉转为全身麻醉的适应证：①术中出现了不可预测的大出血，短期内大于 1 000ml，而且预计短时间内无法有效止血，例如宫缩持续乏力或者胎盘残留；②预计术中有可能出现大出血，且患者合并瘢痕子宫或者多次腹部手术史，估计从切皮到娩出胎儿的时间比较长，为减少全身麻醉药物对新生儿的影响，可先使用椎管内麻醉，待胎儿娩出后视情况改为全身麻醉。

## 二、产科大出血患者麻醉前准备

《斯坦福麻醉手术室应急手册》提到对于大出血的患者，首先要呼叫人员、准备设备，通知血库备血，给患者吸入高流量的纯氧，头低足高位、快速补液、使用血管活性药物以治疗低血压。其次要建立新的液体通道，同时交叉配血、取血，给患者保温，建立有创血压监测和中心静脉导管，还要进行血气分析，使用自体血液回收等。

**（一）人员与分工**

当发生产科大出血时，至少需要熟练的麻醉医生 2～3 人，有条件时更多人员参与有利于抢救开展。三人中，一人负责全局的指挥与治疗，同时管理液体和血液制品的输注速度。另一人负责记录和治疗，在大出血救治中麻醉记录单是非常重要的，此人在做好各项记录的同时还要负责开具输液和输血的医嘱，以及血液制品的核对。第三人主要负责治疗，包括准备和给予各种抢救药物，管理自体血的回收与回输。有条件时血液回收最好由一个专人来独立管理。

**（二）沟通与协调**

产科大出血时医患的沟通和协调十分重要。首先，向上级汇报，特别是危重的出血患者，需上级医师帮助或者到场，甚至于需向医务科汇报；在血源获取困难时，可能还需要医院进行协调。其次，和家属沟通，交代大出血后可能存在的风险。比如失血性休克，内环境紊乱和凝血功能障碍，以

及危重患者有发生心搏骤停的可能，应安排专人及时和家属沟通。再次，需紧急通知血库做好大量输血的准备。另外，还需紧急通知检验科定期采血进行实验室检查，一般30～60分钟检查一次。

### （三）全身麻醉的常规准备

产科大出血患者接受全身麻醉的准备与常规全身麻醉相似，如气管插管套件、吸引装置、监护仪器、快速顺序诱导药物。其中，维持呼气末二氧化碳监测装置和吸引装置工作状态正常很重要。如果患者循环不稳定，则优先选择对循环影响比较小的药物，如依托咪酯。

### （四）药物准备

对于产科大出血患者，除准备常规麻醉药物外，还应准备针对大出血治疗的药物。最常用的为血管活性药物和止血药物，例如纤维蛋白原浓缩物、凝血酶原复合物、氨甲环酸、钙剂等。其他需要准备的药物包括呋塞米、碳酸氢钠、止吐药、白蛋白、胰岛素等。如果有条件，可以准备大出血救治常用药物、液体应急箱或应急车。

### （五）设备准备

设备准备包括暖风机、血液-液体加温仪、血气分析仪，有条件者可准备自体血回收装置和快速加温的输液加压系统。

### （六）液体通路与液体准备

2017年，《中国产科麻醉专家共识》提出预计大出血或已经存在大出血的产妇，应该建立16G及以上的两条静脉通道，因此，根据各医疗单位的情况和患者病情通常推荐建立两条以上的14～16G的液体通道，有条件的情况下，可以建立更多液体通道。对于出血严重的患者，常需要专用的通道输红细胞悬液，另一个通道用于输注血浆，同时还需其他通道用于输注液体和药品。所以，对于严重的产科大出血患者，建立4个液体通道是非常常见的。常用液体包括乳酸钠林格液、醋酸林格液、碳酸钠林格液、人工胶体、生理盐水。液体及液体通道最好在手术开始前或循环平稳时做好准备。

不同型号留置针有不同的颜色、外径、流速，详见表2-3。普通手术患者常使用18G留置针，而产科大出血患者最常用14G和16G的留置针，14G是橙色，16G是灰色。

### （七）血液制品的准备

美国加利福尼亚孕产妇优质护理协作组织（California Maternal Quality Care Collaborative，

**表2-3　不同规格静脉留置针的特征**

| 静脉套管规格 | 外径/mm | 流速/ml·min⁻¹ | 快速加压流速/ml·min⁻¹ |
|---|---|---|---|
| 26G | 0.6 | 12～14 | |
| 24G | 0.7 | 15～22 | |
| 22G | 0.8 | 25～35 | |
| 20G | 1.0 | 50～65 | |
| 18G | 1.2 | 75～140 | 250 |
| 16G | 1.6 | 190～215 | 350 |
| 14G | 2.0 | 300～350 | 500 |

CMQCC）、斯坦福大学（Stanford University）和孕产妇-胎儿医学中心网（Maternal-Fetal Medicine Units Network，MFMU Network）关于围产期输血风险分级的血制品准备的共同建议，应根据患者的情况，对输血风险先进行分级，再准备相应的血液制品（表2-4）。

**表2-4　基于围产期输血风险分级的血液制品准备**

| 风险分级和建议 | 条件状态 |
|---|---|
| 准备≥2U浓缩红细胞风险>10% | • 严重贫血（产前Hct<25%）<br>• 轻度贫血（Hct 25.1%～29.9%）+其他风险因素<br>• 血小板减少症（血小板<100×10⁹/L）+其他风险因素<br>• 多次妊娠+其他风险因素 |
| 抗体筛查 | • 入院存在活动性出血<br>• 凝血障碍，包括HELLP综合征<br>• 前置胎盘行剖宫产，胎死宫内，绒毛膜羊膜炎<br>• T&S抗体阳性（D-抗体需用抗D免疫球蛋白）<br>• 存在交叉配血困难史<br>• 镰状细胞贫血需要扩大交叉配血 |
| 血型和交叉配血<br>4～20U浓缩红细胞<br>4～20U新鲜冰冻血浆<br>1～4血小板（50×10⁹/L） | • ≥3次剖宫产史合并一次胎盘覆盖子宫瘢痕或前置胎盘<br>• 影像学诊断提示存在侵入性、粘连性、穿透性胎盘<br>• 计划剖宫产时行子宫切除术 |

注：参考美国加利福尼亚孕产妇优质护理协作组织（CMQCC）、斯坦福大学和孕产妇-胎儿医学中心网关于血制品准备的共同建议。

### （八）其他准备

血液回收机的准备包括配备肝素、机器自检、耗材安装、输入管理。无创血流动力学、血栓弹力图的监测能够更好地帮助管理患者，减少术后并发症。床旁超声可用于引导动、静脉穿刺置管，可以进行容量评估，监测肺水肿发生，协助诊断与治疗。

### 三、产科大出血患者监测

#### （一）常规麻醉监测

2015 年美国麻醉医师协会发布的《围手术期输血指南》、2016 年英国皇家妇产科医师学院发布的《产后出血指南》和 2017 年欧洲麻醉协会发布的《围手术期严重出血治疗指南》等均建议围手术期出血的基本监测应包括心电图、持续血压、脉搏氧合度、呼吸、体温和尿量。应重视休克指数在产后出血监测中的运用。严重失血性休克期降低的血压和异常动静脉分流可导致组织低灌注，临床表现为少尿、毛细血管充盈延迟和皮肤湿冷。对皮肤色泽和眼睑色泽观察也有利于对出血量进行粗略判断。

#### （二）有创血流动力学监测

2016 年，英国皇家妇产科医师学院发布的《产后出血指南》建议：产后出血量超过 1 000ml 时由技术娴熟者进行动脉穿刺，产后活动性出血期间宜常规进行有创动脉监测。2017 年，《中国产科麻醉专家共识》提出预计大出血或已经存在大出血的产妇，可深静脉置入单腔或双腔导管监测中心静脉压，进行动脉穿刺置管，实时监测动脉血压。

2013 年美国麻醉医师协会《有创监测共识》提出：术中发生大出血时，中心静脉穿刺有利于评估血容量和快速输液。但近年来，以中心静脉压为导向的液体治疗存在较多争议。系统分析结果发现，中心静脉压和血容量的相关性仅为 0.16（95% $CI$, 0.03～0.28），中心静脉压和心排血量的相关系数平均为 0.18（95%$CI$, 0.1～0.25），和 ICU 患者的相关性为 0.28（95% $CI$, 0.16～0.40），和手术患者的相关性为 0.11（95% $CI$, 0.02～0.21），并认为中心静脉压对指导输液治疗并无明显益处。而行中心静脉穿刺的孕产妇研究结果显示，中心静脉穿刺并发症高达 25%，其中感染发生率为 12%，穿刺失败率为 4%，静脉血栓发生率为 2%，血肿发生率为 2%，尤其是在凝血功能恶化的患者中进行中心静脉穿刺置管出血和血肿风险明显增加。对孕产妇和非妊娠妇女的研究发现，妊娠增加了颈内静脉定位困难，采用体表定位方法孕产妇和非妊娠妇女颈内静脉和颈动脉 75% 重叠比率为 38% $vs.$ 18%，提示妊娠增加了穿破动脉的风险。但也有一些研究认为，当中心静脉压较低或较高时可能会对液体治疗有临床意义。因此，产后活动性出血期间宜由技术娴熟者或超声引导下进行中心静脉穿刺。

#### （三）其他监测

《昆士兰临床指南：原发性产后出血（2024）》建议还需要监测血常规、凝血功能（凝血功能监测详见第四章）、纤维蛋白原和钙离子浓度及血气分析。2019 年《关于产后出血的预防和治疗指南》建议在严重或持续产后出血的情况下，通过动脉或静脉血气分析评估组织灌注状态与酸中毒情况，同时应考虑非侵入性监测动态评估液体反应性和心排血量。2017 年，欧洲麻醉协会《围手术期大出血指南》推荐在失血性休克复苏治疗中重复多次检查血红蛋白、血乳酸浓度和酸碱平衡，同时建议必要时监测心排血量、血容量（包括每搏量变异度、脉搏压变异度）、组织灌注和氧合（$CO_2$ 分压差、中心静脉氧饱和度）。

血乳酸浓度的变化趋势能较好地反映患者组织灌注和预后。监测并纠正血乳酸至正常水平能降低失血性休克患者的死亡发生率。回顾性研究发现：低（0～2.0mmol/L）、中（2.1～3.9mmol/L）和高（≥4.0mmol/L）血乳酸水平的住院死亡率分别为 15%、25% 和 38%，较高的血乳酸水平可能预示患者有更高的死亡率。

混合静脉血氧饱和度（$SvO_2$）反映的是氧供和氧耗平衡。$SvO_2$ > 70% 可能会提高感染性休克患者的生存率，其值降低则表明复苏不足。因此，在严重产后出血期间宜动态监测血乳酸和混合静脉血氧饱和度，并结合血红蛋白评估组织灌注。

总之，产科大出血患者麻醉方式的选择取决于患者合并症、当前的状态、未来的状态。该类患者麻醉前准备包括人员准备与分工、沟通协调、药物准备、设备准备、液体通道与液体准备、血液制品准备及血液回收准备等，还可能需要专业人员参与抢救。产后活动性出血期间除常规监测无创血压、心率、血氧饱和度等生命体征外，有创血流动力学监测、连续动态监测患者血常规和凝血功能，血气分析，尤其是血乳酸水平、混合静脉血氧饱和度可能有利于患者的病情判断和救治。

（顾　娟　冯世苗）

## 参考文献

1. MAIN EK，GOFFMAN D，SCAVONE BM，et al. National Partnership for Maternal Safety：Consensus Bundle on Obstetric Hemorrhage. Obstet Gynecol, 2015，126（1）：155-162.

2. MUÑOZ M，STENSBALLE J，DUCLOY-BOUTHORS AS，et al. Patient blood management in obstetrics：prevention and treatment of postpartum haemorrhage. A NATA consensus statement. Blood Transfus, 2019, 17（2）：112-136.

3. MARIK PE, CAVALLAZZI R. Does the central venous pressure predict fluid responsiveness? An updated meta-analysis and a plea for some common sense. Crit Care Med, 2013, 41（7）：1774-1781.

4. MARIK PE, BARAM M, VAHID B. Does central venous pressure predict fluid responsiveness? A systematic review of the literature and the tale of seven mares. Chest, 2008, 134（1）：172-178.

5. NUTHALAPATY FS, BECK MM, MABIE WC. Complications of central venous catheters during pregnancy and postpartum：a case series. Am J Obstet Gynecol, 2009, 201（3）：311.e1-5.

6. SIDDIQUI N, GOLDSZMIDT E, HAQUE SU, et al. Ultrasound simulation of internal jugular vein cannulation in pregnant and non-pregnant women. Can J Anaesth，2010，57（11）：966-972.

7. 陈新忠，姚伟瑜，林雪梅，等. 中国产科麻醉专家共识（2020）.

8. MAIN EK，GOFFMAN D，SCAVONE BM，et al. National Partnership for Maternal Safety：Consensus Bundle on Obstetric Hemorrhage. Obstet Gynecol, 2015，126（1）：155-162.

9. Queensland Clinical Guidelines. Postpartum haemorrhage Guideline No. MN24.1-V11-R29 Queensland Health.2024.

10. TRZECIAK S, DELLINGER RP, CHANSKY ME, et al. Serum lactate as a predictor of mortality in patients with infection. Intensive Care Med, 2007, 33（6）：970-977.

11. REINHART K, KUHN HJ, HARTOG C, et al. Continuous central venous and pulmonary artery oxygen saturation monitoring in the critically ill. Intensive Care Med，2004，30（8）：1572-1578.

12. DE LLOYD L, BOVINGTON R, KAYE A, et al. Standard haemostatic tests following major obstetric haemorrhage. Int J Obstet Anesth, 2011, 20（2）：135-141.

## 第四节    产科大出血患者麻醉记录单的临床关注点

产科大出血患者的麻醉记录单既是临床抢救工作过程中的真实记录，也是提高产科大出血患者抢救教学的重要支撑，还是产科大出血患者救治科学研究的珍贵资料。此外，对于许多救治失败的病例或救治方案有争议的临床病例，产科大出血患者的麻醉记录单还可能成为法律上进行裁决的重要依据。因此，在麻醉临床工作中，准确且完整的麻醉记录单非常重要。

目前，我国绝大多数医院都已经使用电子麻醉记录单，麻醉记录单中通常包括默认的常规项目，如患者的一般信息、用药种类和剂量、生命体征、输血输液，出入量统计、麻醉和手术事件标记。在麻醉和手术事件中，通常包括麻醉开始、气管插管、拔管、手术开始、手术结束、麻醉结束等常规项目，以及一些可自行定义记录的事件。对于普通手术，常规记录项目基本可以满足临床资料回顾的需求，但在大出血患者的麻醉记录中，上述常规项目并不能完全还原抢救过程的全貌，有必要将一些和大出血救治相关的特殊事件和处理措施进行详细记录，主要包括十个方面的内容，下面通过记录范例的形式进行讲解。

### 一、患者术前的出血量和进入手术室情况

有的患者进入手术室时，已经是大出血的状态，并伴有生命体征不平稳，如存在这种情况需记录患者术前大致的出血量、入室意识和生命体征等，如有即刻的检验结果和采取的抢救措施也可记录。可帮助医生准确地了解患者病情危重程度，以及判断患者当前所处的救治阶段是非常有价值的。

范例一：某患者诊断为胎盘早剥，入手术室前进行了凝血功能检查。患者进入手术室后，医生接到了凝血功能危急值报告。麻醉记录单上则应记录凝血功能结果，活化部分凝血活酶时间（APTT）、凝血酶原时间（PT）和血浆纤维蛋白原含量。具体记录如下：患者术前凝血功能结果示：PT、APTT 明

显延长,纤维蛋白原<50mg/dl,立即输入纤维蛋白原,取血浆。

范例二:某患者被诊断为羊水栓塞,入室生命体征不平稳,随后意识消失,立即行气管插管抢救。具体记录如下:患者入室意识消失,全身及口唇发绀,面罩加压给氧。

范例三:某患者为子宫破裂大出血入手术室,术前已存在出血,生命体征不平稳。急诊已输入平衡液300ml。具体记录如下:患者术前出血1 000ml,已输入平衡液300ml。

## 二、液体通道建立情况

发生产科大出血时,静脉通道的建立是生命线。麻醉应记录静脉通道的建立情况,包括静脉通道的型号和数量,通畅程度,是否使用高流量加压输液系统等。这样就能计算每分钟最大液体流速,帮助评估通道数量是否与出血量匹配。

范例:某患者诊断为凶险性前置胎盘,胎盘植入,行髂内动脉球囊阻断术和剖宫产术。麻醉记录单记录了液体通路建立情况。具体记录如下:患者入室后建立5条静脉通道,3条16G和2条18G静脉通道。

## 三、治疗措施

产科大出血患者麻醉记录单上应该记录所有采用的救治措施及措施实施的时间,如液体加温、体外加温、动脉穿刺、中心静脉穿刺、心功能监测、容量监测,以及一些其他的特殊情况。应该包括动静脉置管、有创血压监测的起始时间、体外加温和液体加温、自体血液回收开始时间、血气分析、术后镇痛、无创血流动力学监测、脑功能监测、凝血功能监测等。

范例:某患者诊断为凶险性前置胎盘,胎盘植入,行剖宫产术。麻醉记录单记录了有创血压、血气分析、自体血液回收、体外加温、血液加温、动脉置管等。具体记录如下:①10:10动脉置管,测有创血压;②10:15行血气分析;③10:45行自体血液回收;④10:50使用充气保温毯体外加温;⑤10:55中心静脉置管。

## 四、特殊药物治疗

在麻醉记录单中,除详尽地记录麻醉药物外,还应记录特殊的药物治疗。如持续泵注去甲肾上腺素,静脉给予甲氧氯普胺、钙剂、纤维蛋白原、去氧肾上腺素、氢化可的松。总之,麻醉记录单应记录麻醉药物、血管活性药物、钙剂、止吐药、胰岛素、碳酸氢钠、激素、氨甲环酸、止痛药、呋塞米等。尽管一些药物并非麻醉医生给予医嘱,但与产科大出血密切相关,也应详细记录。

范例:某患者诊断为凶险性前置胎盘,胎盘植入,行剖宫产术。麻醉记录单除记录麻醉药物外,还记录了血管活性药物及与出血相关的其他特殊用药。具体记录如下:①去甲肾上腺素0.4mg/h持续泵注;②葡萄糖酸钙1g滴注;③纤维蛋白原4g静脉滴注;④氢化可的松50mg静脉推注。

## 五、血管阻断开放时间

如在手术中进行了髂内动脉或腹主动脉的暂时性阻断,则应该在麻醉记录单中记录动脉阻断和开放时间。这有利于判断阻断时间是否合理,以及为并发症的产生提供依据。

范例:某患者诊断为凶险性前置胎盘,中央性前置胎盘,胎盘植入,行髂内动脉球囊阻断术和剖宫产术。麻醉记录单中应记录球囊阻断与开放时间。具体记录如下:①16:43双侧髂内动脉球囊阻断;②16:57双侧髂内动脉球囊开放。

## 六、实验室检查的时间与结果

产科大出血时往往需要实验室检查,麻醉记录单应详细记录每次检验的时间和结果。这有利于判断检验结果代表的时间点。

范例:某患者诊断为凶险性前置胎盘,中央性前置胎盘,胎盘植入,行剖宫产术。麻醉记录单中详细记录了检验科三次抽血的时间。具体记录如下:①15:07检验科抽血;②15:37检验科第二次抽血;③16:05检验科第三次抽血。

## 七、特殊情况记录

产科大出血手术中的特殊情况与处理是麻醉记录单的重点。这些特殊情况包括更改麻醉方式及原因、过敏反应、异常大量出血、严重内环境紊乱、心律失常、心搏骤停、肺水肿、循环异常波动原因。

### (一)更改麻醉方式及原因

对于术中更改麻醉方式,应记录改变的原因。可能会因出血量大或为了满足手术要求,将椎管内麻醉更改为全身麻醉。

范例：某患者诊断为部分性前置胎盘，在椎管内麻醉下行剖宫产术，术中因手术困难改行全身麻醉。具体记录如下：患者为前置胎盘，胎儿取出后需用血浆管捆扎子宫，术者诉暴露困难，改行全身麻醉。

### （二）过敏反应

产科大出血患者输注血液制品常见，输注后可能出现过敏反应，应该记录过敏反应出现时间、临床表现、治疗、效果。例如患者输入血浆后，发生了严重的过敏反应，表现为过敏性休克，全身的大面积风团，给予激素、钙剂并扩充血容量，使用血管活性药物后好转。这里详细记录了过敏反应的表现、处理方案和处理结果，这对于解释大出血患者容量超负荷及大量使用血管活性药物都是非常有必要的。

范例一：某患者诊断为凶险性前置胎盘，中央性前置胎盘，胎盘植入，行剖宫产术。麻醉记录单中记录了输注血浆后出现过敏反应。具体记录如下：①17:40患者输注血浆后面部与胸部出现风团；②18:07患者面部与胸部风团消退。

范例二：某患者诊断为凶险性前置胎盘，中央性前置胎盘，胎盘植入，行剖宫产术。麻醉记录单中记录了输注血液制品后出现过敏性休克，并采取措施救治。具体记录如下：患者输注血浆后出现严重过敏反应，表现为过敏性休克，全身大量风团。给予扩容、激素、钙剂、血管活性药物抢救后好转。

### （三）异常大量出血

术中除手术出血外的异常大量出血也需要在麻醉记录单中记录，例如子宫破裂患者腹腔内的积血需要记录，这样总出血量与血容量的补充才能匹配。

范例：某患者诊断为盆腔积血，子宫破裂，行剖腹探查术。麻醉记录单中记录了腹腔积血量。具体记录如下：手术开始后吸出腹腔陈旧性出血2 200ml。

### （四）严重内环境紊乱

严重的内环境紊乱如高钾血症、酸中毒、低钙血症需要详细记录，相应的治疗如使用碳酸氢钠、钙剂、胰岛素与葡萄糖也需要详细记录。

范例：某患者被诊断为胎盘早剥，行急诊剖宫产术。术中出现血红蛋白下降及高钾血症。麻醉记录单中记录了高钾血症事件及相应的治疗措施。具体记录如下：①目前患者高钾血症，$K^+$ 7.1mmol/L，立即停止输注红细胞，给予葡萄糖酸钙2g；②10%葡萄糖液500ml加入16U胰岛素持续滴注。

### （五）心搏骤停

产科大出血患者循环衰竭后或合并羊水栓塞者可能出现心搏骤停。如出现既要记录事件的发生也要记录抢救过程，包括胸外心脏按压，呼吸机支持治疗，静脉推注肾上腺素，体外除颤，以及治疗效果。

范例：某患者被诊断为羊水栓塞，行急诊剖宫产术。术中出现心搏骤停，麻醉记录单中记录了该事件的发生与相关处理措施。具体记录如下：①患者出现心搏骤停，立即进行胸外心脏按压，呼吸机辅助通气，准备体外除颤；②体外除颤1次，心率恢复。

### （六）肺水肿

产科大出血患者在救治过程中易发生肺水肿。通常因液体的入量和出量不匹配或者大出血后短时间内液体输注速度过快所引起。肺水肿并发症的表现与治疗，以及是否需要带着气管导管转入重症监护室，均需要在麻醉记录单中记录。

范例：某患者被诊断为前置胎盘伴出血，行急诊剖宫产术。手术结束后出现肺水肿，麻醉记录单中记录了相应的体征与处理措施。具体记录如下：①气管拔管后患者的氧饱和度90%，听诊双肺湿啰音，静脉给予呋塞米20mg及地塞米松15mg；②尿量达2 000ml后症状好转，转回病房。

### （七）生命体征异常波动

当患者生命体征发生剧烈波动时，应把查找的原因记录在麻醉记录单上。

范例一：某患者诊断为凶险性前置胎盘，中央性前置胎盘，胎盘植入，行剖宫产术。手术进行至关闭腹腔时，患者出现血压下降。麻醉记录单中记录了该事件及原因。具体记录如下：关闭腹腔的过程中，患者血压突然下降需要升压药物维持。探查发现腹腔有巨大血肿，快速输血、输液并外科止血。

范例二：某患者诊断为凶险性前置胎盘，中央性前置胎盘，胎盘植入，行剖宫产术。术中出现支气管痉挛，麻醉记录单中记录了相应的表现和处理经过。具体记录如下：①气管插管后，气道阻力升高至28cmH$_2$O，听诊双肺哮鸣音，静脉给予氢化可的松 100mg 和氨茶碱 250mg；②患者气道压逐渐下降至 23cmH$_2$O，双肺哮鸣音改善。

### （八）记录新生儿抢救

麻醉记录单还应记录新生儿抢救的有关问题，产科大出血时麻醉医生不仅需要救治产妇，还需要协助新生儿的救治。例如新生儿气管插管操作需要在麻醉记录单上体现，并为相应的麻醉计费提供依据。

### （九）留置硬膜外导管

如果手术完成后留置了硬膜外导管，应该在麻醉记录单中记录。例如硬膜外导管留置期间，术中出血量较大，可能出现凝血功能障碍，在凝血功能恢复正常前不能拔出硬膜外导管，减少出现硬膜外血肿的风险。硬膜外导管留置应与随访的医生交班，麻醉记录单上进行记录可以提醒病房医护人员，以避免一些误会和纠纷。

范例：患者诊断为前置胎盘，在腰硬联合麻醉下行剖宫产术。术中出血量多，怀疑凝血功能异常，手术结束时未拔出硬膜外导管，留置至凝血功能恢复再拔出。麻醉记录单中进行了留置硬膜外导管的原因和拔出时机。具体记录如下：患者在腰硬联合麻醉下行剖宫产手术，术中出血达 3 000ml，待凝血功能复查正常后再拔出硬膜外导管。

## 八、实时记录出血量、尿量和实际入量

在产科大出血手术中，麻醉记录单应实时记录出血量、尿量和液体输注量。对于大出血的患者实时记录出血量和尿量，对于分析容量治疗和出血量的关系，以及凝血功能异常的原因分析都会提供很大的帮助。尿量是反映容量和循环灌注的重要指标，液体输注应记录实际的液体入量，因医嘱液体量可能与实际入量有较大差异。出血量应在一些关键点进行记录，例如子宫切除前应记录出血量，这是决策改变的因素之一。输血量也应实时记录，每次自体血回收量和回输量也应记录，可反映回输比例。

范例一：某患者诊断为凶险性前置胎盘，中央性前置胎盘，胎盘植入，行剖宫产术。麻醉记录单中记录了不同时间点的出血量和尿量。具体记录如下：①术前出血 1 000ml；②切除子宫前出血量共 4 000ml，尿量 800ml；③子宫切除完成共出血 12 000ml，尿量 1 500ml；④术中共失血 12 800ml，尿量 2 100ml。

范例二：某患者诊断为凶险性前置胎盘，中央性前置胎盘，胎盘植入，行剖宫产术。麻醉记录单中记录了不同时间点自体血液回输量。具体记录如下：①16:16 自体血液回输 238ml；②16:28 自体血液回输 210ml；③16:47 自体血液回输 235ml。

## 九、抢救过程和抢救结果描述

虽然从麻醉记录单中可以较清楚地了解整个抢救过程，但却没有总结。可以在麻醉记录单中以大抢救记录的形式进行小结记录。该小结记录是对整个抢救过程的总结，也是收取大抢救费用的依据。

范例：某患者诊断为凶险性前置胎盘，中央性前置胎盘，胎盘植入，行剖宫产术。手术结束后对麻醉管理过程，尤其是容量管理进行了总结，并在麻醉记录单中记录。具体记录如下：患者术中出血 2 500ml，平衡液输入 2 500ml，羟乙基淀粉 130/0.4 氯化钠注射液 1 000ml，自体血液回输 940ml，新鲜冰冻血浆输入 600ml，生命体征术中平稳。

## 十、记录患者的去向

最后需要在麻醉记录单中记录患者的去向，如是病房、监护室还是介入治疗室。患者出室时的生命体征，血压、心率、氧饱和度、意识状态。是否带着气管导管，未行气管拔管的原因，以及是否合并贫血、凝血功能异常等。

范例：某患者诊断为中央性前置胎盘伴胎盘植入，行剖宫产术。手术结束后，麻醉记录单中记录了患者的去向。具体记录如下：手术结束后，根据病情需要，患者拟到放射科行介入治疗。目前患者生命体征平稳，意识清楚，与产科医生交班后，由产科医生陪同行进一步治疗。

对于产科大出血，一份详细且准确的麻醉记录单对医疗和教学、科研工作都是非常重要的。对于以上十项内容，可以在临床工作中根据实际情况选择进行记录。

（顾娟 冯世苗）

### 参考文献

1. Queensland Clinical Guidelines. Postpartum haemorrhage Guideline No. MN24.1-V11-R29 Queensland Health. 2024.

2. American Society of Anesthesiologists. Practice Guidelines

for Perioperative Blood Management. Task Force on Perioperative Management（2014）. Anesthesiology, 2015, 122: 241-275.

3. 中华医学会妇产科学分会产科学组,中华医学会围产医学分会. 产后出血预防与处理指南（2023）. 中华妇产科杂志, 2023, 58（6）: 401-409.

4. The American College of Obstetricians and Gynecologists Committee. Practice bulletin No.183: postpartum hemorrhage. Obstet Gynecol, 2017, 130（4）: e168-e186.

5. 国家产科专业医疗质量控制中心. 剖宫产手术专家共识（2023）. 中华妇产科杂志, 2024, 59（1）: 14-21.

6. ZHIXIONG WU, JIAO LIU, DONG ZHANG, et al. Expert consensus on the glycemic management of critically ill patients. J Intensive Med, 2022, 2（3）: 131-145.

## 第五节　洗涤回收式自体输血在产科大出血中的应用

产科出血的特点包括出血量大,出血速度快,合并症多,临床血源相对紧张,RhD抗原阴性血型患者交叉配血困难等。术中输血的目的是维持血液的携氧能力和凝血功能。产科大出血时需要较大的输血量,占用了较多的血液资源,据2007年《国际产科麻醉学》文献报道,在英国,每年约有14万例剖宫产手术,约需要使用70 000U的红细胞,妊娠相关的红细胞输入量占所有红细胞输入量的6%。同时,异体输血存在很多风险,包括输血反应、输血相关性肺损伤、疾病传播、高钾血症、低钙血症、免疫抑制等。因此,产科大出血患者进行自体输血是优选的血液保护措施。自体输血包括三种方式:储存式自体输血、稀释性自体输血及术中血液洗涤回收式自体输血。术中血液洗涤回收式自体输血是产科大出血患者常用的自体输血方式,包括血液收集、离心、洗涤、浓缩、回输的过程。

### 一、产科洗涤回收式自体输血的安全性

#### （一）洗涤回收式自体输血与羊水栓塞

现在大量文献已经证实,使用洗涤回收式自体输血并不增加羊水栓塞的风险。常规剖宫产手术产妇的血液中,同样能够发现有胎儿和羊水的成分。使用洗涤回收式自体输血的产妇与常规剖宫产的产妇血液中的羊水和胎儿成分含量无明显差异。

因健康妊娠妇女产后肺循环中存在胎儿鳞状上皮细胞,健康妇女体循环中也存在羊水成分,所以使用洗涤回收式自体输血并不会增加羊水栓塞的风险。母亲的静脉血与经过血液回收后的血进行比较后发现,除胎儿的血红蛋白、钾离子、板层小体外,胎儿鳞状细胞及细菌含量没有统计学差异。

虽然在产科应用洗涤回收式自体输血并不增加羊水栓塞的风险,但仍应尽可能地避免羊水成分和胎儿成分进入母体循环,增加羊水栓塞的风险。使用白细胞滤过器能通过被动过滤（物理作用）及主动黏附（生物学作用）机制有效去除血液中微小物质,包括肿瘤细胞等;白细胞滤过器不仅可去除回输血液中的白细胞,还可有效滤除胎儿鳞状上皮细胞、板层小体、脂肪微粒和微聚体,可进一步减少细菌、磷脂酰甘油等浓度;剖宫产时所回收血液先经血液回收机处理,再经白细胞过滤器过滤,能有效除去多种羊水成分,包括α-胎儿球蛋白、白细胞、滋养层组织和碎屑等,使产科应用血液回收技术更为安全。据文献报道,产科使用白细胞过滤器后可出现严重低血压,尤其易发生于输注浓缩血小板时,撤掉白细胞过滤器后血压恢复正常,究其原因可能与FⅫ或血小板在经过滤器表面时释放缓激肽等扩血管物质相关。经过加压的白细胞过滤器可能引起IL-6、TNF-α、缓激肽浓度上升。因此,建议在使用白细胞过滤器时不进行加压输注。

#### （二）胎儿红细胞免疫

孕期,胎儿红细胞在母体循环中的浓度增加,胎盘剥离时最容易进入母体。研究发现,分娩前母体中的胎儿红细胞大约0.48ml,最多达4.6ml,分娩后可达到9ml,血液回收后统计的胎儿红细胞平均0.8ml,最高达12.9ml。所以,自体血液回输后,母体血液中胎儿红细胞的量与正常分娩后母体血液中胎儿红细胞含量接近。因抗体形成需3～6ml,经洗涤回收式自体输血后,胎儿红细胞免疫的风险仍然不确定。

新生儿刚出生时,ABO血型尚未发育完善,因ABO血型不合导致的母胎免疫反应临床上并不多见,即使发生了程度也较轻。Rh血型系统在新生儿出生时发育已经完善,对于RhD抗原阴性的母亲,为了避免其在妊娠期和分娩过程中被RhD抗原阳性的新生儿血液致敏,常规应使用抗-D的免疫球蛋白。当母亲为RhD抗原阴性血型时,不是

使用洗涤回收式自体输血的禁忌证。但是，在血液回收的过程中，RhD抗原阳性血型的胎儿红细胞进入母体，可能刺激母体产生抗-D抗体，在下一次妊娠时，如果胎儿为RhD抗原阳性血型，则胎儿溶血风险较高。英国血液学标准委员会《BCSH自体输血替代异体输血的政策指南（2006）》建议在使用洗涤回收式自体输血的早期（＜72小时），注射1 500～2 500IU的抗D免疫球蛋白。

### （三）肝素残留

洗涤回收式自体输血时，肝素清除率大约为97.5%。有研究显示，肝素30 000U/L可对术野中的血液起抗凝作用，经血液回收洗涤后回输的血液中肝素浓度为0.3～0.5U/L，不会对患者凝血造成影响。产妇为高凝人群，如果抗凝不足可导致微血栓，堵塞离心杯，进而影响血液回收率。笔者单位自体血液回收时配制的肝素浓度为37 500～62 500U/L（3～5支）。手术开始前，使用约200ml肝素液预充回收罐和管路。回收的血液要进行充分离心和洗涤，使用生理盐水洗涤的目的是尽量去除肝素和羊水成分。回收血液与生理盐水的洗涤的比例为1:7～1:8，如果离心杯容量为225ml，则需要1 500ml生理盐水进行洗涤。也有报道采用更高比例的生理盐水洗涤，缺点是可回输的红细胞数量减少，且会延长洗涤时间。因此，洗涤比例将影响血液回收的速度，可根据情况选择，但是最低洗涤比例不能低于1:7。

## 二、产科洗涤回收式自体输血的应用

### （一）洗涤回收式自体输血的特点

洗涤回收式自体输血有以下几个特点：①可回收患者90%出血量的红细胞；②回输血液中血细胞比容≥50%；③血液回收机可清除组织碎片、游离血红蛋白、激活凝血因子、术野中的脂肪细胞、抗凝剂、羊水等成分；④经血液回收机处理的红细胞生存率约为88%；⑤回输的红细胞生存时间、形态变化、2,3-二磷酸甘油酸活性及钾离子浓度方面优于或至少等于库血。库存血与回收后的自体血的差异如表2-5所示，从表中可见洗涤回收式自体输血可以解决稀有血型缺乏的问题，如降低医疗费用，携氧能力更高，变形性、聚集性更好，存活时间更长，可以快速获得。

### （二）洗涤回收式自体输血的适应证与禁忌证

患者存在产科大出血高风险为产科患者行洗涤回收式自体输血的适应证，包括前置胎盘、胎盘植入、多次剖宫产手术史，胎盘早剥、多胎妊娠、交叉配血困难等。《中国产科麻醉专家共识（2017）》中描述术中血液回收的适应证为：①预计出血量大于1 000ml，如术前诊断为凶险性前置胎盘和/或胎盘植入；②术中各种原因导致失血性休克或严重贫血，不进行立即输血将危及患者生命；③术中持续渗血，预期需要输血但异体血源紧张；④患者拒绝异体输血；⑤多次剖宫产史，既往有大出血病史。英国皇家妇产科协会在《产科输血指南》中提出，预计出血量比较大可能会导致贫血或出血量超过20%的患者推荐使用术中洗涤回收式自体输血，如果可能应获得知情同意并进行审核和监控，应由有丰富血液回收经验的多学科团队实施产科血液回收。

洗涤回收式自体输血的禁忌证包括感染伤口、恶性肿瘤、镰状细胞贫血（可能导致镰状细胞危象）、地中海贫血（尤其是β-地中海贫血患者的红细胞更容易被破坏）。

表2-5 库血与自体血比较

| 项目 | 库血 | 自体血 | 项目 | 库血 | 自体血 |
|---|---|---|---|---|---|
| 溶血反应 | + | ± | 红细胞2,3-DPG含量 | 低 | 高 |
| 血小板减少 | + | + | 红细胞形态及携氧能力 | 异常、差 | 正常、好 |
| 过敏反应 | + | − | 红细胞变形性 | 下降 | 正常 |
| 血型错误 | + | − | 红细胞聚集性 | 增加 | 正常 |
| 免疫抑制 | + | − | 红细胞寿命及活力 | 缩短、差 | 正常、好 |
| 感染性疾病 | + | − | 抗酸缓冲力 | 差 | 好 |
| 稀有血型 | 不能解决 | 可解决 | 紧急出血抢救 | 慢 | 快 |
| 医疗费用 | 高 | 低 | | | |

## 三、洗涤回收式自体输血的注意事项与研究进展

### （一）注意事项

**1. 白细胞滤器** 产科大出血时回收的血液中可能包含胎儿细胞和羊水，必须常规使用白细胞滤器减少回输血液中的羊水污染物。

**2. 抗凝** 产科大出血进行血液回收时，需要足够的肝素进行抗凝，尤其是出血速度较快时，以防止血液凝固（图2-12）。洗涤时需要充足的生理盐水。尽量使用血液回收机自带的吸引装置，吸引压力应<150mmHg，以避免红细胞被破坏。

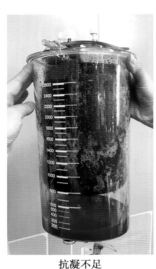 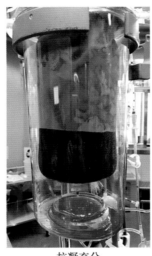

抗凝不足　　　　　　　抗凝充分

图2-12　不同抗凝效果下储血罐红细胞残留情况

**3. 凝血因子补充** 洗涤回收式自体输血过程中，回收血液经过离心洗涤后，凝血因子、血浆蛋白和血小板已被去掉。因此，大量自体血液回输后可能导致稀释性凝血功能障碍和稀释性低蛋白血症。应适时输注新鲜冰冻血浆或者补充凝血因子及血小板，避免发生凝血功能障碍。

**4. 吸引装置** 有研究比较了剖宫产自体血液回收过程中采用一套吸引装置和两套吸引装置对回收自体血质量产生的影响，结果发现，两套吸引装置后的胎儿红细胞数量明显少于一套吸引装置。美国血库协会也推荐，在产科大出血使用自体血液回收时使用两套吸引管路，胎儿娩出前用一套吸引装置吸引羊水，胎儿娩出后用另一套装置吸引血液。

### （二）RhD抗原阴性孕妇洗涤回收式自体输血进展

未致敏的RhD抗原阴性血型的孕妇行剖宫产术，术中自体血液回输时，如果胎儿脐带血证实为RhD抗原阳性血型，在自体回收血液回输后应给予抗-D免疫球蛋白≥1 500IU。自体血液回输后30~40分钟，应检测母体血液以判断是否需要更多的抗-D免疫球蛋白。RhD抗原阴性血型属于隐性遗传，RhD抗原阴性血型产妇产下RhD抗原阳性血型的新生儿概率超过95%。国内抗-D免疫球蛋白来源困难，而国外生产的抗-D免疫球蛋白未被批准进入国内，因此，RhD抗原阴性血型的产妇在国内是产科洗涤回收式自体输血的相对禁忌证。

然而，近年来有文献报道，RhD抗原阴性血型孕妇在洗涤回收式自体输血后RhD抗体检测为阴性，这可能与某些RhD抗原阴性血型红细胞膜表面D抗原的特异性表达有关。Okubo等人报道，在一些RhD抗原阴性血型患者的红细胞膜表面仍可检测到少量RhD抗原，被命名为Rh-Del型（D-elution type）。在中国，有1/3的RhD抗原阴性血型人群属于Rh-Del型。一些研究指出，Rh-Del型的孕妇在分娩过程和分娩后几乎不会产生抗-D抗体，因此不需要在手术前后使用抗-D免疫球蛋白，洗涤回收式自体输血对该人群是安全的。

在大出血时，RhD抗原阴性血型孕妇应权衡利弊决定是否选择洗涤回收式自体输血。RhD抗原阴性血型产妇的输血顺序，首选RhD抗原阴性库血，其次是自体血，最后为RhD抗原阳性的库存血。RhD抗原阴性血型的产妇进行血液回收的主要风险在下一次妊娠时。因此，当血液紧张时，为挽救产妇生命，自体血仍然是可行的选择。对于RhD抗原阴性血型的母亲行自体血液回收时，尤其建议使用两套吸引装置，以降低自体血中胎儿红细胞的含量，从而减少发生母胎免疫反应的风险。

### （三）阴道出血自体血液回输进展

阴道出血是否能进行洗涤回收式自体输血主要考虑细菌污染的问题。英国皇家康沃尔医院发表的一项观察性研究，比较了阴道出血在洗涤后和剖宫产手术洗涤后的血液质量，发现两者无太大差异。该研究提示，洗涤后的阴道出血仍有细菌存在，但这些细菌的污染量和刷牙后出血引起的少量菌血症相似，无需过度顾虑。美国匹兹堡大学关于阴道出血洗涤回收式自体输血进行了64例病例报道，有89%大于1 000ml，患者平均接受的自体血液为384ml，未观察到直接不良事件。其中，包括分娩前凝血功能障碍、产后出血病史、分

娩前处于贫血状态等 18 例产妇，分娩前就计划行洗涤回收式自体输血。研究总结，阴道出血洗涤回收式自体输血是一种可行的、合理的治疗严重产科出血的方法。

*Transfusion* 杂志介绍了实施阴道出血洗涤回收式自体输血的方案，主要强调了两方面内容：第一，将羊水和血液区分开，胎儿娩出前可先放置第一个臀下垫，胎儿娩出后羊水基本已排出。第二，如何在产房中设置简单的回收血液的装置，羊水排出后可放置第二个臀下垫，臀下垫应带有储存阴道出血的设计。

总之，产科大出血时使用术中洗涤回收式自体输血技术安全可靠，可以缓解血源紧张，减少异体输血，避免交叉配血、配型检验及转运的技术错误，避免异体输血的不良反应，回收血细胞携氧能力更强，且节省医疗费用。

（顾　娟　罗　东）

## 参考文献

1. GBD 2015 MATERNAL MORTALITY COLLABORA-TORS. Global，regional，and national levels of maternal mortality，1990-2015：a systematic analysis for the Global Burden of Disease Study 2015. LANCET，2016，388（10053）：1775-1812.

2. CATLING SJ. Blood conservation techniques in obstetrics：a UK perspective. Int J Obstet Anesth，2007，16：241-249.

3. Royal College of Obstetricians and Gynecologists. Blood transfusions in Obstetrics（Green-top Guideline No.47），2015-05-29.

4. CAMPBELL JP，MACKENZIE MJ，YENTIS SM，et al. An evaluation of the ability of leucocyte depletion filters to remove components of amniotic fluid. Anaesthesia，2012，67（10）：1152-1157.

5. SULLIVAN I，FAULDS J，RALPH C. Contamination of salvaged maternal blood by amniotic fluid and fetal red cells during elective Caesarean section. Br J Anaesth，2008，101（2）：225-229.

6. RONG X，GUO X，ZENG H，et al. The safty profile of blood salvage applied for collected blood with amniotic fluid during cesarean section. BMC Pregnancy Childbirth，2022，22（1）：160.

7. TEARE KM，SULLIVAN IJ，RALPH CJ. Is cell salvaged vaginal blood loss suitable for re-infusion? Int J Obstet Anesth，2015，24（2）：103-110.

8. WILSON MJ，WRENCH IJ. Cell salvage for vaginal delivery - is it time we considered it? Int J Obstet Anesth，2015，24（2）：97-99.

9. WANG QP，DONG GT，WANG XD，et al. An investigation of secondary anti-D immunisation among phenotypically RhD-negative individuals in the Chinese population. Blood Transfus，2014，12：238-243.

10. PHILLIPS JM，TAMURA T，WATERS JH，et al. Auto-transfusion of vaginally shed blood as a novel therapy in obstetric hemorrhage：A case series. Transfusion，2022，62（3）：613-620.

11. PHILLIPS JM，SAKAMOTO S，BUFFIE A，et al. How do I perform cell salvage during vaginal obstetric hemorrhage? Transfusion，2022，62（6）：1159-1165.

# 第三章

# 产科大出血患者内环境管理

## 第一节　产科大出血患者酸碱平衡与容量的关系

酸碱平衡紊乱是大出血中最为常见的并发症之一，酸碱平衡紊乱与容量和微循环灌注之间有直接关系。在容量充足的情况下，酸碱平衡紊乱出现的时间比较晚，且紊乱程度较轻，而在容量不足时酸碱平衡紊乱出现更早且程度更为严重。

### 一、大出血早期的合理容量复苏对酸碱平衡的影响

在大出血早期是否进行了合理的容量复苏对于患者内环境、凝血功能和循环的稳定至关重要，同时也直接影响患者术后转归，是决定抢救成败和抢救治疗的关键。下面将通过两个病例给医生一个直观的认识。

#### 1. 病例一

患者 32 岁，入院诊断为凶险性前置胎盘，中央性前置胎盘，瘢痕子宫，中度贫血，血小板减少症，$G_4P_3$，37 周宫内孕，臀位单活胎待产。夜间突发大出血在气管插管全身麻醉下行紧急剖宫产手术。该患者属于可预见的产科大出血，在大出血的早期就进行了液体扩容和血液制品输注。该患者累计出血量 12 800ml，在整个手术过程中患者动脉血 pH 值一直维持在 7.3 以上，乳酸水平最高为 5.7mmol/L，BE 最低为 −7mmol/L，$HCO_3^-$ 最低 17.7mmol/L（表 3-1）。虽然该患者出血量大，但由于进行了早期合理的容量复苏，并未出现严重的酸碱平衡紊乱。带气管插管回 ICU，9 小时后拔管，术后第 3 天转回病房，术后第 5 天出院。

#### 2. 病例二

患者 31 岁，入院诊断为巨大胎儿，脐带绕颈一周，$G_2P_1$，$39^{+2}$ 周宫内孕，头位单活胎。在自然分娩的过程中出现胎儿宫内窘迫，全身麻醉下行紧急剖宫产手术。取出胎儿后患者出现持续低血压，心率进行性上升至 130 次 /min，输注升压药物和加快补液不能纠正，最后确诊在取胎过程中导致严重的阴道撕裂伤，估计短期内经阴道出血大于 3 000ml 并发生了 DIC（PT＞150 秒，APTT＞300 秒）。该患者属于未预测的产科大出血，术前没有做大出血抢救的准备，也未能及时识别大出血的发生，故没有及时给予容量复苏，导致微循环灌注严重不足。该病例累计出血量约为 12 000ml，术中患者 pH 值长时间低于 7.2 以下，最低为 6.93，乳酸最高达 10.2mmol/L，BE 最低 −13.3mmol/L，$HCO_3^-$ 最低 16.6mmol/L（表 3-2）。患者术后发生了严重的肺水肿，持续性低氧血症，带气管插管回 ICU，术后第 5 天拔管，第 7 天转回普通病房，术后第 22 天出院。

表 3-1　病例一血气分析结果

| 时间（AM） | 1:58 | 3:14 | 3:45 | 5:20 |
|---|---|---|---|---|
| 出血量 /ml | 7 000 | 10 000 | 12 000 | 12 800 |
| pH 值 | 7.35 | 7.31 | 7.32 | 7.36 |
| $PaCO_2$/kPa | 4.3 | 4.8 | 5.1 | 5.46 |
| $PaO_2$/kPa | 10 | / | 5.8 | / |
| $SaO_2$/% | 99 | 99 | 75 | 100 |
| $Na^+$/mmol·$L^{-1}$ | 139 | 143 | 140 | 143 |
| $K^+$/mmol·$L^{-1}$ | 3.3 | 3.4 | 3.4 | 4.2 |
| $Ca^{2+}$/mmol·$L^{-1}$ | 0.78 | / | 0.58 | / |
| Glu/mmol·$L^{-1}$ | 6.7 | / | 6.3 | / |
| 乳酸 /mmol·$L^{-1}$ | 4.6 | / | 5.7 | / |
| BE/mmol·$L^{-1}$ | −6.9 | −7 | −6 | −2 |
| $HCO_3^-$/mmol·$L^{-1}$ | 17.7 | 19 | 19.6 | 23.4 |
| Hb/g·$L^{-1}$ | | 34 | | 68 |

表 3-2　病例二血气分析结果

| 时间 | 5:30 | 6:00 | 8:30 | 9:30 |
|---|---|---|---|---|
| 出血量 /ml | 3 000 | 7 000 | 11 500 | 12 000 |
| pH 值 | 7.06 | 7.31 | 6.93 | 7.17 |
| $PaCO_2$/kPa | 6.74 | 4.4 | 12.4 | 11.1 |
| $PaO_2$/kPa | 10 | 22.2 | 8.5 | 5.3 |
| $SaO_2$/% | 99 | 98 | 90 | 89 |
| $Na^+$/$mmol \cdot L^{-1}$ | 137 | 135 | 143 | 143 |
| $K^+$/$mmol \cdot L^{-1}$ | 6.2 | 5.1 | 5.5 | 6.3 |
| $Ca^{2+}$/$mmol \cdot L^{-1}$ | 0.78 | 1.18 | 0.75 | 1.81 |
| Glu/$mmol \cdot L^{-1}$ | 6.7 | 3.5 | 12.8 | 9.84 |
| 乳酸 /$mmol \cdot L^{-1}$ | 4.6 | 5.8 | 10.2 | 5.6 |
| BE/$mmol \cdot L^{-1}$ | −11 | −8.5 | −13.3 | −2 |
| $HCO_3^-$/$mmol \cdot L^{-1}$ | 19.3 | 16.6 | 19.5 | 26.8 |
| Hb/$g \cdot L^{-1}$ | 58 | 75 | 97 | 85 |

虽然以上两个病例总出血量相似，但病例一由于进行了早期合理的容量复苏，其乳酸性酸中毒并不明显，预后也和未发生大出血的患者无差别；而病例二在大出血的早期没有进行合理的容量复苏，导致了严重甚至致死性的乳酸性酸中毒（pH 值＜7.0），以及一系列并发症和不良预后。因此，大出血的早期是否进行了合理的容量复苏将直接影响微循环灌注，同时也通过微循环灌注不良间接导致了内环境的严重紊乱、凝血功能障碍及循环不稳定。

## 二、大出血后酸中毒发生机制

### （一）大出血导致酸中毒的过程

大出血引起血容量严重丢失，继而出现失血性休克，休克导致微循环的灌注障碍，引起重要器官的功能损害。而微循环的灌注障碍使组织缺氧，无氧代谢增加，进而使乳酸生成增加，乳酸堆积导致酸中毒；而在酸中毒时，红细胞携氧能力下降，进一步加重组织缺氧。另外，由于大出血后输入大量的晶体液，加上血液中蛋白的丢失使得血管内胶体渗透压下降，加重组织水肿（尤其是肺水肿），肺水肿后血中和肺泡中的氧气弥散发生障碍；同时伴随应激性血糖升高和肝肾功能障碍，而上述改变又将进一步加重组织缺氧、增强无氧代谢，导致乳酸进一步增加，加重酸中毒，并形成恶性循环（图 3-1）。

### （二）乳酸的生成与代谢

正常生理情况下，三羧酸循环能量代谢是葡萄糖的主要代谢途径。葡萄糖在酶的作用下酵解变成丙酮酸，当氧气充足时即进入线粒体进行三羧酸循环，产生 ATP、$CO_2$ 和水；在缺氧的情况下，丙酮酸以发酵的形式生成乳酸。在某些病理状态下，如血糖增高、组织缺氧和肝肾功能障碍时，乳酸生成增加或代谢下降，也会导致乳酸堆积。①血糖增高（如糖尿病）：大量的葡萄糖经过糖酵解生成丙酮酸，通过发酵过程生成更多的乳酸；②组织缺氧：丙酮酸主要通过无氧发酵代谢，生成

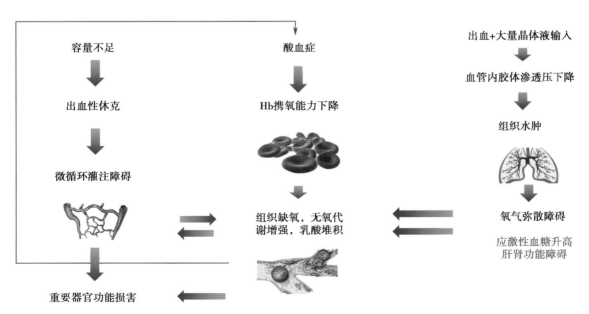

图 3-1　大出血导致酸中毒的过程

乳酸；③代谢异常：正常情况下，乳酸可通过肝脏代谢再次转变为糖原储存，少量可以通过肾脏排泄，但当肝肾功能异常时，肝脏将乳酸转变成糖原能力降低，经肾脏排泄也减少，最终导致乳酸的堆积（图 3-2）。

各种原因引起的血乳酸生成增加或清除减少会导致高乳酸血症和乳酸性酸中毒。当血清乳酸盐浓度 >2mmol/L 为高乳酸血症，当血清乳酸盐浓度 >4mmol/L 且 pH 值 <7.35 时可诊断为乳酸性酸中毒。乳酸性酸中毒可分为组织缺氧型和非组织缺氧型两种类型，前者病因为组织氧供不足导致乳酸产生增加，如休克、局部低灌注、严重低氧血症、贫血、一氧化碳中毒等；后者无组织缺氧证据，病因包括糖尿病患者血糖控制不佳，先天性缺乏有氧代谢酶，重要脏器如肝肾功能或心脏功能不全，大量服用苯乙双胍、儿茶酚胺和乳糖过量等。

轻度乳酸性酸中毒患者主要表现为恶心、腹痛、食欲下降、头昏、嗜睡和呼吸深快等；而严重酸中毒患者还会有全身酸软、发绀、低血压、低体温、心率快，甚至发生昏迷或休克。全身麻醉状态下的患者临床症状往往被掩盖，主要有低血压、低体温、心率快等非特异性表现。诊断标准为动脉血 pH 值 <7.0，血乳酸 >5mmol/L，同时伴有 $HCO_3^-$ 降低、血糖升高或 $K^+$ 浓度增高等。

产后大出血患者术中应激性高血糖，低血容量和红细胞丢失导致组织缺氧，以及休克、组织水肿导致肝肾功能障碍，同时合并了高血糖、组织缺氧和肝肾功能障碍这三种病理条件。同时，在输入枸橼酸盐 - 葡萄糖[（A，枸橼酸；C，枸橼酸三钠；D，葡萄糖，ACD）]作为保存液的库存血时，随着库存血保存时间的延长，大量外源性乳酸和低 pH 值抗凝液的输入增加（表 3-3），故在产后大出血病程中极易发生乳酸性酸中毒。动脉血乳酸值反映了组织灌注状态，正常值 <2mmol/L，大出血时应 <4mmol/L。乳酸水平也是危重患者疾病严重程度的重要判断指标，在治疗过程中，动脉血乳酸水平恢复时间及乳酸清除率是复苏效果评价的重要指标，与低血容量性休克患者预后密切相关。

表 3-3　ACD 库血保存期中的生化性质改变

| 项目 | 当日 | 7 天 | 14 天 | 21 天 |
| --- | --- | --- | --- | --- |
| 葡萄糖 /mmol·L$^{-1}$ | 19.43 | 16.65 | 13.60 | 11.66 |
| 乳酸 /mmol·L$^{-1}$ | 2 | 7 | 12 | 15 |
| pH 值 | 7 | 6.85 | 6.77 | 6.68 |
| 红细胞生存率 /% | 100 | 98 | 85 | 70 |
| 2,3-DPG/% | 100 | 60 | 23 | 10 |
| 游离血红蛋白 /g·L$^{-1}$ | 0.04 | 0.08 | 0.18 | 0.29 |
| Na$^+$/mmol·L$^{-1}$ | 172 | 158 | 150 | 146 |
| K$^+$/mmol·L$^{-1}$ | 3.4 | 12 | 24 | 32 |
| Ca$^{2+}$/mmol·L$^{-1}$ | <0.5 | <0.5 | <0.5 | <0.5 |
| Cl$^-$/mmol·L$^{-1}$ | 100～150 | 260 | 470 | 600 |

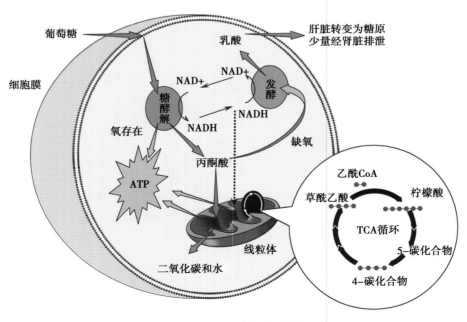

图 3-2　乳酸生成与代谢途径

## 三、酸碱失衡对生理功能的影响

### （一）对血红蛋白携氧能力的影响

酸碱失衡对血红蛋白携氧能力的影响可以通过氧解离曲线的变化来体现。氧解离曲线是反映氧分压与氧饱和度关系的曲线，也反映了机体内环境对血红蛋白携氧能力的影响（图3-3）。其横坐标为氧分压，纵坐标为氧饱和度，当氧分压在80mmHg以下时，氧饱和度随着氧分压的增加而增加（氧解离曲线陡峭段），当氧分压大于80mmHg时，氧饱和度趋于平稳（氧解离曲线平台）。内环境多种因素均可以影响氧解离曲线。当pH值下降，$PaCO_2$增加，2,3-二磷酸腺苷（2,3-DPG）浓度增加或温度上升时，氧解离曲线右移，反之可使氧解离曲线左移。

乳酸酸中毒时pH值降低，氧解离曲线右移，机体要达到相同的血氧饱和度，需要更高的氧分压，也代表血红蛋白和氧气的亲和力降低。在外周组织中，氧气更容易从血红蛋白分离释放，以缓解组织缺氧，但在肺泡毛细血管中，氧气和血红蛋白结合更困难，血红蛋白携氧更少，导致机体氧储备更少，对缺氧的耐受能力降低。故大出血患者若合并乳酸酸中毒更容易表现为缺氧。

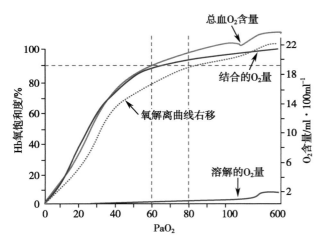

图3-3　氧解离曲线及血氧含量示意图

### （二）对血管张力和重要器官功能的影响

酸中毒可导致肺动脉收缩，肺动脉压力明显升高，肺血减少，从而影响血气交换，导致氧饱和度降低。也会使冠状动脉血管收缩，心脏供血减少，过多的$H^+$会与$Ca^{2+}$竞争，抑制$Ca^{2+}$与肌钙蛋白偶联，导致心肌收缩力减弱，心排血量降低；酸中毒时肾小管细胞通过$H^+$-$K^+$交换、优先排$H^+$而减少排钾，或者肾脏功能不全时排钾减少均可导致高钾血症，使心脏发生传导阻滞和心室颤动的风险增加。

除导致肺动脉和冠状动脉收缩外，酸中毒状态下机体绝大部分血管都处于扩张状态，进而产生相应的临床症状。中枢神经系统中脑血管扩张，脑血流量增加，同时酸中毒会损伤脑血管内皮细胞，导致脑血管通透性增加，脑间质水肿，进一步压迫脑血管加重脑缺氧。同时，酸中毒会增加脑组织中谷氨酸脱羧酶活性，产生更多抑制性神经递质-γ-氨基丁酸（γ-aminobutyric acid，GABA），而生物氧化酶活性降低，氧化磷酸化过程减弱，ATP生成减少，脑组织能量供应不足，患者表现为嗜睡甚至昏迷。酸中毒时肝脏血管扩张，血液淤积在肝脏血窦内，使肝脏合成和代谢功能下降；微循环系统中，酸中毒使毛细血管前括约肌松弛、扩张，对儿茶酚胺反应性降低，而微静脉变化不大，从而导致微循环血管容量扩大，大量血液瘀滞在微循环系统，回心血量减少，血压下降，临床表现为休克症状。低血压休克进一步减少肾脏灌注，加重肾脏缺血缺氧，引起急性肾小管损伤，甚至肾功能衰竭。

### （三）对凝血功能的影响

酸中毒对凝血功能可产生直接或间接的影响。绝大多数的凝血因子由肝脏生成，正常的肝脏功能对凝血和抗凝系统的动态平衡至关重要，如前所述，酸中毒时肝脏血液淤积，肝脏的合成功能下降，凝血因子的生成不足，从而间接影响凝血功能。而酸中毒对凝血功能的直接影响表现为对凝血因子、血小板功能及血凝块形成的影响。研究表明，当pH值由7.4降至6.8时，血凝块形成时间延长168%，凝血块的强度也会降低；pH值降低至7.2以下时，可使血小板结构和形状发生变化，影响血小板的聚集，加速血小板从循环中移出，从而导致血小板计数降低；酸中毒还会降低凝血因子Ⅶ的活性，加速纤维蛋白原的降解，减少凝血酶的生成，甚至影响抗纤溶药物氨甲环酸的治疗作用。总之，酸中毒以进行性的方式损害凝血过程，与低温一起改变了止血过程，增加了大出血患者的发病率、死亡率，以及救治的难度。

## 四、大出血酸碱平衡紊乱的监测

酸碱平衡可以通过动脉血气分析监测，监测

项目包括但不限于 pH 值、BE、$PaCO_2$、$HCO_3^-$ 等。如前所述，大出血术中酸碱平衡紊乱多为乳酸性酸中毒，故对动脉血乳酸水平的测定至关重要。大出血术中酸碱平衡与容量状态关系密切，当出血量达到一定程度后就可能发生酸碱平衡紊乱。通常，当出血量达到全身血容量的 20% 及以上时，成人约为 1 000ml，同时伴有组织灌注减少，就有可能会出现 pH 值、BE 和 $HCO_3^-$ 的下降。此时机体尚处于代偿期，若出血停止，同时输入液体补充血容量恢复组织灌注，机体可以通过酸碱缓冲系统的自身调节恢复正常而不需要特殊处理。但随着出血量的进一步增加，当达到全身血容量的 50% 及以上，同时伴随组织灌注异常，超过机体酸碱缓冲系统自我调节范围时，就会出现明显的酸中毒状态，表现为更低的 pH 值、BE 和更高的乳酸浓度，此时需在积极容量复苏的同时，对酸中毒进行干预和治疗。当出血量达到全身血容量伴严重的组织灌注异常时，机体会出现更明显的酸碱平衡紊乱，pH 值可能降低至 7.2 甚至 7.0 以下。

大出血术中酸碱平衡紊乱发生的时间受容量和循环状态的影响较大，当出血量超过 1 000ml 时，应对酸碱平衡状态进行动态监测，条件允许的情况下，每 30～60 分钟进行一次血气分析，以便于掌握酸碱平衡实时变化情况，指导临床诊断和治疗。

## 五、产科大出血酸碱平衡紊乱的治疗

在产科大出血病例的管理中发现，患者容量充足的情况下，即使出血量比较大，也不会出现非常严重的酸中毒。相反，当患者存在容量欠缺或长时间低血压状态时，就会较早出现严重的代谢性酸中毒，故大出血后导致酸碱平衡紊乱的根本原因是容量不足与循环不稳定，早期、合理的容量复苏是预防和治疗大出血后酸中毒的关键（见图 3-1），早期有效的容量复苏，可以维持血流动力学的稳定，避免休克的发生，保证微循环灌注，从而改善组织氧供需平衡，维持有氧代谢，减少无氧代谢和乳酸的生成；而合理的容量复苏在改善组织灌注的同时，也可以维持血管内的正常渗透压，避免组织水肿，维持器官组织氧合和功能正常，最终改善大出血患者预后。

早期容量复苏的前提是准确及时地评估出血量，故大出血术中出血量准确评估和隐性大出血的识别至关重要（详见第二章），有助于早期启动容量复苏。

合理的容量复苏涉及输入血液制品和液体的总量及种类，并在此基础上配合适当的缩血管药物治疗，维持组织灌注压。容量复苏的总量需要根据实际出量和生理需要量计算，量出为入，保证足够容量的同时，避免容量过负荷。大出血中的液体治疗包括输注晶体液和胶体液，目前临床常用的晶体液有乳酸缓冲系统（乳酸林格液）和醋酸缓冲系统（醋酸林格液）。乳酸缓冲体系具有外源性乳酸输入、需要肝脏代谢清除、酸碱缓冲能力相对较低等特点，大出血或肝肾功能障碍的患者大量输入可能导致高乳酸血症。醋酸缓冲体系代谢途径广泛，其代谢率高且不依赖肝肾功能，酸碱缓冲能力也较强，大量输入不易蓄积，比较适合于大出血或肝肾功能障碍的患者，但醋酸林格液的价格相对更高。中国临床麻醉/疼痛相关专家组《围术期醋酸盐平衡晶体液临床应用专家共识（2023）》里明确提出醋酸电解质液不含乳酸，不影响病情的判断，可用于危重患者的容量置换。另外，2019 年我国又开发了碳酸缓冲系统，其成分与细胞外液也更接近，但其是否适合在大出血患者中使用还缺乏相应的证据（表 3-4）。大出血术中血液制品和液体的输注策略及种类选择详见第四章和第五章。

大出血后酸中毒较难避免，《昆士兰临床指南：原发性产后出血（2024）》中指出代谢性酸中毒的治疗目标为：维持 pH 值 > 7.2，剩余碱（BE）-6～6mmol/L，乳酸 <4mmol/L，同时维持 $PaCO_2$ 为 35～45mmHg。酸碱平衡紊乱的治疗原则为宁酸勿碱，维持轻度酸中毒，保持氧解离曲线右移，更有利于氧气在组织中释放，以增加组织氧供，待出血停止容量恢复后，机体可以通过自身调节恢复正常酸碱平衡。但如果术中出现严重酸中毒，如 pH 值 <7.2 时，则需要积极处理。针对代谢性酸中毒本身，治疗主要通过输入外源性碱中和过多的 $H^+$，临床上多采用 5% 碳酸氢钠溶液。碳酸氢钠除了可以纠正酸中毒外还可以在一定程度上纠正高乳酸血症，乳酸的羧基和碳酸氢钠的碳酸氢根离子可以发生酸碱中和反应，最后生成水、二氧化碳和乳酸钠。

根据碳酸氢钠的分子量计算，每 mmol 碳酸氢钠相当于是 5% 的碳酸氢钠 1.68ml。临床常用碳酸氢钠使用量的计算方法有两种。由于 $NaHCO_3$ 1mmol = 5% $NaHCO_3$ 1.68ml = 4.2% $NaHCO_3$ 2ml。

表 3-4　临床常用晶体液的理化特征

| 名称 | 电解质浓度 /mmol·L⁻¹ | | | | | 糖 / g·L⁻¹ | 缓冲体系 /mmol·L⁻¹ | 渗透浓度 / mOsm·L⁻¹ | pH 值 |
|---|---|---|---|---|---|---|---|---|---|
| | Na⁺ | Cl⁻ | K⁺ | Ca²⁺ | Mg²⁺ | | | | |
| 细胞外液 | 145 | 117 | 4 | 2.5 | 1 | + | 23～27（碳酸） | 310 | 7.35～7.45 |
| 碳酸氢钠林格液 | 130 | 109 | 4 | 1.5 | 1 | - | 28（碳酸）/4（枸橼酸） | 240～275 | 7.35～7.45 |
| 复方醋酸钠林格液 | 140 | 115 | 5 | 1.5 | 3 | 10 | 25（醋酸） | 304 | 7.35～7.45 |
| 醋酸钠林格液 | 130 | 109 | 5.2 | 1.4 | - | - | 28（醋酸） | 290 | 7.35～7.45 |
| 乳酸钠林格液 | 130 | 109 | 4 | 1.4 | - | - | 28（乳酸） | 255～273 | 6.5 |
| 林格液 | 146 | 155 | 4 | 2.5 | - | - | / | 312 | 5.5 |
| 生理盐水 | 154 | 154 | - | - | - | - | / | 308 | 4.2 |
| 葡萄糖液 | - | - | - | - | - | 50 | | 278 | 7.35～7.45 |
| 钠钾镁钙葡萄糖注射液 | 140 | 115 | 4 | 1.5 | - | 10 | 25（醋酸） | 304 | 7.35～7.45 |

一种是使用 BE 绝对值计算，计算公式为：NaHCO₃（mmol）= /BE/× kg × 0.3 × 2/3，转换为 5% NaHCO₃ 毫升数为：NaHCO₃（ml）= /BE/× kg × 0.3 × 2/3 × 1.68 = /BE/× kg × 0.336。

另一种是根据碳酸氢根离子浓度来计算，计算公式为 NaHCO₃（mmol）=（HCO₃⁻ 正常值 − HCO₃⁻ 实测值）× kg × 0.4，转换为 5% NaHCO₃ 毫升数为：NaHCO₃（ml）=（HCO₃⁻ 正常值 − HCO₃⁻ 实测值）× kg × 0.4 × 1.68 ≈ △HCO₃⁻ × kg × 0.7。根据宁酸勿碱的原则，首先输入计算量的 1/2～2/3，以避免纠正过度。

临床上，还常采用快速计算 5% NaHCO₃ 首次输入量的计算公式：NaHCO₃（ml）= /BE/× kg/（4～5）≈ △HCO₃⁻ × kg/（2.5～3），可以避免纠正酸中毒过度。

下面通过两个病例具体分析 NaHCO₃ 使用量的计算方法。

**1. 病例一**

患者 32 岁，68kg，入院诊断为凶险性前置胎盘，中央性前置胎盘，双胎妊娠，瘢痕子宫，G₃P₁⁺¹，33⁺³ 周宫内孕，一头一臀位双活胎先兆临产。纠正前血气分析结果 pH 值 7.17，PaCO₂ 48.4mmHg，BE −11mmol/L，HCO₃⁻ 17.7mmol/L。

经典算法 NaHCO₃（ml）= /BE/× kg × 0.336 = 11 × 68 × 0.336 = 251ml（拟输入 2/3）

快速算法 NaHCO₃（ml）= /BE/× kg/（4～5）= 11 × 68/（4～5）= 149～187ml

实际输入 5% NaHCO₃ 150ml。纠正后血气分析结果 pH 值 7.237，PaCO₂ 56.6mmHg，BE −3mmol/L，HCO₃⁻ 24.1mmol/L。

**2. 病例二**

患者 33 岁，体重 78kg，入院诊断为凶险性前置胎盘，中央性前置胎盘，妊娠期糖尿病，中度贫血，瘢痕子宫，G₄P₃⁺³，36⁺² 周宫内孕，头位单活胎先兆早产。纠正前血气分析结果 pH 值 7.169，PaCO₂ 40.9mmHg，BE −13.6mmol/L，HCO₃⁻ 14.9mmol/L。

经典算法 NaHCO₃（ml）= /BE/× kg × 0.336 = 13.6 × 78 × 0.336 = 356ml（拟输入 2/3）

快速算法 NaHCO₃（ml）= /BE/× kg/（4～5）= 13.6 × 78/（4～5）= 212～265ml

实际输入 5% NaHCO₃ 250ml。纠正后血气分析结果 pH 值 7.335，PaCO₂ 39.4mmHg，BE −4.9mmol/L，HCO₃⁻ 21mmol/L。

在输入 NaHCO₃ 10 分钟后应及时复查血气分析，根据复查结果决定是否需要再次输入。另外，NaHCO₃ 中和 H⁺ 后可产生 CO₂，故在输注 NaHCO₃ 后应注意调节呼吸参数，适当过度通气，排出产生的 CO₂，避免发生呼吸性酸中毒，在第一个病例中输入 NaHCO₃ 后没有及时调整呼吸参数，虽然 BE 和 HCO₃⁻ 恢复至正常范围，代谢性酸中毒得到了纠正，但 PaCO₂ 偏高，出现了呼吸性酸中毒，导致 pH 值纠正不够理想。

## 六、小结

产科大出血患者是乳酸性酸中毒的高危人群，大出血术中应激性高血糖、微循环灌注降低导致组织缺氧，以及肝肾功能障碍等因素共同作用最终导致了乳酸性酸中毒。乳酸性酸中毒会对全身重要器官和凝血功能产生不利影响。乳酸性酸中毒发生的时间和严重程度与容量状态关系密切，产后大出血时早期、合理的容量复苏是预防和治疗酸中毒的关键。及时识别隐性出血，准确计算出血量是实施早期容量复苏的前提条件。严重的乳酸性酸中毒可以通过碳酸氢钠治疗，其治疗原则为少量多次、宁酸勿碱。

（廖志敏　盛博）

### 参考文献

1. MUÑOZ M，STENSBALLE J，DUCLOY-BOUTHORS AS，et al. Patient blood management in obstetrics：prevention and treatment of postpartum haemorrhage. A NATA consensus statement. Blood Transfus，2019，17（2）：112-136.

2. KRAUT JA，MADIAS NE. Lactic acidosis. N Engl J Med，2014，371（24）：2309-2319.

3. MARTINI WZ. Coagulopathy by hypothermia and acidosis：mechanisms of thrombin generation and fibrinogen availability. J Trauma，2009，67（1）：202-208；discussion 208-209.

4. DE ROBERTIS E，KOZEK-LANGENECKER SA，TUFANO R，et al. Coagulopathy induced by acidosis，hypothermia and hypocalcaemia in severe bleeding. Minerva Anestesiol，2015，81（1）：65-75.

5. KOZEK-LANGENECKER SA，AHMED AB，AFSHARI A，et al. Management of severe perioperative bleeding：guidelines from the European Society of Anaesthesiology：First update 2016. Eur J Anaesthesiol，2017，34（6）：332-395.

6. MARX G，SCHINDLER AW，MOSCH C，et al. Intravascular volume therapy in adults：Guidelines from the Association of the Scientific Medical Societies in Germany. Eur J Anaesthesiol，2016，33（7）：488-521.

7. Queensland Clinical Guidelines. Postpartum haemorrhage Guideline No. MN24.1-V11-R29 Queensland Health.2024.

## 第二节　孕晚期血气特点及大出血术中血气变化

床旁动脉血气分析是常用的临床监测手段，通过监测患者的酸碱平衡、电解质及血红蛋白水平，反映内环境、呼吸和代谢功能，以及血红蛋白水平等，以指导诊断和治疗，具有方便快捷、灵活实用等特点。血气分析通常包括三个方面的内容：即气体、生化和代谢，三者之间相互联系、相互影响，各项目及其正常值见表3-5，其中A-ADO₂、P/F、SVO₂、SCVO₂不能直接获取，需要通过计算获得。随着妊娠期间呼吸、循环和代谢等方面的生理变化，孕晚期动脉血气分析结果也会随之变化，本节将针对孕晚期患者血气分析特点和大出血术中变化特点做详细讲解。

### 一、妊娠晚期生理功能变化及血气特点

#### （一）妊娠晚期呼吸及循环功能变化

妊娠期间，随着子宫逐渐增大，膈肌上抬，胸廓容量加大，妊娠晚期孕妇以胸式呼吸为主，潮气量增加明显，呼吸频率亦增快，故每分通气量显著增加，导致过度通气；同时功能残气量降低，氧储备能力降低。

妊娠期血容量增加明显，心率变快，心肌收缩力增强，妊娠晚期心排血量增加30%～50%，心脏

表3-5　血气分析项目及正常参考值

| 氧合能力 | 正常值 | 酸碱平衡 | 正常值 | 其他 | 正常值 |
|---|---|---|---|---|---|
| PaCO₂ | 35～45mmHg | pH值 | 7.35～7.45 | Na⁺ | 135～155mmol/L |
| PaO₂ | 80～100mmHg | HCO₃⁻ | 22～27mmol/L | K⁺ | 3.5～5.5mmol/L |
| SaO₂ | 95%～98% | BE | （0±3）mmol/L | Ca²⁺ | 1.1～1.3mmol/L |
| TCO₂ | 22～30mmHg | Lac | （1.0±0.5）mmol/L | Cl⁻ | 96～106mmol/L |
| A-aDO₂ | 15～20mmHg | | | Glu | 4.9～6.1mmol/L |
| P/F | ≥300mmHg | | | Hct | 38%～49% |
| SVO₂ | ≥75% | | | Hb | 120～170g/L |
| SCVO₂ | ≥72% | | | | |

氧耗增加；同时外周血管扩张明显，导致外周阻力降低；妊娠期为了适应生理功能变化，也为胎儿提供代谢所需氧气，故孕晚期孕妇基础代谢率增加15%～20%，氧耗量增加20%～30%（表3-6）。

尤其是从孕晚期至第二产程，潮气量、呼吸频率、每分通气量和耗氧量均有明显的增加，第一产程耗氧量甚至可增加80%（表3-7）。

（二）妊娠晚期血气特点

有文献报道非妊娠期，孕早、中、晚期和产时的血气分析变化（表3-8），结果显示患者在孕晚期保持轻度过度通气，以及较正常的 $HCO_3^-$ 和 BE 数值。

然而，该结果与临床上所观察的孕晚期病例的血气分析结果存在较大差异，表3-9 中列出了 5 名拟行择期剖宫产手术的患者在孕晚期的术前血气分析结果，这些患者均因凶险性前置胎盘拟行择期手术，术前均未合并明显的系统性疾病，但血气却呈现了较大差异。多数患者表现为明显的过度通气，明显下降的 $HCO_3^-$ 和 BE 值。

表 3-6 妊娠晚期呼吸生理变化

| 呼吸参数 | 变化 | 循环参数 | 变化 |
| --- | --- | --- | --- |
| 每分通气量 | +50% | 血容量 | +45% |
| 肺泡通气量 | +70% | 血浆容量 | +55% |
| 潮气量 | +40% | 心排血量 | +30%～50% |
| 呼吸频率 | +15% | 每搏输出量 | 25% |
| 动脉 $PO_2$ | +10mmHg | 心率 | +15% |
| 氧耗量 | +20% | 中心静脉压 | 不变 |
| 气道阻力 | −36% | 左室舒张末期容积 | 增加 |
| 肺顺应性 | −30% | 体循环血管阻力 | −20% |
| $PaCO_2$ | −10mmHg | 射血分数 | 增加 |
| $HCO_3^-$ | −4mEq/L | 心肌收缩力 | 增加 |
| 功能残气量 | −15%～20% | 外周血管扩张比例 | +60% |
| 呼气末体积 | −20% | | |

表 3-7 围产期呼吸系统生理特点

| 项目 | 7周 | 孕晚期 | 第一产程 | 第二产程 |
| --- | --- | --- | --- | --- |
| 潮气量 | +30% | +45% | | +++ |
| 呼吸频率 | | +15% | ++ | +200%～300% |
| 每分通气量 | | +45%～50% | +140% | +100% |
| 耗氧量 | | +20% | +80% | +++ |

表 3-8 孕期和围产期血气变化情况

| 项目 | 非妊娠 | 妊娠分期 | | | | 产时 |
| --- | --- | --- | --- | --- | --- | --- |
| | | 早期 | 中期 | 晚期 1 | 晚期 2 | |
| pH 值 | 7.40 | 7.41～7.44 | 7.41～7.44 | 7.41～7.44 | 7.40～7.47 | |
| $PaO_2$/mmHg | 100 | 107 | 105 | 103 | 103 | |
| $PaCO_2$/mmHg | 40 | 30～32 | 30～32 | 30～32 | 27～33.5 | 10～20 |
| $HCO_3^-$/mmol·$L^{-1}$ | 24 | 21 | 20 | 20 | 21～27 | |
| BE/mmol·$L^{-1}$ | | | | | −2～−4 | |

注：晚期1和晚期2分别是不同文献的观察结果。

表 3-9　5 名孕晚期患者的血气分析结果

| 项目 | 病例一 | 病例二 | 病例三 | 病例四 | 病例五 |
|---|---|---|---|---|---|
| pH 值 | 7.489 | 7.47 | 7.409 | 7.4 | 7.333 |
| BE/mmol·L$^{-1}$ | −3 | −4.6 | −10 | −13 | −16 |
| HCO$_3^-$/mmol·L$^{-1}$ | 20.8 | 19.1 | 14.6 | 12.3 | 9.6 |
| PaCO$_2$/mmHg | 27.4 | 26.1 | 23.1 | 19.8 | 18 |

笔者医院对 419 例妊娠晚期孕妇血气分析结果进行了回顾性分析，在不受麻醉和手术等因素的影响下，可反映妊娠晚期孕妇 pH 值、BE、HCO$_3$ 和 PaCO$_2$，以下分别并按不同水平进行分层分析（表 3-10）。

**1. pH 值分布特点**　大部分妊娠晚期孕妇动脉血 pH 值均在正常范围内（pH 值 > 7.36 占 86.8%），仅约 12.4% 的孕妇处于轻度酸中毒，pH 值在 7.21～7.35 之间。

**2. BE 分布特点**　仅 32.6% 孕妇 BE 值 > −3mmol/L，而 BE 值在 −4～−9mmol/L 占 62.3%，有 4.9% 孕妇 BE 值甚至 <−10mmol/L，这表明大部分妊娠晚期孕妇剩余碱不足，存在一定程度的代谢性酸中毒趋势。

**3. HCO$_3^-$ 分布特点**　与 BE 值相似，HCO$_3^-$ 有 33.6% 处于相对正常水平（>21.1mmol/L），<21mmol/L 占 66.4%（其中 15.1～21mmol/L 占 62.5%，<15mmol/L 占 3.8%）。

**4. PaCO$_2$ 分布特点**　仅 20.4% 孕妇 PaCO$_2$ 在相对正常范围内（>35mmHg），79.6% 孕妇 <35mmHg，其中 25.1～35mmHg 约占 69.7%，<25mmHg 约占 9.8%，这表明绝大多数妊娠晚期孕妇均存在过度通气。

从以上的数据可以看出，妊娠晚期大部分孕妇都因为代谢增加而存在过度通气状态和代谢性酸血症。文献分析认为，孕晚期的过度通气状态是由于孕激素诱导的机体对二氧化碳的敏感性增加，或孕激素直接导致每分通气量增加。也可能是由于妊娠晚期氧耗增加、代谢率增高，为了提高氧供，孕妇增加了呼吸频率和每分通气量，在增加吸入氧气量的同时，也呼出了更多的二氧化碳，使 PaCO$_2$ 下降。同时，孕晚期肾脏排出碳酸氢盐的能力增加了约 4mmol/L（为 22～26mmol/L），导致 BE 和血 HCO$_3^-$ 下降，表现为代谢性酸血症趋势。而这种代谢性酸血症趋势还可能和妊娠期本身的合并症有关，例如存在妊娠高血压导致的血管痉挛、心脏病导致的心排血量下降，肺动脉高压导致的肺灌注下降，多胎妊娠导致的肺水肿等，这些导致组织灌注下降、氧供不足的因素，也可能和本身存在的肾脏功能改变共同导致 BE 和血 HCO$_3^-$ 降低更明显。由于过度通气和肾脏排出碳酸氢盐增加同时存在，机体最终表现为 pH 值维持正常。但是，具体谁是原发因素，谁是继发代偿，或者两者的关系因患者病情变化的因素尚不明确。总体来说，孕晚期孕妇处于呼吸性碱血症和代谢性酸血症的互相代偿状态，最终维持机体血液处于正常的酸碱平衡状态。这种状态是机体对自身的一种保护机制，避免酸中毒和碱中毒对胎儿的不利影响。

表 3-10　419 例妊娠晚期孕妇血气分析结果

| 项目 | 分层和比例 | | | | |
|---|---|---|---|---|---|
| pH 值 | >7.46 | 7.36～7.45 | 7.21～7.35 | 7.01～7.2 | <7.0 |
| （n=419） | 101（24.1%） | 263（62.7%） | 52（12.4%） | 3（0.7%） | 0 |
| BE/mmol·L$^{-1}$ | >3 | 3～−3 | −4～−9 | −10～−14 | <−15 |
| （n=419） | 4（0.9%） | 133（31.7%） | 261（62.3%） | 16（3.8%） | 5（1.1%） |
| HCO$_3^-$/mmol·L$^{-1}$ | >27.1 | 21.1～27 | 15.1～21 | 10.1～15 | <10 |
| （n=419） | 7（1.7%） | 134（31.9%） | 262（62.5%） | 15（3.6%） | 1（0.2%） |
| PaCO$_2$/mmHg | >45 | 35.1～45 | 25.1～35 | 20.1～25 | <20 |
| （n=386） | 11（2.8%） | 68（17.6%） | 269（69.7%） | 34（8.8%） | 4（1%） |

### （三）麻醉方式对孕晚期患者血气状态的影响

孕晚期手术时，如果麻醉方式对呼吸状态造成了明显的影响，这种代偿性酸碱平衡状态就可能被打破，机体会迅速表现为代谢性酸中毒。通常，椎管内麻醉患者保持清醒，对自主呼吸影响较小，呼吸模式和非麻醉状态下相似，故对酸碱平衡状态影响不大。但在气管插管全身麻醉中，若因呼吸参数设置不当导致过度通气状态被人为纠正后，机体会迅速表现为代谢性酸中毒，导致 pH 值降低。表 3-11 中呈现了不同麻醉方式下剖宫产手术患者血气分析结果的变化。

病例一：腰硬联合麻醉下血气分析变化情况，两次血气分析分别为入室后麻醉前和手术结束前，该患者术中出血量约 1 500ml，尿量 200ml，输入晶体液 2 300ml，红细胞悬液 3U，术中生命体征平稳，血红蛋白稳定，未出现灌注不足情况。两次血气分析显示动脉血 pH 值（7.479～7.452）、$PaCO_2$（22.9～26.6mmHg）、BE（-6.5～-5.4mmol/L）和 $HCO_3^-$（17.0～18.6mmol/L）基本稳定，未发生大的变化，患者呼吸状态也发生改变，一直维持着代谢性酸中毒呼吸代偿状态。

病例二：气管插管全身麻醉下手术中血气分析变化，术前显示 pH 值 7.333，$PaCO_2$ 18mmHg，BE -16mmol/L，$HCO_3^-$ 9.6mmol/L，气管插管后 $PetCO_2$ 为 23mmHg，当过度通气被纠正，$PetCO_2$ 升至 33mmHg 后，pH 值即下降至 7.14，$PaCO_2$ 41.1mmHg，BE -15mmol/L，$HCO_3^-$ 14mmol/L，两次血气均显示在代谢性酸中毒状态不改变的情况下（BE 值和 $HCO_3^-$ 不变），纠正过度通气（$PaCO_2$ 升高）后 pH 值显著降低。手术结束气管拔管后，患者呼吸功能恢复，仍然保持术前过度通气的呼吸模式，拔管 40 分钟后血气分析基本恢复至术前水平（pH 值 7.287，$PaCO_2$

21mmHg，BE -16mmol/L，$HCO_3^-$ 10mmol/L）。

病例三：术前血气显示 pH 值 7.40，$PaCO_2$ 19.8mmHg，BE -13mmol/L，$HCO_3^-$ 12.3mmol/L，气管插管后 $PetCO_2$ 为 26mmHg，机控呼吸 40 分钟后，$PetCO_2$ 恢复至 35mmHg，血气分析显示 pH 值 7.169，$PaCO_2$ 40.9mmHg，BE -13.6mmol/L，$HCO_3^-$ 14.9mmol/L，同样显示机械通气状态下患者过度通气状态被纠正后，去除了呼吸性代偿作用，即表现出与代谢性酸中毒相吻合的 pH 值下降状态。

通过以上病例回顾，妊娠晚期血气状态的特点总结如下：

1. 妊娠晚期孕妇多存在过度通气导致的呼吸性碱血症趋势，以及肾脏增加排出碳酸氢盐和妊娠合并症导致的酸血症趋势（即处于呼吸性碱血症和代谢性酸血症代偿平衡状态），以维持 pH 值在相对正常的水平。

2. 气管插管。全身麻醉术中机械性通气时，如果纠正了过度通气状态后，会失去呼吸对代谢性酸血症的代偿平衡作用，从而表现为 pH 值迅速下降，机体出现代谢性酸中毒。

3. 停止机械通气后，在代谢性酸中毒未被纠正的前提下，患者呼吸功能恢复后，仍会表现为过度通气状态，以维持 pH 值在相对正常的状态。因妊娠晚期孕妇本身存在酸血症，术中去除了呼吸对酸血症的代偿作用，若同时发生大出血后组织灌注不足，则会出现更严重的代谢性酸中毒。

### （四）孕晚期患者酸碱平衡的维持策略

针对妊娠晚期孕妇的酸碱平衡状态，术前或术中是否需要积极干预应视患者的具体情况来定。干预分为两种情况，一种是通过对呼吸参数进行调节，维持其过度通气状态，另一种是通过给予 $NaHCO_3$ 纠正代谢性酸中毒。

表 3-11　三例不同麻醉方式下患者血气分析结果变化

| 项目 | | pH 值 | $PetCO_2$/mmHg | $PaCO_2$/mmHg | BE/mmol·L$^{-1}$ | $HCO_3^-$/mmol·L$^{-1}$ |
|---|---|---|---|---|---|---|
| 病例一（腰硬联合） | 术前 | 7.479 | / | 22.9 | -6.5 | 17 |
| | 术中 | 7.452 | / | 26.6 | -5.4 | 18.6 |
| 病例二（全麻） | 插管前 | 7.333 | 23 | 18 | -16 | 9.6 |
| | 插管后 30 分钟 | 7.14 | 33 | 41.1 | -15 | 14 |
| | 拔管后 40 分钟 | 7.287 | / | 21.5 | -16 | 10.4 |
| 病例三（全麻） | 插管前 | 7.40 | 26 | 19.8 | -13 | 12.3 |
| | 插管后 40 分钟 | 7.169 | 35 | 40.9 | -13.6 | 14.9 |

首先，若患者既没有其他妊娠合并症，也没有大出血风险，术前血气分析结果显示代谢性酸中毒指标并不严重（如 $BE > -5mmol/L$），去除了呼吸代偿作用后其 pH 值也不会明显下降（如 pH 值 $> 7.2$），可不予以干预，待患者术后呼吸功能恢复后通过自身调节仍然能维持酸碱平衡。

其次，若术前患者代谢性酸中毒趋势较为严重（如 $BE < -5mmol/L$ 或 $HCO_3^- < 20mmol/L$），呼吸代偿作用对维持 pH 值在正常范围非常重要，去除过度通气的呼吸代偿作用会导致严重酸中毒（如 pH 值 $< 7.2$），若患者本身合并肺动脉高压等合并症，$PetCO_2$ 升高或酸中毒将导致肺动脉压力增高或者其他不利后果，这种情况下就需要对常规呼吸参数进行干预设置，继续维持其过度通气状态，而不能干扰其原有的呼吸系统的自身调节。

此外，若患者本身存在大出血风险，虽然患者术前 pH 值是正常的，但代谢性酸中毒趋势较为严重（如 $BE < -5mmol/L$ 或 $HCO_3^- < 20mmol/L$），为了避免 pH 值迅速下降，气管插管后不仅需要继续维持过度通气状态，且需要尽早在大出血发生前少量多次使用 $NaHCO_3$ 纠正代谢性酸中毒，并缓慢调整呼吸参数，逐渐将呼吸参数（$PaCO_2$）调整至正常，以避免 $PaCO_2$ 升高过快导致的呼吸性酸中毒，同时实时监测血气变化，将 pH 值维持在正常范围以内，避免大出血后因组织灌注不足发生更严重的代谢性酸中毒。鉴于酸中毒对重要脏器及凝血功能均会产生重要影响，在大出血术中更应积极维持酸碱平衡，以改善大出血患者预后。

## 二、血气分析对产科大出血术中诊治的指导作用

除上述参数外，血气分析结果可提供很多重要信息，如电解质、血糖、Hb、乳酸等，对大出血救治有十分重要的指导作用。主要作用包括以下几个方面：

### （一）判断肺换气功能

肺换气功能包括氧合（摄入氧气）和排碳（排出二氧化碳），血气分析均有相应的指标体现。

反应氧合的指标包括 $PaO_2$ 和 $SaO_2$，结合吸入氧浓度可以计算氧合指数（$P/F = PaO_2/FiO_2$）。$PaO_2$ 是指物理溶解在血液中的氧分子产生的张力，正常值 $> 80mmHg$（吸空气下），$SaO_2$ 是指动脉血中氧合血红蛋白占总血红蛋白的百分数（正常值为 $95\% \sim 98\%$），两者的关系可用氧解离曲线来表示。当发生肺换气功能障碍时（如肺水肿、急性肺损伤等）便会发生 $PaO_2$ 和 $SaO_2$ 的降低。根据 $PaO_2$ 和 P/F 值即可诊断缺氧状态，决定下一步氧疗方案（表3-12）。

血气分析排碳指标为动脉血二氧化碳分压（$PaCO_2$），$PaCO_2$ 指溶解在动脉血液中的二氧化碳所产生的张力（正常值为 $35 \sim 45mmHg$），是反映呼吸性酸碱平衡的指标，结合呼气末二氧化碳分压（$PetCO_2$）也可对患者换气功能障碍做出诊断。大出血术中机控呼吸，若 $PaCO_2$ 和 $PetCO_2$ 变化幅度一致（同时升高或降低），多表示通气功能正常；若两者变化幅度不一致（通常为 $PaCO_2$ 高而 $PetCO_2$ 低）或两者差值明显变大时，多代表肺换气功能障碍，在大出血术中可能会因大量液体输入、血浆胶体渗透压下降导致肺间质水肿所致，在进一步判断病因后，可以通过重新设置呼吸模式或参数、纠正低渗透压状态等方法进行治疗。

### （二）指导纠正酸碱平衡紊乱

酸碱平衡紊乱分为呼吸性紊乱和代谢性紊乱，血气分析结果中反映呼吸性酸碱平衡的指标有 pH 值、$PaCO_2$，反映代谢性酸碱平衡的指标有 pH 值、$HCO_3^-$、BE 和乳酸（Lac）。呼吸性酸碱平衡紊乱可

表3-12　缺氧程度分级及氧疗方案

| 分级 | PaO₂ | | 术毕氧疗方案 |
| --- | --- | --- | --- |
| | P/F（FiO₂ = 100%） | FiO₂ = 21% | |
| 不缺氧 | $>300mmHg$ | $>80mmHg$ | 拔管后可不吸氧 |
| 轻度缺氧 | $225 \sim 299mmHg$ | $60 \sim 80mmHg$ | 40% 常压吸氧 |
| 中度缺氧 | $175 \sim 224mmHg$ | $45 \sim 60mmHg$ | 60% 面罩吸氧 |
| 重度缺氧 | $100 \sim 174mmHg$ | $<45mmHg$ | 80% 加压吸氧 / 呼吸机治疗 |
| 极重度缺氧 | $<100mmHg$ | $<20mmHg$ | 80% 加压吸氧 / 呼吸机治疗 |

以对呼吸模式和参数进行调节，代谢性酸碱平衡紊乱的治疗首先要去除病因，如低氧血症、低灌注状态等；若酸中毒严重（如 pH 值 <7.2）则可以通过输注 $NaHCO_3$ 纠正（具体用法详见本章第一节）。需要注意的是，$NaHCO_3$ 和 $H^+$ 反应后会产生大量 $CO_2$，在输注 $NaHCO_3$ 后应注意适当过度通气，排出产生的 $CO_2$，避免发生呼吸性酸中毒。

### （三）指导纠正电解质和血糖紊乱

大出血术中因手术、麻醉及大量失血等导致应激反应，可能出现应激性高血糖，血气分析可监测血糖水平并指导降糖治疗。

血气分析结果中的电解质包括 $Na^+$、$K^+$、$Cl^-$ 和 $Ca^{2+}$，正常参考值见表 3-5。产后大出血术中最常见的电解质紊乱为低钙血症和高钾血症。低钙血症的病因包括大出血丢失、凝血级联反应异常激活或 DIC 后大量消耗等，通过血气分析结果监测血钙水平并及时补充钙离子对维持子宫收缩、凝血功能正常，以及正常心肌收缩力等具有重要意义。

大出血术中有多种因素都可能导致血钾升高，如在大出血后代谢性酸中毒发生率高，机体通过 $H^+$-$K^+$ 交换，将 $H^+$ 转运进细胞内以减轻酸中毒，并将细胞内钾离子转移进血浆，导致血钾升高；循环灌注不足导致肾功能障碍，肾脏排钾减少。同时，大量输入库存血会导致外源性钾离子输入增加，故大出血术中高钾血症较为常见（具体预防和治疗参见本章第三节）。

低钾血症在大出血术中较为少见，研究报道血钾 >2.6mmol/L 时不会增加麻醉死亡率，同时大出血术中因后续可能有多种因素使血钾升高（如酸中毒、输库存血等），过于积极补钾可能导致后期高钾血症，故发生低钾血症时补钾应慎重。需要注意的是，在使用 $NaHCO_3$ 纠正酸中毒后，可能因钾离子向细胞内转移而发生低钾血症，故在输注 $NaHCO_3$ 后应加强监测。若存在严重低钾血症，在尿量正常的前提下，可尝试少量多次缓慢补充。

补钾公式为：10% 氯化钾（ml）=（目标钾 - 实测钾）× 体重（kg）× 0.3/1.34。

轻度缺钾 3.0～3.5mmol/L 时，可补充钾 100mmol（氯化钾 8g）

中度缺钾 2.5～3.0mmol/L 时，可补充钾 300mmol（氯化钾 24g）

重度缺钾 <2.5mmol/L 时，可补充钾 500mmol（氯化钾 40g）

### （四）指导输血及容量管理

红细胞（血红蛋白）是运输氧气的重要载体，大出血时丢失最多的就是红细胞，最直接地反映为血红蛋白浓度的下降，大出血术中维持一定浓度的血红蛋白对维持组织氧供和正常代谢至关重要，红细胞输注策略详见第四章。另外，在特殊情况下，血红蛋白浓度也反映了容量状态。若术中存在一定量的出血，而液体补充量仅与出量（出血量 + 尿量）持平或更少，血气分析显示血红蛋白比术前更高或持平，通常预示为容量不足导致的血液浓缩，此时便需要再次准确计算出入量，及时补充欠缺的容量，避免低血容量导致的血流动力学不稳。

总之，动脉血气分析包含多种信息，大出血术中应实时监测，结合术前血气特点和术中情况认真分析患者病理生理状态，有助于及时、正确的诊断和治疗，以改善大出血患者预后。

（廖志敏　盛博）

#### 参考文献

1. JENSEN D, DUFFIN J, LAM YM, et al. Physiological mechanisms of hyperventilation during human pregnancy. Respir Physiol Neurobiol, 2008, 161(1): 76-86.

2. LIM VS, KATZ AI, LINDHEIMER MD. Acid-base regulation in pregnancy. Am J Physiol, 1976, 231(6): 1764-1769.

3. CLARK SL, COTTON DB, LEE W, et al. Centalhemodymamnic assessment of normal term pregnancy. Am J Obstet Gynecol, 1989, 161(6 Pt 1): 1439-1442.

4. MAYA S. SURESH, B. SCOTT SEGAL, ROANNE L. PRESTON, et al. 施耐德产科麻醉学. 5 版. 熊利泽, 董海龙, 路志红, 译. 北京: 科学出版社, 2018: 8-11.

5. CURTIS L. BAYSINGER, BRENDA A. BUCKLIN, DAVID R. GAMBLING. 产科麻醉学. 2 版. 陈新忠, 黄绍强, 译. 北京: 中国科学技术出版社, 2020: 6-8.

6. DAVIDH. CHESTNUT, CYNTHIAA WONG, LAWRENCEC TSEN, et al. Chestnut 产科麻醉学理论与实践. 5 版. 连庆泉, 姚尚龙, 译. 北京: 人民卫生出版社, 2017: 30-40.

## 第三节　产科大出血术中高钾血症管理

### 一、高钾血症的定义

钾离子是细胞内液中含量最高的阳离子，主要以结合方式存在，可直接参与细胞内的代谢活动。适当的钾离子浓度及其在细胞膜两侧的比值对维持心肌细胞、神经 - 肌肉组织的静息电位的产生，以及电兴奋的产生和传导有重要作用，同时也直接影响酸碱平衡的调节。血清钾离子的正常值为 3.5～5.5mmol/L，血清钾水平 >5.5mmol/L 被定义为高钾血症。其中，血钾 5.5～5.9mmol/L 为轻度高钾血症，6.0～6.4mmol/L 为中度高钾血症，>6.5mmol/L 为严重高钾血症。高钾血症的常见病因包括钾离子产生或摄入过多、排出减少和分布异常。根据发病时间的不同，高钾血症可分为急性和慢性两种类型。急性高钾血症是指血清钾离子在短时间内升高，超过 5.5mmol/L。

### 二、产科高钾血症的特点和发生率

产科大出血患者是高钾血症的高危人群，目前尚无文献报道其发生率。为了解这一情况，笔者统计并分析了四川大学华西第二医院 2016 年 1 月至 2018 年 6 月 210 例产科大出血发生高钾血症患者的资料（表 3-13）。结果显示，共 33 例患者出现了高钾血症，平均发生率为 15.71%。值得注意的是，高钾血症的发生率与产科大出血的出血量有一定的相关性，即出血量越大，高钾血症的发生率可能会越高；在出血量超过 10 000ml 的患者中，有 75% 出现了高钾血症。

根据高钾血症的严重程度划分，有 17 例患者血钾浓度在 5.5～5.9mmol/L（占 51.52%），有 8 例患者血钾浓度在 6.0～6.4mmol/L（占 24.24%），8 例

患者大于 6.5mmol/L（占 24.24%）。综上所述，轻度高钾血症的发生率相对较高。即使患者肾功能正常，术中仍有可能出现高钾血症。因此，推测产科大出血导致高钾血症的主要原因可能为酸碱平衡紊乱和应激反应所致的钾转移，而异体血输注和组织损伤则是次要原因。

### 三、产科大出血导致高钾血症的原因

高钾血症产生的原因可以分为四类：

（一）钾离子输入增多

**1. 术前医源性过度补钾**　使用产科保胎药物盐酸利托君注射液常导致孕妇出现低钾血症，而临床上保胎时常规补钾或补钾不当可能会导致医源性高钾血症。

**2. 外源性间接输入**　库存血的血钾浓度与储血时间成正比。存储 2 周后，血钾浓度可升高 4～5 倍，3 周后可升高 10 倍以上（见表 3-3）。因此，大量输入异体库血可能导致高钾血症。然而，自体血回输时破碎的红细胞被清洗、过滤，并不会造成高钾血症的发生。

（二）释放增加

细胞破坏溶解会释放大量的钾离子，常见的原因为：①溶血、组织损伤、肿瘤或炎症细胞大量坏死，以及组织缺氧、休克、烧伤、肌肉过度挛缩等；②产科手术中的子宫捆绑、腹主动脉球囊阻断可能会不同程度地导致子宫缺血，引起细胞溶解坏死；③高强度运动、高渗状态、洋地黄中毒等会导致钾释放增加。

（三）分布异常

钾是细胞内分布的主要阳离子，成人体内含钾总量为 50～55mmol/kg。细胞内液钾约占 98%，浓度为 140～160mmol/L，细胞外液钾约占 2%，浓度为 3.5～5.5mmol/L（图 3-4）。

导致体内钾离子异常分布的原因有：①儿茶酚胺药物可兴奋 β 受体，促进钾离子进入细胞内，血钾

表 3-13　210 例产科大出血患者高钾血症的发生情况

| 出血量 /ml | 1 000～2 000 | 2 001～3 000 | 3 001～4 000 | 4 001～5 000 | 5 001～10 000 | >10 000 | 累计 |
|---|---|---|---|---|---|---|---|
| 总例数 / 例 | 105 | 41 | 32 | 15 | 13 | 4 | 210 |
| 高钾血症 / 例 | 13 | 6 | 5 | 4 | 2 | 3 | 33 |
| 发生率 /% | 12.38 | 14.63 | 15.63 | 26.67 | 15.38 | 75 | 15.71 |

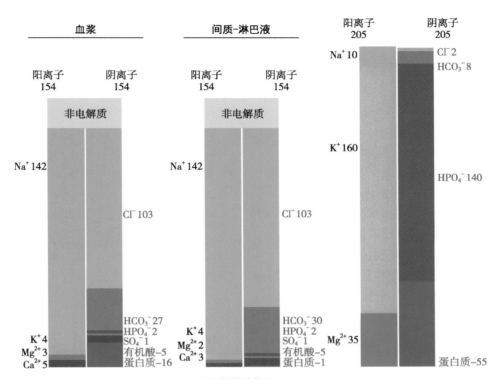

注：图中数值单位为mEq/L。

图 3-4　体液中主要电解质含量

降低；而兴奋 α 受体，可使血钾升高；②pH 值每升高或降低 0.1，血清钾浓度即降低或升高 0.6mmol/L；③胰岛素可促使糖原合成增加，导致钾离子进入细胞内，血钾降低。而糖尿病和经历应激反应的患者围手术期常出现胰岛素分泌不足，可引起血钾升高；④琥珀胆碱可引起肌肉去极化作用，大量钾离子从肌肉释放入血，从而导致血钾水平升高 0.5mmol/L。如当给予 1.5mg/kg 琥珀胆碱进行气管插管时，5 分钟后血钾浓度会从 4.2mmol/L 增加至 5.5mmol/L，30 分钟后血钾浓度才降至 4.6mmol/L。钾离子在细胞内、外转移的示意图见图 3-5。

（四）排泄减少

在正常情况下，90% 的钾离子经肾脏排出体外。即使在几乎没有钾摄入的情况下，肾脏每天仍会排钾 20～40mmol/L。多种原因均可导致钾的排泄减少，主要机制包括肾小球滤过下降，近曲小

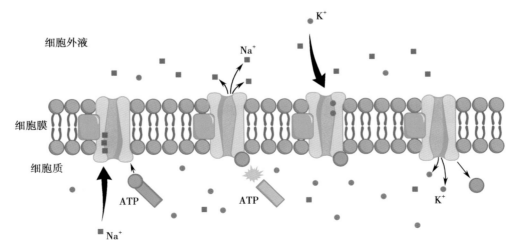

图 3-5　钾离子在细胞内、外转移的示意图

管和髓袢 $K^+$ 的重吸收增加，远曲小管和集合管对钾的分泌减少。

1. 急性肾功能不全可导致肾小球滤过率降低，$Na^+$-$K^+$ 交换减少，肾小管和间质受损，$K^+$ 分泌减少，这种情况常发生在少尿期或慢性肾衰竭晚期。

2. 醛固酮水平下降、肾素 - 血管紧张素 - 醛固酮系统功能减退及抗利尿激素分泌增加，均可导致肾脏保钠排钾的作用减弱，从而引发高钾血症。许多因素可以通过不同方式影响肾脏排钾能力（图 3-6）。其中，导致肾素 - 血管紧张素 - 醛固酮系统功能减退和排钾减少的因素包括手术、麻醉、创伤时的应激反应导致醛固酮生成减少、抗利尿激素增加；$\beta_2$ 受体拮抗剂可抑制肾素的合成和分泌；血管紧张素转换酶抑制剂可抑制血管紧张素 I 转换为血管紧张素 II；非甾体类抗炎镇痛剂可抑制前列腺素的形成，降低肾素的水平；肝素或肝素样药物可抑制 18- 羟化酶的作用，干扰醛固酮的合成，导致肾脏滤过率下降，进而引发高钾血症。研究发现，连续使用肝素治疗剂量 14 天，约有 7% 的患者出现了高钾血症；与肝素相比，低分子量肝素相关高钾血症的发生率较低，依诺肝素 1mg/kg，每天 2 次，连续使用 3 天，高钾血症的发生率为 9%。此外，使用肾上腺素、去甲肾上腺素、前列腺素 $E_2/I_2/D_2$ 等药物时可刺激肾素的分泌，增强肾素 - 血管紧张素 - 醛固酮系统功能，从而增加钾的排泄，降低高钾血症发生的风险。

3. 长期使用保钾利尿剂如氯苯蝶啶、螺内酯和氨氯吡咪等，也会影响钾的排泄。

## 四、高钾血症的危害

钾在人体中发挥着重要的生理作用，包括维持细胞的新陈代谢、保持细胞膜的静息电位、调节细胞内外的渗透压及维持酸碱平衡。高钾血症的危害主要有以下几个方面：

### （一）影响细胞膜的静息电位

动作电位的产生有赖于细胞内外正常的电解质浓度和细胞膜上的离子通道处于正常的状态，而细胞的静息电位则依赖于 $K^+$ 离子外流。当血液中 $K^+$ 离子浓度升高时，细胞内 $K^+$ 离子外流就会受影响（图 3-7），轻度和中度血钾浓度升高可导致神经肌肉兴奋性增加，引起肌肉颤动和肌肉疼痛；而在血钾浓度为 7.0～9.0mmol/L 的严重高钾血症情况下，会导致神经肌肉兴奋性减弱，表现为肌无力、瘫痪甚至呼吸衰竭。此外，高钾血症还可使心肌兴奋性消失，表现为心肌收缩力减弱、心脏扩大、心音低弱及心脏停搏；同时，高钾血症还会影响心肌细胞的自律性，表现为各种类型心律失常，如窦性心动过缓、房室传导阻滞、室性期前收缩，甚至心室颤动。

### （二）影响心肌电活动

高钾血症可使心肌的传导性、自律性和收缩力降低，不同血清钾浓度对心电图的影响不同（图 3-8）。细胞外钾浓度的早期升高使心肌静息膜电位降低，导致动作电位快速 0 相钠依赖性去极化的阈值降低，并引发心脏传导速度加快，心电图可出现最显著的"尖峰"或"帐篷"状 T 波，特别是在

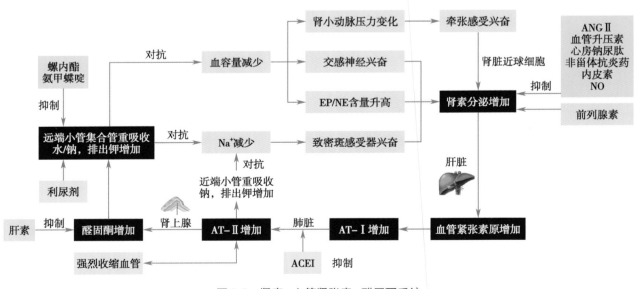

图 3-6 肾素 - 血管紧张素 - 醛固酮系统

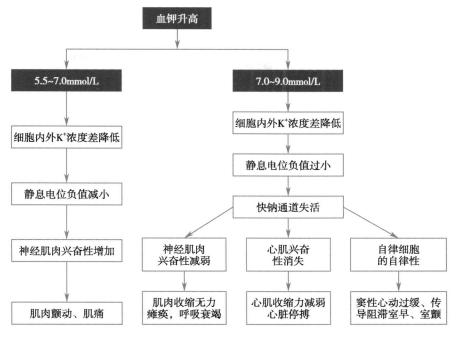

图 3-7 高钾血症对细胞膜静息电位的影响

| 血清钾浓度 | 心电图表现 | |
| --- | --- | --- |
| 3.5~5.5mmol/L | 正常心电图 | |
| >5.5mmol/L | T波高耸，QT间期缩短 | |
| >6.5mmol/L | QRS波增宽，QT间期可相应延长，ST段压低 | |
| >7.0mmol/L | P波振幅降低变平坦，时限增宽，PR间期可相应延长 | |
| >8.5mmol/L | P波消失，形成QRS波前无P波的窦室传导 | |
| >10mmol/L | QRS波群明显宽钝，QT间期进一步延长，出现各种恶性室性心律失常 | |

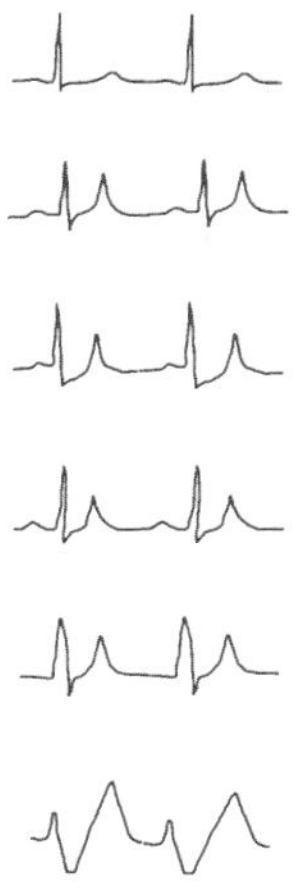

图 3-8 不同血清钾浓度下心电图的表现

胸前导联（$V_2 \sim V_4$）中。T 波高耸是轻、中度高钾血症患者最常见的心电图表现。

随着细胞外钾浓度急剧升高，动作电位 4 相舒张期去极化电位缩短，房室结和浦肯野系统的传导延迟会明显增加。心电图可出现 PR 间期延长、P 波振幅降低、QRS 波群时限延长；进一步加重时，部分患者可能会出现室性自主节律，P 波消失并呈类似"正弦波"模式的窦室传导。

（三）影响酸碱平衡和电解质

细胞内转移：细胞外高 K$^+$ 使细胞膜钠钾泵活性增强，通过 H$^+$-K$^+$ 交换机制，使 K$^+$ 内流增加而 H$^+$ 外流增加，加重代谢性酸中毒。此外，钾 - 钠交换和氢 - 钠交换还会引起高钠血症的发生。

肾脏排泄：肾小管上皮细胞内 K$^+$ 增加使排 K$^+$ 增加，而排 H$^+$ 减少，从而使代谢性酸中毒加重；肾小管上皮细胞内 Na$^+$ 浓度降低会导致肾小管对 Na$^+$ 重吸收增加，加重高钠血症（图 3-9）。

（四）其他

高血钾对中枢神经系统的影响主要表现为疲乏、无力、表情淡漠、嗜睡，甚至可能导致昏迷；而在消化系统方面，主要表现为肠麻痹。此外，血钾增高时会刺激胰岛素的释放，但是由于所释放的

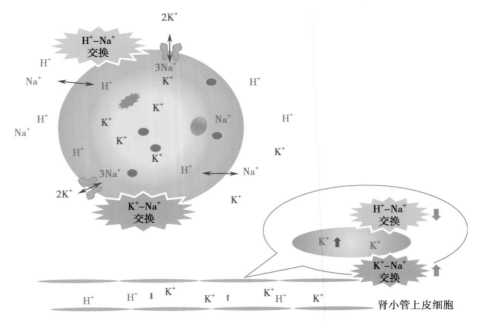

图 3-9　肾小管上皮细胞内钾离子转移的示意图

胰高血糖素的量远大于胰岛素分泌量，因此患者常表现为血糖升高。

## 五、高钾血症的治疗策略

### （一）治疗措施

**1. 停钾**　①停止含钾的液体和药物输入，表3-4 提供了临床常用晶体液 $K^+$ 含量；②调整输血策略：优先选择自体血液回输，若出血可控，减缓或停止异体血输注；若出血无法控制，则以维持循环稳定为主。

**2. 抗钾**　静脉使用钙剂是高钾血症的一线治疗方案，治疗原理在于钙离子能迅速对抗钾离子对心肌动作电位的影响，稳定细胞膜电位、增强心肌收缩力，使心肌细胞兴奋性恢复正常，预防心搏骤停。适应证为血清钾浓度 >6.5mmol/L 伴或不伴有心电图改变的患者。通常在心电监护下缓慢静脉推注 10% 氯化钙 5～10ml 或 10% 葡萄糖酸钙 10～20ml，1～3 分钟起效，持续 30～60 分钟。2020 年，英国肾脏病协会关于《成人急性高钾血症的治疗临床实践指南》中报道了一例血钾浓度为9.3mmol/L 的患者，使用 20ml 的 10% 葡萄糖酸钙后的心电图异常得到了明显的改善。

需要注意的是，钙剂并不能促进细胞外钾向细胞内转移或排出，需要与其他治疗高钾血症的措施联用；在钙剂药物选择方面，葡萄糖酸钙对静脉刺激性较小，可通过外周静脉注射给予，而氯化

钙大剂量注射时可能引起组织坏死，因此需使用中心静脉滴注。此外，在使用洋地黄类制剂的患者中应谨慎使用钙剂，因高钙血症可能加重对心肌的毒性作用。

**3. 转移钾**　通过促进钾进入细胞内以降低血钾浓度的药物有碳酸氢钠、乳酸钠、胰岛素、极化液和高张盐水。

（1）胰岛素：静脉滴注胰岛素和葡萄糖可以增强钠钾 ATP 酶活性，通过促进钾离子向细胞内转运，从而降低血钾浓度（图 3-10）。建议使用葡萄糖和胰岛素按照（4～5）:1 的比例配制，即 10% 葡萄糖液 500ml 加入 10 个单位普通胰岛素静脉滴注，一般在注射后 15～30 分钟起效，维持时间 4～6 小时。需要注意的是，如遇合并心力衰竭或少尿患者，滴注速度宜慢。如果要限制入量，可将葡萄糖液浓度调高至 50%，根据血糖水平调整胰岛素用量。合并应激性高血糖时，胰糖比应适当调整；使用胰岛素后血钾一般下降 0.5～1.2mmol/L，必要时 4～6 小时重复；同时在滴注过程中应密切监测血钾及血糖变化，避免低血糖的发生。

（2）碳酸氢钠：适用于高钾血症合并代谢性酸中毒的患者。静脉注射碳酸氢钠，通过 $H^+$-$K^+$ 交换，促进钾离子进入细胞内。推荐 5% 碳酸氢钠100～200ml 缓慢静脉滴注，15～30 分钟内起效，持续约 60 分钟。若心电图好转，即可减量或停用。

注意事项：血钾浓度 >6.5mmol/L，均应先静

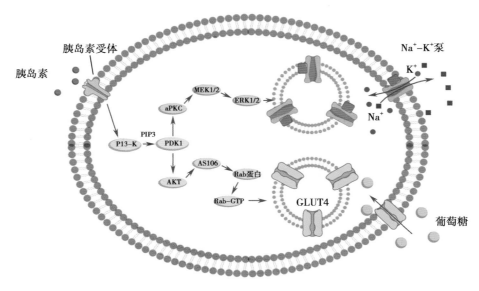

图 3-10　胰岛素激活细胞内葡萄糖及 $K^+$ 转运的机制

脉给予钙剂；在合并代谢性酸中毒时，建议在钙剂的基础上使用碳酸氢钠；由于钠离子可能会增加容量负荷，合并心力衰竭的患者应慎用。此外，最新的文献报道对碳酸氢钠治疗高钾血症的疗效提出异议。因此，在未出现代谢性酸中毒时，短期使用碳酸氢钠的临床获益和远期预后仍有待进一步观察。同样，对于血钾浓度偏低的患者，使用碳酸氢钠纠正酸中毒时也存在进一步降低血钾的风险。

（3）$β_2$-肾上腺素能受体兴奋剂：沙丁胺醇能够增强钠钾 ATP 酶活性并促进胰岛素释放，有利于钾离子向细胞内转移。沙丁胺醇 $10\sim20mg$ 雾化吸入或 $0.5mg$ 静脉注射，小剂量 $0.5\sim2mg/min$ 可快速降低血钾浓度并产生正性肌力作用，通常在 30 分钟内起效，持续 $90\sim120$ 分钟，血钾浓度可以降低 $0.5\sim1.5mmol/L$。

注意事项：$β_2$-肾上腺素能受体兴奋剂可用于大量输血引起的高钾血症，但并非对所有患者均能产生治疗反应。此外，高剂量使用时有潜在 $β_1$ 受体激动作用，可能发生心动过速；对于慢性肾衰竭导致的慢性轻度血钾增高有效，但不能作为紧急治疗的唯一选择。以上降钾的方法作用时间仅数小时，且不能将钾离子排出体外，容易出现反弹现象。

**4. 排钾**　促进钾离子的排除，包括使用利尿剂、阳离子交换树脂和血液透析等方法。

（1）利尿剂：推荐使用呋塞米，其排钾作用较强，治疗机制是通过肾小管髓袢升支粗段选择性阻断了 $Na^+-K^+-2Cl^-$ 共同转运体，抑制 NaCl 和 $K^+$ 重吸收，促进肾脏排泄，并改善肾脏灌注。在远曲小管和集合管，$Na^+$ 增加促使 $Na^+-K^+$ 交换增加，进一步增加 $K^+$ 的排泄。推荐使用剂量为 $5\sim40mg$ 静脉推注，$2\sim5$ 分钟起效，作用持续时间 $90\sim120$ 分钟。注意事项：低血容量慎用，不推荐单独使用。

（2）阳离子交换树脂：阳离子交换树脂固体通过吸附液相中的 $K^+$ 离子，减少肠道对钾的吸收和体内钾的排出，起效时间为 $1\sim2$ 小时。目前临床上常用的阳离子交换树脂包括聚苯乙烯磺酸钠（sodium polystyrene sulfonate，SPS），聚苯乙烯磺酸钙（calcium polystyrene sulphonate，CPS）和新型离子交换聚合物（帕替罗姆）。需要注意的是，这类药物易引起便秘，并有肠梗阻及肠穿孔的风险。

（3）血液透析：可直接从血中排除过多的钾离子，适用于血清钾浓度大于 $6.5mmol/L$，且其他方法治疗无效者。血液透析是处理严重高钾血症最快、最有效的方法。与腹膜透析相比，血液透析在降低钾离子方面效果更佳，特别是血流动力学不稳定的患者，连续性肾脏替代治疗（continuous renal replacement therapy，CRRT）更适合使用。

**（二）治疗策略**

英国肾脏病协会《UKKA 临床实践指南：成人急性高钾血症的治疗（2023）》提供了高钾血症的紧急处理策略（图 3-11），当出现以下三种情况时需要紧急处理：①高钾血症的典型临床症状，如肌无力或瘫痪、心肌传导异常或心律失常；②血清钾

>6.5mmol/L；③血清钾>5.5mmol/L并伴有肾功能损害、进行性组织破坏（如挤压综合征）、持续钾吸收（如胃肠道出血）。紧急处理策略包括使用钙剂、胰岛素和葡萄糖、血液透析、胃肠道阳离子交换剂、利尿剂。

产科大出血中出现的高钾血症具有独特的特点。除高钾血症外，还常伴有代谢性酸中毒、低钙血症、少尿等；同时，不可避免地需要输入大量库血，这些因素都会对高钾血症的治疗产生不利的影响。因此，在治疗产科大出血导致的高钾血症时，除根据血钾升高程度进行治疗外，还需要有全局观，充分考虑患者当前的救治情况，多种方案联合应用，以减少对生理功能的干扰（图3-12）。例如，在补钙和纠正酸中毒的同时，如果使用了自体

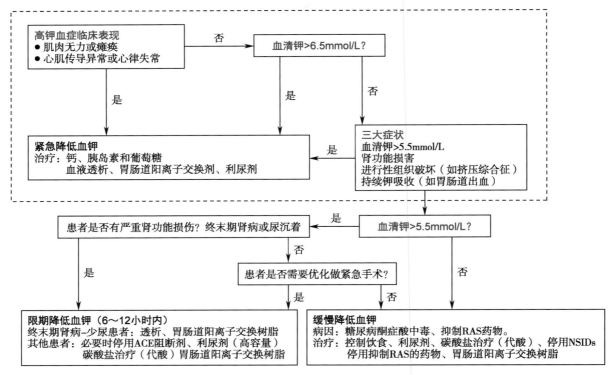

图 3-11　成人高钾血症的治疗流程图

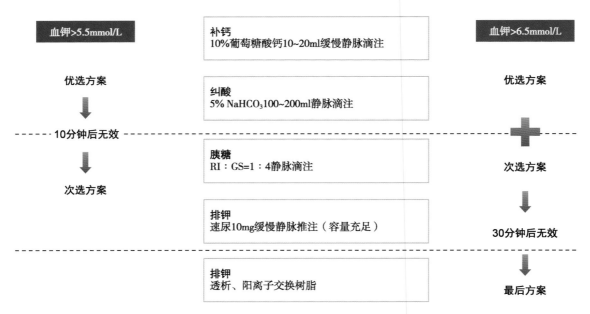

图 3-12　产科大出血中高钾血症治疗的简化流程

血回收技术，应暂停库血输入，改用输入自体血；如果同时合并容量不足，应慎用利尿剂；如果同时存在高血糖，应适当调整胰岛素和葡萄糖的配制比例等。

## 六、产科大出血患者高钾血症的监测和治疗要点

**1. 术前**  术前应根据患者的血钾水平进行补钾，如果低于正常值则进行补充，如果接近正常值高限则避免补钾。术前补钾的目标治疗浓度就低不就高，维持在＞3.5mmol/L 即可。

**2. 术中**  大出血时导致高钾风险因素持续存在应提高警惕，需加强监测和积极治疗；维持内环境稳定和肾脏功能对预防和治疗高钾血症更有帮助；常规联合治疗方案对大多数患者均有效。

**3. 术后**  高钾风险因素去除后，容量改善和肾脏功能恢复都有助于降低血钾；肾功能正常患者术后大多能较快恢复正常，避免过度利尿和不必要的透析。

**4. 高钾血症治疗的五步法**  ①使用钙剂拮抗高钾血症对心脏的毒性，保护心脏；②促进钾离子向细胞内转移；③促进体内钾离子的排除；④监测血清钾离子和葡萄糖水平的变化；⑤预防复发。

## 七、病例介绍

**1. 病例一**  一位全身麻醉下行择期剖宫产的患者，在手术中发生了产科大出血，术中失血量约 3 000ml。在输注自体血 877ml 和红细胞悬液 3.5U 后，患者的血清 K$^+$ 浓度由 3.7mmol/L 上升至 6.3mmol/L，同时心电图出现"高耸"的 T 波。针对该情况，医生给予了 10% 葡萄糖酸钙 1g 静脉缓慢推注、呋塞米 10mg 静脉注射、含胰岛素 6U 的胰糖液和 5% 碳酸氢钠 200ml 静脉滴注后，患者的血清 K$^+$ 浓度逐渐下降至 5.4mmol/L，心电图也逐步恢复正常。

**2. 病例二**  一位全身麻醉下行择期剖宫产的患者，在手术中发生了产科大出血，术中失血量约 1 200ml。在输注自体血 672ml 后，患者的血清 K$^+$ 浓度由 4.0mmol/L 上升至 6.1mmol/L。针对该情况，医生给予了 10% 葡萄糖酸钙 1g 静脉缓慢推注、呋塞米 5mg 静脉注射和 5% 碳酸氢钠 200ml 静脉滴注后，患者的血清 K$^+$ 浓度逐渐下降至 5.5mmol/L。

当手术失血量达到 2 000ml 时，给予红细胞悬液 1.5U 输注后，血清 K$^+$ 浓度快速上升至 6.7mmol/L。再次给予 10% 葡萄糖酸钙 1g 后，患者的尿量也逐渐增加，血清 K$^+$ 浓度逐渐下降至 5.1mmol/L，术毕总尿量为 1 100ml。

**3. 病例三**  一位在全身麻醉下行择期剖宫产的患者，在手术中发生了产科大出血，失血量约 4 000ml。当输注自体血 350ml、红细胞悬液 6U 和血浆 600ml 后，患者的血清 K$^+$ 浓度上升至 6.5mmol/L。针对该情况，医生给予了 10% 葡萄糖酸钙 2g 静脉缓慢推注、呋塞米 10mg 静脉注射、5% 碳酸氢钠 150ml 静脉滴注和胰糖液（胰岛素：葡萄糖为 1：4）泵注治疗后，患者的血清 K$^+$ 浓度快速下降至 4.3mmol/L，并且血糖水平也由 13.3mmol/L 下降至 8.8mmol/L，术毕总尿量为 550ml。

（盛 博  廖志敏）

═══════ 参考文献 ═══════

1. 中华医学会肾脏病学分会专家组. 中国慢性肾脏病患者血钾管理实践专家共识. 中华肾脏病杂志, 2020, 36（10）: 781-792.

2. 英国肾脏病协会. 临床实践指南: 成人急性高钾血症的治疗. 2023-10-30.

3. PALMER BF, CARRERO JJ, CLEGG DJ, et al. Clinical Management of Hyperkalemia. Mayo Clin Proc, 2021, 96（3）: 744-762.

4. RAFIQUE Z, PEACOCK F, ARMSTEAD T, ET AL. Hyperkalemia management in the emergency department: An expert panel consensus. J Am Coll Emerg Physicians Open, 2021, 2（5）: e12572.

5. MILIONIS HJ, DIMOS G, ELISAF MS. Severe hyperkalaemia in association with diabetic ketoacidosis in a patient presenting with severe generalized muscle weakness. Nephrol Dial Transplant, 2003, 18: 198-200.

6. KOREN-MICHOWITZ M, AVNI B, MICHOWITZ Y, et al. Early onset of hyperkalemia in patients treated with low molecular weight heparin: a prospective study. Pharmacoepidemiol Drug Saf, 2004, 13（5）: 299-302.

7. BHASKAR B, FRASER JF, MULLANEY D. Lest we forget: Heparin-induced hyperkalemia. J Cardiothorac Vasc Anesth, 2012, 26（1）: 106-109.

# 第四节    产科大出血术中低钙血症管理

钙是人体内最常见、最重要的矿物质之一。人体的大部分钙都储存在骨骼中，小部分钙存在于血液中。人体血钙的正常值：总血钙 2.15～2.49mmol/L，血清游离钙浓度 1.13～1.35mmol/L。血液中的钙离子含量过低（总血钙 <2.15mmol/L，血清游离钙浓度 <1.1mmol/L）时被称为低钙血症（hypocalcemia）。许多原因会导致低钙血症，最常见于体内甲状旁腺激素（parathyroid hormone，PTH）或维生素 D 水平异常，可以是轻微或严重的、长期或慢性的。而产科大出血时发生的低钙血症是一种急性的、暂时性的、可逆性的特殊类型。

## 一、低钙血症的病因

病理性低钙血症发生的常见原因可分为甲状旁腺激素（parathyroid hormone，PTH）介导和非甲状旁腺激素介导两种。甲状旁腺激素（PTH）介导的低钙血症是指因甲状旁腺功能受损导致甲状旁腺分泌缺失或减少而引发的低钙血症，最常见于甲状腺手术后，7%～49% 的患者在甲状腺切除术后会出现暂时性低钙。非甲状旁腺激素介导的低钙血症，又称靶器官功能障碍引起的低钙血症，包括肾功能衰竭、肠吸收不良及维生素 D 缺乏等。

产科大出血时低钙血症的原因主要有：①凝血因子消耗。在胎盘早剥、羊水栓塞等并发症发生时，钙作为一种重要的凝血物质，在凝血过程中大量消耗，可迅速表现为严重的低钙血症；②枸橼酸抗凝剂中和消耗。产科大出血患者往往需要输注大量的库存血，库存血中的枸橼酸抗凝剂可中和血清钙而引起低钙血症。最新的临床研究发现，产科大出血时患者血清 $Ca^{2+}$ 水平与手术出血量呈正相关，出血量 >3 000ml 时低钙血症的发生率高达 50%，术中常需补充钙剂以纠正低钙血症，且血清 $Ca^{2+}$ 水平监测有助于识别和治疗产后出血的高危患者。与上述研究结果相似，表 3-14 展示了笔者医院 2014—2019 年产科大出血患者中发生低钙血症及钙剂的使用情况，可见低钙血症的发生率和钙剂使用量均随着术中出血量的增多而明显增高。

## 二、钙离子的生理作用

### （一）促进凝血作用

钙离子是重要的凝血因子（Ⅳ因子），在凝血过程中的许多环节都需要钙离子的参与，有间接证据证明，钙离子在被吸收后可通过吸附的方式维持凝血因子的表面电荷，或稳定各种凝血蛋白质、磷脂等结构。当血小板活化后，胞质内高浓度的钙离子可以引起血小板的收缩活动，促进血块凝固。图 3-13 详细介绍了钙离子参与凝血的全过程，无论是内源性凝血途径、外源性凝血途径还是共同途径都有钙离子的参与。因大出血时凝血途径被激活后会消耗大量的钙离子，故钙离子作为一种大出血救治中的重要凝血物质需要及时补充。

### （二）维持血管平滑肌张力

部分升压药物和降压药物通过调节钙离子通道的活性进行血管张力调节，在相同的离子通道活性下，细胞内外钙离子浓度差将影响离子流动性，从而影响血管平滑肌对血管活性药物的敏感性。一方面，血钙降低可使细胞内外 $Ca^{2+}$ 浓度差减小，钙向细胞内流动减少，细胞内游离钙浓度降低，抑制血管平滑肌动作电位的产生，从而导致血管平滑肌松弛，血压下降；另一方面，血钙升高可使细胞内外 $Ca^{2+}$ 浓度差、钙向细胞内流动及细胞内游离钙浓度增加，促进血管平滑肌动作电位的产生，血管平滑肌收缩，血压升高。因此，低钙血症患者使用升压药的效果可能会受到影响（图 3-14）。

表 3-14    四川大学华西第二医院 2014—2019 年产科大出血患者低钙血症的发生率

| 项目 | 分层和比例 | | | | | |
|---|---|---|---|---|---|---|
| 出血量 /ml | >10 001 | 7 001～10 000 | 5 001～7 000 | 3 001～5 000 | 1 001～3 000 | <1 000 |
| 离子钙水平 /mmol·$L^{-1}$ | <0.5 | 0.51～0.7 | 0.71～0.9 | 0.91～1.10 | 1.11～1.2 | >1.21 |
| $n=274$ | 3（1%） | 12（4.4%） | 47（17.25%） | 89（32.5%） | 66（24%） | 57（20.8%） |
| 补钙量 /g | >5 | 4 | 3 | 2 | 1 | 0 |
| $n=792$ | 14（1.77%） | 16（2%） | 26（3.3%） | 61（7.7%） | 93（11.7%） | 582（73.5%） |

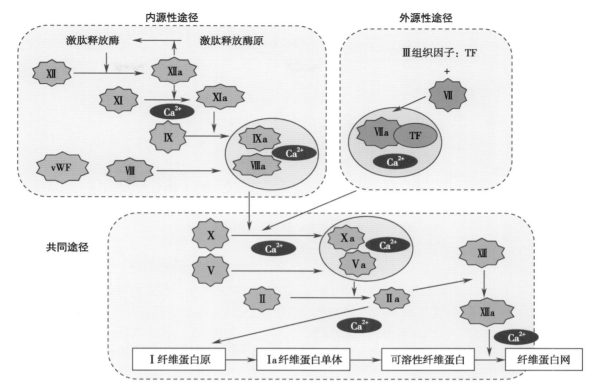

图 3-13 钙离子在凝血途径中的作用

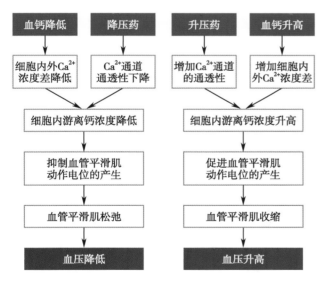

图 3-14 钙离子调节血管平滑肌对血管活性药物的敏感性

### （三）稳定心肌细胞膜

生理情况下，带正电的钙离子通过细胞膜钙离子通道进入心肌细胞，使细胞内的钙浓度升高，细胞内外形成较大电位差，产生了刺激细胞膜收缩的生理效应；心肌细胞收缩，又将钙离子泵出细胞膜外，形成反向的电位差，心肌细胞膜在这种反向电位差的作用下开始舒张；舒张后，细胞膜的通透性增强，钙离子再次穿过细胞膜进入心肌细胞，引起心肌收缩，从而维持心肌细胞正常的舒缩运动（图 3-15）。低钙血症时，尽管细胞膜的通透性正常，但是细胞内外钙离子浓度差减小，钙内流减少，导致心肌收缩力减弱。因此，补充钙离子可以增加细胞内外钙浓度差，促进钙内流，增强心肌收缩力和正性肌力药物的作用。

### （四）促进骨骼肌收缩

钙离子是骨骼肌兴奋收缩偶联因子，电兴奋通过横管系统传向肌细胞深处，三联管结构处的信息传递，以及肌质网对 $Ca^{2+}$ 的释放和再聚积参与了骨骼肌的收缩过程，钙离子是兴奋收缩偶联的物质基础。在骨骼肌收缩过程中起着触发和调控的作用，钙离子的浓度影响骨骼肌收缩的速度和强度。当钙离子缺乏时，骨骼肌正常的兴奋收缩偶联被抑制，麻醉恢复期呼吸肌正常收缩运动被抑制，导致呼吸恢复延迟。

### （五）促进子宫平滑肌收缩

与上述原理相同，低钙血症可导致子宫平滑肌兴奋性降低，高浓度的催产素也不能有效地引发平滑肌细胞的收缩。因此，剖宫产术中若使用了高浓度的催产素后仍然子宫收缩乏力应考虑是

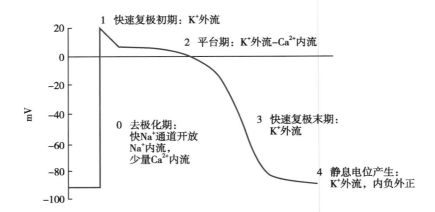

图 3-15　钙离子稳定心肌细胞膜的生理机制

否合并内环境紊乱（如低钙血症），钙离子能增加子宫平滑肌对催产素的收缩反应。另一方面，对于妊娠高血压患者而言，血管平滑肌细胞钙内流增加，导致血管痉挛收缩，血压异常升高；而镁是钙通道阻滞剂，抑制钙内流，可起到舒张血管和降低血压的作用。但其副作用为镁剂阻碍了子宫平滑肌细胞钙通道活性，可导致子宫收缩乏力而引发产科大出血。因此，对于使用硫酸镁的产妇应常规补钙，增加细胞内外钙浓度差，促进钙内流，避免产后子宫收缩乏力导致的大出血。

### （六）参与神经递质合成与释放、激素合成与分泌

钙离子参与了神经信号转导和神经递质分泌。当第一个细胞兴奋时，产生了一个电冲动，此时，细胞外的钙离子流入该细胞内，促使该细胞分泌神经递质，神经递质与相邻的下一级神经细胞膜上的蛋白分子结合，促使这一级神经细胞产生新的电冲动。以此类推，神经信号便逐级地传递下去，从而构成复杂的信号体系，最终形成学习、记忆等大脑的高级功能。

### （七）骨骼构成的重要物质

钙是骨骼构成的重要物质，孕期长期低钙血症可导致骨骼疏松、腰腿痛等症状。

## 三、低钙血症的危害

### （一）对器官和系统的危害

1. 中枢神经系统　当机体缺钙时，神经递质的释放受到阻碍，人体的兴奋机制和抑制机制遭到破坏，出现易激动、情绪不稳、幻觉等。如果是儿童缺钙，会夜啼、夜惊、烦躁失眠，严重的可导致大脑发育障碍，出现反应迟钝、多动、学习困难症

等，影响大脑成熟和智力。

2. 循环系统　房室传导阻滞，心室纤颤，心肌收缩力减弱，心脏停搏。

3. 血液系统　凝血功能障碍。

4. 子宫平滑肌兴奋性降低，子宫收缩不良。

5. 神经 - 肌肉系统　肌痉挛，肌无力，指 / 趾麻木。

### （二）低血钙危象

低血钙危象是指机体血钙浓度＜0.88mmol/L 时，可出现严重的随意肌及平滑肌痉挛，惊厥，癫痫发作，严重哮喘，喉肌痉挛致窒息，心跳加快、面色发绀、心功能不全和呼吸心搏骤停等一系列的临床综合征。

## 四、大出血时低钙血症的处理

大出血术中发生低钙血症时应及时补充钙剂，目前临床上常用的钙剂及使用方法包括：

**1. 10% 葡萄糖酸钙**　10ml 10% 葡萄糖酸钙中含有钙离子 2.26mmol/L，使用方法为 10～20ml 缓慢注射，每分钟不超过 5ml。

**2. 10% 氯化钙**　10ml 10% $CaCl_2$ 中含有钙离子 6.8mmol/L，使用方法为 5～10ml 稀释后缓慢静脉滴注，每分钟不超过 0.5ml。

两者静脉注射时如漏出血管外，均存在组织坏死的风险，但 10% 葡萄糖酸钙较 10% 氯化钙安全边际更高，不易发生推注过快导致的心律失常，甚至心搏骤停，因此，临床指南倾向于推荐使用 10% 葡萄糖酸钙纠正围手术期的低钙血症。针对产科大出血的患者，《昆士兰临床指南：原发性产后出血（2024）》提出了 10% 葡萄糖酸钙预防使用的指征：①有大出血风险的患者，胎儿娩出后可预

防性使用 1g 葡萄糖酸钙；②每输入 4U 红细胞悬液至少输入 1g 葡萄糖酸钙；③当存在胎盘早剥 / 羊水栓塞等导致凝血因子大量消耗的病因时应加量。

## 五、产科大出血术中低钙血症典型病例

### （一）病例一

患者 33 岁，体重 55kg，诊断："凶险性前置胎盘，中央性前置胎盘伴植入？膀胱植入？瘢痕子宫（两次剖宫产），妊娠合并中度贫血，$G_5P_2^{+2}$，$35^{+5}$ 周宫内孕，单活胎先兆早产"。胎儿取出后产妇发生了产科大出血，失血量 6 400ml，输注红细胞悬液 1 800ml，血气分析显示血钙浓度逐渐降低，术中累计补钙 7g，才能维持血钙浓度 >1.1mmol/L。

### （二）病例二

患者 36 岁，体重 54kg，诊断："胎盘早剥？中央性前置胎盘，$G_2P_0^{+1}$，$31^{+1}$ 周宫内孕，单活胎待产"。虽然该患者出血量仅有 4 000ml，输入红细胞悬液 10U，但胎盘早剥会激活机体的凝血途径导致血液中 $Ca^{2+}$ 被大量消耗而引发低钙血症。术中发现，出血量 2 850ml 时血钙浓度就已低至 0.49mmol/L。因此，胎盘早剥发生时需要尽早、大量地补充葡萄糖酸钙提升血钙浓度。

### （三）病例三

患者 30 岁，体重 61kg，诊断："羊水栓塞？抽搐原因待查，妊娠期糖尿病，$G_1P_0^{+1}$，$38^{+6}$ 周宫内孕，单活胎待产"。该患者于产房待产时突发意识丧失，氧饱和度下降，心搏骤停，考虑发生了羊水栓塞。羊水栓塞引发了凝血系统的过度激活，血中钙离子大量消耗导致低钙血症，术中出血量高达 14 075ml，输注红细胞悬液 30U，术中血钙浓度最低值为 0.32mmol/L，累计补钙 11g，血钙浓度才提升至 0.84mmol/L，该病例提示，为避免羊水栓塞时发生低钙血症，应尽早、大量补充葡萄糖酸钙，必要时可使用氯化钙。

## 六、总结

1. 产科大出血患者是低钙血症的高危人群。
2. 导致低钙血症的主要原因为凝血消耗和枸橼酸中和作用。
3. 胎盘早剥和羊水栓塞是导致严重低钙血症的高危病因。
4. 低钙血症治疗的临界值为 1.1mmol/L，大出血风险患者可维持在 1.3mmol/L 的高限。

5. 同等量 10% 氯化钙的含钙量高于 10% 葡萄糖酸钙，严重低钙血症患者可以考虑使用，但如果渗漏存在组织坏死的风险。

6. 提高大出血和大输血患者低钙血症的认识，预见性治疗胜于补救性治疗。

（盛　博　廖志敏）

参考文献

1. COOPER MS, GITTOES NJ. Diagnosis and management of hypocalcaemia. BMJ, 2008, 336（7656）: 1298-1302.
2. CHANTHIMA P, YUWAPATTANAWONG K, THAMJAMRASSRI T, et al. Association Between Ionized Calcium Concentrations During Hemostatic Transfusion and Calcium Treatment With Mortality in Major Trauma. Anesth Analg, 2021, 132（6）: 1684-1691.
3. EPSTEIN D, SOLOMON N, KORYTNY A, et al. Association between ionised calcium and severity of postpartum haemorrhage: a retrospective cohort study. Br J Anaesth, 2021, 126（5）: 1022-1028.
4. 韦累. 浅谈钙离子的生理作用. 科技信息, 2011, 27: 1.
5. PEPE J, COLANGELO L, BIAMONTE F, et al. Diagnosis and management of hypocalcemia. Endocrine, 2020, 69（3）: 485-495.
6. SANBORN BM. Relationship of ion channel activity to control of myometrial calcium. J Soc Gynecol Investig, 2000, 7（1）: 4-11.
7. 陈彦, 陈刚, Jeremy, 等. 英国成人急性低钙血症的紧急处理. 创伤与急诊电子杂志, 2017, 5（1）: 2.
8. Queensland Clinical Guidelines. Postpartum haemorrhage Guideline No. MN24.1-V11-R29 Queensland Health.2024.

## 第五节　产科大出血术中应激性高血糖管理

应激性高血糖（stress hyperglycemia）是指先前无糖尿病的患者在严重创伤、病情危重、重大手术等应激状态下出现血糖短暂性的升高。这是一种机体的代谢反应，使机体的分解代谢增加，合成代谢减少，外周组织对胰岛素的敏感性降低，严重者甚至出现胰岛素抵抗。

根据美国糖尿病协会和美国临床内分泌学家

协会的共识，应激性高血糖的诊断标准：先前没有糖尿病的住院患者随机测定 2 次以上空腹血糖≥6.9mmol/L，或随机血糖≥11.1mmol/L。临床表现为病理性高血糖、糖耐量下降，机体分解代谢增加、负氮平衡、无脂肪组织群减少、创口愈合不良及感染率升高等。围手术期患者对手术和麻醉的未知产生的恐惧感，机体代谢储备能力下降，并存肥胖、高血压、高胆固醇血症、缺血性心脏病等合并症，均使手术损伤引发的应激反应更加强烈，易发生严重的应激性高血糖，影响患者的术后康复。

## 一、应激性高血糖的流行病学

机体在遭受感染、创伤、大出血、大手术等严重打击后会出现一系列的应激反馈，如大量内分泌激素的释放、细胞内信号转导系统及相关基因的激活等，引起机体代谢异常，胰岛素抵抗，导致围手术期应激性高血糖的发生。据文献报道，应激性高血糖的发生率为 43%～50%，常为继发的、一过性的，不会引起持久性高血糖，除非患者存在隐性糖尿病或糖耐量减低。

最新研究表明，应激性高血糖会导致一系列有害的病理生理效应。首先，它可能会加重原有疾病的病理效应，进一步影响或延缓疾病的康复过程。此外，应激性高血糖还可能引发严重感染、多神经病变、多器官功能衰竭甚至死亡等多种并发症。据统计数据显示，术后有 65% 的患者平均血糖浓度大于 7.8mmol/L，32.7% 的患者平均血糖浓度大于 10mmol/L；术前血糖浓度每升高 0.6mmol/L，围手术期不良心血管事件的发生率就会增加 11%。非糖尿病患者发生应激性高血糖时，其死亡率更高，住院时间也更长，预后更差。其次，应激性高血糖与术后并发症密切相关，比如脑卒中、心肌梗死、心律失常、神经系统并发症（如癫痫）、术后感染（包括手术部位感染、泌尿道感染、静脉炎及肺炎）、住院时间延长及 ICU 恢复不良等。最后，有研究指出术后高血糖（大于 10mmol/L）是不良愈后的独立预测因素，危重患者常伴血糖升高，但对于这方面的流行病学报道相对较少。

## 二、产科大出血中应激性高血糖的发生原因

### （一）应激反应

手术应激是导致产科大出血患者发生应激性高血糖最为常见的原因之一。禁食、组织损伤、出血、低温、液体输注与再分布、疼痛等因素会改变患者的新陈代谢和生理平衡，从而引发血液学、免疫学和内分泌反应，这些反应的程度与组织损伤的严重程度类似，并通过术后并发症的发生而进一步被放大。目前的研究表明，应激性高血糖的病理生理机制主要与体内激素分泌失衡、细胞因子的释放及外周组织胰岛素抵抗等密切相关。

**1. 体内激素分泌失衡**　应激状态会促进下丘脑 - 垂体 - 肾上腺皮质轴和皮质 - 肾上腺髓质轴的兴奋性增强，导致体内糖皮质激素和儿茶酚胺的分泌增加。其中，糖皮质激素一方面可促进糖异生增加，减少血中葡萄糖的利用，导致血糖升高；另一方面，血中大量的儿茶酚胺会抑制胰腺 β 细胞的分泌，从而抑制胰岛素的释放并促进胰高血糖素的分泌，增加糖原的分解，进而导致血糖升高（图 3-16）。最新研究发现，肠内分泌轴失控也是应激性高血糖的另一种潜在机制。胰高血糖素样肽 -1（glucagon-like peptide-1，GLP-1）可以促进肠胰岛素分泌，并特异性抑制胰高血糖素的分泌。临床观察发现，在需要血管活性药物治疗的重症监护室（ICU）的患者中，GLP-1 分泌减少与皮质醇呈中度相关。

**2. 细胞因子释放**　近年来的研究发现，急性应激会导致大量炎症因子如肿瘤坏死因子 α（tumor necrosis factor-α，TNF-α）、白细胞介素 -1（interleukin-1，IL-1）、白细胞介素 -6（interleukin-6，IL-6）的释放。这些炎症因子会破坏胰岛素受体信号中的葡萄糖转运蛋白 -2（glucose transporter-2，GLUT-2）和葡萄糖转运蛋白 -4（glucose transporter-4，GLUT-4）的功能，从而引起胰岛素抵抗。同时，TNF-α 还会激活磷酸化胰岛素受体底物 -1（insulin receptor substrate-1，IRS-1）的信号蛋白分子 c-Jun 氨基末端激酶（c-Jun N-terminal kinase，JNK），阻止组织中的胰岛素激活磷脂酰肌醇 -3 激酶（phosphoinositide 3-kinase，PI3K）信号系统参与葡萄糖的摄取。此外，在应激时巨噬细胞和树突细胞中的 Toll 样受体 4（Toll-like receptor-4，TLR-4）被激活，进而激活炎症性 NF-κB 途径，使游离脂肪酸（free fatty acid，FFA）浓度增加，进一步降低胰岛素的敏感性（图 3-17）。

**3. 胰岛素抵抗**　在应激的早期阶段，由于缺血缺氧及高儿茶酚胺水平的影响，胰岛素敏感组织如骨骼肌、脂肪细胞、肝细胞和心肌细胞对胰岛素的敏感性和反应性都会下降，导致血糖 / 胰岛素

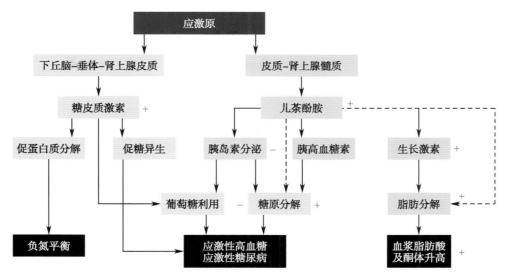

图 3-16　体内激素分泌失衡导致应激性高血糖发生机制

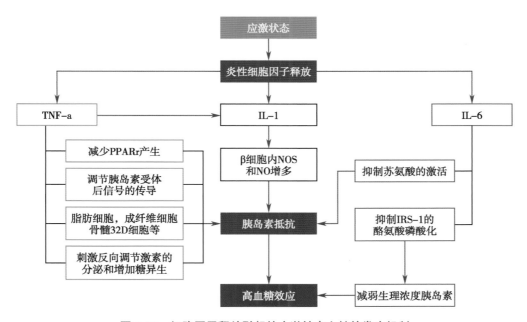

图 3-17　细胞因子释放引起的应激性高血糖的发生机制

比率升高，出现高血糖与高胰岛素共存的现象及胰岛素抵抗。具体的分子机制包括：

（1）受体前机制：皮质激素/IL-6升高，胰腺血流减少，交感兴奋导致胰岛素分泌减少。

（2）受体-受体后机制：胰岛素受体数量、结合力及受体信息传导反应性下降。

（3）葡萄糖转运系统障碍：胰岛素可激活细胞膜上葡萄糖转运载体（GLUT），将葡萄糖转运到细胞内，发挥降糖作用（见图3-10）。而应激反应引起的胰岛素抵抗可以抑制细胞膜上葡萄糖转运载体（GLUT）的激活，导致糖的清除速率下降。正常

的新陈代谢由合成代谢和分解代谢激素之间的相互作用所决定。在手术损伤开始后，分解代谢激素和炎症介质的释放会促进盐、水潴留和血管收缩，以维持血管内容量和血压稳定，并为代谢和细胞功能提供糖异生底物。

下面通过两个病例帮助医生了解产后大出血后发生应激性高血糖的情况。

**病例一：**

患者40岁，体重64kg。诊断"凶险性前置胎盘，中央性前置胎盘，胎盘植入，$G_4P_1^{+2}$，35周头位单活胎"。手术过程中失血总量约13 400ml，出血

约 11 000ml 时第一次测得血糖为 11.7mmol/L，出血约 13 000ml 时第二次测得血糖为 15.7mmol/L，患者因大出血发生了应激性高血糖，并伴有休克和高钾血症。

**病例二：**

患者 42 岁，体重 65kg。诊断为"晚期产后出血，胎盘植入，失血性休克，中度贫血"。院外失血约 3 800ml，术中出血 1 100ml，共出血 4 900ml。术中第一次测血糖：20.3mmol/L，第二次测血糖：12.7mmol/L，患者也因大出血合并失血性休克导致严重的应激性高血糖。

尽管病例二的出血总量没有病例一多，但其应激性高血糖程度更为严重，主要原因为该患者在院外就发生了大出血，并未及时得到有效治疗，伴随着严重的休克（收缩压低于 60mmHg 持续 1 小时以上）和贫血（最低 Hb 为 41g/L），导致组织严重缺氧，机体表现出更为严重的应激反应。因此，对于大出血患者来说，密切监测和管理血糖至关重要，可以帮助医务人员正确评估患者病情的严重程度。

**（二）库存血外源性输入**

全血是指未经过任何处理而完整保存备用的血液，可分为新鲜血和库存血两类。2～6℃保存的酸性枸橼酸盐葡萄糖（acid-citrate dextrose，ACD）全血在 5 天内可视为新鲜血；2～6℃保存枸橼酸盐葡萄糖（ci-tate phosphate dexerose，CPD）全血在 10 天内可视为新鲜血；库存血是指在 2～6℃环境下保存 2～3 周的全血。库存血虽含有血液的所有成分，但有效成分会随着保存时间的延长而发生变化（见表 3-3）。其中，白细胞、血小板和凝血因子等成分会受到破坏。

枸橼酸盐葡萄糖（ACD）全血中含有葡萄糖保存液，导致库存血中葡萄糖含量增高。在采血当天葡萄糖含量最高，可以高达 19.43mmol/L，随着保存时间的延长，葡萄糖逐渐分解，浓度逐渐下降，同时乳酸增加，pH 值逐渐下降，含保存液的血液 pH 值为 7.0～7.25。此外，红细胞和白细胞逐渐破坏，细胞内的钾离子外溢，使血浆中钾离子浓度升高，酸性增强。因此，大量输入库存血时需注意防范高血糖、酸中毒和高钾血症的发生。

大量输入库存血会导致外源性枸橼酸葡萄糖的输入增加，胰腺负担加重，葡萄糖分解减慢。同时，这类患者往往病情危重，可能本身就存在胰岛素分泌不足的情况，再加上输入大量含有被破坏血液成分的库存血常会诱发机体的炎症反应，进一步加重应激性高血糖的发生。因此，输入库存血后，多种机制共同作用诱发了应激性高血糖。

## 三、应激性高血糖的利与弊

### （一）应激性高血糖的优点

早期适度高血糖状态可以为病变部位的炎症组织及组织修复提供能量底物。非胰岛素依赖的组织，如中枢神经系统、白细胞、红细胞及网状内皮系统，主要依赖葡萄糖供能。应激性高血糖发生时，胰岛素抵抗胞质内储存的葡萄糖转运体 -4（GLUT-4）易位到细胞膜减少，外周和非必需组织对葡萄糖的吸收也减少。除创造新的葡萄糖平衡外，应激诱导的高血糖还通过 GLUT-1 转运体使葡萄糖通过浓度梯度优先吸收到巨噬细胞中，为巨噬细胞的能量代谢提供底物，从而为病变部位的炎症组织和细胞提供能量。

除上述作用外，适度升高的血糖水平还具有以下益处：抗感染和促进病变愈合，保证机体防御功能和生命活动的正常进行。最新的研究还发现，急性高血糖可能通过促进抗凋亡途径和促进血管生成来防止细胞死亡。应激性高血糖不仅是对伤害性刺激的适应性反应，同时也保证了机体防御和生命活动的正常进行。

### （二）应激性高血糖的危害

1. 加重原有疾病的病理性效应，使病情恶化。例如，应激性高血糖对患者术后心肌微循环灌注具有明显的不良影响。急性高血糖会增强氧化应激反应程度，导致冠状动脉微血管的内皮氧化应激损伤和功能障碍，进而造成心肌微循环灌注不良；同时，急性高血糖还会使血小板活性增强、组织的纤溶活性降低，导致心肌微血栓形成，血小板脱颗粒释放的血栓素 $A_2$ 和 5- 羟色胺会引起微血管痉挛，加重心肌微循环障碍；此外，急性高血糖还可能引发水钠潴留、心肌细胞膜钙超载及心肌能量代谢异常，影响患者的预后。因此，主动干预和管理围手术期血糖，可降低急性血糖升高引发的心血管损害，对改善患者预后具有重要的意义。

2. 营养供给不足，影响或延缓康复。应激性高血糖可能诱发胰岛素抵抗，导致组织和细胞能量代谢障碍，进而影响组织和细胞的修复。

3. 诱发多种并发症如严重感染、多神经病变、多器官功能损害、衰竭甚至死亡等。高血糖使感染的风险增加，主要分子机制包括葡萄糖大量流入免疫细胞导致糖毒性；高血糖损害中性粒细胞功能，促进淋巴细胞凋亡，抑制 T 细胞增殖；高血糖状态还可诱发免疫球蛋白和补体的糖基化修饰，降低其免疫作用。

4．严重影响机体内环境稳定，促进炎症发生。葡萄糖是体内重要的促炎症介质，它能增强转录因子（如核内 NF-κB，激活蛋白 -1 和生长因子）的活性，这些转录因子通过调节编码促炎基因的表达促进炎症细胞产生并释放大量细胞因子。

### （三）血糖对大出血患者预后的预测作用

应激性高血糖在一定程度上可以反映危重患者的病情和预后。一项涉及 279 例非糖尿病患者发生多发性创伤出血时血糖水平与患者预后的回顾性研究显示，初始血糖水平比血红蛋白、剩余碱、碳酸氢钠、pH 值和乳酸对出血性休克的发生和预后更具有预测作用。随着基础血糖的升高，出血性休克的发生率显著上升，从 4.4%（血糖 4.1～5.5mmol/L）上升到 87.5%（血糖 >15mmol/L）。此外，死亡率也与初始血糖呈正相关，分别为 8.3%（血糖≤5.50mmol/L），10.9%（血糖 5.51～7.50mmol/L），12.4%（血糖 7.51～10mmol/L），32.0%（血糖 10.01～15mmol/L）和 12.5%（血糖≥15.01mmol/L）。对于严重创伤合并失血性休克的患者，严格控制血糖可以显著降低术后感染的风险，并缩短危重症患者的住院时间。因此，对于妊娠期糖耐量异常或妊娠期糖尿病合并大出血的患者，应加强血糖监测和管理，并提高对发生严重乳酸性酸中毒和高钾血症风险的认识。

## 四、应激性高血糖的处理原则

### （一）病因治疗

从发生机制、病理生理角度入手，积极治疗原发病，减少应激反应。主要包括改善氧合，避免氧代谢异常；纠正酸碱平衡紊乱；维持循环，保证器官灌注；避免低体温，减少并发症。

### （二）补液治疗

麻醉期间的生理干预，如间歇性正压通气、血管活性药物使用和区域阻滞技术及手术创伤应激均可诱发术中血糖升高，发生应激性高血糖。严格控制外源性葡萄糖的输入，选择合适的液体治疗方案，注意合理的补液治疗可为术后患者的功能及状态恢复奠定基础。临床常用晶体液成分及理化特点见表 3-4。

### （三）降糖治疗

若血糖值高于警戒值，应立即进行强化胰岛素治疗。胰岛素降糖的优势包括：①胰岛素可以逆转几乎所有急性高血糖的不良影响；②胰岛素可抑制葡萄糖的促炎作用而发挥抗炎作用；③胰岛素能够降低诱导型一氧化氮合酶（iNOS）的表达，限制氧化应激过程中一氧化氮（NO）产生的数量，保护线粒体功能，防止糖毒性；④胰岛素还具有心脏保护作用，可激活血小板和内皮细胞中的内皮型一氧化氮合酶（eNOS），增加 NO 的释放，促进血管扩张，抑制血小板聚集。

降糖治疗强调平稳降糖，避免血糖水平大幅度的波动，同时预防低血糖的发生。一般主张危重患者首选静脉注射胰岛素治疗，非危重患者首选皮下胰岛素注射治疗，但皮下胰岛素强化治疗不能用于非进食的危重患者，绝大多数患者不适合口服降糖药治疗；同时降糖治疗应个体化，并严密监测血糖变化，减少低血糖发生。围手术期应激性高血糖常用胰岛素使用剂量及方法如表 3-15 所示。

表 3-15　围手术期应激性高血糖胰岛素治疗策略

| 血糖水平 /mmol·L$^{-1}$ | 静脉胰岛素输注策略 |
| --- | --- |
| 7.8～10.0 | 1U/h 输注 |
| 10.1～11.1 | 2U/h 输注 |
| 11.2～13.8 | 2U 静脉注射后 2U/h 输注 |
| 13.9～16.6 | 4U 静脉注射后 2U/h 输注 |
| >16.6 | 4U 静脉注射后 4U/h 输注 |

## 五、术中控制血糖的原则与意义

围手术期血糖管理的基本原则是避免低血糖、预防酮症酸中毒、维持水电解质平衡、控制严重高血糖。高血糖与术后不良事件的发生有关。手术期间患者血糖 >12.2mmol/L 术后感染的发生率比血糖 <12.2mmol/L 的患者高 2.7 倍；此外，血糖较高的患者术后严重感染的发生率也比血糖较低患者高出 5.7 倍。另外，低血糖不利于术后康复可延缓出院，甚至可能危及生命。①当血糖≤2.8mmol/L 时可能出现认知功能障碍；②长时间血糖≤2.2mmol/L 的严重低血糖可导致脑死亡；③长期未得到有效控

制的糖尿病患者在正常血糖水平情况下也存在发生低血糖的风险；④全麻镇静患者低血糖反应往往被掩盖，风险尤其高。与此同时，围手术期血糖调控的循证医学证据表明，将血糖维持在正常范围内有导致低血糖的风险，低血糖对患者危害较高血糖更为明显，因此建议围手术期维持轻度血糖升高有利于改善外科结局。

2004年，美国内分泌协会（American Association of Clinical Endocrinologists，AACE）和美国麻醉医师协会（American Society of Anesthesiology，ASA）联合制定的《住院患者血糖控制目标和实施纲要》中指出：①保持目标血糖始终低于10mmol/L（180mg/dl）；②ICU患者血糖应维持在4.4～6.1mmol/L（80～110mg/dl）；③非正常饮食的糖尿病患者不应使用口服降糖药；④胰岛素分泌不足者应补充基础剂量的胰岛素；⑤制订并实施低血糖的预防和管理计划。2009年6月，美国内分泌医师协会和美国糖尿病学会（American Diabetes Association，ADA）联合发表了关于住院患者血糖控制的共同声明建议：大多数危重患者血糖>10.0mmol/L时开始胰岛素治疗，血糖控制目标为7.8～10.0mmol/L，血糖<6.1mmol/L是不推荐的。中华医学会麻醉学分会《围手术期血糖管理专家共识（2021版）》指出，围手术期血糖控制目标是：①避免低血糖和严重的高血糖，推荐围手术期血糖控制在140～180mg/dl（7.8～10.0mmol/L）。血糖>180mg/dl（10.0mmol/L）应开始胰岛素治疗；②术后ICU住院时间≥3天的危重患者，推荐血糖目标值≤150mg/d（8.4mmol/L）。对于非糖尿病患者和部分血糖控制良好的糖尿病患者，行整形外科等精细手术时，围手术期血糖控制在110～180mg/dl（6.1～10.0mmol/L）可能是安全的，并且能减少术后感染等并发症；③高龄（≥75岁）、频繁发作低血糖、合并严重心脑血管疾病的患者，血糖目标上限也可适当放宽至≤216mg/dl（12.0mmol/L），最高不超过250mg/dl（13.9mmol/L），因患有糖尿病的危重患者比非糖尿病患者更容易发生低血糖，从而使死亡风险增加近3倍。

## 六、总结

产科大出血患者围手术期应激性高血糖的发生受到了多种可预计和不可预计因素的影响，存在着巨大的个体差异。临床实践时，应结合患者的病情和具体情况，考虑所在医疗机构的资源和医生经验，综合判断并选择最佳的治疗方案。围手术期严密的血糖监测、胰岛素用量的及时调整，是实现合理、有效、安全的围手术期血糖管理的关键所在。应激性高血糖围手术期的管理要点包括：①产科大出血患者是应激性高血糖的高危人群；②应激性高血糖可导致高钾血症、乳酸生成增加和术后预后不良；③应激性高血糖的严重程度与病情危重程度密切相关；④充分提高对应激性高血糖危害的认识，对高危人群要加强监测；⑤术中血糖维持目标7.8～10mmol/L；⑥胰岛素治疗中要加强监测，避免低血糖。

（盛 博 廖志敏）

## 参考文献

1. 胡亚楠，韩非. 围术期液体管理与应激性高血糖的预防. 临床麻醉学杂志，2020，36（1）：4.

2. LEWIS KS，KANE-GILL SL，BOBEK MB，et al. Intensive insulin therapy for critically ill patients. Ann Pharmacother，2004，38：1243-1251.

3. 中华医学会麻醉学分会. 围术期血糖管理专家共识（2021版）. 2021.

4. MIFSUD S，SCHEMBRI EL，GRUPPETTA M. Stress-induced hyperglycaemia. Br J Hosp Med（Lond），2018，79（11）：634-639.

5. ROHLEDER N. Stress and inflammation - The need to address the gap in the transition between acute and chronic stress effects. Psychoneuroendocrinology，2019，105：164-171.

6. HO K. A critically swift response：insulin-stimulated potassium and glucose transport in skeletal muscle. Clin J Am Soc Nephrol，2011，6（7）：1513-1516.

7. ZOUNGASS，PATEL A，CHALMERS J，et al. Severe hypoglycemia and risk of vascular events and death. N Engl J Med，2010，363：1410-1418.

8. MAPANGA RF，ESSOP MF. Damaging effects of hyperglycemia on cardiovascular function：spotlight on glucose metabolic pathways. Am J Physiol Heart Circ Physiol，2016，310（2）：H153-173.

9. MOGHISSI ES，KORYTKOWSKI MT，et al. American Association of Clinical Endocrinologists；American Diabetes Association. American Association of Clinical Endocrinologists and American Diabetes Association consensus statement on inpatient glycemic control. Diabetes Care，

2009，32（6）：1119-1131.

10. The NICE-SUGAR Study Investigators. Intensive versus conventional glucose control in critically ill patients. N Engl J Med, 2009, 360: 1283-1297.

11. HERMANIDES J, BOSMAN RJ, VRIESENDORP TM, et al. Hypoglycemia is associated with intensive care unit mortality. Crit Care Med, 2010, 38: 1430-1434.

12. 中华医学会妇产科学分会产科学组，中华医学会围产医学分会妊娠合并糖尿病协作组. 妊娠合并糖尿病诊治指南（2022）[第一部分]. 中华妇产科杂志，2022，57（1）：4-9.

13. 中华医学会妇产科学分会产科学组，中华医学会围产医学分会妊娠合并糖尿病协作组. 妊娠合并糖尿病诊治指南（2022）[第二部分]. 中华妇产科杂志，2022，57（2）：81-90.

## 第六节　产科大出血术中体温监测与管理

血压、脉搏、呼吸、体温和疼痛共同构成了五大生命体征，保持体温恒定是保证机体新陈代谢和正常生命活动的必要条件，而体温异常可引起代谢功能紊乱甚至危及生命。核心体温是指机体深部重要脏器的温度，与体表温度相对应，两者之间温度梯度为2～4℃。正常人体核心体温为36.5～37.5℃，体表温度约为33℃。围手术期由于各种原因导致机体核心体温低于36℃的现象称为围手术期低体温，又称围手术期意外低体温（perioperative inadvertent hypothermia）。

研究显示，围手术期低体温发生率可高达50%～70%，约50%的手术患者中心体温低于36℃，33.3%的患者中心体温<35℃。一般手术时长超过2小时就容易发生围手术期低体温，而产科大出血患者因出血量多、手术时间长是发生围手术期低体温的高危人群。

### 一、围手术期低体温的危害

围手术期低体温对机体的危害是多方面的，主要包括凝血功能下降引起出血量增加；免疫力下降导致伤口感染风险增加、住院时间延长；心肌缺血导致心肌梗死风险增加；药代动力学改变导致术后苏醒延迟；血浆去甲肾上腺素分泌增加导致室性心律失常风险与死亡率增加。对产科患者而言，低体温最大的影响是导致凝血功能下降和出血量增加。此外，"致死三联症"——凝血功能障碍、低体温和酸中毒是临床上大出血导致患者死亡的常见原因。如果同时具备这三个征象，患者死亡率将明显升高。低体温对机体生理功能的影响如下：

#### （一）低体温对凝血功能的不良影响

低体温可损伤血小板功能，降低血小板黏附功能和聚集功能；损害内源性和外源性凝血因子，使PT和APTT延长；抑制血浆中纤维蛋白原的合成；低温时组织纤溶酶原活物含量增加，纤溶亢进；出血时间与皮肤温度成反比，严重低温可导致DIC发生。一项对外科患者随机对照试验的荟萃分析报告显示，围手术期轻度低温（体温下降1℃）会使手术出血量增加16%和相对输血风险增加22%。

#### （二）低体温对免疫功能的影响

轻度的体温降低可直接损害机体的免疫功能，抑制中性粒细胞的氧化杀伤能力，并减少多核白细胞向感染部位的移动；同时，低体温可减少皮肤血流和氧供，抑制组织对氧的摄取，蛋白质消耗增加，骨胶质合成减少。以上多种因素的共同作用致使围手术期伤口感染率明显增加。

#### （三）低体温对红细胞携氧能力的影响

低体温可导致氧合解离曲线左移，使血红蛋白（Hb）与氧气（$O_2$）亲和力增加，Hb和$O_2$在肺部容易结合，但到达器官组织后不容易分离，导致表面上血红蛋白携氧能力提升了，但外周组织氧供却显著减少（见图3-3）。

#### （四）低体温对机体代谢的影响

体温每升高10℃，机体基础代谢率增加一倍；体温每下降10℃，基础代谢率下降一半；适度体温降低可以降低细胞耗氧，提高机体对缺氧的耐受能力；低体温常导致酸中毒和电解质紊乱，且一定范围内体温的降低与血清钾的降低成正比；低体温时，代谢率下降导致供能降低，产热减少。

#### （五）低体温增加心血管并发症

研究发现，围手术期心血管不良事件在正常体温患者的发生率约为1.4%，而低体温患者的发生率却高达6.3%，其中室性心律失常、心肌缺血、术后心肌梗死并发症在体温正常和低体温患者中的发生率均存在显著性差异（2.4% vs. 7.9%，13.0% vs. 36.0%，1.5% vs. 18.0%，$P<0.05$）。

低体温使肺血管对缺氧的反应性降低，通气血流比例（V/Q）失调导致缺氧加重；一定范围内体温的降低与血清钾的降低成正比，低体温引发的低钾血症是导致室性心动过速、心室颤动等心律失常的重要原因，严重时还可能引起心力衰竭；低体温可降低心肌对儿茶酚胺的反应性，引起心脏传导阻滞加剧和心肌收缩力降低。低体温可直接抑制窦房结，减慢传导，心率和心排血量降低，34℃可诱发心室颤动，32℃可导致心脏停搏。当核心温度低于正常值37℃时，室性心动过速和心律失常的发生率将增加2倍；围手术期寒战发生时，低体温可引发机体耗氧及二氧化碳的生成显著增加。此外，快速复温可诱发高血压、肺动脉高压和心肌局部缺血，术后心肌缺血的发生率是术中体温正常者的3倍。

### （六）低体温对术后恢复的影响

低体温会增加组织吸收，减少机体代谢及药物的排泄；寒战使患者围手术期不适感增加40%；肾上腺功能显著增强，血浆去甲肾上腺素分泌增加；中枢神经系统变迟钝，影响机体识别和运动功能；显著延长了患者的麻醉恢复时间及术后恢复室的停留时间，延长在ICU和病房的住院时间，影响后续治疗；增加室性心律失常的风险，围手术期患者死亡率增加。

总而言之，围手术期低体温可导致手术切口感染、心血管不良事件、凝血功能下降、麻醉苏醒时间延长及住院时间延长等不良结局（表3-16）。研究发现，外科伤口感染率在低体温患者中高达19%，而在体温正常患者中仅为6%；低体温患者伤口拆线时间延长1天，住院时间延长2.6天，体温下降2℃时患者切口感染率明显增高；体温下降

2～3℃可明显增加创伤患者死亡的可能性，核心温度降至32℃患者围手术期死亡的危险性很高。

## 二、围手术期低体温的危险因素

围手术期导致低体温的危险因素众多，包括患者因素、手术因素、麻醉因素和环境因素等多个方面（表3-17）。

在众多危险因素中，麻醉相关危险因素尤其值得我们关注。既包括全身麻醉又包括椎管内麻醉，两者导致低体温的机制也不尽相同。

全身麻醉后患者会出现较为明显的低体温，由于血管收缩反应被抑制，核心室向外周室再分布下降0.5～1℃，此时失热大于产热，核心温度降低2～4℃，减低血管收缩和寒战阈值，导致寒战的发生（图3-18）。目前认为其主要机制分为三个时相：①第一时相：全麻引起外周血管扩张，抑制中枢体温调节反射，核心热量被带至外周，导致外周体温略增，降低了核心体温与体表温度的差值，产生热量再分布。②第二时相：体温缓慢线性下降，可维持2～3小时，这与机体通过辐射、对流、传导和蒸发等方式向周围环境丢失大量热量超过机体产热有关。③第三时相：核心体温达到动态平衡，此时低温激发了内源性血管收缩以减少热量进一步散失，使散热和产热趋于平衡而达到平台期。

椎管内麻醉及神经阻滞麻醉同样可影响体温调节系统，使患者外周血管扩张，特别是下肢血管扩张。由于不能引起患者正常的寒冷感觉，血管收缩反应被抑制，体温调节防御能力削弱，阻滞了外周温度感受器的信号向中枢传送，使机体核心温度降低，皮肤温度上升，共同导致血管扩张、寒战阈值降低及失热增加（图3-19）。全麻联合区域

表3-16　围手术期低体温的不良结局

| 不良结局 | 具体描述 |
| --- | --- |
| 手术切口感染 | 体温下降2℃时患者切口感染发生率明显增高 |
| 心血管不良事件 | 低体温可抑制窦房结功能，引起心律失常，并可增加外周血管阻力，增加心肌做功和耗氧，引起心肌缺血 |
| 凝血功能下降 | 低体温可减弱血小板功能，降低凝血酶活性；通过调节测定温度后的血栓弹力图检测提示，低体温导致血栓形成过程受阻，血液凝集强度减弱 |
| 麻醉苏醒时间延长 | 低体温可延缓麻醉药物代谢，导致患者麻醉苏醒速度减慢，苏醒时间延长 |
| 住院时间延长 | 低体温导致患者在麻醉恢复室滞留时间延长，进入重症监护室概率增加，术后恢复缓慢，住院时间延长 |

阻滞可导致热量再分布程度加大,使机体热量分布发生改变,在患者低体温发生中所起的作用大于产热失衡。患者术后体温恢复通常需要 2～5 小时甚至更久。虽然剖宫产手术时长往往不会超过 2 小时,但临床工作中发现椎管内麻醉后的孕妇常出现明显的寒战反应,其主要原因在于剖宫产手术对麻醉平面要求比较高,特别是采用蛛网膜下腔麻醉,麻醉阻滞平面甚至可以高达胸 4 平面($T_4$),过高的麻醉阻滞平面导致大面积血管扩张,散热增多,寒战阈值降低,更易发生低体温和寒战。

表 3-17　围手术期低体温的危险因素

| 因素 | 具体描述 |
| --- | --- |
| **患者因素** | |
| 年龄 | 年龄 >60 岁的患者低体温发生率高,体温恢复时间也更长;婴幼儿,尤其是早产和低体重儿更易发生低体温 |
| 体重指数(body mass index,BMI) | BMI 越大,热量散失越快,但肥胖由于脂肪保护,体表散热减少,核心体温与体表温度差值减少,低体温发生率更低 |
| 美国麻醉医师协会(ASA)分级 | ASA 分级Ⅱ级以上患者较Ⅰ级低体温发生率增加,且 ASA 分级越高,低体温发生风险越高 |
| 基础体温 | 基础体温是独立高风险因素,术前体温偏低患者低体温发生风险极高 |
| 合并症 | 合并代谢性疾病可影响体温,如糖尿病合并神经病变患者低体温发生风险增加 |
| **手术因素** | |
| 手术分级 | 手术分级越高,患者低体温发生率越高 |
| 手术类型 | 开放手术比腔镜手术更易发生低体温 |
| 手术时间 | 手术时间超过 2 小时,低体温发生率明显增高,全麻患者尤甚 |
| 术中冲洗 | 使用超过 1 000ml 未加温冲洗液患者低体温发生率增高 |
| **麻醉因素** | |
| 麻醉方式 | 全麻较椎管内或区域麻醉低体温发生率高;联合麻醉,如全麻合并椎管内或区域麻醉较单纯全麻低体温发生率高 |
| 麻醉时间 | 麻醉时间超过 2 小时患者低体温发生率增高 |
| 麻醉药物 | 吸入麻醉药、静脉麻醉药及麻醉性镇痛药均可显著影响体温调节中枢,导致低体温发生 |
| 术中输液/输血 | 静脉输注 1 000ml 室温晶体液或 1 个单位 0.5℃库存血,可使体温下降 0.25～0.5℃;输入未加温液体超过 1 000ml 低体温发生风险增高 |
| **环境因素** | |
| 手术间温度 | 增加环境温度对患者低体温的发生是保护因素,通常低于 23℃患者低体温发生风险增高 |

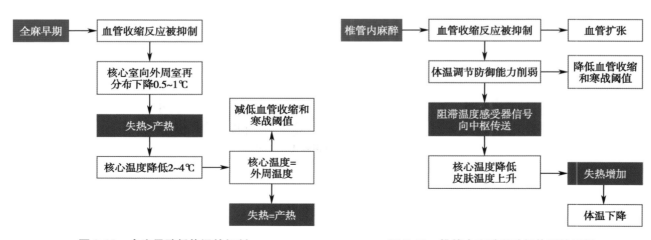

图 3-18　全麻导致低体温的机制　　　　　图 3-19　椎管内麻醉导致低体温的机制

### 三、产科大出血术中低体温的原因

产科患者发生围手术期低体温的原因是多方面的，既有麻醉因素，也有手术和环境等多方面的因素。然而，大出血治疗本身是导致低体温的最主要原因，特别是在容量剧烈波动过程中体液和血浆的置换，导致体内热量大量直接丢失。具体包括以下原因：

#### （一）皮肤的散热作用

皮肤是体内热量散失的主要器官。产科手术皮肤消毒时，裸露的皮肤面积较大，消毒液涂擦的蒸发作用巨大。此外，胎儿娩出过程中伴随着大量的羊水和血液对手术巾和会阴垫巾的浸湿作用，潮湿的手术铺巾和会阴垫巾无法及时得到更换，接触皮肤后容易带走大量的体表热量，特别是出血量比较大的患者。因此，术中消毒液、潮湿手术巾、会阴垫巾可直接引起皮肤出现明显的热量丧失和降温（图3-20）。

#### （二）冷热体液置换作用

普通产科患者羊水丢失量约500ml，大出血患者还伴随着血液的大量丢失，有的患者出血量可以达到5 000～10 000ml，热量丢失是十分显著的。

静脉输注大量与手术间等温的液体和低温血液可对机体中体液造成"冷稀释"作用；成人静脉输注常温液体1 000ml或4℃血液200ml，核心体温会下降0.25℃；产科大出血患者输注液体和血液的总量常常超过10 000ml，个别严重大出血患者输入量甚至可达15 000～25 000ml，虽然术中使用了液体加温装置，然而由于多个通道无法全部同时加热，输入液体的降温效应仍然十分明显，图3-21是某产科大出血患者输入的液体和血液制品。

#### （三）手术因素

产科大出血患者往往手术较为困难，尤其是难治性产科大出血，手术时间甚至长达5～8小时，体表、体腔暴露导致的水分蒸发，大量低温液体冲洗腹腔导致热量大量丢失。

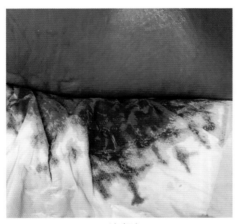

A 消毒液

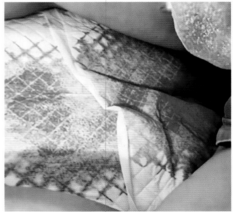

B 会阴垫巾

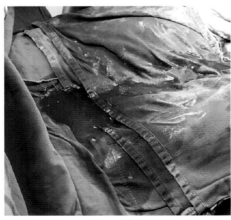

C 切口羊水

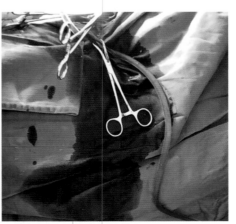

D 切口出血

图3-20　导致皮肤散热的因素

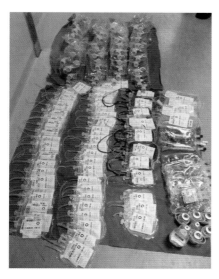

图3-21　某患者大出血后输入的液体和血液制品

### （四）麻醉因素

可预测的产科大出血患者通常首先采用全身麻醉，而部分未预测产科大出血患者可能先采用椎管内麻醉，后期改为全身麻醉。如前所述，两种麻醉方式分别以不同的机制引发机体热量再分布，从而导致低体温，尤其是同时采用了两种麻醉方式的患者，这种低体温的效应可能更加显著。在全麻患者中，机械通气吸入干冷气体和呼吸道蒸发也是导致低体温的常见原因。

### （五）病理因素

大出血患者往往并存容量不足导致的低血压，而长时间的出血性休克会导致组织的灌注不足。相反，组织器官灌注不足又可以加重低体温，引发血管收缩，进一步加重组织器官灌注不足，以及酸中毒和酸中毒导致的血液瘀滞，两者形成正反馈的恶性循环（图3-22）。

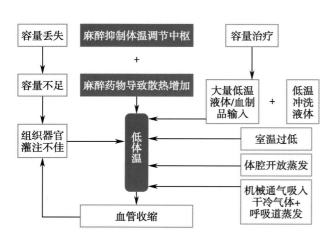

图3-22　产科大出血术中低体温原因

## 四、围手术期体温监测的方法

由于机体不同部位温度并不一致，相比外周和皮肤温度，核心体温更均匀一致，可反映机体的热量状态。因此，围手术期应重点关注患者的核心体温，并将其列为术中常规监测指标。常用的核心体温监测部位包括肺动脉、食管下段、鼻咽部、鼓膜等，其中鼻咽部和鼓膜温度较易获取更为常用。近年来，一些快速、精确、舒适的体温监测方法（如电子体温计和红外线体温计）已逐渐替代传统的水银体温计，广泛应用于临床工作中患者体温的监测。此外，这些新的体温监测方法还可以实现体温连续监测和数据联网传输，使围手术期患者体温监测更加简便易行（表3-18）。

表3-18　临床常用体温监测方法比较

| 种类 | 部位 | 速度 | 连续监测 | 与中心一致性 | 术中使用评价 |
|---|---|---|---|---|---|
| 水银体温计 | 口腔、腋下 | 慢 | 否 | 低 | 不适用 |
| 红外体温计 | 鼓膜 | 快 | 否 | 高 | 不适用 |
| 液晶温度计 | 体表皮肤 | 快 | 是 | 低 | 适用 |
| 电子温度计 | 腋下、鼻腔、口咽、食管、肛门 | 快 | 是 | 高 | 适用 |

目前，电子体温计在体温监测中较为常见。其中，最为常见的是热敏电阻体温计和温差电偶体温计，因可实现体温连续监测，成为围手术期监测鼻咽或食管下段温度的常用手段。由于置入温度探头时可能导致患者不适，建议待患者意识消失后再置入。

红外线体温计最常用于鼓膜温度测定。其反应迅速，与核心温度具有较好的相关性。测量时患者无不适感，可用于术前及术后患者清醒时体温的测量，但无法实现连续体温监测。

无创体温监测系统是将新型无线体温传感器贴于患者体表，通过隔热材料隔绝体表温度的流失，使核心体温等同于体表温度，并同时记录核心体温。该方法最大的优势是可通过无线技术把连续体温数据接入监护仪，便于建立连续的体温管理数据库。新型无线体温传感器还可以同时采集身体不同部位的温度，帮助医务人员对外周温度和核心温度的关系及血管的舒缩状态进行分析。其中，臂 - 指温度差是指前臂温度和指尖温度的差值，当臂 - 指温度差 <0℃代表外周血管舒张，≥0℃代表外周血管开始收缩，≥4℃代表外周血管显著收缩。

综上所述，手术患者的体温监测应具备动态连续性，需涵盖整个围手术期，包括术前、术中和术后恢复期。建议术前即开始体温监测，作为患者的基础体温值，为实施预保温提供参考；术后体温监测亦非常重要，不仅可评估术中体温保护措施的效果，还可为后续治疗提供参考。

## 五、围手术期低体温的防治策略

在大出血的救治中，预防低体温一定程度上可预防凝血功能障碍和酸中毒，阻断大出血病理性恶性循环，有利于患者救治。《围手术期患者低体温专家防治共识（2017 版）》建议对患者进行主动升温，包括皮肤升温和主动输液升温，特别是在快速液体复苏和输血的情况下。另外，在麻醉前可采用加温设备对体表和外周组织进行 20 分钟以上预先保温，降低核心和外周温度梯度，减少热量再分布导致的体温下降。

### （一）术中体温保护的目标

机体正常核心体温为（37.0±0.5）℃，体表温度为 33℃，中心 - 体表温度差可达 2～4℃。围手术期体温 <36.0℃即为低体温，轻度低体温为 34.0～36.0℃，可发生寒战；中度低体温为 32～34℃，可诱发心室颤动；重度低体温为≤32℃，可发生心搏骤停。因此，围手术期患者核心体温维持目标为≥35.0℃，有条件可监测臂 - 指温度差，术中维持臂 - 指温度差 <0℃。

除此之外，其他内环境维持指标还包括：维持 pH 值 >7.2，碱剩余介于 -6～+6 之间，乳酸 <4mmol/L，离子钙 >1.1mmol/L，血小板 >50×10⁹/L，PT/APTT< 1.5× 正常值，INR≤1.5，纤维蛋白原 >2.5g/L。

### （二）术中体温保护的原则

1. 全麻诱导前测量和记录患者体温，随后每 15～30 分钟测量并记录一次，直至手术结束。术中做好被动隔离以保存热量。

2. 维持环境温度不低于 21℃，建立主动加温后方可下调环境温度。

3. 患者核心体温≥36℃方可进行麻醉诱导，除非病情紧急需立刻手术（如大出血或其他急诊手术）。

4. 即使手术时间 <30 分钟，对于围手术期低体温高危患者，也建议在麻醉诱导前使用压力暖风毯等加温设备进行体温保护。

5. 对于手术时间≥30 分钟的患者，均建议在麻醉诱导前使用压力暖风毯等加温设备进行体温保护。

6. 输注超过 500ml 的液体及冷藏血制品需使用输液加温仪加温至 37℃再输注。

7. 所有腹腔冲洗液建议加热至 38～40℃后再使用。

### （三）术中体温保护的策略

**1. 维持环境温度**　手术室环境温度通常控制在 22～24℃，至少应大于 21℃；室温 >32℃时，患者体温 >38℃；室温 <21℃，则患者体温 <36℃；麻醉恢复室不低于 23℃；大出血患者保持适当的室内温度有助于维持患者体温。

**2. 体外保温措施**　可采取暖水袋、电热毯、压力气体加温盖被、盖被覆盖、穿脚套、头部包裹等方法进行体外保温。其中，临床最常用的是压力暖风毯（forced-air warming blanket），一种方便、安全、有效的保温设备，对术中体温下降起到了良好的预防作用，不同手术可选择不同类型的压力暖风毯（图 3-23）。该方法不仅适用于普通成人，还可用于特殊人群如新生儿、婴幼儿、肥胖患者。其中，铺垫式全身毯和蝶形上半身毯适用于产科患者。加热后通过空气对流或接触传导使机体加温，热量丢失减少，从而维持患者核心体温处于正常范围。压力暖风毯相比被动隔离（棉被、棉毯），更能有效预防围手术期体温降低并能加速低体温患者复温。对于非低体温患者，手术时间 <30 分钟的非体腔手术，使用压力暖风毯与被动隔离方式在术后机体耗氧、寒战不适、疼痛等方面并无差异，但手术时间≥30 分钟推荐使用压力暖风毯。此外，压力暖风毯的加温效果还与选择覆盖的压力暖风毯类型、压力及热量是否均匀分布有关。

### （四）保持皮肤干燥

消毒液残留可导致皮肤温度丢失。消毒后及时擦干皮肤，检查和更换有大量消毒液浸湿的会阴垫巾，从而减少消毒液长时间接触浸泡皮肤的机会。此外，目前部分护理团队消毒时采用在身体两侧添加临时隔离垫巾，消毒完成后取出，也可以有效地解决身体两侧过量消毒液残留的问题。

针对经切口流出的羊水和出血，可以在手术

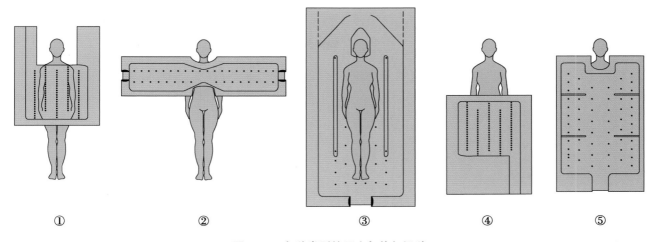

**图 3-23 各种类型的压力气体加温毯**
①上半身毯;②蝶形上半身毯;③铺垫式全身毯;④下半身毯;⑤覆盖式全身毯。

铺巾完成后表面增加可收集液体的外科薄膜,隔离羊水和切口出血;还可以在皮肤消毒完成后,切口以下区域的皮肤表面增加无菌的单向防漏垫巾作为液体隔离垫巾(可用消毒后的会阴垫巾代替),然后再正常铺手术巾。手术中羊水和血液浸透的手术铺巾在单向阻隔垫的作用下,可以减少羊水和血液浸湿手术铺巾而长时间浸泡皮肤的可能。

产科大出血患者的经阴道出血量有时可高达2 000~3 000ml,多张会阴垫巾被完全浸透,范围可从患者腰部直达脚部,导致大面积的皮肤接触散热。因此,及时检查并更换被血液浸透的会阴垫巾,避免患者长时间浸泡在血泊之中可有效避免术中低体温的发生。

**(五)输液 / 输血加温**

使用恒温加热器、温箱或血液制品加温器等加温设备,对输入体内的液体和血液制品加温至37℃,可以预防低体温的发生(图 3-24)。美国血液标准协会不建议红细胞采取水浴和微波加温的方法,且温度不应超过43℃。有研究表明,液体或血液制品加温至36~37℃是安全、舒适的,且对药液成分无影响,但需注意的是部分药物(如青霉素、维生素和代血浆)是不能加温的。

**(六)冲洗液加温**

在进行术中体腔冲洗时,应注意使用温箱预先将冲洗液加温至38~40℃,可避免体内过多的热量散失,防止术中体温下降。

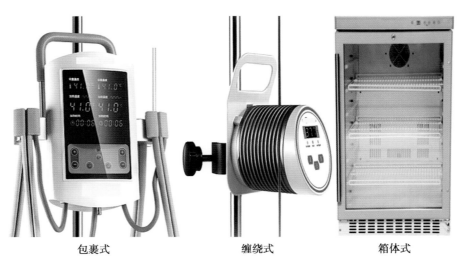

包裹式　　　　　缠绕式　　　　　箱体式
**图 3-24 术中液体加温装置示意图**

## 六、总结

产科大出血患者是围手术期低体温的高危人群。围手术期多种原因均可导致患者体温下降，术中大量出血和大量低温液体输入是导致大出血患者体温下降的主要因素。因此，围手术期应加强对大出血患者进行体温监测和管理，采用多策略和主动保温技术防治低体温。对于可预测的产科大出血患者除常规的保温策略外，还可以采用麻醉前预先保温、及时更换会阴垫巾，增加下肢液体隔离垫巾等保温措施。

（盛　博　廖志敏）

## 参考文献

1. SØREIDE K. Clinical and translational aspects of hypothermia in major trauma patients: from pathophysiology to prevention, prognosis and potential preservation. Injury, 2014, 45 (4): 647-654.

2. REYNOLDS BR, FORSYTHE RM, HARBRECHT BG, et al. Inflammation and Host Response to Injury Investigators. Hypothermia in massive transfusion: have we been paying enough attention to it? J Trauma Acute Care Surg, 2012, 73 (2): 486-491.

3. KHEIRBEK T, KOCHANEK AR, ALAM HB. Hypothermia in bleeding trauma: a friend or a foe? Scand J Trauma Resusc Emerg Med, 2009, 17: 65.

4. DARLINGTON DN, KREMENEVSKIY I, PUSATERI AE, et al. Effects of In vitro hemodilution, hypothermia and rFⅦa addition on coagulation in human blood. Int J Burns Trauma, 2012, 2 (1): 42-50.

5. RUNDGREN M, ENGSTRÖM M. A thromboelastometric evaluation of the effects of hypothermia on the coagulation system. AnesthAnalg, 2008, 107 (5): 1465-1468.

6. RAJAGOPALAN S, MASCHA E, NA J, SESSLER DI. The effects of mild perioperative hypothermia on blood loss and transfusion requirement. Anesthesiology, 2008, 108 (1): 71-77.

7. 国家麻醉专业质量控制中心, 中华医学会麻醉学分会. 围手术期患者低体温防治专家共识（2017）. 协和医学杂志, 2017.

8. RAUCH S, MILLER C, BRÄUER A, et al. Perioperative Hypothermia-A Narrative Review. Int J Environ Res Public Health, 2021, 18 (16): 8749.

9. MUÑOZ M, STENSBALLE J, DUCLOY-BOUTHORS AS, et al. Patient blood management in obstetrics: prevention and treatment of postpartum haemorrhage. A NATA consensus statement. Blood Transfus, 2019, 17 (2): 112-136.

10. PODER TG, NONKANI WG, TSAKEU LEPONKOUO É. Blood Warming and Hemolysis: A Systematic Review With Meta-Analysis. Transfus Med Rev, 2015, 29 (3): 172-180.

## 第一节　血液制品的成分与输注指征

### 一、血液制品的制备过程

200ml 全血离心后分离出 1U 红细胞和富含血小板的血浆，1U 红细胞（含抗凝剂）总容量是 130～140ml。富含血小板的血浆再次离心后可以分离出 1U 人工采集血小板和 1U 血浆（含抗凝剂，总容量共约 100ml），血浆在 6 小时以内 -30℃迅速冷冻以后，可以形成 1U 的新鲜冰冻血浆。1U 冷沉淀是由 100ml 血浆再次离心分离所得，容量是 10～15ml。冷沉淀中仅含有部分凝血因子，如 I 因子（纤维蛋白原）、Ⅷ因子、vWF 因子以及 ⅩⅢ 因子等，其中纤维蛋白原的含量较高，每单位冷沉淀中纤维蛋白原含量大于 75mg。根据该分离过程，可知 1U 红细胞悬液，100ml 新鲜冰冻血浆，1U 人工分离血小板和 1U 冷沉淀中所含的成分是 200ml 全血中的相应成分（图 4-1）。

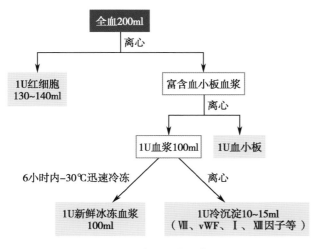

图 4-1　血液制品的制备过程

### 二、红细胞制品的特点

在临床上常见的红细胞制品包括全血、去白细胞悬浮红细胞、悬浮红细胞、洗涤红细胞和自体血，前四者是通过 U 来进行计量的，国内 1U 红细胞制品来源于 200ml 全血，而国外 1U 红细胞制品来源于 400ml 全血。这五类红细胞制品中，去白细胞悬浮红细胞和洗涤红细胞去除了白细胞，含有的白细胞成分非常少，因此在输血的过程中发生发热反应和输血反应的风险更小。除全血外，其他几种血液制品中红细胞都是浓缩的，血细胞比容可高达 50%～65%。自体血是采用一次的洗涤量进行计量，自体血离心杯具有两种型号，容量分别为 125ml 和 225ml。一次洗涤后，可以获得 125ml 或 225ml 的回收血，根据浓缩比例不同，血细胞比容波动较大（表 4-1）。

#### （一）全血

全血含有人体血液中的所有成分，包括红细胞、白细胞、血小板、免疫球蛋白和纤维蛋白原及一些凝血因子，但这些凝血因子基本已丧失了活性。全血中还含有钠、钾、氯、乳酸等代谢产物，因此输注全血会增加患者的代谢负担。全血的血细胞比容为 35%～45%，输注全血的缺点较多，由于全血中含血浆蛋白，容易发生过敏，甚至有致命的可能性。既往有输血史，妊娠时产生白细胞和血小板抗体的患者不适合输注全血。此外，与成分输血相比，输注全血产生同种免疫的可能性更大，易引起非溶血性发热反应。全血中代谢产物含量较高，高钾血症的风险增加。同时，如果保存期太长，全血中的微聚物较多，可能导致肺栓塞。白细胞是传播血液性疾病的主要媒介，有引起传染病的风险。此外，有报道全血会抑制免疫功能，对癌症患者不利。因此，输注全血的优点不多，缺点却非常突出，故目前提倡成分输血，缺什么就补什么，不必给患者增加额外的负担。

表 4-1　各种红细胞制品的特点

| 品种 | 单位 | 来源 | | 血细胞比容 | 容量 | 成分 | 特点 |
|---|---|---|---|---|---|---|---|
| 全血 | 1U | 国内 | 200ml 全血 | 35%～45% | 200ml | 红细胞、白蛋白、球蛋白、代谢产物 | 过敏、发热、高钾风险 |
| | | 国外 | 400ml 全血 | 35%～45% | 500ml | | |
| 去白细胞悬浮红细胞 | 1U | 国内 | 200ml 全血 | 50%～65% | 140ml | 红细胞、少量 WBC | 高钾风险 |
| | | 国外 | 400ml 全血 | 65% | 220ml | | |
| 悬浮红细胞 | 1U | 国内 | 200ml 全血 | 50%～65% | 140ml | 红细胞、白细胞 | 过敏、发热、高钾风险 |
| | | 国外 | 400ml 全血 | 65% | 250ml | | |
| 洗涤红细胞 | 1U | 国内 | 200ml 全血 | | | 红细胞、少量 WBC | 输血风险小 |
| | | 国外 | 400ml 全血 | 65% | 180ml | | |
| 自体血 | 一次洗涤量 | | 300～600ml 回收液 | 20%～65% | 220ml | 红细胞、白细胞 | 污染 |

### （二）去白细胞悬浮红细胞

去白细胞悬浮红细胞是在制备过程中通过过滤、洗涤等方法去掉了全血中 71%～99.6% 的白细胞。去白悬浮红细胞的血细胞比容可高达 65%～70%，其主要成分是以红细胞为主，含有少量的白细胞和代谢产物。去白细胞悬浮红细胞的适应证非常广泛，包括：①反复输血已产生白细胞或血小板抗体引起非溶血性发热反应的患者；②准备接受器官移植的患者，降低输血后移植物抗宿主病，防止产生白细胞抗体；③需要反复输血的患者，如再生障碍性贫血、白血病、重型地中海贫血等。去白细胞悬浮红细胞可防止部分输血相关性传染病，预防 HLA（白细胞抗原）同种异体免疫反应，HLA 可以诱导机体产生抗体，对于器官移植和需要反复输血的患者非常不利，可能导致移植失败和溶血反应。对于需要大量输血的产科大出血患者，去白细胞悬浮红细胞对患者来说更佳。

### （三）悬浮红细胞

悬浮红细胞是通过将全血离心后去除大部分血浆，加入红细胞保存液制备而成，可在 2～6℃保存 35 天，适用于急性和慢性贫血，改善缺氧。悬浮红细胞中含有白细胞和代谢物，可以导致非溶血性发热反应和高钾血症。全血的血细胞比容为 35%～45%，而悬浮红细胞血细胞比容可达到 65%～70%。在悬浮红细胞保存过程中，随着时间的延长，其红细胞生存率及含有的葡萄糖、电解质等成分会发生改变。随着库存血保存时间的延长，血中红细胞生存率逐渐下降，在第 21 天时仅余 70% 的红细胞存活。因此，对于大出血的患者，输注近期采集

的悬浮红细胞获益更大。悬浮红细胞库存时间越长，乳酸含量越高，pH 值越低，大量输入库存血后，可引起患者 pH 值下降。库存血中钾离子和氯离子随着保存时间的延长可逐渐增加，采血后第 21 天钾离子约是采血当天的 10 倍，所以，大量输入库存血出现高钾血症的风险增加（见表 3-3）。

### （四）洗涤红细胞

洗涤红细胞是通过全血中加入无菌生理盐水反复洗涤离心 3 次，除去 98% 以上血浆和 90% 白细胞及血小板，并去除保存过程中产生的钾、氨、乳酸等代谢产物，保留了 70% 以上红细胞制备而成。洗涤红细胞的适应证：①输入全血或血浆后发生严重过敏反应的患者；②自身免疫性溶血性贫血患者和阵发性睡眠性血红蛋白尿需输血的患者；③高钾血症及肝、肾功能障碍需要输血的患者；④由于反复输血已产生白细胞或血小板抗体引起输血发热反应的患者；⑤以减少排斥反应为目的的器官移植后患者。

### （五）洗涤回收式自体血

洗涤回收式自体血是在手术过程中，使用自体血回收机，将患者手术中流失的血液（如肝脾破裂、宫外孕大出血、各种大手术的创面出血等）收集、过滤、分离、清洗、净化后制备而成。与洗涤红细胞类似，回收自体血中去除了全部血浆、凝血因子和钠、钾、氨、乳酸等代谢产物。由于洗涤回收式自体血回输对设备和技术条件的要求相对比较高，其适应证包括：①一些特殊患者，如稀有血型者；含多种红细胞抗体、高频率抗原的抗体者；对血小板输注无效者；有白细胞抗体的患者；IgA 缺

乏的患者；有血浆蛋白抗体的患者；②血液供应短缺时期；③宗教原因不愿输注异体血者。目前，洗涤回收式自体输血的安全性已在较多产妇中得到验证，具体内容见第二章第五节。

应注意的是，洗涤回收式自体输血中不同洗涤条件洗涤的可回输自体血的血细胞比容存在较大差异。比如，第一种情况，自体血回收机监测到储血罐达到一定的重量后，启动自主洗涤程序；第二种情况，尚未达到自主洗涤条件手动启动洗涤程序，这两种情况所获得的洗涤后可回输自体血的血细胞比容不同，通常前者更高。此外，即使均采用手动启动洗涤程序，当储血罐中的回收血量不同、所回收的自体血的浓缩程度不同时，所获得的可回输自体血的血细胞比容也是不同的。因为无论储血罐中有多少回收血液进入离心杯洗涤，机器均默认每一次洗涤后获得的可回输自体血的容量约等于一个离心杯的容量（125～225ml）。因此，洗涤后获得的可回输的自体血可能是一种稀释状态，也可能是一种相对浓缩状态，要针对洗涤的具体情况进行分析。通常正常情况下回输率（可回输自体血/回收自体血）是相对固定的，为35%～40%，如果回输率过高应该考虑浓缩比例不够，即所获得的可回输自体血的血细胞比容偏低。

## 三、红细胞的输注指征

国内外多个指南和专家共识针对不同人群提到了红细胞的输注指征，表4-2详细罗列了不同指南中的红细胞的输注指征。虽然这些指南适用于不同人群，但对围手术期及手术和创伤患者，绝大多数指南将红细胞输注的标准定义为血红蛋白低于6～7g/dl（60～70g/L）。

2000年我国卫生部制定的《临床输血技术规范》中提出：对于手术及创伤患者，当血红蛋白低于70g/L时需要输注红细胞，大于100g/L不需要输注红细胞，70～100g/L可以根据患者的情况来决定输注量。2014年，中华医学会麻醉学分会制定的《围手术期输血指南（2014）》建议采用限制性的输血策略，血红蛋白大于100g/L不需要输注红细胞，血红蛋白在70～100g/L时根据患者的心肺的代偿功能，有无代谢率增高及有无活动性出血等因素决定是否需要输注红细胞。此外，一些特殊情况，比如患者术前存在有症状的难治性贫血，心肺功能不全，对铁剂、叶酸和维生素$B_{12}$治疗无效的贫血，严重低血压或代谢率增高的患者，围手术期严重出血的患者建议将血红蛋白维持在更高的水平，即血红蛋白高于80g/L。中华医学会妇产科分会产科血组制定的《产后出血预防与处理指南（2023）》中关于产科患者的围手术期输血是根据产妇出血量的多少、临床表现如休克相关的生命体征变化、止血情况和继续出血的风险、血红蛋白水平等综合考虑决定是否输注。血红蛋白水平>100g/L可考虑不输注红细胞，而血红蛋白水平<60g/L几乎都需要输血，血红蛋白水平<70g/L应考虑输血，如果出血较为凶险且出血尚未完全控制或继续出血的风险较大，可适当放宽输血指征，应尽量维持血红蛋白水平>80g/L。输注一定量红

表 4-2　红细胞输注指征

| 项目 | 适用人群 | 输注 RBC | 不输 RBC |
| --- | --- | --- | --- |
| CAP（1998 年） | 一般人群 | Hb<60g/L | Hb>100g/L |
| ASA（2006 年） | 围手术期 | Hb<60g/L | Hb>100g/L |
| STS（2007 年） | 心脏手术 | Hb<60g/L<br>终末器官缺血风险较高者：70g/L | Hb>100g/L |
| SCCM（2009 年） | 重症患者 | Hb<70g/L<br>急性冠脉综合征：80g/L | Hb>100g/L |
| SIMTI（2011 年） | 围手术期 | Hb<60g/L | Hb>100g/L |
| AABB（2012 年） | 血流动力学稳定的住院患者 | Hb<70g/L<br>手术患者或心脏病患者：80g/L | |
| 卫生部（2000 年） | 手术及创伤患者 | Hb<70g/L | Hb>100g/L |

注：CAP：美国病理学家协会；ASA：美国麻醉医师学会；STS：美国胸外科医师学会；SCCM：美国重症医学会；SIMTI：意大利输血医学及免疫血液学会；AABB：美国血库协会。

细胞悬液可提高的血红蛋白水平与患者总血容量相关，通常认为体重 50kg 的患者每输注 2U 红细胞悬液可使血红蛋白水平提高约 10g/L。剖宫产术出血量超过了 1 500ml，有条件的医院还可考虑采用洗涤回收式自体血回输技术。根据各种指南，结合产科患者大出血的特点，在临床上推荐将产科患者的血红蛋白水平维持在 80g/L 以上，这点与其他的围手术期患者略有不同，大家应引起重视。

## 四、凝血制品的来源和特点

我国 1U 新鲜冰冻血浆的容量为 100ml，其来源于 200ml 全血，国外 1U 新鲜冷冻血浆容量为 250ml，来源于 400ml 全血。血浆中含有全部凝血因子、白蛋白、纤维蛋白原。国内外 1U 冷沉淀均来源于 200ml 全血，容量为 10~15ml，其成分主要为部分凝血因子及纤维蛋白原。1U 人工分离血小板，国内来源于 200ml 全血，而国外来源于 400ml 全血，1U 机采血小板国内来源于 2 000 全血。1IU 凝血酶原复合物来源于 1ml 血浆，所需的凝血酶原复合物负荷剂量为 200~400IU，其中含有部分凝血因子，不含纤维蛋白原（表 4-3）。除这些直接从血中提取的凝血制品外，还有一些人工合成的凝血制品，包括纤维蛋白原浓缩物，重组Ⅶ因子和蛇毒类凝血酶。

### （一）血浆

血浆是临床上使用最为广泛的凝血制品，其最大优点是成分完整，不仅含有全部的凝血因子，每升还含有 60~80g 的总蛋白。每 100ml 新鲜冰冻血浆（国内来源于 200ml 新鲜全血）可使成人增加 2%~3% 的凝血因子。新鲜冰冻血浆保存时间长，−20℃ 以下可保存 1 年，且易获得。同时血浆

的缺点也非常突出：解冻的时间长，需要 30~45 分钟；血浆内纤维蛋白原含量低，每升含纤维蛋白原 2~4g，每公斤体重需 33.5ml 血浆才能提高 100mg/dl 纤维蛋白原水平，对于单纯需提高纤维蛋白原的患者需要输注较大容积的血浆，易导致容量超负荷，不利于短时间快速输入。

血浆白蛋白具有重要的生理作用，是大出血治疗中不可替代的重要选择。血浆白蛋白可维持血浆胶体渗透压，避免组织水肿。血浆白蛋白为非专一性运输蛋白，可与难溶性的小分子有机物和无机离子可逆性结合，发挥运输功能。血浆白蛋白可与药物可逆结合，调节激素和药物的代谢。组织蛋白和血浆蛋白可互相转化，在氮代谢障碍时，可作为氮源为组织提供营养。血浆白蛋白还是人体内一种重要的免疫物质，可增强人的免疫力和抵抗力，调节体内酸碱平衡。

大出血患者易出现低蛋白血症，对于严重的低蛋白血症患者，可以考虑输注人血白蛋白注射液。在血液循环中，1g 白蛋白可保留 18ml 水，每 5g 白蛋白保留循环内水分的能力相当于 100ml 血浆所发挥的功能，人血白蛋白注射液起到增加循环血容量和维持血浆胶体渗透压的作用。10g 白蛋白制剂容量通常为 50ml，保留循环内水分的能力相当于 200ml 血浆，因此，白蛋白输入能起到 4 倍的扩容效果。人血白蛋白注射液偶有过敏反应，其副作用包括偶见寒战、发热、颜面潮红、皮疹、恶心、呕吐等症状。快速输注时可引起血容量超负荷，导致肺水肿。因此，为稳定循环和减少组织水肿，术中可酌情考虑使用。

### （二）冷沉淀

根据国内制备标准，1U 冷沉淀是由 200ml 全

表 4-3　凝血物质相关制品的来源和特点

| 品种 | 单位 | 来源 | | 容量 | 成分 |
|---|---|---|---|---|---|
| 新鲜冷冻血浆 | 100ml | 国内 | 200ml 全血 | 100ml | 凝血因子、纤维蛋白原、白蛋白 |
| | 1U | 国外 | 400ml 全血 | 250ml | |
| 冷沉淀 | 1U | 国内 | 200ml 全血 | 15ml | 部分凝血因子 纤维蛋白原 |
| | | 国外 | 200ml 全血 | 15ml | |
| 浓缩血小板 | 1U | 国内 | 200ml 全血 | 25ml | 血小板 |
| | | 国外 | 400ml 全血 | 50ml | |
| 凝血酶原复合物 | 1IU | 国内 | 1ml 血浆 | 200IU | 部分凝血因子 |
| 纤维蛋白原浓缩物 | 0.25g | 国内 | 多个供者中获取 | 0.25g | 纤维蛋白原 |

血制备而成，每单位容量为10～15ml。冷沉淀具有解冻迅速，输注快速的优点。冷沉淀中含有多种凝血物质，包括Ⅷ因子、纤维蛋白原（Fib）、vWF因子、纤维粘连蛋白（Fn）、ⅩⅢ因子。1U冷沉淀中含有纤维蛋白原≥75mg，Ⅷ因子≥40IU，纤维结合蛋白10～20mg，血浆其他蛋白30～35mg。冷沉淀主要用于大出血中快速补充纤维蛋白原和部分凝血因子。临床上使用冷沉淀补充凝血因子的常用剂量是1～1.5U/10kg，补充纤维蛋白原成人常用剂量为8～10U，儿童常用剂量为2U。

### （三）人凝血酶原复合物

人凝血酶原复合物，是一种以新鲜冰冻血浆为原料，经分离、提纯、病毒灭活后再冻干制备的具有促凝功能的蛋白粉剂，每1U凝血酶原复合物来自1ml新鲜血浆，主要含有4种维生素K依赖的凝血因子，即凝血酶原（Ⅱ）、凝血酶原转化因子（Ⅶ）、抗乙型血友病因子（Ⅸ）、凝血酶原（Ⅹ）和C蛋白，而不是含有全部的凝血因子。凝血酶原复合物主要用于预防和治疗因凝血因子Ⅱ、Ⅶ、Ⅸ及Ⅹ缺乏导致的出血，如乙型血友病、严重肝病及弥散性血管内凝血（DIC）等。紧急逆转维生素K拮抗剂（如香豆素类、茚满二酮等）诱导的出血等。临床使用的注射用人凝血酶原复合物规格为200IU和400IU，用法为20～30IU/kg。围手术期在纠正凝血功能时不会单一输注凝血酶原复合物，但可能输注新鲜冰冻血浆或者冷沉淀，所以凝血酶原复合物的用量通常会降低到10IU/kg。并不推荐凝血酶原复合物在创伤和产科的患者中单独使用。但对于血容量足够，仅存在凝血功能障碍的患者，或者血浆等其他凝血物质短期内获取困难时，如想快速补充凝血因子以纠正凝血功能障碍时，可以考虑输注凝血酶原复合物。

### （四）纤维蛋白原浓缩物

纤维蛋白原浓缩物是从多个供者中获取的消毒及冻干的血液制品，经过纯化、病毒灭活及去除过程而得。在创伤和产科大出血中有重要作用，可用于大出血初期快速补充纤维蛋白原。纤维蛋白原浓缩物的优点是可避免通过输注较大容量血浆来补充纤维蛋白原，减少血浆输注的相关并发症。纤维蛋白原浓缩物不需要交叉配型，不影响内源性纤维蛋白原的合成，但其也存在发热和头痛的副作用。多个指南给出了纤维蛋白原浓缩物的使用方法，2022年欧洲麻醉与重症监护学会《严重围手术期出血的管理指南》中推荐，严重创伤出血时纤维蛋白原浓缩物起始剂量为3～4g，总用量可能需要4～8g。中华医学会麻醉学分会发布的《围手术期输血指南（2014）》推荐初始剂量25～50mg/kg，也可使用公式：纤维蛋白原浓缩物剂量（g）=拟升高纤维蛋白原水平（g/L）×血浆容量（L）进行需输注纤维蛋白原浓缩物估算。绝大多数指南认为1g纤维蛋白原浓缩物可使血浆纤维蛋白原水平提高25mg/dl。即输注4g纤维蛋白原浓缩物可提高血浆纤维蛋白原水平100mg/dl。但是并不推荐预防性使用纤维蛋白原浓缩物，在已存在纤维蛋白原浓度降低的产科大出血患者中推荐输注纤维蛋白原浓缩物进行替代治疗。

纤维蛋白原在产科大出血中的重要性不言而喻。大量研究对大出血中纤维蛋白原的变化进行了探讨。大出血中，患者使用红细胞、胶体和晶体复苏后，纤维蛋白原是首先会下降至临界水平的凝血指标，为大出血的最敏感指标。在非产科大出血患者中，纤维蛋白原替代已被证明可以减少出血和输血需求。在产科大出血中，出血的严重程度与纤维蛋白原水平有关。纤维蛋白原水平低于200mg/dl可增加严重产后出血的风险。产科患者将纤维蛋白原浓度维持在200mg/dl以上，可降低大量输注红细胞（6U）患者的数量，血液产品使用总量，输血相关性循环超负荷发生率减少。在一项回顾性的全国调查中，Makino等人报告了99例纤维蛋白原浓缩物治疗的结果，在产后出血（平均3 600ml）的晚期，3g的中位剂量不足以恢复血浆纤维蛋白原水平（从70mg/dl升至190mg/dl）。对重度产后大出血患者（其中10%的患者收缩压<100mmHg）进行前瞻性多中心随机对照试验，比较预防性使用2g纤维蛋白原浓缩物（26mg/kg）和安慰剂。显示了纤维蛋白原水平显著增加，但红细胞输血率没有降低，不推荐在有产科大出血风险患者中预防性使用纤维蛋白原。

### （五）血小板

血小板分为机器单采血小板和手工分离血小板，1U机采血小板量相当于10U手工分离血小板。手工分离血小板含量约为$2.4×10^{10}$/L，保存期为24小时，机器单采血小板含量约为$2.5×10^{11}$/L，保存期为5天。1份机采浓缩血小板可使成人增加$(36～60)×10^9$/L血小板。血小板溶解需解冻30～45分钟，且获取困难，需要预约。因此，在大出血患者中难以即刻获得。血小板输注指征为：血小板计数 > 100 × 10⁹/L，不需要输血小板；术前血小板计数 < 50 × 10⁹/L，应考虑输注血小板（临床观察发现，在血小板获取困难的产妇，血小板可能低于 50 × 10⁹/L 而不一定输注血小板）；血小板计数为（50～100）× 10⁹/L，应根据是否有自发性出血或伤口渗血决定是否输血小板；如术中出现不可控性渗血，经实验室检查确定有血小板功能低下，输血小板不受上述指征的限制；血小板功能低下，如继发于术前阿司匹林治疗，对出血的影响比血小板计数更重要。手术类型和范围、出血速率、控制出血的能力、出血所致的后果，以及影响血小板功能的相关因素（如体温、体外循环、肾衰竭、严重肝病等），都是决定是否输血小板的指征。中华医学会麻醉学分会发布的《围手术期输血指南（2014）》指出产科大出血患者如果存在活动性不可控出血时推荐血小板计数输注指征为 75 × 10⁹/L。

### （六）重组Ⅶa因子（rFⅦa）

重组Ⅶa因子是一种维生素 K 依赖性糖蛋白，它由 406 个氨基酸残基组成，在结构上与人血浆纯化活化Ⅶ因子相似。rFⅦa 是仓鼠肾细胞在小牛血清中培养、纯化的一种基因工程产品。虽然重组Ⅶa因子与人血浆纯化活化Ⅶ因子在结构上略有不同，但两者的生物学功能是完全一致的，在短期内可以起到止血的作用。用于治疗危及生命的出血，重组Ⅶa因子的作用有赖于血液循环中有足够量的血小板和纤维蛋白原发生聚集；建议在纠正酸中毒的同时使用重组Ⅶa因子，仅作为大规模持续产后大出血救治的最后手段。

重组Ⅶa因子作用于内源性和外源性凝血途径，促进凝血酶（凝血Ⅱ因子）产生，从而增强凝血反应。重组Ⅶa因子通过外源性凝血途径在血管损伤部位与组织因子结合，活化凝血X因子。重组Ⅶa因子也可通过内源性凝血途径，与活化血小板表面结合，从而激活凝血X因子。两种途径均可促进凝血酶和纤维蛋白的"爆发式"增加，从而促进血栓形成（图4-2）。无论患者是否存在凝血功能异常，重组Ⅶa因子均能增强出血患者的凝血反应。值得注意的是，大剂量重组Ⅶa因子（> 70～80μg/kg）治疗显著增加动脉血栓栓塞、DIC、心肌梗死等事件的风险，现有研究并不支持重组Ⅶa因子的预防性使用。在 ASA"2015 知识更新（八）：围手术期凝血和凝血病"中提到重组Ⅶa因子仅作为严重产后

出血时的最后一个策略，不推荐优先预防性使用。对于羊水栓塞引起难治性出血的患者，使用重组Ⅶa因子极可能形成毁灭性的血栓并发症。

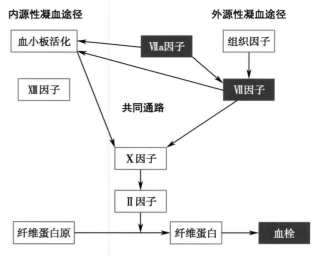

图4-2　重组因子Ⅶa作用机制

### （七）蛇毒类凝血酶

蛇毒类凝血酶是丝氨酸蛋白酶的一个家族，广泛分布于蝰科和响尾蛇科的蛇毒中。蛇毒类凝血酶常用于外科手术中预防术后出血，但在产科患者中使用仍存在一定争议。凝血酶通过水解纤维蛋白原释放纤维蛋白肽 A 和 B，而类凝血酶它只能够释放纤维蛋白肽 A。在体内，类凝血酶不激活凝血因子Ⅷ，因此首尾聚合的纤维蛋白多聚体不会侧向交联，不会形成易被纤溶酶降解的可溶性微凝块（图4-3）。在产科患者中使用有后期发生血栓的风险，因此，产后出血的患者很少使用蛇毒类凝血酶进行治疗。

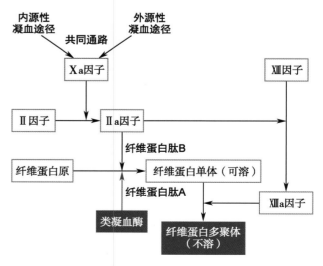

图4-3　蛇毒类凝血酶作用机制

## 五、输血指南和共识

### （一）英国皇家妇产科医师学院《RCOG 指南：产科输血（2015）》

英国皇家妇产科医师学院（Royal College of Obstetricians and Gynaecologists，RCOG）制定的《RCOG 指南：产科输血（2015）》中详细阐述了各种血液成分的输注指征。①红细胞：如果分娩时或产后即刻血红蛋白低于 70g/L，应根据患者的病史和症状决定是否输血，在极端血型未知情况下应该给予 O 型 RhD 阴性红细胞。②新鲜冰冻血浆：每 6U 红细胞（中国 12U）应给予 12～15ml/kg 的新鲜冰冻血浆。随后以凝血试验结果为指导，将凝血酶原时间（PT）和活化部分凝血活酶时间（APTT）与正常值的比率维持在 1.5 倍以下。③冷沉淀：在产科大出血早期给予两个 5U 标准剂量的冷沉淀。随后应以纤维蛋白原结果为指导输注，目标是保持纤维蛋白原 1.5g/L 以上的水平。④血小板：维持急性出血患者血小板计数在 $50 \times 10^9$/L 以上。为了提供安全边际，建议血小板降至 $75 \times 10^9$/L 时开始联系取用。⑤重组Ⅶa 因子：重组Ⅶa 因子的使用可以被认为是对危及生命的产后出血的一种治疗措施，但不能被认为是挽救生命的替代品，同时重组Ⅶa 因子可显著增加动脉血栓的风险。⑥纤维蛋白原浓缩物：纤维蛋白原浓缩物在英国没有用于治疗获得性出血性疾病的许可。⑦抗纤溶药：应该考虑在产科大出血早期使用氨甲环酸。

### （二）《NATA 共识声明：产科患者的血液管理——产后出血的预防和治疗（2019）》

患者血液管理、止血和血栓进展网络（Network for the Advancement of Patient Blood Management，Haemostasis and Thrombosis，NATA）、国际妇产科联盟（International Federation of Gynaecology and Obstetrics，FIGO）、欧盟妇产科理事会和欧盟妇产科学会（European Board and College of Obstetrics and Gynaecology，EBCOG）联合发布的产科患者血液管理专家共识如表 4-4 所示。

### （三）美国加利福尼亚孕产妇优质护理协作组织（California Maternal Quality Care Collaborative，CMQCC）、斯坦福大学（Stanford University）和孕产妇——胎儿医学中心网关于血制品准备的共同建议

美国加利福尼亚孕产妇优质护理协作组织、斯坦福大学和孕产妇——胎儿医学中心网提出基于围产期输血风险分级进行血液制品的准备。根据患者情况将出血风险分级分成两个级别（见表 2-4），当患者存在出血风险大于 10% 的情况时，需为患者准备 ≥2U 浓缩红细胞（国内标准 4U），且需对患者

表 4-4　产科患者血液管理专家共识

| 项目 | 指南意见 | 证据级别 |
| --- | --- | --- |
| 红细胞 | 有贫血症状的非大出血患者中使用限制性红细胞输注（仅当 Hb 浓度低于 70g/L 时考虑输血） | 1C |
| 血浆 | 建议在凝血试验异常（如 PT、INR 和 / 或 APTT > 1.5 倍正常值）的指导下，对正在出血的重度产后出血患者输注标准剂量的血浆（15～20ml/kg）。如果没有实验室结果，并且在注射 4U 红细胞（国内标准 8U）后出血仍在继续，建议新鲜冰冻血浆和红细胞至少以 1：2 的比例输注，直到止血为止 | 2C |
| 血小板 | 实验室检查结果异常（如血小板计数 < $75 \times 10^9$/L，血小板功能受损）的指导下，对正在进行的严重产后出血患者输注标准剂量的血小板（5～10ml/kg），保持血小板高于 $50 \times 10^9$/L 的水平 | 1C |
| 纤维蛋白原浓缩物 / 冷沉淀 | 建议不要预防性补充纤维蛋白原。在严重的持续产后出血患者中，应早期监测纤维蛋白原水平，以便考虑血浆纤维蛋白原水平 < 2g/L 或 FIBTEM A5 < 12mm 时进行冷沉淀或纤维蛋白原浓缩物替代治疗 | 1B、1C |
| 凝血酶原复合物 | 建议不要在产后出血患者中使用凝血酶原复合物浓缩物，因为安全问题和缺乏支持其有效性的证据 | 1C |
| 重组活化Ⅶ因子 | 建议在纠正酸中毒的同时考虑使用重组活化Ⅶ因子，因为安全性考虑和缺乏支持其有效性的证据仅作为大规模持续产后出血的最后手段 | 2C |

进行抗体筛查；当患者存在剖宫产次数≥3 次且合并胎盘覆盖子宫瘢痕或前置胎盘，影像学确诊胎盘植入，计划剖宫产时行子宫切除并在交叉配血时，应准备 4～20U（国内标准 8～40U）浓缩红细胞、4～20U（国内标准 800～4 000ml）新鲜冰冻血浆及 1～4U（国内标准 2～8U）机采血小板。在临床中，医生可以参考表 2-4 为患者进行围产期血液制品的准备。

## 六、血液制品输注时限注意事项

为了保证输入血液制品的有效成分能够更好地发挥作用，血液制品的输注既要避免污染，也要避免血细胞的破坏，因此，血液制品输注存在时限要求。全血或红细胞，在离开冰箱后 30 分钟内开始输注（有加温设备可即刻输注），在 4 个小时以内就应该输注结束，室温过高时需在更短时间内输注结束。单采血小板在取回后应立即输注，为了最大限度地保证输入血小板的功能，应以患者可耐受的最大速度输入。新鲜冰冻血浆在取回后 30 分钟内开始输注，由于新鲜冰冻血浆易过敏，输注速度以 10ml/min 为佳。

（倪 娟 周文琴）

### 参考文献

1. American Society of Anesthesiologists. Practice guidelines for perioperative blood management: an updated report by the American Society of Anesthesiologists Task Force on Perioperative Blood Management. Anesthesiology, 2015, 122 (2): 241-275.

2. SHEMIN RJ, COX JL, GILLINOV AM, et al. Guidelines for Reporting Data and Outcomes for the Surgical Treatment of Atrial Fibrillation. Ann Thorac Surg, 2007, 83 (3): 1225-1230.

3. NAPOLITANO LM, KUREK S, LUCHETTE FA, et al. Clinical practice guideline: red blood cell transfusion in adult trauma and critical care. J Trauma, 2009, 67 (6): 1439-1442.

4. CARSON JL, GROSSMAN BJ, KLEINMAN S, et al. Red Blood Cell Transfusion: A Clinical Practice Guideline From the AABB. Ann Intern Med, 2012, 157 (1): 49-58.

5. KIETAIBL S, AHMED A, AFSHARI A, et al. Management of severe peri-operative bleeding: Guidelines from the European Society of Anaesthesiology and Intensive Care: Second update 2022. Eur J Anaesthesiol, 2023, 40 (4): 226-304.

6. 中华医学会麻醉学分会. 2014 版中国麻醉学指南与专家共识. 北京：人民卫生出版社，2014: 208-214.

7. WIKKELSØ A, LUNDE J, JOHANSEN M, et al. Fibrinogen concentrate in bleeding patients. Cochrane Database Syst Rev, 2013 (8): CD008864.

8. CHARBIT B, MANDELBROT L, SAMAIN E, et al. The decrease of fibrinogen is an early predictor of the severity of postpartum hemorrhage. J Thromb Haemost, 2007, 5 (2): 266-273.

9. WIKKELSØ AJ, EDWARDS HM, AFSHARI A, et al. Pre-emptive treatment with fibrinogen concentrate for postpartum haemorrhage: randomized controlled trial. Br J Anaesth, 2015, 114 (4): 623-633.

10. MAKINO S, TAKEDA S, KOBAYASHI T, et al. National survey of fibrinogen concentrate usage for post-partum hemorrhage in Japan: investigated by the Perinatology Committee, Japan Society of Obstetrics and Gynecology. J Obstet Gynaecol Res, 2015, 41 (8): 1155-1160.

11. 中华医学会妇产科学分会产科学组，中华医学会围产医学分会. 产后出血预防与处理指南（2023）. 中华妇产科杂志，2023，58 (6)：401-409.

12. Royal College of Obstetricians and Gynaecologists, Blood Transfusion in Obstetrics. 2nd ed. Green-top Guideline, 2015, 1-23.

13. MUÑOZ M, STENSBALLE J, DUCLOY-BOUTHORS AS, et al. Patient blood management in obstetrics: prevention and treatment of postpartum haemorrhage. A NATA consensus statement. Blood Transfus, 2019, 17 (2): 112-136.

## 第二节　凝血相关知识与围产期凝血功能特点

凝血功能管理是产科大出血救治中的三个重要环节之一，维持凝血功能稳定可避免发生难治性大出血，为手术操作提供必要条件。在产科大出血救治过程中，了解凝血、抗凝的相关知识及围产期凝血功能的特点和变化规律，可以从理论上帮助理解在大出血救治中采取某些治疗手段的理由和依据，对于指导大出血的救治和产后相关并发症的预防具有十分重要的意义。

# 一、凝血功能基础知识

## （一）凝血的启动和实现途径

机体的凝血过程是由血小板途径和纤维蛋白原途径共同完成（图4-4）。

在血小板途径中，血管损伤破裂时导致内皮损伤，内皮胶原暴露，血小板释放腺苷二磷酸（adenosine diphosphate，ADP）和血栓素 $A_2$，血小板被激活，从而使得血小板迅速聚集在内皮损伤部位。ADP 是血小板释放的一种自体凝血物质，对内源性凝血有非常重要的作用，ADP 可通过作用 ADP 受体促使血小板聚集。血小板膜表面有腺苷三磷酸酶，这种酶具有防止血小板相互聚集的作用，而 ADP 可以抑制血小板表面的腺苷三磷酸酶的活性。同时，ADP 可使血小板暴露磷脂表面，通过钙离子桥接使血小板相互黏附。血栓素 $A_2$ 是一种血栓素，具有促进血管收缩作用。血栓素 $A_2$ 也可以激活血小板，促使血小板聚集，是治疗组织损伤和炎症常用的药物。

在纤维蛋白原途径中，内皮损伤可以激活组织因子，从而激活凝血瀑布，使凝血酶原转化为凝血酶，凝血酶与血小板激活之间也具有相互作用。凝血酶进一步促使纤维蛋白原转变成纤维蛋白，形成纤维蛋白网，纤维蛋白网与血小板聚集部位相结合形成疏松血栓，也就是"白血栓"，再网罗大量的红细胞、白细胞等就可以形成致密血栓，又称"红血栓"，由疏松血栓变为致密血栓起到止血作用，这就完成了由两种途径实现凝血的全过程。

## （二）血小板的生成和代谢

血小板是来源于骨髓的巨核细胞，每个巨核细胞可产生血小板 300～4 000 个，血小板的寿命是 7～14 天，每天可更新总量的 1/10，新生成的 2/3 血小板进入外周循环，剩余 1/3 储存在脾脏中。因脾脏的作用主要是清除衰老的血小板，新生的血小板和衰老的血小板可以通过外周循环和脾脏的交换进行更新，故血小板在体内有一定储备能力，大出血时血小板大量、快速丢失，一方面动员骨髓巨核细胞生成更多血小板，另一方面动员脾脏储备的血小板迅速进入外周循环（图4-5）。这也是在产科大出血中血小板降低的速率低于红细胞、凝血因子降低速率，而术后血小板计数也能比红细胞和凝血因子恢复迅速的原因。产科大出血时，如果血小板计数已达到了输注指征，而此时出血已停止，患者不输注血小板也能在短时间内迅速恢复到正常血小板计数；如果出血仍在加剧，即使短时间内可动员脾脏储存的血小板也是有限的，建议积极输注补充血小板。

通过下面两个病例对血小板的生成特点进一步说明。

**病例一**：患者因合并凶险性前置胎盘剖宫产术中发生大出血，总出血量 7 000ml 时血小板计数 $43 \times 10^9/L$，未输入血小板，血小板在术后第 2 天上升至 $78 \times 10^9/L$，达到不需要输入血小板的阈值，术后第 3 天已经自行恢复至 $114 \times 10^9/L$，术后第 5 天为 $304 \times 10^9/L$，术后第 7 天远超过正常值，达到 $433 \times 10^9/L$。

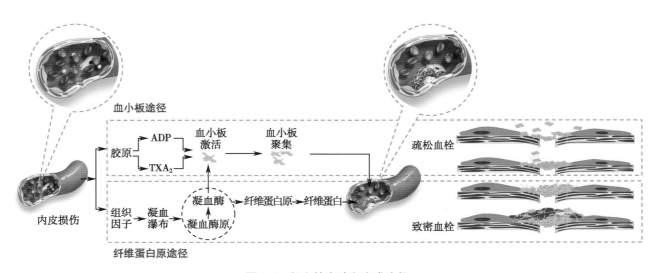

图 4-4　凝血的启动和完成途径

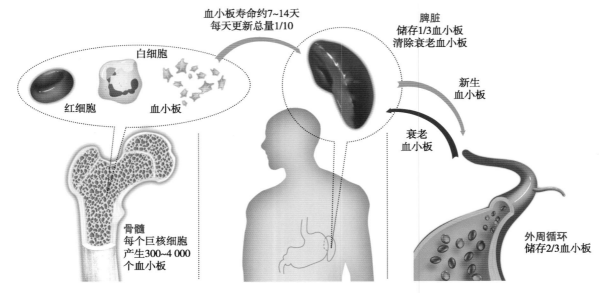

图 4-5 血小板的生成和代谢

**病例二**：患者基础血小板值 252×10⁹/L，剖宫产术中发生大出血，出血量 7 500ml 时，血小板计数 94×10⁹/L，手术结束时血小板计数 83×10⁹/L，在术后第 3 天完全恢复正常，血小板计数为 153×10⁹/L，术后第 4 天 187×10⁹/L，第 5 天 263×10⁹/L，第 7 天 483×10⁹/L，第 14 天 739×10⁹/L，已经远超正常值。

这两例患者血小板计数都在术后第 3 天恢复正常值，第 5 天恢复至正常高限，第 7 天及之后表现为血小板远高于正常值，具体机制不明，可能与大出血后骨髓被过度刺激，导致巨核细胞过度产生有关。

**（三）凝血过程和纤溶过程**

凝血过程分为内源性途径和外源性途径。

内源性凝血途径是指参与凝血的因子全部来源于血液。内源性凝血途径是从因子Ⅻ激活，到因子Ⅹ激活的过程。当血管壁发生损伤时，内皮下组织暴露，带负电荷的内皮下胶原纤维与凝血因子Ⅻ结合，在激肽释放酶的参与下被活化为Ⅻa。随后，凝血因子Ⅻa 将因子Ⅺ激活。在钙离子的存在下，活化的Ⅺa 又激活了因子Ⅸ。凝血因子Ⅸa 与Ⅷa 结合形成 1:1 的复合物参与激活凝血因子Ⅹ。

外源性凝血途径是指参加的凝血因子并非全部存在于血液中，还有外来的凝血因子参与止血，是从组织因子暴露于血液到凝血因子Ⅹ被激活的过程。组织损伤后释放组织因子，在钙离子的参与下，与凝血因子Ⅶ形成复合物从而激活凝血因子Ⅹ。内源性凝血途径和外源性凝血途径激活的

因子Ⅹ与因子Ⅴ、钙离子形成三联体，激活凝血因子Ⅱ，从而使纤维蛋白原转换为纤维蛋白单体，再进一步形成可溶性的纤维蛋白。此外，活化Ⅱ因子还可激活ⅩⅢ因子，使纤维蛋白形成纤维蛋白网，进一步网罗血细胞形成致密血栓。

凝血瀑布看似复杂，但在临床实际应用中只需要明确对大出血救治有重要价值的关键点，其中，尤其值得关注的要点包括：Ⅶ因子在外源性凝血途径中具有非常重要的作用；钙离子是一个非常重要的凝血因子，其参与了凝血过程中的多个环节；凝血过程的最终目的是使纤维蛋白原变成纤维蛋白网；而凝血因子是形成纤维蛋白网重要的催化剂，缺一不可。

纤溶过程是纤溶酶原在组织型纤溶酶原激活物和尿激酶型纤溶酶原激活物的作用下变成纤溶酶，纤溶酶将纤维蛋白网分解为纤维蛋白原降解产物，使得致密血栓溶解脱落，不能再维持凝血作用。凝血过程和纤溶过程是相互影响的，当凝血过程加剧时，机体为了避免形成过多的血栓，纤溶过程往往反馈性的加剧（图 4-6）。产科大出血时，凝血过程加剧的同时纤溶过程也加剧，而纤溶过程加剧对大出血救治是不利的，因此，推荐大出血早期使用氨甲环酸减少纤维蛋白网降解。

**（四）凝血因子的生成**

大部分的凝血因子主要由肝脏产生，肝脏的急、慢性病变可导致凝血因子生成障碍或活性改变，如妊娠期高血压疾病，肝功能下降，可能发生

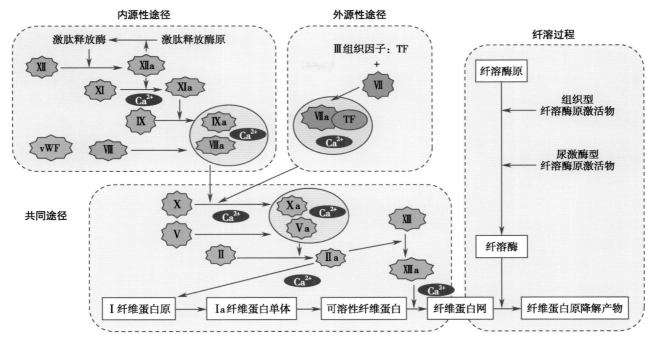

图 4-6　凝血过程和纤溶过程

HELLP 综合征。大出血等原因丢失的凝血因子在没有外界补充的情况下需要通过肝脏合成才能获得，而肝脏合成凝血因子的过程需要一定时间，不能在短期内完成，同时还将受到肝功能的影响。大出血时，休克和酸中毒导致肝脏缺氧和血流瘀滞，可间接导致肝功能下降，合成凝血因子能力下降。因此，与血小板不同，凝血因子在体内没有额外储备，大出血时，大量迅速丢失的凝血因子只能依赖外界补充。此外，维生素 K 参与了凝血因子 Ⅱ、Ⅶ、Ⅸ、Ⅹ 在肝脏的合成，对于术前就存在凝血因子缺乏或功能障碍的大出血风险患者，应补充维生素 K。

## 二、常用抗凝药物

将常用抗凝药物分为三大类，抗血小板药物、抗凝血药物、溶栓药和抗纤溶药物（图 4-7）。

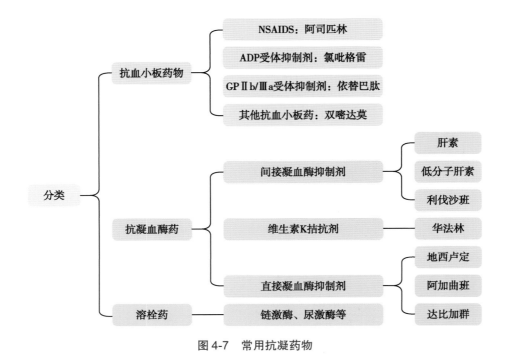

图 4-7　常用抗凝药物

### （一）抗血小板药物

临床常用抗血小板药物较多，各种药物的作用机制有所不同。阿司匹林不可逆地抑制环氧合酶的合成，从而抑制血小板血栓素 $A_2$ 的生成及抑制血小板聚集。氯吡格雷是通过其活性代谢产物选择性地抑制腺苷二磷酸与其血小板 $P_2Y_{12}$ 受体的结合，以及继发的腺苷二磷酸介导糖蛋白复合物的活化来抑制血小板聚集。依替巴肽通过阻止纤维蛋白原、血管假性血友病因子和其他粘连的配体与 GPIIb/IIIa 的结合来可逆地抑制血小板聚集。双嘧达莫可抑制血小板聚集，高浓度可抑制血小板释放。相反，临床上也有促进血小板生成的药物，常用的是酚磺乙胺，能使血小板数量增加，并增强血小板的凝集和黏附力，促进凝血活性物质的释放，从而产生止血作用。

### （二）抗凝血药物

抗凝血药物又分为间接凝血酶抑制剂、维生素 K 拮抗剂和直接凝血酶抑制剂。间接凝血酶抑制剂主要作用于凝血瀑布中因子 II 上游的凝血因子。肝素主要作用于外源性凝血途径的起始阶段，与抗凝血酶 III 结合成复合物，再作用于凝血因子 IIa、XIIa、XIa 及 Xa，从而抑制凝血酶的产生。低分子量肝素具有很高的抗凝血因子 Xa 活性和较低的抗凝血因子 IIa 活性，与肝素相比，低分子量肝素主要作用于共同途径的凝血因子，其对凝血的影响相对较小。利伐沙班和阿哌沙班也主要通过抑制共同途径因子 Xa，中断凝血瀑布的内源性和外源性途径，抑制凝血酶的产生和血栓形成。阿哌沙班已被批准用于深静脉血栓、肺栓塞的预防，合并心房纤颤的卒中预防，以及深静脉血栓的治疗。药物相互作用较少，具有可预测的药代动力学特点。对大部分患者而言，无需进行凝血功能监测。

华法林是临床常用的抗凝药物之一，是通过抑制肝脏维生素 K 依赖的凝血因子 II、VII、IX、X 的合成发挥作用。华法林还可降低凝血酶诱导的血小板聚集反应，因而具有抗凝和抗血小板聚集的功能。与华法林相比，阿哌沙班可显著降低心房纤颤患者卒中发生风险和大出血事件。直接凝血酶抑制剂包括地西卢定、阿加曲班和达比加群，三种药物均是通过竞争性或可逆性直接抑制凝血酶发挥作用。其中达比加群临床上使用比较广泛，其可强效、可逆性抑制游离凝血酶，与纤维蛋白结合的凝血酶和凝血酶诱导的血小板聚集。

### （三）溶栓药和抗纤溶药物

促进纤溶药物是临床上使用的溶栓药。常用的链激酶是外源性纤溶系统激活剂，尿激酶通过直接作用于内源性纤维蛋白溶解系统发挥作用，两者常用于血栓的治疗。氨甲环酸、氨基己酸和氨甲苯酸是阻抑纤溶酶和纤溶酶原与纤维蛋白结合，强烈地抑制了由纤溶酶所致纤维蛋白分解，从而起到抗纤溶的作用，氨甲环酸在大出血中使用非常普遍，是目前指南推荐的治疗大出血的一线药物。抑肽酶可通过抑制人体的胰蛋白酶、纤溶酶、血浆及组织中血管舒缓素达到抑制纤溶作用，但在产科大出血中应用较少。

## 三、孕期和产后凝血功能变化

### （一）凝血因子

足月孕时，孕妇循环内的凝血因子发生一定变化。凝血因子 I、因子 VII、因子 VIII、因子 IX、因子 X、因子 XII 增加，因子 XI 和因子 XIII 减少，而因子 II 和因子 V 没有变化。凝血因子改变将导致凝血参数发生变化（表 4-5）。孕晚期大多数凝血因子增加，凝血酶原时间和活化部分凝血活酶时间变短，患者凝血功能增强，足月孕时机体为高凝状态。

### （二）血小板

妊娠期血小板的变化特点包括：①血小板数量正常或者下降，妊娠期血小板消耗增多、更新加快，血常规中表现为血小板的分布宽度增加。大多数患者血小板数量降低是由于血容量增加，血小板计数稀释性减少，少量患者是由于合并症导致的血小板减少。②血小板活力增加，主要表现为血小板球蛋白信号增强和血小板聚集能力增强，血栓素 $A_2$、胶原、肾上腺素、腺苷二磷酸、花生四烯酸等增加。

### （三）纤维蛋白原及纤溶活性变化

纤维蛋白原由肝脏合成，半衰期 $3\sim5$ 天，血浆中浓度最高的凝血因子（因子 I），是凝血级联反应的最后环节。妊娠期纤维蛋白原明显增加，可由非妊娠期的 $100\sim300mg/dl$ 增加至 $300\sim600mg/dl$，为产后出血的大量快速消耗做好了准备。由于凝血因子 XIII（纤维蛋白原稳定因子）下降，纤维蛋白原稳定性下降，更易变为纤维蛋白，因此纤维蛋白肽 A 增加。

总之，在妊娠晚期孕妇血小板更新增加，大多数凝血因子也增加，凝血能力增强，凝血酶原时间

表4-5　孕晚期凝血因子及凝血参数变化

| 凝血因子 | 变化幅度 | 其他参数 | 变化幅度 |
|---|---|---|---|
| 因子Ⅰ（纤维蛋白原） | 上升＞100% | 血浆凝血酶原时间（PT） | −20% |
| 因子Ⅶ（血浆凝血酶原转化） | 上升＞100% | 活化部分凝血活酶时间（APTT） | −20% |
| 因子Ⅷ（抗血友病因子） | 上升＞100% | 凝血弹性描记法 | 高凝状态 |
| 因子Ⅸ（抗血友病因子B） | 上升＞100% | 纤维蛋白肽A | 增加 |
| 因子Ⅹ（斯图尔特因子） | 上升＞100% | 抗凝血酶：下降 | 下降 |
| 因子Ⅻ（接触因子） | 上升＞100% | 血小板计数 | 不变/降低20% |
| 因子Ⅺ（血浆凝血激酶前体） | 上升/下降 | 出血时间 | 不变 |
| 因子ⅩⅢ（纤维蛋白原稳定因子） | 下降50% | 纤溶酶原 | 增加 |
| 因子Ⅱ（凝血酶原） | 不变 | 纤维蛋白原降解产物 | 增加 |
| 因子Ⅴ（前加速因子） | 不变 | | |

和部分凝血酶原时间变短，表现为高凝状态。同时，孕妇纤溶酶活性增强，纤溶活性增加，凝血能力和纤溶能力同步增强，仍处于一种平衡状态。但是，在产科大出血时，大量凝血因子和纤维蛋白原快速消耗，机体纤溶亢进，这种平衡状态可以被迅速打破。

（四）产褥期血液学和凝血功能变化

产褥期，产妇的血液学和凝血功能存在持续的变化，表4-6罗列了产后第1天、第3天、1周后，6~9周产妇的血液学指标和凝血功能的变化。这提示产后1天患者的凝血储备功能下降、抗纤溶活性上升，产后24小时内出血风险增加。产后第3天，纤溶活性下降，患者凝血功能逐渐恢复，提示产后出血风险下降，产褥期血栓并发症风险上升。产后1周时，产妇血容量仍然为孕前的125%，产后容量指标恢复至孕前水平是个漫长的过程，血红蛋白和血浆蛋白、渗透压逐渐上升，对于妊娠合并高血压等对血容量波动敏感、耐受性差的高危人群仍值得关注。产后6~9周，血红蛋白和血浆蛋白恢复至孕前水平，应关注产后贫血和低蛋白血症。

总之，通过对上述理论知识的学习，帮助和解决了产科大出血治疗中"为什么"的问题，如了解了血小板和纤维蛋白原的产生和转变途径，可以帮助医生理解为什么在大出血救治中血小板可耐受较低的输注阈值，为什么出血停止后血小板可以在短时间内自行迅速恢复，而纤维蛋白原却不能；了解了纤溶的过程，可以帮助理解为什么在大出血早期就应该使用氨甲环酸；了解了产后凝血功能的变化规律，可以帮助理解为什么产后24小

表4-6　产褥期血液学和凝血功能变化

| 项目 | 1天 | 3天 | 1周 | 6~9周 |
|---|---|---|---|---|
| 血容量 | 下降10%~20% | | 孕前125% | 孕前110% |
| 血红蛋白 | / | 下降 | 上升 | 孕前水平 |
| 白蛋白、总蛋白和胶体渗透压 | 下降 | 下降 | 上升 | 孕前水平 |
| 血浆胆碱酯酶 | 低于孕前 | / | 低于孕前 | / |
| 血小板计数、纤维蛋白原、凝血因子Ⅵ、纤溶酶原 | 迅速下降 | 逐渐回升 | / | / |
| 抗纤溶活性 | 上升 | 下降 | / | / |
| 凝血时间 | 缩短 | / | / | / |
| 血栓弹力图 | 高凝状态 | / | / | / |

时是大出血的高风险时段，为什么在大出血停止后不能过度纠正凝血功能等。为后继大出血救治中"怎么做"提供了理论指导。

(倪娟 周文琴)

### 参考文献

1. 罗自强，管又飞. 生理学. 10 版. 北京：人民卫生出版社，2024.
2. 中国心胸血管麻醉学会非心脏麻醉分会，中国医师协会心血管内科医师分会，中国心血管健康联盟. 抗血栓药物围手术期管理多学科专家共识. 中华医学杂志，2020，100（39）：3058-3074.
3. 赵海桥，范兴山，王飞龙. 酚磺乙胺的合成工艺改进. 药学研究，2013，32（12）：742.
4. 杨宝峰，陈建国. 药理学. 10 版. 北京：人民卫生出版社，2024.

## 第三节 产科大出血患者凝血功能的变化及管理

### 一、产科大出血时凝血功能障碍病因

产科大出血时凝血功能障碍病因包括四个方面：稀释性凝血功能障碍、消耗性凝血功能障碍、纤溶亢进性凝血功能障碍和内环境紊乱性凝血功能障碍。其中，稀释性凝血功能障碍和消耗性凝血功能障碍是主要原因，而纤溶亢进性凝血功能障碍和内环境紊乱性凝血功能障碍是次要原因。

#### （一）稀释性凝血功能障碍

稀释性凝血功能障碍在产科大出血中非常常见，其主要原因是由于在液体复苏的过程中输入大量晶体液或胶体液，使血小板、红细胞和凝血因子被稀释。子宫收缩乏力或手术损伤导致的产后出血，多属于稀释性凝血功能障碍，通常不会激发严重的消耗性凝血功能障碍。2010 年 *BJA* 文献报道，将健康志愿者血样分别使用新鲜冰冻血浆和生理盐水进行稀释，与新鲜冰冻血浆输注组相比，生理盐水组凝血因子、抗纤溶因子和凝血酶的生成明显下降。有研究显示，与输入白蛋白相比，输入 1g/kg（16.6ml/kg）6% 的羟乙基淀粉对凝血功能无明显影响。较多研究发现，术中持续输入 6% 羟乙基淀粉超过 16.6ml/kg 时，会导致平均凝血活酶

时间增加，血栓弹力图 MA 值减少（血小板的最大血块强度），提示大剂量羟乙基淀粉输入时可导致凝血功能障碍。因此，在失血性休克早期，应限制输入过多的液体（通常晶体不超过 2 000ml，胶体不超过 1 500ml），早期积极进行成分输血，恢复或维持足够的组织氧合和凝血功能。

#### （二）消耗性凝血功能障碍

消耗性凝血功能障碍通常表现为与出血量不相符的凝血功能障碍，其主要病因为凝血过程异常活化，凝血因子、血小板和纤维蛋白原在短时间内因大量消耗而减少。其高危因素主要包括羊水栓塞、胎盘早剥、宫内感染、过期流产、严重的子痫前期和 HELLP 综合征等。虽然普通产后大出血凝血因子的消耗速度和程度与上述病因导致的凝血功能障碍相比更轻微，但仍然表现为纤维蛋白原的大量消耗。因此，普通的产后大出血患者也应被视为特殊类型的消耗性凝血功能障碍的潜在风险人群。其特殊性表现在两方面：一方面孕期纤维蛋白原的特征性升高，孕晚期产妇体内纤维蛋白原明显增加，可增加到非孕期的 2～3 倍，为后续可能出现的产后失血做好了储备。另一方面产科出血后纤维蛋白原特征性消耗，当胎儿娩出及胎盘剥离后，子宫的止血主要依靠子宫平滑肌强烈收缩关闭血窦，以及大量的纤维蛋白原沉积在胎盘附着部位的绒毛和子宫肌壁间，有利于胎盘剥离面形成血栓，引起纤维蛋白原的大量消耗。因此，纤维蛋白原水平是产科大出血重要的预测指标，大出血救治中通常建议将纤维蛋白原维持在 150mg/dl 以上，尽可能维持在 200mg/dl 以上。

#### （三）纤溶亢进性凝血功能障碍

血液凝固过程中形成的纤维蛋白网被分解的过程，称为纤维蛋白溶解（即纤溶）。纤溶活性异常增强，称为纤溶亢进。当内源性纤溶酶原激活物（组织型纤溶酶原激活物、尿激酶型纤溶酶原激活物）增多可导致纤溶酶原转变为纤溶酶，而在纤溶酶作用下可使纤维蛋白网转变为纤维蛋白原降解产物（fibrin degradation product，FDP）。导致内源性纤溶酶原激活物活性增加的主要原因包括血栓形成、低温、酸中毒和大出血。产科大出血患者常同时合并以上几种原因，因此，纤溶亢进性凝血功能障碍在产科大出血患者中常见。

#### （四）内环境紊乱性凝血功能障碍

产科大出血患者的内环境紊乱与凝血功能障

碍的发生密切相关，主要包括低体温、酸中毒和电解质紊乱（低钙血症）。

首先是低体温，低体温可降低血小板的黏附功能和聚集功能，损害内源性和外源性凝血因子，导致 PT、APTT 延长，抑制纤维蛋白原合成。同时，组织纤溶酶原激活物含量增加，导致纤溶亢进。其次为酸中毒，酸中毒可直接影响凝血功能，表现为加速纤维蛋白原降解，使血浆纤维蛋白原浓度下降；严重抑制凝血酶生成的传播阶段，凝血酶生成率降低。另一方面，酸中毒可间接影响凝血功能，主要表现为肝脏血管扩张、血液淤积导致肝脏功能下降，长时间严重酸中毒可影响肝脏的合成功能，使凝血因子生成受到影响。在产科大出血的患者中，低温和酸中毒往往是并存的，当两者同时存在时，不同机制协同作用下可导致非常严重的凝血功能障碍。

通常情况下低体温主要抑制凝血酶生成的起始阶段，而酸中毒则严重地抑制了凝血酶生成的传播阶段。低温抑制纤维蛋白原的合成，而酸中毒会加速纤维蛋白原降解，导致纤维蛋白原缺乏。因此，当患者同时并存低体温和酸中毒，对凝血功能影响会非常明显。在临床上常提到"致死三联症"，即患者同时存在低体温、酸中毒和凝血功能障碍时，其死亡率会大大增加。最后，在电解质紊乱部分，非常值得关注的是低钙血症。钙作为凝血过程中不可或缺的重要因子，参与了凝血过程的各个阶段，当发生产科大出血时，可导致钙离子迅速丢失和消耗，从而引起严重低钙血症，影响凝血过程。

## 二、凝血功能监测

### （一）凝血功能紊乱临界点

凝血功能监测主要包括 DIC 筛查、血栓弹力图、血常规、凝血功能等检验手段，但从血液标本的获取到最终获得凝血功能结果往往需要半小时以上，由于产科大出血快速、凶猛的特性，所获得的检验结果往往时效性较差，指导临床治疗的参考价值有限。因此，临床经验对于指导大出血治疗非常重要，关于《产科大出血处理的临床指南》也指出，可根据患者的出血量和临床经验进行大出血的治疗。基于上述原因，笔者提出了"凝血功能紊乱临界点"的概念，这一概念同时也是启动"凝血物质输注的临界点"，当达到该临界点时就

应采取相应的治疗手段。在 2019 年由患者血液管理、止血和血栓进展网络制定的《NATA 共识声明：产科患者的血液管理——产后出血的预防和治疗（2019）》中指出，定义 1 个血容量单位为 5 000ml，当出血量大于 2 500ml 时被定义为大量或者是危及生命的产后出血（postpartum hemorrhage, PPH）。这是一种临床的紧急情况，其特征是持续严重的出血导致的低血容量和休克，有发生凝血功能障碍的风险，并伴随发病率和死亡率的增加。笔者认为，应根据患者的个体化指标评估患者的"凝血功能紊乱临界点"。例如，根据患者体重、血容量和患者术前凝血功能，以及纤维蛋白原水平、血小板、血红蛋白水平等个体化评估该患者需要进行干预治疗的"凝血功能紊乱临界点"。通常情况下，如果患者术前各项指标正常，在缺乏有效的检测手段和检测结果，以及当患者出血量达到全身血容量的 50% 时，为治疗凝血功能障碍的临界点，此时应考虑患者有并发凝血功能障碍的风险，需进行凝血因子的输注。在此基础上，如果患者术前合并纤维蛋白原低下、凝血因子缺乏、血小板减少等影响凝血功能的因素时，启动"凝血物质输注临界点"时机将相应提前。

### （二）"凝血物质输注临界点"与出血量关系

为了方便指导治疗，临床通常定义患者的血容量为 1 个血容量单位（非孕妇：体重 × 70ml/kg，孕妇：孕 12 周时体重 × 100ml/kg），根据出血量达到 1 个血容量单位的比例进行相应的治疗。

1. 当出血量达到全身血容量的 20%～25% 时（即出血量达到 1 个血容量单位的 1/5～1/4），红细胞就已经达到了需要输入的临界值，但凝血功能尚处于代偿阶段，通常不需要补充血浆等其他凝血物质。

2. 当出血量达到全身血容量的 50% 时（即出血量达到 1 个血容量单位的 1/2），凝血功能已处于失代偿早期阶段，需进行凝血功能的监测及纤维蛋白原和其他凝血物质的补充。此时检验 PT/APTT 值可能仍然在正常范围内，其原因包括：①凝血因子的丢失尚未达到其临界值；②PT/APTT 值具有滞后性，其对出血的敏感程度低于纤维蛋白原含量。

3. 当出血量达到全身血容量的 75% 时（即出血量达到 1 个血容量单位的 3/4），如果没有及时处理，凝血功能可能已经发生严重紊乱，此时应在先前补充的纤维蛋白原和其他凝血物质的基础上，

继续追加补充血浆、纤维蛋白原或冷沉淀。

4. 当出血量达到全身血容量的 100% 时（即出血量达到 1 个血容量单位），如果没有处理，纤维蛋白原和其他凝血因子，甚至血小板都已经明显异常，此时应在先前补充的纤维蛋白原和其他凝血物质的基础上，继续追加补充血浆、纤维蛋白原或冷沉淀。如血小板小于 $50 \times 10^9/L$，还需要额外补充血小板。

在"凝血物质输注临界点"与出血量的关系中，着重强调当出血量达到全身血容量 50% 时（即出血量达到 0.5 个血容量单位），是纠正凝血功能紊乱的重要启动临界点，如果错过这个重要时机，在出血量进一步增加后可能导致严重 DIC，出现难治性大出血，使患者的救治出现困难。

除了要认识凝血物质输注的启动临界点外，还要考虑凝血物质获取的时间成本和输注时间点的关系，特别是基层医疗机构，血液制品获取比较困难，应有预见性的提前考虑进行凝血物质的获取，不必等待失血量超过全身血容量的 50% 才发出指令，以免错过纠正凝血功能紊乱的重要时机。

**（三）评估凝血功能的实验室检查**

对于凝血功能，常规监测指标包括血浆凝血酶原时间、活化部分凝血活酶时间、血浆凝血酶时间、出血时间、纤维蛋白原、国际标准化比值、纤维蛋白原降解产物、D- 二聚体等。

**1. 血浆凝血酶原时间（PT）** PT 为评价外源性凝血功能的重要指标，当 PT 延长时，通常提示患者存在先天性凝血因子Ⅱ、Ⅴ、Ⅶ、Ⅹ减少及纤维蛋白原缺乏、获得性凝血因子缺乏（如 DIC、原发性纤溶亢进、阻塞性黄疸、维生素 K 缺乏、血液循环中抗凝物质增多等）。PT 缩短原因：先天性凝血因子Ⅴ增多、DIC 早期、血栓性疾病、口服避孕药等。

**2. 活化部分凝血活酶时间（APTT）** APTT 为评价内源性凝血功能的重要指标。APTT 延长提示Ⅷ、Ⅸ、Ⅺ、Ⅻ减少、纤维蛋白原异常或被抑制；病因包括血友病、DIC、肝病、大量输入库存血等；APTT 缩短常见于 DIC 早期、血栓前状态及血栓性疾病；APTT 可作为肝素治疗的监护指标。PT/APTT 与临床预后相关性较差。在《严重创伤出血及凝血病管理指南（欧洲 2013 版）》中提出，PT/APTT 只能检测凝血的初级阶段，仅反映 4% 的凝血酶产生，不能反映患者真实的凝血功能状态。在 2013 年欧洲麻醉学会（European Society of Anaesthesiology,

ESA）的《围术期严重出血管理指南》中也指出，PT/APTT 对于严重的产后出血具有较小的预测意义；在 2013 年的中华医学会《严重创伤输血专家共识》中提出，PT、APTT、Fib 需要在血浆水平进行检测，而血小板计数既不能反映其功能状况，缺乏实时性，也不能及时反映患者的凝血功能。此外，还有大量的文献均证明了 PT/APTT 对于预测术后出血价值有限。

**3. 血浆凝血酶时间（TT）** TT 主要代表了凝血共同途径，TT 延长见于低纤维蛋白原或无纤维蛋白原血症和异常纤维蛋白原血症、血中纤维蛋白原降解产物增高（如 DIC）、血中有肝素和类肝素物质存在（如肝素治疗中、SLE、肝脏疾病等）；反映共同途径是否存在抗凝和纤溶亢进。

**4. 出血时间（BT）** BT 代表血管和血小板的因素，BT 测定结果受血小板的数量和质量、毛细血管结构和功能，以及血小板与毛细血管之间相互作用的影响，凝血因子含量及活性对 BT 影响较小。BT 主要用于检查血小板疾病、血管与血小板之间功能的缺陷、某些凝血因子的缺陷，在产科大出血时应用较少。

**5. 纤维蛋白原（Fib）** 非妊娠期 Fib 正常值 $100 \sim 300mg/dl$，妊娠期 Fib 正常值 $300 \sim 600mg/dl$，妊娠期凝血系统的改变已经为产科大出血做好了准备，对于妊娠期 Fib 处于正常值低限的患者，有可能导致"凝血功能紊乱临界点"提前。

**6. 国际标准化比值（INR）** 当 INR > 1.5 则提示凝血功能异常。

**7. 纤维蛋白原降解产物（FDP）** FDP 是纤维蛋白原和纤维蛋白被血浆素分解以后产生的降解产物，是测量纤溶活性的指标。FDP 能抑制纤维蛋白形成，有抗凝血酶作用，可抑制血小板黏附、聚集和释放。

**8. D- 二聚体** 为纤溶活性增强的指标，是体内存在凝血及纤溶活性增强的重要分子标志物。D- 二聚体增高常见于继发性纤维蛋白溶解功能亢进，如高凝状态、DIC、肾脏疾病、器官移植排斥反应、溶栓治疗心肌梗死、脑梗死、肺栓塞、静脉血栓形成、手术、肿瘤、感染及组织坏死等。在产科大出血患者中，FDP 和 D- 二聚体通常是升高的。

有研究结果显示，PT 和 APTT 对产后出血期间凝血功能的监测作用有限。一项对出血量≥1 500ml 孕妇的回顾性研究发现，纤维蛋白原与出血量具有一定相关性，随着出血量的增加进行性下降，APTT和出血量也有相关性，PT 无相关性。但英国皇家妇产科医师学院《产后出血指南（2016 版）》仍推荐运用 PT 和 APTT 指导严重产后出血期间新鲜冰冻血浆的输注。因为凝血功能监测 PT 和 APTT 需要等待 30 分钟，DIC 全套需要 45 分钟，另一项回顾性多中心校正研究结果显示，INR>1.64，纤维蛋白原 <200mg/dl 和心率 >115 次 /min 能独立反映是否需要采取更多干预措施控制产后出血。

**（四）纤维蛋白原对于产后出血的预测价值**

纤维蛋白原（Fib）是临床上产科大出血中非常重要的预测指标，评估纤维蛋白原水平可用于预测大出血风险。纤维蛋白原对于产后出血的预测具有 4 个优点：即"优""早""准""效"。①"优"：纤维蛋白原的预测价值优于所有其他指标，包括 HGB、PT、APTT、血小板等。②"早"：血浆中纤维蛋白原缺乏敏感性高于其他凝血因子监测指标；③"准"：纤维蛋白原浓度与出血量呈负相关，对出血量有非常高的预测价值。文献指出，纤维蛋白原每降低 100mg/dl 时，患者出血风险可增加 2.63倍。当纤维蛋白原 <200mg/dl 时，可预测有发生严重 PPH 的风险。④"效"：纤维蛋白原水平下降会导致血块形成质量下降，而补充纤维蛋白原可以明显减少出血，临床工作中对大出血救治过程的观察也可证实这点。

临床病例：患者 30 岁，诊断：凶险性前置胎盘，中央性前置胎盘，瘢痕子宫，中度贫血，血小板减少症；$G_4P_3$，37 周宫内孕，臀位单活胎待产。当患者出血量为 7 000ml 时，PT 为 16.9 秒，APTT 为 52.5 秒，INR 为 1.65，Fib 为 80mg/dl，临床上发现出血明显、止血困难。当出血量达到 10 000ml 时，PT 为 19.2 秒，APTT 为 111.7 秒，INR 为 1.88，纤维蛋白原已补充上升至为 205mg/dl，此时临床中可观察的出血基本停止。手术结束时总出血量为 12 800ml，PT 为 15.3 秒，APTT 为 149.3 秒，纤维蛋白原为 234mg/dl，通过此病例的临床表现可发现，PT/APTT 用于预测产后出血并不准确，而纤维蛋白原浓度则与出血风险密切相关。

**（五）血栓弹力图**

对于产科大出血患者凝血功能监测，目前国际上比较推荐的方法是使用血栓弹力图（TEG）或旋转式的血栓弹力图（ROTEM），因血栓弹力图是通过图像描绘的方法检测全血样本中加入了促凝剂后，血液凝固的动态过程，所以可反映整个凝血全过程中的每一个因子的情况（图 4-8）。

**1. 血栓弹力图的参数及意义**　血栓弹力图中对整个凝血过程可采用以下指标进行评价，它能反映凝血过程中不同影响因子的状况和相互作用：

（1）凝血反应时间（R）：从凝血开始启动到第一块纤维蛋白凝块形成（描记图幅度达 2mm）所需的时间，代表的是凝血因子Ⅱa 活化和纤维蛋白形成的阶段。R 正常值为 5～10 分钟，R 值延长代表使用抗凝剂或凝血因子缺乏，缩短代表凝血因子功能亢进。

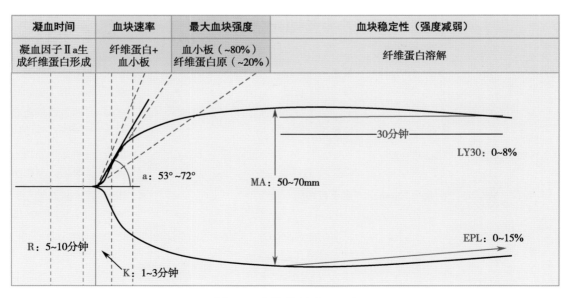

图 4-8　血栓弹力图（TEG）

（2）血块形成的速率：凝血启动以后是血凝块形成的过程，代表的是纤维蛋白原形成纤维蛋白网和血小板在血凝块开始形成时两者的共同作用，纤维蛋白和血小板都有参与，但该阶段以反映纤维蛋白原的功能为主。

对血凝块形成的速率评价通常有两个代表性指标：一个指标是角度（a），正常值为 $53°\sim72°$，a 角度越大，血凝块形成越快，反之越慢；另一个指标为 K 值，从 R 时间终点至描记图幅度达 20mm 所需的时间，正常为 $1\sim3$ 分钟，K 值的长短受纤维蛋白原水平高低的影响，抗凝剂可延长 K 值。

K 值和 a 角都反映从血凝块形成点至描记图最大曲线弧度作切线与水平线的夹角，K 值延长、a 减少代表纤维蛋白原功能不足，存在低凝出血风险；K 值缩短、a 角增大提示纤维蛋白原功能亢进，存在高凝血栓风险。在重度低凝状态时，血块幅度达不到 20mm，此时 K 时间测不出来，可以通过 a 角作出判断。

（3）最大血块强度（MA）：MA 代表的是血凝块最大强度和硬度，以及血凝块的稳定性，正常值是 $50\sim70$mm，在这部分中血小板的作用占 80%，纤维蛋白酶的作用只占 20%，MA 主要代表的是血小板的功能。MA 值增大提示动静脉血栓、高凝状态；MA 值减小提示出血、血液稀释、血小板减少、凝血因子消耗或疾病造成的凝血因子缺乏。

（4）血块的稳定性：当血块形成后纤溶启动，纤维蛋白逐渐溶解，血块的强度也会逐渐减弱。血块稳定性通常有两个评价指标：一个指标是 30 分钟血块溶解程度（LY30），正常值在 8% 以内，大于 7.5% 说明存在纤溶亢进。另一个指标是 EPL，预测纤溶指数，正常值是 $0\sim15\%$，当 EPL > 15% 时也代表存在纤溶亢进。

（5）凝血综合指数（CI）：通过联合 R、K 和 MA 三个参数进行计算所得的值，常用于辅助判断凝血的综合状态，正常值介于 $-3\sim3$ 之间，CI < -3 为低凝状态，CI > 3 为高凝状态。

（6）其他参数：ACT 是一种快速 TEG 的检测，正常值是 $86\sim118$ 秒，代表凝血因子的功能，当 ACT 延长代表凝血因子功能不足，ACT 缩短代表凝血因子功能亢进。血栓弹力图常用参数及意义见表 4-7。

**2. 常规凝血检测结果与血栓弹力图曲线的关系**　通过对血栓弹力图的分析，可以大致推断患者是凝血过程中的哪个环节出现了问题。而常规的凝血检测与血栓弹力图相比，仅评估了凝血的一些关键点，无法评估凝血过程的全貌。两者之间存在一定的对应关系（图 4-9），具体如下：

（1）PT + APTT 与 TEG 中的曲线启动有关，代表凝血启动时间，PT + APTT 延长时，TEG 中的 R 值就延长（长）。

（2）Fib 的功能和量与 TEG 中的曲线角度有关，代表纤维蛋白网形成，Fib 功能和量下降，TEG 中的 a 角度变小（尖）。

（3）PLT 数量 / 功能与 TEG 中曲线的最大宽度有关，代表的最大血凝块强度，PLT 数量 / 功能下降，TEG 中的 MA 变窄（窄）。

表 4-7　血栓弹力图常用参数及意义

| 检测类型 | 常用参数 | 正常范围 | 参数意义 | 临床价值 |
|---|---|---|---|---|
| 普通检测 | R | $5\sim10$ 分钟 | 凝血启动阶段凝血因子功能 | 延长：凝血因子功能不足<br>缩短：凝血因子功能亢进 |
| | K | $1\sim3$ 分钟 | 血凝块生成速度纤维蛋白原功能 | 延长：纤维蛋白原功能不足<br>缩短：纤维蛋白原功能亢进 |
| | Angle | $53°\sim72°$ | | 增大：纤维蛋白原功能增强<br>减小：纤维蛋白原功能减低 |
| | MA | $50\sim70$mm | 血小板功能 | 增大：血小板功能亢进<br>减小：血小板功能减低 |
| | LY30 | < 7.5% | 纤溶功能（结合 D- 二聚体，区分原发和继发纤溶亢进） | 增大：纤溶亢进 |
| | EPL | < 15% | | 增大：纤溶亢进 |
| 快速 TEG | ACT | $86\sim118$ 秒 | 凝血因子功能 | 延长：凝血因子功能不足<br>缩短：凝血因子功能亢进 |

（4）D- 二聚体 +FSP 和 TEG 中曲线尾部下降程度有关，代表的是纤溶导致的血凝块降解程度，D- 二聚体 +FSP 越大，TEG 中的 $LY_{30}$ 和 EPL 就越大（细）。

**3. 常见的异常血栓弹力图类型** 血栓弹力图异常分为两种类型，出血性和血栓性（图 4-10）。

在出血性血栓弹力图中，黑色部分代表的是正常凝血功能图像，R 值延长代表的是低凝血因子，用"长"来表示；MA 变窄代表的是低血小板功能，用"窄"来表示，a 角度变小代表的是低纤维蛋白原水平，用"尖"来表示；$LY_{30}$ 增加代表的是原发性纤维蛋白溶解，用"细"来表示，出血型血栓弹力图的特征累积到一起为"长 - 窄 - 尖 - 细"，具备了其中任一特点均代表患者处于低凝状态。

反之，在血栓性血栓弹力图中，R 值缩短代表的是凝血酶凝固性过高，用"短"来表示；MA 变宽代表的是血小板凝固性过高，用"宽"来表示，a 角度变大代表的是高纤维蛋白原水平，用"钝"来表示；$LY_{30}$ 正常而 $LY_{60}$ 增加代表的是继发性纤维蛋白溶解，用"粗"来表示，当血栓弹力图出现"短 - 宽 - 钝 - 粗"的特征时，代表患者处于高凝状态。

## 三、凝血功能管理策略

对正处于产科急性大出血状态中的患者来说，企图将凝血功能纠正至完全正常几乎是不可能的，故治疗的主要目标在于避免凝血功能恶化，预防 DIC 发生，为有利于出血救治的措施提供机会，同时预防术后出血。所采取的策略主要围绕导致产

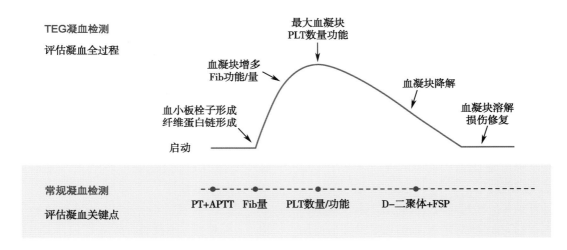

图 4-9 TEG 凝血检测和常规凝血检测对比

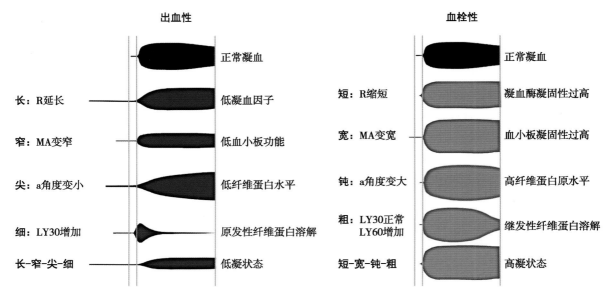

图 4-10 出血性和血栓性血栓弹力图

科大出血患者凝血功能异常的原因展开。主要包括以下四个方面：

### （一）避免血液过度稀释

避免血液过度稀释是一种理想状态，受到所在医疗机构的血液制品是否充足等条件限制。如果血液制品充足且获取容易，建议将患者血红蛋白维持在临界值以上（>70~80g/L），凝血因子维持在正常水平的50%以上（PT、APTT不超过正常值1.5倍），Fib大于临界值（>200mg/dl）；如果血液制品不足且获取困难，建议至少将血红蛋白维持在50g/L以上，凝血因子维持在正常水平的30%以上（PT、APTT不超过正常值2倍），Fib至少要维持100mg/dl以上。值得注意的是，所有的治疗策略都基于所在医疗机构的具体情况，如果血液制品严重缺乏，那么保障血容量充足和循环稳定就成了第一关注点，不能因顾及血液过度稀释而使患者处于低血容量性休克的状态。

### （二）尽早抗纤溶治疗

常用药物为氨甲环酸，强调早期应用，对于产后出血的患者，一般用量为氨甲环酸1g静脉注射，时间不低于10分钟，持续出血可反复使用。近期多中心随机双盲临床试验结果显示，静脉使用氨甲环酸可以降低创伤患者的死亡率，建议在1小时内使用，晚期使用（>3小时）反而是有害的。基于上述研究结果，2017年，美国妇产科医师学会《ACOG实践简报：产后出血（2017）》建议当初始药物治疗失败时，产后大出血患者应该使用氨甲环酸。这一推荐与我国2014年由中华医学会妇产科学分会产科学组《产后出血预防与处理指南（2014）》对使用氨甲环酸的推荐不谋而合。2016年，英国皇家妇产科医师学院制定的《RCOG指南：产后大出血的预防和管理（2016）》中对氨甲环酸用于预防产后出血有1条新的推荐（A级），即对于具有产后出血高危因素的孕妇，剖宫产术中除预防使用缩宫素外，还应该考虑静脉使用氨甲环酸（0.5~1.0g）以减少出血，如果30分钟后出血仍未控制或24小时后再次出血，可重复使用1次。

### （三）维持内环境稳定

维持内环境治疗主要包括纠正低体温、酸中毒和电解质紊乱（低钙血症和高钾血症）三方面。体温应高于36℃、pH值>7.2、BE<−6mmol/L、乳酸<4.0mmol/L、离子钙>1.1mmol/L、钾<5.5mmol/L，避免低血糖。需要注意的是，对于大出血的患者，

机体对内环境的自我调节能力是下降的，需要早期干预。

### （四）保障凝血的物质基础

在一个完整的凝血过程中，血小板启动凝血后，纤维蛋白原在凝血瀑布反应下形成纤维蛋白网，随后纤维蛋白网网罗血小板、红细胞、白细胞等血液中的有形成分，最终由疏松血栓变成致密血栓，起到了凝血的作用。也就是说，血栓形成的过程需要消耗大量凝血物质，包括血小板、大量的凝血因子、纤维蛋白原和红细胞，特别是纤维蛋白原，它是血浆中浓度最高的凝血因子，是凝血级联反应的最后环节，极易消耗。所以，患者通过输血治疗补充丢失的凝血因子，保障循环血液中的凝血物质在一个相对正常的水平，机体才能很好地发挥凝血因子的正常功能。

可通过目标导向血栓记录治疗法进行凝血因子的补充，当TEG中R>9分钟时，说明凝血因子缺乏，可输入新鲜冰冻血浆10~20ml/kg；当$FF_{MA}<18mm$时，说明纤维蛋白原含量下降，可输注纤维蛋白原浓缩物30~50mg/kg或冷沉淀5~20ml/kg；当MA<50mm且$FF_{MA}>18mm$时，说明血小板功能降低，可输注血小板5ml/kg；当$LY_{30}>3\%$时，表示纤溶亢进，使用氨甲环酸1~2g静脉滴注或10~20mg/kg输注。

总之，应熟悉产科大出血时凝血功能障碍的特点（稀释性、消耗性、纤溶亢进性、内环境紊乱性），准确判断纠正凝血功能紊乱的时机，熟练地应用TEG等评估凝血功能状态，及时进行各类凝血因子的输注，纠正内环境紊乱，积极保温治疗等一系列措施防止患者发生严重的凝血功能障碍。

（周文琴　倪娟）

## 参考文献

1. BOLLIGER D, SZLAM F, LEVY JH, et al. Haemodilution-induced profibrinolytic state is mitigated by fresh-frozen plasma: implications for early haemostatic intervention in massive haemorrhage. Br J Anaesth, 2010, 104（3）: 318-325.

2. KHEIRABADI BS, MIRANDA N, TERRAZAS IB, et al. Does small-volume resuscitation with crystalloids or colloids influence hemostasis and survival of rabbits subjected to lethal uncontrolled hemorrhage? J Trauma Acute Care Surg, 2017, 82（1）: 156-164.

3. DE LANGE NM, LANCÉ MD, DE GROOT R, et al. Obstetric hemorrhage and coagulation: an update. Thromboelastography, thromboelastometry, and conventional coagulation tests in the diagnosis and prediction of postpartum hemorrhage. Obstet Gynecol Surv, 2012, 67(7): 426-435.

4. Queensland Clinical Guidelines. Postpartum haemorrhage Guideline No. MN24.1-V11-R29 Queensland Health.2024.

5. KHEIRBEK T, KOCHANEK AR, ALAM HB. Hypothermia in bleeding trauma: a friend or a foe? Scand J Trauma Resusc Emerg Med, 2009, 7: 65.

6. DARLINGTON DN, KREMENEVSKIY I, PUSATERI AE, et al. Effects of In vitro hemodilution, hypothermia and rF Ⅶa addition on coagulation in human blood. Int J Burns Trauma, 2012, 2(1): 42-50.

7. RUNDGREN M, ENGSTROM M. A thromboelastometric evaluation of the effects of hypothermia on the coagulation system. Anesth Analg, 2008, 107(5): 1465-1468.

8. MARTINI WZ, PUSATERI AE, USCILOWICZ JM, et al. Independent contributions of hypothermia and acidosis to coagulopathy in swine. J Trauma, 2005, 58: 1002-1009; discussion 1009-1010.

9. MARTINI WZ. Coagulopathy by hypothermia and acidosis: mechanisms of thrombin generation and fibrinogen availability. J Trauma, 2009, 67(1): 202-208; discussion 208-209.

10. MUÑOZ M, STENSBALLE J, DUCLOY-BOUTHORS AS, et al. Patient blood management in obstetrics: prevention and treatment of postpartum haemorrhage. A NATA consensus statement. Blood Transfus, 2019, 17(2): 112-136.

11. SPAHN DR, BOUILLON B, CERNY V, et al. Management of bleeding and coagulopathy following major trauma: an updated European guideline. Crit Care, 2013, 17(2): R76.

12. KOZEK-LANGENECKER SA, AFSHARI A, ALBALADEJO P, et al. Management of severe perioperative bleeding: guidelines from the European Society of Anaesthesiology. Eur J Anaesthesiol, 2013, 30(6): 270-382.

13. COLLINS PW, LILLEY G, BRUYNSEELS D, et al. Fibrin-based clot formation as an early and rapid biomarker for progression of postpartum hemorrhage: a prospective study. Blood, 2014, 124(11): 1727-1736.

14. 文爱清, 张连阳, 蒋东坡, 等. 严重创伤输血专家共识. 中华创伤杂志, 2013, 29(08): 706-710.

15. CHARBIT B, MANDELBROT L, SAMAIN E, et al. The decrease of fibrinogen is an early predictor of the severity of postpartum hemorrhage. J Thromb Haemost, 2007, 5(2): 266-273.

16. MATSUNAGA S, TAKAI Y, NAKAMURA E, et al. The Clinical Efficacy of Fibrinogen Concentrate in Massive Obstetric Haemorrhage with Hypofibrinogenaemia. Sci Rep, 2017, 7: 46749.

17. DE LANGE NM, LANCÉ MD, DE GROOT R, et al. Obstetric hemorrhage and coagulation: an update. Thromboelastography, thromboelastometry, and conventional coagulation tests in the diagnosis and prediction of postpartum hemorrhage. Obstet Gynecol Surv, 2012, 67(7): 426-435.

18. Woman Trial Collaborators. Effect of early tranexamic acid administration on mortality, hysterectomy, and other morbidities in women with post-partum haemorrhage (WOMAN): an international, randomised, double-blind, placebo-controlled trial. Lancet, 2017, 389(10084): 2105-2116.

19. Committee on Practice Bulletins-Obstetrics. Practice Bulletin No. 183: Postpartum Hemorrhage. Obstet Gynecol, 2017, 130(4): e168-e186.

20. Prevention and Management of Postpartum Haemorrhage: Green-top Guideline No. 52. BJOG, 2017, 124(5): e106-e149.

21. STENSBALLE J, HENRIKSEN HH, JOHANSSON PI. Early haemorrhage control and management of trauma-induced coagulopathy: the importance of goal-directed therapy. Curr Opin Crit Care, 2017, 23(6): 503-510.

22. AMGALAN A, ALLEN T, OTHMAN M, et al. Systematic review of viscoelastic testing (TEG/ROTEM) in obstetrics and recommendations from the women's SSC of the ISTH. J Thromb Haemost, 2020, 18(8): 1813-1838.

## 第四节 产科大出血患者血液制品输注策略

输血治疗是产科大出血最重要的治疗手段之一，主要包括两方面内容：一是通过补充红细胞，维持携氧能力，保证组织氧供，预防组织酸中毒；二是通过补充凝血因子，维持凝血功能，预防 DIC。产科大出血的输血治疗一直是临床治疗的难点，虽然多项产科大出血的指南对输血指征和策略给出了指导性建议，但当实际面对产科大出血患者时，多数医生往往很难做出正确的决策，导致治疗结果不满意，患者可能在输血治疗后仍然存在严重贫血、输血过量、凝血功能异常、严重低蛋白血症等问题。本节通过讨论分析输血过程中存在的五个核心问题：即是否需要输入血液制品（启动输血的时机）、输入哪种血液制品（输血指征）、输入多少血液制品（输血量）、采取什么样的输血策略（输血顺序）、停止输血的时机（终止指标），试图探讨一种适合产科大出血救治的血液制品输注策略。

## 一、是否需要输入血液制品

### （一）启动输血的依据

是否需要输入血液制品，即启动输血的时机，主要根据两方面情况决定：①基于临床经验，根据出血量和症状，其优点是反应快，可行性强，但对于经验要求较高，易导致输血过量或输血不足。②基于实验室指标，其优点为证据确切，但在血液稀释或血液浓缩时，检验结果不一定准确，并且其结果滞后，时效性差，可能会延误抢救时机。

### （二）指南意见

2017 年，美国妇产科医师学会《ACOG 实践简报：产后出血》的指南中并未对启动输血的时机作出明确的推荐，指南指出输血应结合出血量和生命体征进行综合决策。提出在产后出血的情况下，血红蛋白或血细胞比容的急性变化不会准确反映出血情况，当出血量达到或者超过 1 500ml 且持续出血并伴有生命体征的异常（心动过速和低血压）时，应该迅速准备启动输血治疗。

中华医学会《产后出血预防与处理指南（2023）》中指出，具体情况下应结合产妇自身血容量、出血量、临床表现如休克相关的生命体征变化、止血情况和继续出血的风险、血红蛋白水平等综合考虑是否输注。当血红蛋白水平 >100g/L 时可不考虑输注红细胞，血红蛋白水平 <70g/L 时应考虑输血，如果出血较为凶险且出血尚未完全控制或继续出血的风险较大，可适当放宽输血指征。一般情况下，每输注红细胞悬液 2U 可使血红蛋白水平提高约 10g/L；应尽量维持血红蛋白水平 >80g/L；在剖宫产术中如果出血量超过 1 500ml，有条件的医院还可考虑采用洗涤回收式自体血回输技术。

表 4-8 中汇总了几个主要输血指南中关于红细胞、凝血因子和血小板的输血指征，可以作为临床的参考，但单纯根据实验室指标作为输血指征

表 4-8　指南推荐实验室输血指标

| 名称 | 纤维蛋白原 | 凝血因子 | 白蛋白 | 特点 | 使用指征 | 用量 |
|---|---|---|---|---|---|---|
| 红细胞 | / | / | / | / | Hb<80g/L | 2U 提高 10g/L |
| 血浆 | 有 | 全面 | 有 | 解冻 30 分钟 | PT 和 / 或 APTT>1.5 倍正常值，INR>2.0 | 10～15ml/kg |
| 血小板 | / | / | / | 获取困难 | <50×10$^9$/L | 1U 机采提高（25～50）×10$^9$/L |
| 冷沉淀 | 有 | Ⅷ、vWF、ⅩⅢ、Fn | / | 解冻 15 分钟，容量少：20～30ml | <200mg/dl<br><100mg/dl<br>补充凝血因子 | 1U/10kg<br>8～10U<br>1～1.5U/10kg |
| 纤维蛋白原浓缩物 | 有 | / | / | 不解冻，不配型 | <200mg/dl<br><100mg/dl | 0.04～0.08g/kg<br>4～8g |
| 凝血酶原复合物 | / | Ⅱ、Ⅶ、Ⅸ及Ⅹ和C蛋白 | / | 容量少<br>1IU=1ml 血浆含量 | PT 和 / 或 APTT>1.5 倍正常值，INR>2.0 | 10～20IU/kg |
| 重组人凝血因子Ⅶa | / | Ⅶa | / | 有血栓风险 | 无法有效止血 | 90μg/kg，15～30 分钟可重复 |
| 浓缩Ⅷ因子 | / | Ⅷ | / | / | / | kg×所需提高的水平（%）×0.5 |

注：数据来源为CSA《输血指南（2014）》、ASA《输血指南（2015）》、ESA《输血指南（2013）》。

存在较大的弊病，因为，实验室指标特别是血红蛋白水平受到血液浓缩和稀释的影响较大，容易影响病情判断。根据上述指南中的推荐意见，不建议单纯根据实验室结果作为启动输血的指征，应结合患者的出血量、实验室检查结果、生命体征等指标综合判断。

### （三）启动输血的临床时机

对有大出血风险的患者，可根据患者术前血容量、基础血红蛋白水平、凝血物质储备情况和患者的特殊病情制订输血预案，启动输血的临床时机（图 4-11）。

**1. 发生大出血后需要立即输血的情况**　患者术前合并贫血且出现了大出血；患者合并心肺疾患或严重感染，Hb＜100g/L。

**2. 发生大出血后需要尽快输血的情况**　①出血导致休克或循环不稳定；②出血量超过全身血容量的 20%，估计 Hb 可能已经小于 70～80g/L；③目前有大量活动性出血，短期内止血困难。当同时有两种情况存在时，即使没有实验室结果也必须输血。

**3. 发生大出血后需要暂缓输血的情况**　患者不存在特殊病情，虽然出血量能达到总血容量的 20%，但出血已经得到有效控制，无新增活动性出血，可补足血容量之后进行实验室检查，如 Hb＜70g/L，需进行输血治疗。

## 二、输入哪种血液制品

虽然可确认患者需要输入血液制品，但输注哪种血液制品（输血指征）呢？首先应明确以下三个方面的问题：①产科大出血丢失血液成分特点；②血液制品的输注指征；③各种血液制品的成分和作用。

### （一）产科大出血血液成分丢失的特点

血液成分主要由红细胞、血浆、血小板等组成。因丢失不同比例的血液成分后对机体的影响不同，所以机体对血液成分的需求也不同，表 4-9 显示了非特殊产科大出血患者出血量与血液成分异常的关系。①红细胞是评价患者携氧能力的重要因子，当出血量达到全身血量 20% 时，患者可能存在缺氧的风险；②纤维蛋白原丢失 50%，就可能对凝血产生影响；③当血浆丢失达到 60% 以上时，剩余的其他凝血因子仍然可发挥 100% 的凝血作用；④血中的血小板 100% 丢失，脾脏补充的血小板仍能维持血小板发挥正常功能。因此，血液成分的输注不会按出血量等比例输注，而应按照血液成分发挥作用的重要性和对机体的影响进行输注。丢失血液成分重要性权重：红细胞＞纤维蛋白原＞其他凝血因子＞血小板。

1. 当出血量达到全身血容量 20% 时，血红蛋白水平通常已经小于正常值，但测得的纤维蛋白原、凝血因子、白蛋白和血小板尚在正常范围内。

2. 当出血量达到全身血容量 50% 时，红细胞和纤维蛋白原已经小于正常值，但其他凝血因子、血小板有可能还在正常范围内，PT/APTT 也可能是正常的，但白蛋白可能已经低于了 30g/L。

3. 当出血量达到全身血容量 75% 时，红细胞、纤维蛋白原、凝血因子和白蛋白基本已小于正

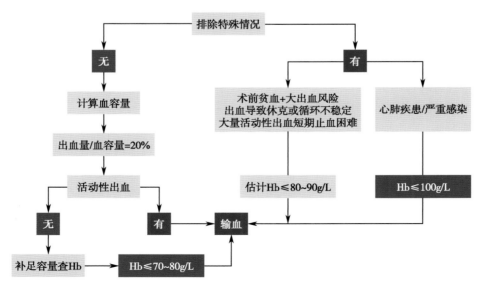

图 4-11　启动输血治疗的临床时机

常值,而血小板有可能还在正常范围内。

4. 当出血量达到全身血容量 100% 时,所有的血液成分都有可能是异常的。

因此,可以依据出血量占全身血容量的比例,大致推断人体需要哪种血液成分,在此基础上制订输血策略。此外,对于某些特殊类型的产科大出血,如羊水栓塞、胎盘早剥等,均有其自身的特点,出血量与血液成分异常的关系详见第六章。

表 4-9　出血量与血液成分异常的关系

| 血液成分 | 出血量占总血容量比例 | | | |
| --- | --- | --- | --- | --- |
| | 20% | 50% | 75% | 100% |
| 红细胞 | × | × | × | × |
| 纤维蛋白原 | √ | × | × | × |
| 凝血因子 | √ | √/× | × | × |
| 白蛋白 | √ | √/× | × | × |
| 血小板 | √ | √ | √ | × |

注:×:异常;√:正常;√/×:正常或异常。

### (二)血液制品的输注指征

**1. 红细胞输注临界点**　在出血早期,当出血量小于全身血容量 20% 时,机体的代偿机制可使体液发生转移,将血液重新分布到心、脑、肾等重要器官,组织间液迅速向血管内转移即自身输液。动物实验表明,在出血时单纯输注红细胞,可以使红细胞恢复到原来的水平,但是细胞外液仍然欠缺 28%,死亡率高达 80%;如输注全血或血浆和红细胞,细胞外液仍然不能够得到充分的补充,死亡率可达 70%。但是,在输血的同时给予动物补充足量平衡盐液,其存活率可以达到 70%。因此,在早期出血量小于 20% 的情况下,应优先输注平衡液,而不是输血。综上所述,输注红细胞的临界点是出血量大于全身血容量的 20%。

**2. 输注凝血物质的临界点**　以全身血容量为 5 000ml 的患者为例,当出血量大于 2 500ml 时,被定义为大量或是危及生命的产科大出血,这是一种紧急情况,其特征是持续严重的出血导致的低血容量性休克,且有并发凝血功能障碍的风险。综上所述,当出血量为全身血容量的 40%~50% 时,患者就有凝血功能障碍的风险,此时需输注凝血物质。

**3. 血小板输注的临界点**　治疗性的输入指征是小于 $50 \times 10^9/L$,而预防性的输入值是小于 $75 \times 10^9/L$,如果患者存在活动性的不可控的出血时,可以预防性地输入血小板。血小板输入的临界点和出血量之间的关系,大概当出血量大于全身血容量的 100%,甚至 150% 时,才会考虑输注血小板。此外,所有的输注指征都需结合患者术前血小板的水平来估计。

**4. 白蛋白输注的临界点**　白蛋白作为一类特殊的血液制品,当出血量达到全身血容量的 40%~50% 的时候,即使血浆充足补充,仍然有 10%~20% 的患者可能会表现为轻度的低蛋白血症,不需要特殊的处理,患者一般可自行恢复。但当出血量超过全身血容量的 40%~50%,同时还有继续出血的趋势时,可考虑补充白蛋白。因此,出血量达到全身血容量的 40%~50% 是补充白蛋白的临界点,超过了 2 000ml,可以每 1 000ml 出血补充 5g 白蛋白,或每 2 000ml 出血补充 10g 白蛋白,预防出现严重低蛋白血症;条件允许的情况下可以每 1 000ml 出血补充 10g 白蛋白,将白蛋白维持在正常水平。

### (三)常用的凝血物质的成分及其特点

**1. 纤维蛋白原浓缩物**　主要富含纤维蛋白原,不需要交叉配血,可作为药物保存于手术室冰箱中,随时可取用,主要用于大出血后凝血功能异常早期,冷沉淀和血浆未获得时,缺点是价格较贵。

**2. 冷沉淀**　含有纤维蛋白原和部分凝血因子,容量少,凝血物质含量高,获取较快,溶解时间为 15 分钟左右,主要用于大出血后凝血功能异常早期,可替代纤维蛋白原浓缩物,在没有备纤维蛋白原浓缩物时可使用冷沉淀。

**3. 血浆**　富含纤维蛋白原、所有凝血因子、白蛋白和免疫球蛋白,但单位容量凝血物质含量低,获取较慢,约为 45 分钟,甚至于更长的时间,因此需要提前申请。即便如此,真正输入的时间也往往是大出血中晚期。

**4. 凝血酶原复合物**　含部分凝血因子(Ⅱ、Ⅶ、Ⅸ、Ⅹ),属于药物制剂,不需要交叉配血,获取容易,但由于存在导致血栓的风险,往往用于严重大出血需要快速纠正凝血功能障碍时。

**5. 血小板**　获取、输注速度较快,但由于稀缺性导致获取困难,用于大出血晚期。

**6. 重组Ⅶa因子**　获取较快,但凝血因子含量单一,用于顽固性难以纠正的凝血功能异常,产科大出血很少使用。

## 三、大量输血方案的特点及应用

### （一）非产科和产科大量输血方案的特点

在产科大出血的取血和输注策略中，大量输血方案（massive transfusion protocol，MTP）是一种被指南推荐的取血和输血策略。MTP 是一种预见性的血液制品的投递方案，即将浓缩的红细胞、新鲜冰冻血浆、血小板按一定的比例打包发送。补充的依次为红细胞，新鲜冰冻血浆、血小板，根据临床情况和实验室检查结果合理调整比例，以及额外补充冷沉淀、纤维蛋白原浓缩物及重组Ⅶ因子的输注时机和剂量，其优点为反应迅速，但有血源浪费的风险。产科大出血的 MTP，最初来源于非产科病例的大量输血经验。与产科大出血的 MTP 相比，非产科 MTP 方案的主要特点是凝血因子比例偏低（表4-10）。

产科 MTP 方案与非产科不同，在《昆士兰临床指南：原发性产后出血（2024）》中，产科大量输血方案主要启动标准包括活动性出血和以下任何情况：①4 小时内输入 4U 红细胞后血流动力学仍不稳定；②预计出血量 >2 500ml；③凝血障碍的临床或实验室症状。

《昆士兰临床指南：原发性产后出血（2024）》中包含两个 MTP 包（美国标准）：MTP 包 1 为红细胞 4U（对应国内标准 8U），纤维蛋白原浓缩物或冷沉淀，以维持纤维蛋白原 >250mg/dl，新鲜冰冻血浆 2U（国内标准 400ml）；MTP 包 2 为红细胞 4U（国内标准 8U），浓缩纤维蛋白原或冷沉淀，维持纤维蛋白原 >250mg/dl，新鲜冰冻血浆 2U（国内标准 400ml），血小板 1 个成人剂量，离子钙 <1.1mmol/L时，10% 葡萄糖酸钙 10ml 静脉注射。

产科的 MTP 包与非产科对比，更强调纤维蛋白原或冷沉淀的早期给予。纤维蛋白原的维持值相较于其他指南也更高（一般为 200～250mg/dl）。故维持较高的纤维蛋白原水平在产科大出血的治疗中非常重要。

关于产科大量输血时红细胞、血浆和血小板的比例，不同的指南也有不同的意见。

1. 2013 年，*Anesth Analg* 上发表关于产后出血的研究中红细胞和血浆的比例是 1.1:1，红细胞的比例更高。

2. 2015 年，*JAMA* 上的红细胞和新鲜冰冻血浆的比例是 1:1～2:1，即输入更多的红细胞有利于患者的救治。研究指出，每输入 6～8U（中国标准 12～16U）红细胞，出血量约为 8 000ml，应输入 1U 的血小板，与提出血小板输注的临界点基本一致，即当出血量达到全身血容量的 150% 时，需要输注血小板。

3. 2016 年，*J Thromb Haemost* 杂志发表的由血栓和止血妇女健康问题小组委员会和弥散性血管内凝血小组委员会共同制定的《ISTH SSC 指南：产后出血相关凝血病的管理（2016）》指出，红细胞、血浆和血小板的输注比例是 8:8:1，加纤维蛋白原，相当于出血量达到全身血容量的 150% 时，需要考虑输注血小板。

4. 2017 年，美国妇产科医师学会《ACOG 实

**表 4-10 非产科 MTP 方案**

| 单位 | 顺序 | 红细胞 | 新鲜冰冻血浆 | 血小板 | 冷沉淀 | 来源 |
| --- | --- | --- | --- | --- | --- | --- |
| 斯坦福大学医学中心（2007 年） | / | 6U | 4U | 1U 机采 | / | 创伤 |
| 得克萨斯大学西南医学中心（2008 年） | 1 | 5U | 2U | / | / | 创伤 |
| | 2 | 5U | 2U | 1U 机采 | / | |
| | 3 | 5U | 2U | / | 10U | |
| 法国普瓦西中心医院（2006 年） | 1 | 8U | / | / | / | 创伤 |
| | 2 | 6～8U | 4U | / | / | |
| | 3 | / | / | 1U/7kg | / | |
| 纽约西奈山伊坎医学院（2017 年） | 1 | 4U | / | / | / | 创伤 |
| | 2 | 4U | 4U | / | / | |
| | 3 | 4U | 4U | 1U 机采 | / | |
| | 4 | 4U | 4U | / | 10U | |

践简报：产后出血（2017）》指南中提出红细胞、血浆和血小板的比例是 1∶1∶1。

5. SOAP 推荐的 MTP 的血液制品的比例，红细胞∶血浆∶纤维蛋白原∶血小板的比例是 6∶4∶1∶1（美国标准）。

6. 上海市第一妇婴保健院推荐了产科大输血 MTP，其中 1 份 MTP 为红细胞 6U，血浆 4U（具体对应毫升数未说明），机采血小板 1U。出血不能控制时重复 MTP，可考虑使用冷沉淀和重组Ⅶa。

总之，早期的产科 MTP 强调红细胞、血浆和血小板比例为 1∶1∶1（中国标准 10U∶1 000ml∶1U 机采）。现有的产科 MTP 可有数种，①红细胞∶血浆∶血小板 = 6∶6∶6（中国标准 12U∶1 200ml∶1U 机采），②SOAP 推荐红细胞∶血浆∶冷沉淀∶血小板 = 6∶4∶1∶1（中国标准 12U∶800ml∶10U∶1U 机采）。现有的产科 MTP，与早期方案相比更强调了凝血因子的早期足量补充。

### （二）MTP 的应用及存在的问题

MTP 只是一类大量输血的取血方式的简称，在不同的病例应有不同比例和顺序的 MTP，现有非产科 MTP 方案并不适用于中国产科大多数大出血患者的救治，打包递送式 MTP 对严重 PPH 可能有帮助，固定的递送模式可能造成血源的浪费和成分补充的不足。现有的 MTP 是否适用于产科患者还值得进一步探讨，尽管目前各产科指南并不强烈推荐 MTP，但 ASA、ACOG 建议针对严重 PPH 医院应建立完善的 MTP 系统，美国约 93% 医院具备 MTP 系统。SOAP 报道纽约地区应用 MTP 从 6.2/10 000（1998—2002 年）增高至 7.3/10 000（2003—2007 年），但无法判断是否有益。

MTP 的优点是取血迅速，但国内的 MTP 应用仍存在问题。主要原因如下：①产科出血有其自身的特点，除血红蛋白水平明显下降外，首先表现为纤维蛋白原水平迅速下降，需早期补充；②产科大出血可控性差，出血量预测困难，难以准确预测，一旦启动 MTP，可能造成取血过量；③产科容量治疗的特点，由于治疗早期大量晶体液和胶体的输入，限制了后期血浆可输入的总量；④血液制品获取的速度，纤维蛋白原浓缩物立等可取，冷沉淀需要 15～20 分钟，血浆需要 45～60 分钟，凝血酶原复合物和血小板在大多数医院几乎无法获取；⑤因大出血后对血液制品成分的需求不同，对纤维蛋白原的需求量远大于其他凝血因子，如果单

纯通过血浆补足，容易造成容量负荷过重；⑥目前我国存在血源紧张和血液制品出库后不可退回的问题，如果启动 MTP 有可能造成血源的极大浪费，实施较为困难。因此，中国的产科患者应该有自己的输血策略，不能照搬国外现有的 MTP。

## 四、血液制品输注策略

### （一）血液制品输入优先级顺序

基于上述原因，应该对我国产科大出血时血液制品输注策略和输注顺序进行调整。①出血达到全身血容量 20% 时优先输入红细胞悬液；②出血达到全身血容量 40%～50% 时补充纤维蛋白原浓缩物或者冷沉淀（同时申请血浆）；③随后输入获取速度较慢的血浆；④出血超过全身血容量 40% 后，输入白蛋白 5～10g/1 000ml 新增出血；⑤难以获取的血小板和凝血酶原复合物视情况可以暂时不输。在救治结束时红细胞悬液和血浆比例达到1∶1（1U∶100ml）。可根据出血量，实验室检查和生命体征少量分次发出取血申请，避免浪费。因此，经调整后的血液制品输注优先级顺序为：红细胞、纤维蛋白原或冷沉淀、新鲜冰冻血浆、白蛋白、血小板和凝血酶原复合物。

### （二）血液制品输入量

**1. 红细胞悬液输入量经典计算方法**　成人的浓缩红细胞的补充量 =（目标 Hct－实测 Hct）×55×体重（kg）/0.6。这种方法有一定的局限性，该公式成立的前提是设定血容量为理想血容量，不存在浓缩和稀释，实测值代表 Hct 的真实水平。但在产科大出血期间，容量和血液的浓缩稀释程度都发生了较大的变化。因此，该公式使用前需要粗略估计出血量和输入量是否匹配，确认当前是否存在血液的过度浓缩和稀释，否则，不适用于该公式的使用条件。

**2. 根据出血量计算红细胞悬液和血浆输入量的方法**

（1）理论依据：主要来源于以下三个方面，①参考了经典的 1∶1∶1 的方案，红细胞与血浆比例达到 1∶1，即每 5 000ml 的出血量，需要输入红细胞悬液 10U（来源于 2 000ml 全血，占出血量的 40%）和血浆 10U，即 1 000ml（来源于 2 000ml 全血，占出血量的 20%）。②根据人体正常的血液成分比例，女性的 Hct 为 37%～45%，输入红细胞需要占出血量的 40%；血浆在血液中占 50%～60%，只需

要输入 1/3 就可以维持正常凝血功能，因此，输入血浆需要占出血量的 20%～30%。③根据近十年来临床上数千例产科大出血患者救治的实践经验总结。

（2）优缺点：优点在于可以针对每一个具体的出血量快捷计算输血量，迅速做出取血量的决策反应，大概率可避免输血过多或输血不足两种极端情况。缺点在于该方法十分依赖于对出血量的准确评估，出血量评估越准确，该方法适用性越强，反之，适用性越差。

（3）目标输入量的计算方法：①当出血量 > 全身血容量的 20% 时，考虑输入红细胞悬液，输注量为出血量的 40%～60%；②当出血量 > 全身容量的 40%～50% 时，还需要输入血浆，输注量为出血量的 20%～30%。

在上述计算方法中，红细胞悬液和血浆的目标输入量在高限和低限之间设定了 50% 的波动值，对于术前合并贫血、严重低血容量、心肺脑疾病、不可控出血、凝血功能异常等患者，可按波动值的高限输注。

（4）红细胞悬液输入量两种计算方法的比较：下面为同一患者采用两种方法计算目标输入量的实例，比较两种方法的适用条件和结果的差异。

患者 23 岁，体重 46kg，宫外孕大出血紧急腹腔镜探查术，入室时患者神志淡漠，心率 110 次 /min，血压 90/58mmHg，立即建立静脉双通道，快速补液，急查血气 Hb 60g/L，立即取白红细胞悬液 1.5U 输注。术中发现腹腔累计出血量 1 800ml，术中补充晶体液 1 000ml，胶体 500ml，术毕复查血气 Hb 58g/L。按照实验室检查结果，根据经典计算方法，需要量为 1.5～2U；按出血量计算法，需输入量为 1 800ml×（40～60）%，需要量为 3.5～5U。手术结束时实验室检查结果证实按经典计算方法输注，血红蛋白补充不足。因此，在这种急性出血，且出血量可准确估计的情况下，血液极度浓缩，测得的血红蛋白水平与理想血容量状态下的真实血红蛋白水平相差较大，经典计算方法并不适用，反而根据出血量计算输血量有一定的优势。

**3. 血小板输注的方法**　在血小板输注策略方面通常有三种方法：①2020 年《昆士兰临床指南：原发性产后出血（2024）》采用 MTP，间隔打包输注法；②2017 年美国妇产科医师学会《ACOG 实践简报：产后出血（2017）》上提到的红细胞：血浆：血小板 =1:1:1 的输入法，即 10U 红细胞，1 000ml 血浆输入时，输注 1U 机采血小板。③采用 1:1:? 的模式，即红细胞和血浆比例做到 1:1，但血小板输注与否根据检验结果决定，当检验结果提示血小板小于 $75 \times 10^9$/L 时，如果出血未有效控制，可预防性输注，当检验结果提示血小板小于 $50 \times 10^9$/L 时治疗性输注。

**4. 其他血液制品输注策略**

（1）根据出血量决定输入量：①当出血量达到全身血容量 50% 时，输入红细胞悬液的同时，可输注 4g 纤维蛋白原浓缩物或 8～10U 冷沉淀；②当出血量超过 2 000ml 后，每新增 1 000～2 000ml 出血可输入 5～10g 白蛋白，避免出现严重低蛋白血症（白蛋白 < 25g/L）；有条件时每新增 1 000～2 000ml 出血可输入 10～20g 白蛋白，避免出现低蛋白血症（白蛋白 < 30g/L）。

（2）根据血栓弹力图结果，采用目标导向的凝血物质输入方案指导输入（表 4-11）。

表 4-11　TEG 指导下的目标导向的凝血物质输入方案

| TEG 结果 | 凝血障碍 | 治疗选择 |
|---|---|---|
| R > 9 分钟 | 凝血因子 | 血浆 10～20ml/kg 静脉输注 |
| FF$_{MA}$ < 18mm | 纤维蛋白原 | 纤维蛋白原浓缩物 30～50mg/kg 静脉输注 冷沉淀 5～10ml/kg 静脉输注 |
| MA < 50mm 和 FF$_{MA}$ > 18mm | 血小板 | 血小板 5ml/kg 静脉输注 |
| LY$_{30}$ > 3% | 纤维蛋白过度溶解 | 氨甲环酸 1～2g 或 10～20mg/kg 静脉注射 |

（三）取血策略

**1. 取血预案的影响因素**　众所周知，出血快速且凶猛是产科大出血的特点，在产科大出血救治失败或输血不合理的病例中，取血方面存在最常见的问题主要包括：做出取血的决策太晚、取血量不能满足救治需求，以及取血后血液到达时间太晚，严重影响了抢救质量，甚至可能造成患者死亡。因此，在本节中所讨论的所有输血问题都是基于可以快速获取血源的前提下展开的。然而，每个医疗单位的情况不同，对于获取血液制品存在困难的医院，需要明确输血时机不等于取血时机，两者之间的各项指标甚至相差甚远。因此，在根据每位患者制订个体化输血预案时还应根据本单位具体情况制订取血预案。

取血预案主要取决于出血速度、取血速度、血源储备和人员储备等因素，根据实际情况进行个体化取血（表4-12）。以下情况需要尽早取血，比如出血速度非常快、而取血又非常慢、血液储备少、人员储备少（急诊手术）、患者本身合并贫血、心脑血管疾病等，反之，可放慢取血速度。总体原则就是保障大出血患者能在达到输血指征时有相应种类和数量的血液制品可输，至少不偏离指征太远。

**表4-12　取血策略影响因素**

| 取血时机 | 出血速度 | 取血速度 | 血液储备 | 人员储备 |
| --- | --- | --- | --- | --- |
| 早 | 快 | 慢 | 不足 | 不足 |
| 晚 | 慢 | 快 | 充足 | 充足 |

下面通过一个病例说明输血预案和取血预案的区别。

患者36岁，体重65kg，身高161cm，诊断"瘢痕子宫，多发性子宫肌瘤，$G_2P_1$，$38^{+3}$周宫内孕，头位单活胎待产"，术前Hb 110g/L，PLT $120 \times 10^9$/L，纤维蛋白原334mg/dl，余无特殊。

血容量计算：实际体重65kg×9%＝5 850ml

输血预案：5 850ml×20%＝1 170ml（输红细胞悬液），5 850ml×40%＝2 340ml（输血浆）

取血预案：根据获取血源往返所需要的时间发出取血申请，如果医院无血库，取血往返时间2小时，需要救护车随时待命出发或提前到达中心血站待命，当出血量达到400ml未有效止血时就可以发出取红细胞悬液的申请，当出血量达到800ml未有效止血时就可以发出取血浆申请，严重大出血患者还需要两辆救护车交替取血。中途医务人员根据术中出血情况和取血人员实时联络决定是否继续实施取血申请，如果已经有效止血，出血量没有达到输血预案指标可以取消取血申请。反之，取血人员到达血站时需要再根据术中情况确认具体取血量，如果仍然未有效止血，通常比实际需要量扩大50%取血量。如果该医院取血条件比较好，可以适当调整取血预案的时间（表4-13）。

**2. 采用洗涤回收式自体血回输**　患者的取血策略在发生产科大失血时，洗涤回收式自体输血的应用大大减少了异体血的输注，同时为患者抢

**表4-13　启动取血决策时患者的出血量**

| 取血所需时间 | 种类 | 出血量/ml |
| --- | --- | --- |
| 2小时 | 红细胞悬液 | 400 |
| | 血浆 | 800 |
| 1小时 | 红细胞悬液 | 600 |
| | 血浆 | 1 200 |
| 0.5小时 | 红细胞悬液 | 800 |
| | 血浆 | 1 600 |
| 5分钟 | 红细胞悬液 | 1 000 |
| | 血浆 | / |

救争取了时间。但在采用洗涤回收式自体输血过程中，如何判断异体血的取血时机和异体血的取血量成了临床治疗中的难点。临床上可以用"回收效率"来辅助评价洗涤回收式自体血回输技术实施过程中回收和回输的水平，具体包括一个总体指标和三个细化指标。总体回输率（回输量/回收量）是总体指标，回收率（回收量/总出血量）、可洗涤率（洗涤量/回收量）、洗涤回输率（回输量/可洗涤量）是三个细化指标，分别用于评价回收水平、抗凝水平和洗涤水平。

（1）回收率（回收量/总出血量）和回收差值：并非所有丢失的血液都可经自体血回收机回收，当失血量过大、丢失速度过快或部分血液经阴道丢失时，回收量可能远小于总出血量。当回收量与总出血量的差值达到全身出血量的20%以上时，即使所有回收的血液都得到充分的抗凝、洗涤和回输也满足不了患者的需求，此时就达到了启动取异体红细胞的标准。异体红细胞的取血量取决于总出血量和回收量的差值，推荐粗略根据（总出血量－回收量）×50%的比例取血，例如：当差值为2 000ml时，则取血量为2 000ml×50%＝1 000ml，折合为5U红细胞悬液。

（2）可洗涤率（洗涤量/回收量）和储血罐残余量：当回收的血液过多、过快时，可能会因为抗凝不足导致血液在储血罐中凝集，形成无法用于洗涤的储血罐残余量（充分抗凝时可低至300ml），虽然储血罐回收量较高但实际可进入离心杯洗涤量有下降的情况，最终导致可洗涤率下降、回输量也明显减少。抗凝越充分，储血罐中残余血量越少，可洗涤率就越高，反之，抗凝不足，储血罐中残余血量越多，可洗涤率就越低。因此，在考虑启动

异体红细胞的取血时机时，应将储血罐回收量－进入离心杯量的差值，即储血罐残余量视为未回收的血液对待，纳入异体红细胞的取血量的计算中。但在实际工作中，自体血回收机在工作状态下无法准确估计该差值，只能通过充分抗凝来尽量减少储血罐残余量，增加可洗涤率，从而减少对异体血取血时机和取血量判断的干扰。在自体血回收洗涤结束后，可通过称重法获取准确的储血罐残余量，用于指导微调阶段异体血的输入。

（3）洗涤回输率（回输量/可洗涤量）和自体血血细胞比容：临床上，洗涤回输自体血的血细胞比容波动较大，受到许多因素的影响，包括患者在出血即刻机体内的血细胞比容水平、抗凝液对所回收血液的稀释作用、进入离心杯的洗涤量等多个方面。正常情况下，在标准洗涤步骤中，开始实施标准比例洗涤［生理盐水洗涤量∶离心杯容量＝（7～8）∶1］前，进入离心杯的抗凝血液需要经过"浓缩"的过程，可去除多余的抗凝液，使经生理盐水清洗后的血细胞比容能达到相对稳定的水平。因此，在标准洗涤步骤中，洗涤回输率虽有波动但仍可达到相对稳定。当洗涤回输率数值过高时，则往往意味着回输的自体血存在稀释的情况。比如，当可洗涤血量不足（＜600ml）或机体本身血液过度稀释时，"浓缩"步骤可能无法纠正过低的血细胞比容水平，最后将导致回输的自体血血细胞比容偏低，治疗效果差，对异体红细胞需求量相应增加。

（4）总体回输率（回输量/回收量）：总体回输率代表了回输量/回收量的比值，正常值通常为35%～45%，临床上常常将总体回输率作为评价血液回收效率的重要指标之一。但在实际应用中，却常常将总体回输率和洗涤回输率两个指标混淆，总体回输率的本质是可洗涤率（洗涤量/回收量）和洗涤回输率（回输量/可洗涤量）的集合，可用于辅助评价抗凝和洗涤的水平，由于不包括回收率指标，不能用于辅助评价回收的水平。抗凝越充分、可洗涤率越高、总体回输率就越接近洗涤回输率；反之，抗凝越不充分，可洗涤率越低，两者差值越大。过低的总体回输率往往代表了抗凝不足导致储血罐内回收的血液凝固，可用于洗涤液体成分不足；过高的总体回输率往往代表了洗涤过程中浓缩不足或者患者本身存在血液过度稀释。

因此，基于以上理论，对于无贫血，无心、脑、肺疾患等特殊情况的患者，当总出血量和回收量差值达到全身血容量20%时需启动异体红细胞取血，当抗凝不足导致可洗涤率下降、储血罐残余量增加时，应将储血罐残余量纳入异体红细胞取血量进行计算；当实施非标准洗涤步骤，浓缩水平不足导致洗涤回输率过高时，应及时根据出血量及实验室检查结果，调整异体血的取血量。

## 五、停止输血的时机

确定停止输血的时机也是输血策略中的重要组成部分，通常的评价指标包括临床指标评估和实验室指标两个方面，各大指南都给出了输血指征，输血指征通常是停止输血的实验室参考指标。但是，由于患者个体差异较大，临床实际停止输血的指征还需要综合考虑多种影响因素，包括患者再次出血风险、合并症情况、容量情况等。

红细胞输注终点指标为70～100g/L，但不同患者需要达到低限和高限的目标也不同，当患者存在以下情况应以高限（100g/L）作为输注终点：①患者选择保留子宫时，有发生再次出血风险；②患者存在心肺功能受损，对低氧代偿能力差；③存在容量不足，后继有补液后血液稀释的可能。反之，当患者存在以下情况应以低限（70～80g/L）作为输注终点：子宫已切除，心肺功能好，容量超负荷。

凝血功能纠正方面，一般来说，当PT/APTT纠正至正常值的1.5倍之内，纤维蛋白原＞200mg/dl时，可停止纠正。当患者保留子宫时，再次出血风险高，凝血功能纠正需要更为积极；当患者切除子宫时，再次出血风险低，凝血功能纠正可适当姑息。

（周文琴　罗林丽）

## 参考文献

1. 中华医学会妇产科学分会产科学组，中华医学会围产医学分会. 产后出血预防与处理指南（2023）. 中华妇产科杂志，2023，58（6）：401-409.

2. Queensland Clinical Guidelines. Postpartum haemorrhage Guideline No. MN24.1-V11-R29 Queensland Health. 2024.

3. 中国输血协会临床输血学专业委员会. 产后出血患者血液管理专家共识（2022年版）. 中国临床新医学，2022，15（1）：1-5.

4. American Society of Anesthesiologists. Practice Guidelines for Perioperative Blood Management. Task Force on Perioperative Management（2014）. Anesthesiology，2015，122：241-275.

5. PASQUIER P，GAYAT E，RACKELBOOM T，et al. An observational study of the fresh frozen plasma：red blood cell ratio in postpartum hemorrhage. Anesth Analg，2013，116：155-161.

6. HOLCOMB JB，TILLEY BC，BARANIUK S，et al. Transfusion of plasma，platelets，and red blood cells in a 1∶1∶1 vs a 1∶1∶2 ratio and mortality in patients with severe trauma：the PROPPR randomized clinical trial. JAMA，2015，313（5）：471-482.

7. COLLINS P，ABDUL-KADIR R，THACHIL J. Management of coagulopathy associated with postpartum hemorrhage：guidance from the SSC of the ISTH. J Thromb Haemost，2016，14：205-210.

8. 中华医学会麻醉学分会. 中国麻醉学指南与专家共识（2014版）. 北京：人民卫生出版社，2014.

9. The American College of Obstetricians and Gynecologists Committee. Practice bulletin No.183：postpartum hemorrhage. Obstet Gynecol，2017，130（4）：e168-e186.

## 第五节　产科大出血患者血液制品输注临床实践

在产科大出血患者血液制品输注策略中明确了输血治疗的五个核心问题：即启动输血时机、输血指征、输血顺序、输血量和终止指标。虽然针对围手术期的输血治疗和产科大出血治疗的指南较多，但多数指南都以数据的形式给出了启动输血的输血指征，却很少给出具体的输血量指导。由此可见，输血量是五大核心问题中最难以解决的，特别是在面对活动性出血时，不断刷新的出血量导致迅速确定输血种类和输血量更加困难，尤其是在联合使用自体血液回收技术时，如何确定异体血的需求量也是临床面临的一个难题。本章第四节给出了根据出血量计算输血量的推荐方法，本节主要通过大量的临床实例将理论知识加以应用，并结合术后实验室结果对输血治疗的合理性进行分析。

### 一、适用条件分析

本章第四节提供的按照出血量计算输入量的方法在使用过程中有几点需要强调。

对出血量的准确评估是按照出血量计算输入量的首要前提，在活动性出血时根据粗略估计实施的输血量决策，需要在出血控制后的微调阶段进行输血量的优化。

由于出血过程中对出血量采取的是粗略估计，加之可能存在未发现的隐性出血和自体血回收储血罐中残留大量血凝块等严重影响对出血量准确估计的问题，术中还需要结合实验室结果调整输血治疗方案。

最后，在产科大出血中，除常见类型的出血外，也可能随时会遇到特殊类型，患者可以表现为与出血量不符的凝血功能异常，此时依据出血量制订输血量将导致凝血物质输入时机延误和凝血物质输入不足。因此，该推荐方法主要针对常规类型出血，不适用于特殊类型，关于特殊类型出血的输血治疗详见本书"第二部分病例篇"。

### 二、输血量计算与输血治疗效果

#### （一）输血量

红细胞悬液的输入量等于估计出血量的40%～60%，输入的时机是出血量大于全身血容量的20%以上；在出血量达到全身血容量50%时，需使用纤维蛋白原4g或冷沉淀8～10U（每1个血容量单位）；血浆的输入量是出血量的20%～30%，输入的时机为出血量达全身血容量的40%～50%，虽然取血浆有滞后性，但注意最迟出血量为全身血容量的75%之前务必输入血浆，否则会出现严重的凝血功能紊乱；当出血量超过2 000ml后，每新增1 000～2 000ml出血可输入5～10g白蛋白，以避免出现严重低蛋白血症（白蛋白＜25g/L）；如果有条件时每新增1 000～2 000ml出血可输入10～20g白蛋白，可避免出现低蛋白血症（白蛋白＜30g/L）。如果患者术前存在低蛋白血症，可将输注白蛋白的时间提前。

#### （二）输血治疗效果的影响因素

临床上存在多种因素影响输血治疗效果，包括术前血红蛋白、出血量估计的准确性、固定出血量丢失的实际血红蛋白浓度、自体血回收和回输情况、出血速度、取血速度。因此，在计算公式中红细胞悬液和血浆输血量设置了波动值，红细胞悬液波动值为20%，血浆波动值为10%。下面以红细胞悬液取血量为例展开分析。

**1. 术前血红蛋白**　当患者术前血红蛋白正常，取血量为出血量的40%，此时治疗效果可靠（治疗目标为 Hb 80g/L 以上）；当患者术前合并贫血，即使按照取血量为出血量的 60%，也可能达不到预期治疗效果（即 Hb 可能在 80g/L 以下）。

**2. 出血量评估准确性** 当出血估计量准确时，按出血量的 40% 取血，治疗效果可靠，当出血量被低估时，按出血量的 60% 取血，治疗效果也可能不可靠。

尤其值得注意的是，如果使用了洗涤回收式自体输血技术，自体血回收量认定是否准确直接影响总出血量评估的准确性和后继对回输率校正的准确性，而自体血回收量认定最大的影响因素就是储血罐内残存的血凝块量，误差可达到 500ml 以上。这部分出血量无法通过目测评估，因此，尤其强调最终需要对其采用称重法确定。

**3. 丢失的实际血红蛋白浓度** 由于出血是一个动态的过程，目前采用的评估出血量的方法只能评估丢失的容量，很难评估丢失的血红蛋白。当存在血液稀释时（术前预扩容），丢失的有形成分少，可按照出血量的 40% 取血，临床效果可靠，当患者血液处于浓缩状态丢失时，按出血量的 60% 取血，效果也可能不可靠。

**4. 自体血回收和回输的情况** 在标准洗涤状态下，每 600～800ml 回收量可清洗出约 233ml 自体血，采用标准洗涤状态时，自体血的血细胞比容近似于袋装异体血，矫正后可按照出血量的 40% 来计算异体血红细胞悬液取血量，如非标准洗涤状态，自体血的血细胞比容远远小于异体血，可按照出血量的 60% 取异体血红细胞悬液。

**5. 出血的速度** 如果出血慢、速度可控，可按照出血量的 40% 取血红细胞悬液；如出血速度快、不可控，需为后期出血预留缓冲余地，对于术前没有贫血等特殊情况的患者，波动值相当于额外可允许的出血量，等于当前出血量的 50%，可以理解为当患者存在活动性出血时，需扩大取血量 50%，可按照出血量的 60% 取血。以利于应对后继额外的出血。

**6. 取血的速度** 如取血速度快，按照出血量的 40% 取血；取血速度慢，按照出血量的 60% 取血。

## 三、异体血和自体血容量校正问题

### （一）异体血校正
1U 红细胞悬液来源于 200ml 的全血，通常临床上都将其认定为 200ml，然而，通过提取血浆、血小板、冷沉淀等血液成分后，1U 红细胞悬液实际容量为 130～140ml。

### （二）自体血校正
使用自体血回收机洗涤时，机器无法识别进入离心杯中的回收血液是否被过度稀释，完成洗涤程序后，都能最终获得约等于离心杯容量的回输血液。因此，如果是极度稀释的血液未进行预先浓缩就进行洗涤，所获得的回输血液就远远达不到标准洗涤所获得的血细胞比容。将导致异体血红细胞悬液输入不足，因此，需要对回输量进行校正。

研究报道，回输的自体血的有形成分为总回收量的 35%～40%，当储血罐内残存的血凝块重量在正常范围内（300～400ml）时，说明回收过程中做到了充分抗凝，回收的血液基本得到了过滤和洗涤，可以借鉴既往数据进行校正。但是，如果储血罐内残存的血凝块未采用称重法估计，仅靠目测法估计，可导致总出血量估计不准确。或者储血罐内残存的血凝块称重后发现残存量较大，说明回收过程中抗凝不充分，导致校正参数适用条件不足，对回输量无法进行准确校正。

### （三）校正的使用范例
**1. 病例一（单纯异体血输注）** 患者术前 Hb 为 120g/L，出血量 3 500ml，红细胞悬液输注量为 3 500ml 的 40%，即 1 400ml，换算异体血输注量为 7U。

**2. 病例二（单纯异体血输注）** 患者术前 Hb 75g/L，出血量为 6 500ml，此时患者合并术前贫血，红细胞悬液输注量为 6 500ml 乘以 60% 等于 3 900ml，换算异体血输注量为 19.5U。

**3. 病例三（自体血＋异体血同时输注）** 患者术前 Hb 为 120g/L，出血量为 3 500ml，红细胞悬液输注量应为 3 500ml 乘以 40% 等于 1 400ml。自体血回收量 2 800ml，回输量 2 100ml，回收量和回输量过于接近，属于非标准洗涤状态，此时清洗出的自体血包含较大量的生理盐水，矫正回输量为 2 800 乘以 35% 等于 980ml，此时需异体血输注量为 1 400ml 减去 980ml，换算后为 2U（400ml）。

## 四、根据出血量计算输入量实例分析

### （一）病例一
1. 患者 37 岁，体重 60kg，诊断为凶险性前置胎盘，中央性前置胎盘，胎盘植入，妊娠合并糖尿病（A1级），瘢痕子宫，G$_5$P$_1^{+3}$，35$^{+6}$周宫内孕单活胎。术前Hb 125g/L，纤维蛋白原341mg/dl。患者总出血量为4 440ml，自体血回输1 510ml，纤维蛋白原4g（出血2 500ml），冷沉淀8U（出血3 500ml），新鲜冰冻血浆800ml（出血4 000ml），5%碳酸氢钠90ml，葡萄糖酸钙3g，氨甲环酸1g。预后如表4-14所示。

2. 解析 患者血容量约为6 700ml，失血量约为全身血容量的75%，应输注红细胞悬液、血浆、纤维蛋白原或冷沉淀纠正血常规、凝血功能。①患者术前血红蛋白正常，红细胞悬液预计输入量为4 400ml乘以40%，等于1 760ml；实际输入1 510ml，两者相差不大，术后Hb为80～100g/L。②术前凝血功能正常，血浆输入量为4 400ml乘以20%等于800ml，与实际输入量一致。③冷沉淀预测值为6～8U，实际输入8U；纤维蛋白原预测值为4g，实际输入4g，凝血功能变化不大。血小板术中最低95×10$^9$/L，术后自行恢复至正常。④白蛋白预测值10～20g，实际未输入。

**（二）病例二**

1. 患者37岁，体重75kg，诊断为凶险性前置胎盘，中央性前置胎盘，胎盘植入，瘢痕子宫，脐带绕颈一周，臀位（混合臀），G$_4$P$_1^{+2}$，36周宫内孕单胎。患者术前Hb、Fib正常，术中出血5 400ml，自体血回输2 093ml，异体血输注2.5U，纤维蛋白原4g，冷沉淀10U，血浆1 000ml，5%碳酸氢钠150ml，葡萄糖酸钙3g，氨甲环酸1g。预后如表4-15所示。

2. 解析 患者血容量约为6 700ml，总失血量为全身血容量75%以上，应输注红细胞悬液、血浆、冷沉淀或纤维蛋白原纠正血常规和凝血功能。①患者术前血常规正常，术中出血5 400ml，红细胞悬液目标值应为5 400ml的40%，即2 160ml；实际自体血回收量3 800ml，回输量2 093ml，属于非标准洗涤，矫正回输量为3 800ml乘以35%～40%，回输校正量为1 330～1 520ml，异体血为2.5U即500ml，红细胞总输入量为1 830～2 020ml，与预测值相似，术后Hb维持在80～100g/L。②术前凝血功能正常，血浆输注目标值应为5 400ml的20%，1 080ml；实际血浆输入1 000ml。③冷沉淀预测应输注8～10U或纤维蛋白原4～6g；实际输入纤维蛋白原4g，冷沉淀10U，术后凝血功能可。④白蛋白预测值25～50g，实际未输入。

表4-14 病例一出血量与检验科结果

| 项目 | 术前 | 出血量/ml | | | 术后第2天 | 参考值 |
| --- | --- | --- | --- | --- | --- | --- |
| | | 2 000 | 3 500 | 4 400 | | |
| Hb/g·L | 125 | 90 | / | / | 90 | 110～150 |
| Hct/% | 40 | 27.4 | 25.7 | 27.8 | / | 35～45 |
| PLT/10$^9$·L$^{-1}$ | 255 | 95 | 152 | 342 | / | 100～450 |
| PT/秒 | 12.5 | 16.2 | 16.6 | 14.1 | / | 8.5～14.5 |
| APTT/秒 | 26.5 | 50.3 | 50.5 | 29.8 | / | 20.4～40.4 |
| Fib/mg·dl$^{-1}$ | 341 | 174 | 217 | 277 | / | 294～500 |
| TT/秒 | 17.1 | 17.9 | 17.8 | 17.1 | / | 14～21 |

表4-15 病例二出血量与检验科结果

| 项目 | 术前 | 出血量/ml | | 术后第2天 | 参考值 |
| --- | --- | --- | --- | --- | --- |
| | | 2 500 | 5 400 | | |
| Hb/g·L$^{-1}$ | 118 | 77 | 96 | 83 | 110～150 |
| PLT/10$^9$·L$^{-1}$ | 173 | 72 | 69 | 91 | 100～450 |
| PT/秒 | 12 | 13.6 | 14.3 | 13.3 | 8.5～14.5 |
| APTT/秒 | 27.7 | 42.1 | 38.7 | 39.7 | 20.4～40.4 |
| Fib/mg·dl$^{-1}$ | 413 | 288 | 293 | 455 | 294～500 |

（三）病例三

1. 患者 36 岁，体重 65kg，诊断：凶险性前置胎盘，中央性前置胎盘，胎盘植入，瘢痕子宫，多发性子宫肌瘤，$G_5P_1^{+3}$，35 周宫内孕单胎。患者术前 Hb 101g/L，Fib 366mg/dl，术中出血量 7 000ml，尿量 1 100ml，自体血回输 1 945ml，异体血 7.5U，纤维蛋白原 4g，冷沉淀 10U，血浆 1 200ml，5% 碳酸氢钠 100ml，葡萄糖酸钙 3g，氨甲环酸 1g。预后如表 4-16 所示。

2. 解析　患者血容量约为 5 850ml，出血量约 1.5 个血容量单位，应使用红细胞悬液、血浆、纤维蛋白原、冷沉淀纠正血常规和凝血功能，必要时需要输入血小板。①患者术前轻微贫血，红细胞悬液预测输入值为 7 000ml 的 40%，即 2 800ml；实际回输自体血 1 945ml，因未统计回收量，无法计算矫正量，输入异体红细胞悬液 7.5U，即 1 500ml，红细胞共输入 3 445ml，超过预测值 645ml，术后 Hb 超过 100g/L，达到 111g/L，证实术中红细胞悬液输注超量。②患者术前凝血功能正常，血浆目标值应为 7 000ml 的 20%，即 1 400ml，实际输入血浆共 1 200ml，与预测值相似。③预测冷沉淀应为 8～

10U，纤维蛋白原 6g。实际输入冷沉淀 10U，纤维蛋白原 4g，凝血物质输入与预测值相似，凝血功能变化不大。④白蛋白预测输入值 15～30g，实际未输入。

（四）病例四

1. 患者 36 岁，体重 66.5kg，诊断：凶险性前置胎盘，中央性前置胎盘，胎盘植入，瘢痕子宫，$G_3P_2$，$37^{+4}$ 周宫内孕单胎。术前 Hb 117g/L，Fib 417mg/dl，术中出血量 7 700ml，尿量 500ml。自体血回输 1 300ml，异体血 7.5U，纤维蛋白原 4g，冷沉淀 10U，血浆 1 000ml，5% 碳酸氢钠 200ml，葡萄糖酸钙 4g，氨甲环酸 1g，白蛋白未输入。预后如表 4-17 所示。

2. 解析　该患者血容量约为 6 000ml，出血量为 1.2 个血容量单位，应使用红细胞悬液、血浆、纤维蛋白原 / 冷沉淀纠正血常规和凝血功能。①患者术前血常规正常，红细胞悬液预测输注值为 7 700 的 40%，即 3 080ml；实际该患者自体血回收量 3 600ml，回输校正量 1 300ml，异体血为 7.5U，一共为 2 800ml，比预计值少输了 280ml，术后血红蛋白低于 80g/L。②患者凝血功能正常，血浆预

表 4-16　病例三出血量与检验科结果

| 项目 | 术前 | 出血 /ml | | 术后第 2 天 | 参考值 |
| --- | --- | --- | --- | --- | --- |
| | | 不详 | 7 000 | | |
| Hb/g·L$^{-1}$ | 101 | / | 101 | / | 110～150 |
| PLT/10$^9$·L$^{-1}$ | 89 | / | 35 | / | 100～450 |
| PT/秒 | 14.5 | 14.5 | 13.0 | 12.0 | 8.5～14.5 |
| APTT/秒 | 30.2 | 48.9 | 33.7 | 28.9 | 20.4～40.4 |
| Fib/mg·dl$^{-1}$ | 366 | 194 | 239 | 322 | 294～500 |
| TT/秒 | 16.1 | 17.8 | 17.1 | 16.5 | 14～21 |

表 4-17　病例四出血量与检验科结果

| 项目 | 术前 | 出血量 /ml | | 术后 | | 参考值 |
| --- | --- | --- | --- | --- | --- | --- |
| | | 4 000 | 7 700 | 第 2 天 | 第 3 天 | |
| Hb/g·L$^{-1}$ | 101 | 58 | 62 | 76 | 71 | 110～150 |
| PLT/10$^9$·L$^{-1}$ | 89 | 85 | 43 | 78 | 114 | 100～450 |
| PT/秒 | 11.3 | 16.2 | 13.6 | 11.3 | / | 8.5～14.5 |
| APTT/秒 | 24.6 | 64.9 | 22.0 | 26.1 | / | 20.4～40.4 |
| Fib/mg·dl$^{-1}$ | 418 | 189 | 172 | 344 | / | 294～500 |
| TT/秒 | 17.1 | 17.9 | 17.1 | 16.5 | / | 14～21 |

计输注量为 7 700ml 的 20%，即 1 540ml；实际输入血浆 1 000ml，与预测输注值相比，少输入血浆 540ml。③应输注冷沉淀 8～10U、纤维蛋白原 6g 纠正凝血；实际输入冷沉淀 10U，纤维蛋白原 4g。因此，在术毕测凝血功能时，Fib 仅有 172mg/dl，未达到 200mg/dl 的目标值。④白蛋白预测输入量 30～60g，实际未输入。

（五）病例五

1. 患者 35 岁，体重 54kg，诊断为胎盘早剥，穿透性前置胎盘，中央性前置胎盘，高龄初产，妊娠合并糖尿病，$G_2P_0^{+1}$，$31^{+1}$ 周宫内孕单胎。患者术前 Hb 118g/L，Fib 480mg/dl，术中出血 4 000ml，尿量 1 200ml，自体血回输 1 350ml，异体血 10U，纤维蛋白原 4g，血浆 800ml，5% 碳酸氢钠 200ml。预后如表 4-18 所示。

2. 解析　该患者血容量为 5 030ml，出血量为全身血容量的 75%，因此需补充红细胞悬液、血浆、冷沉淀或纤维蛋白原。①该患者术前无贫血，红细胞悬液预计输入量为 4 000ml 的 40%，即 1 600ml；实际红细胞悬液输入量为自体血 1 350ml，异体血 10U（2 000ml），共计 3 350ml，比

目标值多 1 750ml，因此在手术结束时，患者血红蛋白达到 138g/L，大大超过目标值，术后可能由于持续阴道出血等原因，血红蛋白缓慢下降。②患者术前凝血功能正常，血浆预测值应为 4 000ml 乘以 20%，即 800ml，可输注冷沉淀 6～8U 或纤维蛋白原 4g；实际输注了血浆 800ml，纤维蛋白原 4g，因此凝血功能维护较好，术后凝血功能正常。血小板最低降至 $55×10^9/L$，未处理术后逐渐上升，至术后第 4 天恢复正常。③白蛋白预测输入量 15～30g，实际未输入。

（六）病例六

1. 患者 32 岁，体重 51kg，诊断为先兆子宫破裂，凶险性前置胎盘，中央性前置胎盘，胎盘植入？瘢痕子宫，三次腹部手术史，$G_4P_3$，$34^{+2}$ 周宫内孕，头位单活胎先兆早产。患者入院前即有腹痛，阴道流血，出血量不可估计，术前 Hb 为 72g/L，术中出血量为 7 500ml，尿量为 3 500ml，术中自体血回输 1 888ml，异体血 22U，纤维蛋白原 4g，血浆 2 000ml，冷沉淀 10U，血小板 1U，葡萄糖酸钙 5g。预后如表 4-19 所示。

2. 解析　该患者血容量为 4 500ml，术中失血

表 4-18　病例五出血量与检验科结果

| 项目 | 术前 | 出血量 /ml | | | 术后 | | 参考值 |
| | | 1 200 | 3 625 | 4 000 | 第 2 天 | 第 4 天 | |
| --- | --- | --- | --- | --- | --- | --- | --- |
| $Hb/g·L^{-1}$ | 118 | 78 | 57 | 138 | 95 | 98 | 110～150 |
| $PLT/10^9·L^{-1}$ | 188 | 174 | 55 | 59 | 79 | 198 | 100～450 |
| PT/ 秒 | 11.1 | / | 52.2 | 12.3 | 10.6 | 11.2 | 8.5～14.5 |
| APTT/ 秒 | 27.3 | / | >300 | 27.4 | 26.8 | 26.0 | 20.4～40.4 |
| $Fib/mg·dl^{-1}$ | 480 | / | 109 | 314 | 425 | 759 | 294～500 |
| TT/ 秒 | 16.5 | / | 25.6 | 17.8 | 16.0 | 15.9 | 14～21 |

表 4-19　病例六出血量与检验科结果

| 项目 | 术前 | 出血量 /ml | | | 术后 | | 参考值 |
| | | 未统计 | 5 000 | 7 500 | 第 2 天 | 第 14 天 | |
| --- | --- | --- | --- | --- | --- | --- | --- |
| $Hb/g·L^{-1}$ | 72 | 96 | 70 | 82 | 76 | 90 | 110～150 |
| $PLT/10^9·L^{-1}$ | 252 | 231 | 198 | 94 | 85 | 739 | 100～450 |
| PT/ 秒 | 11.1 | / | 52.2 | 12.3 | 10.6 | 11.2 | 8.5～14.5 |
| APTT/ 秒 | 27.3 | / | >300 | 27.4 | 26.8 | 26.0 | 20.4～40.4 |
| $Fib/mg·dl^{-1}$ | 480 | / | 109 | 314 | 425 | 759 | 294～500 |
| TT/ 秒 | 16.5 | / | 25.6 | 17.8 | 16.0 | 15.9 | 14～21 |

量为 7 500ml，加上产前出血，总失血量已超过 1.5 个血容量单位，因此应输注红细胞悬液、血浆、冷沉淀、纤维蛋白原，必要时可输入血小板纠正。①患者术前贫血，且仍有活动性出血，因此红细胞悬液预测值应为 7 500ml 乘以 60%，即 4 500ml，但该患者在入室前即有明显失血，有形成分丢失严重，且有进一步失血的可能，可更积极取血，适度多取。此患者自体血回输 1 888ml，但回收量仅为 2 219ml，因此需矫正（35%～45%），回输矫正量为 700～800ml，异体血 22U，即 4 400ml，实际红细胞悬液总入量为 5 200ml，术后 Hb 维持在 80～100g/L。②该患者术前明显失血，血浆预计输注值应为 7 500ml 乘以 30%，即 2 250ml，该患者实际输入 2 000ml。③总失血量超过 1.5 个血容量单位，应积极补充冷沉淀 10U 和纤维蛋白原 6g，血小板 1U；实际输入量和预测值相当，因此该患者在补够促凝血制品后凝血功能恢复正常水平。④白蛋白预测输入量 25～50g，实际未输入。

## 五、总结

针对产科大出血患者的输血问题，除需要明确输血中的五大核心关键要素外，还要明确以下问题：①患者术前针对的大出血的储备情况，包括术前的血红蛋白、纤维蛋白原和白蛋白水平，患者的血容量储备；②需要了解当前对出血量估计的准确性，当前容量与理想容量的差距，是否存在血液过度浓缩和稀释对检验结果的影响；③需要明确当前出血量占总血容量的比例，在此比例下需要输入血液制品的种类和数量；④使用自体血回输技术时，需关注回收量占总出血量的比例，适时启动异体血输注；关注回输量占总回收量的比例是否合理，是否需要进行校正等；⑤需要了解所在单位取血与输血的时间差，制订合理的取血计划。

（周文琴　罗林丽）

### 参考文献

1. 中华医学会围产医学分会，中国输血协会临床输血管理学专业委员会．产科输血治疗专家共识（2023）．中华围产医学杂志，2023，26（1）：4-10.
2. 中华医学会妇产科学分会产科学组，中华医学会围产医学分会．产后出血预防与处理指南（2023）．中华妇产科杂志，2023，58（6）：401-409.
3. Queensland Clinical Guidelines. Postpartum haemorrhage Guideline No. MN24.1-V11-R29 Queensland Health. 2024.
4. 中国输血协会临床输血学专业委员会．产后出血患者血液管理专家共识（2022 年版）．中国临床新医学，2022，15（1）：1-5.
5. American Society of Anesthesiologists. Practice Guidelines for Perioperative Blood Management. Task Force on Perioperative Management（2014）. Anesthesiology, 2015, 122: 241-275.
6. PASQUIER P, GAYAT E, RACKELBOOM T, et al. An observational study of the fresh frozen plasma: red blood cell ratio in postpartum hemorrhage. Anesth Analg, 2013, 116: 155-161.
7. The American College of Obstetricians and Gynecologists Committee. Practice bulletin No.183: postpartum hemorrhage. Obstet Gynecol, 2017, 130（4）：e168-e186.

# 第五章

# 产科大出血患者容量管理

## 第一节　概　述

产科大出血常用的治疗手段主要包括药物治疗、手术治疗、输血治疗和输液治疗四个方面，后两者与容量管理密切相关，是产科大出血治疗的重要组成部分。及时有效的容量复苏能快速纠正低血容量，维持心排血量，维持有效循环血量，保证组织和器官的血流灌注及氧供，纠正凝血功能紊乱，为止血及输血治疗争取时间，减少不良结局的发生。医务人员对患者进行容量治疗时，需要具备一些容量治疗相关的知识，包括容量变化的复杂性、大出血中影响容量的因素、大出血治疗过程中容量的变化规律、不同种类液体扩容效果、影响容量治疗决策的因素等。掌握这些知识有助于医疗人员对产科大出血容量治疗有全面的认识和理解，对提高产科大出血患者容量治疗的质量起到至关重要的作用。

### 一、产科大出血容量管理特点

#### （一）妊娠期循环系统变化的复杂性

妊娠本身可导致循环系统一系列变化，主要包括：①血容量增加：从妊娠早期开始，孕妇血容量逐渐增加，在妊娠中期迅速上升，妊娠32～34周达到峰值。血浆容量比红细胞容量增加更明显，导致"生理性妊娠贫血"。②心排血量增加：从妊娠10周心排血量开始增加，在妊娠32周达到峰值，增加了40%～50%。心排血量增加是每搏量和心率共同增加的结果，产后2周左右，逐渐恢复到孕前水平。③全身血管阻力降低：由于胎盘循环阻力低、黄体酮的促进血管舒张作用、妊娠期前列环素水平升高及妊娠稀释性贫血，这些因素均可改善血流动力学，使全身血管阻力降低。④心肌收缩力增加：妊娠期间左室舒张末期容积增大，但左室收缩末期容积保持不变，心肌收缩力增加导致射血分数升高。从妊娠早期开始，左心室逐渐肥厚，到妊娠晚期左心室重量增加约23%。

#### （二）大出血过程的复杂性

大出血会造成机体多种血液成分和比例的紊乱，除红细胞及凝血因子的丢失外，还伴随机体血容量的绝对不足。在此基础上，机体可能合并胶体渗透压降低、酸碱平衡紊乱、低体温、血糖及电解质紊乱等。

#### （三）大出血时容量变化的复杂性

大出血时容量变化受到血管舒缩状态、血液浓缩与稀释、渗透压的变化等因素的影响。血管收缩时，尽管血容量变化不明显，但血管壁压力增高，机体表现为血容量相对过多；血管扩张时，大量的血液淤积于微小血管，不能进入有效循环，机体表现为血容量相对不足。而大量输液后的血液稀释、晶体渗透压升高，大量出血后胶体渗透压下降，使得血管内的液体渗透到血管外，进而出现血管内容量相对不足（图5-1）。

#### （四）大出血时检验结果的复杂性

大出血期的检验结果可能存在一定的不准确性和滞后性。这种不准确性，受到血管痉挛或扩张、血液稀释或浓缩状态等多因素的影响。在大出血的不同阶段，患者的血红蛋白在不断地波动中，相同的出血量所丢失的血红蛋白量可能是不同的，因此，不能仅仅根据血红蛋白检验结果的绝对数值来进行大出血的抢救。在大出血早期，血管代偿性收缩、血液浓缩，检验结果往往偏高。即使此时血红蛋白数值正常，但实际出血量可能已超过全身血量的30%～40%，若仅根据检验结果评估失血量或指导输血，可能会导致失血量的低估或输血治疗量的严重不足。而产科大出血治疗的后期，大出血基本控制，若进行了大量的液体复苏，机体则处于血液稀释、血管扩张的状态，即使

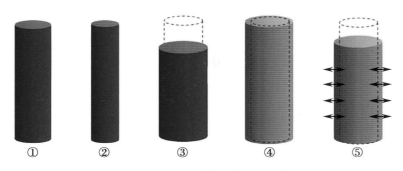

**图 5-1 实际容量状态的影响因素**
①正常状态；②血管收缩；③血管扩张；④血液稀释；⑤渗透压变化

患者血红蛋白的数值达到输血指征，但在适当的利尿治疗后也可能无需输血，从而避免了过量输血和血制品的浪费。此外，检验结果存在着一定的滞后性，提交检验与获取结果之间存在着时间差，凝血功能和肝肾功能的检测结果往往需 1 小时左右，其间患者可能接受了多种治疗，出血量也发生了巨大变化，滞后的检验结果的主要意义在于了解病情和疗效的变化趋势。检验结果的延迟和不准确性进一步增加了大出血治疗的复杂性。

### （五）产科大出血的救治过程的复杂性

随着血液制品、晶体液、胶体液的输入，血容量、血液成分、血管舒缩状态、电解质和渗透压等也可能会随之发生变化。容量与凝血功能、酸碱平衡和内环境之间有着多重联系，需要关注容量变化对组织灌注、氧代谢及酸碱平衡的影响等。

因此，出血和容量治疗的过程是一个机体在不断动态变化的过程，需要用动态变化的观点看待产科大出血及其救治过程。

## 二、容量治疗中的基础理论

### （一）大出血容量治疗的目标

产科大出血治疗包括维持循环稳定、凝血功能稳定及内环境稳定三个要素，三者非常重要、缺一不可。大出血治疗的目标包括维持相对正常的循环容量、避免长时间低血红蛋白血症、避免凝血功能恶化及避免内环境过度紊乱四个方面。其中，前两者是大出血治疗的主要目标，应重点关注；后两者是大出血治疗的次要目标，在优先完成大出血救治主要目标的基础上，次要目标也不容忽视。

容量治疗的目的是为了纠正患者休克状态，维持重要器官的灌注和供氧，是大出血救治工作的重点，主要维持目标包括：①收缩压 >90mmHg；②中心静脉压回升到正常；③脉压 >30mmHg；④脉搏 <100 次 /min；⑤尿量 >30ml/h；⑥一般情况良好：皮肤温暖、红润、静脉充盈、脉搏有力等。

### （二）容量变化与实验室检查的时机

启动实验室检查的时机与患者的容量变化密切相关。随着出血量的增加，估计失血量达到一定量时，血常规、凝血功能、白蛋白水平等实验室检查可能会相继出现异常。一般情况下，除特殊类型的产科大出血（如术前贫血、羊水栓塞和胎盘早剥等）外，启动相应实验室检查的出血临界点如下：①当估计失血量达到全身血容量的 20%～25%、出血持续存在时，患者可能会出现血红蛋白明显下降，应密切监测患者血红蛋白水平，必要时启动经验性红细胞输注；②当估计失血量达到全身血容量的 40%～50% 时，患者可能会进一步出现凝血功能及白蛋白异常，建议至少进行一次凝血功能及白蛋白水平的检测；③当估计失血量达到全身血容量的 100%～150% 时，患者可能会出现血小板减少，建议至少针对血小板进行一次检测。若条件允许，也可在发生严重的产后大出血时每半小时进行一次相关实验室检查，以便及时发现病情变化和及早识别特殊类型的产科大出血。

### （三）大出血治疗过程中的容量变化规律

大出血治疗过程可分为出血早期、血管外液淤滞期及血管再充盈期三个时期。不同时期的容量变化有不同的特点：①出血早期：存在血容量大量丢失、外周血管收缩及血液浓缩，实验室检测的血红蛋白结果不一定准确，往往高于实际值，甚至高于出血前的基础值。②血管外液淤滞期：一般出现在产后出血行大量晶体液输注后，此时酸中毒导致血管扩张、低氧血症及炎性介质的释放等使血管通透性增加，大量液体复苏、血浆及白蛋白的丢失等使血管内胶体渗透压下降、晶体渗透压升高，大量的晶体液渗出，被淤滞在血管外，组织水肿。此时患者往往存在着一定程度的血液稀释，所测得的血红蛋白可能低于实际值。③血管再充盈期：一般出现在出血治疗后的24～48小时，随着血浆和白蛋白的输入，以及患者血管的自身调节能力逐渐恢复，血管内胶体渗透升高，组织间液逐渐回归血管内，导致血容量增加，血液稀释，血细胞比容可能经历一个下降的过程，此时的血红蛋白往往低于实际值。随着肾脏排出多余的液体，容量逐渐恢复正常，血液逐渐浓缩，血细胞比容升高，血红蛋白逐渐接近实际水平。

**病例一：** 患者34岁，体重67kg，入院诊断：凶险性前置胎盘，中央性前置胎盘；瘢痕子宫；$G_2P_1$，38周宫内孕，头位单活胎待产。基础Hb105g/L，出血量800ml，实际晶体液入量约2 200ml，术毕Hb 112g/L，尿量100ml。

患者在出血800ml、未输注血制品的情况下，术毕血红蛋白反而较术前升高，说明在产后出血早期实验室血红蛋白的检测结果不一定准确，可能存在一定程度的血液浓缩。

**病例二：** 患者30岁，体重65kg，入院诊断：凶险性前置胎盘，中央性前置胎盘；瘢痕子宫；中度贫血；血小板减少症；$G_4P_3$，37周宫内孕，臀位单活胎待产。基础Hb 85g/L，术毕Hb 104g/L，累计出血量12 800ml。术毕患者咳粉红色泡沫样痰，考虑急性左心衰竭、肺水肿，带着气管导管转ICU，呼吸机正压通气治疗，术后6小时拔管。术后第1天负平衡4 990ml，Hb 101g/L。术后第2天负平衡5 290ml，Hb 129g/L。术后第3天转出ICU，术后第5天患者出院，Hb 125g/L。

该患者术前血红蛋白85g/L，术毕Hb 104g/L，处于血管外液扣押期，存在着非常严重的组织水

肿，此时血红蛋白并不真实，较实际值偏低。术后第2～3天，患者处于血管再充盈期，大量的液体从肾脏排出后，血液浓缩，血红蛋白最终约稳定在120g/L，该患者存在一定程度的输血治疗不合理。

**（四）不同种类液体扩容效果**

不同种类的血液制品和液体扩容效果不同（图5-2），常用的血液制品和液体的扩容效果如下：①晶体液：输注后可迅速渗透到血管外，根据患者血管通透性的差异，仅1/5～1/3的晶体液留在血管内，一般以1/3晶体量来计算扩容效果；②人工胶体液：可提高血浆胶体渗透压，将部分血管外液拉回至血管内，羟乙基淀粉在血管内作用时间约6小时，刚输注完毕的扩容效力接近100%；③5%$NaHCO_3$：属于高渗液，短期内具有一定的扩容效果，理论上扩容效果为其输入体积的3倍；④红细胞悬液：在我国，1个单位红细胞悬液来源于200ml的全血，默认可达到与200ml全血相同的扩容效果，但其实际容量约为130ml左右，在对扩容效果进行评估时要注意两者的差异；⑤新鲜冰冻血浆：可达到与输入量等容的扩容效果；⑥白蛋白：5g（25ml）白蛋白可起到100ml血浆的扩容效果（约4倍）；⑦纤维蛋白原浓缩物：每0.5g需要20ml注射用水稀释，默认扩容效果约为20ml；⑧冷沉淀：每1U容量约15ml。

## 三、影响容量治疗决策的因素

大出血过程的错综复杂，不同出血期容量的变化规律不同，大出血治疗决策存在极大的个体差异，影响容量治疗方案的决定因素主要包括四个方面：患者目前处于大出血的哪个阶段、医疗资源进入治疗的时机、患者目前的特殊状况、决策者

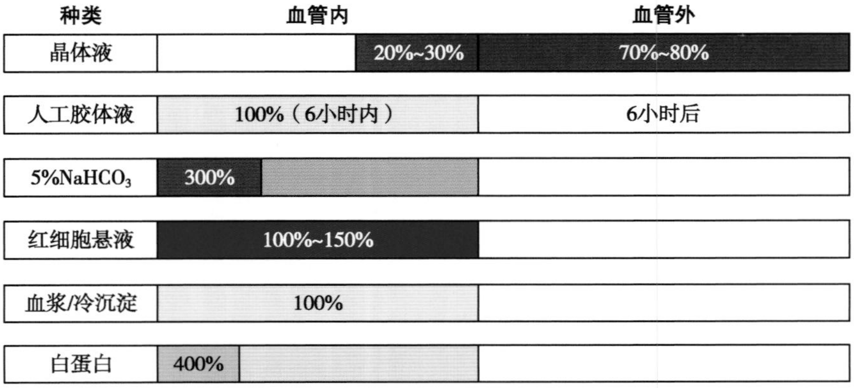

| 种类 | 血管内 | 血管外 |
|---|---|---|
| 晶体液 | 20%~30% | 70%~80% |
| 人工胶体液 | 100%（6小时内） | 6小时后 |
| 5%NaHCO₃ | 300% | |
| 红细胞悬液 | 100%~150% | |
| 血浆/冷沉淀 | 100% | |
| 白蛋白 | 400% | |

图5-2　不同种类液体扩容效果示意图

的容量管理理念，针对每个部分的内容进行具体分析如下：

（一）患者目前处于大出血的哪个阶段

目前，国际上大部分指南都是主要根据产科出血量由少到多分为几个不同的治疗阶段。与此不同，本书根据容量治疗的阶段目标，将大出血过程分为大出血前、大出血中、大出血停止后三个阶段，不同阶段容量管理的策略不同。大出血前的容量管理策略是适度扩容，对可预测的产科大出血患者，可在大出血之前适度地预扩容及血液稀释，增加患者容量储备，避免大出血时大量浓缩红细胞的丢失；在大出血过程中，首要任务是维持相对正常的循环容量，按照大出血治疗的主要目标和次要目标的轻重缓急，制订容量管理策略；在大出血基本控制后，主要工作是针对容量、血液成分、凝血功能及内环境等紊乱进行相应微调，从大出血救治阶段的粗放式管理转变成精细化管理，调整到接近正常的状态，改善患者的愈后。所以，这三个阶段的策略分别为扩容、维稳和微调。

（二）医疗资源进入治疗的时机

医疗资源进入治疗的时机不同也会影响容量管理的策略（图5-3）。①对于择期手术来说，大出血过程的整个治疗链医务人员均可参与，主要的治疗策略是前期适度扩容的同时进行正常比例的血制品输注；②而对少量出血的急诊手术患者，已错失大出血前适度扩容及大出血初期的治疗良机，主要的治疗策略是快速扩容的同时，适当增加血制品输注比例；③对于失血量达到或超过全身血容量50%的急诊大出血患者，除已错失大出血前适度扩容及大出血初期的治疗时机外，患者可能已经出现了休克、酸中毒及凝血功能异常，需要医

务人员迅速进行补救性治疗，主要的治疗策略是快速扩容同时进行高比例的血制品输注，并纠正酸中毒，必要时辅以血管活性药；④对于出血量超过全身血容量80%的急诊大出血患者，这类患者常处于重度休克、致死性酸中毒、严重DIC状态，甚至病情已经危及生命，容量治疗的策略是在临床可用资源的前提下经验性大量快速扩容、大量快速输注血液制品、泵注血管活性药并经验性纠正酸中毒。

另外，医疗资源进入出血治疗的时机不同，容量补充的量和比例也不同。

**1. 大出血前进入干预**　已进行液体预扩容处理，血液制品输注一般需占出血量的60%，其中红细胞约占40%、血浆及纤维蛋白原等约占20%；剩下40%的容量可用晶体液和胶体液来进行补充，一般按晶体液（1/3有效容量）加胶体液（不超过1 000ml）计算（图5-4）。

**2. 大出血后进入干预**　未进行预扩容处理，由于丢失大量浓缩的红细胞及凝血因子，需补充更高比例的血液制品，并减少晶体液和胶体液的输注。一般来说，血液制品输注比例可达到失血量的70%～80%，其中红细胞占50%～60%、血浆及纤维蛋白原等占20%～30%，而晶体液（1/3有效容量）和胶体液（如存在严重凝血异常可不输）总量达20%即可（图5-5）。

（三）患者目前的特殊状况

妊娠期患者的一些特殊状态可能会影响容量治疗的决策。由于妊娠期血容量的增加、外周血管阻力降低、毛细血管通透性增加、心脏负荷加重，患者容易发生急性肺水肿。妊娠期患者的特殊状况如妊娠合并高血压、妊娠合并心脏病、多胎

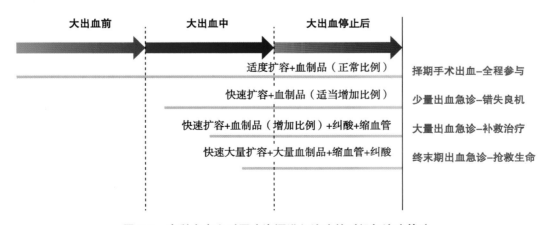

图5-3　产科大出血时医疗资源进入治疗的时机与治疗策略

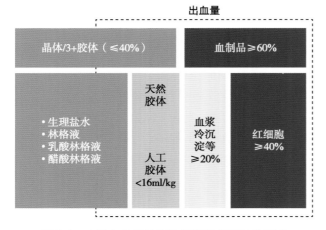

图5-4　大出血前开始实施干预的容量治疗策略

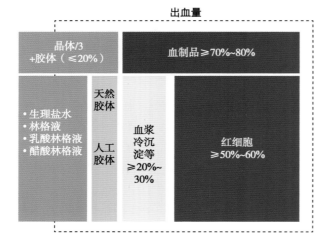

图5-5　大出血后开始实施干预的容量治疗策略

妊娠、肺部感染、低蛋白血症、贫血、长时间使用保胎药、过敏反应等，可能导致患者出现晶体渗透压上升、胶体渗透压下降、容量耐受下降或毛细血管通透性增加等病理改变，进一步增加围手术期急性肺水肿的风险。当存在导致肺水肿风险增加的因素时，应适当减少晶体液的输注，早期输注血浆或白蛋白等血液制品以提高胶体渗透压，预防肺水肿。在容量总量方面，这类有特殊情况的患者可耐受的容量超负荷水平也是很低的，在遭遇了大出血后，容量维持零平衡甚至轻度负平衡是安全的。

容量与组织损伤及水肿的关系密切。从发生机制上来说，组织水肿与血管内皮多糖蛋白复合物的完整性有密切的关系，血管内皮多糖蛋白复合物是液体跨膜通路的第一屏障，炎症、缺血、缺氧、液体超负荷等多种因素可导致多糖蛋白复合物损伤、脱落，多糖蛋白复合物层的完整性被破

坏，血管内皮通透性增加，导致第三间隙形成，组织水肿（图5-6）。对于绝大多数患者，当出血量较少时，组织缺血、缺氧及炎症反应等相对较轻，多糖蛋白复合物层的完整性破坏轻，血管内皮损伤较轻微，可耐受的晶体液容量超负荷量相对较大，可达到血容量的10%～20%，患者一般不会出现明显的组织水肿。随着出血量的增加，组织缺血、缺氧及炎症反应等相对较重，多糖蛋白复合物层的完整性破坏越重，血管内皮损伤越明显，晶体液渗漏到组织导致组织水肿越明显，由于前期治疗中已经输入的晶体液有大量渗漏到血管外，所以可耐受的晶体容量超负荷水平越差，甚至需要适度的负平衡才能避免组织水肿的发生。

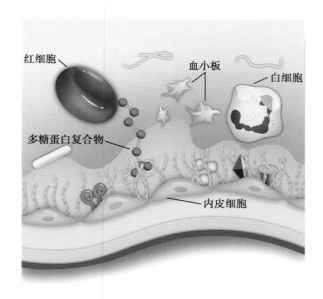

图5-6　第三间隙形成和水肿机制示意图

### （四）决策者的容量管理理念

决策者的理念会影响容量管理的策略，目前存在的容量管理理念差异主要如下：

**1. 术中白蛋白的使用情况**　国内外在大出血使用白蛋白的理念上存在很大差异。在我国，大出血救治过程中很少输注白蛋白，常使用胶体液来替代白蛋白。一般是在开放性或限制性容量复苏的基础上进行红细胞悬液、血浆及纤维蛋白原的输注，术中很少进行白蛋白的输注和相关白蛋白水平的检测，这是目前我国产科大出血中的一个常态。而在美国白蛋白的输注是比较积极的，当出血量超过1 000ml，在限制性晶体液输注的同时，积极地输注白蛋白和其他血制品，随后根据生化指标结果指导白蛋白的补充，维持术中白蛋

白在 30g/L 以上。在我国，还做不到当出血超过1 000ml 就积极输注白蛋白维持循环平稳，但大量观察发现，当出血量较大时，单纯靠输入血浆中含有的白蛋白是不足以维持白蛋白在正常水平的。术后复查白蛋白水平时，许多患者都低于 30g/L，有的甚至低于 20g/L，需要在术后进行补充。因此，对于出血量较大的患者，术中输注白蛋白有治疗的理论依据。

**2. 容量复苏的观点不同** 传统容量复苏方法是开放性液体复苏，通过快速大量输液维持重要脏器的灌注，但是大量液体的输注可导致组织水肿、酸中毒、稀释性贫血和稀释性凝血功能障碍等并发症，严重干扰机体对失血的代偿机制。而容量复苏的新观点是损伤控制性复苏，其核心本质是限制性容量复苏，在保证重要脏器灌注的同时，避免或减少对机体的内环境和代偿机制干扰。损伤控制性复苏主要由允许性低压复苏、止血性复苏及损伤控制性手术三个方面组成，具体如下：①允许性低压复苏，强调控制液体输入量和速度，维持血压在适当的低水平，以满足机体的基本组织灌注、不增加出血为目的。其优点是可以减少机体的炎症反应，缺点是组织灌注差、无氧代谢增强、代谢性酸中毒的发生率高。②止血性复苏，强调休克早期以血液制品输注为主，控制晶体液的输注，避免使用胶体液，其中红细胞、血浆、血小板按 1:1:1 输注。③损伤控制性手术，要求简化手术，止血为主，后期再进行一些相应的修复手术。

该理念主要是来源于创伤治疗的经验，并非产科大出血的救治经验，损伤控制性复苏理念如果在产科中应用，有其特殊性。《欧洲指南：严重创伤出血和凝血障碍的管理（2023）》建议将收缩压维持在 80～90mmHg、平均动脉压维持在 50～60mmHg。由患者血液管理、止血和血栓进展网络发布的《NATA 共识声明：产科患者血液管理——产后出血的预防和治疗（2019）》主张，在重度产后出血期考虑允许性降压复苏，将平均动脉压目标定在 55～65mmHg，减少患者出血；在产后出血控制后或出血程度可接受时维持平均动脉压正常水平。中华医学会围产医学分会及中华医学会妇产科学分会产科学组联合发布的《胎盘植入诊治指南（2015）》，其止血前容许性低血压与《欧洲指南：严重创伤出血和凝血障碍的管理（2023）》相关部分类似，但并未指明血压控制的具体数值，而是主张

低血压根据患者的术前基础血压、重要器官功能状态、手术创面出血情况来决定，权衡维持足够的器官灌注与继续出血的风险。

## 四、关于容量治疗的思考

### （一）损伤控制性复苏

如前所述，损伤控制性复苏是近年来在外科治疗中提到的治疗理念，但其是否适用于产科大出血患者是有待商榷的，主要理由如下：①产科大出血的特殊性：子宫血供及侧支循环十分丰富，产科出血迅猛，损伤控制性手术提出了"简化手术，止血为主"的理念，而产科手术往往就是止血困难，难以通过简化手术达到止血的目的，反而是早期联合使用多种外科止血手段才是迅速止血的关键。患者一旦止血措施不利出现了大出血，可迅速进入休克状态，甚至发生 DIC 及内环境严重紊乱，演变成难治性大出血，刻意地限制性输液有一定的风险。②患者的特殊性：产科患者多数年轻，一般情况好，术后恢复迅速，对容量增加耐受性好。妊娠晚期孕妇会出现外周血管阻力降低、血管扩张、血容量增加，心血管系统对出血早期的容量变化不敏感，一旦患者出现心率增加及血压的下降，可能已存在血容量严重不足。与容量增加相比，容量不足对产科患者反而更危险。③经验来源的不可靠性：该损伤控制性复苏经验主要来源于创伤治疗经验，并非产科治疗经验，目前没有任何产科方面的大样本研究证实，将该理论完整的在产科中应用是安全的，多数指南和专家共识也只是借鉴了该理论中的部分内容，因此，在将该理论完整应用于产科患者时需要认真思考其可行性。

### （二）国内外在容量治疗理念的差异

《昆士兰临床指南：原发性产后出血（2024）》推荐晶体液初始复苏总量不超过 2 000ml、胶体液总量不超过 1 500ml，输注白蛋白维持术中胶体渗透压基本正常，并保证充足的血液制品输注。有研究建议，PPH 时液体治疗总量＜4 000ml，胶体液＜1 500ml。

由于国内血制品严重不足，许多基层和偏远地区医疗单位没有自己的血库，获取血液制品无论从量还是从时效性上来说都存在极大的短板。因此，国外指南对国内大出血患者输血管理和容量管理的指导作用有限，在等待血液制品的过程中，患者常需要使用大量晶体液输注以维持有效

循环血量。因此，应根据所在医院的具体情况进行具体分析，不能受国外的容量治疗理念的影响而导致患者出现严重循环容量不足。由于治疗策略不同，国内外产科大失血患者的治疗结局也存在一些差异。由于大量晶体液的输注，国内患者常处于严重的血液稀释、低蛋白血症、贫血及组织水肿状态，后期需要进行更为精细化的管理，对医务人员也更具有挑战性。

尽管因条件限制，国外的指南不适合中国国情，但对于有条件的地方来讲，仍具有很大的参考价值。在血制品充足的情况下，应考虑减少晶体液的输注、尽早输血、按需补充白蛋白，避免出现严重的血液稀释、低蛋白血症、贫血及组织水肿等。临床观察发现，出血量与低蛋白血症之间有一定的关系。①当出血量达全身血容量的 50% 时，小部分患者会出现轻度的低蛋白血症，单纯血浆输注即可维持白蛋白正常水平；②当出血量达全身血容量的 100% 时，即使输注足够的血浆，仍有部分患者会出现轻度的低蛋白血症，白蛋白水平可能低于 30g/L；③当出血量达全身血量的 150% 时，几乎所有患者均会发生低蛋白血症，即使输注足够的血浆，患者仍会出现明显的低蛋白血症；④而当出血量达全身血容量的 200% 时，低蛋白血症不能避免，即使输注补足凝血因子所需要的血浆后，仍有部分患者会出现严重的低蛋白血症，白蛋白水平甚至低于 20g/L。

对于这种大量出血的患者来说，单纯的血浆输注不足以维持血浆白蛋白的正常水平，可造成比较严重的组织水肿。因此，若条件允许应尽量在大出血术中输入白蛋白，而不要等到术后才行补救性治疗。

### （三）容量治疗的"回头看"策略

由于患者大出血量有不可预知性，对大出血患者容量治疗的合理性进行评估时往往采用"回头看"的策略，这种评估策略和大出血的治疗过程存在一定的差异。大出血治疗过程是早期应先输入晶体液和胶体液，当达到输血指征时，按需输入血液制品，并根据检验结果判断输注量和输注种类是否合理。而"回头看"策略步骤恰恰相反，主要包括正确估计出血量、明确当前所需血液成分的种类、比例和总量是否恰当，在此基础上合理规划剩余空间液体容量的种类、比例和总量是否恰当。因此，实际输血、输液治疗策略的过程与容量治疗的合理性评估是完全相反的过程，后者需要回顾性判断容量治疗是否合理，策略顺序上也是先保障输血合理，再计划输液，并进行相应微调。在本章中将通过大量病例证实"回头看"的评估策略，以指导临床治疗，这一策略是容量治疗的根本评估策略。

### 五、总结

充分认识大出血过程、容量治疗过程的复杂性，了解影响大出血容量治疗的因素。对大出血患者进行分阶段管理，在大出血前、大出血中和大出血后三个阶段的治疗中，明确每阶段的管理目标和策略，大出血前适度扩容、大出血中维稳、大出血后微调。采用"回头看"的容量评估策略，做到血源不浪费，达到个体化的最低输血标准；根据患者出血量适当使用白蛋白维持组织不过度水肿；合理使用晶体液和胶体液，维持容量基本充足；重视血管活性药物使用，避免容量过量。

（曾葵 李平）

### 参考文献

1. BAYSINGER C，BUCKLIN B，GAMBLING D. A practical Approach to Obstetric Anesthesia. 2nd Edition. Philadelphia: Wolters Kluwer Health，2018: 28-56.

2. MILLER RD，COHEN NH，ERIKSSON LI，et al. Miller's Anesthesia.8th Edition. Philadelphia: Elsevier Churchill，2015，1767-1779.

3. ROSSAINT R，AFSHARI A，BOUILLON B，et al. The European guideline on management of major bleeding and coagulopathy following trauma: sixth edition. Crit Care，2023，27（1）：80.

4. MUNOZ M，STENSBALLE J，DUCLOY-BOUTHORS AS，et al. Patient blood management in obstetrics: prevention and treatment of postpartum haemorrhage. A NATA consensus statement. Blood Transfus，2019，17（2）：112-136.

5. 中华医学会围产医学分会，中华医学会妇产科学分会产科学组. 胎盘植入诊治指南（2015）. 中华产科急救电子杂志，2016，5（1）：26-31.

6. HENRIQUEZ DDCA，BLOEMENKAMP KWM，LOEFF RM，et al. Fluid resuscitation during persistent postpartum haemorrhage and maternal outcome: A nationwide cohort study. Eur J Obstet Gynecol Reprod Biol，2019，235: 49-56.

## 第二节 第一阶段管理

产后出血是产科患者转入 ICU 最常见的原因，也是发生心肌缺血、梗死和卒中的危险因素。容量治疗是救治大出血，避免严重并发症的关键环节。根据容量治疗的阶段目标可分为三个阶段，即大出血前（第一阶段）、大出血时（第二阶段）、大出血停止后（第三阶段），不同治疗阶段容量管理的策略有所不同。在每个不同阶段采取正确的救治措施，才能保证大出血患者的安全。

治疗大出血时，在容量治疗方面医护人员常见的问题包括：出血前没有意识到产妇出血的危险因素而未及时采取预防性治疗；出血时无法准确评估出血量而没有及时采取有效的容量治疗措施；出血治疗后期缺少对容量的精准调控而导致肺水肿等不良结局。本节重点讨论在大出血前（产科大出血治疗第一阶段）的容量管理策略——预防性适度扩容的相关内容。

### 一、预扩容的目的

预防性适度扩容简称为预扩容（volume preloading），即对可预测的产科大出血患者，在大出血前适度给予预防性的血容量扩充治疗。预扩容的目的包括：①提高患者对后继大出血的耐受，减少异体血的输入量，术前扩容可以对血液适度稀释，轻度降低血红蛋白浓度，在丢失相同血容量全血时，血红蛋白的总丢失量减少，从而减少异体血输注；②减少休克风险，预扩容后全身血容量增加，丢失血容量占全身血容量比例下降，可提高导致休克的出血量阈值；③可优化循环容量状态，预扩容可降低血液黏滞度、改善外周组织灌注、维持氧供、预防氧供需失衡，并减少心脏做功，减少酸中毒对循环和凝血的影响。

预扩容策略促使麻醉医师在手术失血前，主动增加患者前负荷储备，得到一定的容量补充，既为麻醉和手术失血提供了安全保障，也为可能发生的出血事件赢得抢救时间。

因过度预扩容可能带来一些不良反应，如稀释性凝血功能障碍和贫血、出血量增加、器官炎症水肿、胶体渗透压降低，故预扩容时须遵循"扩容要适度、比例要恰当"的原则。

### 二、预扩容的必要性

预扩容的必要性主要包括以下几点：

**1. 容量绝对不足** 大多数择期手术患者术前存在长时间的禁食、禁水，这些患者往往未得到生理需要量的预先补充，故血液往往存在浓缩现象。

**2. 容量相对不足** 椎管内麻醉或者全身麻醉引起的血管扩张，回心血流量减少，故有效循环血容量减少。

**3. 孕期的生理特点** 正常妊娠妇女外周血管阻力下降，对容量增加的反应降低，可以耐受一定的容量增加，但不会明显增加静水压，故正常妊娠妇女可在术前进行适度扩容。

**4. 产科大出血的特点** 孕晚期患者产科大出血时出血迅猛，每分钟出血量可高达 $500\sim700ml$，在短期内可以丢失全身血容量的 $20\%\sim40\%$，而产科大出血时往往止血困难，预先扩容可以增加机体的容量储备，为后继救治赢得机会。

**5. 出血后机体的反应** 大出血时机体会自发启动一些保护措施来保护重要脏器。血液由非致命器官（胃肠道、肾、皮肤、骨骼肌）向重要器官（脑、心脏）转移，保证重要脏器的灌注和功能，但也会导致非致命器官灌注不足、缺氧、酸中毒等，预扩容可以在一定程度上减少非重要器官的灌注不足。

**6. 大出血后血液的浓缩作用** 细胞外液分为组织间液和血浆两部分，血浆约占体重的 5%，组织间液约占体重的 15%。大出血时，机体会紧急启动自身输液，即组织间液会迅速向血管内转移，机体的这种反应可以在一定程度上起到自身扩容的作用。但大出血后如果容量复苏不及时，血液则迅速浓缩，加快血液有形成分丢失。

### 三、预扩容与同期扩容相比的优势

#### （一）预扩容与同期扩容

同期扩容是指在大出血的同时进行容量补充，同期扩容方案在大出血后往往导致容量复苏不及时，扩容效果也未必理想，更多的是一种补救性治疗，丢失的血液是浓缩状态。同期扩容在补充细胞外液、预防组织灌注不足和氧代谢异常方面，与预扩容相比，不具有明显的优势。

大量的研究证实，适度的血液稀释并不影响组织氧供。与同期扩容相比，术前预扩容可以在出血前稀释血液，避免出血时血液过度浓缩，减少有形成分丢失。虽然在大出血后机体已经开始调动体内的应激反应来应对大出血，可以在一定程度上自身代偿，但机体自身的代偿能力是有限的，且大出血后交叉配血、取血过程均需要时间，术前预扩容可以提高机体的代偿能力，为抢救大出血患者争取时间。

### （二）未预扩容病例举例

通过回顾以下病例可以发现未预扩容患者在出血后的血液浓缩状态，而适当扩容可以有效避免血液浓缩和酸中毒等不良反应。

**病例一：**患者 34 岁，入院查基础 Hb 105g/L，椎管内麻醉下行择期剖宫产术，未进行出血前预扩容，术中出血量 800ml，尿量 100ml，根据出血量实际给予晶体液入量约 2 200ml，术毕血气分析提示 Hb 112g/L。

患者总出血量为 800ml，若完全用晶体液替换出血量，则需输入 2 400ml（800ml×3）晶体液，同时术中还丢失手术蒸发量和尿量，故术中至少需要输入 2 700ml，但术中实际只输入了 2 200ml。术毕血红蛋白浓度反而较入院时基础值升高，说明患者在术毕存在一定程度的血液浓缩。

**病例二：**患者 37 岁，中央性前置胎盘伴胎盘植入、出血，行急诊剖宫产术。术前查基础 Hb 92g/L，全身麻醉下气管插管并准备了血液回收机。术中出血 920ml，尿量 300ml，术中输入晶体液 1 500ml，胶体 500ml，术毕 Hb 122g/L。

患者总出血量为 920ml，出血后输入的等容液体量 = 胶体 500ml + 晶体 1 500/3ml = 1 000ml，约等于出血量，但是麻醉医生并未补充术前丢失、术中生理需要量，以及术中非血液丢失量（尿量 + 术中蒸发量 + 第三间隙丢失量），故在未输注血制品的情况下，术毕血红蛋白浓度反而较入院时基础值升高，说明患者术中的容量补充是不足的，导致术毕血液浓缩。

**病例三：**患者 35 岁，中央性前置胎盘，全身麻醉下行择期剖宫产术。插管前查基础 Hb 105g/L，BE −4mmol/L。术中出血 800ml，尿量 200ml，术中输入晶体液 1 500ml，术毕 Hb 116g/L，BE −6mmol/L。

患者总出血量为 800ml，术中输入的等容液体量 = 晶体 1 500ml/3 = 500ml，远远低于出血量，术前丢失量、术中丢失量也未进行补充，因此患者在出血 800ml 后未输注血液制品情况下，术后 Hb 116g/L 较术前（Hb 105g/L）高，说明患者血液存在浓缩现象，

在出血过程中，机体为了保护重要器官，牺牲了非重要器官的灌注，导致这些器官缺氧、酸中毒，BE 值由术前 −4mmol/L 变为术后 −6mmol/L。

**病例四：**患者 33 岁，中央性前置胎盘伴植入，全身麻醉下行择期剖宫产术。插管后查基础 Hb 112g/L，BE −6mmol/L。术中出血 900ml，尿量 600ml，术中输入晶体液 2 000ml，胶体 500ml，术毕 Hb 75g/L，BE −4mmol/L。

患者术中出血 900ml，若置换为晶体需要量 = 晶体（出血量 900 − 胶体 500）× 3 = 1 200ml，加上尿量 600ml，故计算需要 1 800ml，实际输入晶体液 2 000ml，需求量和实际入量相差不大，故患者术毕血红蛋白虽有下降，但 BE 值得到了纠正，说明患者在大出血期间循环稳定、各器官灌注良好、氧供充足。

## 四、预扩容液体的选择

目前，临床上可用于预扩容的液体主要分为两大类，即晶体液和胶体液，晶体液种类较多，如生理盐水、乳酸林格液、醋酸林格液、碳酸氢钠林格液、葡萄糖液等，各种晶体液成分见表 3-4。大部分晶体液的溶质是小分子物质，渗透压低，可自由通过大部分的毛细血管，仅 1/3～1/5 的输液量保留在血管内，其余部分主要分布于细胞外液，故晶体液扩容效率低、扩容效应时间短。晶体液对凝血、肝肾功能基本没有影响。大量输注晶体液后可渗透到组织间隙致组织水肿、肺水肿等。有大出血风险的患者不推荐使用含糖溶液，因为这类患者可能发生应激性血糖升高。由于生理盐水（0.9% 盐水）的氯浓度高于血浆，大量输注可能引发高氯性代谢性酸中毒，临床上多应用乳酸林格液、醋酸林格液等液体进行预扩容。5% 碳酸氢钠溶液属于高渗性液体，通常用于纠正酸中毒、碱化尿液等，也不作为常规扩容剂。

人工胶体液常指非血、非蛋白的血浆代用品，主要有羟乙基淀粉、琥珀酰明胶和右旋糖酐，各种胶体液成分和理化性质特点不同（表 5-1）。胶体液的溶质是大分子物质，不能自由通过大部分毛细血管，在血管内产生较高的胶体渗透压，其扩容效力为 60%～100%，并可持续 2～4 小时。

虽然人工胶体液扩容效果好，但是大量输注人工胶体液可能影响凝血功能。若术中持续输注 6% 羟乙基淀粉（130/0.4）可以使平均凝血活酶时

表 5-1　临床常用胶体液的理化性质特点

| 溶液 | 分子 | 平均分子量（Da） | Na⁺/mmol·L⁻¹ | Cl⁻/mmol·L⁻¹ | K⁺/mmol·L⁻¹ | Ca²⁺/mmol·L⁻¹ |
|---|---|---|---|---|---|---|
| 琥珀酰明胶注射液 | 明胶 | 30 000 | 154 | 125 | <0.4 | <0.4 |
| 尿素交联明胶 | 聚明胶肽 | 35 000 | 145 | 145 | 5 | 6.25 |
| 右旋糖苷-40 | 右旋糖苷 | 40 000 | 154 | 154 | / | / |
| 右旋糖苷-70 | 右旋糖苷 | 70 000 | 154 | 154 | / | / |
| 羟乙基淀粉 130/0.4 氯化钠注射液 | 淀粉 | 130 000 | 154 | 154 | / | / |
| 羟乙基淀粉 200/0.5 氯化钠注射液 | 淀粉 | 264 000 | 154 | 154 | / | / |
| 羟乙基淀粉 | 淀粉 | 450 000 | 150 | 150 | / | / |
| 4.5% 白蛋白 | 白蛋白 | 69 000 | <160 | 136 | <2 | / |

间增加，血栓弹力图 MA 值减小，提示输入大量羟乙基淀粉时可导致凝血功能下降。研究报道，输入聚明胶肽注射液后，血小板数量无明显变化。但随着输液量的增加，血小板聚集率逐渐降低，输至 1 000ml 时，血小板最大聚集率和纤维蛋白原含量明显低于输注前。因此，在产科大出血患者中应该限制胶体总用量，且尽量在凝血功能正常时使用，凝血功能明显异常时慎用。

与晶体液相比，使用人白蛋白和人工胶体液能更好地维持血流动力学稳定，减少组织水肿。危重病患者的系统评价没有发现使用胶体液比晶体液有任何益处，甚至提出了一些胶体液似乎会增加死亡率的观点。在严重出血的患者中输注胶体液可影响纤维蛋白聚合和血小板聚集而加重稀释性凝血障碍。《欧洲指南：严重创伤出血和凝血障碍的管理（2023）》建议最初使用晶体液治疗低血压出血创伤患者。

目前暂无研究比较晶体液和胶体液在产科大出血中孰优孰劣。一项针对重度 PPH 的随机对照试验发现，估计出血量为 1 400～2 000ml 的患者使用晶体液复苏（用 1ml 晶体液代替 1ml 出血）时，纤维蛋白原耗竭和凝血障碍的发生率非常低。在外科、创伤和 ICU 大出血的患者中，推荐使用平衡晶体溶液进行初始补液。所以，针对产科大出血患者也不推荐完全使用胶体液来进行预扩容。

## 五、预扩容液体总量及比例

### （一）传统预扩容方案与产科预扩容方案

传统的预扩容方案通常以补充患者禁食、禁水导致的累计损失量叠加生理需要量来进行计算。按照每小时生理需要量（4-2-1）原则计算，如体重 50kg 的患者每小时生理需要量约为 4ml/（kg·h）×10kg+2ml/（kg·h）×10kg+1ml/（kg·h）×（50−20）kg=90ml/h。第 1 小时输入量 = 禁食时间 × 生理需要量 /2 + 第 1 小时生理需要量 + 手术过程蒸发量：大手术 6～8ml/（kg·h）、中手术 4～6ml/（kg·h）、小手术 2～4ml/（kg·h）+ 其他丢失量（血液、尿液等），常用的扩容液体是晶体液。

产科的预扩容方案与普通患者有所不同，由于妊娠期胶体渗透压下降，毛细血管通透性增加，肺水肿风险增加，故晶体液需减量。而胶体液输注后可完全存留于血管内，所以胶体液扩容效果好，维持时间长，但由于大量人工胶体液的输注可影响凝血功能，故人工胶体液应该早输、总量少输。因为产科大出血与其他外科患者不同，所以针对普通妊娠患者预扩容时建议晶体液与胶体液的输注比例约为 2∶1。若患者合并有其他疾病不能耐受容量负荷时，可以适当提高胶体液比例，减少输入总量。

国外指南中提到针对 PPH 患者的液体治疗时晶体液 <2L，限制人工胶体液量 <1.5L。因此，笔者推荐在大出血前根据患者具体情况扩容量约为全身血容量 ×（0～20%），其中，普通患者预扩容量为 10%～20%；肺水肿高风险患者预扩容量为 0～10%；肺水肿极高风险为 0 或者负平衡。导致肺水肿风险增加的因素包括晶体渗透压上升、胶体渗透压下降、容量过多、毛细血管通透性增加等。妊娠合并以下疾病更易发生肺水肿，包括妊娠合并

高血压、妊娠合并心脏病、多胎妊娠、肺部感染、低蛋白血症、贫血、长时间使用利托君、过敏反应等，故此类患者的预扩量可适当降低。

孕期血容量计算方法有多种，在此推荐：①孕前体重×7%×（1+40%）＝孕前体重×10%＝孕前体重（kg）×100ml/kg；②孕12周体重×10%＝孕12周体重（kg）×100ml/kg；③孕期实际体重×（7%～9%）＝孕期实际体重（kg）×（70～90）ml/kg。该数值受妊娠妇女的合并症及孕周影响，不同孕期的出血应考虑孕周与血容量、血红蛋白、子宫血流的关系。正常妊娠患者较非妊娠时期血容量增加约40%～50%，而妊娠高血压综合征患者的血容量增加较正常妊娠患者下降约15%，多胎妊娠患者较单胎妊娠患者的血容量增加15%～20%。随着孕周增大，妊娠妇女全身血容量逐渐增加，32～36周时达到血容量最高峰，一些合并心脏病、妊娠高血压综合征的患者此时期更容易发生心力衰竭。

### （二）预扩容方案病例举例

下面列举几种不同肺水肿风险病例的预扩容方案

**病例一：正常妊娠术前扩容方案**

患者35岁，体重75kg，诊断：凶险性前置胎盘，中央性前置胎盘，胎盘植入，瘢痕子宫，脐带绕颈2周，臀位（混合臀），$G_3P_1^{+1}$，38周宫内孕单胎。术前禁食、禁水时间约12小时。

传统方案计算第1小时输液量：生理需要量＝4ml/（kg·h）×10kg＋2ml/（kg·h）×10kg＋1ml/（kg·h）×55kg＝115ml/h，累计损失量＝115ml/h×12h＝1 380ml；手术丢失量4ml/（kg·h）×75kg＝300ml/h；故第1小时输液量＝115ml＋1 380ml/2＋300ml＝1 105ml，用晶体液补充。

推荐预扩容方案：计算患者术前血容量＝75kg×90ml/kg＝6 750ml，可耐受的预扩容量约为6 750ml×（10%～20%）＝675～1 350ml，扩容方案根据晶胶比（2∶1），则可输入乳酸林格液450～900ml＋羟乙基淀粉130/0.4氯化钠注射液225～450ml。这些液体可再分为两部分，1/2在麻醉前输注，1/2在麻醉后至出血前输注。

两种扩容方式计算的数据有一定差异，主要区别为第一种是以患者的禁食、禁水时间为计算依据，第二种是根据患者自身的容量耐受性和肺水肿风险作为计算依据，且第二种方案计算的范围，可根据患者发生肺水肿风险高低进行个体化治疗。

**病例二：合并贫血的高危妊娠患者**

患者37岁，体重60kg，诊断：凶险性前置胎盘，中央性前置胎盘，胎盘植入，妊娠合并糖尿病（A1级），瘢痕子宫，$G_5P_1^{+3}$，$34^{+6}$周宫内孕单胎。患者术前禁食时间10小时，禁水时间6小时，采用气管插管全麻，血红蛋白88g/L，白蛋白38.9g/L。

传统方案计算第1小时输液量：生理需要量＝4ml/（kg·h）×10kg＋2ml/（kg·h）×10kg＋1ml/（kg·h）×40kg＝100ml/h，累计损失量＝100ml/h×10h＝1 000ml；手术丢失量4ml/（kg·h）×60kg＝240ml/h；故第1小时输液量＝100ml＋1 000ml/2＋240ml＝840ml，用晶体液补充。

推荐预扩容方案：计算患者术前血容量＝60kg×90ml/kg＝5 400ml，可耐受的预扩容量为10%～20%，为5 400ml×（10%～20%）＝540～1 080ml，再按照晶胶比（2∶1）进行输注，可输注晶体液360～720ml＋羟乙基淀粉130/0.4氯化钠注射液180～360ml。由于该患者术前存在贫血，若按照20%预扩容量的晶胶比（2∶1）输注扩容会继续加剧贫血，因此倾向于适当提高胶体液比例，同时减少输注液体的总量，在保证较好扩容效果的同时避免输入过多液体，该患者计划输注晶体液350ml＋羟乙基淀粉130/0.4氯化钠注射液380ml，此类患者一旦发现大出血应立即启动输血方案。

**病例三：合并心脏病的高危多胎妊娠患者**

患者34岁，体重71kg，诊断：凶险性前置胎盘，中央性前置胎盘，胎盘植入，瘢痕子宫，$G_2P_1$，$32^{+3}$周宫内孕双胎，一头一臀。妊娠合并主动脉瓣轻度狭窄。患者术前禁食时间10小时，禁水时间4小时，采用气管插管全麻，血红蛋白108g/L，白蛋白30.4g/L。

传统方案计算第1小时输液量：生理需要量＝4ml/（kg·h）×10kg＋2ml/（kg·h）×10kg＋1ml/（kg·h）×51kg＝111ml/h，累计损失量＝111ml/h×10h＝1 110ml；手术丢失量4ml/（kg·h）×71kg＝284ml/h；故第1小时输液量＝111ml＋1 110ml/2＋284ml＝950ml，用晶体液补充。

推荐预扩容方案：计算患者血容量＝71kg×90ml/kg×1.15（双胎患者血容量增加量是单胎孕妇的1.15～1.2倍）＝7 348ml，允许失血量＝7 348ml×20%＝1 470ml，由于患者术前低蛋白血症、双胎、孕周32周为血容量增加高峰期，且合并心脏病，可耐受扩容量应适当降低。可耐受扩容量＝7 348ml×

（0～10）% = 0～735ml，可选择预扩容 5% 血容量，包括乳酸林格液 245ml + 胶体液 122ml（或暂不输入胶体）。此类患者预扩容应注意避免扩容过度导致心力衰竭和肺水肿的风险。

### 病例四：合并妊娠高血压综合征的高危妊娠患者

患者 33 岁，体重 65kg，诊断：凶险性前置胎盘，中央性前置胎盘，胎盘植入，子痫前期，瘢痕子宫，$G_4P_1^{+2}$，$34^{+5}$ 周宫内孕单胎。患者术前禁食时间 10 小时，禁水时间 6 小时，采用气管插管全麻，血红蛋白 105g/L，白蛋白 29.2g/L。

传统方案计算第 1 小时输液量：生理需要量 = 4ml/（kg·h）×10kg + 2ml/（kg·h）×10kg + 1ml/（kg·h）×45kg = 105ml/h，累计损失量 = 105ml/h×10h = 1 050ml；手术丢失量 4ml/（kg·h）×65kg = 260ml/h；故第 1 小时输液量 = 105ml + 1 050ml/2 + 260ml = 890ml，用晶体液补充。

推荐预扩容方案：计算患者血容量 = 65kg × 90ml/kg × 0.85（妊娠高血压综合征患者较正常妊娠患者血容量下降 15%）= 4 972ml，允许失血量 = 4 972ml × 20% = 994ml，可耐受扩容量 = 4 972ml ×（10%～20%）= 497～994ml，按照晶胶比 2：1 计算，可输入乳酸林格液 330～660ml + 羟乙基淀粉 130/0.4 氯化钠注射液 165～330ml，由于患者术前有妊娠高血压综合征、低蛋白血症，可耐受扩容量应适当降低，并适当提高胶体比例，故可输入乳酸林格液 330ml + 羟乙基淀粉 130/0.4 氯化钠注射液 330ml。且这类患者在大出血过程中，应适当输入白蛋白纠正低蛋白血症，降低发生肺水肿的风险。

从以上病例中可以发现，对于正常妊娠患者，无论采用传统方案还是本节推荐的预扩容方案，两者的输入总量大致相同，但是对存在比较明确出血风险的患者，预扩容方案采用胶体液替换了部分晶体液，提高了全身血容量，降低了后期有形血液成分的丢失。对于贫血、多胎和妊娠高血压综合征等合并特殊情况的患者，预扩容方案的液体总输入量低于传统方案，可以有效避免肺水肿、心力衰竭和严重贫血的发生风险。

总之，针对伴有大出血风险的孕妇，麻醉医生应在大出血前进行适度预扩容，预扩容的总量、液体种类的选择，以及晶胶比例，应根据孕妇的合并症、孕周等进行个体化治疗。

（李　平　罗林丽）

━━━ 参考文献 ━━━

1. KHEIRABADI BS，MIRANDA N，TERRAZAS IB，et al. Does small-volume resuscitation with crystalloids or colloids influence hemostasis and survival of rabbits subjected to lethal uncontrolled hemorrhage？J Trauma Acute Care Surg，2017，82（1）：156-164.

2. MUÑOZ M，STENSBALLE J，DUCLOY-BOUTHORS AS，et al. Patient blood management in obstetrics：prevention and treatment of postpartum haemorrhage. A NATA consensus statement. Blood Transfus，2019，17（2）：112-136.

3. ROSSAINT R，BOUILLON B，CERNY V，et al. The European guideline on management of major bleeding and coagulopathy following trauma：fourth edition. Crit Care，2016，20：100.

4. WIKKELSO AJ，EDWARDS HM，AFSHARI A，et al. Pre-emptive treatment with fibrinogen concentrate for postpartum haemorrhage：randomized controlled trial. Br J Anaesth，2015，114（4）：623-633.

## 第三节　第二阶段管理

容量复苏是产科大出血治疗和管理的重点，根据容量治疗的阶段目标，大出血时为第二阶段。第二阶段特指从出血开始到出血基本得到控制，由于止血时间和出血总量存在不确定性，实现有计划的容量管理存在难度，试图将所有指标全程维持正常是一种难以实现的理想状态。因此，第二阶段的主要任务是维稳，即将循环容量、凝血功能、内环境维持基本稳定，确保重要脏器的持续灌注和氧供，直到明显出血得到有效控制即为阶段性成功。本节重点讨论大出血中（产科大出血治疗第二阶段）容量管理的策略和方法。

### 一、维稳的目标和具体指标

#### （一）维稳目标

第二阶段（大出血时）维稳的目标包括主要目标和次要目标，主要目标是维持相对正常的循环容量和避免低血红蛋白时间过长；次要目标是避免凝血功能恶化和内环境过度紊乱。此阶段应重点关注主要目标，但次要目标也不容忽视。

## （二）维稳指标

《昆士兰临床指南：原发性产后出血（2024）》中提到了维稳的具体指标，从容量复苏、血红蛋白、凝血功能和内环境四个方面进行维护。

**1. 容量复苏**　容量复苏的目的是避免休克，通过容量复苏需达到以下指标：收缩压 >90mmHg；平均动脉压 >65mmHg；中心静脉压：4～12cmH_2O；脉压 >30mmHg；脉搏 <100 次 /min；尿量 >30ml/h。

**2. 血红蛋白**　在抢救治疗过程中尽量维持血红蛋白不低于 60g/L；治疗结束后血红蛋白应维持在 80～100g/L。抢救治疗过程中存在许多引起血红蛋白水平降低的不利因素，例如短期内大量不可控出血、输血导致的溶血、DIC 高凝期对红细胞的消耗等。试图全程将血红蛋白维持在正常水平是不现实的，在使用纯氧正压机械通气的情况下，患者对血红蛋白降低的耐受能力提高。因此，对心功能正常的患者，在抢救阶段可短期将血红蛋白维持在比正常稍低的水平（不低于 60g/L），一般不会影响组织的氧供。即使患者可以耐受一定程度贫血，但是长时间血红蛋白低于 60g/L，可能导致外周脏器缺氧、代谢性酸中毒等，尤其是抢救结束后去除机械正压通气和纯氧吸入后，过低的血红蛋白将导致机体氧供不足的风险。

**3. 凝血功能**　PT 或 APTT≤1.5 倍正常值；INR≤1.5；纤维蛋白原≥200mg/dl；血小板≥50×10^9/L。

**4. 内环境指标**　维持内环境稳态，如温度、pH值、渗透压、各种电解质成分等保持相对恒定的状态。包括 pH 值 >7.2、剩余碱（BE）>−6mmol/L、乳酸 <4.0mmol/L、Ca^{2+} >1.1mmol/L、K^+ 3.5～5.5mmol/L、体温 >35℃，避免应激性高血糖或低血糖（可维持在 4.9～10mmol/L）。

## 二、常用的指导容量治疗的方法

目标导向液体治疗是临床推荐常用的指导容量治疗的方法，通过对大出血患者术中及术后各项容量参数及时有效地监测，评估和判断患者的容量状态，从而指导和调整治疗计划，达到有效治疗和改善预后的目的。

目前，临床对于生命体征的监测措施较多，包括心率、无创血压、氧饱和度、尿量、有创血压、中心静脉压、肺动脉楔压、无创血流动力学监测等。一般情况下，有创动脉血压较无创血压高 5～20mmHg。持续低血压时，无创血压监测难以准确反映实际大动脉压力，而有创血压监测则较为可靠，外周动脉置管不但可以连续监测血压，还方便随时采取动脉血进行血气分析。

中心静脉压和肺毛细血管楔压可用于监测前负荷容量状态和指导补液，有助于了解机体对液体复苏的反应性，及时调整治疗方案。中心静脉压和肺毛细血管楔压受多种因素的影响，特别是对心力衰竭、瓣膜病变、外周血管极度收缩状态、正压通气、腹内压增高的患者，两者与心脏前负荷和循环容量的相关性不够密切，不能完全以此作为液体复苏的标准，其值的动态变化更为重要。

近年来，除有创监测血流动力学指标外，连续无创血流动力学监测仪也被很多临床医生用于指导容量复苏。大出血时，心排血量和每搏输出量可能有不同程度的降低，而连续无创血流动力学监测仪可以提供每搏输出量、每搏量变异度（stroke volume variation，SVV）、心排血量、心指数、外周血管阻力、外周血管阻力指数、心肌收缩力、心肌收缩时间比例、胸腔液体水平（thoracicfluidcontent，TFC）、每搏输出变异、修正射血时间、氧供量及动脉含氧量等指标。

对于没有心律失常的机械通气患者，SVV 既反映了心脏对机械通气导致的心脏前负荷周期性变化的敏感性，也可用于预测扩容治疗是否会使每搏量增加。$SVV = \dfrac{SVmax - SVmin}{SVmean}$，在机械通气时，正常 SVV 值应小于 <10%～15%，在连续无创血流动力学监测仪中正常值为 5%～15%。可以根据图 5-7 来应用连续无创血流动力学监测仪指标来指导液体治疗。

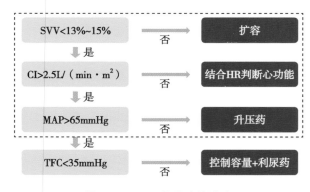

**图 5-7　ICON 指导液体治疗**

SVV：每搏输出变异；CI：心指数；MAP：平均动脉压；TFC：胸腔液体水平。

## 三、经验性容量复苏管理理论

大出血时，当缺乏目标导向液体治疗的设备条件和管理经验时，可以使用经验性的容量复苏方法来维持第二阶段的循环稳定。使用经验性容量复苏方法首先需要理解两个理论：即等容置换理论和可耐受容量超/欠负荷理论。在这两个理论的基础上，根据出血量估算出患者容量治疗所需液体成分的种类和输入量。

### （一）等容置换理论

等容置换理论的核心观点是患者的失血量可以通过输入具有相同扩容效果的液体得以补充，从而补充机体丢失的血容量，维持循环稳定。这一理论包括以下几个要点：

**1. 等容当量液体**

（1）胶体（或血制品）：出血量=1:1，即1ml胶体或者血液制品的扩容体积约等于1ml出血量。

（2）（晶体-尿量）：出血量=（2~3）:1，晶体液输入人体后，只有1/3~1/5存留于管内产生扩容效果，晶体液和出血量的置换比需要进行折算。由于妊娠晚期患者的血容量是增加的，部分患者已经存在组织水肿，出血量越大的患者，输入大量晶体液后滞留于组织中的晶体液就越多，组织的晶体渗透压就越高。大量输入晶体液后，升高的组织晶体渗透压有可能减少晶体液进入组织的速度和量。此外，组织中的容量也是有限的，不可能无限度地承载，大量输入晶体液后血管内的晶体液进入组织的比例可能会下降。在经验性容量治疗理论中，随着出血量不同，晶体液与出血量的匹配关系也存在差异：当出血量<7 000ml时，晶体液:出血量=3:1；当出血量7 000~10 000ml时，晶体液:出血量=2.5:1；当出血量>10 000ml时，晶体液:出血量=2:1。出血越多或出血量越高估时，晶体液与出血量的比值需设定得越低。

（3）其他血液制品：默认可以置换等体积出血量，如冷沉淀1U等于10~15ml，1g纤维蛋白原浓缩物约等于40ml。

（4）5g白蛋白的扩容效果约等于100ml血浆所发挥的扩容功能：1g白蛋白可保留18ml水，10g的白蛋白就可以扩容近200ml。

**2. 等容置换公式**　出血量=胶体+血制品+$\dfrac{（晶体-尿量）}{（2~3）}$。

**3. 等容比例**　其中血液成分：红细胞悬液=出血量×40%，血浆=出血量×20%，出血量每5 000ml输注冷沉淀8U+纤维蛋白原4g。剩余出血量由晶体和胶体补充：其中人工胶体<16ml/kg，剩下扣除尿量后用晶体补充。

**4. 张力调节**　如在补足容量的状态下平均动脉压<65mmHg，可使用血管活性药物维持循环稳定。

### （二）可耐受容量超/欠负荷理论

**1. 定义**　在等容置换的基础上，补充容量的同时允许机体接受晶体液容量在一定范围内超负荷或者欠负荷。

**2. 容量负荷个体化评估**　可耐受晶体容量超/欠负荷量为全身血容量的0~20%，这个范围可根据患者具体情况个体化选择。对手术时间长、禁食时间长、组织炎症反应轻的患者，可耐受晶体容量超负荷量约为全身血容量的10%~20%；而对肺水肿风险高的患者（如合并贫血、低蛋白、肺部感染、使用利托君、心肺疾患等），可耐受晶体容量超负荷量约为全身血容量的0~10%；已存在肺水肿（妊娠高血压综合征肺水肿、多胎肺水肿），则可以采取负平衡策略。

**3. 理论依据**　①患者本身存在容量不足：术前禁食、禁水导致的容量绝对不足，血液浓缩现象；椎管内麻醉或者全身麻醉引起的血管扩张导致容量相对不足；术中的切口液体蒸发和麻醉呼吸道丢失部分容量。②妊娠期外周血管阻力下降，机体血容量增加，对容量增加的反应降低，可以耐受一定的容量增加，而不明显增加静水压。③大出血期间失血量估计不准确：由于产科大出血存在隐性出血风险，所以术中出血量往往估计不足。④部分患者存在术后继续出血的风险。

## 四、经验性容量复苏管理策略

在理解了经验性容量复苏管理理论的基础上，对于出血量评估相对准确的患者，依据出血量计算输注量这种理想容量治疗策略，可以满足大多数患者的出血救治需要，避免出现输血输液过多或者输血不足。在此基础上依据实验室检查结果及生命体征等调整输血输液量，实现个体化治疗。

具体策略包括三个步骤：第一步是正确估计出血量，第二步是明确当前所需血液制品的种类及比例，第三步是合理规划其他液体的种类和比例。在以上三个步骤中,第二步和第三步都是建立在第一步基础上的,因此,准确估计出血量尤其重要。

（一）第一步:评估出血量

目前,临床上评估出血量的方法包括称重法、容量法、目测法、休克指数法、血红蛋白水平和Hct值测定计算法、比色法等,每种方法的特点和使用注意事项详见第二章相关内容。

（二）第二步:血液制品的种类及比例

在正确估计出血量的基础上,首先规划所需要输入的血液制品的种类和比例(详见第四章)。

对于非特殊类型的大出血,根据既往经验推荐如下:

1. 当出血量=全身血容量的0～20%,通常不需要输入血液制品,可输入晶体液和人工胶体液维持循环稳定。通常将20%的出血量分为三个阶段,当出血量在前1/3范围(6%～7%)可仅输入晶体液;当出血量在前2/3范围(12%～14%)可输入晶体液和人工胶体液;当出血量超过2/3范围(15%～20%)可在输入晶体液和人工胶体液的基础上,根据出血的趋势和患者的情况评估是否需要取血液制品,对于存在继续大出血且合并贫血、感染及心、脑、肺疾患等特殊情况的患者应尽早取血液制品。

2. 当出血量=全身血容量的20%～40%时,需输注红细胞悬液=出血量×(40%～60%),剩余出血量可由人工胶体液和晶体液补充,不需要输入血浆。

3. 当出血量=全身血容量的40%～50%时,除输注红细胞悬液=出血量×(40%～60%)外,还需输注血浆量=出血量×(20%～30%)。

4. 当出血量>全身血容量的50%,且出血未有效控制时,除输注红细胞悬液、血浆外,还需根据具体情况选择性补充纤维蛋白原浓缩物4～8g/5 000ml出血或冷沉淀8～10U/5 000ml出血、白蛋白=5～10g/1 000ml出血。

在上述推荐方案中,当出血量处于两种范围的临界状态时,可视当时的情况决定采取哪种方案。通常情况下,如出血已控制则采取保守方案,如出血未控制则采取更开放的方案,为后继大出血做好准备。

此外,红细胞悬液和血浆的输入量被设定为一个范围,具体比例可根据患者的具体病情和出血特点进一步确定。存在以下情况时可将此比值适当提高,如妊娠合并贫血,心、脑、肺疾病,术前急性严重出血、不可控出血等,可将红细胞输入比例最大提高到出血量的60%,当合并后两种情况时,还可同时将血浆输入比例提高到出血量的30%。

（三）第三步:其他液体的种类和比例

在保证必须输入的血液制品后,剩余的空间需要使用其他液体来填充。主要包括晶体液和人工胶体液,在出血早期、凝血功能正常时,使用晶体液快速扩容的同时可适当输入人工胶体液,当出血约1 000ml时可以输入500ml人工胶体液,约2 000ml时可输入1 000ml人工胶体液,当出血量超过2 000ml时存在凝血功能异常的风险,此时输入人工胶体液要慎重。根据产科大出血救治指南,人工胶体液通常不超过1 500ml,对于有更多胶体液需求时可考虑采用白蛋白替代(详见第八章)。晶体液的总用量在回顾性分析时可采用下述经验性容量复苏管理策略进行计算,有虚拟入量算法和实际入量算法。

## 五、影响经验性容量复苏管理的因素

（一）血液回收技术

准确统计血液回收量和回输量,进而可评估回输自体血的血细胞比容与异体血血细胞比容的差异。回收量和回输量估计误差较大,则可能误导等容置换输入法的使用。据统计,按照正常程序采用血液回收技术,通常情况下回输量/总回收量=35%～45%,处理过的洗涤血液中Hb为160～180g/L。若回输量/回收量比值过大,可能是由于回输的血液未使用标准洗涤,被过度稀释,或者回收量被低估了;若回输量/回收量比值过小,可能是回收量被高估了。因此,后期将根据计算的需要对回输量进行校正。

（二）白蛋白的使用

血液由血浆和血细胞组成。血细胞主要包括红细胞、白细胞和血小板;血浆主要包括水、血浆蛋白、无机盐、凝血因子等。在成分输血抢救大出血患者时,输注冷沉淀和纤维蛋白浓缩物可以用来补充纤维蛋白原纠正凝血功能,但是无法补充白蛋白。即便输入纠正凝血功能紊乱所需要的足量血浆也不足以维持血浆白蛋白的正常水平,低蛋白血症发生率高。

血浆胶体渗透压主要来自白蛋白,血浆白蛋白含量降低时,机体可出现血浆胶体渗透压降低,毛细血管滤出液体增多，进而出现组织水肿。因此，在抢救大出血患者时，除充分补充血浆等凝血物质外，还需根据出血量及时补充白蛋白。每 5g 白蛋白保留循环内水分的能力约相当于 100ml 血浆或 200ml 全血的液体部分。推荐对于出血量超过 2 000ml 的患者，进行白蛋白输注。如果术前存在低蛋白血症，每出血 1 000ml 可以输入白蛋白 10g；如果术前不存在低蛋白血症，超出 2 000ml 出血的部分，每出血 1 000ml 可以输入白蛋白 5～10g，以预防严重低蛋白血症的发生。在补充了白蛋白的患者，计算晶体液输入量时需要扣除白蛋白产生的容量扩张部分，晶体液目标输入量应相应减少。

## 六、两种经验性容量复苏管理策略计算方法

在根据经验性容量复苏策略计算输入的液体容量时，还需注意计算的方法是否合理。这里提供了两种计算容量的方法，即虚拟入量算法和实际入量算法。两种算法在输入液体的容量的认定上有一定的差异。

（一）两种容量认定方法

**1. 虚拟入量算法**　①红细胞悬液 1U≈200ml；②自体血按照机器显示回输量计算；③碳酸氢钠视为晶体；④根据情况计入可耐受容量超负荷 0～20%。

**2. 实际入量算法**　①红细胞悬液 1U≈130ml（200ml 全血经过处理后实得 130ml）；②矫正自体血为回收量×（35%～45%），剩余部分生理盐水 = 实际自体血 - 矫正自体血；③ 5% 碳酸氢钠视为胶体来扩充容量（由于 5% 碳酸氢钠是高渗高张液体）；④可耐受容量超负荷视为 0。

**3. 其他液体认定**　前述根据等容当量理论，①纤维蛋白原浓缩物 1g≈40ml；②冷沉淀 1U≈15ml；③一个单位机采血小板≈150ml；④白蛋白 5g≈100ml；⑤胶体与出血等比例认定。

需要说明的是，关于胶体扩容的效果通常认为可以与出血量 1:1 匹配，虽然其作用时间可以维持 4～6 小时，在手术时间过长或手术后其扩容效果将逐渐消失，但由于精确估计这部分液体与血液匹配的时效关系比较困难，且对于大量出血患者，胶体输入量占比较少，因此，在经验性容量复苏管理策略使用时暂不考虑胶体扩容作用失效的问题。

（二）两种容量复苏管理策略病例示范

**病例一**：患者 37 岁，体重 60kg，术前诊断：凶险性前置胎盘，中央性前置胎盘，胎盘植入，妊娠合并糖尿病（A1 级），瘢痕子宫，$G_5P_1^{+3}$，$35^{+6}$ 周宫内孕单胎。在全身麻醉下行择期剖宫产术。术中出血量 4 440ml，尿量 2 100ml，输入量：自体血回输 1 510ml（矫正为 1 000ml 红细胞 + 510ml 生理盐水），新鲜冰冻血浆 800ml，纤维蛋白原 4g（160ml），冷沉淀：8U（120ml），羟乙基淀粉 130/0.4 氯化钠注射液 1 000ml，乳酸林格液 4 500ml，生理盐水 1 000ml，5% 碳酸氢钠 90ml。

（1）虚拟入量算法

出血量 4 440ml - 自体血 1 510ml - 血浆 800ml - 羟乙基淀粉 130/0.4 氯化钠注射液 1 000ml - 其他 280ml（纤维蛋白原浓缩物 160ml + 冷沉淀 120ml）= 850ml

晶体液目标入量：850ml×3 + 尿量 2 100ml = 4 650ml

可耐受超负荷量：60kg×90ml/kg×（0～20%）= 0～1 080ml

可耐受晶体容量：晶体液目标入量 4 650ml + 可耐受超负荷（0～1 080ml）= 4 650～5 730ml

晶体液实际入量：乳酸林格液 4 500ml + 生理盐水 1 000ml + 5% 碳酸氢钠 90ml = 5 590ml（当时剩余部分液体随患者带回病房，共约为 5 500ml）

容量管理合理性分析（表 5-2）：红细胞 = 40% 出血量，血浆 = 20% 出血量，出血量 4 400ml > 75% 血容量（60kg×90ml/kg×75% = 4 050ml），故需补充纤维蛋白原浓缩物 8g 或冷沉淀 8～10U，白蛋白约 10～20g（术前无低蛋白血症，超出 2 000ml 出血部分，每 1 000ml 输入 5～10g 白蛋白）。

（2）实际入量算法

出血量 4 440ml - 自体血 1 000ml - 血浆 800ml - 羟乙基淀粉 130/0.4 氯化钠注射液 1 000ml - 其他 280ml - 碳酸氢钠 90ml = 1 270ml

晶体液目标入量：1 270ml×3 + 尿量 2 100ml = 5 910ml

可耐受超负荷量：0ml

可耐受晶体容量：晶体液目标入量 5 910ml + 可耐受超负荷 0ml = 5 910ml

晶体液实际入量：平衡液 4 500ml + 生理盐水（输入 1 000ml + 自体血含 510ml）= 6 110ml（实入 5 500ml）

两种容量计算方法均显示患者的可耐受晶体容量与输入晶体液实际入量比较接近，故评估患者可拔除气管导管回ICU，患者除术后输入白蛋白15g（患者术中未输注白蛋白）外，未给予输血。内环境与血红蛋白均在可接受范围内，术后第5天出院。

表5-2 病例一容量管理合理性分析

| 种类 | 项目 | 数值 |
|---|---|---|
| 红细胞悬液（40%） | 目标值 | 1 760ml |
| | 实际值 | 1 510ml |
| 血浆（20%） | 目标值 | 880ml |
| | 实际值 | 800ml |
| 冷沉淀 | 目标值 | 8～10U |
| | 实际值 | 8U |
| 纤维蛋白原浓缩物 | 目标值 | 8g |
| | 实际值 | 4g |
| 白蛋白 | 目标值 | 10～20g |
| | 实际值 | 0g |
| 晶体液 | 虚拟算法目标值 | 4 650～5 730ml |
| | 实际算法目标值 | 5 910ml |
| | 实际入量 | 5 500ml |

**病例二**：患者42岁，体重62kg，诊断：凶险性前置胎盘，中央性前置胎盘伴出血；瘢痕子宫；脐带绕颈两周；$G_4P_1^{+2}$，$33^{+6}$周宫内孕，臀位单活胎先兆早产。在全身麻醉下行剖宫产术，术前Hb 117g/L。出血量3 000ml，尿量550ml。术中输入量：自体血回收1 264ml、自体血回输630ml（矫正为红细胞悬液442ml＋生理盐水188ml）、去白细胞悬浮红细胞6U、血浆800ml、纤维蛋白原浓缩物4g（160ml）、羟乙基淀粉130/0.4氯化钠注射液1 000ml、平衡液4 000ml、生理盐水1 300ml、5%碳酸氢钠200ml。

（1）虚拟容量计算法

出血量3 000ml－红细胞悬液1 200ml－自体血630ml－血浆800ml－羟乙基淀粉130/0.4氯化钠注射液1 000ml－纤维蛋白原浓缩物160ml＝－790ml

晶体液目标入量：－790ml（当等容液体入量＞出血量就以1∶1计算，若反之则按照1∶3计算晶体量）＋尿量550ml＝－240ml

可耐受超负荷：62kg×90ml/kg×（0～20%）＝0～1 160ml

可耐受晶体液总量：－240ml＋（0～1 160）ml＝0～920ml

晶体液实际入量：平衡液4 000ml＋生理盐水1 300ml＋5%碳酸氢钠200ml＝5 500ml（实际输入可能未达到，因部分液体随患者带回病房）

虚拟容量算法结果发现患者的实际晶体入量严重超过可耐受量。

（2）实际容量计算方法

出血量3 000ml－红细胞悬液780ml－自体血442ml－血浆800ml－羟乙基淀粉130/0.4氯化钠注射液1 000ml－纤维蛋白原浓缩物160ml－碳酸氢钠200ml＝－382ml。

晶体液目标入量：－382ml＋尿量550ml＝168ml。

可耐受超负荷：0ml。

可耐受晶体液总量＝168ml＋0＝168ml。

晶体液实际入量：平衡液4 000ml＋生理盐水（输入1 300ml＋自体血含188ml）＝5 488ml（实际入量约小于5 488ml）。

根据容量管理合理性分析（表5-3），红细胞悬液的输入量＝出血量×（40%～60%），血浆输入量＝出血量×（20%～30%），由于该患者术前存在轻度贫血（Hb 117g/L），但不存在凝血因子缺乏，故计算红细胞悬液时取60%，血浆取值20%。由于患者出血量3 000ml＞50%血容量（62kg×90ml/kg×1/2＝2 790ml），故需输入纤维蛋白原浓缩物4g或冷沉淀6U、白蛋白10g。容量方面计划输入晶体液168ml，实际输入接近5 488ml，远超目标值，是否合理需要结合术后容量波动情况进行分析。

表5-3 病例二容量管理合理性分析

| 种类 | 项目 | 数值 |
|---|---|---|
| 红细胞悬液（60%） | 目标值 | 1 800ml |
| | 实际值 | 1 642ml |
| 血浆（20%） | 目标值 | 600ml |
| | 实际值 | 800ml |
| 冷沉淀 | 目标值 | 6U |
| | 实际值 | 0 |
| 纤维蛋白原浓缩物 | 目标值 | 4g |
| | 实际值 | 4g |
| 白蛋白 | 目标值 | 10g |
| | 实际值 | 0 |
| 晶体液 | 虚拟算法目标值 | 920ml |
| | 实际算法目标值 | 168ml |
| | 实际入量 | <5 488ml |

结局：患者术后无明显肺水肿，不吸氧时氧饱和度正常，拔管后回病房。术后第 1 天 Hb 75g/L，术后第 2 天 Hb 79g/L，术后第 3 天 Hb 79g/L，术后第 7 天 Hb 89g/L。患者实际输入量远远大于目标量，而最终并未发生肺水肿，推测该患者的出血量可能被低估约 1 000ml，需要输入大量晶体液弥补这部分血容量欠缺，才能维持循环平稳。

### （三）两种容量计算方法的区别

根据以上两个病例，可发现两种容量计算方法中血液制品、晶体液目标需求量、目标尿量都是不同的，同时两种计算方法对结局的影响也是不同的（表 5-4）。虚拟算法由于高估了异体血和自体血容量，导致留给晶体液的剩余空间变小，据此计算的晶体液目标需要量也减少，患者需要达到的目标尿量增加，肺水肿风险相应减少。实际算法恰恰相反，由于如实估计了异体血和自体血容量，导致留给晶体液的剩余空间变大，据此计算的晶体液目标需要量增加，患者需要达到的目标尿量减少，肺水肿风险相应增加。

表 5-4　两种容量计算方法的区别

| 项目 | 虚拟入量算法 | 实际入量算法 |
|---|---|---|
| 红细胞悬液 | 200ml/U | 130ml/U |
| 自体血回输量 | 实际回输量 | 矫正回输量 = 回收量×（35%～45%） |
| 5% 碳酸氢钠 | 视为晶体液 | 视为胶体（产生 3 倍扩容效果） |
| 附加值 | 可耐受容量超负荷 0～20% 计入 | 可耐受容量超负荷均视为 0 |
| 血液制品计入量 | 增加 | 不增加 |
| 晶体液剩余空间 | 减少 | 增加 |
| 晶体液目标需要量 | 减少 | 增加 |
| 目标尿量 | 增加 | 减少 |
| 肺水肿风险 | 减少 | 增加 |

注：目标尿量 = 晶体液实际入量 - 晶体液目标入量。

在实际使用中，当出血量较少时，两种计算方法差距不大，选择哪种算法都可以。但在大量严重出血时，患者发生肺水肿概率明显升高，需要根据情况来决定。如果出血迅猛，出血量估计值可能远远低于实际值时，推荐采用实际入量算法，增加晶体液目标需要量，避免容量不足。如果出血可控，出血量估计较为准确，推荐采用虚拟入量算法进行计算，减少晶体液目标需要量，降低肺水肿风险。或者将两种算法结合起来使用，在大出血救治的前半阶段，出血未有效控制时采用实际入量算法，保证容量充足；在大出血救治的后半阶段，出血量明显减少时采用虚拟入量算法，避免输液过量。

总之，在大出血期间，麻醉医生如果无法采用目标导向容量治疗方案时，可采用经验容量复苏管理策略，准确评估出血量。根据出血量及患者本身病情输入各种血液制品，合理规划胶体液和晶体液的输入量，在维持血流动力学稳定的同时，避免容量管理不善导致的严重容量不足和容量过量，减少过大的容量误差对真实血红蛋白水平的干扰，减少对内环境和凝血功能的影响，同时也为第三阶段的容量精细化管理提供便利。

（李　平　罗林丽）

### 参考文献

1. 中华医学会妇产科学分会产科学组，中华医学会围产医学分会. 产后出血预防与处理指南（2023）. 中华妇产科杂志，2023，58（6）：401-409.

2. 中国输血协会临床输血学专业委员会. 产后出血患者血液管理专家共识（2022 年版）. 中国临床新医学，2022，15（1）：1-5.

3. Queensland Clinical Guidelines. Postpartum haemorrhage Guideline No. MN24.1-V11-R29 Queensland Health. 2024.

4. Woman Trial Collaborators. Effect of early tranexamic acid administration on mortality, hysterectomy, and other morbidities in women with post-partum haemorrhage（WOMAN）: an international, randomised, double-blind, placebo-controlled trial. Lancet, 2017, 389（10084）: 2105-2116.

5. ROBINSON D, BASSO M, CHAN C, et al. Guideline No.431: Postpartum Hemorrhage and Hemorrhagic Shock. J Obstet Gynaecol Can, 2022, 44（12）: 1293-1310.

## 第四节　产科大出血相关性急性肺损伤

急性肺损伤是产科大出血的常见并发症之一，与产科相关的肺损伤主要包括输血相关性循环超负荷（transfusion-associated circulatory overload,

TACO)、输血相关性急性肺损伤(transfusion-related acute lung injury,TRALI)及化学相关性肺损伤(chemically related acute lung injury,CRALI)三种。产科涉及化学相关性肺损伤主要是因围手术期误吸了酸性胃内容物引起,属于机体的一种应激反应,本节暂不讨论,此处重点介绍与输血及容量治疗有关的 TACO 和 TRALI。

## 一、输血相关性循环超负荷

TACO 是急性大出血容量治疗过程中出现的一种急性非免疫反应性肺损伤,主要是由于输血过多过快或合并心肺疾病等,患者无法耐受增多的容量负荷,从而出现急性充血性心力衰竭和急性肺水肿,其主要病理生理机制是血管外肺水的增加,表现为肺水肿、低氧血症、高静水压等。产科大出血患者中的 TACO 往往主要表现为肺水肿,多数患者不一定出现明显的急性充血性心力衰竭表现,心率和血压可以完全正常,因此容易被临床忽视。

### (一)血管外肺水的产生机制

血管外肺水(extravascular lung water,EVLW)是指分布于肺血管外的液体,包括细胞内液和肺泡液及肺间质的液体。EVLW 是研究肺水肿的定量监测指标,可以早期、灵敏地对肺水肿程度进行动态监测。凡是影响 EVLW 的产生与回流的因素均可影响 EVLW 的量。

**1. EVLW 的产生** 血管外肺水 = Kf(肺毛细血管静水压 - 肺间质静水压) - δf(肺毛细血管胶体渗透压 - 肺间质胶体渗透压),其中 Kf 表示毛细血管通透系数,δf 表示蛋白质通过屏障的系数,Kf + δf 表示肺毛细血管的通透性。公式中任何一项因素发生变化均可影响 EVLW 的产生量。当肺毛细血管通透性增加,或肺间质静水压小于肺毛细血管静水压,或肺间质胶体渗透压大于肺毛细血管胶体渗透压时,肺毛细血管内的液体更容易渗入到肺间质中,从而使 EVLW 增加(图 5-8)。

**2. EVLW 的回流** EVLW 的回流主要受肺淋巴循环、肺泡表面活性物质、肺泡上皮主动转运作用等影响。在肺泡与肺间质中存在着微动脉、微静脉及淋巴管,正常情况下肺泡中的液体可通过淋巴管回流到微静脉中并被输送走。若肺泡上皮主动转运将液体清除到血管外的能力下降,或肺泡表面活性物质减少,以及微静脉静水压上升所致的淋巴回流减少,EVLW 不容易被清除掉、回流受阻,引起 EVLW 的量增加(图 5-9)。

### (二)血管外肺水对机体的影响

随着 EVLW 增加,肺泡及肺间质可产生不同程度的积液,形成肺水肿,影响氧气的弥散功能,使肺泡换气功能下降和氧分压下降等。肺水肿的程度主要分为以下三种:①肺间质水肿:EVLW 较少时,主要表现为肺间质水肿,出现呼吸音稍粗,氧饱和度尚可维持,可耐受短时脱氧。由于尚未形成肺泡性肺水肿,听诊可无湿啰音。②肺泡微量水肿 + 肺间质水肿:此时患者间质肺水肿非常明显,

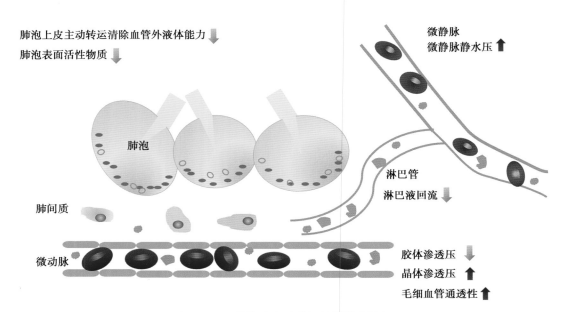

图 5-8 血管外肺水形成机制及影响因素

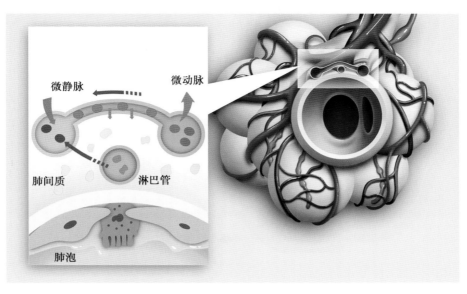

图 5-9 肺循环及血管外肺水的回流机制

同时伴有肺泡微量水肿形成，听诊呼吸音增粗伴少量湿啰音，氧饱和度难以维持，完全无法脱氧，但单纯吸氧可有效缓解。③肺泡+肺间质大量水肿：大量 EVLW 进入到肺泡中，肺间质及肺泡内均存在大量水肿，听诊湿啰音明显，患者可能合并心力衰竭表现，出现粉红色泡沫样痰，单纯吸氧无法维持氧饱和度，需进行呼气末正压通气支持治疗。

此外，严重大出血的患者还需要警惕输血导致的过敏反应和毛细血管渗漏综合征（capillary leak syndrome，CLS）。毛细血管渗漏综合征是一种突发性、可逆性毛细血管病变，是由各种原因所致的毛细血管内皮损伤、血管通透性增加，引起大量血管内液体和蛋白丢失进入间质间隙中，导致进行性全身性水肿、低蛋白血症、血压及中心静脉压降低、血液浓缩，严重者可发生全身多器官功能障碍综合征。重度低血压、低蛋白血症和血液浓缩是其典型的特征，常见于晚期肿瘤、严重感染、重症胰腺炎等情况。在一般产后出血的患者中，毛细血管渗漏综合征较为少见，但在严重产后大出血时，特别是组织缺氧严重、血浆成分丢失较多、白蛋白水平极低时，可能会出现类似毛细血管渗漏综合征的表现，进一步加速 EVLW 的产生。

### （三）输血相关性循环高负荷管理策略

**1. 血管外肺水监测适应证** 大出血患者是输血相关性循环高负荷导致肺水肿的高危人群，应进行肺水肿监测。存在血流动力学不稳定的病因或诱因、任何可能导致 EVLW 产生增加情况，均是 EVLW 监测适应证，主要包括大出血、急性呼吸窘迫综合征、心力衰竭、水中毒、严重感染、重症胰腺炎、严重烧伤等。

**2. 血管外肺水监测手段** 经典的监测方法是将肺热稀释技术及脉搏轮廓技术相结合，如脉搏指数连续心排血量监测（pulse indicator continuous cardiac output，PiCCO），主要采用热稀释法测量单次心排血量，并通过分析动脉压力波形曲线下面积与心排血量的相关关系，计算胸腔内血容量和 EVLW，指导危重患者的液体管理。

肺部超声通过监测肺部不同部位 B 线情况（火箭征），来判断患者有无间质性肺水肿或肺泡性肺水肿（图 5-10），也是临床常用的 EVLW 间接监测方法。一般来讲，肺泡性水肿 B 超可见七条以上的大量 B 线条融合，患者往往会出现不同程度氧分压下降、氧饱和度降低等。

血浆 B 型钠尿肽（B-type natriuretic peptides，BNP）或 N 末端 B 型钠尿肽前体（NT-proBNP）也可用于 EVLW 辅助监测，不仅有助于鉴别心源性和非心源性呼吸困难，还有助于心力衰竭严重程度和预后的评估。BNP 主要由心室细胞受到牵拉刺激后分泌释放入血，可反映心室收缩、舒张功能障碍和瓣膜功能障碍。通常心源性呼吸困难多伴有 BNP 升高，而肺源性呼吸困难多数变化不明显。BNP < 100pg/ml 时正常，基本可排除心力衰竭诊断，BNP > 400pg/ml 大多数存在心力衰竭。NT-proBNP 是 BNP 分裂后生成的物质，可随

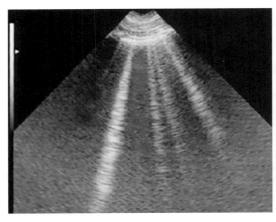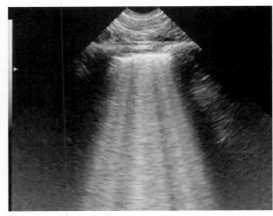

图 5-10　间质性肺水肿（左）和肺泡性肺水肿（右）的超声影像

着 BNP 数值变化而变化，且半衰期更长，相对稳定，相对于 BNP 更加敏感。NT-proBNP 受年龄、肾功能等因素影响，升高多见于心力衰竭、急性冠脉综合征的患者。NT-proBNP<300pg/ml 时正常，基本可排除心力衰竭诊断；对于 50 岁以下、50～75 岁和 >75 岁的患者，诊断心力衰竭的最佳血浆 NT-proBNP 临界值分别为 450pg/ml、900pg/ml 和 1 800pg/ml，肾功能不全［肾小球滤过率 <60ml/（min·1.73m²）］时应 >1 200pg/ml；伴有心房颤动的患者，也宜将 NT-proBNP 的界值提高 20%～30%。介于诊断和排除标准之间区域的利钠肽水平，阳性或阴性预测值均不高，应基于患者的临床表现并着重参考心、肺超声等结果综合判定。

**3. 肺水肿的防治手段**　除合理的容量管理、避免容量超负荷外，当患者出现比较严重的产科大出血时，推荐采用气管插管全身麻醉下正压通气模式减少 EVLW 的形成。一方面可以维持良好的通气，保证组织氧供，另一方面可以维持肺泡正压，减少液体进入肺泡内。

从氧离曲线可知，当氧分压大于 60mmHg 时，氧分压变化所引起的血氧饱和度变化幅度很小，为 90%～100%；当氧分压降小于 60mmHg 时，氧分压小幅度的降低即可引起血氧饱和度大幅度地下降，如氧分压从 60mmHg 降至 40mmHg 时，血氧饱和度从 90% 降至 70%，此段氧离曲线最为陡峭，氧分压对血氧饱和度影响明显。当发生产科大出血时，患者容易出现代谢性酸中毒、二氧化碳分压升高等变化，这些变化可使氧离曲线右移，不利于血红蛋白和氧气在肺部结合，患者氧供减少，缺氧的风险增加，因此足够高的氧分压对维持患者正常的氧饱和度非常重要。大出血时气管插管

机械正压通气有助于提高氧分压，有利于氧气向组织弥散，降低患者在自主呼吸状态下氧供减少的风险。

此外，正压通气还可以增加肺泡内压力，减小了肺泡表面张力，对抗血管外液体的渗出，减少 EVLW 的形成。正压通气亦可增加肺间质内液体渗透压，促进肺间质中的渗出液回流入肺毛细血管或淋巴管，有利于 EVLW 的消除。而自主呼吸时，由于胸膜腔负压和肺泡负压的作用，可加速 EVLW 的生成。因此，对可能发生严重缺氧的产科大出血患者，或已经发生肺水肿和肺间质水肿的患者，采用气管插管下正压通气通常是有利的。

**4. 肺水肿患者的拔管策略**　由于机械正压通气对大出血患者的肺泡性肺水肿有预防作用，即使这类患者在机械通气状态下容量超负荷也不一定会出现肺水肿的表现，听诊可能无法发现肺部水肿的体征。所以，当这类患者由机械通气转变为自主呼吸前需要充分评估患者的容量是否超负荷。对容量超负荷的患者应避免过早恢复自主呼吸，应在充分利尿及呼气末正压通气（positive end expiratory pressure，PEEP）治疗后再考虑气管拔管。对容量基本正常的患者，恢复自主呼吸后需要有足够的观察期，以评估 EVLW 渗出的严重程度和对氧弥散功能的影响。对可疑发生输血相关性循环超负荷的患者，推荐拔管前行肺部超声检查，并充分评估患者氧合指数。氧合指数 P/F = PaO₂/FiO₂，其中 PaO₂ 为动脉血氧分压，FiO₂ 为吸入氧浓度百分比。P/F 正常值为 300～500mmHg，当 P/F <300mmHg 时，提示患者可能存在肺呼吸功能障碍，严重缺氧者需要继续在机械通气下加压氧疗。缺氧程度分级与氧疗方案的关系见表 3-12。

## 二、输血相关性急性肺损伤

### (一)TRALI的流行病学特点

TRALI是在输注血液制品期间或之后不久出现的与左心衰无关的急性肺水肿的症状和体征,患者可因肺部免疫细胞激活而迅速出现非心源性肺水肿和双侧肺浸润,伴有发热、寒战、低血压和低氧性呼吸衰竭,是一种严重的输血并发症,也是导致输血相关死亡的主要原因之一。

TRALI发病率为0.04%～0.1%,输注多次妊娠妇女献血者提供的血制品TRALI概率增加,约为1/2 000。几乎所有的血液成分都可引起TRALI,但发生率有所不同,其中单采血小板和血浆成分引起TRALI风险最高,分别为1/432和1/2 000,而红细胞和新鲜冰冻血浆TRALI的发生率分别为1/5 000和1/7 900。

### (二)TRALI的发生机制及危险因素

约80%患者由于血液中存在HLA抗体或人中性粒细胞抗原(HNA)抗体,从而引起TRAIL的发生。输血前炎症反应被认为是TRAIL的关键因素,炎症反应使中性粒细胞启动并活化。输血后血液中HLA抗体或生物反应调节剂等激活中性粒细胞,释放出大量细胞因子、活性氧、氧化酶和蛋白酶,从而导致肺毛细血管皮损伤、通透性增加,肺间质细胞浸润、水肿,大量的炎性细胞进入肺间质中,引起机体发生的炎性反应。肺毛细血管通透性增加是TRALI产生肺水肿的主要机制。

大量输血是产科大出血患者发生TRALI的主要危险因素。TRALI的其他危险因素包括近期接受手术、感染、创伤、当前吸烟、长期酗酒、肝移植手术、休克、体液正平衡、接受机械通气时气道峰压较高、全身炎症反应等。而患者年龄、性别、血型、既往输血次数、既往发生输血反应次数及类型等与TRALI的发病率无关。TRALI的易感因素主要包括:①含有血浆的血液制品:全血、新鲜冰冻血浆、浓缩红细胞、浓缩血小板、冷沉淀、γ球蛋白等;②近亲输血、血制品储存时间过长;③妊娠两次约20%患者会产生白细胞特异抗体;④西方国家的人带有白细胞特异抗体者比例高。

### (三)TRALI的临床表现与鉴别诊断

TRALI的临床表现具有以下特点:①发病时间点:通常在输血后几分钟至6小时,最常见于输血后1～2小时;②早期表现:与体位无关的突发

性、进行性呼吸窘迫,表现呼吸浅快,短促,呼吸费力及发绀等;③伴随症状:包括发热、低氧血症、低血压等;④体格检查:胸部听诊呼吸音低且出现中、小啰音;⑤特点:不能用输血前原发性疾病解释。患者实验室检查可发现献血者白细胞存在特异性抗原及抗体、受血者中性粒细胞特异性抗体。胸部X线检查的典型表现为双侧呈弥漫性、绒毛状浸润。TRALI与TACO临床表现相似,但发生机制和治疗方案完全不同,TRALI首要的治疗措施是通气支持,如果对血容量不足的TRALI患者给予祥利尿剂治疗可能会增加病死率和患病率。因此,对于输血期间或输血结束后短时间内出现不伴有喘息和喘鸣的呼吸窘迫需要进行鉴别,两者主要鉴别要点如表5-5所示。

2004年加拿大联席会议提出TRALI的诊断标准如下:①新发生的急性肺损伤包括疾病急性发作,伴有P/F<300mmHg或吸空气时氧饱和度<90%,或具有其他缺氧的临床症状或体征,胸部X线正位片显示双肺渗出改变,且不存在左心房高压的临床证据;②输血期间或输血后6小时发生;③输血前不存在急性肺损伤;④无其他急性肺损伤危险因素。2019年输血杂志发表的题为《输血相关性急性肺损伤重新定义的共识》进一步将TRAIL细分成两型(表5-6):TRALI-I型和TRAIL-II型,在输血前轻度ARDS不再是排除TRALI诊断的标准。

呼吸困难是输血后一种非特异性的临床表现,可以由多种原因引起,其有效诊断和处理依赖于详细的临床检查和X线、血氧饱和度或血气分析等检查。引起呼吸困难的原因有危及生命的过敏反应、TRALI、TACO和输血相关性呼吸困难(transfusion-associated dyspnea,TAD)。TAD的定义为"输血后24小时内出现呼吸窘迫,且排除了其他所有输血反应和可能解释症状的基础疾病。呼吸窘迫是TAD最突出的临床表现,目前没有其他已知的特征可帮助诊断TAD。

TRALI与输血严重过敏反应导致的肺水肿不同。轻症输血过敏反应可表现为皮肤瘙痒、荨麻疹或局部血管性水肿,多数无发热,呼吸困难或全身血管性水肿的表现。严重输血过敏反应可出现伴有喘息和喘鸣的呼吸困难,甚至是低血压、支气管痉挛、血管性水肿、会厌水肿、呼吸困难和/或循环问题等。钙剂、激素等抗过敏治疗对输血过敏反应有效,而TRALI对抗过敏反应治疗无效。

表 5-5 输血相关性循环超负荷及输血相关性急性肺损伤的鉴别要点

| 鉴别点 | 输血相关性循环超负荷 | 输血相关性急性肺损伤 |
| --- | --- | --- |
| 危重程度 | 低危 | 死亡率 5%～25% |
| 患者特征 | 任何年龄,＞70 岁者常见 | 多见于血液病和手术患者 |
| 血液成分类型 | 任何血液类型 | 常为血浆或血小板 |
| 发病时间 | 输血结束后＜6 小时内发生 | 输血期间或输血结束后＜6 小时,常于 2 小时内发生 |
| 病变性质 | 非免疫反应 | 免疫反应 |
| 病变机制 | 高静水压性病变<br>水肿液 / 血浆蛋白＜0.65 | 高通透性病变<br>水肿液 / 血浆蛋白＞0.75 |
| 肺水肿 | 漏出液 | 渗出液 |
| 肺泡内皮损伤程度 | 轻 | 重 |
| 肺间质细胞浸润程度 | 无 / 轻 | 重 |
| 容量特点 | 高血容量 | 低血容量 + 低血压 |
| 临床表现 | 体温正常、可出现高血压、颈静脉怒张、血氧饱和度降低<br>听诊湿啰音或 S3 心音 | 发热、低血压、颈静脉压力正常<br>无颈静脉怒张、血氧饱和度降低听诊湿啰音 |
| 检查 | a. 射血分数降低<br>b. 肺动脉楔压＞18mmHg<br>c. 胸部 X 线检查斑片影,心影增大,肺水肿<br>d. 超声检查异常<br>e. 白细胞计数无变化<br>f. BNP/NT-pro-BNP 显著升高 | a. 射血分数正常<br>b. 肺动脉楔压≤18mmHg<br>c. 胸部 X 线检查弥漫性、绒毛状浸润、可见"白肺",心影正常<br>d. 超声检查正常<br>e. 可出现短暂性白细胞减少,随后中性粒细胞增多<br>f. BNP/NT-pro-BNP 正常 |
| PEEP 治疗 | 少数需要 | 72% 需要 |
| 药物治疗 | 激素、利尿、强心 | 激素、抗组胺 |
| 对液体负荷的反应 | 恶化 | 改善 |
| 对利尿剂的反应 | 改善 | 恶化 |

表 5-6 输血相关性急性肺损伤的分类及特征

| TRAIL Ⅰ型 | TRAIL Ⅱ型 |
| --- | --- |
| 无 ARDS 的风险因素且符合以下所有条件 | 有 ARDS 危险因素或存在轻度 ARDS(P/F 200～300mmHg),输血后存在呼吸系统的恶化,且符合以下所有条件 |
| 1. A. 急性发作低氧血症 | 1. A. 急性发作低氧血症 |
| B. 低氧血症(P/F≤300mmHg 或吸空气 SpO₂＜90%) | B. 低氧血症(P/F≤300mmHg 或吸空气 SpO₂＜90%) |
| C. 双侧肺水肿的证据(胸部 X 线检查、CT 或超声) | C. 双侧肺水肿的证据(胸部 X 线检查、CT 或超声) |
| D. 没有左房高电压或左房高电压并非引起低氧血症的主要原因 | D. 没有左房高电压或左房高电压并非引起低氧血症的主要原因 |
| 2. 输血期间或输血后 6 小时发病 | 2. 输血期间或输血后 6 小时发病 |
| 3. 与 ARDS 的风险因素无时间关系 | 3. 输血前 12 小时呼吸状态稳定 |

低血氧饱和度不具有特异性诊断价值，但可判断病情的严重程度。对于呼吸困难和低氧血症的初步处理原则是确保气道通畅，给予高流量氧气，尽快获得紧急评估。初步检查包括胸部 X 线检查和血氧饱和度测定。

### （四）TRALI 的预防与治疗

目前缺乏 TRALI 的有效治疗方法，主要采用辅助供氧和通气支持等支持性治疗，之后再考虑药物治疗，主要包括：①怀疑 TRALI 或疑诊 TRALI 时应立刻停止输血。②通气：充分供氧纠正低氧血症是治疗 TRALI 的关键。对需气管插管行有创性机械通气的患者，低潮气量 6ml/kg 辅以 PEEP 的机械通气策略、降低呼吸机峰值压力可降低患者死亡率，通过个体化 PEEP 调整，维持血氧饱和度 90% 以上。③血流动力学支持：通过液体复苏和 / 或血管活性支持，确保足够的终末器官灌注，保持患者血容量正常或轻度负平衡。若存在低血压或组织灌注不足表现的患者，应谨慎利尿剂的使用。④类固醇激素：不推荐在怀疑 TRALI 时常规使用皮质类固醇激素，没有证据表明类固醇激素能改善患者的临床结果。当 ARDS 病程超过两周后启用皮质类固醇激素对患者有害，不推荐使用。⑤其他：他汀类药物、阿司匹林、同种异体血液制品的替代品等，现尚无充分证据支持作为 TRALI 的常规预防和治疗方法。

目前，主要采用以下措施减少 TRALI 的发病率：①严格遵守成分输血指南，减少受血者接受的输血单位；②TRALI 反应的相关献血者不应再献血；③若使用富含血浆成分的血制品时，选择男性献血者或从未妊娠过的女性献血者或检测证明 HLA 抗体呈阴性者；④使用经过溶剂 / 去垢剂处理的混合血浆替代新鲜冰冻血浆。

## 三、输血不良反应分级及标准检查流程

输血相关的不良反应存在许多共同的临床特征，输血相关的肺损伤、过敏反应及基础疾病等均可引起患者出现急性呼吸窘迫相关的症状或体征，急性呼吸窘迫并非特定疾病特异性临床表现。在无法迅速鉴别原因时，首先需要明确不良反应的严重程度，以进行针对性处理。表 5-7 列举了几种与呼吸窘迫相关的常见急性输血不良反应，并进行了分级。

输血后如果发生中、重度不良反应，除特征性皮肤表现的过敏反应外，往往很难短时间内对不良反应进行诊断和鉴别。标准化的检查流程（表 5-8）有利于提供基础数据，确定病因，早期发现溶血反应和 TRALI。

表 5-7　IHN 和 ISBT 急性输血不良反应严重程度分级标准

| 类别 | 轻度（1 级） | 中度（2 级） | 重度（3 级） |
|---|---|---|---|
| 发热反应 | T≥38℃且较输血前升高 1~2℃，无其他症状 / 体征 | T≥39℃或较输血前升高≥2℃和 / 或畏冷、寒战或其他炎症反应，如肌痛、恶心，导致输血停止 | T≥39℃或比输血前升高 T≥2℃和 / 或畏冷、寒战或其他炎症反应，如肌痛、恶心，导致输血停止，应实施医学评估和 / 或直接导致住院或住院日增加 |
| 过敏反应 | 短暂性皮肤潮红、荨麻疹或皮疹 | 喘息或血管神经性水肿，伴或不伴皮肤潮红、荨麻疹或皮疹，但没有呼吸功能减弱或者低血压 | 支气管痉挛、喘鸣、血管神经性水肿或循环系统问题，需要紧急医疗救治和 / 或直接导致住院或住院日增加或全身性过敏反应（危及生命的严重过敏反应，迅速发展为气道和 / 或呼吸和 / 或循环问题，常有皮肤和黏膜改变） |
| 发热与过敏反应 | 同时存在轻度发热和轻度过敏反应的表现 | 同时存在过敏和发热表现，至少有 1 种达到中度 | 同时存在过敏和发热表现，至少有 1 种达到重度 |
| 低血压反应 | 可能无低血压 | 输血期间或者输血结束后 <1 小时，收缩压下降≥30mmHg 且≤80mmHg，无过敏症状，无需或仅需轻度治疗 | 低血压（如前所述）导致休克（酸中毒，重要器官功能损害），无过敏或炎症症状需要紧急治疗 |

注：IHN：国际血液安全监测网络（International Haemovigilance Network，IHN）；ISBT：国际输血协会（International Society Blood Transfusion，ISBT）。

表 5-8　中度或严重急性输血不良反应的检查方案

| 症状 | 检查 |
| --- | --- |
| 发热（体温升高≥2℃或≥39℃），和/或畏寒、寒战、肌肉酸痛、恶心或呕吐，和/或腰痛 | 标准检查[1]<br>若发热反应持续存在：<br>将血液送回实验室<br>对输血前和输血后的样品进行重复配伍检测和 DAT 检测。若输血后样本 DAT 阳性或更强，则应进行洗脱研究[2]<br>结合珠蛋白测定和 LDH[2]<br>凝血试验<br>尿中血红蛋白的评估[2]<br>患者血培养 |
| 呼吸困难、喘息或有过敏反应的特征 | 标准检查<br>检查血氧饱和度或血气<br>胸部 X 线检查（如果症状严重，必须进行）<br>如果怀疑有严重过敏/过敏反应，考虑连续测量肥大细胞胰蛋白酶（平管）（即刻、1～2 小时和 24 小时）<br>非过敏反应或过敏引起的呼吸道症状患者应进行左房压检查（如超声心动图和输血前后 NT-Pro BNP），以帮助区分肺部并发症的类型，以协助诊断和血液警戒报告 |
| 低血压（单纯收缩压降低≥30mmHg，导致其降至≤80mmHg） | 检查是否发热<br>如果严重过敏/过敏反应，应考虑连续测量肥大细胞类胰蛋白酶，如上所述 |

注：DAT：直接抗球蛋白试验；LDH：乳酸脱氢酶；[1]：标准检查包括全血细胞计数、肝肾功能检查和尿血红蛋白检查；[2]：血小板及血浆成分不大可能引起明显的溶血，因此溶血筛查价值有限。

（曾　葵　李　平）

## 参考文献

1. VLAAR APJ，TOY P，FUNG M，et al. A consensus redefinition of transfusion-related acute lung injury. Transfusion，2019，59（7）：2465-2476.

2. KULDANEK SA，KELHER M，SILLIMAN CC. Risk factors，management and prevention of transfusion-related acute lung injury：a comprehensive update. Expert Rev Hematol，2019，12（9）：773-785.

3. 褚晓凌，王洪燕，郭永建. 英国急性输血反应调查和处理指南解读. 中国输血杂志，2014，27（2）：219-227.

4. British Committee for Standards in Haematology. Guideline on the investigation and management of acute transfusion reactions. Prepared by the BCSH Blood Transfusion Task Force，2012.

5. International Society for Blood transfusion. Proposed standard definitions for surveillance of non-infectious adverse transfusion reactions. International Haemovigilance Network，2011.

6. SOUTAR R，MCSPORRAN W，TOMLINSON T，et al. Guideline on the investigation and management of acute transfusion reactions. Br J Haematol，2023，201（5）：832-844.

7. 中国血液科相关专家小组. 输血相关急性肺损伤诊治中国专家共识（2023 版）. 临床输血与检验，2023，25（5）：577-585.

## 第五节　第三阶段管理

产科大出血患者的容量治疗过程是一个动态的评估和治疗的过程。经过第二阶段对出血量的粗略评估和维稳的阶段性管理策略，产科大出血患者可以维持循环容量、内环境、凝血功能基本稳定。但在出血被控制后，第二阶段的粗略评估和粗放式治疗策略并不能满足患者后期治疗的需要。尤其是在出血治疗过程中，由于对出血评估不准确、获取血液制品难度大或取血不及时等因素，多数患者可能存在人工液体输注过多、血液制品输注不足、内环境纠正不合理等问题，导致术后并发症风险增加。因此，在出血基本控制后的第三阶段——微调阶段，容量负荷、凝血功能、内环境的精细化调节对改善患者的预后至关重要。由于该阶段容量精细化管理的难度最大，本节重点讨论容量微调管理策略。

## 一、微调的必要性

在大出血第二阶段维稳的管理中，患者病情变化快、抢救任务繁重且时间紧迫，患者病情判断和治疗可能存在不合理之处。因此，在大出血基本停止后，应该立即进入微调阶段。微调阶段的管理质量直接决定患者的预后和转归，主要包括以下几个方面的内容：①术毕能否顺利拔管；②患者术后回病房还是ICU；③术后并发症的发生与否；④是否需要呼吸机治疗及呼吸机的治疗时间；⑤ICU的停留时间；⑥出院时间；⑦治疗费用。

**1. 微调的目的**

（1）优化容量（避免容量过负荷）：由于许多基层医院血液制品的不充足，以及获取血液制品需要一定的时间，因此在获取到血液制品前，临床医生往往会采用输液来维持血流动力学稳定，患者可能存在前期人工液体输入过多的现象；而在最终补充血液制品后，需要利尿排出多余液体，保证患者在离开手术间时出入量基本合适。

（2）调节凝血功能：因术中出血量容易被低估，可使凝血物质输入不足，导致术后出血量增加。

（3）优化内环境：大出血期间的低灌注状态容易导致患者代谢性酸中毒，血液制品的输入和DIC可能导致严重高钾血症、低钙血症，大量输液可能导致低体温和酸中毒，如果这些内环境紊乱未在第三阶段被识别和处理，那么患者可能面临返回ICU持续机械通气、血流动力学不稳定、术后多器官功能不全等风险。这些微调措施做好可为气管拔管做足准备，使患者尽快恢复正常。

**2. 微调的时机**　一旦大出血基本得到控制，就是微调的开始。

**3. 微调的优势**　出血停止至关腹前麻醉医生有足够的调整时间，且该段时间内患者仍处于气管插管正压通气状态，有利于微调管理。

**4. 微调的内容**　在拔管前需评估循环是否稳定、内环境是否紊乱、血红蛋白和凝血功能是否已纠正在可接受范围内，以及容量是否合理。

**5. 微调的目标**　①内环境基本稳定（见第三章）；②血红蛋白＞70～80g/L；③凝血功能基本正常（见第四章）；④容量基本合理，可满足以下指标：无需升压药可维持循环稳定（说明容量不少）；可耐受正平衡容量不超过全身血容量20%；肺换气功能基本正常（说明容量不多）。

## 二、微调的步骤

1. 减慢晶体液的输注速度，再次评估相对准确的出血量，根据出入量计算血液制品和液体的输入种类、输入量和比例是否恰当，计算目标尿量。

2. 行床旁血气分析，检查内环境紊乱是否得到有效纠正，根据结果酌情进行补钙、纠正酸中毒、调节血钾浓度、调节呼吸参数等。

3. 根据动脉血气结果检查血红蛋白是否在合理范围，根据容量和血红蛋白水平决定是否需要再输注红细胞悬液。

4. 同时计算输注的凝血物质是否足够，如若不能判定则可以复查凝血功能决定是否需要再输入凝血物质。

5. 若计算后发现输入容量不欠缺且循环稳定则逐渐下调升压药速度，若计算后发现输注容量过多则递进式利尿（从小剂量呋塞米2～5mg开始使用，逐渐增大剂量，达到目标尿量为止）。

6. 待出入量大致平衡后再根据肺换气功能评估情况决定是否气管拔管。切记手术结束不是拔管的时机，血液制品及容量是否合理是重要的评价指标（详见第八章）。若拔管后发现容量欠缺需要再次输注血液制品或者大量液体，或者容量过多导致拔管后发生肺水肿，将使得治疗处于被动状态。

## 三、容量管理微调的重点

### （一）肺水肿发生的原因

预防肺水肿是第三阶段容量治疗的关键，也是容量管理微调需关注的重要指标。

肺水肿分为间质性肺水肿和肺泡性肺水肿，肺水肿病情发展有一定顺序，血管外肺水（水肿液）先在组织间隙中积聚，形成间质性肺水肿。当过量液体积聚和／或溢入肺泡腔内就发展为肺泡性水肿。大出血患者容量治疗后容易出现肺水肿，主要原因包括：

**1. 容量过负荷**　大出血救治早期，在未达到输血指征或血液制品未获得时优先输入晶体液和胶体液，当出血迅猛时，为了维持循环稳定容易输液过多，导致毛细血管流体静压增高，又被称为流体静压性肺水肿或者血流动力性肺水肿。

**2. 低蛋白血症**　大出血过程中，白蛋白补充不足导致血浆胶体渗透压下降。左心衰竭的患者，在血浆白蛋白减少的情况下，只需中度体液负荷（大量输液）就足以引起肺水肿。

**3. 肺毛细血管通透性增强**　在大出血过程中包括肺部在内的全身炎症反应和无氧代谢都可破坏肺毛细血管屏障，导致晶体液外渗。

**（二）肺水肿病例分析**

以下为两例因输入量过多在术毕出现肺水肿的病例，两名患者均未进行第三阶段的容量微调管理，导致发生并发症肺水肿，为后继治疗造成了困难。

**病例一**：患者 34 岁，体重 57kg，术前诊断：中央性前置胎盘，瘢痕子宫，G₂P₁，37⁺⁶ 周宫内孕，单胎待产。患者首先在腰硬联合麻醉下行剖宫产术，胎儿娩出后出血量多且迅速，后改为气管插管全身麻醉，11:20 手术结束，手术历时 139 分钟，术中出血 2 500ml，输入红细胞悬液 9U、血浆 600ml、晶体液 4 700ml、羟乙基淀粉 130/0.4 氯化钠注射液 1 500ml，术毕尿量 500ml。患者自主呼吸恢复后，11:45 拔除气管导管，拔管后患者轻度呼吸困难，SpO₂ 下降约 90%，听诊患者双肺湿啰音，立即静脉注射呋塞米 20mg、地塞米松 10mg、面罩吸氧。1 小时后患者尿新增 1 500ml，患者氧饱和度恢复至 95%，呼吸困难缓解，双肺湿啰音减少，患者生命体征平稳，安返病房。

患者拔管后出现呼吸困难、SpO₂ 下降、双肺湿啰音的原因考虑为肺水肿所致。患者肺水肿的主要原因是大出血后输液过量，其次是大出血期间的炎症反应可导致肺毛细血管通透性增强，胶体渗透压降低均可导致血管外肺水增多。在大出血后第三阶段，麻醉医生没有对患者出入量进行评估，缺少微调环节而盲目拔管。

患者术毕时容量负荷：晶体 4 700ml＋红细胞悬液 1 800ml＋血浆 600ml＋羟乙基淀粉 130/0.4 氯化钠注射液 1 500ml－出血量 2 500ml－尿量 500ml＝5 600ml。此时患者的容量负荷远远大于可耐受超容量范围（＋20% 血容量 ＝57kg×90ml/kg×20%＝

1 026ml）。所以在使用利尿剂后，尿量排除增加 1 500ml，减少容量负荷后，患者症状好转。

针对这种大出血患者，为了避免术后发生肺水肿，应从多方面着手预防。首先在大出血阶段应尽量准确评估出血量，避免输入过多血液制品和人工液体，既造成了血液制品的浪费，又增加了肺水肿和心力衰竭的风险。其次在出血停止后至拔管前的第三阶段，应该做好微调，包括内环境以及计算出入量。如果麻醉医生在该患者的第三阶段进行了出入量估算，就能发现容量严重超负荷，也可以在患者保持机械正压通气的状态下进行利尿，直到容量负荷在可接受范围内再恢复自主呼吸进行拔管。

**病例二**：患者 33 岁，体重 68kg，诊断：中央性前置胎盘，胎盘植入，瘢痕子宫，G₄P₁⁺²，38⁺³ 周宫内孕单胎。患者入手术室后进行动脉穿刺置管，在气管插管全身麻醉下行剖宫产术。手术历时 3 小时 22 分钟，术中出血 6 200ml，尿量 400ml。术中输入晶体液 9 400ml，胶体 1 500ml，红细胞悬液 15U，血浆 1 750ml，纤维蛋白原浓缩物 4g。手术结束，麻醉医生停止吸入七氟烷，氧流量更改为 7L/min，在机械通气情况下听诊双肺，未闻及湿啰音。麻醉机由机械控制呼吸转换到自主呼吸按键，患者自主呼吸恢复，潮气量约为 300ml，呼吸频率约 30 次/min，呼吸规律，呼吸运动不够协调。自主呼吸约 2 分钟后，患者心率由 109 次/min 加快至 142 次/min，血压由 100/63mmHg 升高至 150/95mmHg，SpO₂ 99%（吸入 100% 纯氧），PetCO₂ 48cmH₂O。此时患者意识未恢复，不能耐受气管导管。麻醉医生首先考虑到浅麻醉状态导致交感神经兴奋，重新加深麻醉（吸入 1% 七氟烷）维持自主呼吸。其次患者呼吸不协调考虑可能是由于肌肉松弛药残余导致，故立即静脉注射新斯的明 1mg＋阿托品 0.5mg；再次考虑到患者心率、血压升高可能是由于镇痛不全所致，再次静脉注射镇痛药物舒芬太尼 5μg＋曲马多 100mg；最后重新审视患者的出入量，发现患者的输入量超负荷，因此立即注射呋塞米 2mg，自主呼吸 5 分钟后：患者潮气量达到 400ml 左右，呼吸频率 20 次/min，HR 100 次/min，BP 109/70mmHg，PetCO₂ 40cmH₂O。自主呼吸 40 分钟后，尿液增加 1 800ml，听诊双肺呼吸音稍粗，未闻及明确的湿啰音。停止吸入麻醉药，带管脱氧 3 分钟 SpO₂ 维持在 96% 左右，患者有吞咽动作，呼叫刺激睁眼后，顺利拔出气管导管。拔管后脱氧观察 5 分钟，SpO$_2$ 波动于 88%～92% 之间，再次面罩吸氧 6L/min，SpO$_2$ 可达到 96%。面罩吸氧 10 分钟后，再次脱氧 5 分钟：SpO$_2$ 波动于 75%～86% 之间，听诊双肺呼吸音粗，无明显湿啰音；再次吸氧后可恢复至 93%。再次面罩吸氧 30 分钟后 SpO$_2$ 97%，带氧气袋送回病房。术后持续低流量吸氧，再次利尿 800ml，肺部并发症未加重。

该患者术后拔管不顺利和拔管后不能脱氧的原因，主要为第三阶段微调工作没有做到位。如果在微调阶段计算了出入量即可发现患者的容量严重超负荷，也应在机械通气状态下先利尿，待患者容量状态合适后复查血气，验明患者的肺换气正常后，再恢复自主呼吸进行拔管。笔者发现患者仅在使用呋塞米 2mg 后，便可在短时间内利尿 1 800ml，说明患者的容量状态是严重超负荷的，且肺部状况也随着容量的减少而逐渐好转。

### （三）肺水肿与低氧血症

从吸入的空气中摄取氧气并将其用于维持全身细胞有氧代谢的过程涉及氧输送、氧合、氧消耗。氧合是氧气从肺泡至肺毛细血管被动弥散的过程；氧在肺毛细血管中主要与红细胞血红蛋白相结合（含氧血红蛋白），少部分氧物理溶解于血浆中。患者发生肺水肿后，影响了氧气的输送过程，导致氧从肺泡进入肺毛细血管的过程受损，存在弥散受限，最易出现的症状是呼吸困难、低氧血症，严重者可咳粉红色泡沫样痰。

低氧血症为动脉血氧分压（arterial oxygen tension，PaO$_2$）<60mmHg（即氧合不足）。低氧血症可对全身所有组织产生不利影响。细胞缺氧可能导致器官衰竭、休克和脑病，甚至造成心搏骤停。低氧血症不一定提示组织缺氧。缺氧定义为全身氧供不足（全身性缺氧）或特定区域氧供不足（组织缺氧）。缺氧的原因通常为氧输送减少和 / 或组织氧消耗增加。

氧合的测量指标包括动脉血氧饱和度（arterial oxygen saturation，SaO$_2$）和外周血氧饱和度（peripheral oxygen saturation，SpO$_2$）、PaO$_2$、肺泡 - 动脉（alveolar-arterial，A-a）氧梯度及 P/F。根据 P/F 可以对缺氧程度进行分级（见表 3-12），正常值为 300～500mmHg，小于 300mmHg，则提示肺换气功能障碍。针对大出血过程中发现的 P/F 下降，需重点考虑有无发生流体静压性肺水肿，如若怀疑已发生，

则可采取以下处理措施：①改善通气和氧供应以改善低氧血症；②采用利尿剂；③抗炎、扩管、纠正酸碱平衡紊乱等。

## 四、容量微调的方法

### （一）容量微调的理论基础

为了避免大出血拔管后出现肺水肿，如具备无创心排血量监测等目标导向液体治疗的仪器，可以根据 SVV、胸腔液体水平（TFC）等指标判定容量是否超负荷。在不具备上述条件时可采用第二阶段的经验性容量复苏管理策略对容量进行优化。该策略包括虚拟入量算法和实际入量算法，该策略其本质是一个理论公式的正反向运用。在第二阶段主要是正向运用公式用于分析血液制品的种类和输入量是否合理，避免容量不足和容量过多；而在第三阶段主要是反向运用公式评估目标尿量和实际尿量的差异，用于指导利尿以优化容量。

两种计算方法中对液体的容量认定不同点见表 5-4。运用该方法时需注意以下两点：①对于产前无出血，出血前有充足的时间进行适度扩容的患者，术中出血量估计较为准确的患者，建议采用虚拟出入量算法进行容量评估和目标尿量的预测，目的是避免容量过多，预防肺水肿。②对于产前有出血或者术中出血迅猛，无法准确估计，可能导致出血量估计值明显低于实际值的患者，建议采用实际出入量进行容量评估和目标尿量的预测，目的是避免容量不足，保证循环稳定。

### （二）容量微调的病例分析

下面介绍两个临床病例，通过实际运用两种输入量的计算方法来计算目标尿量。

**病例一**：患者 32 岁，体重 51kg，术前诊断：先兆子宫破裂，凶险性前置胎盘，中央性前置胎盘，胎盘植入？瘢痕子宫，三次腹部手术史，G$_4$P$_3$，34$^{+2}$ 周宫内孕，头位单活胎先兆早产。患者在全身麻醉下行急诊剖宫产术，手术历时 203 分钟，术中出血量 7 500ml，尿量 3 500ml。输入量：自体血回输 1 888ml（矫正为红细胞 700ml＋1 100ml 生理盐水）、去白细胞悬浮红细胞 22U、纤维蛋白原浓缩物 4g、血浆 2 000ml、冷沉淀 10U、血小板 1U、葡萄糖酸钙 5g、羟乙基淀粉 130/0.4 氯化钠注射液 500ml、晶体液 6 300ml。术毕拔管回 ICU，3 天后返回普通病房，术后第 7 天出院。

**1. 虚拟入量算法**

等容液体量 = 红细胞悬液 4 400ml + 自体血 1 888ml + 血浆 2 000ml + 羟乙基淀粉 130/0.4 氯化钠注射液 500ml + 血小板 150ml + 冷沉淀 120ml + 纤维蛋白原浓缩物 160ml − 出血量 7 500ml = 1 718ml。

晶体液实际输入量 6 300ml,那么容量超负荷 = 6 300 + 1 718(当输入的等容液体量 > 出血量,那么容量负荷就按照 1:1 换算,若输入的等容液体量 < 出血量,那么就按照 1:3 来计算晶体液)= 8 018ml。

患者全身血容量:51kg × 90ml/kg = 4 590ml,最大耐受超负荷容量:4 590 × (0~20%)= 0~918ml。

患者的目标尿量:8 018ml −(0~918)ml =(7 100~8 018)ml。但是患者实际尿量 3 500ml,远低于目标尿量,实际容量超负荷(7 100~8 018)ml − 3 500ml =(3 600~4 518)ml。

**2. 实际入量算法**

等容液体量 = 红细胞悬液 2 860ml(22U × 130ml/U)+ 自体血 700ml + 血浆 2 000ml + 羟乙基淀粉 130/0.4 氯化钠注射液 500ml + 其他 430ml(血小板 + 冷沉淀 + 纤维蛋白原浓缩物)− 出血量 7 500ml = −1 010ml。

晶体液实际值:晶体液 6 300ml + 生理盐水 1 100ml(自体血回输中的生理盐水)= 7 400ml。

容量超负荷值:7 400ml − 1 010ml × 2.5(出血量 <7 000ml 取值 3;出血量:7 000ml~10 000ml 取值 2.5;出血量 >10 000ml,取值 2)= 4 875ml。患者的目标尿量:4 875ml,但是患者实际尿量 3 500ml,故患者还需要利尿。

结局:患者术后第 1 天负平衡 1 820ml;术后第 2 天负平衡 2 700ml;术后第 3 天负平衡 1 469ml。无论患者采用虚拟算法还是实际算法,均显示容量超负荷,但是患者术毕生命体征平稳,顺利拔管与出院,术后负平衡在可接受范围内,因此,应反思该患者术中评估的出血量是否低于实际值。

**病例二:**患者 31 岁,体重 67.5kg,诊断:重度 ICP,重度子痫前期,双胎妊娠,$G_3P_0^{+2}$,$30^{+4}$ 周宫内孕,双臀双活胎早产临产。患者在腰硬联合麻醉下行急诊剖宫产术。术中出血量 2 200ml,尿量 600ml,输入红细胞悬液 4U,新鲜冰冻血浆 600ml,羟乙基淀粉 130/0.4 氯化钠注射液 1 000ml,纤维蛋白原浓缩物 5g,平衡液 3 000ml,生理盐水 800ml。术毕搬动患者时出现呛咳,$SpO_2$ 下降至 90%,听诊双肺湿啰音,自诉呼吸困难,考虑肺水肿,立即面罩吸氧且静脉注射呋塞米 20mg + 氢化可的松 100mg,尿量增加 700ml,1.5 小时后患者好转回 ICU。术后第 1 天负平衡 2 275ml,术后第 2 天负平衡 2 800ml,术后第 3 天负平衡 3 308ml,术后第 4 天负平衡 3 570ml,第 10 天出院。

**1. 虚拟入量算法**

容量超负荷量:红细胞悬液 800ml + 血浆 600ml + 羟乙基淀粉 130/0.4 氯化钠注射液 1 000ml + 纤维蛋白原浓缩物 200ml − 出血量 2 200ml = 400ml。

晶体液实际值:平衡液 3 000ml + 生理盐水 800ml = 3 800ml。

容量超负荷值:3 800ml + 400ml = 4 200ml。

血容量计算:67kg × 90ml/kg × 1.15(双胎妊娠较单胎妊娠血容量增加 15%)= 6 934ml。

可耐受超负荷计算:6 934ml ×(0~10%)= 0~700ml(由于该患者双胎合并重度子痫前期,故降低了可耐受超负荷容量)。

尿量目标值计算:4 200ml −(0~700)ml = 3 500~4 200ml。

**2. 实际入量算法**

容量超负荷量:红细胞悬液 520ml + 血浆 600ml + 羟乙基淀粉 130/0.4 氯化钠注射液 1 000ml + 纤维蛋白原浓缩物 200ml − 出血量 2 200ml = 120ml。

晶体液实际值:平衡液 3 000ml + 生理盐水 800ml = 3 800ml。

容量超负荷值:3 800ml + 120ml = 3 920ml。

血容量计算:67kg × 90ml/kg × 1.15 = 6 934ml。

可耐受超负荷量:0ml(实际容量计算方法时,可耐受容量适当降低,但由于该患者双胎、重度子痫前期,故认为该患者不应超负荷)。

尿量目标值计算:3 920ml。

总结:无论采用哪种方法计算患者的出入量均发现目标尿量(4 200ml/3 920ml)远远高于实际尿量(600ml),因此患者容量严重超负荷,肺毛细血管静水压升高。在术毕发生了肺水肿,此时需要减少容量负荷,采用利尿剂治疗,在使用量呋塞米 20mg 后,迅速排出尿液 700ml 后才好转。且在术后连续 4 天内每天都负平衡 2 000ml 以上,说明患者确实处于容量超负荷状态。如果麻醉医生能够在微调阶段计算好患者的目标尿量,将容量状态调至理想状态,则有可能避免在术毕发生肺水肿。当然该患者本身也存在多个发生肺水肿的危险因素,如双胎妊娠、保胎、重度子痫前期、低蛋白状态及孕 30 周等。

## 五、总结

在大出血第三阶段对容量微调管理的关键是优化容量,预防肺水肿。因此,容量管理中需要有肺保护意识,明确大出血是导致肺水肿的高危因素,原因包括大出血时容量输入过多导致肺毛细血管静水压升高、全身炎症反应和无氧代谢导致肺毛细血管通透性增强、蛋白丢失导致肺毛细血管内胶体渗透压下降等多个方面。

在第二阶段需要加强对大出血患者出入量和晶体、胶体比例的管理,在血源充足和循环稳定的情况下限制晶体液和胶体液输入,根据出血量和检查结果对低蛋白血症及早预防性治疗,维持血管内胶体渗透压,术中需要根据出血量多次复盘评估容量管理的合理性。在第三阶段再次评估出入量是否合理,尤其是实际尿量与目标尿量是否吻合,如若实际尿量远远小于目标尿量,应尽早利尿以减轻患者的容量负荷,及早恢复正常容量和渗透压,预防肺泡内和肺间质水肿发生。

如果患者处于机械正压通气状态下,可有助于预防肺水肿的发生。在容量状态合适后查血气计算患者的氧合指数,有助于评估肺换气功能和拔管时机。有条件者也可采用肺部超声早期识别肺泡水肿和肺间质水肿,并指导术后拔管。

总之,针对大出血患者的容量管理和气道管理需采取"预防为先"的指导原则,首先,要认识到气管插管和正压通气对气道的保护作用,对大出血患者及早改气管插管全麻;其次,对行全麻机械通气的大出血患者在容量超负荷时不能恢复自主呼吸,充分利用机械正压通气对肺水肿的预防作用,为容量优化争取时间;最后,在自主呼吸恢复后还应有足够的观察期,以确认无肺泡水肿和肺间质水肿,或至少不对患者氧气弥散造成明显影响后拔管才是安全的。

(李　平　罗林丽)

## 参考文献

1. 中华医学会妇产科学分会产科学组,中华医学会围产医学分会. 产后出血预防与处理指南(2023). 中华妇产科杂志,2023,58(6):401-409.

2. Royal College of Obstetricians and Gynaecologists. Prevention and management of postpartum haemorrhage. BJOG,2016,124:e106-e149.

3. ROBINSON D,BASSO M,CHAN C,et al. Guideline No. 431:Postpartum Hemorrhage and Hemorrhagic Shock. J Obstet Gynaecol Can,2022,44(12):1293-1301.

4. Queensland Clinical Guidelines. Postpartum haemorrhage Guideline No. MN24.1-V11-R29 Queensland Health. 2024.

5. ESCOBAR MF,NASSAR AH,THERON G,et al. FIGO recommendations on the management of postpartum hemorrhage 2022. Int J Gynaecol Obstet,2022,157(Suppl. 1):3-50.

6. The American College of Obstetricians and Gynecologists' Committee. Practice bulletin No.183:postpartum hemorrhage. Obstet Gynecol,2017,130(4):e168-e186.

# 第二部分

# 病例篇

# 第六章

# 妊娠合并症患者并发大出血的麻醉管理

## 第一节　妊娠合并慢性贫血患者并发大出血的麻醉管理

【一般资料】

患者 26 岁。

主诉：停经 $38^{+3}$ 周，发现中央性前置胎盘疑伴植入 1 天。

现病史：患者孕 $14^{+4}$ 周时血红蛋白（Hb）93g/L，铁蛋白正常，之后不规律产检；孕晚期自觉一般体力活动后乏力、心慌、胸闷；1 天前产科彩超发现中央性前置胎盘伴植入，无阴道流血流液，无腹痛不适，入院待产。

既往史：7 年前因贫血行地中海贫血基因筛查，发现 β-珠蛋白基因 IVS-Ⅱ-654 位点杂合突变，诊断为中度 β-地中海贫血，不规律复查血常规，Hb 波动在 81～95g/L 之间，偶有重体力劳动后头晕、心慌，未行药物及输血治疗；7 年前行剖宫产术，5 年前行人工流产术，2 年前孕 6 个月因死胎行剖宫取胚术；无其他系统性疾病。

查体：身高 158cm，体重 63kg，体温 36.5℃，血压 106/58mmHg，心率 96 次 /min，呼吸 20 次 /min。皮肤黏膜色泽苍白，颈静脉无怒张，双肺呼吸音清晰对称，未闻及明显干湿啰音，心律齐，心前区未闻及杂音，脊柱无畸形，下肢肌力及感觉无异常，双下肢轻度水肿。专科检查：胎心 134 次 /min，无宫缩，未行阴道检查。

辅助检查：入院前一天 Hb 73g/L、平均红细胞体积（mean corpuscular volume，MCV）66.4fl、平均血红蛋白量（mean corpuscular hemoglobin，MCH）21.4pg、平均血红蛋白浓度（mean corpuscular hemoglobin concentration，MCHC）323g/L，均偏低，红细胞分布宽度（red cell distribution width，RDW）CV 及

RDW-SD 正常，WBC $10.5 \times 10^9$/L，PLT $140 \times 10^9$/L，PT 11.8 秒，APTT 25.5 秒，Fib 272mg/dl。铁蛋白、肝肾功能、电解质检查未见明显异常。心电图示窦性心动过速（111 次 /min），心脏彩超：左房、左室稍大，左室收缩测值正常（射血分数 63%）。产科彩超：宫内单活胎，中央性前置胎盘疑伴植入（建议必要时结合磁共振检查），羊水过多，胎儿脐带绕颈一周。

入院诊断：凶险性前置胎盘；中央性前置胎盘；胎盘植入？瘢痕子宫（二次剖宫产术后）；脐带绕颈一周；羊水过多；心功能Ⅱ级；β-地中海贫血；重度贫血；$G_4P_1^{+2}$，$38^{+3}$ 周宫内孕，头位单活胎待产。

入院治疗：给予叶酸治疗，合去白细胞悬浮红细胞 9U 备用。监测胎心、胎动、宫缩情况及子宫下段有无压痛。拟于入院第 2 天行剖宫产术，术前禁食、禁水 8 小时。

【病案讨论】

问题一：妊娠期妇女贫血的主要原因是什么？地中海贫血与其他贫血的区别是什么？

妊娠期贫血的原因：①最常见原因为生理性贫血（稀释性贫血），产妇足月时血浆容量比妊娠前高 40%～50%，红细胞数量增加 15%～25%，血管内容积比红细胞量的增幅相对更大，可致轻度贫血，Hb 一般 100～110g/L。②第二常见原因是缺铁，孕妇血容量增加、胎儿红细胞生成及胎儿胎盘生长导致孕妇对铁的摄入需求增加，如存在摄入不足或吸收障碍可导致缺铁性贫血。③较为少见的是遗传性病因和其他获得性病因，遗传性病因有异常血红蛋白病（地中海贫血和镰状细胞贫血）、红细胞膜病（遗传性球形红细胞增多症和遗传性椭圆形红细胞增多症）、红细胞酶病（葡萄糖 -6- 磷酸脱氢酶缺乏症和丙酮酸激酶缺乏症）等，获得性病因有叶酸或维生素 $B_{12}$ 缺乏、甲状腺功能减退症、

系统性红斑狼疮、慢性肾脏病及急性病毒感染相关溶血等。患者可能同时合并多种原因贫血。妊娠期生理性贫血可能使妊娠前缺铁性贫血或地中海贫血等患者 Hb 进一步降低，加重贫血症状。

地中海贫血与其他贫血的区别：地中海贫血是一种遗传性的异常血红蛋白病，由于患者珠蛋白基因突变，对应生成血红蛋白的某类型珠蛋白链生成减少，珠蛋白比例失衡，未配对链沉淀，进而破坏骨髓中红细胞前体（无效红细胞生成）及血液循环中红细胞（溶血）。若发生无效红细胞生成，患者还可存在不同程度的骨髓外造血，导致骨改变、生长障碍和铁过载。根据珠蛋白基因缺陷的不同，地中海贫血可分为 α-、β-、δ-、δβ-、γβ- 这 5 种类型，最常见的是 α- 和 β- 型。有无贫血及其严重程度与患者缺失的功能性珠蛋白链数量和 α/β 链比值有关，临床症状分为静止型、轻型、中间型和重型。实验室初始检查包括血常规、血涂片和铁相关检查，特定患者需进行血红蛋白分析或基因检测确诊。血常规检查表现为小细胞低色素性贫血，MCV、MCH、MCHC 轻度或明显降低，网织红细胞计数（reticulocyte count，RET）正常或升高，脾功能亢进时有白细胞计数、血小板计数减少。如行骨髓检查，骨髓象呈增生性贫血，红系增生显著，以中、晚幼红细胞为主，成熟红细胞改变与外周血相同。溶血检查可表现为非免疫性溶血，高乳酸脱氢酶、高间接胆红素、低结合珠蛋白和 Coombs 试验阴性。由于红系细胞更新速度快，地中海贫血患者的血清铁水平常升高，因此转铁蛋白饱和度也升高，但轻型地中海贫血除外。如果存在铁过载，血清铁蛋白水平可明显升高。

由于地中海贫血同时具备小细胞低色素性贫血和溶血性贫血的特征，需要与其他原因导致的

小细胞低色素性贫血和溶血性贫血鉴别。小细胞性贫血最常见的病因还有缺铁性贫血和慢性病贫血 / 炎性贫血。与地中海贫血一样，缺铁性贫血是一种小红细胞性贫血，可导致明显的红细胞形态异常，包括小细胞、低色素、靶形红细胞和其他形态异常，最有用的实验室检查包括红细胞计数（RBC）、RET 和铁相关检查（表 6-1）。慢性病贫血 / 炎性贫血的基础病因常为炎症、感染或恶性肿瘤，与地中海贫血一样，患者的铁蛋白可能正常或升高。但不同于地中海贫血，虽然部分慢性病贫血 / 炎性贫血患者是小细胞低色素性贫血，但大多数还是正细胞性贫血，且血红蛋白分析无异常。其他遗传性溶血性贫血，如丙酮酸激酶缺乏、不稳定血红蛋白病和葡萄糖 -6- 磷酸脱氢酶缺乏，与地中海贫血相同，可导致贫血和红细胞形态异常。不同的是，在大多数的其他遗传性贫血患者中，RBC 没有增加，没有或仅有轻度小红细胞，无骨骼改变，血红蛋白分析也不会出现 α- 地中海贫血（血红蛋白 Barts、血红蛋白 H）或 β- 地中海贫血（血红蛋白 F 或血红蛋白 A2 升高）的典型表现。肝病、脾切除术或其他任何可增加红细胞膜脂质含量的疾病，导致的靶形红细胞溶血性贫血，与地中海贫血一样，这些疾病可能伴有贫血，某些肝脏疾病患者还可能伴有铁过载。但不同的是，这些疾病为后天获得，通常在成年期出现，且没有骨髓外造血表现，血红蛋白分析结果也正常。与获得性原因导致的贫血相比，地中海贫血病因难以得到根治，输血依赖型患者主要通过输血缓解症状，罗特西普（luspatercept）等药物可减少输血依赖性患者的输血要求。地中海贫血的主要鉴别诊断是铁缺乏（见表 6-1）。

*麻醉术前访视*：孕晚期一般体力活动后乏力、心慌、胸闷，目前心功能 Ⅱ 级。脊柱、头颅及面部

表 6-1　地中海贫血与缺铁性贫血区别

| 贫血类型 | 鉴别点 | | | | | | | | |
|---|---|---|---|---|---|---|---|---|---|
| | 病因 | Hb | MCV | RDW | RBC | RET | 血涂片 | 溶血检查 | 铁相关检查 | 治疗 |
| 地中海贫血 | 先天遗传的血红蛋白生成异常 | 正常或降低 | 降低常 <75fl | 降低 | 增高 | 正常或轻度增高 | 小细胞、大量靶细胞、泪滴细胞 | 一般正常 | 铁蛋白正常或轻度增高 | 输血 |
| 缺铁性贫血 | 后天获得的缺铁 | 正常或降低 | 正常或降低（可低至 60fl） | 增高 | 降低 | 降低 | 小细胞、靶细胞 | 正常 | 铁蛋白和转铁蛋白饱和度降低 | 纠正缺铁原因补铁输血 |

注：Hb：血红蛋白；MCV：平均红细胞体积；RDW：红细胞分布宽度；RBC：红细胞；RET：网织红细胞。

未见明显外观改变，张口度大于 3 指，头颈活动度正常，甲颏距离大于 6cm，Mallampati 分级为Ⅱ级。

手术当天，患者在病房输入去白细胞悬浮红细胞 6U，复查血常规示 Hb 105g/L，转入手术室行剖宫产术。

**问题二：慢性贫血患者术前评估的关注点是什么？**

慢性贫血患者术前评估关注点：患者一般情况；有无贫血症状（如心悸、气短、头晕、晕厥、运动耐力下降）；贫血原因及既往史，是否合并慢性疾病史（血液系统疾病、肝肾疾病、胃肠道吸收异常、肿瘤、炎症性疾病、充血性心力衰竭、感染、自身免疫疾病等）、家族史（地中海贫血、镰状细胞贫血、遗传性球形红细胞增多症等）、急慢性失血史及输血史；体格检查：皮肤及黏膜有无苍白、黄染、出血点，心肺查体是否异常；辅助检查：血常规、铁代谢检查、血清叶酸及维生素 $B_{12}$ 水平、C 反应蛋白、肝肾功能、凝血功能、心电图、心脏超声、6 分钟步行试验等，帮助初步判断贫血类型、骨髓红系增生情况、是否有铁利用障碍或功能性铁缺乏、是否合并炎症、是否存在其他原发病引起的贫血、是否存在心功能降低、是否存在贫血性心脏病；专科会诊：如出现外周异常血细胞，贫血合并中性粒细胞、淋巴细胞、单核细胞、血小板增加或减少，2～4 周药物治疗未改善贫血，需要请血液科会诊。

地中海贫血术前评估关注点：首先应明确基因型（α- 或 β-），临床症状属于轻型、中间型或重型，是输血依赖型或非输血依赖型。其次为并发症的评估，长期严重的地中海贫血会进展至出现溶血并发症（胆石症、黄疸、肝脾大）、骨髓外造血（骨骼畸形）、铁过载并发症（内分泌功能障碍、肝病和心力衰竭）。①心脏并发症：地中海贫血患者溶血后铁超载，铁沉积在心肌细胞引起细胞损伤，心肌收缩力下降。同时，受损心脏必须通过硬化毛细血管床维持高输出量，左心室更容易失代偿。慢性贫血、低氧、铁过载均可导致肺动脉高压，出现右心室心肌劳损。对于地中海贫血患者，可通过常规心电图、24 小时动态心电图、超声心动图及心脏磁共振等全面评估心脏功能。心脏磁共振可准确评估心功能，明确是否存在心脏铁超载，T2* 水平期望值≥20 个 T2 值单位，当其 <10 个 T2 值单位表示有较高的心力衰竭风险。②血栓形成：高凝状态可能与暴露在受损红细胞表面的阴离子

磷脂的促凝作用有关，同时，慢性贫血可造成组织氧合能力差、体内促红细胞生成素升高，生成的无效红细胞也可使患者血液保持在高凝状态，增加血栓事件发生率。术前应评估包括中枢神经系统、肺、腹部血管、上下肢深静脉的血栓栓塞风险。③常规评估甲状腺功能、肝肾功能。④评估脊柱和气道情况：骨髓外造血可能会导致脊柱、颅骨和面部等多处骨骼改变，经典面部表现被称为"花栗鼠相"，包括额突、上颌扩张、鞍鼻和凹陷的颅顶，既可能增加气道处理的难度，也可能造成区域麻醉困难或无法实施。

麻醉经过：入室建立两条 18G 及一条 16G 静脉通道，给予体外加温毯保温，动脉穿刺置管行有创血压监测，床旁动脉血气分析示 Hb 132g/L。麻醉诱导前，静脉注射甲氧氯普胺 10mg，面罩吸氧 5 分钟后行快速顺序诱导，在可视喉镜辅助下顺利插入气管导管，随即手术开始。

**问题三：对于地中海贫血患者，不同 Hb 测值方法存在差异的原因是什么？**

手术当天，术前检验科血常规示 Hb 为 105g/L，随后将患者转入手术室，床旁桡动脉血气分析示 Hb132g/L，血常规和床旁动脉血气分析测得的 Hb 差值高达 27g/L。原因可能是，检验科血常规是直接测量 Hb，而床旁血气分析则是通过测量血细胞比容（Hct）间接测量 Hb。目前检验科血细胞分析仪多采用十二烷基硫酸钠测定，直接测得 Hb。而床旁血气分析仪是通过公式：Hb（g/L）＝Hct（%）× 0.34，计算得出 Hb，如果 Hct 结果存在偏差，则 Hb 也会存在偏差。虽然地中海贫血患者 Hb 降低，但骨髓增生活跃，RBC 计数可正常或增加，如通过床旁血气分析测得 Hct 推算 Hb，可能会使结果偏高。检验科血常规是诊断贫血最常用的方法，但检测不便且耗时较长，在产科大出血术中，常用床旁血气分析来测得 Hb。对于地中海贫血患者来说，床旁血气分析检出 Hb 可能偏高，检验科血常规 Hb 更准确，这类患者可在手术开始后，请检验科床旁抽血，急查血常规。

手术经过：手术医生打开腹膜后发现胎盘植入于子宫原切口瘢痕，麻醉医生立即取去白细胞悬浮红细胞 3U，手术开始 13 分钟后取出胎儿。胎盘娩出后，胎盘植入处肌层撕裂、质朽、活动性出血，出血汹涌，产科医生迅速捆绑子宫，给予缩宫素 10U 宫壁注射、卡贝缩宫素 100μg 静脉注射、卡

前列素氨丁三醇 250μg 宫壁注射、葡萄糖酸钙 1g 静脉滴注、氨甲环酸 1g 静脉滴注等处理。手术持续 149 分钟，术中出血 2 600ml，输入异体去白细胞悬浮红细胞 8U，新鲜冰冻血浆 600ml，纤维蛋白原浓缩物 2g。术中晶体液实入 1 550ml，胶体液实入 500ml，尿量 600ml。手术结束时检验科复查血常规和凝血功能：Hb 81g/L，PT 12 秒，APTT 25.2 秒，Fib 151mg/dl，TT 23 秒，其余检验结果大致正常。手术结束后顺利拔出气管导管，患者气道通畅，双肺呼吸音对称，血压 131/83mmHg，心率 99 次 /min，呼吸 20 次 /min，吸空气下脉搏血氧饱和度 98%。贫血貌，心律齐，各瓣膜区未闻及病理性杂音。术后转入重症监护病房。术后第 2 天 Hb 93g/L，凝血功能正常，脑钠肽正常。术后第 3 天 Hb 82g/L，转回普通病房，术后第 5 天顺利出院。

**问题四：慢性贫血患者术前如何备血，术中自体血液回收是否可行？**

对术前贫血患者，特别是预计剖宫产术中可能发生产后大出血的患者，术前应充分交叉配血备用，并适当增加红细胞备血比例。术中可实施自体血液回收，有利于减少异体血输注，在血红蛋白病的镰状细胞贫血或地中海贫血患者中也已成功实施，但安全性尚不确定，前者理论上有细胞镰状化加重的风险，后者理论上有溶血加重的风险，目前仍需进一步研究以明确利弊。在快速或严重失血而异体血取回不及时的情况下、交叉配血困难或患者拒绝输注异体血的情况下，建议术中先采取自体血液回收，适当降低回输速度，并对患者进行严密监测。

**问题五：慢性贫血患者产后大出血时的围手术期输血注意事项有哪些？**

美国疾病控制与预防中心（Centers for Disease Control and Prevention，CDC）对妊娠期贫血的定义，基于铁补充人群为：妊娠早期 Hb 和血细胞比容分别低于 110g/L 和 33%；妊娠中期分别低于 105g/L 和 32%，妊娠晚期分别低于 110g/L 和 33%。对于术前合并贫血的患者，基础 Hb 较低，对失血的耐受较差，可更早表现出心率加快、血压下降，应更加积极处理，及早进行红细胞输注，适当增加血液制品中红细胞的输注比例，且目标 Hb 还应考虑贫血类型及患者对贫血的耐受程度。妊娠期生理性贫血的患者，产后大出血的输血原则与其他患者无明显区别，如果患者术前能够耐受 Hb 70～80g/L，

患者自身氧供需能够实现平衡，70～80g/L 即为目标，但地中海贫血和镰状细胞贫血患者，妊娠期生理性贫血可能加重其症状，如存在持续性失血、产后大失血风险或伴有心肌缺血、补液无法缓解的直立性低血压、心动过速或静息时呼吸困难等贫血引起的症状时，可采用单纯输血方案使围手术期 Hb 维持在 100～110g/L。

**【内容要点】**

妊娠期贫血是全球性健康问题，严重危害母儿健康。最常见的原因是妊娠期生理性贫血和缺铁，少见的还有遗传性和其他获得性原因。而产后出血是一种急症，是全世界孕产妇死亡最常见的原因之一。妊娠期贫血的患者如合并产后出血，发生休克、凝血功能障碍、大出血的风险极高。因此，对于妊娠期贫血合并产后大出血的患者，围手术期管理要求更高，尤其值得关注。

**【关键点】**

1. 妊娠合并慢性贫血患者，剖宫产术前应尽量通过药物或输血纠正贫血。对地中海贫血等血红蛋白病患者，可使术前 Hb 维持在 100～110g/L。

2. 如果该类患者有产后大出血风险，术前应充分备血，术中一旦发生大出血，应更加积极输血，适当增加红细胞输注比例，维持心肌氧供需平衡。可使用自体血液回收技术减少异体血输注，但其安全性尚不确定，应适当降低回输速度，并对患者进行严密监测。

3. 对于地中海贫血患者，床旁血气分析测得的 Hb 可能偏高，围手术期应以检验科血常规检查结果为准。

4. 如果术前慢性贫血患者并发产后大出血，当患者存在持续性失血、血流动力学不稳定或其他症状时，应维持 Hb≥100g/L。出血减少或停止后，应根据患者对贫血的耐受程度决定血红蛋白的目标值。

（周文琴　张竞文）

---

### 参考文献

1. Anemia in Pregnancy: ACOG Practice Bulletin, Number 233. Obstet Gynecol, 2021, 138（2）: e55-e64.

2. ACOG Committee on Obstetrics. ACOG Practice Bulletin No. 78: hemoglobinopathies in pregnancy. Obstet Gynecol,

2007, 109 (1): 229-237.

3. BOU-FAKHREDIN R, TABBIKHA R, TAHER AT, et al. Emerging therapies in β-Thalassemia: towards a new era in management. Expert Opin Emerg Drugs, 2020, 25 (2): 113-122.

4. ESPER SA, WATERS JH. Intra-operative cell salvage: a fresh look at the indications and contraindications. Blood Transfus, 2011, 9 (2): 139-147.

5. CARSON JL, STANWORTH SJ, DENNIS JA, et al. Transfusion thresholds for guiding red blood cell transfusion. Cochrane Database Syst Rev, 2021, 12 (12): CD002042.

6. CARSON JL, BROOKS MM, ABBOTT JD, et al. Liberal versus restrictive transfusion thresholds for patients with symptomatic coronary artery disease. Am Heart J, 2013, 165 (6): 964-971.e1.

# 第二节　妊娠合并子宫破裂患者并发大出血的麻醉管理

## 【一般资料】

患者 38 岁。

主诉：停经 $36^{+4}$ 周，下腹痛 8 小时。

现病史：孕期不定期产检，孕 23 周后未再产检；现停经 $36^{+4}$ 周，8 小时前无诱因出现下腹痛，进行性加重 3 小时，急诊入院。

既往史：3 年前因"宫外孕"行"左侧输卵管切除术"，4 年前顺产 1 次，5 年前人工流产 1 次。

查体：体温 35.5℃，血压 75/40mmHg，心率 135 次/min，呼吸 24 次/min，脉搏血氧饱和度 95%。身高 157cm，体重 65kg。面色苍白，神志淡漠，侧卧位，阴道出血约 200ml。

辅助检查：急诊彩超显示子宫宫腔形态异常，左侧角部明显向外膨出，子宫破裂？宫内晚孕，单活胎；电子胎儿心率监护提示胎儿心动过缓（110 次/min）伴有晚期减速。

入院诊断：子宫破裂出血伴失血性休克；胎儿宫内窘迫；$G_4P_1$，孕 $36^{+4}$ 周待产。

急诊室治疗：开放 18G 静脉通道一条，输入乳酸林格液 700ml，急查血常规、凝血、肝肾功能、血型，并合去白细胞悬浮红细胞 4U。

## 【病案讨论】

术前访视：患者进行性下腹痛，彩超检查提示子宫破裂，由急诊室紧急推入手术室准备实施紧急剖宫产。入室时意识淡漠，常规生命体征监测，血压 70/30mmHg，心率 140 次/min，呼吸 22 次/min，氧饱和度 96%。胎心率 100 次/min 伴晚期减速。产科医生考虑孕妇子宫破裂并伴有大出血、失血性休克，需要紧急剖宫产。

问题一：子宫破裂的危险因素与临床表现有哪些？

子宫破裂（uterine rupture）是指非手术引起的子宫壁全层（包括子宫内膜、肌层和浆膜层）或非全层破裂。子宫破裂可以分为不完全破裂和完全破裂。不完全子宫破裂指不完全的或隐匿性子宫瘢痕处裂开，破裂未穿透子宫，浆膜层保持完整，此种情况一般出血少，无明显腹痛。完全子宫破裂指从子宫内膜到浆膜层全层裂开，子宫内容物（胎儿及其附属物）溢入腹腔，患者表现为突然发生的剧烈腹痛，伴有大出血（图 6-1）。

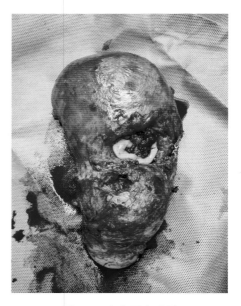

图 6-1　完全子宫破裂

子宫破裂总体发生率是 1/2 000。子宫破裂常见于瘢痕子宫，有剖宫产史的孕妇发生子宫破裂的概率为 0.3%～1%。子宫破裂风险与剖宫产子宫切口部位和类型相关（表 6-2）。

头盆不称、多产、缩宫素使用不当、胎盘早剥、先露异常、多次剖宫产史、无阴道分娩史、引产、难

表6-2　剖宫产切口类型与子宫破裂风险

| 切口类型 | 子宫破裂概率 |
| --- | --- |
| 古典式切口 | 2%～6% |
| T形或J形切口 | 2%～6% |
| 低位垂直切口 | 2% |
| 低位横切口 | 0.5%～1% |

产、超声检查显示子宫瘢痕较薄、多胎妊娠、巨大儿、剖宫产后感染、剖宫产切口单层缝合，以及妊娠间隔较短等情况均可导致子宫破裂风险增加。

子宫破裂后，母体和胎儿均会有不同的临床表现。33%～70%的子宫破裂患者会出现胎儿心动过缓，可伴有变异减速或晚期减速。母体的症状包括急性阴道出血、持续性腹痛或子宫压痛、子宫外形改变、宫缩消失、血尿与血流动力学不稳定。子宫破裂的严重后果包括围产儿死亡、新生儿缺氧缺血性脑病（hypoxic ischemic encephalopathy，HIE）、产妇大出血、子宫切除甚至死亡。

手术麻醉经过：患者入室后紧急开放2条16G静脉通路，持续输注去氧肾上腺素0.5μg/（kg·min）以维持患者血压，同时输入500ml羟乙基淀粉130/0.4氯化钠注射液和500ml乳酸林格液。立即实施紧急剖宫产流程。术野消毒铺巾后，静脉给予依托咪酯0.2mg/kg和琥珀胆碱1.5mg/kg后，顺利气管插管，2%七氟烷维持麻醉。手术随即开始，进入腹腔后发现大量积血，约2 500ml。3分钟后取出胎儿，新生儿1分钟Apgar评分7分，10分钟后评分10分。胎儿取出后，患者血压降为60/50mmHg，调整去氧肾上腺素静脉输注速度为0.75μg/（kg·min），立即输入去白细胞悬浮红细胞3U。动脉穿刺后血气分析显示：pH值7.112，$PaCO_2$ 42mmHg，$HCO_3^-$ 22.3mmol/L，BE −6mmol/L，$K^+$ 3.7mmol/L，$Na^+$ 133mmol/L，Hb 50g/L。再次取去白细胞悬浮红细胞3U，新鲜冰冻血浆600ml，同时给予纤维蛋白原浓缩物2.5g。马上调整去氧肾上腺素静脉持续输注速度为1μg/（kg·min）以维持血压。快速输入晶体液1 500ml，胶体液1 000ml后给予去白细胞悬浮红细胞3U，血浆400ml。10分钟后，手术野仍见严重出血，根据腹腔吸引和纱布初步评估此时失血已达3 500ml，血常规结果：Hb 40g/L，Hct 15%。凝血功能：PT 17.6秒，APTT 60.8秒，纤维蛋白原177mg/dl。外科医生决定切除子宫。继续

快速输注乳酸林格液1 000ml，去白细胞悬浮红细胞3U及新鲜冰冻血浆200ml。同时输注纤维蛋白原浓缩物2.5g纠正凝血功能。15分钟后，患者子宫仍未切除，此时出血已达5 000ml，动脉血气结果显示：pH值7.052，$PaCO_2$ 37mmHg，$HCO_3^-$ 19.5mmol/L，BE −9mmol/L，$K^+$ 5.7mmol/L，$Na^+$ 132mmol/L，Hb 60g/L。马上静脉给予5% $NaHCO_3$溶液100ml，同时继续输入去白细胞悬浮红细胞3U，新鲜冰冻血浆600ml、10U冷沉淀及晶体液1 000ml。10分钟后患者子宫被切除，无大范围出血。动脉血气结果显示：pH值7.134，$PaCO_2$ 38mmHg，BE −5，$HCO_3^-$ 23.3mmol/L，$K^+$ 4.6mmol/L，$Na^+$ 134mmol/L，Hb 70g/L。接着输入去白细胞悬浮红细胞1.5U，最后测得血红蛋白浓度83g/L。经过以上处理，患者血压维持于100～90/70～50mmHg，心率80～90次/min，尿量400ml。

问题二：子宫破裂患者大出血的特点及对策是什么？

子宫破裂大出血的特点：突发、快速大量出血，出血主要集中在腹腔，存在隐匿性。这类患者的出血通常具有突发性，救治物资的准备不充分，静脉通路未建立或口径与数量不够，不能满足大量输血输液要求。相应对策包括：在急诊和手术室内常规储备大口径静脉穿刺针、中心静脉穿刺包、输血输液加温装置、输液加压装置及保温毯等抢救物资。同时，定期对医护人员进行抢救物资使用方法的培训，增加其应用的熟练度。

这类患者的出血速度快、病情进展迅速。患者进入手术室时，通常表现为低血容量性休克或DIC状态，母亲与胎儿处于危险情况，这时应迅速启动院内三级预警，通知院内相关专家团队参与急救，寻求当地血库、产科急救管理办公室协助治疗。

另外，这类患者以出血量大，高浓度红细胞丢失为特征。患者因腹痛等紧急就医时，通常出血量已经很大，常处于产科大出血的第二阶段（血管外液扣押期）后期。此时应迅速协助外科止血，同时恢复患者血管内容量，提高血制品比例，纠正凝血功能和内环境紊乱。

这类患者的出血部位常在腹腔，具有隐匿性，不易察觉，对该疾病的早期诊断和出血量的准确评估造成很大困难。此时，应根据患者的生命体征及临床表现简单快速评估其出血量，休克指数（心率/收缩压）应作为有临床意义的参考指标。

**问题三：子宫破裂大出血救治时，如何准确评估患者出血量？**

子宫破裂患者出血迅猛，大量血液丢失后机体自身的容量代偿功能有限，无法及时补充血管内容量。如果没有及时进行液体复苏，此时患者的血红蛋白浓度很可能与出血前相差不大，甚至升高，是血液浓缩的假象。此时实验室检查血红蛋白浓度对评估出血量的意义不大。更有意义的指标是休克指数及临床表现。休克指数＝心率/收缩压，非妊娠状态下正常值为0.54～0.7，妊娠状态下正常值为0.7～0.9。休克指数与患者出血量有一定正相关性，根据患者的临床表现和休克指数评估出血量（见表2-1）。失血性休克分级对应的出血量和临床症状见表2-1 该患者入室后收缩压为70mmHg，心率140次/min，休克指数达到2。同时表现为神志淡漠，面色苍白，无尿，根据以上表格初步判断患者此时出血量可能已达到血容量的40%，也就是2 600～3 000ml。

**问题四：该例子宫破裂患者输血方案如何制订？**

这类患者出血量大，出血快且不可控，出血位置隐匿，血管内（循环）的血液常存在浓缩现象，血红蛋白不能准确评估出血量，术前也没有按计划交叉配血，往往存在取血速度慢等问题，故该类患者输血方案的制订存在一定难度，可按照以下原则制订输血策略：①优先输注去白细胞悬浮红细胞，输血比例可为出血量×60%。②早期补充凝血物质，血浆输入量为出血量×30%，由于获取时间较慢，可优先输入容易获取的纤维蛋白原浓缩物或富含纤维蛋白原的冷沉淀，必要时可输入凝血酶原复合物。③实际条件不足时，可考虑暂时不输注血小板。④根据患者的实际出血量、生命体征和实验室检查结果分次取血，避免输血过量及血源浪费。总之，按照去白细胞悬浮红细胞、纤维蛋白原浓缩物/冷沉淀、血浆、血小板和凝血酶原复合物的先后顺序制订输血方案（详见第四章）。具体的输血方案如表6-3所示。

对于该患者，按照6 000ml血容量计算，此时出血3 000ml，达到50%的血容量。去白细胞悬浮红细胞输注量应按照出血量×60%计算，即去白细胞悬浮红细胞（U）＝出血量（ml）×60%/200ml＝3 000ml×60%/200ml＝9（U）。纤维蛋白原浓缩物按照出血量×4g/5 000ml计算，也就是3 000ml×4g/5 000ml＝2.5g。如果选择冷沉淀则按照出血量×10U/5 000ml计算，也就是3 000ml×10U/5 000ml＝6U。血浆的用量按照出血量×30%＝3 000ml×30%＝900ml。白蛋白的用量为3 000ml×10g/2 000ml＝15g。

**后续情况：** 手术关腹时，患者的脉搏氧饱和度逐渐从100%降至92%，此时吸入氧浓度为50%。听诊双肺散在弥漫性湿啰音，肺部超声显示大量B线出现。初步考虑患者出现肺部毛细血管渗漏综合征，随即静脉推注呋塞米20mg，西地兰（毛花苷C）0.4mg，氢化可的松200mg静脉滴注。5分钟后，患者脉搏氧饱和度降至90%～85%，气管导管内出现大量粉红色泡沫样液体。立即采取负压吸引气管导管内液体、提高吸入氧浓度至80%维持脉搏氧饱和度达到95%以上，使用8cmH₂O呼气末正压（PEEP）及呋塞米20mg静脉推注等方式继续治疗。术毕，患者在有创呼吸支持下送至ICU继续治疗，2天后情况稳定，拔出气管导管，7天后出院。

**问题五：该例患者出现肺部毛细血管渗漏综合征的原因是什么？**

毛细血管渗漏综合征是一种突发的，可逆性的肺部毛细血管病变，血浆可迅速从血管渗入组织间隙，引起肺间质甚至肺泡水肿，是一种急性非免疫反应性肺损伤。该病以肺水肿、低氧血症、泡沫痰和高静水压为主要临床表现。导致大出血患者血管外肺水（肺间质、肺泡及细胞内的液体）增

表6-3　产科大出血输血方案

| 输注时机 | 输注血制品 | 输注量 |
| --- | --- | --- |
| 出血量>20%血容量 | 去白细胞悬浮红细胞 | 出血量×（40～60）% |
| 出血量>40%血容量 | 新鲜冰冻血浆 | 出血量×（20～30）% |
| 出血量>50%血容量 | 纤维蛋白原浓缩物 | 4～8g/5 000ml出血 |
| 出血量>50%血容量 | 冷沉淀 | 8～10U/5 000ml出血 |
| 出血量>50%血容量 | 白蛋白 | 10g/每新增1 000～2 000ml出血 |

加的具体机制有：白蛋白丢失过多，血管内胶体渗透压急剧下降，同时严重的缺血缺氧可引发毛细血管内皮损伤。随着肺泡毛细血管通透性增加、血管内大量血浆的丢失所致胶体渗透压的急剧降低、肺泡毛细血管静水压升高及肺间质静水压降低，肺部毛细血管内的体液迅速向血管外（肺间质、肺泡）渗漏。当肺间质液的增加量超过淋巴引流量时，即向肺泡附近弥漫，形成肺间质水肿。当液体通过肺泡屏障进入肺泡内时，即形成肺泡水肿。

问题六：术中如何发现及处理肺部毛细血管渗漏综合征？撤离呼吸机的时机是何时？

子宫破裂大出血患者是肺部毛细血管渗漏综合征（输血相关性循环高负荷肺水肿）的高危人群。通常，在输入血制品后 6 小时内，出现以下 3 种或 3 种以上情况则考虑肺部毛细血管渗漏综合征的诊断：①急性呼吸窘迫（呼吸困难、端坐呼吸、咳嗽）；②液体入量大于出量的治疗史；③脑钠肽（BNP）升高；④出现肺水肿的影像学表现；⑤左心衰竭；⑥中心静脉压升高。此外，这类患者术中应常规进行肺水肿监测，其中肺部超声是肺水肿的有效监测手段。肺部毛细血管渗漏综合征的治疗方法有限，缺少特异性的疗法，主要是对症处理，包括利尿、吸氧和有创呼吸支持。其中，机械正压通气是肺水肿的有效预防和治疗手段。

一般而言，当患者的动脉血 pH 值大于 7.25、吸入氧浓度（$FiO_2$）小于 50% 时能维持适当的动脉血氧分压（$PaO_2$）和动脉氧饱和度（$SpO_2$）、如 $PaO_2/FiO_2 > 150 \sim 200mmHg$，$SpO_2 > 90\%$，呼气末正压（PEEP）$\leqslant 5 \sim 8cmH_2O$。自主呼吸平稳、血流动力学稳定、没有心肺等重要器官严重病变时可以考虑撤离呼吸机。同时，吸气压力小于 $-25cmH_2O$、潮气量大于 5ml/kg、肺活量大于 10ml/kg、每分通气量小于 10L、呼吸频率 <35 次/min、浅快呼吸指数（呼吸频率/潮气量）小于 105 等呼吸参数也可以考虑作为撤机/拔管的指标。

另外，撤离呼吸机时还应考虑机械正压通气转变为自主呼吸前需要充分评估患者容量是否超负荷。对容量超负荷的患者应避免过早恢复自主呼吸，在利尿和呼气末正压（PEEP）治疗下逐渐恢复患者血管内容量。同时，对容量基本正常的患者恢复自主呼吸后也需要有足够的观察期，以评估血管外肺水渗出的严重程度和对氧气弥散功能的影响。

【内容要点】

子宫破裂大出血少见于产科临床实践，一旦出现将对母体和胎儿产生致命的威胁。多种原因可导致子宫破裂，多次剖宫产引起的子宫前壁瘢痕加之胎盘附着与丰富血供增加了孕妇子宫破裂的发病率和病死率。子宫破裂大出血通常具有突发性、快速性、隐匿性及血红蛋白丢失浓度高的特点，增加了救治难度。如何提高医护人员对子宫破裂大出血患者的早期识别；如何及时准确评估其失血量并制订合理的输血方案；如何避免严重的并发症、提高救治的效果、进而降低母婴的并发症与病死率是临床关注的重点。

【关键点】

1. 子宫破裂大出血具有突发性、快速性、隐匿性及丢失红细胞浓度高的特征。

2. 临床表现与休克指数在评估子宫破裂大出血患者出血量方面具有重要意义。

3. 子宫破裂大出血的输血策略。去白细胞悬浮红细胞优先输入；纤维蛋白原浓缩物或冷沉淀可以早期补充；降低获取时间较慢的血浆的输注总量（红细胞∶血浆 ＝2∶1）；血小板和凝血酶原复合物根据血库储备选择输或不输；根据患者的出血量、生命体征和实验室检查分次取血，避免输血过量及血源浪费。

4. 严重大出血患者容易出现肺毛细血管渗漏综合征表现，并导致肺部毛细血管内体液渗漏至血管外，最终发生肺间质水肿和肺泡水肿。这类患者应常规肺部超声监测血管外肺水。机械正压通气是肺水肿的有效预防和治疗手段。

（尚玉超　曾鹤琳）

参考文献

1. GABBE SG, NIEBYL JR, SIMPSON JL. 产科学：正常和异常妊娠. 7 版. 郑勤田，杨慧霞，陈敦金，等译. 北京：人民卫生出版社，2018：394.

2. American College of Surgeons. Advanced trauma life support for doctors-student course manual, 8th ed. Chicago, IL: Amer College of Surgeons, 2008.

3. Centers for Disease Control and Prevention. The National Healthcare Safety Network Manual: Biovigilance Component 2016.

4.　JOHN F BUTTERWORTH, DAVID C MACKEY, JOHN D WASNICK. 摩根临床麻醉学. 5 版. 王天龙, 刘进, 熊利泽, 译. 北京: 北京大学医学出版社, 2016: 927.

# 第三节　胎盘早剥并发大出血患者的麻醉管理

## 【一般资料】

患者, 39 岁。

主诉: 腹痛伴阴道流血 2 小时。

现病史: 孕期常规产检无特殊; 孕 37$^{+1}$ 周因产检发现血压升高转诊至笔者医院, 查血压 158/85mmHg, 口服拉贝洛尔控制血压, 血压波动在 128~141/70~82mmHg; 2 小时前在家中自觉腹痛, 阴道流液伴少量流血, 急诊入院。

既往史: 8 年前和 5 年前分别于外院足月阴道分娩两活婴, 人工流产 2 次, 无输血史, 无特殊病史。

查体: 身高 158cm, 体重 65.5kg, 体温 36.6℃, 血压 162/93mmHg, 心率 94 次 /min, 吸空气下脉搏血氧饱和度 98%。查体无特殊。

入院诊断: 脐带绕颈一周; 妊娠合并子痫前期; G$_5$P$_2$$^{+2}$, 39 周宫内孕, 头位单活胎待产。

## 【病案讨论】

患者自诉腹痛严重, 宫缩频繁, 查体宫口 3$^+$cm, 血性羊水, 胎心监护见延长减速、胎心率晚期减速, 立即通知手术室异常紧急剖宫产, 18:55 孕妇入手术室。

术前访视: 术前禁食、禁水时间 0.5 小时, 心率 92 次 /min, 血压 152/87mmHg, 未吸氧脉搏血氧饱和度 98%。张口度大于 3 指, 头颈活动度正常, 甲颏距离大于 6cm, Mallampati 分级为 Ⅱ级。心肺查体阴性。急诊实验室检查结果未出。

麻醉经过: 面罩吸氧 10L/min, 嘱患者深吸气 8 次后使用丙泊酚 150mg、琥珀胆碱 100mg, 快速顺序诱导, 19:01 在可视喉镜辅助下顺利插入 6.5 号气管导管, 导管深度距门齿 22cm, 气管导管固定后静脉给予顺式阿曲库铵 5mg。胎儿娩出后静脉给予咪达唑仑 2mg, 舒芬太尼 15μg, 2%~3% 七氟烷维持麻醉。

手术经过: 手术开始 2 分钟后 (19:03) 取出胎

儿, 新生儿 1、5、10 分钟 Apgar 评分分别为 8、10、10 分, 并发现胎盘早剥, 胎盘剥离面积超过 1/3, 该处胎盘增厚、浸血, 对应子面胎盘可见胎膜下多处积血, 子宫肌壁间积血。胎盘娩出后, 予以麦角新碱 0.2mg 肌内注射、卡贝缩宫素 100μg 静脉注射、益母草注射液 2ml 宫壁注射, 子宫收缩稍差, 卡前列素氨丁三醇 250μg 肌内注射、葡萄糖酸钙 1g 静脉滴注, 子宫收缩好转, 此时失血 400ml。

**问题一: 胎盘早剥的危险因素有哪些?**

胎盘早剥 (placental abruption) 是指妊娠 20 周后或分娩期, 胎盘在胎儿娩出前部分或全部从子宫内膜的子宫基底蜕膜分离。胎盘 - 子宫接触面积减少, 降低了气体交换, 可导致胎儿窘迫和 / 或胎儿窒息。胎盘早剥属于妊娠晚期严重并发症, 且发生率随孕妇年龄和产次增加而增加, 疾病发展迅速, 可危及母儿生命。胎盘早剥的高危因素如表 6-4 所示, 子痫前期是胎盘早剥最常见的风险因素, 发生率达 50%。本例孕妇并存子痫前期、高龄多产两个危险因素。

**问题二: 胎盘早剥的临床表现及对母胎危害有哪些?**

胎盘早剥的典型症状包括阴道出血、腹痛、频繁宫缩和子宫压痛。胎盘早剥按病理分为三种类型, 包括显性剥离或外出血、隐性剥离或内出血、混合性剥离。无法解释的孕产妇低血压不伴阴道出血是隐匿性胎盘早剥的主要特点。本例孕妇表现为剧烈腹痛、频繁宫缩、血性羊水等典型症状, 胎盘早剥诊断明确。

胎盘早剥对母体的影响主要取决于严重程度, 而对胎儿的影响则取决于剥离的严重程度和发生时的胎龄。根据病情严重程度可将胎盘早剥分为 Ⅲ度, 结合《胎盘早剥的临床诊断与处理规范》中胎盘早剥分级的临床特征, 总结胎盘早剥的临床表现及对母胎的危害, 如表 6-5 所示。

子宫胎盘卒中 (uteroplacental apoplexy) 为重型胎盘早剥, 胎盘早剥发生内出血时, 胎盘后血肿的压力加大, 血液向子宫渗透入浆膜层, 表现为紫蓝色斑块 (图 6-2)。

手术经过: 手术部位渗血, 考虑凝血功能异常, 急诊复查血常规和凝血功能。此时患者血压 98/62mmHg, 心率 110 次 /min, 开放多通道补液, 紧急桡动脉动脉置管, 连续有创动脉压监测, 血气分析, 充气保温毯保温。检验结果示患者已发生

表 6-4　胎盘早剥的危险因素

| 分类 | 机制 | 病因 |
| --- | --- | --- |
| 血管病变 | 底蜕膜螺旋小动脉痉挛硬化，远端毛细血管缺血坏死并断裂出血，形成胎盘后血肿 | 妊娠高血压、慢性高血压、慢性肾脏疾病、全身血管病变 |
| 机械性因素 | 子宫受挤压牵拉诱发胎盘早剥 | 外伤、羊膜腔穿刺、脐带牵引、外倒转术、双胎分娩出第一胎或羊水过多破膜后子宫内压力骤减 |
| 子宫静脉压力升高 | 下腔静脉回流受阻，子宫静脉淤血，导致蜕膜静脉床淤血或破裂 | 长时间仰卧位 |
| 其他危险因素 | / | 高龄多产妇、辅助生殖技术、吸烟、可卡因滥用、胎膜早破、绒毛膜羊膜炎、孕早期出血史、流产史 |

表 6-5　胎盘早剥分度及对母胎的危害

| 分度 | 剥离面积 | 临床表现 | 查体 | 母胎危害 |
| --- | --- | --- | --- | --- |
| Ⅰ度 | 小 | 无临床症状或轻微腹痛 | 子宫软，大小同孕周相符，胎心率正常 | 产妇无休克<br>无胎儿窘迫发生 |
| Ⅱ度 | 1/3 左右 | 突发的持续性腹痛或腰背痛，无阴道流血或流血量不多，贫血程度与阴道流血量不相符 | 子宫大于孕周，宫底随胎盘后血肿增大而升高，胎盘附着处压痛明显，宫缩有间歇 | 产妇可无休克<br>有胎儿窘迫发生 |
| Ⅲ度* | 超过 1/2 | 恶心、呕吐、面色苍白、血压下降、脉搏细数等休克症状 | 子宫强直收缩，硬如板状 | 胎儿窘迫 / 死亡<br>产妇发生弥散性血管内凝血、失血性休克、酸碱电解质紊乱、急性肾衰竭、产后出血 |

注：*Ⅲ度胎盘早剥中伴凝血功能障碍为Ⅲa，不伴凝血功能障碍为Ⅲb。

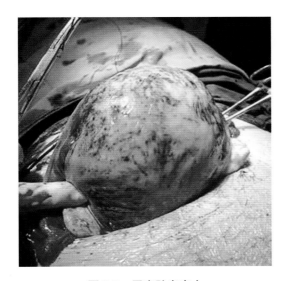

图 6-2　子宫胎盘卒中

DIC。予以纤维蛋白原浓缩物、去白细胞悬浮红细胞、新鲜冰冻血浆、冷沉淀、血小板，间断给予呋塞米减轻容量负荷，碳酸氢钠纠正酸中毒，纠正低钙及高钾血症，卡前列素氨丁三醇促宫缩，血浆管捆

绑子宫下段，多个补丁缝合子宫前后壁，结扎双侧子宫动脉，出血逐渐控制，逐层关腹后带管送重症监护室。

手术持续时间 1 小时 32 分钟，失血 680ml，输入晶体液 2 500ml，胶体液 500ml，尿量 50ml。去白细胞悬浮红细胞 3U、新鲜冰冻血浆 800ml、纤维蛋白原浓缩物 8g、血小板 1U。实验室检查及血制品输注情况、血气分析及围手术期酸碱电解质纠正情况见表 6-6。

问题三：胎盘早剥引起 DIC 的机制是什么？

DIC 是凝血系统不受控制广泛激活的结果，导致病理性纤维蛋白沉积和消耗性凝血病。产科 DIC 会给母胎带来一系列问题，胎儿窘迫导致的紧急剖宫产、无法控制的严重出血、多器官衰竭及母胎死亡。胎盘早剥是产科 DIC 的主要原因之一。不同于大出血患者液体复苏后的稀释性凝血障碍，胎盘早剥出血量更低，且 DIC 更严重，尤其继发胎儿死亡时，死胎释放凝血活酶样物质可导致严重 DIC。

表 6-6　此例胎盘早剥患者纠正凝血功能障碍及内环境紊乱情况

| 项目 | 术中<br>出血 400ml | 术毕<br>出血共 680ml | 术后 1 小时 |
|---|---|---|---|
| PT/ 秒 | >150.0 | 15.4 | 14.9 |
| APTT/ 秒 | 75.2 | 32.9 | 31.4 |
| FIG/mg·dl$^{-1}$ | <50 | 152 | 280 |
| TT/ 秒 | >150.0 | 22.6 | 19.7 |
| D- 二聚体 /mg·L$^{-1}$ | >40.00 | >40.00 | >40.00 |
| FDP/μg·ml$^{-1}$ | >999.00 | 888.70 | 801.90 |
| 抗凝血酶Ⅲ/% | 49 | 53 | 52 |
| 血小板 /×10$^9$·L$^{-1}$ | 100 | 57 | 46 |
| pH 值 | 7.292 | 7.267 | 7.383 |
| BE/mmol·L$^{-1}$ | −11.2 | −4 | −4 |
| K$^+$/mmol·L$^{-1}$ | 5.4 | 7.1 | 7.8 |
| Ca$^{2+}$/mmol·L$^{-1}$ | 1.09 | 0.96 | 0.81 |
| Hct | 25% | 15% | 17% |
| Hb/g·L$^{-1}$ | 80 | 51 | 55 |
| 血制品输注 | 已输入 3U 悬浮红细胞<br>纤维蛋白原浓缩物 8g | 血浆 800ml | 血小板 1U |
| 纠正内环境 | 葡萄糖酸钙 1g 静脉推注 | 葡萄糖酸钙 1g 静脉推注<br>10% 葡萄糖 500ml＋胰岛素 16U 静脉滴注<br>呋塞米 20mg 静脉推注<br>碳酸氢钠 100ml 静脉滴注 | 葡萄糖酸钙 1g 静脉推注 |

正常妊娠期间，合胞滋养层细胞获得了内皮细胞样特性，强烈表达组织因子。当胎盘早剥滋养层完整性被破坏，大量组织因子释放并引起凝血抗凝级联反应（图 6-3）。组织因子激活外源性凝血途径释放凝血酶，使纤维蛋白原转化为纤维蛋白，并激活血小板，从而引起大量血管内凝血导致凝血酶和血小板的消耗，大量微血栓阻塞了微循环、破坏重要器官的关键血供。同时，次级纤维蛋白溶解出现，降解多余的纤维蛋白。实验室检查表现为 PT、APTT、TT 延长，FDP 增加，血小板和纤维蛋白原减少。血栓弹力图受纤维蛋白原水平影响，可能出现 K 时间增加（正常 2～4 分钟）和 α 角减小（正常 50°～70°），可以帮助早期诊断纤溶活性增加。

问题四：胎盘早剥凝血功能治疗要点是什么？

DIC 是胎盘早剥的严重并发症，治疗关键是立即终止妊娠移除胎盘，动态监测凝血功能，阻止促凝物质继续进入母体血液循环，同时补充血容量及凝血因子（表 6-7）。

胎盘早剥的患者存在凝血功能与失血量不相符的情况，容量补充和血制品治疗需要提高凝血因子输注比例，同时减少晶体液、胶体液的输注。在消耗性凝血障碍的情况下，需要快速给予新鲜冰冻血浆、纤维蛋白原浓缩物或冷沉淀，缓慢补充可能导致凝血因子负平衡，不能有效缓解 DIC。每 4g 纤维蛋白原浓缩物可提高血纤维蛋白原 100mg/dl，使新鲜冰冻血浆使用量减少，避免循环超负荷。冷沉淀具有较高浓度的纤维蛋白原，1U（10～15ml）冷沉淀可提高血浆纤维蛋白原 6～7mg/dl。新鲜冰冻血浆含大量凝血因子，1L 新鲜冰冻血浆中含纤维蛋白原 3g，且可将 V、Ⅷ因子提高到最低有效水平。但快速输注新鲜冰冻血浆时，需警惕无症状（SpO$_2$≤95%）或症状性肺水肿。当血小板低于 50×10$^9$/L，需输注血小板。如已输注足量新鲜冰冻血浆、冷沉淀和血小板，但未能止血者也可考虑给予重组活化因子Ⅶ。

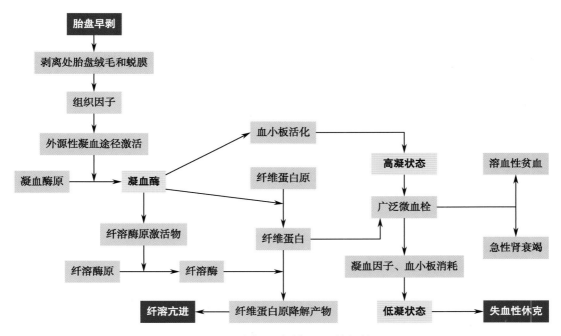

图 6-3　胎盘早剥引起 DIC 的机制

表 6-7　胎盘早剥凝血功能障碍的血制品治疗方案

| 血制品 | 治疗阈值 | 剂量 |
| --- | --- | --- |
| 纤维蛋白原浓缩物 | 纤维蛋白原 <200mg/dl | 3～6g |
| 冷沉淀 | 纤维蛋白原 <200mg/dl | 0.1～0.2U/kg |
| 新鲜冰冻血浆 | PT/APTT > 1.5 倍正常值 | 15～30ml/kg |
| 血小板 | 50×10⁹/L | 1U 机采血小板 |
| 悬浮红细胞 | 80g/L | 2U 悬浮红细胞可提高 10g/L |

本例孕妇血红蛋白浓度与出血量不相符，考虑存在微血管病性溶血性贫血。受损的微小血管因纤维蛋白沉积、血栓形成或其他因素而使管径狭窄，在血液循环的压力作用下红细胞强行通过微小血管或阻挂在纤维蛋白丝上而被压碎和割裂，遂发生血管内溶血，同时伴有血小板和纤维蛋白原的大量消耗。微血管病性溶血性贫血与凝血功能障碍形成恶性循环，因此还需要输注悬浮红细胞以保持足够的血红蛋白浓度，保证组织氧供。

活动性出血阶段时，应用肝素可加重出血，不作为临床常规。当消耗的凝血因子获得充分的替代治疗后，肝素抗凝可谨慎用于 DIC 高凝阶段及不能直接去除病因者。若病因已去除，DIC 处于纤溶亢进阶段，氨甲环酸可及早输注，竞争性阻断纤溶酶原与纤维蛋白结合。

问题五：胎盘早剥的围手术期管理要点是什么？

胎盘早剥诊断的确立和终止妊娠的时间决定了母胎预后，胎盘早剥孕妇的麻醉管理应根据胎儿分娩的紧迫性、必要性和胎盘剥离程度做出选择，包括区域阻滞和全身麻醉两种麻醉方式。

胎盘早剥终止妊娠的方式通常为急诊剖宫产，简短有效的术前访视显得尤为重要。术前访视应同时关注母体和胎儿，胎儿的因素包括：①胎儿是否有宫内窘迫（根据胎心监护及胎儿生物物理评分综合评定）；②胎儿是否已经发生死胎；③预计胎盘的剥离面积。母体的因素包括：①母体是否有明确的凝血功能异常或者 DIC；②母体是否有活动性出血；③母体是否已经发生休克；④其他麻醉常规术前访视的关注点：有无困难气道、是否饱胃、椎管内穿刺有无禁忌证。

根据母体和胎儿的综合情况选择区域阻滞或全身麻醉，同时应在剖宫产管理时做好以下准备：①建立大口径静脉通道、血型测定和交叉配血；②保温及监测血气分析；③进行动态 DIC 筛查；④必要时进行桡动脉穿刺置管测定有创动脉压；⑤必要时准备血液回收相关设备，准备快速输液做好大出血预案，特别是凝血物质输注的方案。

【内容要点】

胎盘早剥全球发生率约为 1%，产妇围产期死亡率估计为 12%，胎儿死亡率高达 20%～40%。产妇围产期风险包括产科出血、需要输血、紧急子宫切除术、DIC、肾功能衰竭甚至产妇死亡。胎盘早剥相关产妇的围产期风险取决于胎盘早剥的严重程度。麻醉管理也基于胎盘早剥等严重程度，以及产妇和胎儿的状况。特别是胎盘早剥合并 DIC 的患者，麻醉医生应与产科、检验科、输血科、重症科、新生儿科等医生合作处理。

## 【关键点】

1. 麻醉医生对胎盘早剥患者病情危急程度应该有正确的认识和警惕性。产妇的临床表现可能掩盖病情的严重程度。

2. 备足血源，畅通取血途径。

3. 胎盘早剥容易导致早期凝血物质大量消耗，凝血指标异常与出血不相符，迅速发展为 DIC，后期因凝血功能异常导致大出血。

4. 密切关注出血量和凝血功能变化，及早识别 DIC 及与 DIC 相关的微血管病性溶血及肾功能衰竭。

5. 术中积极纠正低血容量和凝血功能障碍，提高凝血因子输注的比例。

（吴　兰　康焱茗）

### 参考文献

1. MAYA S SURESH，B SCOTT SEGAL，ROANNEL PRESTON. 施耐德产科麻醉学. 5 版. 熊利泽，董海龙，路志红，译. 北京：科学出版社，2018：283-285.

2. CURTIS L. BAYSINGER，BRENDA A. BUCKLIN，DAVID R GAMBLING. 产科麻醉学. 2 版. 陈新忠，黄绍强，译. 北京：中国科学技术出版社，2020：307-309.

3. 中华医学会妇产科学分会产科学组. 胎盘早剥的临床诊断与处理规范. 中华妇产科杂志，2012，47（12）：957-958.

4. LEVI M. Pathogenesis and management of peripartum coagulopathic calamities（disseminated intravascular coagulation and amniotic fluid embolism）. Thromb Res，2013，131 Suppl 1：S32- S 34.

5. TIKKANEN M. Placental abruption: epidemiology, risk factors and consequences. Acta Obstet Gynecol Scand，2011，90（2）：140-149.

6. EREZ O，MASTROLIA SA，THACHIL J. Disseminated intravascular coagulation in pregnancy: insights in pathophysiology, diagnosis and management. Am J Obstet Gynecol，2015，213（4）：452-463.

7. TAKEDA J，TAKEDA S. Management of disseminated intravascular coagulation associated with placental abruption and measures to improve outcomes. Obstet Gynecol Sci，2019，62（5）：299-306.

## 第四节　羊水栓塞并发大出血患者的麻醉管理

### 【一般资料】

患者，29 岁。

主诉：停经 $37^{+5}$ 周，下腹不规律疼痛 9 小时。

现病史：本次为计划怀孕，孕 12 周建卡，定期规律产检，其余病史无特殊；9 小时前患者无明显诱因出现不规律下腹疼痛，伴有腹部发紧，不伴有阴道流血流液。

既往史：既往体健，无特殊。

查体：身高 164cm，体重 74kg，体温 36.5℃，血压 120/78mmHg，心率 70 次 /min，吸空气下血氧饱和度 98%。余查体无明显异常。专科检查可扪及不规律宫缩，监测胎心正常，阴道无流血流液。

辅助检查：入院查血常规 Hb 131g/L，WBC 8.5×$10^9$/L，PLT 234×$10^9$/L。凝血功能检查 PT 10.3 秒，APTT 28.6 秒，Fib 376mg/dl。肝功能、肾功能、电解质检查未见明显异常。心电图及心脏彩超未见明显异常。

入院诊断：$G_3P_1^{+1}$，$37^{+5}$ 周宫内孕，头位单活胎先兆临产。

### 【病案讨论】

患者入院后给予地诺前列酮催产后有不规律宫缩，转运至分娩间行阴道检查，检查期间突然感到剧烈腹痛、呼吸困难，随之抽搐并意识丧失。产科医生初步考虑子痫发作，立即给予面罩球囊正压通气辅助呼吸，同时静脉输注硫酸镁，但患者的血压、心率、氧饱和度持续下降不能维持，血压最低降至 62/35mmHg，心率 54 次 /min，血氧饱和度降至 75%，胎心监测显示胎儿宫内窘迫，立即床旁气管插管并转运至手术室在全身麻醉下行紧急剖宫产。

入手术室后开放多个静脉通道，建立有创动脉监测，静脉持续泵注去甲肾上腺素维持血压。

手术开始时护士注意到患者手臂静脉穿刺处有持续渗血，5分钟内剖出一活胎，新生儿1分钟和5分钟Apgar评分分别为4分和6分，气管插管后转入新生儿ICU。取出胎儿后，患者心搏骤停，立刻实施胸外心脏按压，静脉注射肾上腺素1mg，两个循环胸外心脏按压之后显示心室颤动心律，予以除颤，经过持续的胸外心脏按压及两次除颤之后患者恢复了窦性心律。考虑患者在分娩期间突发意识障碍、低血压、低血氧饱和度、心搏骤停，产科医生高度怀疑发生羊水栓塞。此时立即给予静脉注射阿托品1mg＋格拉斯琼6mg＋氯诺昔康8mg，氨甲环酸1g，并且抽血急查血常规及凝血功能。多巴酚丁胺、去甲肾上腺素持续泵注维持血压至80～95mmHg/50～60mmHg。经检查发现子宫切口和宫腔内大量出血，止血困难，检验结果证实了存在严重的凝血功能障碍（PT＞150秒，APTT＞300秒，纤维蛋白原＜50mg/dl），但血

红蛋白（123g/L）和血小板（120×10$^9$/L）水平还没有明显降低。综合患者在分娩期间突发意识障碍、低血压、低血氧饱和度、心搏骤停合并凝血功能障碍，在排除其他可能的诊断后诊断为羊水栓塞。立即实施羊水栓塞输血方案（依次输注氨甲环酸、纤维蛋白原浓缩物、冷沉淀、去白细胞悬浮红细胞、新鲜冰冻血浆等血液制品），使用血液回收机回收血液，同时严密监测凝血功能。患者术中持续大出血，止血困难，行子宫切除术。实验室检查、血液制品及其他药品输注情况见表6-8。

手术持续329分钟，失血量约为13 950ml，其中自体血回收5 500ml。患者共输入30U去白细胞悬浮红细胞，10g纤维蛋白原浓缩物，31U冷沉淀，3 300ml新鲜冷冻血浆，800U凝血酶原复合物，5U血小板，自体血回输2 950ml。最终患者凝血功能障碍得以纠正，术后转至ICU。60天和90天随访母婴均没有明显的并发症和实验室检查异常。

表6-8　不同时间点患者的实验室检查、血液制品及药品输注情况

| 时间 | Hb/g·L$^{-1}$ | PLT（10$^9$/L） | PT/秒 | APTT/秒 | 纤维蛋白原/mg·dl$^{-1}$ | 治疗 |
|---|---|---|---|---|---|---|
| 入院 | 130 | 232 | 10.4 | 27.6 | 379 | |
| 考虑羊水栓塞0.5小时后 | 122 | 119 | ＞150 | ＞300 | ＜50 | 1g氨甲环酸静脉推注<br>1g葡萄糖酸钙静脉推注<br>4g纤维蛋白原浓缩物静脉输注<br>800U凝血酶原复合物静脉输注<br>6U悬浮红细胞静脉输注<br>250ml（5%）NaHCO$_3$静脉滴注<br>多巴酚丁胺持续静脉泵注<br>去甲肾上腺素持续静脉泵注 |
| 1小时后 | 63 | 109 | ＞150 | ＞300 | ＜50 | 15U悬浮红细胞静脉输注<br>1 900ml新鲜冰冻血浆静脉输注<br>17U冷沉淀静脉输注<br>4g葡萄糖酸钙静脉推注<br>2U/h胰岛素持续静脉泵注<br>多巴酚丁胺持续静脉泵注<br>去甲肾上腺素持续静脉泵注 |
| 2小时后 | 73 | 36 | 16.1 | 82 | 131 | 9U悬浮红细胞静脉输注<br>1 000ml新鲜冰冻血浆静脉输注<br>4g纤维蛋白原浓缩物静脉输注<br>14U冷沉淀静脉输注<br>4U血小板静脉输注<br>2g葡萄糖酸钙静脉推注<br>250ml（5%）NaHCO$_3$静脉滴注<br>多巴酚丁胺持续静脉泵注<br>去甲肾上腺素持续静脉泵注 |

续表

| 时间 | Hb/g·L$^{-1}$ | PLT($10^9$/L) | PT/秒 | APTT/秒 | 纤维蛋白原/mg·dl$^{-1}$ | 治疗 |
|---|---|---|---|---|---|---|
| 3小时后 | 96 | 86 | 14.5 | 57.3 | 184 | 400ml 新鲜冰冻血浆静脉输注<br>2g 纤维蛋白原浓缩物静脉输注<br>1U 血小板静脉输注<br>3g 葡萄糖酸钙静脉推注<br>10mg 呋塞米静脉推注 |
| 5小时后 | 124 | 103 | 15.6 | 44.4 | 211 | 转入ICU |

**问题一：羊水栓塞患者凝血功能障碍的特点有哪些？**

大部分羊水栓塞患者存在凝血功能障碍，发生率高达83%以上。一些循环崩溃的患者虽然成功地实施了心肺复苏，但仍然死于凝血功能障碍。凝血功能障碍可在心血管系统异常后出现，也可为首发表现。通常表现为胎儿娩出后无原因的、即刻大量产后出血，且为不凝血，以及全身皮肤黏膜出血、血尿、消化道出血、手术切口及静脉穿刺点出血等表现。该患者手术初始静脉穿刺处有持续渗血，但腹腔内没有明显出血。关闭子宫后行腹部探查，发现肝脏裂伤并有活动性出血，且为不凝血。虽然此时出血量较少，但是实验室检查已经提示有严重的凝血功能障碍（PT及APTT显著延长，纤维蛋白原显著下降，血小板较术前下降一半）。随后出血量猛增，总出血量逾万毫升。

一旦怀疑羊水栓塞应尽早监测出血量及凝血功能，即使早期没有显著的出血，但凝血功能紊乱已经发生，检验科应每半小时至1小时抽血送检一次。监测内容根据自身医疗机构的条件，包括血栓弹力图或者凝血常规（关注PT、APTT水平及纤维蛋白原的量），D-二聚体的含量（关注有无纤维溶解亢进），以及血常规（关注血红蛋白及血小板水平）。

**问题二：羊水栓塞患者大出血时最佳输血方案是什么？**

根据文献报道分析，羊水栓塞的患者早期就有显著的急性纤维蛋白生成障碍＋纤维蛋白溶解亢进＋低纤维蛋白血症。表现为纤维蛋白原水平显著下降，抗纤维蛋白原水平增高，说明纤维蛋白生成障碍是后天获得的而不是先天的。从该患者的实验室检查结果来看，的确在早期已出现了显著的纤维蛋白原下降，并且持续了很长时间。应早期应用纤维蛋白原浓缩物／冷沉淀提高纤维蛋白原的水平，保持纤维蛋白原高于200mg/dl。虽

然指南并未推荐输入凝血酶原复合物，但是如果存在凝血瀑布反应上游凝血物质严重缺乏，将明显影响下游纤维蛋白原转变为纤维蛋白，因此，在极端情况下可因其获取和输入的便捷性考虑输入。羊水栓塞患者早期存在肺动脉高压与右心衰竭，过多的容量会加重右心衰竭，因此，与新鲜冰冻血浆相比，使用容量小且含量高的纤维蛋白原浓缩物／冷沉淀纠正低纤维蛋白原更优。

羊水栓塞凝血功能障碍的早期D-二聚体水平极高，与显著的纤维蛋白溶解一致，此时使用抗纤维溶解药物（比如氨甲环酸）是大有益处的。

随着出血量的增加，各种凝血因子、血小板含量及血红蛋白显著下降，此时应积极启动大出血输血方案。提倡使用1:1:1的红细胞、新鲜冷冻血浆和血小板进行止血复苏。使用血栓弹力图动态监测凝血功能的变化，目标导向输注血液制品。

避免使用过多的晶体液和胶体液，过多的晶、胶体液可影响凝血功能，还会加重右心衰竭。

**问题三：羊水栓塞患者维持血流动力学稳定策略有哪些？**

羊水栓塞患者早期容易出现肺动脉压力升高、右心衰竭、外周循环功能紊乱的情况，可以借助床旁经胸超声鉴别诊断。典型的超声表现为膨胀的、动力不足的右心及室间隔移位，且出现心室基底段扩张，舒张末期右心室:左心室比率＞1，或短轴视图中D形的室壁。或者在收缩期和舒张期心尖四腔切面上出现右心室游离壁活动减弱或消失，而心尖部收缩过度的现象，称为"McConnell征"。

羊水栓塞的患者应避免输入大量液体加重右心衰竭，同时联合使用强心、舒张肺动脉及收缩体循环血管的药物维持血流动力学稳定（表6-9）。如心肺复苏时间长或者发生难治性心力衰竭则考虑使用体外膜肺氧合（extracorporeal membrane oxygenation，ECMO）。

表6-9　处理羊水栓塞患者肺动脉高压和
右心衰竭的策略及药物

| |
| --- |
| 尽早使用 AOK 合剂：阿托品 1mg＋昂丹司琼 8mg＋酮咯酸 30mg 静脉推注<br>考虑行超声心动检查（经胸或经食管） |
| 避免液体超负荷 |
| 必要时给予血管活性药物：<br>　如去甲肾上腺素 0.05～3.30μg/（kg·min）静脉泵注 |
| 必要时给予正性肌力药物：<br>　如多巴酚丁胺 2.5～5.0μg/（kg·min）静脉泵注<br>　或米力农 0.25～0.75μg/（kg·min）静脉泵注 |
| 必要时给予肺血管扩张剂：<br>　吸入一氧化氮 5～40ppm，或<br>　吸入依前列醇 10～50ng/（kg·min），或<br>　经中心静脉持续泵注依前列醇 1～2ng/（kg·min），或<br>　口服西地那非 20mg |
| 如果心肺复苏时间长，或发生难治性右心衰竭，考虑体外膜肺氧合<br>撤机后维持氧饱和度 94%～98% |

**问题四：为什么要静脉注射阿托品、格拉司琼及氯诺昔康？**

根据个案报道，羊水栓塞的患者使用 AOK 合剂进行救治取得了良好的效果。阿托品（A-atropine），阻断胆碱能受体；昂丹司琼（O-ondansetron），高选择性阻断 5- 羟色胺受体。因为肺和心脏迷走神经末梢释放的神经递质中有 50% 是通过与 5- 羟色胺能受体结合发挥生物学效应，所以昂丹司琼阻断 5- 羟色胺受体，阿托品阻滞胆碱受体，共同抑制迷走神经反射所致的肺血管和支气管痉挛。另外，昂丹司琼还可通过阻断 5- 羟色胺通道调节血清素效应。酮咯酸（K-ketorolac）是一种非甾体抗炎药，主要通过抑制环氧化酶（COX）的活性，减少前列腺素合成，从而发挥抗炎作用，同时可以减少血栓素的生成，而羊水栓塞患者血栓素的释放会引起弥散性血管内凝血的发生。根据个案报道，AOK 合剂使用的是阿托品 1mg＋昂丹司琼 8mg＋酮咯酸 30mg 的配方，格拉司琼和昂丹司琼同属 5- 羟色胺受体阻滞剂，氯诺昔康和酮咯酸同属非甾体抗炎药，故本病例使用阿托品 1mg＋格拉司琼 6mg＋氯诺昔康 8mg 的配方替代。

**问题五：羊水栓塞患者大出血时能使用自体血回收吗？**

可以使用。滋养层组织、α- 胎蛋白和组织因子是一种凝血启动剂，会导致凝血功能障碍，这些物质在羊水栓塞患者中浓度升高，但是血液回收装置可以有效过滤这些物质。另外，在术中使用两套吸引装置，一套用于抽吸羊水及残余的胎盘组织，另一套用于吸引丢失的血液，血液回收吸引装置在胎儿及胎盘娩出后再使用，输注回收血液时使用白细胞过滤器，增加了血液回收装置的安全性。

## 【内容要点】

羊水栓塞是产科特有的罕见并发症，起病急骤、病情凶险，可导致母儿残疾甚至死亡等严重的不良结局。羊水栓塞往往伴随着凝血功能障碍的发生，可以是首发症状也可以在心血管系统异常后出现，表现为早期纤维蛋白原含量显著下降，迅速进入 DIC 状态。患者容易出现肺动脉压力升高、右心衰竭，进而表现为严重低血压、低氧血症、晕厥甚至心搏骤停等一系列临床表现。由于早期凝血功能监测结果获取的滞后性，常导致羊水栓塞识别困难、处理延误，并进一步导致继发于凝血功能障碍的难治性产后出血，成为临床治疗中的一大挑战。

## 【关键点】

1. 羊水栓塞患者最好每半小时至 1 小时核对出血量并抽血送检一次。

2. 早期应用纤维蛋白原浓缩物 / 冷沉淀补充纤维蛋白原优于新鲜冰冻血浆，可避免增加右心负荷。

3. 早期应用抗纤溶药物。

4. 随着出血量的增加，可启动大出血输血方案。

5. 可以借助床旁超声进行鉴别诊断，避免早期输入大量液体加重右心衰竭，同时联合使用强心、舒张肺动脉及缩血管的药物维持血流动力学稳定。

6. AOK 合剂可作为有益的尝试。

7. 羊水栓塞患者大出血时使用血液回收机是安全的。

（熊娅琴　韩学广）

━━━━━━━━　参考文献　━━━━━━━━

1. PACHECO LD, SAADE G, HANKINS GD, et al. Society for Maternal-Fetal Medicine（SMFM）. Amniotic fluid embolism: diagnosis and management. Am J Obstet Gynecol, 2016, 215（2）: B16-B24.

2. CLARK SL. Amniotic fluid embolism. Obstet Gynecol，2014，123（2 Pt 1）：337-348.

3. 中华医学会妇产科学分会产科学组. 羊水栓塞临床诊断与处理专家共识（2018）. 中华妇产科杂志，2018，53（12）：831-835.

4. SHAMSHIRSAZ AA，CLARK SL. Amniotic Fluid Embolism. Obstet Gynecol Clin North Am，2016，43（4）：779-790.

5. COMBS CA，MONTGOMERY DM，TONER LE，et al. Society for Maternal-Fetal Medicine Special Statement：Checklist for initial management of amniotic fluid embolism. Am J Obstet Gynecol，2021，224（4）：B29-B32.

6. OLIVER C，FREYER J，MURDOCH M，et al. A description of the coagulopathy characteristics in amniotic fluid embolism：a case report. Int J Obstet Anesth，2022，51：103573.

7. PACHECO LD，CLARK SL，KLASSEN M，et al. Amniotic fluid embolism：principles of early clinical management. Am J Obstet Gynecol，2020，222（1）：48-52.

8. WADA H，THACHIL J，Di NISIO M，et al. Guidance for diagnosis and treatment of disseminated intravascular coagulation from harmonization of the recommendations from three guidelines. J Thromb Haemost，2013，11（4）：761-767.

9. FITZPATRIC KE，VANDEN AKKER T，BLOEMEN-KAMP KWM，et al. Risk factors，management，and outcomes of amniotic fluid embolism：a multicountry，population-based cohort and nested case-control study. PLoS Med，2019，16（11）：e1002962.

10. SIMARD C，YANG S，KOOLIAN M，et al. The role of echocardiography in amniotic fluid embolism：a case series and review of the literature. Can J Anaesth，2021，68（10）：1541-1548.

11. LONG M，MARTIN J，BIGGIO J. Atropine，ondansetron，and ketorolac：supplemental management of amniotic fluid embolism. Ochsner J，2022，22（3）：253-257.

12. REZAI S，HUGHES AC，LARSEN TB，et al. Atypical amniotic fluid embolism managed with a novel therapeutic regimen. Case Rep Obstet Gynecol，2017，2017：8458375.

13. HAYATA E，NAKATA M，TAKANO M，et al. Biochemical efects of intraoperative cell salvage and autotransfusion during cesarean section：A prospective pilot study. J Obstet Gynaecol Res，2021，47（5）：1743-1750.

14. LI P，LUO L，LUO D，et al. Can cell salvage be used for resuscitation in a patient with amniotic fluid embolism and hepatic laceration? A case report. BMC Pregnancy Childbirth. 2022，22（1）：252.

## 第五节　多胎妊娠并发大出血患者的麻醉管理

### 【一般资料】

患者，31 岁。

主诉：停经 $33^{+2}$ 周，不规律下腹坠胀 $2^+$ 小时。

现病史：患者平素月经不规律，因"多囊卵巢综合征"于外院促排卵治疗，停经 $6^+$ 周外院 B 超提示：宫内早孕，三孕囊；建卡时诊断为甲状腺功能减退症，给予口服优甲乐 25μg，每日一次治疗；孕 28 周彩超提示：胎儿 3 唇腭裂，消化道畸形？；孕 $30^{+2}$ 周行胎儿 3 选择性减胎术；2 小时前不规律下腹坠胀入院。

既往史：既往体健，无特殊病史，无椎管内麻醉史。

查体：身高 163cm，体重 77kg，体温 36.5℃，血压 132/83mmHg，心率 112 次 /min，脉搏血氧饱和度 95%。

辅助检查：血常规 Hb 105g/L，WBC $8.5×10^9$/L，PLT $185×10^9$/L。凝血功能检查 PT 11.0 秒，APTT 28.3 秒，Fib 411mg/dl。总胆汁酸 13.9μmol/L，谷丙转氨酶及谷草转氨酶稍增加，肾功能、电解质检查未见明显异常。心电图示窦性心动过速（105 次 /min），心脏彩超正常，胸腔少量积液，双肾积水。针对性胎儿彩超显示双活胎，一死胎，羊水及胎盘正常。

入院诊断：三绒毛膜三羊膜囊三胎妊娠；胎儿唇腭裂（胎儿 3）；胎儿消化道畸形？（胎儿 3）；羊水过多（胎儿 3）；三胎之一胎儿室间隔缺损？；妊娠合并多囊卵巢综合征；复杂性三胎选择性减胎术后；选择性羊膜腔穿刺术后；$G_3P_0^{+2}$，$33^{+2}$ 周宫内孕，双头位、双活胎、壹死胎先兆早产。

入院治疗：吸氧，监测胎儿宫内情况，地塞米松促胎肺成熟，硫酸镁解痉。因胆汁酸高予以保肝、降胆酸等治疗。盐酸利托君注射液抑制宫缩，同时口服补钾等处理。

## 【病案讨论】

入院后第 8 天，患者出现规律宫缩，间歇 2～3 分钟，持续时间 30～40 秒，胎心及胎动良好。阴道检查：宫颈容受 100%，宫口开大 2$^+$cm。患者及家属要求急诊剖宫产。

术前访视：患者夜间需高枕，一般体力活动即感气促，血压 113/67mmHg，心率 110 次/min，血氧饱和度 98%（吸氧 1L/min）。查体：脊柱无畸形，椎间隙扪诊欠清晰，背部穿刺点周围皮肤无感染，骶尾部无异常，双下肢水肿明显，运动感觉无异常，全身皮肤黏膜无瘀斑及瘀点。

入手术室时，患者已禁食 8 小时，心率 112 次/min，未吸氧血氧饱和度 95%，硫酸镁 1g/h 静脉滴注中。

**问题一：患者出现心慌、气促，夜间需要高枕入睡考虑什么原因，还需要完善哪些术前检查？**

首先，产妇可能发生了肺水肿。最主要的原因是多胎妊娠容量超负荷引起心力衰竭肺水肿。妊娠期循环系统会发生一系列改变（表 6-10），妊娠 12 周开始血容量逐渐增加，单胎妊娠血容量较孕前增加 45%～50%，而双胎妊娠在此基础上再增加 15%，多胎妊娠增加更为明显。尤其是在妊娠 32 周左右血容量达到整个孕期的最高峰，是心力衰竭肺水肿的高危时期。该患者是三胎孕妇孕 33$^+$ 周，正处在这个危险时期。

其次，术前使用的保胎药物（硫酸镁、利托君）有诱发肺水肿的风险。利托君为 β$_2$ 肾上腺素受体激动药，可抑制子宫平滑肌，能减弱妊娠和非妊娠子宫的收缩强度，减少收缩频率，缩短收缩时间。因为效果确切，目前仍是产科使用较多的宫缩抑制剂。但利托君对 β$_2$ 受体的激动作用选择性不强，可扩张子宫平滑肌，也能扩张血管平滑肌，特别是肺血管平滑肌，加之妊娠期血管通透性增加，肺水肿风险大大增加。利托君同时也作用于 β$_1$ 受体，导致心率增快，可发生心悸、胸闷、胸痛和心律失常等，故本品禁用于严重心血管疾患产妇。另外，该类产妇还会使用糖皮质激素促胎肺成熟，糖皮质激素具有水钠潴留作用，也会增加肺水肿风险。

此患者术前还需复查 B 超排除腹水、胸腔积液、心包积液等可能造成心慌、气促的原因，测量 N 端脑钠肽前体（NT-proBNP）水平进一步确认心力衰竭及其严重程度。监测血压、复查血常规、凝血、生化功能及尿蛋白排除子痫前期、HELLP 综合征、严重水电解质平衡紊乱。

表 6-10　单胎、双胎及三胎的循环改变

| 参数 | 单胎 | 双胎 | 三胎 |
|---|---|---|---|
| 血容量 | +45% | +55% | +65% |
| 血浆容量 | +45% | +70% | +96% |
| 红细胞总量 | +31% | +40% | +65% |
| 心率 | +15% | +20% | +30% |
| 每搏量 | +25% | +40% | NA |
| 妊娠高血压综合征概率 | 7% | 20% | 30% |

**问题二：患者适合哪种麻醉方式，麻醉中注意的要点有哪些？**

患者在未吸氧状态下尚可以维持氧合，未出现严重的左心衰竭表现，同时当日凝血功能、血小板均正常，可优先选择椎管内麻醉。

麻醉时应注意：①多胎产妇子宫收缩乏力及产后出血的风险增加，因此，建议麻醉前至少建立一个 16G 或两个 18G 静脉通道，但该产妇应控制滴速，避免快速、大量输入液体加重肺水肿，甚至导致急性左心衰竭。②多胎妊娠产妇腹围较大，在穿刺中体位摆放困难，穿刺失败及穿刺并发症的概率增加，可考虑在坐位下穿刺。③该产妇可以谨慎选择腰硬联合麻醉以达到更好的麻醉效果，但需注意避免高平面阻滞。研究发现，由于多胎产妇硬膜外腔血管扩张更加显著，且更多的黄体酮增加了神经对局麻药的敏感性，使用相同剂量的腰麻药物，其扩散平面较单胎平均高两个节段，因此，需适度减少腰麻药用量，也可考虑使用更小剂量的腰麻药物配合硬膜外补充滴定给药方式以达到理想麻醉平面。④通常，多胎产妇的子宫会更大，对主动脉及腔静脉的压迫更加严重，椎管内麻醉后低血压的发生更早且更明显；另外，多胎患者使用子宫左倾位预防低血压的效果往往不佳，因此，建议提前使用升压药物如持续泵注去氧肾上腺素以维持循环稳定。⑤多胎产妇胎儿早产、先天异常发生率高，还需做好新生儿抢救准备。

**麻醉及手术经过：**

产妇取左侧卧位，定位 L$_{3～4}$，因腹围过大不能很好地配合体位摆放，穿刺困难，出现意外硬脊膜刺破，直接通过硬膜外针给予 0.5% 布比卡因 2.5ml 实施蛛网膜下腔麻醉后退针，立即使患者平

卧，吸氧，持续泵注去氧肾上腺素 0.5μg/(kg·min)，测麻醉平面 $T_8$，手术切皮未诉不适，牵拉腹膜患者有明显不适，3 分钟后娩出第一个婴儿，4 分钟后取出第二个婴儿，准备娩出胎盘时患者诉牵拉不适加重，给予舒芬太尼 5μg、咪达唑仑 2mg，患者仍诉疼痛感伴牵拉不适，手术无法进行，立即改为全身麻醉：面罩吸氧 10L/min，充分预氧后静脉推注丙泊酚 150mg、罗库溴铵 50mg 诱导，在可视喉镜辅助下顺利插入 6.5 号气管导管，行机械通气，设定潮气量为 500ml，呼吸频率 12 次/min，气道压力为 14mmHg。手术继续进行，胎盘娩出后子宫收缩差，呈软口袋状，宫腔内出血汹涌，持续按摩子宫，并给予马来酸麦角新碱 0.2mg 肌内注射，子宫收缩稍好转，宫腔内出血仍不缓解，探查见宫腔胎盘剥离面活动性出血，给予益母草 2ml 宫壁注射、缩宫素 10U 宫壁注射、卡贝缩宫素 100μg 静脉滴注、氨甲环酸 1g 静脉滴注、卡前列素氨丁三醇 250μg 宫壁注射等处理。术中出血较多，行创面破损缝合及双侧子宫动脉上行支结扎及宫颈内口提拉缝合后，出血控制。此时统计出血量为 1 300ml。患者心率 89 次/min，血压 112/87mmHg。

**问题三：分析患者出血较多的原因是什么？**

多胎妊娠剖宫产术中出血明显多于单胎，这与多胎妊娠后容易出现子宫收缩乏力，且发生胎盘前置、胎盘早剥、子痫前期的概率升高密切相关。子宫收缩乏力是多胎妊娠剖宫产术中出血的主要原因：首先，子宫极度扩张导致子宫平滑肌过度拉伸超出了正常收缩的范围，容易出现宫缩乏力。其次，胎盘面积显著增加，胎盘容易覆盖宫颈内口形成前置胎盘；因宫腔压力增加明显，容易在外力作用和血压升高时造成胎盘早剥。由于胎盘面积巨大，胎儿娩出后胎盘剥离，开放的血窦面积明显增加，子宫血窦关闭不良从而造成产后出血显著增加。同时，由于早产可能使用硫酸镁保胎，硫酸镁是钙通道阻滞剂，既影响了子宫收缩，也可导致多胎妊娠剖宫产术中出血明显多于单胎。

**问题四：患者目前是否需要输血？**

虽然多胎妊娠出血明显增加，但术中是否需要输血还需谨慎考虑。这与多胎妊娠导致的容量超负荷有关：双胎妊娠血容量与孕前比较增加了 55%～60%，多胎妊娠增加更明显，因此多胎妊娠产妇更能耐受出血。是否需要输血可根据生命体征、出血量占全身血容量的比例、实时血红蛋白水

平及后续出血风险综合决定，本病例中估计产妇血容量为 77kg×9%×1.2＝8 316ml，预计患者可耐受的出血量为全身血容量的 20%，约 1 660ml。目前出血 1 300ml，仅占全身总血容量的 15.6%，且产妇术前 Hb 105g/L，Fib 411mg/dl，生命体征平稳，后续出血风险不大，根据患者的血容量和术前血红蛋白水平，如血红蛋白不低于 70g/L 可暂时不考虑输血。

手术持续时间 65 分钟，失血 1 300ml，输入晶体液 1 300ml，尿量 400ml。手术结束后，患者恢复自主呼吸，停止吸入七氟烷，给予新斯的明、阿托品拮抗肌松后潮气量约 450ml，频率 15 次/min。4 分钟后患者不能耐受气管导管，拔出气管导管后继续观察。患者气道通畅，吸空气下脉搏血氧饱和度 93%，听诊双肺未闻及湿啰音，但闻及呼吸音较粗，肺部超声显示双下肺可见多条 B 线，考虑肺水肿（肺间质水肿为主），静脉给予呋塞米利尿，转入 ICU 治疗。入 ICU 后患者感胸闷、气促不适，急查 NT-proBNP 1 120pg/ml，予以利尿抗心力衰竭，患者第 1 天负平衡 1 500ml，第 2 天查 NT-proBNP 620pg/ml，继续予以利尿抗心力衰竭治疗，负平衡 2 200ml，术后第 3 天查 NT-proBNP 120pg/ml，吸空气下脉搏血氧饱和度 95%，听诊双肺未闻及湿啰音，负平衡 300ml，转回病房后第 4 天顺利出院。

**问题五：导致患者术中和术后出现肺水肿的原因是什么？**

胎儿胎盘娩出后子宫收缩，子宫内的血液回输自体循环，回心血量增加约 500ml，对于本身容量超负荷的多胎妊娠患者将明显增加循环负荷，此时更应警惕容量超负荷引起的肺水肿。特别是分娩前已经是肺水肿高危的产妇，可能存在吸空气下脉搏血氧饱和度为 95% 或 95% 以下，且未表现为大量肺泡水肿时听诊双肺可能未闻及明显的湿啰音，仅表现为呼吸音较粗等不典型表现，此时可以采用床旁肺部超声辅助识别早期肺水肿，敏感性和特异性均较高。

患者产后一周内循环容量仍然处于较高水平，尤其是在产后 72 小时内，大量组织间液回归血管，可导致产妇容量负荷加重，对于多胎妊娠患者尤为明显，甚至可导致肺水肿加重。因此，对于多胎妊娠患者术后仍需关注循环容量超负荷的风险，可采用 NT-proBNP 辅助评估循环容量状况，指导容量优化。

## 【内容要点】

由于辅助生殖技术的发展和普及,多胎特别是双胎妊娠在分娩中越来越常见。研究发现,多胎妊娠母婴并发症成倍增加,包括妊娠期糖尿病、高血压、贫血、严重产后出血、早产等母体及胎儿风险等。若在孕晚期出现胎儿死亡,死胎还可能影响母体凝血功能。在此类患者的剖宫产手术中,一方面由于多种病因面临着更凶猛的出血,另一方面由于血容量明显增加,对出血耐受性增强,可耐受较大量的出血而不出现循环系统明显波动。因此,这类患者大出血的麻醉管理存在特殊性和复杂性,值得临床关注。

## 【关键点】

1. 多胎妊娠较单胎妊娠患者出血风险明显增高,麻醉前需准备至少两个大口径液体通道,做好交叉配血、备血等准备工作。

2. 多胎妊娠患者术前多进行过保胎治疗,要注意硫酸镁、利托君、皮质激素等药物的副作用,如心动过速、肺水肿、低钾血症、低钙血症、高血糖等。

3. 胎儿早产和先天缺陷发生率较高,需做好抢救新生儿的准备。

4. 麻醉首选椎管内麻醉,全麻患者拔管前需评判患者肺换气功能,怀疑肺水肿时可借助床旁超声帮助早诊断、早治疗。

5. 发生大出血之前容量治疗宁少勿多,大出血后容量治疗量出为入,1 000ml 以内的出血不建议过于积极扩容和输血,避免容量超负荷。

6. 多胎妊娠患者术中和术后可采用 NT-proBNP 辅助评估循环容量状况,指导容量优化。

(熊娅琴　曾鹤琳)

### 参考文献

1. MILNE AD, D'ENTREMONT MI, HUNG OR. Optimum brightness of a new light-emitting diode lightwand device in a cadaveric model-a pilot study. Can J Anaesth, 2016, 63(6): 770-771.

2. UMAZUME T, YAMADA T, FURUTA I, et al. Morpho-functional cardiac changes in singleton and twin pregnancies: a longitudinal cohort study. BMC Pregnancy Childbirth, 2020, 20(1): 750.

3. MEAH VL, COCKCROFT JR, BACKX K, et al. Cardiac output and related haemodynamics during pregnancy: a series of meta-analyses. Heart(British Cardiac Society), 2016, 102(7): 518-526.

4. KAMETAS NA, MCAULIFFE F, KRAMPL E, et al. Maternal cardiac function in twin pregnancy. Obstet Gynecol, 2003, 102(4): 806-815.

5. LAMONT RF, JØRGENSEN JS. Safety and efficacy of tocolytics for the treatment of spontaneous preterm labour. Curr Pharm Des, 2019, 25(5): 577-592.

6. NEILSON JP, WEST HM, DOWSWELL T. Betamimetics for inhibiting preterm labour. Cochrane Database Syst Rev, 2014(2): Cd004352.

7. SCISCIONE AC, IVESTER T, LARGOZA M, et al. Acute pulmonary edema in pregnancy. Obstet Gynecol, 2003, 101(3): 511-515.

8. OGUNYEMI D. Risk factors for acute pulmonary edema in preterm delivery. Eur J Obstet Gynecol Reprod Biol, 2007, 133(2): 143-147.

9. 罗桂英,王春艳,袁爱群,等. 医源性多胎妊娠 4 321 例临床特征观察. 安徽医科大学学报, 2020, 55(03): 465-470.

10. Committee Opinion No. 719: Multifetal Pregnancy Reduction. Obstet Gynecol, 2017, 130(3): e158-e163.

## 第六节　妊娠高血压综合征并发大出血患者的麻醉管理

### 【一般资料】

患者,33 岁。

主诉:停经 33^{+4} 周,发现血压升高 10^+ 天。

现病史:本次为计划怀孕,孕 6^{+5} 周建卡,血小板 95×10^9/L,偶有皮肤瘀斑、刷牙出血,未处理,定期规律产检;孕 25 周,双下肢水肿,休息后可缓解,无头晕、眼花,无心慌、心累、气紧等不适,监测血压正常,未处理;孕 29 周,头晕、气紧,活动加重,休息缓解,双下肢水肿逐渐加重,监测血压仍正常,未治疗;孕 33^{+4} 周,自觉头晕、气紧,血压升高,167/101mmHg,入院给予拉贝洛尔 200mg,每 8 小时 1 次,硫酸镁(负荷量 2.5g 静脉注射 15~20 分钟,继而 1g/h 静脉滴注维持)间断解痉,地塞米松 6mg,肌内注射,每 12 小时促胎肺成熟,监测尿蛋白定量 5.358g/24h，无腹痛及阴道流血流液。

既往史：2016 年体检发现血小板减少，未进一步检查治疗；2019 年行宫腔镜下粘连分离术。

查体：身高 161cm，体重 68kg，体温 36.6℃，血压 159/89mmHg，心率 75 次 /min，脉搏血氧饱和度 98%；双下肢凹陷性水肿明显。专科检查无特殊。

辅助检查：胸腔彩超提示：左侧胸腔肋膈角见液性暗区，上下径约 1.4cm，前后径约 3.0cm，右侧胸腔未探及明显液性暗区。尿常规：尿蛋白（+++），查见病理管型。血常规：PLT $83 \times 10^9$/L，余无特殊。凝血功能检查无异常。白蛋白 27.5g/L，余无特殊。心脏彩超示：三尖瓣轻度反流，心包积液（微量），左室收缩功能测值正常。胎儿超声示双顶径 8.23cm，头尾 29.58cm，股骨长 6.08cm，超声估测胎儿体重（$1697 \pm 248$）g，脐带绕颈一周，胎盘附着于子宫后壁，厚约 3.7cm，胎盘下缘距宫颈内口约 2.3cm。

入院诊断：重度子痫前期；妊娠合并血小板减少症；胎儿生长受限；$G_4P_0^{+3}$，$33^{+4}$ 周宫内孕，头位单活胎待产。

【病案讨论】

问题一：妊娠期高血压疾病与产后大出血有什么相互关系？

妊娠期高血压疾病可加重或恶化产后出血，是产后出血的高危因素。主要有以下两方面原因：妊娠高血压综合征容易导致子宫收缩乏力（高血压状态下，子宫血管弹性降低且易痉挛致局部缺血缺氧，子宫肌层水肿导致子宫收缩功能差；解痉、镇静、降压药可引起不同程度子宫肌肉松弛作用；妊娠高血压综合征产妇钙缺乏，也会影响子宫收缩）；妊娠高血压综合征可影响凝血功能（孕产妇血流缓慢，高凝状态，组织缺血缺氧，内皮细胞肿胀变性受损，致凝血-纤溶系统的激活；血小板、纤维蛋白原和其他凝血因子消耗，肝功能受损，易导致血小板减少、DIC 等）。

妊娠高血压综合征患者围手术期发生大出血，可影响妊娠高血压综合征患者及其新生儿的妊娠结局：妊娠高血压综合征患者如果发生产后大出血，术中血流动力学不稳定，血流动力学的剧烈波动可增加心脑血管意外发生率；产前大出血致低血压可引起新生儿早产、新生儿低出生体质量、新生儿窒息和缺氧缺血性损害等。

入院后第 4 天，孕妇于安静休息时突然出现阴道活动性流血，色鲜红，量约 $180^+$ml，胎心 138 次 /min，考虑患者系低置胎盘，重度子痫前期，胎儿生长受限，拟行急诊剖宫产术终止妊娠。

术前访视：患者现应用拉贝洛尔和硝苯地平联合降压，血压波动在 $127 \sim 157 / 74 \sim 93$mmHg 之间，未诉头晕、头痛、心悸、胸闷等不适。手术当日血常规 Hb 132g/L，WBC $5.7 \times 10^9$/L，PLT $68 \times 10^9$/L，凝血功能正常，白蛋白降低（24.7g/L）。术前已经禁食、禁水 4 小时，体温 36.3℃，血压 160/98mmHg，心率 89 次 /min，$SpO_2$ 96%。张口度大于 3 指，头颈活动度正常，甲颏距离大于 6cm，Mallampati 分级 II 级。听诊患者双肺呼吸音稍粗。脊柱无畸形，椎间隙扣诊欠清晰，背部穿刺点周围皮肤无感染，手脚感觉运动无异常，皮肤黏膜无明显瘀点、瘀斑。

问题二：预估术中可能发生大出血的妊娠高血压综合征患者，术前如何评估和准备？

结合妊娠高血压综合征疾病的特点，此类患者术前除一般大出血风险相关评估外，还应从容量、白蛋白水平、凝血功能状态、血压控制情况等方面进行评估和准备。根据患者及病情进展选择最合适的麻醉方式，术中维持生命体征平稳，预防心脑血管意外的发生，降低母儿围产期并发症和死亡率。

**1. 术前患者容量状态评估** 妊娠高血压综合征患者一般术前都采取适度限制食盐摄入和液体限制的方式进行容量管理，以减轻水钠潴留，子痫前期孕妇更需要限制补液量以避免肺水肿，因此术前往往存在相对容量不足；全身小动脉痉挛，外周阻力增大，血液浓缩，血容量相对不足。除非有严重的液体丢失使血液明显浓缩、血容量相对不足或高凝状态者，通常不推荐扩容治疗，因为扩容疗法可增加血管外液体量，导致严重并发症的发生，如心力衰竭、肺水肿等。若术前评估患者有围手术期大出血的风险，此时的容量管理策略应结合妊娠高血压综合征的特点、术前是否有活动性出血和出血量综合评估。该患者术前已发生阴道内活动性出血 $180^+$ml，机体处于血液明显浓缩、血容量不足的状态，应密切监测，并在解痉的基础上适当补液扩容，根据出血量按需补液和输血。

**2. 术前血浆白蛋白 / 尿蛋白水平监测** 妊娠高血压综合征患者常可伴低蛋白血症，发生低蛋白血症后母胎会出现严重并发症，如血浆胶体渗透压下降，血液浓缩，水易从血管内转移到组织间隙，导致组织水肿，如肺水肿、脑水肿、胸腔积液、腹水、心包积液等。母亲低蛋白血症影响胎儿生长，胎儿宫内发育迟缓、胎儿窘迫、早产、死胎、新生儿死亡率增加。术前应评估孕妇是否有低蛋白血症，是否伴发脑水肿、肺水肿、胸腔积液、腹水及其严重程度。《妊娠期高血压疾病诊治指南（2020）》推荐：对于有严重低蛋白血症伴胸腔积液、腹水或心包积液者，应补充白蛋白或血浆，同时注意配合应用利尿剂，提高降压、消肿的疗效。静脉使用白蛋白的方法：小剂量（≤10g/次）、间断使用为佳（1～2次/周）；心功能不全者，要谨慎使用，输入白蛋白后迅速利尿，以防心脏负荷增加。该患者术前有重度低蛋白血症（白蛋白 24.7g/L），双下肢凹陷性水肿、胸腔积液和少量心包积液，在此生理状态下，已经出现阴道活动性出血（180⁺ml），术前应补充白蛋白。

**3. 术前凝血功能状态和肝功能评估** 凝血功能状态评估内容包括凝血功能检查、血小板计数及其变化趋势、全身是否有出血倾向和是否存在凝血障碍性疾病。凝血功能状态与麻醉方式的选择、麻醉并发症和围手术期出血密切相关。血栓弹力图能提供较全面的凝血功能评估。妊娠高血压综合征可引起血小板计数进行性下降，其原因可能是外周阻力增加，血管内皮细胞受损，血小板黏附和聚集，导致血小板消耗增加，数量减少。因此，此类患者应密切关注近期血小板变化趋势。妊娠高血压综合征常可并发 HELLP 综合征，此类产妇血小板减少、肝功能受损、肝酶升高，因此术前还应评估肝功能。当肝功能出现异常时，可导致凝血因子合成减少，凝血功能障碍。该患者孕前就合并血小板减少，孕期血小板进行性下降，术前有阴道活动性出血，应在术前有针对性地备好血小板、凝血酶原复合物、纤维蛋白原浓缩物及新鲜冰冻血浆等，必要时，在术前即给予一定量血小板的输注，有助于减少产后出血。

**4. 评估血压控制情况，预防心脑血管意外** 心脑血管意外是妊娠高血压综合征孕产妇死亡最常见的原因之一。围手术期血压增加，有发生脑血管意外、脑出血风险；低血压有发生脑梗死、心肌梗死等风险。降压治疗目的是维持血压稳定，预防心脑血管意外和胎盘早剥等严重母儿并发症。

该患者术前一直口服降压药，血压控制尚可，围手术期也应加强血压的监测，可使用利多卡因、瑞芬太尼和降压药等减轻气管插管和拔管时血压的剧烈波动。

麻醉经过：面罩吸氧 10L/min，充分预氧 5 分钟。丙泊酚 120mg、瑞芬太尼 50μg、琥珀胆碱 100mg 静脉推注，快速顺序诱导，在可视喉镜辅助下顺利插入 6.5 号气管导管，导管深度距门齿 22cm，行机械通气，设定潮气量为 400ml，呼吸频率 12 次/min，气道压力为 18mmHg。静脉顺式阿曲库铵 6mg，吸入七氟烷维持麻醉。

手术经过：手术开始 2 分钟后取出胎儿，新生儿 1、5、10 分钟 Apgar 评分分别为 8、9、10 分，入新生儿重症监护室（ICU）观察。胎儿娩出后静脉给予咪达唑仑 2mg，舒芬太尼 20μg。胎盘娩出后，子宫肌内注射缩宫素 10U，子宫收缩不佳，静脉推注卡贝缩宫素 100μg，肌内注射卡前列素氨丁三醇 250μg，静脉滴注葡萄糖酸钙 1g 及氨甲环酸 1g。手术开始 40 分钟时，患者血压下降最低到 79/55mmHg，立即加快输液，并给予麻黄碱 6mg 后血压升高，急查血气：Hb 54g/L，立即输注纤维蛋白原浓缩物 4g，并紧急取血。同时急查血常规、凝血功能和血生化：Hb 57g/L，PLT 38×10⁹/L，PT 13.5 秒，APTT 56.1 秒，Fib 168mg/dl，白蛋白 11.5g/L。输注 3U 红细胞和 1 个治疗量血小板后复查血气：Hb 71g/L。患者出血基本控制后给予人血白蛋白 30g 静脉输注。再次复查血常规、凝血功能和血生化：Hb 81g/L，PLT 65×10⁹/L，WBC 9.2×10⁹/L，中性粒细胞 86.8%，PT 13.1 秒，APTT 41.7 秒，FIB 327mg/dl，白蛋白 22.8g/L。手术持续时间 74 分钟，失血 2 340ml，实际输入晶体液 2 800ml，羟乙基淀粉 130/0.4 氯化钠注射液 900ml，人血白蛋白 30g，去白细胞悬液 3U，1 个治疗量血小板，纤维蛋白原浓缩物 4g，尿量 350ml。术毕，停药拔除导管，拔管后 SpO₂（吸空气下脉搏血氧饱和度）96%，血压升高 164/96mmHg，静脉注射乌拉地尔 10mg 降压，静脉注射曲马多 100mg，术后镇痛使用镇痛泵，转入 ICU 继续观察。

入 ICU 后复查血常规、凝血功能和血生化：Hb 83g/L，PLT 68×10⁹/L，WBC 13.3×10⁹/L，中性粒细胞 86.1%，PT 11.5 秒，APTT 34.6 秒，Fib 333mg/dl，白蛋白 23.6g/L，急查 N 端脑钠肽前体（NT-proBNP）正常（213pg/ml）。予以降压、适当利

尿、维持容量负平衡、抗感染等治疗，继续输注人血白蛋白 40g 后，白蛋白逐步恢复至 36.5g/L，患者的胸腔积液和心包微量积液吸收减少、水肿消失，恢复良好，并于术后第 2 天转出 ICU，术后第 5 天顺利出院。

**问题三：妊娠高血压综合征大出血患者术中的监测要点是什么？**

**1. 血流动力学和肺水肿** 产科大出血妊娠高血压综合征患者围手术期除进行常规血流动力学监测外，进行肺部超声监测尤为重要。原因如下：此类患者是肺水肿的高危人群。在进行大出血的抢救过程中，患者可能会进一步出现或加重低蛋白血症，血浆胶体渗透压下降，诱发或恶化肺水肿。肺部超声可以快速评估肺水肿严重程度和治疗效果。

**2. 凝血功能** 妊娠高血压综合征患者术前即可发生血小板降低、凝血功能障碍，合并大出血时更为严重，应密切监测凝血功能。妊娠高血压综合征患者大出血时凝血功能变化常表现为血小板计数减少或呈进行性下降、纤维蛋白原降低且通常低于 200mg/dl、纤维蛋白降解产物升高、PT 或 APTT 延长，除常规补充纤维蛋白原浓缩物、血浆等凝血物质外，必要时早期输注血小板。

**3. 生化功能（白蛋白/肝肾功能）** 妊娠高血压综合征患者存在蛋白尿、低蛋白血症，病情危重时可进展成 HELLP 综合征，以溶血、转氨酶水平升高及低血小板计数为特点，加强围手术期白蛋白和肝肾功能的监测可以帮助判断是否发生严重并发症。

**问题四：妊娠高血压综合征患者大出血时容量管理的要点是什么？**

在容量管理方面，除常规的大出血容量管理要点外，还具有以下特殊要点：

一方面，妊娠高血压综合征患者术前常合并低蛋白血症，大出血进一步导致白蛋白的丢失，加重低蛋白血症，组织水肿。因此，围手术期应密切监测血浆白蛋白水平，根据白蛋白水平，评估是否需要输注白蛋白及其输注量。此患者术前伴有重度低蛋白血症（白蛋白 24.7g/L），且术前未纠正，术中大出血后白蛋白降低至 11.5g/L，此时应考虑补充白蛋白，避免严重低蛋白血症加重原有的组织水肿，甚至出现肺水肿、脑水肿等严重并发症。

另一方面，妊娠高血压综合征患者术前可因

低蛋白血症、胶体渗透压下降发生组织水肿、肺水肿等，大出血时容量复苏需谨慎，早期应控制性液体复苏，输注血制品，避免大量晶体液导致胶体渗透压进一步下降，加重组织水肿、肺水肿等。此患者术前已阴道内出血 180$^+$ml，手术开始 40 分钟时出血量更是达到 2 000ml，血压最低降至 79/55mmHg，此时应积极输注血液制品，并加快容量复苏，同时避免输注大量晶体液，必要时在血压平稳、容量基本补足时考虑补充白蛋白，并给予利尿剂预防肺水肿的发生。

**问题五：妊娠高血压综合征大出血患者术中血液制品输注的管理要点是什么？**

妊娠高血压综合征患者术中血液制品输注应注意以下几方面：

**1. 血浆白蛋白水平** 根据结果评估是否输注白蛋白。出血已控制的失血性休克患者可输注人血白蛋白，纠正低血容量及低蛋白血症。腹部外科手术危重症患者推荐围手术期输注人血白蛋白，将其维持在 30g/L 以上。在接受大手术的患者中，当血清白蛋白低于 20g/L 时，可在血容量正常化后使用白蛋白溶液。合并产科大出血的妊娠高血压综合征患者术前和术中补充白蛋白尤为重要，妊娠高血压综合征患者术前易合并低蛋白血症，如果围手术期再发生大出血，则在其液体复苏过程中，胶体渗透压可进一步降低，加重组织水肿，微循环灌注障碍。因此，推荐此类患者在积极容量复苏的同时，必须密切监测血浆白蛋白水平，积极补充白蛋白，预防肺水肿、脑水肿的发生。

白蛋白的剂量主要根据患者的心率、血压、是否存在休克，以及严重程度、血浆蛋白浓度、水肿的程度、血红蛋白和血细胞比容等情况决定。对于体重 60kg 的健康成人来说，20% 白蛋白 50ml（10g）输入，能够短时间内提高白蛋白 3～4g/L。输注白蛋白的注意事项：为防止大量注射时机体组织脱水，可用 5% 葡萄糖注射液或 0.9% 氯化钠注射液适当稀释作静脉滴注（宜用备有滤网装置的输血器）。注意不能用注射用水稀释，否则会导致患者溶血。白蛋白的输注速度：开始 15 分钟内，应特别注意滴速缓慢，速度是 1～2ml/min，逐渐加至 2ml/min，但在改善休克和抢救时，可以加快速度，但应密切监测血流动力学情况。

**2. 血小板水平** 对于术前并发 HELLP 综合征的妊娠高血压综合征患者，若围手术期发生大出血者，应密切监测血小板变化趋势，有指征者输注血小板。具体指征为：①产后出血未控制且血小板计数 <75×10⁹/L 或床边快速检测结果表明血小板功能受损时；②对于出血已控制且后续出血风险小的患者，血小板计数 <50×10⁹/L 时可考虑输注。该患者术中血小板计数低至 38×10⁹/L，且出血还在继续，应考虑积极输注血小板。

## 【内容要点】

妊娠高血压综合征是一种以全身小血管痉挛为特点的妊娠期特有的疾病。此类患者围手术期常伴低蛋白血症和血小板进行性下降，是肺水肿的高危人群。妊娠高血压综合征可加重或恶化产后出血，是产后出血的高危因素。相反，大出血病理生理改变及急救措施可影响患者的胶体渗透压、加重低蛋白血症、影响孕产妇及新生儿的妊娠结局。本节通过妊娠高血压综合征合并大出血的病案分析，强调这类患者围手术期管理的关注重点。

## 【关键点】

1. 妊娠高血压综合征可加重或恶化产后大出血，是产后出血的高危因素，此类患者围手术期易发生大出血，反过来大出血可影响妊娠高血压综合征患者及其新生儿的妊娠结局。

2. 妊娠高血压综合征患者特别是合并 HELLP 综合征者，常合并低蛋白血症和凝血功能异常，术前应准确评估白蛋白水平和凝血功能，特别是血小板的变化趋势，有指征者输注血小板。

3. 合并大出血的妊娠高血压综合征患者，围手术期应加强肺部超声监测，早期识别和评估肺水肿，并指导肺水肿的治疗。

4. 合并大出血的妊娠高血压综合征患者，围手术期在积极液体复苏的同时，应密切监测血浆白蛋白水平，根据血浆白蛋白水平同步补充白蛋白，预防肺水肿、脑水肿的发生。

（贺　腾　江晓琴）

参考文献

1. 刘晶,孟涛. 妊娠期高血压疾病并发产后出血的防治. 中国实用妇科与产科杂志,2012,28（4）:253-255.

2. 中华医学会妇产科学分会妊娠期高血压疾病学组. 妊娠期高血压疾病诊治指南（2020）. 中华妇产科杂志,2020,55（04）:227-238.

3. 林建华,乐怡平. 妊娠期高血压疾病低蛋白血症的诊治. 中国实用妇科与产科杂志,2012,28（4）:256-258.

4. YU YT, LIU J, HU B, et al. Expert consensus on the use of human serum albumin in critically ill patients. Chin Med J（Engl）,2021,134（14）:1639-1654.

5. LIUMBRUNO GM, BENNARDELLO F, LATTANZIO A, et al. Italian Society of Transfusion Medicine and Immunohaematology（SIMTI）. Recommendations for the use of albumin and immunoglobulins. Blood Transfus,2009,7（3）:216-234.

6. 中华医学会围产医学分会,中国输血协会临床输血管理学专业委员会. 产科输血治疗专家共识. 中华围产医学杂志,2023,26（1）:4-10.

## 第七节　凶险性前置胎盘并发大出血患者的麻醉管理

### 【一般资料】

患者，29 岁。

主诉：停经 27⁺⁵ 周，阴道少量流血 40⁺ 分钟。

现病史：孕 13⁺³ 周建卡，孕 18⁺ 周彩超提示前置胎盘状态，磁共振提示凶险性前置胎盘伴膀胱植入，建议终止妊娠，孕妇及家属拒绝，余检查无特殊；6 天前自觉尿频、尿痛，泌尿系统彩超提示右肾积水伴右侧输尿管上段扩张，查尿常规提示隐血（+++），口服金钱草颗粒后好转；40⁺ 分钟前，孕妇小便后自觉阴道点滴状淡血性液体流出（5～20ml），无腹痛、腹胀，无尿频、尿急、尿痛，遂急诊入院。

既往史：既往行剖宫产、腹腔镜开窗取胚术、宫腹腔镜联合手术，余无特殊。

查体：身高 158cm，体重 64.5kg，体温 36.5℃，血压 110/75mmHg，心率 82 次/min，脉搏血氧饱和度 99%；其余查体无特殊。专科查体：经腹未扪及宫缩。外阴及尿道口未见明显血性分泌物，因前置胎盘，未行阴道检查。

辅助检查：胎盘针对性 MRI 普通扫描：①完全性前置胎盘，胎盘大部分位于子宫后壁和左侧壁，部分位于前下壁和右侧下壁，完全覆盖宫颈内口，前下壁胎盘覆盖子宫切口瘢痕区，符合凶险性前置胎盘；②子宫下段肌层变薄，局部向外膨隆，子宫下段前后壁、左右侧壁和宫颈内口周围胎盘和肌层交界面分界不清，邻近胎盘信号异常，考虑广泛性胎盘植入，前下壁切口瘢痕区有穿透性胎盘植入征象；③胎盘及肌层内较多流空血管影，前下壁区血管增粗稍明显；④膀胱和子宫前下壁致密粘连，并提示膀胱受累，膀胱植入；子宫前壁和腹前壁局部粘连。入院后针对性胎盘超声提示：胎盘下缘完全覆盖宫颈内口。胎盘与大部分子宫前壁下段分界不清，以中间及偏左侧间明显，该处未见正常肌壁回声，浆膜层回声欠规则，似未见明显连续性中断，该处胎盘实质回声不均匀，实质内查见数个液性暗区，内见细弱光点流动，呈"沸水征"，该处胎盘向子宫浆膜下隆起，此处胎盘后间隙不清晰，实质内及后间隙探及较丰富血流信号。该处膀胱浆膜面欠光滑。患者近期血常规、凝血功能、肝肾功能、电解质、心电图、心脏彩超、双下肢静脉血管彩超均未见明显异常。

术前 1 天 Hb 112g/L，PLT $139 \times 10^9$/L，Fib 216mg/dl，TT＞25.0秒（正常范围 14～21 秒），APTT 64.2 秒，PT 14.5 秒。

入院诊断：凶险性前置胎盘状态伴出血；胎盘植入（穿透型）；膀胱植入（穿透型）；瘢痕子宫；三次腹部手术史；横位；右肾积水伴右侧输尿管扩张；脐带绕颈一周；$G_4P_1^{+2}$，$29^{+2}$ 周宫内孕，横位单活胎待产。

## 【病案讨论】

经多科会诊后一致认为，该患者继续待产出血风险极大，建议近期择期剖宫产终止妊娠，术中、术后存在大出血风险，严重危及孕妇生命安全，术前备血 6U，至少建立 2 个大的静脉通道，行腹主动脉球囊植入术、备自体血液回收装置，经腹子宫下段横切口剖宫产，必要时行子宫双切口、子宫全切术，必要时行膀胱修补、输尿管修补、安置输尿管支架等，做好新生儿窒息复苏准备，新生儿科团队参与新生儿复苏及转运。

### 问题一：凶险性前置胎盘的诊断及分级是什么？

凶险性前置胎盘是指既往有剖宫产史，此次妊娠为前置胎盘，且胎盘附着于子宫的瘢痕处。凶险性前置胎盘是产科极为凶险的一种病症，其术中出血性休克、DIC、多器官功能障碍、产后出血、子宫切除等风险均显著增加，严重可危及母婴生命安全。

凶险性前置胎盘的诊断主要依据高危因素、症状、体征及辅助检查。高危因素包括既往剖宫产史、宫腔操作史等，临床症状和体征多有孕中期或晚期无明显诱因出现无痛性阴道流血，先露高浮和胎位异常等情况。辅助检查首选超声检查，可见胎盘着床部位子宫正常结构紊乱、弥漫性或局灶性胎盘实质内腔隙血流、胎盘后方正常低回声区变薄或消失、子宫浆膜 - 膀胱交界处血管丰富。磁共振可进一步评估胎盘与子宫瘢痕和子宫的位置关系，胎盘侵犯子宫的深度，尤其适用于肥胖、多胎妊娠患者。最后，凶险性前置胎盘的确诊需根据术中所见及组织病理学检查结果。

凶险性前置胎盘根据胎盘绒毛侵入子宫肌层的程度分为 3 级：①胎盘粘连：胎盘与子宫肌壁表面粘连。②胎盘植入：胎盘侵入子宫肌壁深层。③胎盘穿通：胎盘穿透浆膜层，甚至侵犯周围脏器。

### 问题二：凶险性前置胎盘的术前评估及麻醉前准备有哪些？

凶险性前置胎盘伴胎盘植入的术前评估主要依赖彩色多普勒超声和 MRI 检查结果。临床上常使用"胎盘植入超声评分量表"对胎盘植入程度进行评估，从胎盘、膀胱、子宫颈等 9 个方面进行评估。按其严重程度分别评 0、1、2 分；根据是否有剖宫产史，加 0、1、2 分。评分≤5 分：预测为无植入或者粘连型胎盘植入；评分 6～10 分：预测为植入型；评分＞10 分：预测为穿透型胎盘植入。根据得分可将胎盘植入分为轻、中、重度，进行相应的麻醉前准备（表 6-11）。该量表评分越高，出血风险越高，子宫切除可能性越大。

术前访视：患者张口度大于 3 横指、头颈活动度正常、甲颏距离大于 6.5cm、Mallampati 分级Ⅱ级、气管插管条件可。脊柱无畸形、穿刺部位无感染、椎间隙可清楚扪及；孕期无明显腰腿痛、既往无腰椎间盘突出症，四肢运动感觉正常，近期未使用抗凝药物，血小板正常，术前凝血酶时间（TT）和 APTT 延长，余凝血功能正常。

入院治疗：交叉配血并备 6U 去白细胞悬浮红细胞，使用硫酸镁保护胎儿脑神经，地塞米松促胎肺成熟，密切监测胎儿宫内情况、患者宫缩及阴道流血情况。

麻醉经过：患者入室后建立了 3 个 16G 的静脉通道，常规项目监测，桡动脉、中心静脉穿刺置管，并持续监测有创动脉压、中心静脉压。使用保

表 6-11　胎盘植入分级及麻醉前准备

| 胎盘植入超声评分 | 胎盘植入程度 | 胎盘植入分型 | 麻醉前准备 |
| --- | --- | --- | --- |
| ≤5分 | 轻度 | 无植入或粘连型 | 可选择椎管内麻醉<br>备去白细胞悬浮红细胞2U |
| 6~10分 | 中度 | 植入型 | 可选椎管内麻醉,选择不置管或根据凝血功能延迟拔管<br>备去白细胞悬浮红细胞2~4U<br>开放2条静脉通道,至少1条为16G<br>监测有创动脉压(必要时) |
| >10分 | 重度 | 穿透型 | 优先选择全麻<br>备足量去白细胞悬浮红细胞及凝血物质(至少交叉配血6U)<br>开放2条或2条以上16G静脉通路<br>监测有创动脉压,有条件时监测中心静脉压<br>备加温装置及体温监测仪,避免低体温<br>动态监测血红蛋白、电解质、酸碱平衡等内环境<br>备血液回收设备<br>监测血栓弹力图,指导凝血功能的纠正(必要时) |

温毯保温,准备血管活性药物、吸引设备、高流量输血加温装置、自体血回收装置、加温输液装置和抢救设备。

术前禁食 8 小时、禁水 2 小时,局麻下行腹主动脉球囊置入术,并持续监测左侧足趾脉搏氧饱和度,监测腹主动脉的动脉波形。面罩吸氧 10L/min,充分预氧 5 分钟,静脉给予丙泊酚中 / 长链脂肪乳 120mg、琥珀胆碱 70mg、瑞芬太尼 70μg 快速顺序诱导。意识消失后按压环状软骨、喉部肌颤消失后在可视喉镜引导下插入 6.5 号加强型气管导管,导管深度距离门齿 21cm,呼气末二氧化碳波形规律显示;听诊双肺呼吸音对称清晰后行机械通气;采用 PCV-VG 模式,潮气量设定为 375ml,吸呼比 1:2,呼吸频率 16 次 /min,通气压力 17cmH$_2$O、呼气末正压 5cmH$_2$O、氧浓度 50%。插管后给予顺式阿曲库铵、术中 3% 七氟烷持续吸入维持麻醉。此时患者指脉氧饱和度 100%,血压 112/65mmHg,心率 65 次 /min。术中持续监测呼气末二氧化碳分压、潮气量、气道压力及生命体征。插管后立即开始手术,使用血液回收装置持续吸引术中出血。胎儿娩出后,静脉给予咪达唑仑 2mg、舒芬太尼 20μg 加深麻醉。

**问题三:该患者麻醉方案的选择与理由是什么?**

剖宫产麻醉方式选择要充分考虑手术本身的紧急程度、产妇术前的血流动力学情况、胎儿的情况、手术操作、术中出血、新生儿复苏、麻醉医师本身的经验技术、团队合作能力及产妇意愿等综合因素。

凶险性前置胎盘大出血风险高的患者,优先选择全身麻醉,优点在于:①患者手术复杂、时间长,全身麻醉可以提高患者舒适度。在清醒意识状态下,术中大失血、容量复苏及手术现场的紧张气氛对产妇来说均是不良刺激,全身麻醉对于凶险性前置胎盘产妇围产期的心理健康具有积极意义;②对于大出血伴严重低血压、代谢性酸中毒等患者,全麻可避免椎管内麻醉后交感神经抑制导致的循环剧烈波动的不利影响,且控制呼吸更能保证患者的氧合;③这类患者大出血时往往进行积极的容量复苏,气管插管正压通气可以预防和减轻肺水肿,改善氧合;④全身麻醉能提供更好的肌肉松弛度和手术环境,良好的术野暴露有利于手术实施和创面止血。综合考虑以上因素选择全身麻醉。

缺点:吸入麻醉药剂量依赖性抑制子宫收缩,高浓度可增加失血量,胎儿娩出后要减小吸入麻醉药物浓度。除肌肉松弛药外全麻药物均可通过胎盘到达胎儿体内,多次腹腔手术史患者,外科医生可能进腹困难、短时间内不能取出胎儿,从给药到胎儿娩出时间超过 10 分钟,胎儿出生后可能发生呼吸抑制。

手术经过:于耻骨联合上缘 3cm 处纵切口 30cm,逐层分离,进入腹腔。可见子宫前壁中下部位表面血管重度怒张,大面积呈紫蓝色。子宫前壁下段与膀胱致密粘连。子宫下段膀胱腹膜反折处表面血管明显怒张。于子宫前壁近宫底部做一长10cm横切口,刺破胎膜,吸净羊水后,钝性延长子宫切口,取出胎儿。胎儿娩出后不给予剥离胎盘,快速缝合子宫切口。双侧阔韧带打洞,红尿管自宫颈内口下方水平捆绑子宫,血浆管捆绑子宫体,给予马来酸麦角新碱0.2mg肌内注射并立即行腹主动脉球囊阻断术,取子宫下段第二横切口,探及胎盘完全覆盖宫颈内口,手剥胎盘,胎盘与子宫肌层致密粘连,胎盘组织广泛植入子宫前壁下段及后壁肌层。胎盘剥离后子宫收缩差,给予热盐水方纱包裹子宫并持续按压,子宫后壁多处胎盘剥离面、子宫壁浅肌层断裂,出血量多,可吸收线行多处快速螺旋式缝合;间断放松腹主动脉球囊后观察出血汹涌,予以葡萄糖酸钙注射液1g静脉滴注、氨甲环酸1g静脉推注、益母草注射液2ml肌内注射后并再次行腹主动脉球囊阻断术,出血明显减少。松解捆绑,宫颈内口胎盘剥离面出血明显,可吸收线螺旋式缝合出血点结扎双侧子宫动脉上行支,行子宫修补整形术。

**问题四:凶险性前置胎盘特殊的止血手段及麻醉注意事项有哪些?**

凶险性前置胎盘的止血手段包括手术治疗、止血药物应用、介入技术止血等。

手术方式的选择则根据医疗机构的救治能力及手术医生的技巧,不尽相同,大致包括以下几种方式:子宫颈提拉加固缝合术、子宫前壁胎盘植入部分切除及修补术、子宫下段螺旋式缝合成形术。其他方法包括宫腔球囊压迫、宫腔填塞、子宫动脉结扎、子宫下段间断环形缝合法、平行纵向压迫缝合法等,以上术式均属于子宫单切口子宫下端止血及缝合技术范畴,但不能很好地控制即刻出血,子宫切除率仍较高。

子宫双切口剖宫产术是一种安全、操作简单的新术式,用于凶险性前置胎盘,胎盘附着在子宫前壁且伴植入的患者可有效减少术中出血及输血量,减少子宫切除率(图6-4)。对于这类患者子宫双切口术式的优点包括:第一切口取子宫体或宫底部切口娩出胎儿,避开前壁胎盘,明显减少洞穿胎盘引起的即刻大量出血;可减少洞穿胎盘引起的胎盘与脐带的损伤,降低新生儿贫血的发生率;胎儿娩出后,缝合第一切口,保持宫腔形状,维持一定子宫压力,避免胎盘快速剥离导致的出血,可减少术中失血量及输血量,降低凝血功能异常的

发生率,降低因失血过多引起继发性宫缩乏力,减少子宫切除率,并且节约用血资源;实施第二切口取出胎盘前可分离推移胎盘植入膀胱部分,避免膀胱损伤,降低手术难度,对术中出血具有可控制性;子宫双切口术式是一种相对安全、操作简便、出血可控的新术式,易于临床推广。子宫双切口术式的缺点包括:子宫创伤大,术后再次妊娠子宫破裂风险高,对后期是否可再次妊娠值得商榷,目前认为适合于不再生育的孕妇;子宫双切口孕妇因子宫创伤严重,术后易出现发热,感染风险增高、平均住院时间延长,建议术后联合抗生素应用预防感染。第一个子宫横切口取出胎儿后,实施第二切口前,胎盘可能自行剥离,出现胎盘剥离面大出血形成巨大血肿而未能及时处理,出现隐匿性大出血,此时应使用自体血回收装置充分吸引此部分隐性出血,及时回输,避免过早过度输入异体血。

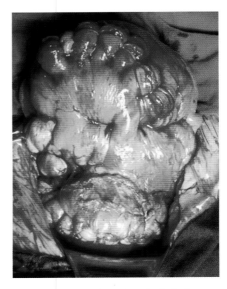

**图6-4 子宫双切口剖宫产术**

介入栓塞术主要包括:①双侧髂内动脉阻断术,但止血效果一般,与髂内、髂外动脉间脉络的广泛血流有关。②腹主动脉阻断术,止血效果好,腹主动脉球囊阻断术可明显降低子宫切除率,但应注意权衡长期阻断腹主动脉血流可能影响内脏及下肢灌注,麻醉记录单要记录阻断开始和结束时间。③双侧髂总动脉阻断术,阻断髂内动脉及髂内、外动脉间广泛的侧支循环。髂总动脉介于腹主与髂内动脉之间,其阻断效果取决于阻断位置;阻断部位越高,术中子宫切除率越低。

对于该患者应进行仔细全面的术前评估，该患者属于"重度胎盘植入"，围手术期大出血风险高。按照表 6-11 进行充分的术前准备，多学科会诊，手术医生决定选择止血效果更好的腹主动脉球囊阻断术联合子宫双切口剖宫产术以确保患者的安全。除大出血围手术期的一般管理外，对于实行子宫双切口术式的患者，麻醉医生要注意以下几点：①在行第一切口取出胎儿，缝合子宫，开始行第二切口前，应注意是否有胎盘自行剥离，出现隐匿性大出血，麻醉医生应严密注意生命体征的变化，特别是心率和休克指数，提醒外科医生及时探查有无隐性出血。②自体血回收时应充分吸引隐性出血并清洗回输，避免盲目过量输入异体血，导致血源浪费。③这类患者手术较为复杂，主动脉球囊阻断的时间相对较长，麻醉医生应及时提醒手术医生主动脉阻断时间，必要时短时间解除阻断以保证重要器官灌注。同时应注意解除阻断后炎性因子大量进入循环造成乳酸性酸中毒、内环境紊乱、血压下降等循环波动问题，及时复查血气分析与血电解质水平。

手术历时 150 分钟，患者生命体征平稳，术中出血量约 2 100ml，尿量约 750ml；自体血回收：1 500ml，自体血回输：600ml；术中共输注平衡液 3 450ml，羟乙基淀粉 900ml，碳酸氢钠 150ml，新鲜冰冻血浆：600ml。

术后情况：术毕拔管转入 ICU，继续使用头孢西丁预防感染，缩宫素促进子宫收缩；由于该患者血栓风险评估高危，术后第 2 天开始予以气压治疗，并皮下注射低分子量肝素预防深静脉血栓；动态监测凝血功能及 Hb，密切关注患者阴道出血、生命体征、内环境。患者病情稳定后转出 ICU，术后第七天出院。

## 【内容要点】

近年来，随着我国剖宫产率的升高和国家三孩政策的放开，凶险性前置胎盘的发生率逐年增加。本例患者诊断为凶险性前置胎盘，胎盘与大部分子宫前壁下段分界不清，且为穿透型植入伴膀胱穿透植入，术前评估术中发生大出血风险极高，围手术期可能导致出血性休克、弥散性血管内凝血功能障碍、垂体坏死等严重并发症；需要产科、麻醉科、放射科、新生儿科医生等多学科协作。手术医生选择腹主动脉球囊阻断术联合子宫双切

口剖宫产术，麻醉医生选择实施全身麻醉，同时进行自体血回收、输血输液加温、保温毯、高流量加温输液等，团队合作最终顺利完成该病例抢救，并成功避免子宫切除。

## 【关键点】

1．凶险性前置胎盘指既往有剖宫产史，此次妊娠为前置胎盘，且胎盘附着于子宫的瘢痕处。凶险性前置胎盘伴有胎盘植入，因子宫瘢痕处缺乏可收缩的子宫平滑肌，常导致宫缩乏力和产后出血，是产科极为凶险的一种病症，需要手术室、麻醉科、放射科、检验科等多学科团队的配合抢救。

2．对于凶险性前置胎盘大出血风险高的患者，优先选择全身麻醉，可以提高患者舒适度；更能保证患者的氧合，方便术中抢救；正压通气可以减轻肺水肿，提高氧分压。但是，如果腹腔粘连严重短时间内不能取出胎儿者，全身麻醉可能引起胎儿出生后呼吸抑制，可以选择椎管内麻醉联合全身麻醉。

3．子宫双切口用于凶险性前置胎盘伴植入的患者，可有效减少术中出血及输血量，以及子宫切除率。子宫双切口新术式在应用中还应注意，第一个子宫横切口取出胎儿后，胎盘可能自行剥离。如果此时没有发现，可能出现胎盘剥离面大出血形成巨大血肿而没有及时处理，应及时评估出血量。

（韩　坤　敬维维）

## 参考文献

1. 刘静，郝丽英. 凶险性前置胎盘诊治研究进展. 中国医药，2018，13（1）：158-160.

2. 何玉田，陈敦金. 凶险性前置胎盘诊断和处理的再认识. 中华围产医学杂志，2015，18（7）：494-496.

3. JAUNIAUX E，COLLINS S，BURTON GJ. Placenta Accreta Spectrum：Pathophysiology And evidence-Based Anatomy for Prenatal Ultrasound Imaging. Am J Obstet Gynecol，2017，218（1）：75-87.

4. KPANAIOTOVA J，TOKUNAKA M，KRAJEWSKA K，et al. Screening for Morbidly Adherent Placenta in Early Pregnancy. Ultrasound Obstet Gynecol，2019，53（1）：101-106.

5. 杨静，赵扬玉. 凶险性前置胎盘合并胎盘植入的影像学诊断研究进展. 实用妇产科杂志，2017，33（9）：643-646.

6. HAWKINS R，EVANS M，HAMMOND S，et al. Placenta

Accreta Spectrum Disorders - Peri-Operative Management: The Role of the Anaesthetist. Best Pract Res Clin Obstet Gynaecol, 2021, 72: 38-51.

7. 游泳, 傅璟, 陈洪琴. 子宫双切口新术式在凶险性前置胎盘手术中的应用. 中华围产医学杂志, 2017, 20(9): 661-664.

8. HE Q, LI YL, ZHU MJ, et al. Prophylactic Abdominal Aortic Balloon Occlusion in Patients with Pernicious Placenta Previa During Cesarean Section: A Systematic Review and Meta-Analysis from Randomized Controlled Trials. Arch Gynecol Obstet, 2019, 300(5): 1131-1145.

9. TOUHAMI O, ALLEN L, MENDOZA HF, et al. Placenta Accreta Spectrum: A Non-Oncologic Challenge for Gynecologic Oncologists. Int J Gynecol Cancer, 2022, 32: 788-798.

# 第八节　妊娠合并心脏病患者并发大出血的麻醉管理

## 【一般资料】

患者, 28 岁。

主诉: 停经 $33^{+5}$ 周, 2 周前轻微活动后出现心慌、胸闷、胸痛。

现病史: 本次妊娠定期产检, 孕 24 周外院行胎儿系统彩超怀疑轮状胎盘、边缘性脐带插入; 入院前 2 周轻微活动后出现心慌、胸闷、胸痛, 无头晕、头痛、意识障碍、黑矇等不适; 心电图示: 房性期前收缩, 室性期前收缩, 完全性右束支传导阻滞; 心脏彩超示: 双房增大, 三尖瓣中度反流, 二尖瓣中度反流, 左室射血分数 (ejection fraction, EF) 37%, 心肌病待排, 脑钠肽 (brain natriuretic peptide, BNP) 410.6pg/ml, 当地医院经多学科会诊后考虑全心衰竭, 评估患者妊娠风险分级为 Ⅳ 级, 继续妊娠风险极大, 随时可能发生恶性心律失常、心力衰竭、心源性猝死等, 建议尽早终止妊娠, 转入笔者医院治疗。

既往史: 既往体健, 无特殊。

查体: 身高 160cm, 体重 61kg, 体温 36.4℃, 血压 91/60mmHg, 心率 93 次 /min, 呼吸 19 次 /min, 鼻导管吸氧 $SpO_2$ 97% (2L/min), 吸空气下脉搏血氧饱和度 94%。心律不齐, 二尖瓣及三尖瓣听诊区可闻及 Ⅲ～Ⅳ 级收缩期吹风样杂音, 双肺可闻及干湿啰音, 余无特殊。专科检查无特殊。

辅助检查: RBC $2.98×10^{12}$/L、Hb 102g/L、PLT $150×10^9$/L。凝血功能、肝功能、肾功能、电解质检查均未见明显异常。BNP 1 047pg/ml。心脏彩超示: 全心增大, 三尖瓣反流 (极重度)、二尖瓣反流 (重度)、左室收缩功能测值明显减低 (EF 28%)。24 小时动态心电图结果显示: ①房性期前收缩: 132 次 /24h; ②多源性室性期前收缩 6 581 次 /24h, 占总心搏数 5%, 配对间期不等, 可见室性融合波, 室性心动过速 38 次 /24h, 室性期前收缩成对出现 459 次 /24h, 室性期前收缩二联律 29 次 /24h, 室性期前收缩三联律 28 次 /24h; ③完全性右束支传导阻滞。

入院诊断: 妊娠合并心脏病 (围产期心肌病? 全心增大, 房性期前收缩, 室性期前收缩, 心功能 Ⅱ～Ⅲ 级); 妊娠合并心力衰竭; 轮状胎盘?; 边缘性前置胎盘?; G₁P₀, $33^{+5}$ 周宫内孕, 头位单活胎待产。

## 【病案讨论】

问题一: 妊娠合并心脏病与产后大出血的相互关系是什么?

妊娠合并心脏病是孕产妇围产期死亡的主要原因之一。心脏病可能增加产后大出血的风险, 而大出血又可能加重或恶化心脏病, 增加难治性循环衰竭的风险。

心脏病导致产后大出血风险增加: ①低氧血症: 心脏病患者可能存在右向左分流、肺动脉高压、肺水肿等致慢性低氧血症的高危因素, 而妊娠晚期血容量增加、心排血量增加及体循环阻力降低等血流动力学变化, 能增加严重心脏并发症的风险, 可致急性缺氧。低氧血症影响子宫收缩, 慢性缺氧还可降低子宫平滑肌对缩宫素的敏感性。②凝血功能异常: 心脏病患者低氧血症、心排血量降低及右心功能不全等因素, 可引起肝脏有效灌注下降、肝淤血, 导致肝功能受损, 凝血物质生成不足, 凝血功能异常。产后大出血可进一步加重凝血功能障碍。③抗凝剂的使用: 机械瓣置换术后、妊娠合并心房颤动或存在全身性栓塞证据的心脏病患者, 分娩前可能需要使用抗凝剂。多数肺动脉高压患者存在凝血系统、抗凝系统和纤溶系统失衡, 处于血栓前状态, 且易合并深静脉血栓和心房颤动等, 术前可能使用低分子量肝素。抗凝剂未及时停药或时间过短可增加产后大出血风险。④子宫收缩剂使用受限：缩宫素是防治产后出血的一线药物，但可引起低血压、心动过速及肺动脉压升高等，对妊娠合并心脏病患者，特别是肺动脉高压患者，需减量甚至禁用。卡贝缩宫素、麦角生物碱和卡前列素氨丁三醇、米索前列醇等其他子宫收缩剂可导致血压升高、冠状动脉痉挛、支气管平滑肌痉挛等，在严重心脏病患者应慎用或禁用。宫缩剂使用受限，可增加产后出血控制难度。

大出血对妊娠合并心脏病患者的影响：正常妊娠时，机体氧耗增加、氧供减少，氧储备降低，容易发生氧供需失衡。妊娠第4周开始，血容量增加，但血容量增加速度超过血红蛋白增加速度，导致稀释性贫血，影响氧供，机体主要通过增加心排血量以维持代谢需求，但妊娠合并心脏病患者，存在心排血量降低、不同程度的低氧血症，氧供减少，且可能伴有心率增快、呼吸急促等，心脏和呼吸做功增加，氧耗增加。因此，妊娠合并心脏病患者本身更易发生氧供需失衡。大出血时，心脏病患者的Hb浓度下降、心排血量下降，机体氧供显著减少；血压降低可能引起或加重右向左分流，出现血氧饱和度降低，机体氧供将明显降低；若合并低体温或代谢性酸中毒等，组织有效灌注减少、冠状动脉发生痉挛，机体氧供进一步降低。此外，在产后大出血容量复苏过程中，输液过多、过快使右心负荷显著增加，可出现右心衰竭、急性肺水肿、原有发绀加重等。因此，妊娠合并心脏病患者极易发生氧供需失衡，对大失血的耐受较差，应该在限制性容量复苏的同时维持机体足够的Hb浓度，足够的Hb浓度对妊娠合并心脏病患者维持有效氧供需平衡至关重要。

入院后利尿减轻心脏负荷，地高辛、左西孟旦增强心肌收缩力，小剂量美托洛尔减慢心率、减少心肌氧耗，经过以上处理后，心力衰竭症状有所缓解。经产科、麻醉科、重症医学科、心内科、新生儿科等多学科会诊后，考虑患者目前生命体征平稳，拟行剖宫产术终止妊娠。

麻醉经过：入室建立一条18G及一条16G静脉通道，严格控制输液速度。静脉注射格拉司琼3mg，面罩吸氧10L/min，保温毯体外加温，持续耳温监测，自体血液回收机、体外起搏除颤电极备用。局麻下行左侧桡动脉穿刺置管测压，血气分析：pH值7.426、$PaCO_2$ 24.8mmHg、$PaO_2/FiO_2$=

375mmHg、BE −5.5mmol/L、$HCO_3^-$ 20.8mmol/L、Hb 95g/L、$K^+$ 4.1mmol/L、$Ca^{2+}$ 1.18mmol/L、$Na^+$ 137mmol/L。于$L_{1\sim2}$、$L_{3\sim4}$行双管硬膜外麻醉，分别给予1.5%利多卡因3ml作为试探剂量，未见异常，随后以去甲肾上腺素0.01～0.02μg/（kg·min）持续静脉泵注，$L_{1\sim2}$硬膜外分次追加2%利多卡因共10ml，麻醉平面达$T_6$。

手术经过：手术开始2分钟后娩出胎儿，新生儿1、5、10分钟Apgar评分分别为6、8、10分。脐带断开后静脉注射咪达唑仑1mg，舒芬太尼5μg。术中见胎盘部分覆盖于子宫下段、后壁和右侧壁，迅速钳夹子宫切缘，捆绑子宫，缩宫素2U/h持续泵入，子宫收缩欠佳，静脉滴注氨甲环酸1g。手术开始15分钟后，血压下降，最低至73/45mmHg，估计失血400ml，血气分析示Hb 78g/L。立即行自体血清洗和回输，紧急取异体去白细胞悬浮红细胞1.5U，并上调去甲肾上腺素泵注速度至0.03～0.05μg/（kg·min）升高血压，静脉滴注葡萄糖酸钙1g，半小时后追加氨甲环酸1g，出血得到控制。手术共持续50分钟，总计失血1 500ml，输入晶体液900ml、胶体液500ml、去白细胞悬浮红细胞1.5U、自体血回收985ml、回输513ml，尿量100ml。术毕复查Hb 91g/L，硬膜外给予吗啡2mg镇痛，转入妇产科ICU进一步治疗。

术后第1天，心率88次/min，Hb 95g/L，BNP 847pg/ml，凝血功能及肝肾功能正常。术后第2天BNP 638pg/ml。术后第4天转回普通病房。术后第7天顺利出院，心内科随访。

问题二：妊娠合并心脏病患者大出血期间血制品的输注目标及输血输液原则各是什么？

血制品的输注目标：①红细胞输注目标：心脏病患者通过增加心排血量以增加氧供的代偿能力有限，因此，足够的Hb浓度对心脏病患者维持有效氧供需平衡尤其重要。对于病情较轻的心脏病患者，可参考一般产后大出血患者采取限制性输血策略，将Hb维持在70～80g/L以上；而病情较重的心脏病患者对失血耐受差，可适当放宽输血指征，根据患者个体情况将Hb维持在80～100g/L以上；而发绀型心脏病患者还可能存在不同程度的慢性低氧血症和继发红细胞增多，Hb常为150g/L左右，最高可达200～250g/L，该类患者对低Hb浓度的耐受更差，更容易发生氧供需失衡，则应该将Hb维持在100g/L以上。②凝血因子和血小板的输注目标：和其他产后大出血患者相同，维持 PT、APTT 及 INR 不超过正常值的 1.5 倍，血小板计数不低于 $50 \times 10^9/L$。

血制品的输血输液原则：当妊娠合并心脏病患者发生产后大出血，维持其足够的心排血量及 Hb 浓度对实现有效氧供需平衡尤其重要，而容量负荷不足与过量，都有可能造成严重的心脏负担。总的输血输液原则是量出为入，应在限制性容量复苏的同时，尽早、适量、按比例进行输血治疗，具体如下：①容量复苏：不主张早期大量使用晶体或胶体液扩容，尤其是当患者存在右心功能不全，对容量负荷非常敏感，容量负荷过量会致右心衰竭。②红细胞输注：若患者产后大出血风险较高，可提前准备并尽早实施自体血回输，根据出血量和出血速度，必要时放宽输血指征，及早输注异体红细胞，减少晶体或胶体液扩容。③凝血因子和血小板输注：心脏病患者是产后大出血的高危人群，一旦发生可能引起凝血功能异常的大出血，应尽早补充凝血因子和血小板。由于凝血功能实验室检测所需时间较长，必要时无需等待结果，可按照 1:1:1 的比例输注红细胞、新鲜冰冻血浆、血小板。每 30～60 分钟复查血常规及凝血功能，根据结果调整输血方案。④血管活性药的使用：在等待异体血取回和输注期间，若患者血流动力学不稳定，为避免过多的液体输入，可适当使用血管活性药物维持循环稳定。⑤输血输液速度：可选择有创动脉压、中心静脉压、肺循环压力、心脏及肺部彩超等监测，根据监测指标进行调整，尽快纠正低血容量。不可过度限制性低血压复苏，通过容量复苏及血管活性药的合理应用，尽量维持平均动脉压不低于 65mmHg、中心静脉压不低于 $8cmH_2O$。达到标准后可适当减慢输血输液速度，避免因循环超负荷而造成心力衰竭和急性肺水肿。⑥其他：输血时应使用输血加温器，以免输注大量未加温的血制品引起低体温、酸中毒，加重凝血功能障碍。

**问题三：该类患者应如何选择血管活性药物？**

对于心脏病情较轻的患者，产后大出血的容量管理与非心脏病患者无明显区别。但对于有严重心脏结构或功能异常的患者，特别是合并右心功能不全的患者，对容量的变化非常敏感，一旦发生产后大出血，应依据量出为入的原则进行容量复苏。在限制性容量复苏时，可适当使用血管活性药物维持平均动脉压不低于 65mmHg，以避免输液过多引起稀释性凝血功能降低和心力衰竭，减少新发或原有右向左分流加重，避免发绀的发生。

可根据心脏病的类型，准备血管活性药物：①肺动脉高压：维持适当的外周血管阻力、适当强心、预防体循环阻力降低和肺循环阻力升高非常重要，可选择去甲肾上腺素增加外周血管阻力，多巴酚丁胺 2～5μg/(kg·min) 泵注强心。②重度主动脉瓣狭窄：对心功能较好、术中心率快于术前的患者，可选择去氧肾上腺素 1～5mg/h 静脉泵注；心率慢于术前者，可静脉泵注去甲肾上腺素 0.01～0.05μg/(kg·min)，慎用或不用正性肌力药。③重度二尖瓣狭窄：尽量控制心室率正常或偏慢，慎用麻黄碱及肾上腺素，升压药物以去氧肾上腺素或去甲肾上腺素为主，酌情少量使用正性肌力药。④围产期心肌病：对 β 受体激动剂毒性作用高度敏感，应谨慎使用，椎管内麻醉前可小剂量使用正性肌力药物多巴胺 2～5μg/(kg·min)，若血压下降，可酌情使用去甲肾上腺素，避免应用去氧肾上腺素。常用血管收缩药物及正性肌力药物对血流动力学的影响见表 6-12。

表 6-12　常用血管活性药物及正性肌力药物对血流动力学的影响

| 药物 | 常用剂量 | | 结合受体 | | | | 血流动力学效果 |
|---|---|---|---|---|---|---|---|
| | 静脉注射 | 静脉输注 | $\alpha_1$ | $\beta_1$ | $\beta_2$ | DA | |
| 多巴胺 | | 0.5～2.0μg/(kg·min) | — | + | — | ++ | CO↑ |
| | | 5.0～10.0μg/(kg·min) | + | ++ | — | ++ | CO↑ SVR↑ |
| | | 10.0～20.0μg/(kg·min) | ++ | ++ | — | ++ | SVR↑↑ |
| 多巴酚丁胺 | | 0.5～20.0μg/(kg·min) | -/+ | +++ | ++ | — | CO↑ SVR↓ |
| 去甲肾上腺素 | | 0.025～0.40μg/(kg·min) | +++ | ++ | — | — | CO-/↑ SVR↑↑ |
| 去氧肾上腺素 | 50～100μg | 0.25～9.10μg/(kg·min) | +++ | — | — | — | CO-/↑ SVR↑↑ |

续表

| 药物 | 常用剂量 | | 结合受体 | | | | 血流动力学效果 |
|---|---|---|---|---|---|---|---|
| | 静脉注射 | 静脉输注 | $\alpha_1$ | $\beta_1$ | $\beta_2$ | DA | |
| 肾上腺素 | | 0.01～2.0μg/(kg·min) | +++ | +++ | ++ | — | CO↑↑ SVR↓（低剂量）<br>SVR↑（高剂量） |
| 异丙肾上腺素 | | 2.0～20.0μg/min | — | +++ | +++ | | CO↑ SVR↓ |
| 米力农 | 25～75μg/kg<br>（5～10分钟） | 0.25～1.0μg/(kg·min) | | | | | CO↑ SVR↓ |
| 左西孟旦 | 6～12μg/kg<br>（>10分钟） | 0.05～0.20μg/(kg·min) | | | | | CO↑ SVR↓ |

注：CO：心排血量；SVR：体循环阻力；+～+++：作用强度；—：无作用；↑：增加；↓：下降。

**问题四：妊娠合并心脏病大出血患者出现心肺功能危象的表现和处理原则是什么？**

妊娠合并心脏病的大出血患者，极易出现心肺功能危象。当患者收缩压<90mmHg、心率>130次/min或<45次/min、呼吸频率>25次/min、外周SpO₂<90%、中心静脉血氧饱和度<60%、血乳酸>2.0mmol/L、肢体湿冷、少尿和神志改变时，应考虑心肺功能危象的发生。一旦怀疑心肺功能不全，应严密监测血流动力学，根据情况给予正性肌力药物或血管收缩药物，并适当扩容。此外，还应给予充足氧供，维持$SpO_2>95\%$，必要时行气管插管机械通气。若经过上述处理，患者的循环仍不稳定，可在机械辅助循环支持下尽快终止妊娠。

**【内容要点】**

心脏病和产后大出血均是孕产妇死亡的主要原因。心脏病是产后大出血的高危因素，而产后大出血又可使心功能进一步降低，增加围产期难治性循环衰竭的发生风险。妊娠合并心脏病患者，特别是合并右心功能不全的患者，对容量变化耐受性较差，容量不足或过多均可能引起心功能急剧恶化。妊娠合并心脏病患者一旦发生产后大出血，通过增加心排血量来提高机体氧供的代偿能力有限，心肺功能危象发生率高，围手术期管理难度也高，是麻醉医生和产科医生所面临的巨大挑战。

**【关键点】**

1. 产后大出血期间，足够的Hb浓度对该类患者维持有效氧供需平衡非常重要，对于病情较轻的心脏病患者，将Hb维持在70～80g/L以上；对于病情较重的心脏病患者，可适当放宽输血指征，

将Hb维持在80～100g/L以上；对于发绀型心脏病的患者，将Hb维持在100g/L以上。

2. 妊娠合并心脏病患者，一旦发生产后大出血，应依据量出为入的原则进行容量复苏，应在限制性容量复苏的同时，尽早、适量、按比例进行输血治疗，必要时使用血管活性药物，维持平均动脉压不低于65mmHg。

3. 合并心脏病的产后大出血患者，应警惕出现心肺功能危象，一旦怀疑心肺功能不全，应严密监测血流动力学状况，根据情况给予正性肌力药物或血管收缩药物，并适当扩容，必要时可在机械辅助循环支持下尽快终止妊娠。

（曾 葵　张竞文）

**参考文献**

1. CARSON JL, STANWORTH SJ, DENNIS JA, et al. Transfusion thresholds for guiding red blood cell transfusion. Cochrane Database Syst Rev, 2021, 12(12): CD002042.

2. VAN DE BRUAENE A, DELCROIX M, BUDTS W. Should We Focus on Hematocrit or Hemoglobin in Patients With Eisenmenger Syndrome? Am J Cardiol, 2011, 108(6): 899-902.

3. DE BACKER D, AISSAOUI N, CECCONI M, et al. How can assessing hemodynamics help to assess volume status? Intensive Care Med, 2022, 48(10): 1482-1494.

4. PINSKY MR, CECCONI M, CHEW MS, et al. Effective hemodynamic monitoring. Crit Care, 2022, 26(1): 294.

5. 中国研究型医院学会孕产期母儿心脏病专业委员会. 妊娠合并结构异常性心脏病并发产后出血MDT管理专家共识. 中国实用妇科与产科杂志, 2019, 35(5): 528-535.

# 第九节　产后溶血性尿毒症综合征患者并发大出血的麻醉管理

## 【一般资料】

患者,31岁。

主诉:停经 37$^{+5}$ 周,发现血压升高 1 天。

现病史:1 天前在家自行监测血压 145/95mmHg,急诊就诊,测量血压为 150/92mmHg,尿蛋白(++),遂收入院。

既往史:无特殊。

查体:身高 158cm,体重 52.6kg,体温 36.5℃,血压 150/87mmHg,心率 79 次/min,脉搏血氧饱和度 98%。双下肢及会阴轻度水肿,余无特殊。

辅助检查:血常规:Hb 138g/L,PLT 141×10$^9$/L;尿常规:尿蛋白(++);肝肾功能:ALT 38U/L,LDH 302U/L,AST 52U/L,Cr 79μmol/L,白蛋白及球蛋白正常;凝血常规、电解质正常;胎儿超声未见异常。

入院诊断:子痫前期;G$_1$P$_0$,37$^{+5}$ 周宫内孕,ROA/LSA 双活胎待产;双绒毛膜双羊膜囊);IVF-ET 术后;A 胎脐带绕颈(一周)。

## 【病案讨论】

入院后予以持续血压监护、硫酸镁解痉、拉贝洛尔降压、地塞米松促胎肺成熟等治疗,同时完善术前准备,拟 2 日后于腰硬联合麻醉下行剖宫产术终止妊娠。术前血压波动于 115～135/65～85mmHg。

患者入手术室后常规监护、吸氧,血压 115/78mmHg,心率 80 次/min,呼吸 18 次/min,血氧饱和度 98%,建立静脉双通道输液。L$_{3～4}$ 椎间隙穿刺实施腰硬联合麻醉,麻醉平面 T$_6$。因胎头高浮,取胎较为困难,胎儿取出后,静脉缓慢推注葡萄糖酸钙 1g、氨甲环酸 1g。胎盘娩出后,出血约 600ml,子宫收缩乏力,立即加快补液,进行动脉穿刺置管,并行血气分析。血气结果:Hb 117g/L,其余指标正常。经子宫肌壁注射缩宫素 10U、热盐水按摩子宫、泵注缩宫素、肌内注射卡前列素氨丁三醇、子宫背带缝合术及宫腔内球囊填塞等治疗后,出血逐渐停止,手术医生留置 16G 腹腔引流管 2 根、彻底止血后关腹。手术历时 100 分钟,术中出血 1 355ml,尿量 200ml,输注羟乙基淀粉 130/0.4

氯化钠注射液 500ml、平衡液 2 400ml。术后子宫收缩仍欠佳,给予持续泵注缩宫素处理。

问题一:手术结束后,是否可以立即拔除硬膜外导管?

应根据患者情况和相关检查结果慎重决定拔除硬膜外导管的时机。

实施椎管内麻醉的患者,术中发生大出血或者因其他原因导致凝血功能障碍,术后应根据继续出血风险及凝血功能的状况确定硬膜外导管拔除时机。术后若 PLT≥80×10$^9$/L,凝血功能检查结果基本正常,患者无继续出血、再次手术的高风险可拔除硬膜外导管。但对于合并子痫、子痫前期、HELLP 综合征、血小板减少性紫癜、溶血性尿毒症等孕产妇,血小板可能会短期内进行性下降,需要更加谨慎地选择拔除硬膜外导管的时机,并加强术后随访。

本例产妇为妊娠合并子痫前期且为双胎妊娠,术中出血大于 1 000ml,因此术毕并未立即拔除硬膜外导管。患者出室前,急查血常规、凝血常规及肝肾功能,拟根据检查结果决定是否拔除导管。

患者术后送回 ICU,意识清楚,对答切题,无明显不适,血压 112/67mmHg,心率 89 次/min,SpO$_2$ 98%,予以持续监护、泵注缩宫素等治疗。30 分钟后检查结果显示:Hb 94g/L,PLT 87×10$^9$/L,APTT 38.7 秒,PT 13.8 秒,Fib 155mg/dl,D-二聚体 26.24g/L,遂拔除硬膜外导管。

拔管 2 小时后,发现引流管出血多,2 小时内引流及阴道流血合计约 600ml。患者血压 104/58mmHg,心率 96 次/min,SpO$_2$ 97%。

问题二:剖宫产术后引流量及阴道流血多,考虑发生了什么,应该如何处置?

考虑该患者发生了产后出血(postpartum hemorrhage,PPH)。

PPH 指剖宫产患者胎儿娩出后 24 小时内出血量≥1 000ml。最常见的原因为子宫收缩乏力(70%)、创伤包括软产道裂伤(15%～20%)、妊娠物残留及凝血功能异常。该患者有发生 PPH 的高危因素,如双胎妊娠所致子宫收缩乏力,胎头高浮、取胎困难可能导致取胎过程中发生子宫下段裂伤,子痫前期、术中出血使体内凝血物质持续消耗导致止血困难等。产妇术后 2 小时总失血量即达 1 955ml,PPH 诊断明确。

对于 PPH 患者,应根据导致大出血的原因进行针对性治疗，而大出血患者往往并存多种导致出血的因素，故建议同时加强宫缩、创伤缝合处理、清除胎盘残留组织、纠正凝血功能障碍等，以期尽早控制出血，并进行控制性容量复苏，保证重要脏器灌注、氧供需平衡。临床常用治疗方法详见第一章和第五章。

本例患者查体发现子宫收缩乏力，持续阴道流血，胎儿娩出后累计失血达 1 955ml，判断为难治性产后出血，立即启动院内急救，增加 16G 静脉通路 2 条，加快输液，返回手术室开腹探查。开腹后，发现宫腔积血 500ml，创面渗血严重，腹腔内未见明显出血点。术中给予积极液体复苏、输血、间断泵注去甲肾上腺素维持血压、纠正酸中毒及电解质紊乱等处理。手术医生在尝试宫腔球囊压迫止血、子宫动脉结扎、缝扎止血等多种方式后，仍难以止血，最终决定切除子宫。二次手术时长约 4 小时。患者两次手术累计出血 5 900ml，尿量 1 970ml，共输注去白细胞悬浮红细胞 15U、纤维蛋白原浓缩物 4g、新鲜冰冻血浆 2 400ml、血小板 1U、冷沉淀 10U、林格液 7 750ml、胶体液 1 250ml、碳酸氢钠 525ml。

术毕患者镇静状态下带着气管导管及动脉置管回 ICU，血压 98/53mmHg，心率 97 次 /min，$SpO_2$ 96%。出手术室前急查血常规、凝血常规及肝肾功能：Hb 71g/L，Hct 20%，PLT 55 × $10^9$/L，APTT 43.2 秒，PT 15.9 秒，Fib 167mg/dl，D- 二聚体 21.10g/L，ALT 43U/L，LDH 468U/L，AST 57U/L，Cr 102μmol/L。

入 ICU 6 小时后，患者意识清楚，生命体征平稳，拔出气管导管。

术后第 1 天查房，患者生命体征平稳，自述无明显不适，24 小时内入量 1 700ml，尿量 80ml，引流量 200ml。辅助检查：Hb 66g/L，Hct 27%，PLT 43 × $10^9$/L，ALT 46U/L，LDH 572U/L，AST 60U/L，Cr 184μmol/L，尿蛋白（++++）。

问题三：二次手术后，患者 LDH 明显升高，此时应考虑发生了什么疾病，可能的诊断有哪些？

患者产后在引流量不多的情况下出现血红蛋白明显下降（66g/L）、Plt 减少（43 × $10^9$/L）、LDH 升高（572U/L），提示可能发生了溶血性贫血。溶血可导致 Hb 及血小板下降、LDH 升高，而 LDH 增高是溶血的关键指标之一。

可能导致溶血的疾病有 HELLP 综合征、血栓性血小板减少性紫癜（thrombotic thrombocytopenic purpura，TTP）及产后溶血性尿毒症综合征（postpartum hemolytic uremic syndrome，PHUS）等。

HELLP 综合征是以溶血、肝酶升高和血小板减少为特征的一组临床综合征，是子痫前期的严重并发症，通常发生在妊娠 28～36 周（70%）或产后 48 小时内（30%）。传统观点认为 HELLP 综合征的主要病理改变与妊娠高血压基本相同，表现为全身小血管痉挛，血管内皮功能失调受损，凝血系统激活，血小板聚集，微血管血栓形成，最终表现为血管内溶血、组织缺血、肝脏等器官受损。HELLP 综合征缺乏特异性临床表现，实验室检查是诊断 HELLP 综合征的重要手段：①血管内溶血：外周血涂片中可见破碎红细胞、球形红细胞等；②肝酶升高：ALT≥40U/L 或 AST≥70U/L，LDH 水平升高；③PLT 降低：PLT < 100 × $10^9$/L。

TTP 是一种严重的血栓性微血管病，主要临床特征包括微血管病性溶血性贫血，血小板减少（多低于 30 × $10^9$/L），神经精神症状，发热（> 37.5℃）及肾脏受累等。发病机制是遗传或后天因素导致血管性血友病因子裂解蛋白酶（ADAMTS 13）活性缺乏，而 ADAMTS 13 可能在血栓止血或维持血管壁完整性方面起重要作用。因此，对于临床评估中高度疑似 TTP 的患者，应该及时进行 ADAMTS 13 活性及抑制物或者 IgG 抗体检测。

PHUS 是一种血栓纤维血管病，发病率低，预后不良，死亡率高，通常发生在产后当天至 10 周，表现为不可逆急性肾功能衰竭伴血小板减少及微血管病性贫血。PHUS 的病因和发病机制尚不明。有观点认为孕产妇在妊娠及产褥期早期血液高凝，尤其在不当使用子宫收缩剂后，易导致肾小动脉痉挛及微血栓形成，可诱发肾皮质坏死或者纤维蛋白沉积于肾小球，红细胞通过肾脏时可变形破碎导致机械性溶血，加速血管内凝血，最终导致肾脏功能受损。亦有观点认为妊娠期孕妇免疫系统发生改变，分娩时尤其产后出血休克的刺激下，原有免疫系统发生紊乱，红细胞表面形成抗原抗体复合物，激活补体，红细胞溶解，促使血小板聚集，同时将输入的他人的同型红细胞溶解，产生溶血性贫血。PHUS 实验室检查表现为外周血涂片有不规则破碎细胞，血红蛋白进行性下降，血小板减少，黄疸指数及血清胆红素升高，纤维蛋白原滴度 <1%，纤维蛋白降解产物增加，凝血酶原、凝血酶及部分凝

血活酶时间延长，Coombs 试验阴性，血清尿素氮升高及肌酐清除率下降。肾活检显示肾小球毛细血管和小动脉内广泛微血栓形成，内皮细胞增生，基底膜增厚，肾内叶间小动脉和入球小动脉坏死，系膜细胞增生和肾小管上皮细胞坏死。

**问题四：如何进行鉴别诊断？**

HELLP 综合征、TTP 及 PHUS 在妊娠期及产后均可发生溶血性贫血和血小板下降，主要区别在于发病机制和主要受累的器官不同，临床表现有所差异（表 6-13）。HELLP 综合征主要为肝脏受累，肝酶改变最为明显，肌酐、尿素氮轻度升高，可出现少尿及肾功能轻至中度受损，部分患者有高血压表现。TTP 则血小板下降最为明显，可出现发热及肾功能轻、中度受损，神经精神症状改变具有特异性。PHUS 表现为肾脏受累，肾功能严重受损，可出现急性肾功能衰竭、高血压等表现。

除溶血表现外，该患者产后还有无尿（24 小时尿量少于 100ml）、Cr 升高等急性肾损伤（acute kidney injury，AKI）表现。AKI 根据病因分为肾前性、肾性和肾后性，常见的导致肾前性少尿的原因包括有效循环血量不足、心排血量降低、全身血管扩张等；肾性少尿常见的病因包括肾血管疾病、肾小球及肾脏微血管疾病、急性肾小管坏死等；肾后性少尿则主要由尿路梗阻导致。

在排除肾前性、肾后性少尿的因素后，若产妇出现严重 AKI，可表现为少尿甚至无尿，肾功能短时间内明显受损，应考虑妊娠相关血栓性微血管病。HELLP 综合征作为胎盘源性疾病所致 AKI，通常是肾前性，只出现少尿，不会出现无尿等严重的 AKI 表现，且往往在产后 48～72 小时明显恢复。而 PHUS 属于妊娠相关的血栓纤维血管病的一种，可迅速进展为急性肾功能衰竭，典型临床表现为少尿或无尿，出现严重的 AKI。

该患者产后血红蛋白及血小板持续下降，肾功能急剧下降，无尿，出现严重 AKI。多学科讨论认为患者可能发生了产后溶血性尿毒症，增加周围血涂片、Coombs 试验、ADAMTS 13 活性及肾脏活检等检查。检查结果：外周血涂片提示有形态不规则的破碎细胞，呈溶血性改变；Coombs 试验阴性；ADAMTS 13 活性严重下降；肾活检提示：肾脏小动脉和肾小球毛细血管管腔内有微血栓形成，内皮细胞增殖，基底膜增厚。最终确诊为妊娠合并溶血性尿毒症。

术后第 1 天，患者无尿，Hb 及 PLT 持续下降，立即予以血液透析、输注去白细胞悬浮红细胞及血小板治疗，同时使用泼尼松冲击治疗（2mg/kg）；

表 6-13　HELLP 综合征、PHUS、TTP 鉴别诊断要点

| 项目 | HELLP 综合征 | PHUS | TTP |
|---|---|---|---|
| 发病时间 | 妊娠 28～36 周或产后 48 小时内 | 产后当天至 10 周 | 妊娠中晚期 |
| 主要受累器官 | 肝脏 | 肾脏 | 神经系统 |
| 临床特征 | 溶血、肝酶升高、PLT 减少 | 溶血、急性肾功衰、PLT 减少 | 溶血、PLT 减少、神经精神症状、发热、肾损伤 |
| 转归、预后 | 产后 1 周 | 预后差 | 预后差 |
| 周围血涂片 | 破碎红细胞、球形红细胞 | 破碎红细胞 | 破碎红细胞 |
| 贫血 | 有 | 有 | 严重 |
| PLT | 大多 $<100\times10^9/L$ | 大多 $<100\times10^9/L$ | $<30\times10^9/L$ |
| LDH | 升高 | 显著升高 | 升高 |
| 肝酶 | ALT≥40U/L 或 AST≥70U/L | 正常 | 正常 |
| 胆红素 | 升高 | 升高 | 升高，且以间接胆红素为主 |
| ADAMTS 13 活性 | 正常 | 显著降低 | 显著降低 |
| 肌酐 | 可有轻度升高 | 明显升高 | 轻度升高 |
| 尿素氮 | 可有轻度升高 | 明显升高 | 轻度升高 |
| 少尿 | 多为肾前性少尿，可恢复 | 严重少尿甚至无尿 | 少见 |
| 高血压 | 有 | 有 | 无 |

在高度怀疑发生溶血性尿毒症后，予以血浆置换治疗。1个月后，患者肾功能恢复，相关血液检查指标恢复正常，顺利出院，之后长期肾内科治疗。

**问题五：溶血性尿毒症应该如何治疗？预后如何？**

PHUS属于妊娠相关血栓纤维血管病的一种，通常由妊娠诱发，且多发生于产后，常出现严重的AKI。因此对于确诊或疑诊PHUS的产妇，应尽早开始透析治疗，尤其是对少尿或无尿、尿素和肌酐进行性升高、血钾≥6.0mmol/L、严重代谢性酸中毒、水钠潴留引起心力衰竭、肺水肿或脑水肿，以及持续性血压升高者，可使患者更易度过急性肾功能衰竭期。同时，还可以使用肾上腺皮质激素治疗，一般多使用冲击量，如泼尼松每日1~2mg/kg。对于有严重溶血、出血倾向及肾功能严重损害者，可以进行血浆置换，必要时输注去白细胞悬浮红细胞纠正贫血、新鲜冰冻血浆补充必要的凝血因子。

不同亚型的溶血性尿毒症患者预后不同，但由于体内补体系统的持续异常激活和不可逆的肾脏功能损伤，可出现急性肾功能衰竭、慢性肾功能衰竭甚至终末期肾病，需要长期治疗和随访。

**【内容要点】**

产后溶血性尿毒症综合征是一种少见的、原因尚不明的疾病，常发生在产后当天至产后10周，往往伴随急性肾功能衰竭、血小板减少及微血管病性贫血。该疾病进展很快，若未能及时诊断，错过早期血浆置换时机，会很快进展到终末期肾病阶段。产后溶血性尿毒症综合征临床表现与严重产后出血导致的肾前性肾功能衰竭、消耗性凝血功能障碍、血小板减少及出血导致的贫血之间存在一定的相似性，因此，应提高认识，尽早鉴别诊断，及时治疗，以最大限度改善患者预后。

**【关键点】**

1. 产后出现血红蛋白及血小板持续下降，肾功能急剧下降，发生严重AKI，需要警惕妊娠相关血栓性微血管病——产后溶血性尿毒症综合征（PHUS）发生的可能。

2. PHUS实验室检查表现为外周血涂片有不规则破碎细胞，血红蛋白进行性下降，血小板减少，黄疸指数及血清胆红素升高，纤维蛋白原滴度<1%，纤维蛋白降解产物增加，凝血酶原、凝血酶及活化部分凝血活酶时间延长，Coombs试验阴性，血清尿素氮升高及肌酐清除率下降。肾脏活检有助于诊断。

3. 对于确诊或疑诊PHUS的产妇，应尽早开始血浆置换以改善预后，同时可采取透析、抗感染、输注新鲜冰冻血浆、大剂量激素等治疗措施，严重贫血者需纠正贫血。

（袁珂　黄伟）

---

**参考文献**

1. ESCOBAR MF, NASSAR AH, THERON G, et al. FIGO recommendations on the management of postpartum hemorrhage 2022. Int J Gynaecol Obstet, 2022, 157 Suppl 1（Suppl 1）: 3-50.

2. FAKHOURI F, SCULLY M, PROVôT F, et al. Management of thrombotic microangiopathy in pregnancy and postpartum: report from an international working group. Blood, 2020, 136（19）: 2103-2117.

3. HE Y, YANG H. Clinical diagnosis and treatment of "atypical" HELLP syndrome. Gynecology and Obstetrics Clinical Medicine, 2022, 2（3）: 105-108.

4. GUPTA M, GOVINDAPPAGARI S, BURWICK R M. Pregnancy-Associated Atypical Hemolytic Uremic Syndrome: A Systematic Review. Obstet Gynecol, 2020, 135（1）: 46-58.

5. 中华医学会血液学分会血栓与止血学组. 血栓性血小板减少性紫癜诊断与治疗中国指南（2022年版）. 中华血液学杂志, 2022, 43（1）: 7-12.

# 第七章

# 产科大出血患者并发症管理

## 第一节　产科大出血患者继发 DIC 的麻醉管理

### 【一般资料】

患者，40 岁。

主诉：停经 $40^{+2}$ 周，下腹不规律痛 10 小时。

现病史：本次为计划怀孕。孕期规律产检，妊娠期糖尿病，自述饮食控制血糖于正常水平，余无异常。患者 10 小时前无明显诱因出现不规律下腹疼痛，伴腹部发紧，不伴有阴道流血流液。

既往史：5 年前及 3 年前分别行人工流产术，2 年前剖宫产手术史，余无特殊。

查体：身高 160cm，体重 66kg，体温 36.8℃，血压 123/73mmHg，心率 92 次/min，呼吸 18 次/min，$SpO_2$ 98%。

辅助检查：产科彩超示：胎儿脐带绕颈一周。血常规：Hb 118g/L，WBC $8.2 \times 10^9$/L，Hct 34.8%，PLT $162 \times 10^9$/L，凝血：PT 10.4 秒，APTT 25.7 秒，纤维蛋白原（Fib）295mg/dl。生化检查示肝肾功能及电解质未见异常。

入院诊断：脐带绕颈一周；$G_4P_1$，$40^{+2}$ 周宫内孕，单活胎头位待产；瘢痕子宫；妊娠期糖尿病。

### 【病案讨论】

入院后，宫缩频繁，宫口开大 $2^+$cm，胎头下降迟缓，胎心监护提示晚期减速，诊断胎儿窘迫，拟行急诊剖宫产术。

术前访视：术前禁食 4 小时，禁水 2 小时，体温 38.3℃，血压 133/90mmHg，心率 129 次/min，脉搏氧饱和度 96%，张口度大于 3 指，头颈活动度正常，甲颏距离大于 6.5cm，Mallampati 分级 Ⅱ 级。听诊患者双肺呼吸音对称、清晰。脊柱未见明显畸

形，椎间隙可扪及，背部穿刺点周围皮肤无感染，皮肤黏膜无瘀点、瘀斑。

麻醉经过：患者入室后开放 18G 静脉通道，予以甲氧氯普胺 10mg 静脉注射，左侧卧位下 $L_{3\sim4}$ 椎间隙行硬膜外穿刺成功后，经腰麻针推注 0.5% 布比卡因 2.5ml，置入硬膜外导管，留置深度 3cm。转平卧位后子宫左倾 15°，静脉持续泵注去氧肾上腺素 1.5mg/h（100μg/ml）维持血压于正常水平。

手术及抢救经过：麻醉平面达 $T_6$，开始手术，于 2 分钟后顺利取出胎儿，新生儿 1、5、10 分钟 Apgar 评分均为 10 分。胎儿娩出后发现胎盘粘连严重，手取胎盘，反复钳夹清除胎盘组织。子宫肌壁注射 10U 缩宫素后子宫收缩差，再予以麦角新碱 0.2mg 肌内注射、卡贝缩宫素 100μg 静脉推注，胎盘剥离面持续出血，出血量约 1 000ml，紧急开放 16G 静脉通道并予以快速输入胶体液 500ml，卡前列素氨丁三醇 250μg 肌内注射，葡萄糖酸钙 1g 静脉滴注。查血气分析示：pH 值 7.35，BE −6，$PaO_2$ 84.3mmHg，$PaCO_2$ 36.2mmHg，$HCO_3^-$ 13.4mmol/L，$K^+$ 3.9mmol/L，$Ca^{2+}$ 1.2mmol/L，Hb 101g/L，Hct 33%。加快输液速度，给予氨甲环酸 1g 滴注，手术医生继续缝合止血。30 分钟后，子宫收缩仍差，再次予以卡前列素氨丁三醇 250μg 子宫肌壁注射，统计出血量共约 2 000ml，输注去白细胞悬浮红细胞 3U。患者生命体征尚平稳，但面色苍白，紧张焦虑。予以咪达唑仑 2mg，舒芬太尼 20μg，丙泊酚 100mg，顺式阿曲库铵 8mg 顺序推注后插入 6.5 号气管导管并机控呼吸（VT 400ml，RR 12 次/min，I/E 1:2），维持 $PetCO_2$ 在 32～38mmHg 之间。2% 七氟烷维持麻醉，停止使用但保留硬膜外导管。使用自体血回收装置，再次给予氨甲环酸 1g，葡萄糖酸钙 1g。此时共输入晶体液 2 000ml，胶体液 500ml，复查血气分析示：pH 值 7.19，BE −12，$PaO_2$ 89.4mmHg，$PaCO_2$ 42.5mmHg，

$HCO_3^-$ 15.4mmol/L，$K^+$ 4.3mmol/L，Hb 65g/L，Hct 21%。急查血常规、凝血功能示：Hb 64g/L，Hct 20%，PLT $86 \times 10^9$/L；PT 11.2 秒，APTT 30.8 秒，Fib 162g/L，INR 2.21；临床诊断为大出血继发 DIC，统计出血量共约 2 800ml，尿量 300ml。再次输入去白细胞悬浮红细胞 6U，自体血 250ml，血浆 1 200ml，冷沉淀 2U，同时输入纤维蛋白原浓缩物 2g。输注结束后复查血气示 Hb 78g/L，Hct 25%，再次输注去白细胞悬浮红细胞 3U，自体血 250ml，新鲜冰冻血浆 600ml，纤维蛋白原浓缩物 2g。子宫缝合完毕，检查腹腔及阴道无明显出血，统计出血量 3 500ml，尿量 1 000ml，共计输入晶体液 3 000ml，胶体液 500ml，自体血 500ml，去白细胞悬浮红细胞 12U，新鲜冰冻血浆 1 800ml，冷沉淀 2U，纤维蛋白原浓缩物 4g，复查血常规示 Hb 85g/L，Hct 26%，PLT $78 \times 10^9$/L，凝血功能示 PT 16.7 秒，APTT 57.1 秒，Fib 218g/L。手术结束后拔出气管导管，返回 ICU 继续观察治疗，12 小时后复查凝血功能正常，拔除硬膜外导管。

**问题一：孕期凝血功能有哪些特点？**

在妊娠期间，机体凝血功能会发生局部的（如胎盘）和系统的适应性改变，以防止分娩时过度出血。局部改变主要表现为在胎盘组织（蜕膜及绒毛膜）和羊水成分中组织因子（TF）高表达，同时胎盘组织又能合成蛋白 C、蛋白 S 和组织因子途径抑制剂 2（TFPI-2）以避免非必要的凝血级联激活，但发生胎盘剥离或胎膜破裂后，TF 可迅速激活外源性凝血途径而实现局部止血。

系统性改变包括凝血因子浓度增加和血小板功能及数量的改变。孕晚期大多数凝血因子比非孕期增加超过一倍，其中以凝血因子 I（纤维蛋白原）、VII、VIII、IX、X 和 XII 增加明显，同时抗凝功能降低：如蛋白 S 和组织因子途径抑制因子（TFPI-1）浓度降低、蛋白 C 敏感性降低，以及纤溶活性增强（纤溶酶原增加，而纤溶酶原激活物抑制剂 I 和 II 活性降低）。凝血功能检查则表现为凝血酶原时间（PT）和活化部分凝血活酶时间（APTT）变短（见表 4-5）。由于孕晚期血浆容量增加超过红细胞及血小板增加幅度，故妊娠晚期血小板数量呈正常或降低状态，同时血小板球蛋白信号增强、聚集能力增加等，使血小板总体活性增强，但总体出血时间并无改变。另外，血小板主要在脾脏中储存及清除，约 1/3 的血小板存储于脾脏中，以备机体

随时调用。总体而言，妊娠晚期凝血系统呈现高凝状态，以备在分娩过程中迅速止血。

**问题二：妊娠相关 DIC 的发病原因及机制有哪些？**

妊娠晚期机体为预防分娩时出血做了适应性改变，但在某些特殊情况或病理状态下，凝血系统可能被异常激活，凝血因子被大量消耗，同时纤溶系统也被激活，最终导致 DIC 的发生。发生 DIC 后会产生大量纤维蛋白分裂产物和微血栓，导致微血管栓塞及终末器官缺血；激肽系统激活导致血管通透性增加及微血管病性溶血，最终发生多器官栓塞和出血，严重者危及患者生命。

妊娠期 DIC 发生率为 0.03%～0.35%，发生 DIC 的产妇围产期发病率和死亡率显著增高，已被列为衡量孕产妇是否发生严重不良结局的第二大指标。产科相关 DIC 通常继发于潜在疾病：如胎盘早剥、HELLP 综合征、重度子痫前期、稽留流产、脓毒血症、产后出血（PPH）、急性脂肪肝及羊水栓塞等。其中，胎盘早剥是导致产后 DIC 最常见的原因，其次是 PPH。产科相关 DIC 发病通常为多因素共同作用的结果，临床判断其具体发生原因通常较为困难，但产科相关 DIC 主要有以下四种发病机制：

**1. 内皮细胞功能障碍及血小板激活** 内皮细胞、血小板及激活的白细胞通过释放炎症因子、改变其表面促凝活性或者表达组织因子等方式参与 DIC 的发生发展。所有的抗凝途径都与内皮细胞相关，当内皮细胞发生功能障碍或被激活后，将会打破凝血系统和抗凝系统的平衡。系统炎症因子包括 IL-1、IL-6、TNF-α 等都能诱导白细胞及内皮细胞表达组织因子（TF），从而通过激活 TF/因子 VIIa 途径（外源性凝血途径）激活凝血系统。代表性疾病包括重度子痫前期/子痫和脓毒血症。重度子痫前期/子痫时，全身小血管痉挛、内皮细胞功能受损，血小板被激活从而容易导致 DIC 的发生；脓毒血症期间大量促炎因子释放，诱导内皮细胞、血小板等表达 TF，促进了 DIC 的发生。

**2. 滋养细胞激活凝血系统** 如前所述，胎盘滋养层细胞具有内皮细胞特性，同时 TF 高表达。当滋养层完整性被破坏后会大量释放 TF 和促凝因子（如促凝血酶原激酶），组织缺氧和低血容量也会促进内皮细胞 TF 表达增加，从而激活凝血级联反应和炎症反应，导致大量凝血酶产生及 DIC 的

发生。代表性疾病包括胎盘早剥、死胎和羊水栓塞，导致该类 DIC 的原因与大出血导致的 DIC 不同，前者以凝血物质大量消耗为主，后者以凝血物质大量丢失为主，故该类 DIC 的特点表现为虽然出血量相对较少，但 DIC 发生更早且器官损伤更严重。

**3. 大出血**　妊娠晚期子宫血流丰富，产后若发生子宫收缩乏力或因胎盘植入等，极易发生大出血。短时间内大量出血不仅使红细胞丢失，也导致大量凝血因子丢失。胎盘剥离后 TF 入血，导致产后大出血患者凝血级联反应性高于生理阈值，使大出血患者成为 DIC 的高风险人群。同时，大出血后低血容量及组织缺氧也会诱导内皮细胞表达 TF，导致 DIC 的发生。出血量大于血容量的 50% 时，就有发生凝血功能障碍的风险，故大出血继发 DIC 特点为 DIC 发生相对较晚。代表性疾病为各种原因导致的产后大出血。

**4. 肝功能异常**　由于凝血因子均由肝脏产生，故妊娠期间肝功能异常时，凝血因子及纤维蛋白原生成减少，加上产后凝血级联反应性增高，使该类患者极易发生 DIC。代表性疾病包括妊娠期急性脂肪肝和 HELLP 综合征。妊娠期急性脂肪肝病理特点为肝脏脂肪微血管浸润，导致肝脏功能进行性降低，该类患者 DIC 发生率可高达 70%；HELLP 综合征患者病理特点为门脉周围纤维蛋白沉积或出血，其 DIC 发病率低于 15%。

问题三：该患者发生大出血后 DIC 的高危因素有哪些？

该患者有多次妊娠分娩及宫腔操作史，术中发现胎盘粘连严重，胎盘剥离后创面大，外科止血困难，加上胎盘娩出后子宫收缩乏力，导致产后大出血，在出血约 2 800ml 时（约占血容量 50%）发生 DIC。该患者发生 DIC 的高危因素主要包括：①胎盘粘连严重。术中手术医生反复钳夹清理胎盘期间，可能发生大量组织因子入血，激活凝血系统；②胎盘娩出后子宫收缩乏力，导致胎盘附着面血窦持续开放，纤维蛋白原大量沉积在胎盘附着部位的绒毛及子宫肌壁间，形成血栓止血的同时也导致纤维蛋白原大量消耗；③大出血导致大量凝血因子丢失；④低血容量及外周组织缺血缺氧激活血管内皮细胞，表达更多组织因子，进一步激活凝血而发生凝血因子消耗。⑤由于血液丢失及大量液体输入，机体发生低体温（损伤血小板功能、

凝血因子功能，抑制纤维蛋白原合成等）和酸中毒（抑制肝脏功能使凝血因子生成减少，加速纤维蛋白原降解）均会进一步恶化内环境，最终导致 DIC 的发生。

问题四：如何早期识别 DIC 的发生？

产科相关 DIC 成功救治的关键在于早期且准确识别 DIC 的发生。单纯依靠临床症状判定是否发生 DIC 并不可靠，目前也尚无某一项单独的实验室或临床检测项目能准确且特异的诊断 DIC。国际血栓与止血学会（International Society on Thrombosis and Haemostasias, ISTH）制定了评分系统以方便临床 DIC 诊断识别，评分项目包括 PT、APTT、纤维蛋白原、D- 二聚体或纤维蛋白裂解物。但由于妊娠期间凝血系统生理性变化，该评分系统对妊娠相关 DIC 敏感性和特异性不高。由于妊娠期间 D- 二聚体浓度增加，特别是在孕晚期增加更为明显，故 D- 二聚体浓度 ≥ 0.5mg/L 对诊断妊娠相关 DIC 敏感性差。妊娠相关 DIC 改良评分表（表 7-1）仅选用血小板计数、纤维蛋白原浓度及 PT 差值三个项目，并分别予以赋值，当评分 ≥26 分预示着 DIC 的发生，其敏感性为 88%，特异性为 96%，采用该改良评分系统对妊娠相关 DIC 诊断时阳性似然比为 22，阴性似然比为 0.125。

表 7-1　妊娠相关 DIC 改良评分表

| PT 差值（s） | 分值 / 分 | PLT（$10^9 \cdot L^{-1}$） | 分值 / 分 | Fib（$mg \cdot dl^{-1}$） | 分值 / 分 |
|---|---|---|---|---|---|
| <0.5 | 0 | <50 | 1 | <300 | 25 |
| 0.5～1 | 5 | 50～100 | 2 | 300～400 | 6 |
| 1～1.5 | 12 | 100～185 | 3 | 400～450 | 1 |
| >1.5 | 25 | >185 | 0 | >450 | 0 |

注：评分 ≥26 分可临床诊断为 DIC。

本例患者在出血约 2 800ml 时查血常规及凝血功能，提示血小板 86×$10^9$/L（评分 2 分），PT 11.2 秒（正常对照值 10.4 秒），PT 差值为 0.8（评分 5 分），纤维蛋白原 162mg/dl（评分 25 分），改良 DIC 评分为 32 分，临床诊断为大出血后 DIC。

问题五：发生 DIC 后麻醉关注点有哪些？

产后大出血患者麻醉方法的选择需要通过详细的术前评估及术中具体情况而定（详见第二章）。本例患者为未预料的产后大出血，出血超 2 000ml 后且有继续出血风险，及时改为气管内插管全

麻。同时由于并发大出血后 DIC,故选择暂时留置硬膜外导管,待术后凝血功能彻底纠正后再行拔除。另外,由于血液丢失及大量液体输入,产后大出血后 DIC 术中还应特别关注对内环境紊乱及体温的管理,持续监测体温和电解质水平,避免因低体温、酸中毒或低钙血症等进一步恶化凝血功能。有条件应及时实施自体血回收回输,以减少异体血需要量。

**问题六:大出血后 DIC 的治疗原则是什么?**

第一,妊娠相关 DIC 并不是单独存在的疾病,而是继发于其他产科病理状态,如胎盘早剥、产后大出血、HELLP 综合征及妊娠急性脂肪肝等。妊娠相关 DIC 的预防和治疗的首要原则是纠正潜在的病理状态,优化或解除导致 DIC 的诱因,如胎盘早剥或死胎时尽快娩出胎儿和胎盘,避免组织因子进一步入血;产后大出血时尽快采用药物及外科手段止血,防止红细胞及凝血因子进一步丢失,同时积极补充血容量和红细胞,避免因局部组织缺氧、酸中毒及低体温恶化凝血功能;急性脂肪肝时尽量纠正肝脏功能,补充凝血因子,避免凝血因子生成不足导致的凝血功能恶化等。

第二,发生 DIC 后应根据其病理生理特点,有针对性地补充血液制品及凝血物质。DIC 典型的病理过程是先发生凝血级联反应激活导致高凝状态,其后是凝血因子大量消耗后导致低凝及出血状态。高凝状态时间较短,临床不易察觉,发现时往往已处于低凝出血状态,故目前 DIC 治疗已不再强调对高凝状态的判断及抗凝治疗。分娩期间不同致病原因导致的 DIC 血液制品补充方法略有不同:如因胎盘早剥、死胎、羊水栓塞等导致的 DIC,是由于组织因子或羊水成分进入母体激活凝血级联反应,通常临床表现为出血量相对较少,但 DIC 发生早,凝血功能紊乱及器官功能损害严重,如 DIC 并发急性肾衰竭、多器官出血等,DIC 纠正更困难;该类 DIC 对凝血功能的纠正重点在于早期大量补充凝血因子及纤维蛋白原等,而对红细胞需求量通常较小;因产后大出血导致的 DIC(如本例患者)发生较晚,其治疗原则为在保证充足的容量状态下,应同时补充红细胞、血浆、纤维蛋白原浓缩物及血小板等,红细胞和血浆的输注比例可达到 1:1,且当血小板计数 $< 50 \times 10^9/L$ 时补充血小板。

第三,凝血功能持续动态监测。DIC 是一个动态病理过程,对凝血功能持续动态监测有利于准确判断凝血功能状态及器官功能损伤等情况,以便及时处理。实验室监测包括对红细胞(血红蛋白)、血小板计数,以及包括纤维蛋白原在内的凝血功能参数。目前,对妊娠期间凝血功能的监测尚缺乏特异的快速检测方法,传统的凝血功能检测方法如凝血酶原时间(PT)和活化部分凝血酶原时间(APTT)测定时间长,不能及时反映凝血功能状态。当前临床研究使用较多且能快速评估凝血功能的检测方法还有血栓弹力图(thromboelastography,TEG)和旋转血栓弹性测定(rotational thromboelastometry,ROTEM),ROTEM 是 TEG 的改进版,能针对妊娠和分娩状态提供特殊参考值,以便临床快速判断。临床研究表明,TEG 可发现早期凝血功能异常及纤溶亢进,结合妊娠相关 DIC 评分系统能准确快速诊断并及时干预。部分临床征象如穿刺部位瘀斑、渗血,以及切口部位渗血严重且不凝是发生 DIC 的征兆,应结合患者是否存在危险因素和及时的实验室检查进行排查。

第四,积极寻求帮助和指导。当围产期发生 DIC 及其他器官功能障碍时,应积极寻求相关专科医生帮助,如外科医生、重症监护专家、血液科专家及肾脏内科专家等,多学科共同参与 DIC 及合并脏器功能障碍的管理,以求获得良好结局。

## 【内容要点】

妊娠期 DIC 明显增加产妇死亡率,其发生多继发于产后大出血、胎盘早剥、HELLP 综合征、羊水栓塞和急性脂肪肝等妊娠病理状态,其中产后大出血是发生 DIC 的常见原因。产科大出血并发的 DIC 主要由凝血物质的大量丢失和过分稀释所导致,不同于羊水栓塞发生 DIC,高凝期还伴随凝血因子、血小板和红细胞的大量消耗。DIC 是一种复杂的疾病状态,可与多种妊娠病理状态联合作用导致多器官功能障碍,病理生理过程复杂多变。因此,在产科大出血时,应对 DIC 的诊断和治疗给予高度重视。

## 【关键点】

1. 产后出血导致凝血因子大量丢失,TF 入血激活凝血级联反应,加上组织缺氧、内环境紊乱进一步加重凝血功能异常,最终导致 DIC 的发生。

2. 改良的妊娠相关 DIC 评分系统有助于对 DIC 的发生进行早期识别，以便早期干预和治疗。

3. 大出血后 DIC 的治疗原则是积极止血防止红细胞及凝血因子进一步丢失，并在补充红细胞时，积极补充血浆（凝血因子）及冷沉淀（纤维蛋白原）；同时避免内环境紊乱，纠正酸中毒、低体温、低钙血症等。

4. 发生 DIC 后需要对凝血功能进行持续动态的监测。

5. 发生多器官功能障碍时应及时寻求专科医生会诊，多学科协同处理，以期获得良好结局。

（廖志敏　韩　江）

### 参考文献

1. EREZ O, OTHMAN M, RABINOVICH A, et al. DIC in Pregnancy - Pathophysiology, Clinical Characteristics, Diagnostic Scores, and Treatments. J Blood Med, 2022, 13: 21-44.

2. EREZ O, MASTROLIA SA, THACHIL J. Disseminated intravascular coagulation in pregnancy: insights in pathophysiology, diagnosis and management. Am J Obstet Gynecol, 2015, 213（4）: 452-463.

3. EREZ O, NOVACK L, BEER-WEISEL R, et al. DIC score in pregnant women--a population based modification of the International Society on Thrombosis and Hemostasis score. PLoS One, 2014, 9（4）: e93240.

4. Committee on Practice Bulletins-Obstetrics. Practice Bulletin No. 183: Postpartum Hemorrhage. Obstet Gynecol, 2017, 130（4）: e168-e186.

## 第二节　产科大出血患者继发失血性休克的麻醉管理

### 【一般资料】

患者，36 岁。

主诉：停经 $37^{+6}$ 周，核实孕周 $35^{+3}$ 周，腹痛 2 小时。

现病史：孕早期有少量阴道流血，多次行 B 超及 MRI 均提示子宫峡部前壁切口区域肌层变薄，不连续，邻近胎盘明显突入峡部前壁，考虑胎盘穿透性植入。$2^+$ 小时前患者无明显诱因出现持续性下腹疼痛，无恶心及呕吐，伴有阴道大量流血流液紧急入院。

既往史：2010 年孕 38 周因"胎儿宫内窘迫"行剖宫产术，2014 年孕 39 周因"瘢痕子宫"行剖宫产术，余无特殊。

查体：身高 165cm，体重 70kg。体温 36.5℃，血压 86/55mmHg，心率 110 次 /min，呼吸 25 次 /min，$SpO_2$ 98%。神志清楚，痛苦表情，四肢苍白湿冷，心脏及双肺听诊未见明显异常。专科检查：未扪及明显宫缩，胎心率 145 次 /min。阴道检查：头先露，高浮，宫颈管居后位，质中，消退 50%，宫口未开，阴道见大量血性分泌物。

辅助检查：彩超示子宫下段浆膜层似连续性中断，胎盘位于前壁，下缘完全覆盖宫颈内口，胎盘与前壁下段肌壁部分分界欠清，前壁下段肌壁回声菲薄，实质内可见较多液性暗区，呈"奶酪"征，前壁下段部分后间隙探及较丰富的血流信号。血常规、凝血功能、生化等血标本已采集，结果未出。

入院诊断：凶险性前置胎盘；中央性前置胎盘伴植入；妊娠合并瘢痕子宫；胎盘早剥？$G_4P_2^{+1}$，$35^{+3}$ 周宫内孕，横位单活胎待产；失血性休克。

入院治疗：立即启动产科快速抢救预案，将患者推入手术间，监测胎心，建立静脉通道，备血，准备剖宫产＋剖腹探查术。

问题一：患者是否合并低血容量性休克？如何评估休克患者出血量？

低血容量性休克的定义是指由各种原因引起的循环容量丢失而导致有效循环血容量与心排血量减少，组织灌注不足、细胞代谢紊乱和功能受损的病理生理过程。休克的诊断主要依据病史、症状、体征，包括皮肤湿冷、收缩压（systolic blood pressure, SBP）下降（＜90mmHg 或者较基础血压下降 40mmHg）或脉压减少（＜20mmHg）、尿量＜0.5ml/（kg·h）、心率＞100 次 /min、中心静脉压＜6.84cmH₂O 或肺动脉楔压＜10.82cmH₂O 等指标。

评估休克：①如果血压尚能维持正常值范围，但有组织灌注不足的症状和体征，如心率快，脉压降低，少尿等，则为休克代偿期；②如果血压值低于正常值范围，同时合并组织灌注不足的症状和体征，则患者处于休克失代偿期，也称为低血压休克。目前该患者烦躁、SBP 86mmHg、HR 110 次 /min，伴随组织灌注不足症状（皮肤苍白湿冷），故该患者处于休克失代偿期。

低血容量性休克的发生与否及其程度，与机体血容量丢失的多少和速度有关，可根据患者休克的临床症状及体征评估失血量（见表2-1）。根据患者目前的症状，评估其处于Ⅱ级休克，失血量为全身血容量的15%～30%。妊娠妇女平均血容量占体重的9%（或者90ml/kg），那么该患者全身血容量估计70kg×90ml/kg＝6 300ml，患者的术前血容量丢失945～1 890ml。

另外，也可根据休克指数评估出血量，用SBP和HR快速计算休克指数（SI＝HR/SBP），根据SI估计失血量。产科患者SI正常值为0.7～0.9，若SI＝1，估计出血量1 000ml；若SI＝1.5，估计出血量1 500ml；若SI＝2，估计出血量2 500ml；若SI＞2估计出血量＞2 500ml。根据休克指数（110/86）判断，患者目前失血量约为1 000ml～1 500ml。

问题二：低血容量休克患者该选择哪种麻醉方式？术前准备应该注意什么？

凶险性前置胎盘合并胎盘早剥的患者通常到医院后即行急诊手术，患者的评估、容量复苏和手术准备都要同时进行。因为胎盘早剥极易导致急性快速出血和胎儿缺氧，前置胎盘患者胎盘附着部位是出血的来源，故需即刻剖宫产。该患者术前处于休克失代偿期，属于椎管内麻醉的禁忌证。即使患者处于休克代偿期，合并中央性前置胎盘伴植入，大出血风险仍极高，可能发展为失血性休克及凝血功能障碍，故此类患者首选全身麻醉，避免可能因凝血功能障碍导致的严重椎管内麻醉并发症。另外，全身麻醉后气管插管及机械通气可为患者提供更多的氧供。

在术前准备方面：①仔细询问病史、手术史、用药史、过敏史等有无特殊，评估患者有无困难气道和出血量。②询问禁食、禁水时间，若禁食时间较短，应给予催吐或者保留胃管。即使产妇禁食、禁水时间足够，也应重视高反流误吸风险，有条件者可提前给予胃排空药物和抑酸剂。③产科患者全麻插管优先选择可视喉镜下快速顺序诱导插管。镇静药物可选择丙泊酚、依托咪酯、氯胺酮等，针对血流动力学不稳定的患者，可优先选择依托咪酯（0.3mg/kg）、氯胺酮（0.5～1mg/kg），故该病例中选择依托咪酯进行诱导。肌肉松弛药可选择快速起效的琥珀胆碱、罗库溴铵。为了减少插管反应，可复合短效类阿片类药物瑞芬太尼，该药作用短暂，对胎儿呼吸循环影响较小。瑞芬太尼静脉诱

导使用量约为1μg/kg，但是对于循环衰竭及胎心异常的患者，应谨慎使用或者考虑使用小剂量有交感兴奋作用的氯胺酮。④该患者因术前已合并休克，需立即进行容量复苏，所以入室后应立即建立2～3个大口径静脉输液通道，按需预订血液制品。⑤由于需要输注大量的液体及血液制品，术前需准备好液体加温装置和体外保温毯等加温措施。⑥为了维持循环的稳定和各器官的灌注，需及时进行容量复苏，同时备好血管活性药物以维持重要脏器灌注。⑦目前患者已处于休克失代偿期，随后需要频繁监测血压及血气变化，故应尽早行动脉穿刺置管测压。⑧有条件者术前最好准备血液回收装置，血液回收可及时有效提供红细胞，减少异体血的输注量及输血风险。

问题三：低血容量性休克患者该如何进行容量复苏？

低血容量性休克治疗原则包括：①保证氧合；②治疗原发病、终止血液丢失；③补充血容量。容量复苏是最早且最重要的治疗方法。临床医生可以选择人工液体进行容量复苏，包括晶体液和胶体液，晶胶比约为2∶1。

（1）晶体液推荐不含葡萄糖的平衡液（如乳酸林格液、醋酸林格液、生理盐水）。晶体液的溶质是小分子物质，可自由通过大部分的毛细血管，使毛细血管内外具有相同的晶体渗透压。晶体液对凝血、肝肾功能基本没有影响，但输注晶体液后仅约25%保留在血管内，故扩容效率低；而其余75%则弥散至血管外间隙，故大量输注可致组织水肿、肺水肿等。如果需要补充相同容量的失血量，晶体液需补充3～4倍的总量，但大量的晶体复苏可能导致稀释性凝血功能障碍及组织水肿，应该控制性液体复苏（早期晶体液不超过2 000ml），早期输注血制品（包括自体血回收和异体输血等）。

（2）人工胶体常指非血、非蛋白的血浆代用品，主要有羟乙基淀粉、琥珀酰明胶和右旋糖酐。胶体液的溶质是大分子物质，不能自由通过大部分毛细血管而在血管内产生较高的胶体渗透压，故扩容效力高，且扩容效果可持续2～4小时。由于大量输入羟乙基淀粉可导致凝血功能下降，因此在产科大出血患者中应该限制胶体总用量，且尽量在凝血功能正常时使用，凝血功能明显异常时慎用，一般不超过1 500ml。该患者入室后，立即开放2个16G和1个18G静脉通道，为了维持循

环的稳定，且目前患者凝血功能未提示异常，故一个通道立即进行胶体（羟乙基淀粉 130/0.4 氯化钠注射液）输注，另 2 个通道输注乳酸林格液，同时做好保温措施。

麻醉经过：患者入室后，立即通知血库准备红细胞 4U，血浆 400ml，手术室准备纤维蛋白原浓缩物 4g 立即输注。由于患者术前凝血功能未出，且需行紧急剖宫产，故选择全身麻醉。静脉注射依托咪酯 15mg、瑞芬太尼 50μg、琥珀胆碱 100mg 后，可视喉镜下快速插管。插管后行容量控制机械通气，呼吸参数：呼吸频率 14 次 /min，潮气量 550ml，吸呼比 1：2，七氟烷 2.5% 维持麻醉。插管后产科医生迅速取出胎儿，胎儿 1 分钟和 5 分钟 Apgar 评分为 8 分和 10 分。胎儿娩出后追加舒芬太尼 20μg、咪达唑仑 2mg，罗库溴铵 40mg，七氟烷更改为 2% 维持麻醉。麻醉后立即行动脉穿刺置管及血气分析。动脉血气分析结果：pH 值 7.174，BE $-11$mmol/L，$HCO_3^-$ 18mmol/L，$PaCO_2$ 32mmHg，Hb 98g/L，Hct 28%，$Ca^{2+}$ 1.2mmol/L。

**问题四：患者目前血气结果如何分析？低血容量性休克对酸碱平衡的影响？**

患者术前一周血红蛋白约为 112g/L，目前血红蛋白为 98g/L，其症状和目前血红蛋白不相符合，这是由于休克早期，血容量丢失后，液体输注不足，血液浓缩导致血红蛋白浓度假性升高。如果临床医生只关注患者的血红蛋白而未关注其他生命体征，容易患者由休克代偿期非常迅速地走向失代偿期。

患者另一个比较异常的指标是碱剩余（BE 值），BE 值 $-11$mmol/L 代表严重代谢性酸中毒。代谢性酸中毒可分为阴离子间隙（anion gap，AG）正常型和 AG 升高型，AG 正常型主要是 $HCO_3^-$ 丢失过多导致，如严重腹泻、肠瘘，肾小管性酸中毒等。AG 升高型主要是酸性代谢产物生成增加或代谢障碍所致，如乳酸酸中毒、酮症酸中毒等。对于 $HCO_3^-$ 丢失过多的情况建议补充 $NaHCO_3$，而对于 AG 升高型代谢性酸中毒则需要针对原发病因进行处理。休克时微循环严重障碍，组织低灌注和细胞缺氧，糖有氧氧化受阻，无氧酵解增强，三磷酸腺苷（ATP）生成减少，乳酸生成增多并蓄积，故导致乳酸性酸中毒。

如果患者 pH 值 >7.2，可以根据病因进行对症处理。如失血性休克患者早期易发生乳酸堆积性酸中毒，此阶段应先重点进行容量复苏、恢复血容量、恢复组织灌注以减少乳酸堆积和促进乳酸代谢。

如果患者 pH 值 <7.2，则可采用碳酸氢钠溶液（$NaHCO_3$）治疗，以避免明显酸中毒对人体重要脏器的影响，同时强调复查血气以指导治疗。以 5% $NaHCO_3$ 为例，1mmol $NaHCO_3$ = 5% $NaHCO_3$ 1.7ml，需要输入的 $NaHCO_3$（ml）= $|BE| \times$ 体重 kg $\times 0.4 \times 1.7$ = $|BE| \times$ 体重 kg $\times 0.7$，建议首剂输入计算量的 $1/2 \sim 2/3$，根据复查血气结果决定下一步治疗方案。

酸中毒可特异性干扰凝血因子复合物的装配，其中涉及钙离子和带负电荷的磷脂，从而导致明显的凝血功能障碍。研究发现，在 pH 值为 7.2、7.0 和 6.8 的情况下，凝血因子 Xa/Va 凝血酶原酶复合物的活性分别下降 50%、70% 和 80%。因此，酸中毒不但可导致凝血酶产生延迟还可使凝血酶浓度降低。酸中毒和凝血异常相互作用会增加创伤死亡率。另外，pH 值下降可引起氧解离曲线右移，血红蛋白携氧能力下降，大出血患者在循环灌注不足的情况下酸中毒将进一步降低组织氧供，故及时纠正酸中毒十分重要。

**问题五：休克患者如何选择血管活性药物？**

血管升压药是一类引起血管收缩、从而升高平均动脉压的药物，许多血管升压药兼有血管加压和心肌正性肌力作用。如表 7-2 所示，与血管升压活性有关的肾上腺素能受体的主要有 $\alpha_1$、$\beta_1$ 和 $\beta_2$ 受体以及多巴胺受体。激活位于血管壁的 $\alpha_1$ 肾上腺素受体，能够诱发显著的血管收缩。$\alpha_1$ 肾上腺素受体也存在于心脏，可增加心脏收缩的持续时间而不增强心脏变时性。$\beta_1$ 肾上腺素能受体最常见于心脏，可介导心脏收缩力和变时性增强，而只有极小的血管收缩作用。刺激血管上的 $\beta_2$ 肾上腺素受体，能够诱发血管扩张。多巴胺受体存在于肾、胃肠道（肠系膜）、冠状动脉和脑部的血管床；刺激这些受体可导致血管扩张。多巴胺受体的另一种亚型，通过诱导去甲肾上腺素释放而引起血管收缩。

去甲肾上腺素是治疗失血性休克的首选血管加压药。去甲肾上腺素对 $\alpha_1$ 和 $\beta_1$ 肾上腺素受体均发挥作用，因此可引起强有力的血管收缩、轻度的心排血量增加、心率加快，但是血压升高会引起反射性心动过缓，所以净效应可能是心率稳定或略有降低。葡萄糖可减少因氧化造成的药效损失，

表 7-2　临床常用升压药物的特征

| 药物 | 激活受体 | | | | 主要临床效果 | 单次注射 | 泵注 μg/kg·min⁻¹ |
| --- | --- | --- | --- | --- | --- | --- | --- |
| | $\alpha_1$ | $\beta_1$ | $\beta_2$ | 多巴胺受体 | | | |
| 去氧肾上腺素 | +++ | 0 | 0 | 0 | SVR↑↑, CO↔/↑ | 50～100μg 静脉注射 | 0.5～1.0 |
| 去甲肾上腺素 | +++ | ++ | 0 | 0 | SVR↑↑, CO↔/↑ | 4～8μg 静脉注射 | 0.01～2.0 |
| 肾上腺素 | +++ | +++ | ++ | 0 | CO↑↑, SVR↓（低剂量）SVR↑（高剂量） | 8～16μg 静脉注射 | 0.01～1.0 |
| 多巴胺 μg/(kg·min) | | | | | | | |
| 0.5～2 | 0 | + | 0 | ++ | CO↑ | | 0.5～2.0 |
| 5～10 | + | ++ | 0 | ++ | CO↑, SVR↑ | | 5～10 |
| 10～20 | ++ | ++ | 0 | ++ | SVR↑↑ | | 10～20 |
| 麻黄碱 | ++ | ++ | ++ | 0 | CO↑, HR↑, 增加新生儿酸血症 | 6mg 静脉注射 | / |
| 盐酸甲氧明 | +++ | 0 | 0 | 0 | SVR↑, HR↓, 肾血流减少 | 2～3mg 静脉注射 | 1.5～4.0 |

注：SVR：体循环血管阻力；CO：心排血量。

故建议使用含糖溶液稀释去甲肾上腺素。输注去甲肾上腺素的初始剂量为 0.05～0.1μg/(kg·min)，逐步调整剂量直至获得想要的效果，最高不超过 2μg/(kg·min)。

多巴胺有增加心排血量、减少外周阻力、微弱升压、扩张肾血管的作用，也是失血性休克常用的血管活性药。如表 7-2 所示，使用不同剂量的多巴胺会有不同的效果。建议多巴胺的剂量从 2μg/(kg·min)开始，然后逐步调整剂量直至达到期望的生理效应。

当合并快速性心律失常妨碍了使用 β 肾上腺素能活性过高的药物（如去甲肾上腺素、多巴胺）时，可静脉使用去氧肾上腺素，初始剂量为 100～200μg/min，并根据心率和血压动态调整。在心源性休克患者中，可使用心脏正性肌力药物-多巴酚丁胺，初始剂量为 0.5～1μg/(kg·min)，但当心脏失代偿严重时，常用剂量为 2.5μg/(kg·min)。多巴酚丁胺常与去甲肾上腺素联用，以抵消使用小剂量多巴酚丁胺时外周血管阻力的降低。

麻黄碱主要作用于 α 和 β 肾上腺素受体，还通过引起内源性去甲肾上腺素的释放而发挥其他作用，使血压增高，心率增快，但作用较弱，持续时间短。如患者血压下降明显来不及扩容，可先静脉注射麻黄碱，再加快扩容以缓解休克。

但需要注意的是，在血容量未补足的情况下使用血管收缩药物会加重组织缺血而诱发多器官衰竭，故失血性休克早期原则上禁用血管收缩药物。最佳的终末器官灌注压尚不清楚，建议目标

平均动脉压一般为 65～70mmHg，而非较高值（如≥75mmHg）。血管加压药和正性肌力药物尽量通过中心静脉导管给药，这有利于将药物更快地输送至心脏并分布到全身，而且可消除药物在外周渗出的风险。如果还没有建立中心静脉通路，初始时可暂时通过适当放置的外周静脉导管给药。然而一旦可行应尽早建立中心静脉通路。

手术经过：胎儿娩出后，胎盘取出困难，且宫缩乏力，立即宫壁注射缩宫素 5U，肌内注射前列素氨丁三醇 1ml，静脉输注葡萄糖酸钙 1g、氨甲环酸 1g。手术历时 3 小时 25 分钟，术中出血约 3 200ml，尿量 600ml，共计输注红细胞 7U，血浆 800ml，纤维蛋白原浓缩物 4g，10% 葡萄糖碳酸钙 3g，5% NaHCO₃ 共 150ml，乳酸林格液 2 500ml，生理盐水 500ml，羟乙基淀粉 130/0.4 氯化钠注射液 1 000ml。手术结束前 10 分钟复查血气：pH 值 7.36，Hb 80g/L，$Ca^{2+}$ 1.22mmol/L，BE −1mmol/L。凝血功能：PT 14.5 秒，APTT 47 秒，纤维蛋白 200mg/dl。

问题六：休克不同阶段的治疗有哪些？

处理正在快速大出血的患者时需要细致并持续考虑一系列复杂的生理关系，保证组织氧供需平衡，首要考虑的是维持血液的循环运输、携氧能力和止血潜能。

休克早期，循环血量急剧减少，儿茶酚胺、血管升压素等因子释放增加，使末梢小血管收缩，微循环灌流减少导致缺血缺氧。但血液的重新分布使回心血量增加，心率加快，从而保证重要器官的血供和氧供。对休克患者而言，补液越早越好，一

旦到休克中、晚期，由于机体微循环床开放，末梢血管通透性的改变，尽管输入了大量的液体，非但疗效不理想，甚至可能进一步加重机体脏器功能障碍。首先，以最快速度建立 2～3 条大的静脉通道以保证快速输血输液，可将患者置于自体输血位（平卧位下肢抬高 20° 或者头低足高位）。首选加温的平衡液，快速补充足够的血容量。其次，针对出血原因止血是抢救出血性休克的关键。迅速修复裂伤的软产道，清除胎盘残留组织，宫腔内填塞纱条，必要时可以果断行子宫切除，酌情选择缩宫素、麦角新碱、卡前列素氨丁三醇等加强子宫收缩，以达到减少出血，防止休克继续加重的目的。这种休克程度的患者，若及时采取治疗措施，一般都可以防止病情恶化，转危为安。

如出血未止，血容量继续减少，外周小血管持续痉挛收缩而致组织缺氧，无氧代谢增强而使乳酸堆积，大量血液进入毛细血管网而造成微循环淤血，血管通透性增加，血浆外渗等一系列原因会造成回心血量明显减少，最终表现为血压持续性下降。对于这种休克程度的患者，需要及时泵注血管活性药物如去甲肾上腺素，维持平均动脉压大于 65mmHg，保证重要脏器如心脑等器官的血液灌注。这时应急查凝血功能和血常规，根据结果个体化输注红细胞悬液、冷沉淀、纤维蛋白原浓缩物甚至白蛋白等。及时补充血容量，恢复组织灌注，纠正酸中毒，维持电解质平衡，此时是抢救休克的关键。

如果病情继续发展，大量血栓形成，耗竭凝血因子而发生弥散性出血，患者进入休克不可逆阶段。在治疗上则以输入大量红细胞、新鲜冰冻血浆及纤维蛋白原浓缩物等为主，继续辅助使用升压药甚至正性肌力药。为了避免在抢救中输入大量凝血物质增加高凝趋势，可以动态监测患者的血栓弹力图等指标以指导治疗。

## 【内容要点】

失血性休克是产科大出血最常见的并发症之一，组织、器官灌注不足，无氧代谢增加，导致代谢性酸中毒、低体温和高钾血症等严重内环境紊乱、酸碱失衡，而低体温、酸中毒会降低凝血功能和红细胞的携氧能力，增加出血，微循环灌注进一步恶化，进而引起一系列恶性循环。产科患者低血容量休克的程度与围手术期血容量丢失的量和速度

有关。围手术期及时评估休克程度，早期较为精确估算出血量，早期干预处理是保障母婴安全的基石。可以根据病史、症状、体征、休克指数等指标综合判断低血容量性休克的严重程度，并制订相应的麻醉管理方案。

## 【关键点】

1. 休克的诊断指标为收缩压下降（<90mmHg 或者较基础血压下降 40mmHg）或脉压减少（<20mmHg）、尿量 <0.5ml/（h·kg）、心率 >100 次 /min、中心静脉压 <6.84cmH_2O 或肺动脉楔压 <0.82cmH_2O 等。可根据休克指数来评估出血量。

2. 患者处于休克代偿期合并持续性活动性出血状态或者处于休克失代偿期，属于椎管内麻醉的禁忌证，优先选择全身麻醉，且须充分考虑预防反流误吸，推荐使用可视喉镜辅助快速诱导气管插管。

3. 失血性休克患者血容量的补充是第一位，患者在休克早期或者未获得血液制品前，推荐不含葡萄糖的晶体液为主，胶体液为辅的容量复苏，其晶胶比约为 2∶1。

4. 当患者收缩压较基线下降超过 30mmHg 或 MAP 低于 60mmHg，为改善心功能和维持血压稳定，需使用血管加压药。去甲肾上腺素是治疗失血性休克的首选血管加压药，优先选择中心静脉等较大的静脉血管进行给药，紧急抢救时可以外周持续泵注。

（李　平　殷开宇）

参考文献

1. MARTINI WZ, DUBICK MA, PUSATERI AE, et al. Does bicarbonate correct coagulation function impaired by acidosis in swine? J Trauma, 2006, 61（1）: 99-106.

2. MARTINI WZ, DUBICK MA, WADE CE, et al. Evaluation of tris-hydroxymethylaminomethane on reversing coagulation abnormalities caused by acidosis in pigs. Crit Care Med, 2007, 35（6）: 1568-1574.

3. ROCHWERG B, HYLANDS M, MOLLER MH, et al. CCCS-SSAI WikiRecs clinical practice guideline: vasopressor blood pressure targets in critically ill adults with hypotension and vasopressor use in early traumatic shock. Intensive Care Med, 2017, 43（7）: 1062-1064.

4. BALLIEU P, BESHARATIAN Y, ANSARI S. Safety

and Feasibility of Phenylephrine Administration Through a Peripheral Intravenous Catheter in a Neurocritical Care Unit. J Intensive Care Med, 2021, 36(1): 101-106.

## 第三节　产科大出血患者继发急性肾功能损伤的麻醉管理

### 【一般资料】

患者, 30岁。

主诉: 停经35$^{+1}$周, 发现下肢水肿1个月。

现病史: 患者35周前因"多囊卵巢综合征"于外院植入2枚5天囊胚, 植入成功。孕11周建卡, 定期规律产检。停经31$^{+4}$周, 双下肢出现水肿, 体重1周增长7kg, 尿蛋白(-), 住院治疗1周, 监测血压正常。停经35$^{+1}$周, 因"双下肢水肿, 休息后无缓解, 尿蛋白+++"收入院。

既往史: 3年前在外院诊断"多囊卵巢综合征", 口服二甲双胍片3个月后停药。2年前自然怀孕1$^+$个月因稽留流产行清宫术。

查体: 身高160cm, 体重82kg, 体温36.8℃, 血压135/87mmHg, 心率84次/min。双下肢及会阴中度水肿, 余无特殊。

辅助检查: Hb 97g/L, 心肌酶正常, 肝肾功能正常, 心脏超声: 二、三尖瓣轻度反流, 胸腔积液、腹水超声未见异常。

入院诊断: G$_2$P$_0^{+1}$, 35$^{+1}$周宫内孕, ROA/RSA双活胎; 双绒毛膜双羊膜囊双胎; IVF-ET术后; 妊娠合并中度贫血; 妊娠期蛋白尿原因待查。

### 【病案讨论】

入院后, 持续监测血压, 血压波动在130~151/82~89mmHg; 完善相关检查: 尿蛋白2.48g/24h(正常范围: <0.15g/24h), 血肌酐68μmol/L(正常范围: 44~97μmol/L), 内生肌酐清除率93.6ml/min(正常范围: 80~120ml/min), 诊断重度子痫前期, 给予拉贝洛尔降压、硫酸镁解痉、地塞米松促胎肺成熟等处理, 并拟于3天后行择期剖宫产。

手术当日, 患者在腰硬联合麻醉下完成剖宫产手术及右侧子宫动脉结扎手术, 术中生命体征平稳, 共计输入晶体液1 800ml, 出血量1 050ml, 尿量200ml。术中实验室检查: Hb 73g/L, PLT 81×10$^9$/L, 凝血功能未见异常。术毕因子宫收缩不佳, 肌内注射卡前列素氨丁三醇250μg及宫腔球囊止血后转入恢复室观察。入恢复室后, 患者血压波动于80~92/53~60mmHg之间, 心率70~94次/min, 间断给予麻黄碱纠正低血压的同时输血, 复苏室观察期间阴道流血160ml, 宫腔引流100ml, 尿量15ml, 输入晶体液200ml、红细胞悬液1.5U, 1小时后转入ICU。

转入ICU时, 患者意识清晰, 血压86/60mmHg, 心率71次/min, 阴道流血110ml, 宫腔引流量100ml, 尿量5ml, 继续输血、补液治疗。入ICU后1小时, 患者意识由清晰逐渐转为嗜睡; 血压最低65/42mmHg, 心率108次/min; 查体: 宫底脐上三指, 阴道窥视见活动性出血; 辅助检查: Hb 69g/L, 血钾4.57mmol/L, 肌酐90μmol/L, 内生肌酐清除率58ml/min。转入1小时内出血410ml, 产后累计出血量1 930ml, 判断出现产后大出血, 急请产科医生床旁会诊。

问题一: 在产后大出血患者的循环管理中, 以肾功能保护为目的的治疗, 其原则和目标是什么?

针对这类患者以肾功能保护为目的的治疗, 原则是尽快恢复充足的血容量, 在充分液体复苏的前提下, 可适当地使用血管活性药物维持足够的平均动脉压, 保证肾脏的循环灌注, 预防低灌注导致的肾前性肾功能损伤和严重缺氧导致的肾性肾功能损伤。治疗目标为: ①平均动脉压≥65mmHg; ②中心静脉压8~12mmHg; ③血乳酸改善; ④中心静脉血氧饱和度>70%; ⑤尿量≥0.5ml/(kg·h)。

常用的血管活性药物包括去甲肾上腺素、去氧肾上腺素、间羟胺等。既往常用的多巴胺, 有学者认为<5μg/(kg·min)的小剂量使用可改善肾功能, 但越来越多的研究发现小剂量的多巴胺不仅不能促进肾功能恢复, 还会增加心律失常、心肌缺血、肠缺血的风险。超过10μg/(kg·min)的大剂量多巴胺主要激动外周血管α受体, 可强烈收缩体循环和内脏血管床, 使全身血管阻力增高, 血压升高, 肾血管收缩, 但肾血流量及尿量反而减少, 对于低血容量性休克的患者可能进一步加重肾损伤。

产科医生床旁会诊后, 立即给予卡前列素氨丁三醇250μg肌内注射、氨甲环酸1g静脉注射止血, 继续输血、输液等处理, 同时启动院内急救系统。急行床旁B超, 查见宫底液性暗区, 宫腔上段近宫底处可见约 2.5cm×1.7cm 稍强回声范围，宫腔中下段可见 6.9cm×1.4cm 稍强回声。在 B 超监测下宫腔球囊再次注水 170ml。由于患者肥胖，输液通道建立困难，遂行右股静脉穿刺置管术，加快输液。治疗过程中，患者血红蛋白进行性下降，最低至 51g/L；凝血功能明显异常：PT 19.7 秒，APTT 43 秒，Fib 0.54g/L。给予输血、补液的同时，泵注去甲肾上腺素维持循环，肌内注射马来酸麦角新碱 0.2mg、静脉缓慢推注葡萄糖酸钙 1g 以促进子宫收缩，再次静脉滴注氨甲环酸 1g 以减少出血。入 ICU 后 5 小时，复查肾功能：血肌酐 118μmol/L，内生肌酐清除率 45.3ml/min。剖宫产术后 6 小时，患者产后出血量累计 2 454ml，术后尿量 25ml；术中、术后共计输入晶体液 2 525ml、胶体液 500ml、去白细胞悬浮红细胞 4.5U、新鲜冰冻血浆 400ml、纤维蛋白原浓缩物 4g。

**问题二：急性肾功能损伤的诊断及预防措施？**

该患者术后持续无尿且血肌酐增加，考虑存在急性肾功能损伤（acute kidney injury，AKI）。AKI 是由各种病因引起短时间内肾功能快速减退而导致的临床综合征，时间不超过 3 个月。根据 2012 年全球改善肾脏病预后组织（kidney disease: improving global outcomes，KDIGO）的 KDIGO 标准，定义为血肌酐 48 小时内升高值≥26.5μmol/L，或 7 天内肌酐升高≥1.5 倍基线值或尿量 <0.5ml/（kg·h），且持续 6 小时以上。AKI 根据血肌酐值和尿量分为 3 期，详见表 7-3。

表 7-3    KDIGO 急性肾功能损伤分级标准

| 分期 | 血清肌酐 | 尿量 |
|---|---|---|
| 1 期 | 1.5～1.9 倍基线值<br>或升高值≥26.5μmol/L（0.3mg/dl） | 连续 6～12 小时<br><0.5ml/（kg·h） |
| 2 期 | 2.0～2.9 倍基线值 | 连续 12 小时以上 <0.5ml/（kg·h） |
| 3 期 | ≥3.0 倍基线值<br>或升高值≥353.6μmol/L<br>（4.0mg/dl）<br>或开始行肾脏替代治疗<br>或年龄 <18 岁患者估算肾小球滤过率 <35ml/（min·1.73m²） | 连续 24 小时以上<br><0.3ml/（kg·h）<br>或无尿 12 小时 |

肌酐是肌肉代谢的产物，主要由肾小球滤过排放到体外。妊娠期肾血流量和肾小球滤过率（glomerular filtration rate，GFR）增加，妊娠后 GFR 采用孕前测量方法误差大，因此，主要通过监测血清肌酐、尿蛋白水平对孕产妇进行肾功能评估。值得注意的是，妊娠期 GFR 较基线水平上升 40%～50%，因此，当妊娠妇女血清肌酐值处于"正常范围"时，其肾功能可能已经受损。本患者在术后 6 小时血肌酐由 68μmol/L 升为 118μmol/L，升高了 1.74 倍，且小便总量仅有 25ml，尿量 <0.1ml/（kg·h）且持续 6 小时，已达到 AKI Ⅰ 期的诊断标准。

我国妊娠相关 AKI 的总体发生率为 0.02%～1.84%，病死率高达 13.6%，因此，早期识别妊娠大出血合并 AKI 的危险因素尤为重要。高龄、高血压病史、术前贫血史、D- 二聚体高、有其他产科大出血风险等因素是产后大出血继发 AKI 的独立危险因素，特别是子痫前期患者，若分娩前存在肾脏损害，合并大出血时肾脏损伤往往更为严重。产妇一旦发生 AKI，病情复杂且治疗棘手，应加强预防。预防措施包括：①加强产前保健及监护，积极治疗相关疾病，避免使用肾毒性药物，积极处理宫缩乏力、胎盘滞留、产道损伤、胎盘早剥等可能增加大出血风险的因素，避免发生产后大出血；②提高对特殊病因的诊断水平，如妊娠急性脂肪肝、HELLP 综合征等，做到早诊断、早治疗。一旦确诊或高度怀疑急性肾功能衰竭，无论病情轻重或病情早晚均应尽快终止妊娠。

在 ICU 治疗过程中，多次复查血气，pH 值逐渐降低，最低为 7.26，血钾逐渐升高，最高为 6.34mmol/L，给予胰岛素 5U + 50% 葡萄糖注射液 40ml 泵入、呋塞米 40mg 静脉注射以纠正少尿和高钾血症、碳酸氢钠注射液 250ml 静脉滴注纠正酸中毒等治疗。

**问题三：大剂量呋塞米纠正少尿和高钾血症是否妥当？**

一方面，呋塞米在机体容量充足的前提下可以改善肾灌注、增加尿量，有利于控制液体平衡和降低高钾血症。但对于大出血引起的 AKI，其发生的机制主要是肾前性的，即低血容量导致肾灌注不足引起的，在未补足容量时给予大剂量利尿剂可加重容量不足，导致肾血流灌注及 GFR 下降，进一步引起肾脏缺血缺氧，反而可能产生间接的肾毒性作用；另一方面，某些利尿剂在肾小管内的积聚可直接损害肾小管上皮细胞的细胞膜，有肾毒性作用，可进一步加剧肾功能损害。

已有研究证实，对大出血所致肾功能损伤患

者使用呋塞米，不能降低死亡率，也不能减少需要进行肾脏替代治疗和透析的次数，甚至还可能加剧肾功能损伤，增加肾毒性发生的可能。因此，本例患者在未充分纠正低血容量性休克状态前，不应考虑使用大剂量利尿剂。

经上述积极处理后，患者仍有持续性出血，遂转介入手术室行子宫动脉栓塞术。介入下左侧子宫动脉栓塞成功，右侧子宫动脉反复造影检查始终未见显影，考虑子宫动脉结扎原因，放弃该侧血管栓塞。行子宫动脉栓塞术后，患者阴道仍有活动性出血，45分钟内出血达280ml，术毕急查 Hb 62g/L，血肌酐 135μmol/L，内生肌酐清除率 38.1ml/min。介入手术及术后介入科观察期间，3小时内累计出血量780ml，小便80ml；共计输入液体量 1 299ml、去白细胞悬浮红细胞 3U、新鲜冰冻血浆 250ml、血小板 1 个治疗量。

**问题四：导致该患者发生 AKI 的原因是什么？**

导致 AKI 的病因通常可分为肾前性、肾性和肾后性三类。①肾前性：大出血、休克、DIC 等因素可导致全身血管痉挛、微循环损伤和血管内凝血，引起肾小叶间动脉和入球小动脉收缩、血管内膜损伤，最终导致肾皮质缺血，从而表现为肾前性的急性肾损伤。常见病因包括有效血容量不足、心排血量降低、全身血管扩张、肾血管收缩和肾自主调节反应障碍等。②肾性：各种原因导致的肾单位和间质、血管损伤所致，包括肾小球性的肾间质、肾血管、肾小管的损伤，狭义的急性肾损伤通常指急性肾小管坏死；在产科患者中，如果存在胎盘早剥等诱发消耗性凝血功能障碍的因素，可在短时间内出现 DIC，微循环内形成大量微血栓，引起或加重肾性肾功能损伤。③肾后性：结石、肿瘤、前列腺肥大、肾乳头坏死、血凝块及腹膜后疾病等因素造成肾脏以下尿路梗阻，导致肾脏缺血、缺氧所引发的急性肾损伤。

本例患者合并重度子痫前期，其全身小动脉痉挛造成外周阻力增加、血管内皮细胞损伤，肾脏是重要受累靶器官。肾小球毛细血管内皮增生，内皮细胞肿胀增大，内皮下纤维素沉积，患者肾灌注和肾小球滤过率下降，肾小球基底膜受损，通透性增加，出现蛋白尿、血清肌酐升高、少尿甚至无尿等肾脏损害。若患者继发产后大出血、低血容量性休克、DIC，可导致肾脏损伤进一步加重。

患者孕期超声排查未发现肾后性的因素，首

次腹腔手术、单纯剖宫产、未行子宫切除手术，不存在手术损伤输尿管的风险，肾后性的因素基本可以排除。

综上所述，导致该患者发生 AKI 的原因可能既有重度子痫引起肾脏损伤所致肾性因素，也有产后出血、低血容量性休克所致肾前性因素。两种因素的共同作用使患者肾功能损伤症状明显，病情危重。

介入手术后，患者出血未得到有效控制，产科医生判断为难治性产后出血，拟再次开腹止血。剖宫产术后9小时，患者再次转入手术室，于静吸复合麻醉下开腹探查，行子宫背带多层加压缝合术并彻底止血后关腹。手术历时2个小时。术毕急查：血肌酐 145μmol/L，内生肌酐清除率 33.5ml/min。术中出血 1 050ml，尿量 250ml，输入平衡液350ml、去白细胞悬浮红细胞 1.5U、血浆 550ml、纤维蛋白原浓缩物 2g。术后转入 ICU 进一步治疗，出室后血压 140/88mmHg，心率 70 次/min。

**问题五：产科大出血合并 AKI 患者如何做好肾功能保护？**

产科大出血合并 AKI 患者的管理目标包括维持现有肾功能并预防可能出现的急性并发症，如容量过载、高钾血症和酸中毒。第一，应密切关注患者 AKI 的进展情况，通过动态监测血肌酐、尿素氮、GFR 等肾功能指标及尿量，了解患者肾功能恢复情况。第二，针对病因进行针对性治疗，肾前性造成的急性肾损伤应积极补液或输注血液制品纠正低血容量，肾脏本身疾病的原因要避免使用加重肾功能损害的药物，肾后性肾损伤要积极解除梗阻因素。第三，要积极进行对症治疗，关注和改善 AKI 引起的循环及内环境紊乱：①及时纠正贫血和低血容量，但液体管理需谨慎，若补液过多超过肾脏排出能力，容量超负荷，可能出现高血压、肺水肿、心力衰竭等并发症。②肾脏功能障碍可引起酸碱失衡、电解质紊乱，应注意维持内环境稳定。对于常见的高钾血症，在大出血低血容量性休克慎用利尿剂的情况下，可选用葡萄糖加胰岛素促进细胞外的钾离子进入细胞内，同时密切监测血糖，AKI 患者推荐血糖控制目标为 6.11～8.27mmol/L；对于酸中毒可适当地应用碳酸氢钠。

对于合并妊娠高血压综合征（如子痫前期）的产妇如术前已继发 AKI，应积极治疗妊娠高血压综合征，适时终止妊娠，严格控制液体入量（入

量 =400～500ml 加上前一天尿量、呕吐、腹泻及引流量），纠正心力衰竭、感染等；另外，还需重视监测全身其他脏器功能，积极补充白蛋白，注意保肝和抑制胃酸治疗，防止肝功能衰竭和上消化道出血等并发症。大出血得到控制后注意加强监测，及时明确肾功能损伤的状况，使用非肾毒性广谱抗生素预防感染，预防在大出血导致的肾前性肾功能损伤基础上合并肾性肾功能损伤。

本例患者为剖宫产术后大出血患者，出血持续时间长达 11 个小时，出血量高达 4 284ml，进行了子宫动脉栓塞及二次手术，术后应继续加强子宫收缩并密切关注阴道出血量，谨防再次发生大出血对肾脏灌注产生的不利影响。妊娠、子痫、剖宫产均增加产妇术后血栓栓塞风险，术后应鼓励患者尽早下床活动、使用机械性辅助手段、抗凝等措施预防血栓形成，但应注意抗凝所引起的出血风险。另外，患者合并重度子痫前期，产后应继续维持患者血压在合理范围，避免心脑血管意外发生。剖宫产术后按摩子宫、切口疼痛等可导致患者血压进一步升高，完善的术后镇痛对于维持患者的循环稳定是必不可少的。

二次手术结束后，患者再次转入 ICU，给予呼吸机支持，乌拉地尔、尼卡地平控制血压，镇痛、镇静，继续输注血液制品，同时静脉滴注胰岛素 10U + 10% 葡萄糖注射液 500ml 对抗高钾血症等处理措施。

剖宫产术后 24 小时，患者血压波动于 134～186/82～114mmHg，HR 88～120 次 /min，SpO$_2$ 98%～99%。复查：血肌酐 249μmol/L，内生肌酐清除率 28.1ml/min。24 小时共计输入晶体液 8 319ml、胶体液 500ml、去白细胞悬浮红细胞 15U、血浆 2 000ml、纤维蛋白原浓缩物 6g、冷沉淀 10U、血小板 2 个治疗量，出血 4 350ml（其中宫腔引流 320ml），腹腔引流 350ml，尿量 5 100ml。

经过降压、解痉、抗感染等一系列综合治疗后，患者情况逐渐稳定和好转，术后第 5 天肾功能基本恢复正常，血肌酐：96μmol/L，内生肌酐清除率 82ml/min，术后第 9 天顺利出院。

问题六：肾脏替代治疗开始的最佳时机是何时？针对 AKI 有何预测指标？

该患者经过一系列治疗后肾功能得到了改善，如果患者肾功能进一步恶化，可考虑使用肾脏替代治疗（renal replacement therapy，RRT）。急性期

使用 RRT 的主要方式有间歇性血液透析、连续性肾脏替代疗法和持续低效透析。RRT 开始的时机尚未明确，KDIGO 指南指出不能只考虑尿素氮和肌酐的具体数值，应结合是否存在可以通过 RRT 改善的疾病状态，以及实验室检查的变化趋势等。通常认为，存在严重高钾血症（血钾 >6.5mmol/L）、严重代谢性酸中毒（动脉血 pH 值 <7.15）、积极利尿无效的严重肺水肿或严重尿毒症时需要紧急启动 RRT，非紧急情况下的 RRT 启动时机目前尚存争议。

妊娠期 AKI 往往缺乏明显的临床症状，发病率常被低估，因此，使用有效生物学标志物进行早期预测，对降低 AKI 发生率意义重大。理想的生物标志物应具备对 AKI 的高度敏感性和特异性，但目前使用的"金标准"——血清肌酐的敏感性和特异性均相对较低，因此还需要进行深入研究。近年来，已经发现了 20 多种不同的生物标志物，目前受到较多关注、研究认为用于预测预后和指导治疗具有一定意义的标志物有：①血清半胱氨酸蛋白酶抑制剂 C（cystatin C，cysC）：cysC 是一种低分子质量、非糖基化的碱性蛋白质，生理状态下 cysC 浓度与 GFR 呈负相关。系统回顾和 Meta 分析显示，与血肌酐相比，cysC 在评估肾小球滤过方面具有更大的价值。②中性粒细胞明胶酶相关脂质运载蛋白（neutrophil gelatinase-associated lipocalin，NGAL）：NGAL 是在动物中性粒细胞中发现的与明胶酶结合的分泌型蛋白质，相对分子质量为 25 000D，属于脂质运载蛋白家族中成员。NGAL 通过肾小球滤过，在近端肾小管重吸收。对于肾功能正常的患者，尿液或血浆中几乎无法检测到 NGAL，但动物实验研究表明 NGAL 在缺血性损伤的早期显著上调。③氨基末端 B 型利钠肽前体（N-terminal pro-B-typenatriuretic peptide，NT-proBNP）：NT-proBNP 是 BNP 基因表达的最终产物，是一个非活性的氨基酸片段。心肌受到牵拉或心室壁压力增大可导致合成 NT-proBNP 增多，是临床上心力衰竭早期诊断及程度判断的常用指标。NT-proBNP 在人体内清除的唯一途径是肾小球滤过，当肾功能受损时，NT-proBNP 经肾小球滤过途径排泄减少，导致 NT-proBNP 水平明显升高。已有多项研究证实，NT-pro BNP 水平可作为 AKI 预后和诊断的有效生物学标志物。

上述生物标志物仍处于试验阶段，需要进行

更大规模的研究验证后才能进入临床实践。生物标志物研究的另一个研究方向是将多个生物标志物结合使用，以更早地发现并诊断 AKI。

## 【内容要点】

产后大出血导致急性肾损伤是妊娠期少见但严重的并发症之一，产后大出血可导致全身血管痉挛、微循环损伤和血管内凝血，引起肾小叶间动脉和入球小动脉收缩、血管内膜损伤，进一步导致肾动脉灌注压持续下降，DIC 和血栓形成，最终导致肾皮质缺血，表现为肾前性急性肾损伤。同时，急性肾损伤的发生往往也是多种病因共同作用的结果，尤其是子痫前期患者，由于疾病的病理生理改变，可使肾小动脉痉挛，分娩前可能已经存在肝肾功能损害，大出血后肾灌注不足可能进一步加重肾损伤，导致治疗困难，所以应加强预防、早期进行针对性治疗。

## 【关键点】

1. 由于循环灌注不足的肾前性急性肾损伤是产后大出血所致的 AKI 的主要原因。

2. 高龄、有高血压病史、术前贫血史、D-二聚体水平高、有其他产科大出血相关风险等是产后出血继发 AKI 的独立危险因素。早期识别，提前预防，积极处理原发疾病并消除各种诱因，有助于减少 AKI 的发生，降低病死率，改善母婴结局。

3. 对产后大出血所致 AKI，治疗原则是有效止血，尽快恢复有效循环血量，应积极纠正贫血和低血容量，必要时使用血管活性药物以维持循环稳定和肾脏灌注，降低缺血缺氧对肾功能的损害。

4. 注意监测和维持内环境稳定，积极处理高钾血症和代谢性酸中毒；大剂量利尿剂应在进行了充分的液体复苏前提下使用，避免使用加重肾功能损害的药物，必要时行肾脏替代治疗。

（黄伟 曹凡）

### 参考文献

1. KELLUM JA, LAMEIRE N, ASPELIN P, et al. Kidney Disease: Improving Global Outcomes (KDIGO) Acute Kidney Injury Work Group. KDIGO Clinical Practice Guideline for Acute Kidney Injury. Kidney Int Suppl, 2012, 2 (1): 1-138.

2. WANG C, GAO Y, TIAN Y, et al. Prediction of acute kidney injury after cardiac surgery from preoperative N-terminal pro-B-type natriuretic peptide. Br J Anaesth, 2021, 127 (6): 862-870.

3. KLEIN SJ, BRANDTNER AK, LEHNER GF, et al. Biomarkers for prediction of renal replacement therapy in acute kidney injury: a systematic review and meta-analysis. Intensive Care Med, 2018, 44 (3): 323-336.

4. COVE ME, MACLAREN G, BRODIE D, et al. Optimising the timing of renal replacement therapy in acute kidney injury. Crit Care, 2021, 25 (1): 184.

5. MORONGE D, SULLIVAN JC, FAULKNER JL. Physiology of Pregnancy-Related Acute Kidney Injury. Compr Physiol, 2023, 13 (3): 4869-4878.

6. PATSCHAN D, PATSCHAN S, BUSCHMANN I, et al. Loop Diuretics in Acute Kidney Injury Prevention, Therapy, and Risk Stratification. Kidney Blood Press Res, 2019, 44 (4): 457-464.

## 第四节 产科大出血患者继发肺水肿的麻醉管理

### 【一般资料】

患者，32 岁。

主诉：停经 35$^{+6}$ 周，要求入院待产。

现病史：本次为计划怀孕，孕 3$^+$ 个月建卡，规律产检。孕中晚期多次 B 超检查提示低置胎盘、胎盘植入待排。孕中晚期，患者偶感心慌，活动后明显，无胸闷、气紧，无头晕、眼花，无皮肤瘙痒，无多食、多饮、多尿，无双下肢水肿，现停经 35$^{+6}$ 周，门诊考虑"凶险性前置胎盘：胎盘植入？"收入院待产。

既往史：一般情况良好，6 年前行子宫下段剖宫产术，余无特殊。

查体：身高 155cm，体重 64kg，体温 36.8℃，血压 112/72mmHg，心率 108 次/min，SpO$_2$ 99%。

辅助检查：血常规：Hb 91g/L，Hct 29.4%，WBC 9.5×10$^9$/L，PLT 156×10$^9$/L。凝血功能检查：PT 10.9 秒，APTT 31.0 秒，Fib 349mg/dl。肝功能、肾功能、电解质检查未见明显异常。心电图未见异常。胎儿超声未见异常。B 超检查示：胎盘完全覆盖子宫内口及前壁下段，子宫前壁下段肌壁菲薄，子宫下部局部胎盘后间隙消失。孕 30 周胎盘 MRI

示：边缘型前置胎盘，胎盘大部分附着于子宫左侧壁、右侧壁及前下壁；胎盘前壁中段可见局部出血；子宫峡部前壁肌层明显变薄，局部不连续，浆膜面菲薄，邻近胎盘信号不均伴出血，有增粗血管影，考虑胎盘植入可能性大；膀胱和直肠壁未见异常信号改变，未见膀胱植入征象。

入院诊断：凶险性前置胎盘，胎盘植入？；瘢痕子宫；α-地中海贫血；$G_5P_1^{+3}$，$35^{+6}$ 周宫内孕，头位单活胎待产。

## 【病案讨论】

术前访视：患者张口度大于 3 指，头颈活动度正常，甲颏距离大于 6cm，Mallampati 分级Ⅱ级。听诊双肺呼吸音清晰、对称。脊柱无畸形，椎间隙扪诊清晰，背部穿刺点周围皮肤无感染，四肢感觉运动无异常，皮肤黏膜无瘀点、瘀斑。

麻醉经过：术前禁食 6 小时，禁水 4 小时。入室常规监测生命体征，血压 110/60mmHg，心率 100 次/min，呼吸频率 20 次/min，$SpO_2$（空气）99%。患者左侧卧位下于 $L_{3\sim4}$ 椎间隙实施腰硬联合麻醉，蛛网膜下腔给予 0.5% 布比卡因 2.6ml，转为平卧位 3 分钟后，麻醉平面达 $T_6$。硬膜外腔给予 1.5% 利多卡因 3ml 作为试探剂量，麻醉平面控制在 $T_6$。

手术经过：手术开始前，给予患者液体预充，预充量为晶体液 1 500ml，胶体液 500ml。手术开始后，手术医生发现胎盘植入严重，术中大出血风险极高，麻醉医生立即加快输液，手术开始后 20 分钟取出胎儿，新生儿 1、5、10 分钟 Apgar 评分均为 10 分。

胎儿娩出后，改行气管插管全身麻醉，麻醉诱导使用咪达唑仑 2mg，舒芬太尼 15μg，丙泊酚 150mg，顺式阿曲库铵 5mg。术中间断追加舒芬太尼和顺式阿曲库铵，吸入七氟烷维持麻醉。潮气量设定为 8ml/kg，呼吸频率为 12 次/min，患者气道压力为 15cmH$_2$O。胎儿取出后出血明显，加快补液治疗，手术开始 30 分钟时，预估出血量约为 2 500ml，无法有效止血，心率 80 次/min，血压开始下降，最低降至 88/48mmHg，$SpO_2$ 100%。此时晶体液入量为 5 200ml，胶体液入量为 1 000ml，尿量 200ml，查床旁血气示：Hb 51g/L。立即输注纤维蛋白原浓缩物 4g，并开始输注去白细胞悬浮红细胞和血浆。手术开始 90 分钟时，预估出血量约为 5 000ml，心率 96 次/min，血压 105/60mmHg，

$SpO_2$ 100%。此时已输注去白细胞悬浮红细胞 6.5U，新鲜冰冻血浆 600ml，纤维蛋白原浓缩物 4g，5% 碳酸氢钠 125ml，晶体液入量 7 360ml，胶体液入量 1 500ml，尿量 800ml。复查血气示：Hb 44g/L。患者出血未有效控制，继续输入去白细胞悬浮红细胞。手术开始 150 分钟时，气道阻力增加至 28cmH$_2$O，$SpO_2$ 100%。考虑可能为支气管痉挛，立即加深麻醉，并静脉给予肾上腺素 50μg，地塞米松 10mg，气道压无明显变化。听诊双肺闻及散在湿啰音，但未闻及哮鸣音。立即行床旁超声发现：双侧肺部弥漫性 B 线影。考虑患者此时发生肺水肿。立即再次统计出入量，失血量 7 000ml，已输注去白细胞悬浮红细胞 12.5U，新鲜冰冻血浆 600ml，纤维蛋白原浓缩物 4g，晶体液 8 860ml，胶体液 1 500ml，5% NaHCO$_2$ 125ml，尿量 1 000ml，此时血压 135/85mmHg，心率 75 次/min，复查血气示：Hb 88g/L。考虑患者为短时间内输血输液过多，容量超负荷引起的肺水肿。

问题一：产科大出血患者继发肺水肿的可能机制是什么？

正常生理情况下，肺毛细血管内外存在压力差，肺毛细血管外相对的负压使肺毛细血管内的液体不断向外渗出，湿润肺组织的表面。正常成人渗出的液体量为 10～20ml/h，大部分经淋巴引流回到血液循环中，使肺血管与肺泡、肺组织间隙及肺淋巴管之间的液体渗出与回流呈动态平衡。某些病理状态下，从血管内滤过液体的速率增加，超过了淋巴回流的代偿能力，使肺泡和组织间隙积存过多的血管外肺水，从而导致肺水肿的发生。

大出血导致血管外肺水增加的机制可能包括：①肺毛细血管静水压增高：如输入的液体过量和单位时间内输注过快、输血相关性循环超负荷等；②肺毛细血管壁通透性增加：如缺氧、感染、DIC、误吸性肺炎、急性呼吸窘迫综合征，以及输血相关急性肺损伤、过敏性输血反应、弥散性毛细血管渗漏综合征等；③肺毛细血管胶体渗透压降低：如肝肾疾病所致的低蛋白血症，子痫及子痫前期蛋白尿所致的低蛋白血症，以及大出血致血液中白蛋白的丢失；④微静脉静水压增高，淋巴回流减少；⑤肺泡表面活性物质减少：内衬于肺泡壁的表面活性物质具有降低肺表面张力、稳定肺泡的功能，同时还能阻抗过多的毛细血管液体滤出，表面活性物质减少使得更多的液体自毛细血管滤出；

⑥肺泡上皮主动转运和清除血管外液体能力下降。

该患者发生肺水肿可能的机制是：①发生大出血后组织灌注不足导致的组织缺氧，毛细血管通透性增加；②患者发生大出血后快速输注大量的液体和血液制品，导致短期内循环超负荷，毛细血管内静水压升高；③大出血使血浆蛋白丢失和短期内输注大量的晶体液引起血浆蛋白的稀释，导致血管内胶体渗透压下降。以上机制的共同作用导致液体从毛细血管内转移至血管外的滤过量增加，超过淋巴系统清除能力，最终导致肺水肿的发生。

问题二：产后大出血患者继发肺水肿常见原因及其高危因素是什么？

产后大出血患者继发肺水肿常见于以下四个方面的原因：

1. 输血相关性循环超负荷（transfusion-associated circulatory overload，TACO）是最常见的肺水肿，指输血期间或输血后 6 小时内出现呼吸困难、发绀、端坐呼吸、高血压或充血性心力衰竭。TACO 的病理生理学机制是由于循环容量超负荷，毛细血管静水压升高导致肺泡间隙的液体滤过增加，并形成蛋白质含量低的肺水肿液。TACO 的潜在危险因素包括患者年龄较大、高血压、冠状动脉疾病或充血性心力衰竭病史、急性或慢性肾损伤史，以及需要血液透析或血液过滤、液体正平衡、大量血浆输注及快速输注等。对于全麻下的产科患者可能不会出现充血性心力衰竭典型的临床表现，而仅表现为容量超负荷所致的肺水肿。

2. 输血相关急性肺损伤（transfusion-related acute lung injury，TRALI）是指输血过程中或输血后 6 小时内，以突发性低氧性呼吸衰竭为特征，伴非心源性肺水肿和双侧肺浸润的临床综合征。TRALI 的病理生理学机制是毛细血管通透性的增加。TRALI 的高危因素包括脓毒血症、非心源性休克、大量输血、心脏手术、年龄增加、产后出血、血栓性微血管病、机械通气（最大气道压力 > 30cmH$_2$O）、需要多次输血的手术等。

3. 过敏性输血反应（allergic transfusion reaction，ATR）是指由于输注含有血浆成分的血液制品而引起的一种轻重不等的变态反应性输血反应。症状包括荨麻疹、瘙痒、血管性水肿、支气管痉挛和全身性过敏反应。多见于有过敏史的受血者、多次输入血液制品。

4. 毛细血管渗漏综合征（capillary leak syndrome，CLS）是一种突发性、可逆性毛细血管病变，因血管通透性增加而引起大量血浆成分（包括白蛋白、纤维蛋白原、凝血因子等）迅速渗漏到组织等第三间隙。临床表现为快速进展性水肿、低蛋白血症、血压和中心静脉压下降、血液浓缩，严重者可发生肺间质渗出，低血容量性休克和低灌注引起多脏器功能衰竭。常继发于手术创伤、脓毒血症、重症急性胰腺炎等情况。急性严重产科大出血导致严重的组织缺血缺氧可引起毛细血管通透性增加，产生类毛细血管渗漏综合征症状。

该患者未发现过敏相关的皮肤改变和明显低血压，且经抗过敏治疗后，症状改善并不明显，排除过敏性输血反应的可能。此外，该患者除肺水肿外，未见其他组织水肿或血液浓缩等表现，可以排除毛细血管渗漏综合征所致肺水肿的可能。TACO 和 TRALI 都以输血后 6 小时内出现肺水肿而导致呼吸窘迫为特征，但前者可能表现为容量超负荷所致的高静水压性肺水肿，后者表现为炎症反应性肺水肿。为了区分 TRALI 和 TACO，必须知道肺毛细血管静水压是否增加，除常规的实验室分析（如 BNP）、肺部超声和临床变量（如液体平衡）外，专家建议使用超声心动图更直观地评估是否有左心房高压的证据。当临床提供的数据资料不足时，区分 TRALI 和 TACO 更加困难，或有两者同时存在的可能。该患者由于术中未检测 BNP 和心脏超声，所以无法判断是否有左心房高压，但该患者按容量超负荷所致肺水肿处理有效，考虑可能是 TACO 所致的肺水肿。

问题三：术中如何监测和评估肺水肿？

1. **监测手段** 可以采用无创和有创循环监测方法综合判断患者血容量的变化。常用的无创监测指标包括血压、心率、尿量、心脏超声等，经胸心脏超声可以区分心源性和非心源性肺水肿，并有助于确定心脏功能障碍的类型（收缩功能障碍、舒张功能障碍或瓣膜功能障碍）。有创监测指标包括有创血压、中心静脉压（central venous pressure，CVP）等。有创血压可以实时、连续、准确地监测机体血压变化，有创血管通道还可以用于动脉血气分析，血气分析不仅可以动态监测血红蛋白浓度变化，还可以协助诊断呼吸衰竭，并提供酸碱平衡失调等关键信息，是判断肺水肿的严重程度和指导治疗的必要检查之一。CVP 可用于判断血容量与心脏功能，但目前可不作为常规监测。

肺部超声是肺水肿的有效监测手段,具有高灵敏度和特异性,肺部超声发现肺淤血、间质水肿的征象(增多的 B 线,呈现肺"火箭征"),可帮助鉴别患者呼吸困难的原因是心源性或非心源性,也可以帮助判断是间质性肺水肿还是肺泡性肺水肿。此外,还可以采用脉搏指数连续心排血量(pulse index continuous cardiac output, PiCCO)监测仪进行血管外肺水监测,该仪器采用肺热稀释技术 + 脉搏轮廓分析技术,可以指导危重患者的液体管理。

此外,血浆 B 型钠尿肽(B-type natriuretic peptides, BNP)或 N 末端 B 型钠尿肽前体(NT-proBNP)不仅有助于鉴别心源性和非心源性呼吸困难,还有助于心力衰竭严重程度和预后的评估,因此动态观察血浆钠尿肽变化对于指导治疗也有一定帮助。

**2. 容量评估** 孕期由于外周阻力的下降,孕产妇对容量的变化表现不敏感,发生肺水肿后不会同时出现心脏泵功能衰竭后的典型表现,如低心排血量降低、心源性休克等。反而多数患者心率和血压均正常,仅表现为容量超负荷肺水肿,而不存在心力衰竭。在上述监测的基础上,建议在治疗过程中结合本书推荐的"等容置换法"反复多次回顾性评估容量治疗情况。对于术中出血量估计较为准确的患者,采用虚拟出入量的方法可以快速进行容量评估和目标尿量的预测,可以减少晶体液的入量,预防肺水肿的发生(详见第五章)。该患者通过虚拟出入量的算法容量处于超负荷状态,预计超量约 3 500ml。

处理:立即停止液体输入,静脉给予呋塞米 10mg 后,尿量增加至 1 600ml,继续追加呋塞米 15mg 及西地兰 0.2mg 后气道压下降至 18cmH$_2$O,双肺湿啰音明显减少。15 分钟后手术结束,尿量增加到 3 050ml,此时血压 120/80mmHg,心率 86 次 /min。

患者术后带着气管导管进入 ICU。入 ICU 后,镇静、镇痛状态下予以呼吸机继续支持治疗,继续输注新鲜冰冻血浆 400ml 以纠正凝血异常,控制静脉补液量,监测尿量,避免容量过负荷。复查血常规示:Hb 101g/L,PLT 78×10$^9$/L,WBC 17.5×10$^9$/L,中性粒细胞 91.1%。凝血功能:PT 12.4 秒,APTT 48.3 秒,Fib 306mg/dl,白蛋白 22.5g/L。

**问题四:该患者的肺水肿如何治疗?**

该患者为输血相关性循环超负荷所致的肺水肿,治疗方法包括限制液体入量、氧疗和呼吸支持、利尿治疗等。

**1. 限制液体入量** 产后大出血的患者是 TACO 的高危人群,应严密进行肺水肿的监测。对肺水肿高危人群而言,可以采用限制性容量复苏策略和允许性低血压,建议控制目标收缩压为 80～90mmHg 或平均动脉压 55～65mmHg,直至出血可以控制。英国皇家妇产科医师学院《2016 RCOG 指南:产后大出血的预防和管理》推荐,在获得血液制品之前,总输液量应限制在 3.5L 内,以温热晶体液为首选(通常不超过 2 000ml),进一步的液体复苏可以再输注晶体液或胶体液(通常不超过 1 500ml)。胶体液首选白蛋白溶液,应尽量避免使用羟乙基淀粉溶液。但需要注意的是,对于血源获取困难的医疗单位不受此推荐的限制。在建立多个通道的患者中需要加强通道管理,避免疏于管理导致的输液过量。此患者在输注血液制品前已输注晶体液 5 200ml 及胶体液 1 000ml,输液量严重超负荷。此外,在启动大量输血程序后,更应避免晶体液的过量输注,同时还应减慢高危患者的输血速率,并密切监测出入量,必要时使用利尿剂减少循环血容量和心脏前负荷。一旦发生肺水肿,应立即限制液体的入量。

**2. 氧疗和呼吸支持** 氧疗适用于呼吸困难明显伴低氧血症(SaO$_2$ < 90% 或 PaO$_2$ < 60mmHg)的患者。常规氧疗方法包括:对于轻至中度低氧血症患者可以使用鼻导管吸氧,对伴呼吸性碱中毒的患者可以使用面罩吸氧。当常规氧疗效果不佳或呼吸频率 >25 次 /min、SpO$_2$ < 90% 的患者,除禁忌证外,应尽早使用无创正压通气治疗。但是严重肺水肿或不能耐受无创正压通气或存在治疗禁忌证的患者,应气管插管并行有创机械通气,以保证气道的通畅和充分吸引分泌物,保证有效的供氧与减少呼吸做功。

机械正压通气是肺水肿的有效预防和治疗手段,不仅可以增加肺泡内压力和减小肺泡表面张力,对抗血管外液体的渗出,还可以增加肺间质内液体渗透压,有利于淋巴回流和渗出液回流入肺毛细血管。需要注意的是,全麻机械通气患者呼吸系统症状常被掩盖,但无论手控或机械通气的呼吸阻力均会明显增加,SpO$_2$ 可能会下降,因此需要对肺水肿提高警惕。

**3. 利尿治疗** 有容量超负荷证据的急性心力衰竭(acute heart failure, AHF)患者应在初始治疗中采用静脉利尿剂,通过增加尿量,减少回心血量和减轻心脏前负荷。对于已明确因合并心力衰竭导致的心源性肺水肿，欧洲心脏病学会《2021 ESC 急性和慢性心力衰竭诊断和治疗指南》推荐首次静脉注射呋塞米 20～40mg，首次剂量给予 2 小时后进行尿钠含量测定或 6 小时后测量每小时尿量以评估利尿反应，如果利尿反应不足，可以将利尿剂静脉注射剂量增加一倍，并再次评估利尿反应。呋塞米每日最大剂量为 400～600mg，但肾功能严重受损的患者可能会高达 1 000mg。使用利尿剂过程中应密切监测血电解质水平和肾功能，并根据需要补充电解质（尤其是需要关注低钾血症的风险）。

《急性心力衰竭中国急诊管理指南（2022）》推荐首次静脉注射呋塞米 20～40mg 后，以 5mg/h 的速度持续输注，最高输注速度可达 20mg/h。利尿作用通常在 30 分钟内出现，利尿峰值常在 1～2 小时出现。推荐早期评价利尿剂反应，以识别利尿剂抵抗患者。在淤血的 AHF 患者使用袢利尿剂后的前 6 小时尿量 <100～150ml/h 和 / 或 2 小时尿钠含量 <50～70mmol，一般提示对利尿剂反应不良（表 7-4）。

而绝大多数产科大出血后的肺水肿患者，导致肺水肿的原因是单纯容量超负荷，不合并心脏泵功能衰竭，因此其治疗也与急性心力衰竭导致的肺水肿的治疗有所不同。对于这种类型肺水肿的治疗，指南没有明确的推荐意见，根据大量临床治疗观察，推荐静脉注射呋塞米（1～2 分钟内推注 5～10mg），如果无效，大约 30 分钟后重复推注 10～20mg，1 小时内极限量为 40mg。临床观察发现，当出现容量超负荷时，只要患者肾功能正常，对小剂量呋塞米（5～10mg）的利尿反应就很明显。大出血后患者处于应激状态，机体醛固酮分泌减少、抗利尿激素分泌增多，常导致患者容量超负荷

但尿量仍然较少，使用小剂量的呋塞米后，机体的这种应激反应被抑制后，利尿效果是比较明显的。由于产科大出血患者术后存在继续出血的风险，内环境也处于不够稳定的状态，因此，笔者推荐在产科大出血患者中通过少量多次给予小剂量呋塞米以达到目标尿量，避免使用大剂量呋塞米后利尿过度导致的容量不足和低钾血症。

**4. 血管扩张剂**　可以降低静脉张力（优化前负荷）和动脉张力（降低后负荷），尤其对于伴有高血压的 AHF 患者治疗有效。由于存在低血压的风险，收缩压 <90mmHg 或有症状性低血压的患者避免使用血管扩张剂。对于产后大出血可能导致低血压的患者也应谨慎使用血管扩张剂。使用过程中应密切监测血压，根据变化及时调整剂量，避免过度降压。

**5. 强心治疗**　对于心排血量降低导致组织器官低灌注的左室收缩功能降低的 AHF 患者，或在氧疗、利尿和可耐受血管扩张剂治疗的情况下仍有肺水肿，可应用静脉正性肌力药，如洋地黄类、多巴胺类等，可增强心肌收缩力，增加心排血量，改善组织灌注，纠正组织的缺血、缺氧，有利于肺水肿的恢复。但使用时需监测血压、心率、心律。可选用西地兰 0.2～0.4mg 缓慢静脉注射，必要时 2～4 小时后再给予 0.2～0.4mg，24 小时总量不超过 1.0～1.2mg。该患者为液体超负荷后疑似左心衰竭所致的肺水肿，予以强心治疗后症状好转。对急性心力衰竭不能明确的患者如果需要给予强心治疗可考虑泵注 5μg/（kg·min）小剂量多巴胺。

术后第 1 天上午，停用镇静、镇痛药物后 1 小时，患者清醒，自主睁眼，遵嘱动作，肌力 5 级，听诊双肺呼吸音清，未闻及干湿啰音，遂停呼吸机，改为气管导管内给氧，再改为吸空气，复查血气基

表 7-4　《急性心力衰竭中国急诊管理指南（2022）》利尿剂推荐

| 推荐意见 | 推荐类别 | 证据水平 |
| --- | --- | --- |
| 有容量超负荷证据的 AHF 患者，应在初始治疗中采用静脉利尿剂 | I | A |
| 有组织器官低灌注表现的 AHF 患者，在达到足够的灌注前应避免用利尿剂 | III | C |
| 袢利尿剂作为治疗 AHF 的一线药物 | I | B |
| 对正在使用呋塞米或有大量水钠潴留或高血压的 AHF 患者，袢利尿剂首剂量可加倍 | IIa | B |
| 避免过度利尿，否则可能引起低血容量、急性肾损伤与电解质紊乱如低钾血症等 | III | C |
| 应早期评价利尿剂反应，识别利尿剂抵抗 | I | B |
| 血管升压素受体拮抗剂适用于合并低钠血症的 AHF 患者 | IIa | B |

本正常,此时心电监护示:血压 108/68mmHg,心率 89 次/min,呼吸 18 次/min,SpO<sub>2</sub> 100%,遂拔出气管导管改为面罩吸氧。术后第 2 天转出 ICU,术后第 5 天顺利出院。

**问题五:如何判断该类患者是否达到拔管指征?**

1. 拔管前需评估患者有无肺水肿及容量是否超负荷,可以使用血气分析、BNP、中心静脉压、肺部超声、心脏超声等检查帮助判断。对容量超负荷的患者应避免过早恢复自主呼吸,对容量基本正常的患者恢复自主呼吸后要有足够的观察期,以评估血管外肺水渗出的严重程度和对氧弥散功能的影响。

2. 拔管前采用空气进行机械通气或维持自主呼吸,并通过血气分析计算氧合指数:$PaO_2/FiO_2 \geqslant 300mmHg$,表明氧弥散功能恢复正常。

3. 如果该患者有类毛细血管渗漏症状,可以观察输注白蛋白后,血中白蛋白浓度是否有回升帮助判断。

【内容要点】

急性肺水肿是孕产妇死亡的常见原因之一。孕期母体血容量增加,妊娠后期血浆胶体渗透压下降和静水压的增加,肺血管阻力下降,保胎药物的不良反应等使得孕产妇为肺水肿的高发人群。产科大出血救治过程中输入液体和血液制品速度过快或输注量过多,均会使容量负荷进一步增加,导致肺水肿的发生。肺水肿可导致氧气弥散功能障碍、组织缺氧、无氧代谢增强、乳酸堆积,严重者甚至并发多器官功能障碍,严重影响患者预后和转归。因此,对产后出血的患者采用恰当的循环监测措施及良好的容量管理策略,及时预防和治疗肺水肿,对于减少短期和长期相关围产期并发症至关重要。

【关键点】

1. 对产科大出血患者,早期预防和识别容量超负荷,及早恢复正常容量和渗透压,减少血管外肺水生成;一旦发生肺水肿,限制液体入量、充分供氧和及时的肺部正压呼吸支持,以及药物管理至关重要。

2. 大出血治疗过程中,查体结合相关检查,如心脏超声、肺部超声等可以帮助早期诊断肺水肿。

3. 气管插管和机械正压通气对气道有一定的保护作用,严重大出血患者及早改为气管插管全麻,对行全麻机械通气的大出血患者在容量超负荷时不建议恢复自主呼吸,在确认无肺水肿发生风险后再考虑气管拔管。

(贺腾 江晓琴)

参考文献

1. 张志敏,李碧娟. 输血相关性循环超负荷. 临床输血与检验,2017,19(6):650-653,638.

2. BOSBOOM JJ,KLANDERMAN RB,MIGDADY Y,et al. Transfusion-Associated Circulatory Overload: A Clinical Perspective. Transfus Med Rev,2019,33(2):69-77.

3. 高宗帅,李志强. 输血相关急性肺损伤诊断国际专家共识再认识. 临床输血与检验,2022,24(4):528-532.

4. VLAAR APJ,TOY P,FUNG M,et al. A consensus redefinition of transfusion-related acute lung injury. Transfusion,2019,59(7):2465-2476.

5. DRUEY KM,GREIPP PR. Narrative review: the systemic capillary leak syndrome. Ann Intern Med,2010,153(2):90-98.

6. ROSSAINT R,AFSHARI A,BOUILLON B,et al. The European guideline on management of major bleeding and coagulopathy following trauma: sixth edition. Crit Care,2023,27(1):80.

7. Royal College of Obstetricians and Gynaecologists. Prevention and Management of Postpartum Haemorrhage: Green-top Guideline No. 52. BJOG,2017,124(5):e106-e149.

8. 中国医疗保健国际交流促进会急诊医学分会,中华医学会急诊医学分会,中国医师协会急诊医师分会,等. 急性心力衰竭中国急诊管理指南(2022). 中国急救医学,2022,42(8):648-670.

9. MCDONAGH TA,METRA M,ADAMO M,et al. 2021 ESC Guidelines for the diagnosis and treatment of acute and chronic heart failure. Eur Heart J,2021,42(36):3599-3726.

## 第五节　产科大出血患者继发高钾血症的麻醉管理

【一般资料】

患者,32 岁。

主诉:停经 33<sup>+4</sup> 周,要求入院待产。

现病史：孕期规律产检无特殊；19周甲状腺功能提示甲状腺功能减退（未见报告，具体不详），给予口服优甲乐25μg，每日一次至今。OGTT提示：空腹血糖5.42mmol/L，一小时血糖10.58mmol/L，考虑为妊娠期糖尿病，血糖控制不详。孕中期多次彩超提示凶险性前置胎盘。两周前（31周）患者无明显诱因出现阴道流血，色鲜红，量约20ml，伴不规律下腹痛，于外院住院治疗，给予硫酸镁抑制宫缩、氨甲环酸止血、克林霉素预防感染、地塞米松促胎肺成熟等治疗，因患者为A型Rh阴性血，且系凶险性前置胎盘，考虑当地血源不足，转入笔者医院住院继续保胎等治疗，监测血糖，空腹血糖波动于5.1～6.2mmol/L之间，住院期间无明显腹痛及阴道流血，胎动好。

既往史：8年前因"左侧锁骨骨折"行内固定术；8年前因社会因素于行"剖宫产术"，娩壹活女婴，3150g；7年前年因"宫外孕"行"腹腔镜下左侧输卵管切除术"。其余病史无特殊。

查体：身高165cm，体重79kg，体温36.6℃，血压97/64mmHg，心率81次/min，$SpO_2$ 98%。其余查体无特殊。专科检查无特殊，胎心监测正常，阴道无流血流液。

辅助检查：彩超示ROP，双顶径8.87cm，头围31.92cm（约孕36周），股骨长6.58cm，腹围30.60cm；胎盘附着于子宫右后壁及部分前壁下段，厚度4.3cm，成熟度0级。胎盘下缘完全覆盖宫颈内口，胎盘实质内可见多个不规则液性暗区，内见红细胞自显影，呈"奶酪"征，胎盘前壁及右侧壁部分胎盘与肌壁分界不清，胎盘后间隙探及丰富血流信号。羊水深度7.2cm，羊水指数18.1，胎儿颈部见脐带绕颈一周。脐动脉血流S/D=2.6，有胎心胎动，胎儿心率：129次/min，心律齐。

入院诊断：凶险性前置胎盘，胎盘植入；Rh阴性血型；瘢痕子宫；$G_5P_1^{+3}$，$33^{+4}$周宫内孕，头位单活胎待产；妊娠期糖尿病（A2级）。

## 【病案讨论】

患者入院后第15天，因阴道流血70ml，拟行急诊剖宫产术。

术前访视：患者病史同前，术前禁食、禁水时间6小时，体温36.5℃，血压130/85mmHg，心率85次/min，$SpO_2$ 95%。张口度大于3指，头颈活动度正常，甲颏距离大于6cm，Mallampati分级Ⅱ级。

心肺查体阴性。脊柱无畸形，椎间隙扣诊欠清晰，背部穿刺点周围皮肤无感染，手脚感觉运动无异常，皮肤黏膜无瘀点、瘀斑。血常规、凝血功能、肝肾功能及电解质检测正常。患者已于术前急诊行主动脉球囊阻断术，放置中心静脉导管。

麻醉经过：入室后行有创动脉压监测，面罩吸氧10L/min，嘱患者深吸气8次后使用丙泊酚140mg、瑞芬太尼80μg，罗库溴铵50mg快速顺序诱导，在可视喉镜辅助下顺利插入6.5号气管导管，导管深度距门齿22cm，2%～3%七氟烷维持麻醉。6分钟后胎儿娩出，静脉给予咪达唑仑2mg，舒芬太尼20μg。

手术经过：手术开始后6分钟取出胎儿，新生儿1、5、10分钟Apgar评分均为10分，行子宫捆绑术，同时行主动脉球囊扩张暂时阻断肾脏水平以下动脉血供。探查见胎盘覆盖子宫后壁，前下壁及右下壁完全覆盖宫颈内口，覆盖面广，胎盘广泛植入子宫肌壁，穿透浆膜层，出血汹涌，人工剥离困难，向患者家属交代术中情况并签署相关知情同意书，并立即切除子宫。术前血气分析测血钾4.2mmol/L，术中逐渐上升至4.6mmol/L、6.0mmol/L，经过治疗后血钾降至5.7mmol/L，转出手术室。术中失血估计6000ml，自体血回输1804ml，去白细胞悬浮红细胞5.5U，新鲜冰冻血浆1100ml，纤维蛋白浓缩物4g，输液6500ml，尿量1800ml。术后听诊双肺啰音，脱氧$SpO_2$ 91%，带气管插管呼吸机辅助呼吸转入ICU。

**问题一：大出血患者术中发生高钾血症的原因是什么？**

高钾血症（hyperkalemia）是指血清钾离子浓度高于5.5mmol/L。高钾血症的原因包括：①钾摄入过多，如输入大量库存血、短期内口服或静脉输入的钾过多、肾功能障碍患者，口服螺内酯或血管紧张素转化酶抑制剂（angiotensin converting enzyme inhibitor，ACEI）、血管紧张素受体阻滞药（angiotensin receptor blockers，ARB）类降压药物；②肾脏排钾功能下降是引起高血钾最常见的原因，如急性及慢性肾衰竭；应用保钾利尿剂，如螺内酯、氨苯蝶啶等；盐皮质激素不足等；③钾从细胞内向细胞外转移，如大面积烧伤、溶血、组织损伤（挤压综合征），以及酸中毒等；④钾在体内分布异常，如剧烈运动、高钾型家族性周期性麻痹，某些药物如β-肾上腺素能阻滞药、洋地黄和单盐酸精氨酸（即细胞外高钾、细胞内低钾)。

大出血患者术中高钾血症,首先应该排除假性高钾血症。大出血患者容量丢失显著,特别是在未预知的大出血患者中,如未及时补充血容量,抽取外周血非常困难,抽取血液样本时可能使用较大的负压,从而导致红细胞破坏,细胞内钾进入血清,检测结果提示高钾血症。为了排除假性高钾血症,需要观察患者的心电图有无特异性 T 波高尖的表现,同时再次抽血进行复核。排除假性高钾血症后,大出血患者术中出现高钾血症,首先考虑是否为输入大量库存血所致。随着库存血保存时间的延长,其生化性质会发生改变,其中以钾离子最为明显(见表 3-3),如大量输入库存血,钾离子浓度将会升高。

大出血患者术中高钾的第二位原因应考虑肾脏排钾的减少。大出血患者通常处于循环容量欠缺的状态,平均动脉压低,为了保证心脏和脑等重要脏器的血液供应,机体通常会自我调节,使肾脏血流灌注较正常状态差,从而降低肾小球滤过率。肾脏排 $K^+$ 受肾小球滤过、近端小管和髓袢对 $K^+$ 重吸收、远端小管和集合管对 $K^+$ 的分泌和重吸收的调节。大出血患者肾小球滤过降低后,肾脏排钾的能力大大下降,血清钾离子浓度升高。

最后应考虑的因素为酸中毒引起钾离子向细胞外转移。大出血患者往往存在末梢灌注差,氧合差的状态,极易出现代谢性酸中毒。代谢性酸中毒引起高钾血症的原因主要有以下几点:①酸中毒使机体内氢离子浓度升高,肾脏代偿性的氢、钾交换增多,钠、钾交换减少,引起肾脏排钾减少;②细胞内钾离子本身高于细胞外钾,酸中毒时细胞外氢离子浓度增加,细胞内外发生氢钾交换,细胞内钾离子进入细胞外引起高钾血症;③机体缺氧引起代谢性酸中毒,ATP 产生减少,钠 - 钾 -ATP 酶的功能不足,导致转运到细胞内的钾减少,加重高钾血症。

对于实施主动脉球囊阻断或者双侧髂内动脉球囊阻断术的大出血患者,应该考虑缺血再灌注的因素。行球囊阻断术后,局部组织的血供暂时阻断,会造成细胞缺氧,从而引起代谢性酸中毒和部分敏感细胞的破坏。细胞破坏后,细胞内钾离子释放入血引起血钾升高;代谢性酸中毒时细胞外氢离子浓度增加,细胞内外发生氢钾交换,细胞内钾离子进入细胞外引起高钾血症。床旁血气分析发现乳酸浓度升高明显也是缺血再灌注损伤的一种表现。

还有很多罕见的引起大出血患者血钾增高的因素,包括大量输注红细胞悬液时加压输血不合理(压力过高),造成红细胞破坏;溶血形成的微血栓引起肾小管阻塞,造成急性肾衰竭,肾脏排钾受抑制等。

**问题二:该患者在术中血钾升高的原因是什么?**

该患者出现血钾升高的原因在于:①输注大量库存红细胞悬液。此患者发现血钾从 4.2mmol/L 至 4.6mmol/L 时,正在输注去白细胞悬浮红细胞,随着库存血的输入,血钾越来越高。在血钾有上升趋势时,再次核对库存血的时间,发现输入的红细胞悬液均长于 14 天。整个手术过程中一共输注 5.5U 去白细胞悬浮红细胞;②进行主动脉球囊阻断 20 分钟,松开球囊后,机体之前缺氧缺血组织细胞破坏,细胞内钾释放到细胞外,造成血钾升高;③由于主动脉球囊阻断后会产生乳酸,降低机体 pH 值,合并大出血患者末梢循环差这个因素,pH 值可能明显偏酸,细胞内钾转移到细胞外,造成血钾增高。

**问题三:术中高钾的临床表现和危害是什么?**

高钾血症的临床表现取决于原发病、血钾升高程度和速度等,患者主要表现为高钾对心血管系统和骨骼肌的毒性作用,症状特异性差。

首先是神经肌肉症状:兴奋性改变,患者由兴奋转入抑制状态,早期常有四肢及口周感觉麻木、极度疲乏、肌肉酸疼、肢体苍白、湿冷。血钾浓度高于 7mmol/L 时,可出现为四肢麻木、弛缓性瘫痪,先为躯干,后为四肢,最后影响到呼吸肌,发生窒息。对于清醒的患者,当影响到呼吸肌时,可能造成氧饱和度下降,一旦发现不及时,则可能丧命。

其次为心脏症状:抑制心肌收缩,出现心率缓慢、心律不齐,以期前收缩、房室传导阻滞多见,心电图的典型表现为 T 波高尖,严重时心室颤动、心脏停搏。高钾血症有多种相关的特征性心电图异常。T 波高尖,伴 QT 间期缩短是最早出现的改变,随后出现 PR 间期和 QRS 时限逐渐延长。P 波可能消失,最终 QRS 波群进一步增宽呈正弦波,心室停搏,心电图呈一条直线。高钾血症时也可能会发生传导异常,如束支阻滞和心律失常(窦性心动过缓、窦性停搏、缓慢型心室自主心律、室性心动过速、心室颤动、假性 ST 段抬高型心肌梗死、假性 Brugada 模式及心搏骤停）。这些临床表现常见于慢性高钾血症，在血清钾浓度大于等于 7mmol/L 时发生，但也可能发生于血清钾浓度急速上升和 / 或存在基础心脏传导疾病的血清钾低于上述值的患者中。需要注意的是，心电图改变的进展和严重程度与血清钾浓度没有密切的相关性，这点很容易被忽略。对于全麻患者，心电图的监测尤其重要。

再次为中枢神经系统症状：可出现淡漠、迟钝、嗜睡、昏迷等；其他系统：可出现恶心、呕吐、腹胀、腹泻等。

**问题四：高钾血症的处理方案是什么？**

高钾血症治疗的紧迫性存在差异，应根据患者是否存在高钾血症相关的临床表现、钾离子升高的严重程度和高钾的原因，识别是否需要紧急处理。

如图 3-11 所示，有高钾血症的临床体征或症状（如肌无力或麻痹、心脏传导异常、心律失常）；重度高钾血症（血清钾 >6.5mmol/L）；中度高钾血症（血清钾 >5.5mmol/L）且肾功能显著受损伴持续性组织分解或钾吸收被定义为高钾血症急症，应立即给予迅速起效的疗法，同时将钾排出体外。

（1）停止含钾液体的输注。

（2）静脉给予钙剂：钙剂可迅速对抗钾离子对心肌动作电位的影响，稳定细胞膜电位、增强心肌收缩力，使心肌细胞兴奋性恢复正常，预防心搏骤停，而低钙血症会增加高钾血症的心脏毒性。部分专家对所有钾浓度 >6.5mmol/L 的患者静脉给予钙剂（即使无明显心电图改变），改善全球肾脏病预后组织（kidney disease: improving global outcomes, KDIGO）专家组也支持该方案。

钙剂可采用葡萄糖酸钙或氯化钙。氯化钙所含的钙元素浓度是葡萄糖酸钙的 3 倍（10ml 浓度为 10% 的溶液中，钙离子的含量为 13.6mmol/L *vs.* 4.6mmol/L）。高浓度的钙剂（尤其是氯化钙）注射对静脉有刺激作用，并且药物外渗可引起组织坏死。因此，氯化钙给药需选用中心静脉或深静脉。葡萄糖酸钙可外周给药，理想给药方式为采用小针头或导管经大静脉给药，这也是临床经常使用葡萄糖酸钙的原因。钙剂不应加入含有碳酸氢盐的溶液中给药，会产生碳酸钙沉淀。

葡萄糖酸钙的常用剂量为 1g（10ml 浓度为 10% 的溶液），给药方式为静脉推注 2～3 分钟，同时持续心电监护。氯化钙的常用剂量为 500～1 000mg（5～10ml 浓度为 10% 的溶液），给药方式同样为静脉推注 2～3 分钟，同时持续心电监护。如果心电图改变持续存在或再次发生，则可在 5 分钟后选取上述两种制剂之一重复用药。静脉应用钙剂可在数分钟内起效，但药效持续时间相对较短（30～60 分钟）。

当使用洋地黄治疗的患者发生高钾血症时，尽管高钙血症会加重洋地黄的心脏毒性作用，但钙剂的用药指征仍与未应用洋地黄治疗的患者相同（如 QRS 波群增宽或 P 波消失）。此类患者可采用稀释溶液缓慢给药，即将 10% 的葡萄糖酸钙溶液 10ml 加入 100ml 浓度为 5% 的葡萄糖溶液中，静脉输注 20～30 分钟，以避免发生急性高钙血症。

由于钙剂药效维持短，因此不应单独用于治疗高钾血症，而应该与促使细胞外钾进入细胞内的治疗联合应用。若高钾血症急症持续且血清钙水平未升高，则可每 30～60 分钟重复给予钙剂。

（3）静脉给予胰岛素（通常联合静脉输注葡萄糖以避免低血糖）以促使细胞外钾进入细胞内。静脉滴注胰岛素和葡萄糖可以增强钠钾 ATP 酶活性，通过促进钾离子向细胞内转运，从而降低血钾浓度。通常，在给予胰岛素的同时给予葡萄糖以避免发生低血糖，但当血清葡萄糖浓度 ≥250mg/dl（13.9mmol/L），则应单用胰岛素。由于有低血糖的风险，因此，在给予胰岛素后，应每小时测一次血糖，持续 5～6 小时。通过推注达到较高胰岛素水平时，胰岛素降血钾的效果最好。先给予 10U 普通胰岛素，然后立即给予 50% 葡萄糖溶液 50ml（25g 葡萄糖），可相对快速降低血清钾浓度（约降低 1mmol/L），但是发生低血糖概率大大增加。一般建议使用葡萄糖∶R 胰岛素（4～5）∶1 比例配制，即 10% 葡萄糖液 500ml 加 10IU 普通胰岛素静脉滴注，一般注射后 15～30 分钟起效，维持时间 4～6 小时。需要注意的是，如遇合并心力衰竭或少尿患者，滴注速度宜慢。如果要限制入量，可将葡萄糖液浓度调高至 50%，根据血糖水平调整胰岛素用量。合并应激性高血糖时，胰糖比应适当调整；使用胰岛素后血钾一般下降 0.5～1.21mmol/L，必要时 4～6 小时重复；同时在滴注过程中应密切监测血钾及血糖变化，避免低血糖发生。

（4）纠正酸中毒，使用碳酸氢钠输注。适用于高钾血症合并代谢性酸中毒的患者。静脉注射碳酸氢钠,通过 $H^+$-$K^+$ 交换,促进钾离子进入细胞内。此方法适用于代谢性酸中毒的患者,对于未合并代谢性酸中毒患者,使用有争议。

(5)$\beta_2$- 肾上腺素能受体兴奋剂:沙丁胺醇能够增强钠钾 ATP 酶活性并促进胰岛素释放,有利于钾离子向细胞内转移。包括雾化和静脉注射两种用法,沙丁胺醇 $10\sim20mg$ 雾化吸入或 0.5mg 静脉注射,可快速降钾并产生正性肌力作用,通常 30 分钟内起效,降低血钾浓度 $0.5\sim1.5mmol/L$,持续 $90\sim120$ 分钟。但是此方法并不是对所有患者均能产生治疗反应,一般用于大量输血引起的高钾血症。

(6)袢利尿剂:应用于无重度肾功能损害的患者。对于肾功能正常或轻至中度受损的患者,袢利尿剂可增加尿液中的钾离子丢失,尤其是联合盐水补液以维持远端小管钠的转运和流量时。对于存在高钾血症急症的患者,不应仅使用利尿剂清除体内多余钾离子,还需联合应用前述方法。对于肾功能保留的血容量过多患者(如心力衰竭),每 12 小时静脉给予呋塞米 40mg 或者持续输注呋塞米。而对于肾功能保留的血容量正常或低血容量患者,以适当的速度给予等张盐水以补充低血容量和维持血容量正常,之后每 12 小时静脉给予呋塞米 40mg 或持续输注呋塞米。

(7)胃肠道阳离子交换剂。胃肠道阳离子交换剂包括帕替罗姆、环硅酸锆钠(sodium zirconium cyclosilicate,SZC)和聚苯乙烯磺酸钠(sodium polystyrene sulfonate,SPS),其可结合胃肠道中的钾并交换出其他阳离子(如钠或钙)。无论患者是否存在重度肾功能受损,都可使用这类疗法治疗高钾血症。帕替罗姆或环硅酸锆钠:高钾血症急症患者使用阳离子交换剂时,选择环硅酸锆钠(每次 10g,每日 3 次,持续 48 小时)或帕替罗姆(8.4g/d,按需每日重复此剂量)。环硅酸锆钠起效更快,因此通常优于帕替罗姆。

(8)血液透析应用于重度肾功能受损的患者。对于所有存在肾功能损害(无论严重程度如何)的高钾血症急症患者,宜尽快请肾脏科医生会诊。重度肾功能受损的高钾血症患者需要进行血液透析,若患者已有可用于透析的血管通路并可在无延误的情况下进行血液透析,则该方法优于阳离子交换剂。但若不能及时(如 6 小时内)进行血液透析,建议给予胃肠道阳离子交换剂(最好不选择

SPS),之后尽快进行血液透析。

(9)发现高钾血症及治疗过程中,监测始终非常重要。其中包括持续的心电图、血清钾的动态变化和血糖监测。

问题五:产后大出血患者血钾增高的处理策略和该患者的处理策略有哪些?

产后大出血患者血钾增高的处理的策略与问题四类似。首先需要判断高血钾的水平是否需要紧急处理,根据紧急程度采取不同的处理方式。由于大出血患者可能持续输注大量库存血并伴有代谢性酸中毒的情况,因此,在稳定心肌细胞膜、紧急进行细胞外钾离子往细胞内转移处理的同时,也需要将输注的库存血中的钾尽可能地排出体外。在产科大出血患者血钾升高,保证有效循环血容量的前提下,进行利尿是一种根本的处理方法。

该患者在输注了库存时间较长的红细胞悬液和主动脉球囊阻断再灌注后出现了血钾升高。初始仅发现血钾有增高趋势,并未出现高钾血症,仅给予葡萄糖酸钙静脉滴注,维持正常的血钙水平稳定心肌细胞膜。同时库存血中的枸橼酸会与血液中的钙离子螯合,降低血钙浓度,因此补充钙还能有效地减少钙离子浓度的下降,也有利于产后子宫的收缩。随着血钾浓度的进一步升高和代谢性酸中毒的出现,纠正酸中毒并进行利尿,有效地降低了患者的血钾水平。该患者未使用胰岛素 - 葡萄糖液的输注,原因在于:①患者最高的血钾水平为 6.0mmol/L,且未发现心电图的改变,未达到紧急需要降血钾的程度;②在输注库存血时,已经及时地进行了钙离子的输注,稳定了心肌细胞膜;③患者血容量补充充足,甚至循环超负荷,及时推注呋塞米,一方面可以减轻循环负荷,另一方面也可以降低血钾水平;④由于主动脉球囊阻断及大出血末梢循环不良造成的酸中毒,已用碳酸氢钠进行纠正,故可以进一步降低血钾水平。

## 【内容要点】

高钾血症是产科大出血患者常见的合并症之一。高钾血症可导致神经肌肉、心血管等系统一系列的临床表现,甚至可能导致严重的心血管不良事件。产科大出血患者病情变化快,合并高钾血症也有其自身的特点,该类患者往往不合并原发的肾脏功能受损,主要与组织灌注不足导致的酸中毒、肾功能损害少尿无尿、大量输入库存血、

主动脉球囊阻断引起的组织缺血损伤等因素有关。因此,早期识别高钾血症,根据导致患者高钾血症的病因和当前血钾水平制订合理的治疗策略在产科大出血管理中意义重大。

## 【关键点】

1. 产科大出血患者是高钾血症的高危人群,术中需早期监测、早发现、早处理。术中需结合患者的循环状态、心电图、血气分析,以及出血量、输血量等信息进行病因综合判断。

2. 虽然导致产科大出血患者高钾血症的病因有差别,但其治疗原则相似,最终目标都是通过各种途径和手段降低血清钾浓度,避免发生心搏骤停。

3. 产科大出血患者病情变化快,血钾的个体化管理需要准确实时评估当前血钾水平并分析导致高钾血症的原因,在此基础上,根据患者循环状态、出血量和需要输注的库存血量、酸碱平衡状态、肾功能等个体化指标制订治疗策略。

（吴　兰　康焱茗著）

### ▆▆▆ 参考文献

1. CLASE CM, CARRERO JJ, ELLISON DH, et al. Potassium homeostasis and management of dyskalemia in kidney diseases: conclusions from a Kidney Disease: Improving Global Outcomes（KDIGO）Controversies Conference. Kidney Int, 2020, 97: 42.

2. LONG B, WARIX JR, KOYFMAN A. Controversies in Management of Hyperkalemia. J Emerg Med, 2018, 55: 192.

## 第六节　产科大出血患者继发应激性高血糖的麻醉管理

## 【一般资料】

患者,35岁。

主诉:停经36周。

现病史:孕24周发现糖耐量异常,饮食控制,空腹血糖6.0mmol/L,1小时血糖10.5mmol/L,2小时血糖9mmol/L。饮食控制,空腹血糖波动于4.0～6.0mmol/L之间。多次行B超及MRI均提示胎盘大部分位于子宫前壁,覆盖子宫切口,前壁切口区域肌层变薄,不连续,邻近胎盘明显突入峡部前壁,胎盘与子宫前壁分界不清,考虑胎盘穿透性植入。

既往史:2015年孕38周行剖宫产术,余无特殊。

查体:身高160cm,体重70kg。体温36.5℃,血压130/80mmHg,心率90次/min,呼吸25次/min,脉搏血氧饱和度98%。神志清楚,心脏及双肺听诊未见明显异常。专科检查:未扪及明显宫缩,胎心率145次/min。阴道检查:头先露,高浮,宫颈管居后位,质中,无消退。

辅助检查:彩超:子宫下段浆膜层似查见连续性中断,胎盘大部分位于子宫前壁,下缘完全覆盖宫颈内口,胎盘与前壁下段肌壁部分分界欠清,前壁下段肌壁回声菲薄,实质内可见较多液性暗区,前壁下段部分后间隙探及较丰富血流信号。

实验室检查:空腹血糖6.0mmol/L,其余生化结果、血常规、凝血功能等无明显异常。

入院诊断:凶险性前置胎盘;中央性前置胎盘伴植入;妊娠期糖尿病;妊娠合并瘢痕子宫;$G_2P_1^{+1}$,36周宫内孕,头位单活胎待产。

入院治疗:监测胎心,控制血糖,拟行择期剖宫产术。

## 【病案讨论】

**问题一:该患者麻醉前评估应注意哪些方面?**

该患者为凶险性前置胎盘合并妊娠期糖尿病,行剖宫产术,围麻醉期主要的风险来自大出血和糖尿病相关并发症。因此,术前麻醉前评估应在常规术前评估的基础上,着重以下三方面的评估:①与产科医生沟通出血风险,了解患者术前血红蛋白含量、凝血功能、备血情况等;②该患者出血风险大,拟行全身麻醉,应行全身麻醉术前评估,如气道评估和系统疾病评估;③该患者为妊娠期糖尿病,应了解血糖控制情况,是否合并糖尿病急性或慢性并发症(表7-5)。

表7-5　糖尿病的主要并发症

| 急性并发症 | 慢性并发症 | | |
| --- | --- | --- | --- |
| | 大血管病变 | 微血管病变 | 神经病变 |
| 糖尿病酮症酸中毒 | 冠状动脉 | 视网膜病变 | 自主神经功能病变 |
| 非酮症高血糖状态 | 脑血管 | 肾病 | 躯体神经病变 |
| 低血糖 | 周围血管 | | |

麻醉经过：患者行全身麻醉，术中使用自体血回收装置。手术开始 30 分钟，出血量为 5 000ml，输入洗涤后自体血 3 000ml，新鲜冰冻血浆 1 000ml、纤维蛋白原浓缩物 4g。血压 90/60mmHg，心率 95 次 /min，动脉血气分析结果：pH 值 7.24，BE −7mmol/L，$HCO_3^-$ 20mmol/L，$PaCO_2$ 32mmHg，Hb 78g/L，Hct 23%，$K^+$ 4.5mmol/L，$Ca^{2+}$ 1.2mmol/L。Glu 9.1mmol/L，Lac 3.79mmol/L。

**问题二：患者此时的血糖需要处理吗？**

妊娠期糖尿病患者孕期血糖控制目标为餐前及空腹血糖 <5.3mmol/L、餐后 1 小时血糖 <7.8mmol/L、餐后 2 小时血糖 < 6.7mmol/L、夜间避免血糖 < 3.3mmol/L。但该患者现行剖宫产手术且合并大出血，处于应激状态，目标血糖管理与孕期管理应有所不同。早期适度高血糖状态可为病变部位的炎症组织及组织修复提供能量底物。适度的应激性高血糖不仅是一种对伤害性刺激的适应性反应，同时也保证了机体防御与生命活动的正常进行。中华医学会麻醉学分会《围术期血糖管理专家共识（2021 版）》推荐围手术期将血糖控制在 140～180mg/dl（7.8～10.0mmol/L）。目前，该患者血糖在推荐范围内，尚不需要处理，但是需要加强监测，并进一步改善循环状态。

麻醉经过：手术进行 1 小时，患者出血迅猛，止血极度困难，术中出血 10 000ml。输入洗涤后自体血 7 000ml，去白细胞悬浮红细胞 6U，新鲜冰冻血浆 2 000ml、纤维蛋白原浓缩物 8g。当前血压 82/55mmHg，心率 110 次 /min，动脉血气分析结果：pH 值 7.14，BE −13mmol/L，$HCO_3^-$ 16mmol/L，$PaCO_2$ 33mmHg，Hb 68g/L，Hct 23%，$K^+$ 5.5mmol/L，$Ca^{2+}$ 1.1mmol/L，Glu 12.8mmol/L，Lac 6.84mmol/L。

**问题三：产科大出血患者继发应激性高血糖的原因及机制是什么？**

产科大出血患者继发应激性高血糖的原因主要包括两个方面，大出血导致的应激反应和库存血输入。首先，产科大出血时，手术创伤、疼痛、低血压等应激因素作用于下丘脑 - 垂体 - 肾上腺皮质，使得糖皮质激素增加，从而促进蛋白质分解及糖异生，造成应激性高血糖。同时，糖皮质激素分泌增加使得葡萄糖利用减少，进一步加重应激性高血糖及应激性糖尿病。其次，应激因素作用于肾上腺髓质，促进儿茶酚胺的增加，使得胰岛素分泌减少，胰高血糖素分泌增加、生长激素分泌增

加，从而使得葡萄糖利用减少、糖原分解增加，造成应激性高血糖。产科大出血时生长激素的分泌增加可以促进脂肪分解，造成血浆脂肪酸及酮体升高。同时，TNF-α、IL-1、IL-6 等炎性细胞因子释放增加，通过复杂的信号通路，造成胰岛素抵抗，产生高血糖效应，这些炎性因子也可以直接影响生理浓度胰岛素的量，导致高血糖效应。另外，产科大出血时骨骼肌、脂肪细胞、肝细胞、心肌细胞等胰岛素敏感组织缺血缺氧，对一定浓度的胰岛素敏感性和反应性下降，造成受体前机制、受体 - 受体后机制及葡萄糖转运系统障碍。受体前机制使皮质激素或 IL-6 升高，胰腺血流减少，交感兴奋导致胰岛素分泌减少。受体 - 受体后机制会导致胰岛素受体、数目、结合力及受体信息传导反应性下降。一方面，葡萄糖转运系统发生障碍，可抑制细胞膜上葡萄糖载体的激活，糖清除速率下降。另一方面，因库存血外源性输入。库存血中的葡萄糖含量较高，输注大量库存血可导致血糖的增高。库存血在采血当天葡萄糖含量最高，可以高达 19.43mmol/L，随着保存时间的延长，葡萄糖分解，浓度逐渐下降。

**问题四：产科大出血患者发生应激性高血糖的危险因素有哪些？**

首先，如果孕妇自身患有糖尿病、妊娠期糖尿病或糖耐量异常，大出血时术中容易出现应激性高血糖，该患者为妊娠糖尿病；其次，产科大出血患者的失血量越大、手术创伤越重、疼痛分级越高，则应激性血糖升高越明显，该患者出血量达 10 000ml，诱发了严重的应激反应。另外，孕期特殊药物的使用也可以影响血糖，如盐酸利托君、阿托西班等。促进胎儿肺成熟的药物如糖皮质激素会导致糖耐量减退及血糖升高。

**问题五：产科大出血患者发生应激性高血糖对患者有哪些不利影响？**

有研究显示，血糖大于 220mg/dl（12.2mmol/L）的患者术后感染的发生率比血糖小于 220mg/dl 的患者高 2.7 倍。血糖较高的患者术后发生严重感染的危险度比血糖低患者增高 5.7 倍。

产科大出血患者应激性高血糖会加重原糖尿病或妊娠期糖尿病的病理性效应，使病情恶化。

1. 对心血管系统的影响。高血糖会导致冠状动脉微血管的内皮氧化应激损伤、功能障碍，造成心肌微循环灌注不良，影响术后心肌微循环灌注。

高血糖还可增强血小板活性和脱颗粒，降低纤溶活性，导致心肌微血栓形成和微血管痉挛，从而加重心肌微循环障碍。

2. 对内环境稳定影响。产科大出血患者常伴有缺血、缺氧。应激性高血糖导致葡萄糖的氧化分解能力降低，致使机体无氧酵解增强，乳酸的生成增加，酸中毒风险进一步增加，加重血管内皮受损，使产后出血增多。胰岛素受体功能下降引起$Na^+$-$K^+$泵的活性下降，钾离子向细胞内转移减少，表现为血钾升高。血糖升高导致渗透性利尿，大量脱水，进一步加重机体水、电解质紊乱。

3. 应激性高血糖会导致营养供给不足，影响伤口愈合。

4. 对免疫系统的影响。若产科大出血患者血糖进一步升高达 11.1mmol/L 以上时，白细胞的功能会受影响，其吞噬、趋化、黏附等功能受损，导致白细胞杀菌能力降低，加大了术后伤口感染的概率。

5. 其他。应激性高血糖会诱发多种并发症，如严重感染、多神经病变、多器官功能损害、衰竭乃至死亡等。胎儿娩出前，母亲血糖过高易导致新生儿低血糖。

**问题六：产科大出血患者发生应激性高血糖的处理原则是什么？**

应激性高血糖的处理原则：①改善组织氧合，避免氧代谢异常，避免血红蛋白过低；②纠正酸碱平衡紊乱；③维持循环，保证重要脏器灌注；④避免低体温；⑤严格控制外源性葡萄糖的输入，合理的补液治疗，同时也应避免使用含糖液体；⑥对于降糖的治疗应该个体化、精细化，如果血糖高于警戒值，应进行胰岛素治疗，平稳降糖，避免血糖水平大幅度波动，同时需要预防低血糖的发生，推荐围手术期将血糖控制在 140～180mg/dl（7.8～10.0mmol/L）。血糖>180mg/dl（10.0mmol/L）应开始胰岛素治疗。

对于产科大出血患者应激性高血糖，应该积极治疗原发病，给予容量治疗，合理使用血管活性药物，纠正休克状态，改善微循环灌注，减少应激反应程度。对于该患者则给予了容量输注、纠正内环境紊乱、加深麻醉减少应激反应，以及胰岛素纠正血糖等治疗。

*麻醉经过：*患者再次输注去白细胞悬浮红细胞 4U，给予 5% 碳酸氢钠 250ml，2IU 胰岛素缓慢注射后以 2IU/h 速度输注，血糖降至 8mmol/L。血

压 110/75mmHg，心率 83 次 /min。血气分析：pH值 7.34，BE −3mmol/L，$HCO_3^-$ 23mmol/L，$PaCO_2$ 43mmHg，Hb 82g/L，Hct 24%，$K^+$ 3.8mmol/L，$Ca^{2+}$ 1.2mmol/L，Lac 4.93mmol/L。手术历时 1 小时 30 分，患者总失血量 10 500ml，患者术毕停用胰岛素，返回 ICU，入 ICU 后 30 分钟，复查发现患者血糖 2.6mmol/L，$K^+$ 3.0mmol/L，立即予以对症处理，5 天后转出 ICU，由于切口恢复不良，行二次缝合，于术后 22 天康复出院。

**问题七：产科大出血患者发生应激性高血糖时胰岛素的使用方法是什么？降糖处理时与血钾的关系是什么？**

血糖>180mg/dl（10.0mmol/L）应开始胰岛素治疗。降糖治疗强调平稳降糖，避免血糖水平大幅度的波动，同时预防低血糖的发生。首选静脉注射胰岛素治疗，其使用方法见表3-15。

该患者血糖 12.8mmol/L，根据推荐治疗方案，采用了 2IU 胰岛素静脉注射后，以 2IU/h 输注的方式维持治疗。

大出血患者往往同时合并高钾血症，高血钾的处理原则为密切关注心电图的同时积极对症治疗，静脉给予钙剂、利尿剂和胰岛素。若患者肾功能严重障碍时，必要时可以通过血液透析排钾（详见第三章）。如果患者出现高钾血症或高血糖，在联合多种治疗措施的同时，对胰岛素的使用需要特别关注，避免使用不当造成不良后果。临床常见的几种情况：①高血钾合并血糖正常：按照胰岛素与葡萄糖 1:4 的比例进行输注；②高血钾合并高血糖：可以按高血糖患者胰岛素的处理原则进行降糖、降钾；③高血钾合并低血糖：应谨慎使用胰岛素降钾，胰岛素应在输注葡萄糖后使用或提高糖的配制比例；④高血糖合并低钾血症：应先补钾再使用胰岛素降糖，或者使用胰岛素降糖的同时补钾。

当该患者血糖降至 8mmol/L 后因多种原因未及时停止输入胰岛素，待手术结束时才停止，导致患者术后出现了严重的低血糖和低血钾。因此，在使用胰岛素降血糖或者血钾的过程中都应密切监测血糖、血钾水平，推荐每 30 分钟监测一次，当血糖恢复至接近治疗临界值便可停药，防止低血糖、低钾血症的发生。

## 【内容要点】

产科大出血患者围手术期可能出现应激性高

血糖，尤其是自身患有糖尿病、妊娠期糖尿病或糖耐量异常者。在自身血糖增高的基础上复合大出血后的低氧血症，使得产科大出血患者应激性高血糖程度加重，同时也加重了原糖尿病或妊娠期糖尿病的病理性效应，使病情进一步恶化。因此，产科大出血患者应将血糖监测作为大出血中的常规监测项目，及时发现应激性高血糖并积极处理。在治疗过程中，需要认识到胰岛素停药后的延续效应和与血钾的相互关系，加强监测，平稳降糖，避免血糖和血钾水平大幅度波动。

## 【关键点】

1. 推荐围手术期血糖控制在 140～180mg/dl（7.8～10.0mmol/L），每 30 分钟监测一次。

2. 当产科大出血患者出现应激性高血糖时应该积极治疗原发病，给予容量治疗，纠正休克状态，改善微循环灌注，减少应激反应程度。

3. 对于降糖的治疗应该个体化、精细化，充分结合患者当前的状态，包括手术进程，输血需求等多重因素，如果血糖高于警戒值，应进行胰岛素治疗，当降糖接近安全值，应预见性停药，做到平稳降糖，避免血糖水平大幅度波动。

4. 产科大出血患者围手术期可能同时出现应激性高血糖合并血钾浓度异常，在使用胰岛素降血糖或者血钾的过程中都应密切监测血糖、血钾水平，两者兼顾，适当调整胰岛素与葡萄糖比例，防止低血糖、低钾血症的发生。

（顾娟　周婧馨）

### ■ 参考文献 ■

1. 中华医学会妇产科学分会产科学组，中华医学会围产医学分会妊娠合并糖尿病协作组. 妊娠合并糖尿病诊治指南（2022）[ 第一部分 ]. 中华妇产科杂志，2022，57（1）：4-9.

2. 中华医学会妇产科学分会产科学组，中华医学会围产医学分会妊娠合并糖尿病协作组. 妊娠合并糖尿病诊治指南（2022）[ 第二部分 ]. 中华妇产科杂志，2022，57（2）：81-90.

3. LUCAS IM，BARR ELM，BARZI F，et al. Gestational diabetes is associated with postpartum hemorrhage in Indigenous Australian women in the PANDORA study: A prospective cohort. Int J Gynaecol Obstet，2021，155（2）：296-304.

4. 胡亚楠，韩非. 围术期液体管理与应激性高血糖的预防. 临床麻醉学杂志，2020，36（1）：4.

5. LEWIS KS，KANE-GILL SL，BOBEK MB，et al. Intensive insulin therapy for critically ill patients. Ann Pharmacother，2004，38：1243-1251.

6. 中华医学会麻醉学分会. 围术期血糖管理专家共识（2021版）. 2021.

## 第七节　产科大出血患者继发严重代谢性酸中毒的麻醉管理

### 【一般资料】

患者，31 岁。

主诉：停经 34$^{+5}$ 周，腹痛 1$^+$ 小时入院。

现病史：5$^+$ 个月前因"停经 13$^{+5}$ 周，阴道间断少量流血 1 个月，腹痛 2$^+$ 天"入院。多次行 B 超及 MRI 均提示：子宫下段膨隆，子宫峡部前壁切口区域肌层变薄、不连续，仅见浆膜层，邻近胎盘明显突入峡部前壁切口区域，考虑切口瘢痕妊娠，胎盘穿透性植入待排。多学科会诊向孕妇及家属告知继续妊娠风险极大，不建议继续妊娠，并告知相关风险，患者及其家属继续妊娠意愿极其强烈，仍坚决要求继续妊娠。孕晚期超声反复提示中央性前置胎盘伴胎盘植入。现停经 34$^{+5}$ 周，1$^+$ 小时前开始出现下腹疼痛，压痛明显，无恶心、呕吐、腹泻、肛门坠胀感，无阴道流血、流液等，急诊收住入院。

既往史：一般情况良好，无特殊疾病史，2011 年孕 38 周因胎位不正于外院行"子宫下段横切口剖宫产术"，2013 年孕 39 周因瘢痕子宫行"子宫下段横切口剖宫产术"，2021 年因切口妊娠行"人工流产术"。无输血史。

查体：身高 165cm，体重 86kg，体温 36.5℃，血压 120/63mmHg，心率 105 次 /min，脉搏血氧饱和度 97%。

辅助检查：MRI 示胎盘前置状态（完全型），胎盘附着子宫下段前壁、后壁和双侧壁，宫底未见胎盘附着；胎盘完全覆盖宫颈内口和子宫下段前壁切口瘢痕区域；子宫下段膨隆，子宫峡部前壁切口区域肌层变薄、不连续，仅见浆膜层，邻近胎盘明显突入峡部前壁切口区域，考虑切口瘢痕妊娠，胎盘穿透性植入待排；不全子宫纵隔；膀胱粘连待排。心电图：窦性心动过速，心电图大致正常。胎心监护正常。

入院诊断：急腹症：先兆子宫破裂？凶险性前置胎盘；中央性前置胎盘伴胎盘植入；妊娠合并瘢痕子宫（2次剖宫产史）横位；不全子宫纵隔？$G_4P_2^{+1}$，$34^{+5}$周宫内孕，横位单活胎待产。

【病案讨论】

术前访视：患者急诊入院，下腹压痛明显，无阴道流血、流液，可疑先兆子宫破裂，拟行急诊剖宫产术。入手术室表情痛苦，神志清楚。血常规、凝血功能已查未回。患者饱胃，生命体征基本正常，张口度大于3指，头颈活动度正常，甲颏距离大于6cm，Mallampati分级Ⅱ级，听诊双肺呼吸音清晰对称。患者病情危急，考虑有大出血风险，拟行麻醉方式为全身麻醉。

麻醉准备及诱导：局麻下行左侧桡动脉穿刺置管测压，查血气：pH值7.425，$PaCO_2$ 30.3mmHg，BE −1mmol/L，$HCO_3^-$ 20.1mmol/L，$K^+$ 3.5mmol/L，$Na^+$ 136mmol/L，$PaO_2$ 89mmHg，Hct 25%，Hb 111g/L，$SaO_2$ 96%，$Ca^{2+}$ 1.22mmol/L，Glu 5.8mmol/L，Lac 0.92mmol/L，$FiO_2$ 21%。开放2条16G，1条18G静脉通道补充晶体液、胶体液共1 000ml。同时准备输血输液及体外加温装置，血液回收装置，启动紧急用血通道。面罩吸氧10L/min，充分预氧5分钟后使用16mg依托咪酯，100mg琥珀胆碱，50mg丙泊酚，助手Sellick手法压迫环状软骨，待肌颤后在可视喉镜辅助下顺利插入6.5号加强型气管导管，固定导管深度距门齿22cm，听诊双肺呼吸音清晰对称。呼吸机参数设置：潮气量420ml，呼吸频率12次/min，吸呼比1:2，PEEP5mmHg。手术开始后1分钟胎儿取出。追加顺式阿曲库铵5mg，咪达唑仑2mg，舒芬太尼15μg，七氟烷调整浓度为2%。

手术医生诉胎盘剥离困难，子宫收缩不佳，于宫壁注射缩宫素10U，静脉注射卡贝缩宫素100μg，肌内注射麦角新碱0.2mg。统计出血量1 200ml，患者血压波动在90～102/48～62mmHg，心率108～120次/min，间断推注去氧肾上腺素0.1mg，维持血压稳定。复查血气：pH值7.297，$PaCO_2$ 40.2mmHg，BE −4mmol/L，$HCO_3^-$ 18.9mmol/L，$K^+$ 4.2mmol/L，$Na^+$ 135mmol/L，$PaO_2$ 185mmHg，Hct 29%，Hb 83g/L，$SaO_2$ 99%，$Ca^{2+}$ 1.18mmol/L，Glu 6.9mmol/L，Lac 2.0mmol/L，$FiO_2$ 50%。

**问题一：孕晚期的血气分析特点及麻醉方式对呼吸参数的影响是什么？**

孕妇妊娠期呼吸系统的生理性变化包括呼吸频率轻微增加2～4次/min，潮气量增加45%，每分通气量增加45%～50%。这种生理变化的原因有孕期激素水平变化对呼吸中枢的直接刺激作用，也有自身代谢增加的促进作用，加之子宫增大，膈肌上抬，功能残气量减少等因素。从妊娠12周开始，由于孕妇每分通气量增加，动脉血二氧化碳分压$PaCO_2$约从40mmHg降至30mmHg，且从分娩后至产后6～8周才缓慢上升。肾脏代偿性地增加$HCO_3^-$的排出（孕晚期通常$HCO_3^-$为20～21mmol/L）从而维持$HCO_3^-/H_2CO_3$动态平衡，维持动脉血pH值轻度偏碱（通常为7.42～7.44）。如果全麻过程中以非妊娠标准设置机械通气参数，人为纠正了孕产妇的过度通气状态，虽然$PaCO_2$看似更趋于正常，但是代谢性$HCO_3^-$变化滞后于$CO_2$变化，pH值下降，可能导致明显的代谢性酸中毒。

手术医生诉仍有继续出血趋势，止血困难，口头医嘱肌内注射卡前列素氨丁三醇250μg，静脉滴注葡萄糖酸钙、氨甲环酸各1g。加快输液速度，持续泵注去甲肾上腺素0.05μg/（kg·min）维持血压基本正常。再次统计出血量约为2 500ml，共输入晶体液2 000ml，胶体液1 000ml，血气分析：pH值7.175，$PaCO_2$ 50.2mmHg，BE −12mmol/L，$HCO_3^-$ 17.1mmol/L，$K^+$ 5.2mmol/L，$Na^+$ 137mmol/L，$PaO_2$ 135mmHg，Hct 21%，Hb 68g/L，$SaO_2$ 98%，$Ca^{2+}$ 1.09mmol/L，Glu 7.5mmol/L，Lac 4.1mmol/L，$FiO_2$ 50%。输注去白细胞悬浮红细胞3U，新鲜冰冻血浆400ml，纤维蛋白原浓缩物4g，补充5%碳酸氢钠125ml静脉滴注，葡萄糖酸钙1g静脉滴注。再次复查血气：pH值7.186，$PaCO_2$ 55mmHg，BE −6mmol/L，$HCO_3^-$ 20.1mmol/L，$K^+$ 6.8mmol/L，$Na^+$ 137mmol/L，$PaO_2$ 113mmHg，Hct 23%，Hb 81g/L，$SaO_2$ 97%，$Ca^{2+}$ 1.12mmol/L，Glu 9.8mmol/L，Lac 3.4mmol/L，$FiO_2$ 50%。调整呼吸机参数：潮气量475ml，呼吸频率14次/min。

**问题二：该患者为什么给予碳酸氢钠后酸中毒进一步加重？**

临床上患者出现严重代谢性酸中毒的情况下，使用$NaHCO_3$进行纠正是常规做法。但应对酸中毒的缘由加以区分，盲目的单纯使用碳酸氢钠且不进行呼吸调控有可能让患者酸中毒进一步恶化。酸中毒可分为呼吸性酸中毒和代谢性酸中毒。呼吸性酸中毒表现为血气中的 $PaCO_2$ 升高，原因包括呼吸排出 $CO_2$ 减少（如慢性阻塞性肺疾病、麻醉状态下呼吸频率或潮气量减少等）或者体内生成 $CO_2$ 增加（如恶性高热、二氧化碳气腹等），呼吸性酸中毒是不能通过使用 $NaHCO_3$ 来纠正的。而代谢性酸中毒又根据 $HCO_3^-$ 丢失过多还是酸性代谢产物生成增加或排除障碍分为阴离子间隙（AG）正常型代谢性酸中毒（如严重腹泻、肠瘘，肾小管性酸中毒等）和阴离子间隙（AG）升高型代谢性酸中毒（如乳酸酸中毒、酮症酸中毒等）。对于 $HCO_3^-$ 丢失过多的情况建议补充 $NaHCO_3$，而对于阴离子间隙（AG）升高型代谢性酸中毒更多地需要强调针对原发病因进行处理，如纠正微循环灌注，调整血糖等，只有在明显酸中毒的情况下（pH 值 <7.2）对症性的使用 $NaHCO_3$ 以避免明显酸中毒对人体重要脏器的影响，同时强调复查血气以指导治疗。本例患者的酸中毒包含了三种来源：首先是呼吸因素，机械通气参数设置不合理导致的 $PaCO_2$ 升高（$PaCO_2$ 50.2mmHg），需要通过调整呼吸参数进行改善；而代谢因素又包含 $HCO_3^-$ 丢失过多（$HCO_3^-$ 17.1mmol/L）和乳酸生成增加（Lac 4.1mmol/L）两种原因，前者是基于孕产妇妊娠期生理性变化所导致，可以通过补充 $NaHCO_3$ 进行纠正，后者的原因是由于患者大出血，微循环灌注障碍，临床处理应以输血补液维持血压稳定，改善微循环障碍为主。

继续输注去白细胞悬浮红细胞 2U，新鲜冰冻血浆 400ml，5% 碳酸氢钠 125ml 静脉滴注，葡萄糖酸钙 1g 静脉滴注，胰岛素 6U 加入 500ml 5% 葡萄糖注射液静脉滴注。复查血气分析：pH 值 7.385，$PaCO_2$ 40.5mmHg，BE −2mmol/L，$HCO_3^-$ 23.9mmol/L，$K^+$ 4.5mmol/L，$Na^+$ 135mmol/L，$PaO_2$ 130mmHg，Hct 30%，Hb 102g/L，$SaO_2$ 98%，$Ca^{2+}$ 1.15mmol/L，Glu 8.9mmol/L，Lac 1.7mmol/L，$FiO_2$ 50%。

手术历时 125 分钟，统计总出血量 3 500ml，输入晶体液 2 700ml，胶体液 1 000ml，去白细胞悬浮红细胞 5U，自体血回输 650ml，血浆 800ml。术后顺利拔管转入 ICU。

### 问题三：剖宫产大出血患者麻醉管理过程中如何避免酸中毒的进一步加重？

通过前面两个问题的讲解，对导致孕产妇酸中毒的原因有了大致的了解，因此在面对剖宫产大出血患者时需要时刻警惕内环境的变化，避免麻醉管理不当导致酸中毒进一步加重，总的原则包括四个方面：处理病因，纠正原发酸碱失衡，宁酸勿碱，复查血气。临床管理要点包括：

1. 强调呼吸管理，尤其是全麻插管患者，需要根据孕产妇妊娠期呼吸系统生理变化特点设定呼吸参数适度过度通气，避免人为导致的呼吸性酸中毒。并且在使用 $NaHCO_3$ 中和体内酸性物质后生成 $CO_2$ 时也需要增加通气量以排出。

2. 强调循环管理，大出血患者早期容量复苏具有重要意义，必要时及时补充血液制品，维持血流动力学稳定，保证微循环灌注，维持氧供需平衡，减少乳酸生成是避免代谢性酸中毒的重要措施。血乳酸水平可以反映机体组织灌注和乳酸酸中毒的情况。正常值 ≤2mmol/L，大出血时应 ≤4mmol/L。

3. 强调合理使用 $NaHCO_3$，本病案提示单纯根据 pH 值判定是否需要使用 $NaHCO_3$ 是不合理的。严重酸中毒需要使用 $NaHCO_3$ 的情况下，以 5% $NaHCO_3$ 为例，1mmol $NaHCO_3$ = 5% $NaHCO_3$ 1.68ml，需要输入的 $NaHCO_3$（mmol）= /BE/× kg × 0.3 × 2/3，转换为 5% $NaHCO_3$ 毫升数为：$NaHCO_3$（ml）= /BE/× kg × 0.3 × 2/3 × 1.68 = /BE/× kg × 0.336。建议首剂输入计算量的 1/2~2/3，根据复查血气结果决定下一步治疗方案。

### 问题四：酸中毒对于大出血患者有什么不良影响？

本节重点关注剖宫产大出血患者的酸中毒情况，临床上对于严重酸中毒需要进行积极纠正，究其原因是严重酸中毒将明显干扰人体重要系统和脏器功能，尤其是大出血患者，酸中毒与大出血互为因果，形成恶性循环最终可能威胁患者生命安全。酸中毒对大出血患者的不良影响包括：

**1. 对循环系统的影响**　酸中毒可导致冠状动脉血管收缩，使心肌供血受限，心肌收缩力下降，心排血量减少，增加心律失常发生率等。同时，酸中毒可导致全身大多数血管扩张，增加血管通透性，微循环障碍导致血液淤积，回心血量减少，机体对升压药反应下降。

**2. 对神经系统的影响**　酸中毒可导致脑血管扩张，血管内皮损伤，通透性增加，导致脑间质水肿，加重脑缺氧。

**3. 对凝血功能的影响**　严重酸中毒可影响肝脏生成凝血因子，使凝血因子活性下降，纤维蛋白原浓度下降，血小板计数减少，凝血酶生成减少，纤维蛋白原降解率增加从而直接或间接地影响凝血功能。临床管理中的"死亡三角"酸中毒即是其中之一，酸中毒与凝血功能障碍可相互促进，明显增加大出血患者发生 DIC 甚至死亡的风险。

**4. 酸中毒**　导致氧解离曲线右移，血红蛋白携氧能力下降，大出血患者在循环灌注不足的情况下酸中毒将进一步降低组织氧供。

**5. 对其他重要器官功能的影响**　肝脏血管扩张导致血液淤积，造成肝功能下降；毛细血管扩张加重肾脏缺血缺氧，引起急性肾损伤；肺动脉血管收缩，肺动脉压力增高，$SpO_2$ 下降。

**问题五：剖宫产大出血患者酸中毒的纠正目标及注意事项是什么？**

剖宫产大出血患者酸中毒的纠正目标：pH 值 >7.2，BE −6～+6mmol/L，乳酸 <4mmol/L，$Ca^{2+}$ >1.1mmol/L，$PaCO_2$ 28～32mmHg。基于临床管理中"死亡三角"（低体温、酸中毒、凝血功能障碍）的相互影响和互相促进，因此对于酸中毒不能进行单独处理，需要同时积极纠正低体温和凝血功能障碍，包括维持体温 >36℃，凝血功能纠正目标为血小板 >$50 \times 10^9$/L，PT/APTT <1.5 倍正常值，INR≤1.5，Fib >200mg/dl。

注意事项：①碳酸氢钠用于纠正由代谢因素引起的酸中毒，使用时应少量多次，根据血气复查结果微调，避免过量；②处理酸中毒时应考虑对血钾的影响，酸中毒通常合并高钾，但如果患者出现低钾的情况，随着酸中毒的纠正血钾将进一步降低，因此应先处理低钾再处理代谢性酸中毒，避免低血钾导致的严重心律失常等；③处理低钾需谨慎，如果患者有继续大出血风险导致酸中毒进一步加重或输注异体血，两者可使血钾升高，可暂缓补钾，有急性肾功能损伤的患者无尿的情况下同样需要暂缓补钾；④需要维持其他电解质，尤其是 $Ca^{2+}$、$Mg^{2+}$ 等离子的浓度在正常范围。

**【内容要点】**

妊娠期妇女由于功能残气量减少和耗氧量增加，呼吸频率、潮气量及每分通气量代偿性地增加，机体整体呈轻度偏碱趋势。全身麻醉下行剖宫产的孕产妇，如果存在机械通气参数设置不合理等呼吸因素，或者大出血导致组织灌注不足，氧供需失衡造成乳酸生成增加等代谢因素都可能使

大出血孕产妇表现为严重的酸血症，对大出血孕产妇可能造成众多不良影响。尤其是严重酸中毒将明显干扰人体重要系统和脏器功能，甚至威胁生命。因此，早期识别、及时处理，防止酸中毒进一步恶化是应对产科大出血的重要举措；维持内环境稳定，保证酸碱平衡对改善大出血患者预后有重要意义。

**【关键点】**

1. 妊娠妇女孕晚期动脉血气可呈轻度偏碱，对于行全麻插管的孕产妇，机械通气的参数可由轻度过度通气逐渐调整维持 $PaCO_2$ 28～32mmHg，避免出现严重的酸血症。

2. 大出血患者早期容量复苏，及时输血和血制品对维持血流动力学稳定，改善微循环灌注和器官组织氧供需平衡，纠正凝血功能紊乱，改善预后具有重要意义。

3. 使用碳酸氢钠用于纠正由代谢因素引起的酸中毒时应少量多次，避免过量，同时应调整呼吸参数加快 $CO_2$ 的排出；处理酸中毒时应考虑对血钾的影响，避免血钾过高或过低。

4. 酸中毒、低体温、凝血功能障碍组成的"死亡三角"是相互影响，互为促进的不良事件，临床管理中不应孤立处理，酸中毒纠正过程中需要同时维持患者体温正常，纠正凝血功能障碍才能更好地提高患者的救治成功率。

（冯世苗　余柔）

**参考文献**

1. JENSEN D, DUFFIN J, LAM YM, et al. Physiological mechanisms of hyperventilation during human pregnancy. Respir Physiol Neurobiol, 2008, 161（1）: 76-86.

2. Kohlhepp LM, Hollerich G, Vo L, et al. Physiologische Veränderungen in der Schwangerschaft [Physiological changes during pregnancy]. Anaesthesist. 2018, 67（5）: 383-396.

3. ESCOBAR MF, NASSAR AH, THERON G, et al. FIGO recommendations on the management of postpartum hemorrhage 2022. Int J Gynaecol Obstet, 2022, 157（Suppl 1）: 3-50.

4. DE ROBERTIS E, KOZEK-LANGENECKER SA, TUFANO R, et al. Coagulopathy induced by acidosis, hypothermia and hypocalcaemia in severe bleeding.

5. GHADIMI K, LEVY JH, WELSBY IJ. Perioperative management of the bleeding patient. Br J Anaesth, 2016, 117（suppl 3）: iii18-iii30.

6. MUÑOZ M, STENSBALLE J, DUCLOY-BOUTHORS AS, et al. Patient blood management in obstetrics: prevention and treatment of postpartum haemorrhage. A NATA consensus statement. Blood Transfus, 2019, 17（2）: 112-136.

# 第八节　产科大出血患者继发低蛋白血症的麻醉管理

## 【一般资料】

患者，26 岁。

主诉：停经 35 周，阴道流血 1⁺ 小时。

现病史：孕早期有阴道少量流血，口服保胎药至好转，多次复查 B 超提示前置胎盘，胎盘植入待排，孕晚期 MRI 均提示患者为完全性前置胎盘，考虑胎盘植入。1⁺ 小时前出现阴道大量流血自诉约 300ml，伴不规律下腹胀痛，紧急入院。

既往史：2010 年因足月孕胎膜早破产程无进展于外院行剖宫产术，手术顺利，无特殊。

查体：身高 165cm，体重 64.5kg，体温 36.4℃，血压 94/40mmHg，心率 94 次 /min，呼吸 20 次 /min，心肺查体无特殊。专科查体：扪及不规律宫缩，因系凶险性前置胎盘，阴道检查未查。

辅助检查："孕 32⁺⁵ 周"胎盘针对性 MRI 普通扫描：①完全性前置胎盘，胎盘大部分附着于子宫前下壁、左右侧壁及后下壁，子宫前上壁和右侧下壁部分区域未见胎盘附着；②胎盘植入，子宫前下壁局部肌层有穿透性胎盘植入征象；③子宫与膀胱后壁粘连，未见膀胱植入征象；④左侧卵巢静脉明显迂曲扩张。彩超：宫内单活胎，前置胎盘（中央型，疑多伴胎盘植入）。胎盘下缘完全覆盖宫颈内口。宫颈内口上方胎盘实质内查见 7.8cm × 4.2cm × 6.4cm 的液性暗区。子宫前壁下段浆膜层回声欠连续，该处探及较丰富血流信号。血常规：Hb 114g/L，PLT 136×10⁹/L，凝血功能：PT 12.0 秒，APTT 31.7 秒，Fib 379mg/dl，生化：ALT 68U/L，AST 53U/L，TB 60.4g/L，ALB 31.1g/L。

入院诊断：凶险性前置胎盘；胎盘植入；瘢痕子宫；胎儿侧脑室增宽？$G_5P_1^{+3}$，35 周宫内孕，头位单活胎先兆早产。

入院治疗：入院后完善术前检查后拟行急诊剖宫产。

## 【病案讨论】

**问题一：根据该患者的术前检查资料，麻醉应该注意什么？**

该患者合并凶险性前置胎盘伴胎盘植入，术中发生大出血风险极高，术前即存在低蛋白血症，术中大出血时，随着血浆中白蛋白的丢失，更容易加重低蛋白血症。

血浆白蛋白浓度在妊娠期间逐渐下降，妊娠前 3 个月由正常水平 45g/L 降至 39g/L，足月时降至 33g/L。妊娠前 3 个月球蛋白下降 10%，此后渐上升，足月时比孕前增加 10%。孕期血浆总蛋白含量从 78g/L 降为 70g/L，妊娠期母体胶体渗透压下降约 5mmHg。低蛋白血症不是一个独立的疾病，而是各种原因所致负氮平衡的结果。低蛋白血症是指血清总蛋白或血清白蛋白的减少，当血清总蛋白低于 60g/L 或白蛋白低于 35g/L 时，称为低蛋白血症。根据血清白蛋白降低的程度，又可将低蛋白血症分为轻度（30～35g/L）、中度（25～30g/L）、重度（<25g/L）三个级别。

人体含白蛋白总量约 300g，白蛋白几乎全部由肝脏合成。肝脏不存储白蛋白，合成的白蛋白几乎全部进入血液循环，约 1/3 的白蛋白分布于血管内，2/3 分布于血管外（皮肤：40%，肌肉：40%，皮下：10%，肠道：7%，肝脏：3%）。白蛋白在体内维持动态平衡，当病理机制导致白蛋白不足时，更多的肝细胞将参与合成，将其生产速度提高 200%～300%。白蛋白半衰期长达 20 天左右，正常情况下，白蛋白由于分子量和电荷原因，不会被肾小球滤过。

白蛋白是血浆中含量最多的蛋白质，占血浆总蛋白的 50%～60%。白蛋白是维持血浆胶体渗透压和血容量的主要物质，对球蛋白有胶体保护的稳定作用，也有重要的运输、营养和解毒作用，能维持毛细血管通透性、抗炎、抗氧化及调节凝血功能等。此外，在体液 pH 值 7.4 的环境中，白蛋白为负离子，每个分子可带有 200 个以上负电荷，对酸碱平衡紊乱有一定缓冲作用。

麻醉经过：患者入室后，立即建立 3 个 16～18G 静脉通道，行桡动脉穿刺置管持续测压，考虑术中有大出血的可能，选择气管插管全身麻醉，并行大出血抢救常规准备（详见第二章），但自体血液回收机故障无法使用。麻醉诱导采用丙泊酚 150mg，琥珀胆碱 100mg，可视喉镜辅助下快速插管，行机械通气。2% 七氟烷吸入维持麻醉，插管后产科医生快速取出胎儿，新生儿 Apgar 评分为 10 分。胎儿娩出后，追加舒芬太尼 15μg，咪达唑仑 2mg，顺式阿曲库铵 4mg，七氟烷 2% 维持麻醉。

手术经过：患者入室前，已通知血库取去白细胞悬浮红细胞 4U，新鲜冰冻血浆 600ml。术中探查胎盘，考虑胎盘穿透性植入，阴道内有持续性活动性出血约 1 000ml，决定立即行子宫切除术。术中出血汹涌，积极缝扎止血后仍出血明显，阴道断端质脆，广泛出血，手术极度困难。患者术中存在持续的低血压、严重酸碱平衡紊乱、高钾血症、贫血和凝血功能紊乱等产科大出血常见并发症。手术历时 3 小时 30 分钟，术中出血 10 730ml，尿量 1 450ml，共计输注去白细胞悬浮红细胞 21.5U，新鲜冰冻血浆 1 450ml，冷沉淀 10U，纤维蛋白原浓缩物 4g。术中输液：乳酸钠林格液 14 000ml，羟乙基淀粉 130/0.4 氯化钠注射液 1 500ml，输血用生理盐水 2 200ml。

**问题二：该患者输血量是否合理？可能存在什么问题？**

大出血时，血液中所含血浆和血细胞均大量丢失，因血浆中包含血浆蛋白、凝血因子、纤维蛋白原等，故血液制品的补充包括红细胞、血浆蛋白、凝血因子、纤维蛋白原。该患者术中出血 10 730ml，预计应输入红细胞 4 292ml，实际输入 4 300ml；预计输入新鲜冰冻血浆 2 146ml，实际输入 1 450ml，预计应输入白蛋白 50g，实际未输入（具体计算方法详见第四章）。由于该患者血浆输入明显不足，血管内容量欠缺部分需要其他液体填充，导致晶体液输入明显超负荷。

新鲜冰冻血浆保留了血浆中的各种有效成分，含各种凝血因子 0.7～1IU/ml，纤维蛋白原 1～2mg/ml，血浆蛋白≥50g/L。冷沉淀含有纤维蛋白原、Ⅷ因子、vWF 和纤维结合蛋白。在我国，1U 冷沉淀由 200ml 全血分离的血浆制备，要求纤维蛋白原含量≥75mg，Ⅷ因子含量≥40IU。该患者血浆输入不足，白蛋白完全未输注，可能导致凝血功

能紊乱，纤维蛋白原低及低蛋白血症，胶体渗透压降低，血管内液体大量渗出到组织间隙，导致组织水肿。该患者术中血压长时间偏低，持续多巴胺泵入维持循环，由于血压低，输入了大量晶体液维持循环，进一步稀释血液，加重了低蛋白血症及组织水肿。该患者出室前未复查凝血功能及肝功能，未能及时发现凝血功能障碍及严重低蛋白血症。

患者术后拔管转入 ICU 继续治疗，复查血常规：Hb 118g/L，PLT 46×10⁹/L；凝血功能：PT 14.1 秒，APTT 104 秒，Fib 178mg/dl。给予新鲜冰冻血浆 450ml 纠正凝血功能障碍。术后第一天复查凝血功能：PT 12.3 秒，APTT 37.8 秒，Fib 224mg/dl；血常规：Hb 96g/L，PLT 46×10⁹/L；生化功能：总蛋白 41.5g/L，白蛋白 19.7g/L。患者颜面部，双上肢水肿明显。

治疗：考虑患者严重低蛋白血症，且颜面部、双上肢水肿明显，故给予分次补充白蛋白 60g，每天补充 20g，共补充 3 天。白蛋白补充结束后，复查生化：TP 61.3g/L，ALB 33.6g/L。术后第四天，患者自觉胸闷明显，听诊双下肺呼吸音减弱，生命体征正常。胸部彩超检查显示双侧胸腔积液：左侧 5.3cm，右侧 4.7cm。

**问题三：白蛋白对血浆渗透压的影响是什么？**

血浆渗透压包括晶体渗透压、胶体渗透压，其中晶体渗透压占血浆渗透压的 99.5%，胶体渗透压占比很小，故血浆渗透压通常主要指晶体渗透压，其中又以钠为主体。晶体渗透压主要平衡细胞内外的压力，如果细胞外钠高、渗透压高，水向细胞外流；如果细胞外钠低、渗透压低，水就向细胞内流，造成细胞肿胀。

胶体渗透压是血浆中蛋白质所形成的渗透压，包括白蛋白、球蛋白、纤维蛋白原，其中最主要的构成是白蛋白。胶体渗透压主要调整血管内外的水分，当血管内白蛋白正常，锁住的水分就正常，血管内的血容量就容易保持；当血管内的血液中的白蛋白很少，锁住的水分就少，血容量就小。

白蛋白占血浆中蛋白质所形成血浆胶体渗透压的 80%，主要调节组织与血管之间水分的动态平衡。由于白蛋白分子量较高，与盐类及水分相比，透过膜内速度较慢，使白蛋白的胶体渗透压与毛细血管的静力压抗衡，以此维持正常与恒定的血容量。同时，在血液循环中，1g 白蛋白可保留 18ml 水，10g 白蛋白就可以扩容近 200ml，每 5g 白

蛋白保留循环内水分的能力约相当于 100ml 血浆的扩容能力，从而可起到增加循环血容量和维持血浆胶体渗透压的作用。

当血浆白蛋白减少时，胶体渗透压减低，使组织间潴留过多的水分，而出现皮肤黏膜水肿，水肿严重时可出现胸腔、腹腔、心包等浆膜腔积液。当白蛋白浓度过低无法维持胶体渗透压时，甚至可出现多器官系统功能不全或衰竭，如脑水肿，形成脑疝；肺水肿，甚至是急性呼吸窘迫综合征，尤其当伴随肺部炎症时，血管通透性增加，白蛋白外渗，低蛋白血症进一步加重。

**问题四：本例患者发生严重低蛋白血症的原因有哪些？**

临床上导致低蛋白血症的原因较多，包括蛋白质摄入不足或吸收障碍、蛋白质合成减少、蛋白质分解增加、蛋白质异常转移、蛋白质丢失过多，以及血中水分增加等。低蛋白血症普遍存在于围手术期患者。患者在手术后，常继发创伤性毛细血管渗漏，主要表现为毛细血管内皮损伤、血管通透性增加，此时会出现低蛋白血症。

本例患者由于出血量大，血浆蛋白丢失较多，术中新鲜冰冻血浆补充不足且存在液体超负荷，导致严重低蛋白血症。此外，急性严重产科大出血导致严重的组织缺血缺氧可引起毛细血管通透性增加，产生类毛细血管渗漏综合征症状。毛细血管渗漏综合征是一种突发性、可逆性毛细血管病变，血管通透性增加而引起大量血浆成分（包括白蛋白、纤维蛋白原、凝血因子等）迅速渗漏到组织等第三间隙。临床表现为快速进展性水肿、低蛋白血症、血压和中心静脉压下降、血液浓缩，严重者可发生肺间质渗出，低血容量性休克和低灌注引起多脏器功能衰竭。

本例患者术中管理时，只对血常规和凝血功能进行了多次检验，忽略了生化检验，未及时发现低蛋白血症。患者术中出现低蛋白血症及液体超负荷，导致术后组织水肿明显，术后复查才发现存在严重低蛋白血症。虽然患者于术后分次补充白蛋白 60g，但术后第四天出现明显胸闷，听诊双下肺呼吸音减弱，胸部彩超检查显示双侧胸腔积液。

临床观察发现，在不同的出血量等级中，白蛋白降低程度和机体对白蛋白的需求不同。①当出血量达全身血容量 50% 时，小部分患者会出现轻度的低蛋白血症，单纯输注纠正凝血需要的血浆即可维持白蛋白正常水平；②当出血量达全身血容量 100% 时，即使输注足够的血浆，仍有部分患者出现轻度低蛋白血症，白蛋白水平可能低于 30g/L；③当出血量达全身血量 150% 时，几乎所有患者都会发生低蛋白血症，即使输注足够的血浆，仍会出现明显的低蛋白血症；④而当出血量达全身血量 200% 时，低蛋白血症不能避免，即使输入补足凝血因子所需要的足量血浆后，仍有部分患者可出现严重的低蛋白血症，白蛋白水平甚至可能低于 20g/L。对于大量出血的患者，即使输注足量的血浆也不足以维持血浆白蛋白的正常水平，还需额外输入白蛋白。

因此，对于出血量 >2 000~2 500ml 的产科大出血患者，需要复查生化了解白蛋白情况，对于后继出血无法控制的患者，至少每 1 个小时需要复查生化 1 次，有条件或短期内出血量较大的患者建议每 30 分钟复查 1 次，便于及时发现低蛋白血症。

**问题五：如何预防和治疗大出血导致的低蛋白血症？**

目前，临床常用的白蛋白药物制剂主要有 5%、20% 及 25% 三种浓度的白蛋白溶液，用于补充血液中的白蛋白含量。其中，5% 白蛋白为等渗溶液，可增加等体积的血容量，主要用于治疗性血浆置换或补充血容量。而 20% 和 25% 白蛋白为高渗溶液，可达到高于输注溶液 4~5 倍体积的扩容效果，对伴有水肿的患者更为适用。

通常血液占人体体重的 7%~8%，血浆约占血液总量的 55%，占人体体重的 3.8%~4.5%（38~45ml/kg），对于体重 60kg 的健康成人来说，血浆总量为 2.3~2.7L，20% 的人白蛋白 50ml（10g）输入人体，在未分解变化前，能够短时间内提高白蛋白 3~4g/L（10g/2.3~2.7L＝3.7~4.3g/L）。在治疗低蛋白血症时，视其白蛋白缺乏程度和治疗目标而定，每公斤体重每日补充不超过 2g。

使用白蛋白推荐剂量：白蛋白剂量公式所需剂量（g）＝（期望达到白蛋白水平－现有水平）（g/L）×2×血浆容量（L）。该患者体重 64.5kg，按照正常成人的血浆含量一般为 40ml/kg 计算，该患者血浆含量应为 40×64.5/1 000＝2.58L。若想该患者白蛋白补充至 35g/L，则所需白蛋白剂量 g＝（35~19.7）×2×2.58＝79g。

一方面，由于大出血患者术后往往存在晶体液输入过量，血液处于稀释状态，此时的实际血容量可能大于标准值；同时，由于所输入白蛋白的保水作用和自身的分解，可能导致按照标准血浆容量计算结果输注后达不到预计目标。另一方面，在大出血术中如需进行白蛋白治疗，应考虑血浆输注对白蛋白补充的叠加作用。如果在大出血救治过程中，已经明确后继还需要输入大量血浆，则白蛋白计算用量应适当降低，避免输注过量。

使用白蛋白的适应证：①大面积烧伤24小时后；②急性创伤性休克；③成人急性呼吸窘迫综合征；④血液透析的辅助治疗；⑤低蛋白血症的防治；⑥肝硬化及肾病引起的水肿或腹水；⑦急性肝功能衰竭伴肝性脑病；⑧脑水肿及损伤引起的颅内压升高；⑨新生儿高胆红素血症；⑩对于血浆白蛋白 < 25g/L 的患者，也被视为可以使用白蛋白制剂的指征。由于此类患者体内过低的白蛋白含量，既无法完成正常的血管内外液体交换，也无法有效地承担药物载体的作用。

此外，在某些急性大量失血（> 40% 血容量）的情况下，由于肝脏无法及时合成充足的白蛋白，即使在足量补充纠正凝血功能所需要的血浆后，仍然不能避免严重低蛋白血症的发生，这类患者也可考虑应用白蛋白制剂。因此，对于出血量 > 2 000～2 500ml 的产科大出血患者，应及时复查生化，了解白蛋白下降的情况。对于情况紧急的大量出血患者，在无法获取生化结果时，可以在术中预防性输入白蛋白。笔者通过观察大量产科大出血术后白蛋白输入病例发现，当出血量超过 2 000ml，平均每增加 1 000ml 出血量补充 5～10g 白蛋白对避免严重低蛋白血症可能有帮助，可以考虑将术后治疗性使用白蛋白提前至术中预防性使用。产科大出血患者术中预防性使用白蛋白，有利于白蛋白发挥正常的生理功能，具有可维持血管内胶体渗透压、维持血压、维持酸碱平衡、减少组织水肿等诸多优点，远远优于术后补救性使用，既是产科大出血术中救治的重要环节，也是容量治疗中不可或缺的关键组成部分。

用法一般采用静脉滴注或静脉推注。对于不同浓度的白蛋白，输注速度要求也是有区别的。5% 白蛋白输注速度为 2～4ml/min；20% 或 25% 白蛋白输注速度为 1ml/min，每分钟不超过 2ml 为宜。但在开始 15 分钟内，应特别注意速度应缓慢，逐渐加速至上述速度。儿童的输注速度要求更慢，为成人输注速度的 1/2 或 1/4。为防止大量注射时

机体组织脱水，可采用 5% 葡萄糖注射液或氯化钠注射液适当稀释作静脉滴注（宜用备有滤网装置的输血器）。同时，为了避免大量白蛋白输入后对血容量的短期影响，高浓度白蛋白在输注过程中除需要限制速度外，可将白蛋白计算用量分次使用，每次使用后需要复查生化对用量进行调节，对于大出血术后存在容量超负荷的患者需联合使用利尿剂稳定容量。

## 【内容要点】

患者妊娠期间血浆白蛋白浓度逐渐下降，妊娠晚期降至最低。产科患者术前即存在低蛋白血症，术中大出血时，随着血浆中白蛋白的丢失，更容易加重低蛋白血症，甚至发生严重低蛋白血症。白蛋白是血浆中含量最多的蛋白质，具有维持血液胶体渗透压、增加血容量、参与体内物质代谢和转运、调节凝血功能、抗氧化、维持酸碱平衡等重要作用。当血浆白蛋白减少时，有效渗透压减低，使组织间潴留过多的水分，而出现皮肤黏膜水肿，水肿严重时可出现胸腔、腹腔、心包等浆膜腔积液。当白蛋白浓度过低无法维持胶体渗透压时，甚至会出现多器官系统功能不全或衰竭。因此，在大出血患者中早期识别及纠正低蛋白血症具有重要的意义。

## 【关键点】

1. 在血液循环中，1g 白蛋白可保留 18ml 水，10g 的白蛋白可以扩容近 200ml，每 5g 白蛋白保留循环内水分的能力约相当于 100ml 血浆的扩容能力，从而可起到增加循环血容量和维持血浆胶体渗透压的作用。

2. 对于出血量 > 2 000～2 500ml 的产科大出血患者，应及时复查生化，了解白蛋白下降情况，便于及时发现低蛋白血症。对于情况紧急的大量出血患者，应及时检测生化功能，在无法获取生化结果时，可以在术中预防性输入白蛋白。有利于白蛋白发挥正常的生理功能。

3. 产科大出血患者术中预防性使用白蛋白，有利于白蛋白发挥正常的生理功能，远远优于术后补救性使用，是产科大出血术中救治的重要环节，也是容量治疗中不可或缺的关键组成部分。

（李淑英　何姗姗）

## 参考文献

1. GATTA A，VERARDO A，BOLOGNESI M. Hypoalbuminemia. Intern Emerg Med，2012，7：S193-S199.

2. MAZZAFERRO EM，EDWARDS T. Update on Albumin Therapy in Critical Illness. Vet Clin North Am Small Anim Pract，2020，50（6）：1289-1305.

3. DUSTIN R NEEL，STEPHEN MCCLAVE，ROBERT MARTINDALE. Hypoalbuminaemia in the perioperative period：clinical significance and management options. Best Pract Res Clin Anaesthesiol，2011，25（3）：395-400.

# 第八章

## 产科大出血患者管理策略解析

### 第一节　产科大出血患者液体复苏种类选择

【一般资料】

患者，32 岁。

主诉：停经 35$^{+3}$ 周，阴道流血 2$^+$ 天。

现病史：孕早期 B 超提示切口妊娠。孕 19 周 B 超提示胎盘前置状态，疑胎盘植入。孕 32 周有阴道流血，MRI 示：中央性前置胎盘，胎盘附着于子宫前壁及左侧壁中下段、右侧下壁；前下壁覆盖切口瘢痕区，宫颈内口见胎膜覆盖；胎盘粘连并局部植入可能，局部穿透待排。1 天前再次出现阴道口排出血凝块，无活动性出血，急诊入院。

既往史：2016 年于外院剖宫分娩一活婴，出生体重 3 050g，子健在；既往人工流产 2 次（具体不详）；2019 年因"切口妊娠"于外院行腹腔镜下病灶清除术。

查体：身高 156cm，体重 58kg，体温 36.9℃，血压 117/72mmHg，心率 92 次 /min，呼吸 20 次 /min，SpO$_2$ 98%。神志清楚，表情自如，心脏及双肺听诊未见明显异常。专科检查：宫高 34cm，腹围 94cm，胎方位 ROA，胎心 156 次 /min。偶有宫缩，胎心率 145 次 /min。

辅助检查：

彩超：胎方位 ROA，双顶径 8.79cm，股骨长 6.75cm，胎盘前壁厚 2.9cm；0$^+$～1 级。胎盘与前壁下段部分肌壁间分界不清，该处胎盘后间隙消失，内探及丰富血流信号。孕妇子宫前壁下段可显示范围肌壁最薄处 0.87cm，内见较多迂曲扩张的血管回声。宫内单活胎疑胎盘植入（请结合 MRI 检查结果）。

血常规：WBC 7.1×10$^9$/L，Hb 125g/L，PLT 182×10$^9$/L。D- 二聚体 + 凝血功能：PT 12.5 秒，APTT 25.3 秒，Fib 438mg/dl，凝血酶时间 15.7 秒，D- 二聚体 2.21mg/L。血电解质和肝功能未见异常，术前白蛋白 38.2g/L。

入院诊断：凶险性前置胎盘伴植入，中央性前置胎盘，妊娠合并瘢痕子宫，G$_5$P$_1^{+3}$，35$^{+3}$ 周宫内孕，头位单活胎先兆早产。

入院治疗：硫酸镁抑制宫缩，地塞米松促胎肺成熟 3 天后在全麻下行"子宫下段横切口剖宫产术"。

术中经过：

患者入室生命体征：血压 116/68mmHg，心率 78 次 /min，呼吸 19 次 /min。入室后在超声引导下行右侧桡动脉穿刺置管，术中连续监测动脉血压。充气保温毯保温，准备自体血液回收装置。术前测基础血气分析：pH 值 7.42，PaCO$_2$ 28.7mmHg，BE −5mmol/L，HCO$_3^-$ 18.6mmol/L，K$^+$ 2.8mmol/L，Na$^+$ 139mmol/L，PaO$_2$ 90mmHg，Hct 29%，Hb 99g/L，SaO$_2$ 97%，Ca$^{2+}$ 1.22mmol/L。

诱导用药：丙泊酚 110mg，瑞芬太尼 50μg，琥珀胆碱 100mg 快速诱导气管插管后手术开始；5 分钟后取出胎儿；25 分钟后，术中失血量达 1 000ml，此时心率 82 次 /min，血压 86/58mmHg，去甲肾上腺素 0.08μg/（kg·min）微量泵入，纤维蛋白原浓缩物 2g 静脉滴注。20 分钟后，术中出血量达 2000ml，血气分析：pH 值 7.38，PaCO$_2$ 33.5mmHg，BE −5mmol/L，HCO$_3^-$ 19.8mmol/L，K$^+$ 3.9mmol/L，Na$^+$ 137mmol/L，PaO$_2$ 144mmHg，Hct 19%，Hb 65g/L，SaO$_2$ 99%，Ca$^{2+}$ 1.19mmol/L。自体血回输，持续泵入去甲肾上腺素，再次给予纤维蛋白原浓缩物 2g 静脉滴注。

手术历时 110 分钟，术中失血量 3 300ml，尿量 700ml，输入平衡液 4 000ml，自体血回收 2 300ml，回输 1 400ml，纤维蛋白原浓缩物 4g。术毕血压 88/52mmHg，心率 80 次 /min，复查血气分析：pH

值 7.38，$PaCO_2$ 33.5mmHg，BE −5mmol/L，$HCO_3^-$ 19.8mmol/L，$K^+$ 3.9mmol/L，$Na^+$ 137mmol/L，$PaO_2$ 144mmHg，Hct 27%，Hb 92g/L，$SaO_2$ 99%，$Ca^{2+}$ 1.19mmol/L。检测快速 TEG，结果未回。10 分钟后患者清醒，自主呼吸恢复，此时心率 82 次 /min，血压 94/52mmHg，拔出气管导管后转入 ICU 继续治疗，离室时心率 108 次 /min，血压 92/62mmHg。

## 【病案讨论】

**问题一：该患者的容量状态是否正常？如何进行判断？**

围手术期充足的血容量是保证组织和器官灌注的前提，低血容量可能导致心排血量降低，组织灌注减少。而容量过多会导致组织水肿，术后并发症发生率、ICU 住院时间和死亡率增加。在出血明显的手术过程中，容量处于不断动态变化过程中，很难判断容量状态是否正常，目前常用监测血容量状态的方法包括使用静态参数和动态参数评估容量反应。静态参数包括传统的血压、心率、中心静脉压和尿量；而动态的参数则包括动脉压波形中的呼吸变异（包括脉搏压变异度、SVV 等）及超声技术，并结合血气分析等实验室数据的测量辅助判断。

该患者术中采用的血容量监测方法为持续的血压和心率监测。患者入室血压 116/68mmHg，而术中血压在使用血管活性药物去甲肾上腺素的前提下维持在 85～90/50$^+$mmHg，血压低于 90/60mmHg 且低于基础值 20%，说明该患者术中存在持续低血容量状态。术毕在去除麻醉药物和血管活性药物的影响后，患者心率波动于 80 次 /min 左右，血压维持在 85～95/50mmHg，与术前的基础值相比，下降了约 20%，初步判断容量仍然处于欠缺状态。

除根据上述静态和动态参数对容量进行判断外，还可以根据等容置换理论，在假设患者出血量统计准确的前提下，计算患者出入量是否平衡，借此来对容量状态进行判断。

该患者体重 58kg，计算血容量：58kg×90ml/kg＝5 220ml；可耐受容量超负荷量：5 220ml × 20%＝1 044ml。

自体血回收量 2 300ml，回输 1 400ml，回输率＝1 400ml÷2 300ml＝60.9%，远远高于临床正常回输率，推测在自体血回收过程中可能未达到标准浓缩。

**1. 采用实际容量评估法，对实际自体血回输量进行校正**

实际自体血回输量＝2 300ml×（35～40）%＝805～920ml（估算为 850ml）。

自体血生理盐水输入量＝1 400ml−（805～920）ml＝480～595ml（估算为 550ml）。

总输入量折合成与血液 1∶1 的容量：（平衡液 4 000ml＋自体血中生理盐水 550ml−尿量 700ml）/3＋自体血 850ml＋纤维蛋白原浓缩物 160ml＝2 293ml。

**2. 采用虚拟容量评估法，对自体血回输量不进行校正**

总输入量折合成与血液 1∶1 的容量：（平衡液 4 000ml−尿量 700ml）/3＋自体血 1 400ml＋纤维蛋白原浓缩物 160ml＝2 660ml。

患者实际出血量 3 300ml，无论采用实际容量评估法还是虚拟容量评估法，出血量均超过所有输入量的等容扩容状态，推测患者术毕仍然存在容量欠缺。

指南推荐在产科大出血时晶体液输注量不超过 2 000ml，胶体输注量不超过 1 500ml，对于大出血后早期仅采用晶体液扩容是否优于胶体液，目前尚无明确的证据。血浆胶体渗透压的正常范围为 280～310mmol/L，乳酸钠平衡盐溶液的渗透压为 273mmol/L。可以明确的是早期仅采用晶体液扩容难以达到良好的扩容效果。

该患者术中失血 3 300ml，输注晶体液 4 000ml，自体回收红细胞 1 400ml，但未输注任何胶体液和白蛋白，大量失血的患者仅输注晶体液和红细胞维持循环容量可能会使血浆胶体渗透压降低，液体渗透至第三间隙，容易导致组织水肿。且胶体渗透压降低后肾脏重吸收减少，导致尿量增多。这也是该患者虽存在低血容量状态但尿量仍然正常的原因。

进入 ICU 后查体：患者存在下肢轻度水肿，听诊肺部呼吸音粗。复查床旁血气：pH 值 7.385，$PaCO_2$ 29.1mmHg，BE −7.7mmol/L，$HCO_3^-$ 17.4mmol/L，$K^+$ 3.8mmol/L，$Na^+$ 136mmol/L，$PaO_2$ 131mmHg，Hb 128g/L，$SaO_2$ 99%，Lac 2.1mmol/L。1 小时后 ICU 复查血常规结果提示 Hb 118g/L，白细胞升高，凝血功能提示 PT 稍延长为 14.9 秒，肝功能提示白蛋白 18.4g/L。术毕时检测快速 TEG 结果提示各项指标均在正常范围，但考虑患者术后仍有继续出血的风险，给予新鲜冰冻血浆 300ml ＋5% 白蛋白 20g 治疗。

**问题二：ICU 复查血气显示 Hb 异常升高的原因是什么？**

正常的血浆胶体渗透压主要由蛋白质分子构成，包括白蛋白、球蛋白、纤维蛋白原，其中白蛋白约占总蛋白质含量的 50%，构成了正常人体 75%～80% 的胶体渗透压，因此成为血浆胶体渗透压的主要决定因素。失血性休克的患者，血浆胶体渗透压的维持依赖血浆、白蛋白和人工胶体成分的输注。由于大量血液的丢失、大量晶体液的输注及其他原因导致血浆蛋白的丢失和稀释，血浆白蛋白水平和血浆胶体渗透压下降，将晶体液保留在血管内的能力也下降，导致晶体液流入第三间隙。本病例从术毕检查 Hb 92g/L 到转入 ICU 的时间并不长，但 ICU 复查 Hb 128g/L，升高了 36g/L，说明血管内液体转移到血管外的速度十分迅速。

自体血回收按照血细胞分离技术的不同分为离心式、滤膜式和吸附式三大类，其中离心式是目前最常用的，这种方式利用血液细胞质量的不同，分离出红细胞，可提升血细胞比容至 40%～65%，同时洗除 90% 以上的血浆成分、血小板等，因此回输的自体血中缺乏血浆蛋白质成分。该病例术中没有补充血浆蛋白或人造蛋白及人工胶体成分，胶体渗透压严重下降，因此，当手术止血成功，减慢晶体液输注速度后，晶体液可快速渗漏至血管外，造成血管内容量严重不足，血液呈浓缩状态，因此导致血红蛋白和 Hct 异常升高。

**问题三：患者术后出现严重低蛋白血症的原因是什么？如何预防？**

低蛋白血症的定义是血清白蛋白含量小于 35g/L，有时临床上以低于 25g/L 作为显著低蛋白血症的标志。该患者术后肝功能检查提示白蛋白 18.4g/L，属于重度低蛋白血症，和术前相比下降 19.8g/L。大出血时引起低蛋白血症的主要原因是大出血后白蛋白随血浆直接丢失；其次，低血压和酸中毒导致肝功能下降，肝细胞合成白蛋白减少，同时应激反应会引起白蛋白的分解代谢加快；此外，组织损伤、炎症、出血等因素可导致血管内皮通透性增加，加速白蛋白的外渗。研究表明，患者出血量达到 1 000～3 000ml 时术后低蛋白血症发生率增加，当出血量 >3 000ml，术后一天低蛋白血症发生率为 100%。该患者术中出血造成了白蛋白直接丢失，而术中未补充任何白蛋白或含有蛋白的新鲜冰冻血浆是其出现低蛋白血症的直接原因。

预防大出血导致低蛋白血症的主要措施是补充人血白蛋白或含有蛋白的新鲜冰冻血浆，而新鲜冰冻血浆中含有单位原血中全部凝血因子和其他蛋白，能很好地补充凝血因子及血浆蛋白，恢复血液胶体渗透压。在大出血的治疗过程中，医务人员更多的关注点在于输入血浆后对纠正凝血功能障碍的影响，忽略了输注血浆对预防低蛋白血症和维持胶体渗透压的作用。如在该患者治疗过程中，通过监测凝血功能发现未输入血浆仍可维持凝血功能基本正常，但却不能避免发生严重的低蛋白血症。

术后 16 小时总结入量：晶体液 2 360ml，饮入 400ml，新鲜冰冻血浆 300ml，5% 白蛋白 20g，尿量 1 280ml。术后第 2 天补液量 2 950ml，尿量 2 350ml，复查血常规提示中度贫血，Hb 72g/L，血小板计数 115×10⁹/L，凝血功能未见异常，继续给予补液预防感染、预防血栓治疗。术后第 3 天复查血常规提示 Hb 74g/L，PLT 115×10⁹/L，BNP 25.83pg/ml，返回普通病房，术后第 4 天出院。

**问题四：患者术后第 2 天检测血红蛋白明显降低的原因是什么？**

患者术后 16 小时入量明显大于出量，正平衡接近 2 000ml，证明术中容量输入严重不足，患者术毕回到 ICU 后存在明显血液浓缩，术后第 2 天出入量仍然正平衡约 600ml，与普通产妇术后 48 小时表现为负平衡不符，表明患者术后 2 天内均处于继续补充术中容量欠缺的状态。术后补充了血浆和白蛋白，血浆胶体渗透压恢复至正常水平，组织间隙液体逐渐向血管内转移，血管内容量升高，血容量逐步恢复正常状态，血液浓缩缓解，血红蛋白含量检验结果也回归真实水平。因此，患者术后第 2 天和第 3 天血红蛋白均大幅度降低，这才是术后血红蛋白的真实水平，与 ICU 初次复查结果相比下降了 56g/L。大出血患者术后复查血常规通常会发现 Hb 有一定程度的下降，主要与产后容量波动有关，但在没有继续出血的情况下，该患者下降幅度在临床上比较罕见，和术中不合理的容量管理方案有一定的关系。

**问题五：术中输血和容量管理方案是否合理？**

患者术前血红蛋白 125g/L，术前纤维蛋白原 438mg/dl，术前白蛋白 38.2g/L，对出血耐受性较好，根据出血量，对该患者术中容量管理方案，包括血液制品和输入液体的种类和比例制订计划，并对实际治疗的合理性进行评价（表 8-1）。

表 8-1 输血 / 输液治疗的合理性分析

| 输入种类 | 预测值 / 实际值 | 输入量 | 合理性评价 |
|---|---|---|---|
| 悬浮红细胞（40%） | 预测值 | 1 320ml | 基本合理 |
| | 实际值 | 850~1 400ml | |
| 血浆（20%） | 预测值 | 660ml | 输入不足 |
| | 实际值 | 0ml | |
| 冷沉淀 | 预测值 | 8U | 冷沉淀 / 纤维蛋白原浓缩物 |
| | 实际值 | 0U | |
| 纤维蛋白原浓缩物 | 预测值 | 4~6g | 合理 |
| | 实际值 | 4g | |
| 白蛋白 | 预测值 | 10g | 不合理 |
| | 实际值 | 0g | |
| 血小板 | 预测值 | 0U | 无需输入 |
| | 实际值 | 0U | |
| 胶体 | 预测值 | 500~1 000ml | 输入不足 |
| | 实际值 | 0ml | |
| 晶体 | 预测值 | <4 000ml | 合理 |
| | 实际值 | 4 000ml | |

根据输血和容量管理计划，该患者术中发生大出血时，仅依靠输注晶体液进行液体复苏，存在血浆 / 白蛋白和人工胶体输入不足。虽然出血总量不多，对凝血功能扰乱在可控范围内，术毕快速 TEG 显示该患者在未输入血浆的情况下，凝血功能也可维持基本正常。但是，由于未补充胶体液、白蛋白及血浆，导致其术中出现难以纠正的低血压、术后出现严重低蛋白血症和血管内容量的剧烈波动。

术中晶体液、胶体液或者血液制品均可以起到扩充容量的作用。晶体液是由电解质和无菌水组成的溶液，应用最广的是电解质组成与血浆相似并加入缓冲物（如乳酸盐）的平衡电解质溶液，如乳酸林格液。在中型手术期间，通常以 6ml/（kg·h）的速率给予平衡电解质晶体液，以补充显性和非显性液体丢失并支持基础代谢率，通常按 1.5∶1 容量比的晶体液补充丢失的血液，直至达到输血阈值。为扩充微血管容量，减少容量反应性患者的毛细血管渗漏，从而减少水肿形成和总补液量，还可以选择胶体液，胶体液包括人血浆衍生物（如人血白蛋白和新鲜冰冻血浆），或者半合成制品（如羟乙基淀粉和明胶）。在失血时，可按照 1∶1 的容量比给予胶体液，直至达到输血阈值。目前，尚无明确的证据表明胶体溶液优于平衡电解质晶体溶液，液体复苏时使用晶体液还是胶体液仍存在很大争议。但多项研究显示，与晶体液相比，接受胶体液治疗的患者死亡风险没有增加，而在创伤患者中，胶体液使急性肾衰竭的发生率降低约 50%。而 20% 的白蛋白可引起持久性的血浆容量扩张，减少快速补液量和对血压升压药的需求。

虽然，在产科大出血患者液体复苏过程中，指南推荐避免过度使用胶体溶液（<1 500ml），但是，也应该避免走入完全不使用胶体液的误区。通常步骤为先使用晶体液复苏，适当使用胶体液稳定循环，再输注血液制品。应该避免仅仅依靠使用大剂量晶体溶液复苏，必要时需要输入人工胶体、血浆和白蛋白提升胶体渗透压，以保持血浆胶体渗透压 >280mmol/L，血清白蛋白 >25g/L 或血清总蛋白 >50g/L，以及避免稀释性凝血功能障碍和组织过度水肿。

【内容要点】

产科大失血仍然是麻醉医生面临的重要挑战，大失血期间的容量复苏对改善患者的预后，降低术后并发症的发生率具有重要的意义。准确判断患者的容量状态是容量复苏的基础，术中可以根据静态和动态监测的指标，以及以容量置换理论为依据判断患者的容量状态。正确的判断容量状态后，应进行适当的液体治疗。对于补充液体的选择，很大程度上取决于已丢失的液体类型及合并的电解质紊乱。失血性休克的患者，晶体液、胶体液或血液制品均可以起到扩充容量的作用，通常步骤为先使用晶体液复苏，适当使用胶体液稳定循环，当达到输血阈值时，除补充血细胞成分外，还应补充血浆蛋白成分或人工胶体成分以维持足够的血管内胶体渗透压，避免循环血容量的第三间隙丢失。尤其是新鲜冰冻血浆内含有大量的凝血物质与蛋白，可以补充凝血因子和蛋白，对维持患者凝血功能正常且降低术后发生严重低蛋白血症的发生率至关重要。

【关键点】

1. 容量状态评估。①可以根据静态和动态参数进行评估，静态参数包括传统的血压、心率、中心静脉压和尿量；而动态参数则包括动脉压波形中的呼吸变异（包括脉搏压变异度、SVV 等）及超声技术，并可以通过结合血气分析等实验室数据的测量结果辅助判断；②根据容量置换理论在失血量评估准确的前提下，判断出入量是否平衡。

2. 失血性休克的患者，血浆胶体渗透压的维持依赖血浆白蛋白和人工胶体成分的输注。胶体渗透压下降时，晶体液流入第三间隙，应警惕血管内容量不足、血液浓缩状态导致的血红蛋白和 Hct 异常升高。

3. 术后低蛋白血症发生率较高，预防大出血导致的低蛋白血症主要措施是补充人血白蛋白或含有蛋白的新鲜冰冻血浆。

4. 术中晶体液、胶体液或者血液制品均可以扩充血容量，通常先使用晶体液复苏，适当使用胶体液稳定循环，再输注血液制品。

（毕艳梅　任艳丽）

## 参考文献

1. 冉小利, 吴朋, 刘宿. 自体血液回输应用于严重创伤失血性休克患者救治的研究进展. 创伤外科杂志, 2022, 24(05): 393-398.

2. 原炜, 冯杰. 严重创伤患者低白蛋白血症的发生机制及治疗研究. 创伤外科杂志, 2022, 24(11): 867-872.

3. GATTA A, VERARDO A, BOLOGNESI M. Hypoalbuminemia. Intern Emerg Med, 2012, 7(3): S193-S199.

4. YU YT, LIU J, HU B, et al. Expert consensus on the use of human serum albumin in critically ill patients. Chin Med J (Engl), 2021, 134(14): 1639-1654.

5. LEWIS SR, PRITCHARD MW, EVANS DJ, et al. Colloids versus crystalloids for fluid resuscitation in critically ill people. Cochrane Database Syst Rev, 2018, 8(8): CD000567.

6. QURESHI SH, RIZVI SI, PATEL NN, et al. Meta-analysis of colloids versus crystalloids in critically ill, trauma and surgical patients, Br J Surg, 2016, 103(1): 14-26.

## 第二节　产科大出血患者急诊病情判断

### 【一般资料】

患者，41 岁。

主诉：停经 6$^+$ 个月，腹痛伴阴道流血 40 分钟。

现病史：患者平素月经欠规律，孕期未建卡，未行任何检查，未感胎动。40 分钟前无明显诱因突然出现下腹疼痛，伴有阴道流血，约 200ml，急诊考虑前置胎盘，遂急诊收入。

既往史：乙肝病史，既往顺产 2 次，引产 2 次，人工流产 11 次。否认其他特殊病史。

查体：身高 150cm，体重 45kg，体温 36.5℃，血压 130/100mmHg，心率 140 次/min，呼吸 26 次/min。神志清楚，表情淡漠，贫血面容，余心肺等查体未见明显异常。专科检查：子宫张力高，皮温不高，压痛。骨盆出口未测量。宫缩不规律。消毒后窥阴器窥见阴道内大量血凝块，约 400g，仍可见活动性出血，宫颈光滑。

辅助检查：急诊彩超示：胎位 RSP，BDP 7.06cm，FI 5.17cm，胎盘：前位，厚 2.5cm，胎盘下缘覆盖宫颈内口，胎盘后间隙未见确切占位，羊水 7.0cm，未见确切胎心及胎动。考虑：宫内单死胎。血常规示 Hb 81g/L、Hct 24.3%、PLT 194×10$^9$/L；凝血功能和生化已查，结果未回。

入院诊断：前置胎盘状态伴出血（中央型），失血性贫血，胎死宫内，多次宫腔操作史，妊娠合并慢性乙型肝炎病毒携带者（乙肝小三阳外院已确诊）G$_{15}$P$_2^{+12}$，6$^+$ 个月宫内孕单死胎。

入院治疗：患者 15:07 由"120"送入笔者医院急诊，入急诊后行急诊彩超诊断：疑似前置胎盘及胎盘早剥，立即启动产科快速抢救预案，抽血急查血常规和凝血功能后将患者推入手术间，建立静脉通道，备血，准备剖宫取胎术，入手术室前共输入平衡液 200ml。

### 【病案讨论】

问题一：对急诊入院的产科大出血患者如何迅速评估病情？

对该患者的病情评估应包括循环容量、凝血功能、内环境、当前已采取的抢救措施、后继可迅速采取的抢救措施和救治条件（详见本章第三节），本节重点关注对循环容量和凝血功能的评估。

1. 循环容量状态　该患者在急诊仅输入晶体液 200ml，未充分补充血容量，符合使用休克指数（SI）辅助判断出血量的适用条件。患者在急诊时心率 140 次/min，血压 130/100mmHg，虽然此时没有表现为血压明显下降，但心率已经明显上升，2019 年发表的产后出血管理快速参考指南中提到当心率大于 100 次 /min 时则应引起关注,此时出血量有可能已大于 1 000ml。计算该患者 SI 为 1.08,判断出血量至少 1 000ml 以上,患者的心率不仅大于 100 次 /min,且超出正常水平 1.5～2 倍,因此该休克指数并不可靠,仅入院后肉眼可见的失血量就达到 600ml(200＋400)ml,实际的容量欠缺有可能达到 2 000ml,估计失血量超过全身血容量的 30%。

该患者孕 6⁺ 个月,处于妊娠中期,血容量增加未达顶峰,患者血容量:45kg×80ml/kg＝3 600ml,患者可耐受的出血量 3 600ml×20%＝720ml,对出血耐受性差。患者为术前未补充容量状态下发生的大出血,丢失血液处于极度浓缩状态,患者目前 Hb 81g/L,不是正常容量状态下 Hb 的真实情况,推测所丢失的红细胞和凝血因子较多。目前已经达到输血标准,采用快速计算公式:1 000ml×(40%～60%)＝400～600ml(2～3U);2 000ml×(40%～60%)＝800～1 200ml(4～6U),保守判断患者可考虑先取红细胞悬液 2～3U。

**2. 凝血功能方面** 患者当前实际失血量不详,粗略估计已达到全身血容量的 30%～40%,凝血功能结果未回,后继术中还存在继续大出血的风险,凝血功能可预见性的将处于异常状态。可以考虑经验性输入冷沉淀 6U 或纤维蛋白原浓缩物 2g。40 分钟后凝血结果显示 PT 和 APTT 正常,但纤维蛋白原已经达到正常低限(血液浓缩状态下采血,纤维蛋白原水平可能被高估)。目前可预见患者内环境开始紊乱。可经验性补充钙剂 1g,5% 碳酸氢钠 50ml。

**3. 救治措施和救治条件** 目前仅有 1 个 18G 静脉通道,急诊科已输入 200ml 晶体液,未交叉配血,未取血;由于病情紧急,未实施腹主动脉或髂内动脉球囊阻断。现巡回护士仅 1 人,拟新建 16G 或 18G 静脉通道各一条;麻醉科值班人员 3 名,立即实施气管插管全身麻醉,随后给予加温毯和体外加温、血液回收、桡动脉置管连续测压、中心静脉置管、血气分析等监测和治疗措施。

*麻醉经过:*患者 15:27 入室,入室时烦躁,面色苍白,腹痛,生命体征:血压 130/100mmHg,心率 140 次 /min,呼吸 22 次 /min。由于患者术前凝血功能未出,且需行紧急剖宫取胎术,故选择全身麻醉;患者为饱胃患者,采用快速顺序诱导,15:41 静脉注射丙泊酚 110mg、琥珀胆碱 100mg 后可视喉镜下快速插管,成功插管后立即追加舒芬太尼 20μg,顺式阿曲库铵 6mg 加深麻醉,行容量控制机械通气。2.5% 七氟烷维持麻醉。插管后生命体征:血压 90/60mmHg,心率 110 次 /min,呼吸 12 次 /min。死胎娩出后七氟烷更改为 2% 维持麻醉。术中因考虑前置胎盘阴道出血,大量快速补充平衡液约 1 600ml,16:20 行动脉血气分析,复查血常规及凝血功能;动脉血气分析示:pH 值 7.345,$PaCO_2$ 30.9mmHg,BE −4mmol/L,$HCO_3^-$ 22.4mmol/L,$K^+$ 3.8mmol/L,$Na^+$ 138mmol/L,$Ca^{2+}$ 1.24mmol/L,Hct 未测出、Hb＜15g/L,因对测量有疑虑,复查血气分析 Hb 仍＜15g/L。但值班麻醉医生考虑术前急诊查血常规 Hb 81g/L,PLT 194×10⁹/L;凝血功能结果已回,PT 13.3 秒、APTT 21.8 秒、纤维蛋白原 211mg/dl;生化提示白蛋白 28.4g/L。主刀医生也认为术中出血量不多,且术中生命体征平稳,血压维持在 84～110/55～62mmHg,心率 102～120 次 /min,怀疑仪器故障,遂未行血液制品输注。20 分钟后手术结束,清醒后拔出气管导管,17:20 送回病房,此时生命体征:血压 106/65mmHg,心率 112 次 /min,呼吸 20 次 /min,患者口唇稍苍白,眼睑苍白,未诉伤口疼痛。手术历时 57 分钟,输入平衡液 1 800ml,术前出血总量不详,术中出血量 400ml,尿量 200ml。

**问题二:血气分析仪反复无法测量出 Hb 数据时应该如何决策?**

术前基础血气分析结果完全正常的患者,如果术中出现了 pH 值、BE 值和碳酸氢根离子明显下降,乳酸增高,通常意味着患者存在微循环灌注障碍,而导致微循环灌注障碍的主要因素是低血压和低血红蛋白。如果同时存在检查显示血红蛋白无法测出的情况,则提示患者可能存在大出血导致的容量不足和重度贫血。所以,怀疑容量不足时可以借鉴血气分析的结果。由于人体的代偿作用,pH 值有可能表现正常,但是乳酸、BE 值和碳酸氢根离子是非常敏感的指标。当血气分析仪反复无法测量出 Hb 数据时,应优先考虑患者病情而不应怀疑仪器问题,或更换仪器再次测量对比。更重要的是,应高度怀疑患者发生了严重大出血导致严重的低血红蛋白血症,需结合血气分析结果,包括乳酸、BE 值和碳酸氢根离子,生命体征和临床表现综合判断。

该患者入室后立即进行了扩容治疗,补液

1 600ml 后行血气分析，患者的低血容量状态已得到一定的纠正，血液浓缩状态也得到了缓解，导致该患者血气分析中的其他结果基本正常，仅 Hb 无法测出，影响了医生的判断。术前产科医生评估该患者入院后可见出血量为 600ml（200＋400ml），休克指数 1.08（140/130），估计出血量 1 000ml，患者有贫血貌、烦躁等出血的临床表现，血常规浓缩状态下测值为 Hb 81g/L，诊断为休克代偿期。死胎娩出后出血量为 400ml，因此，入院后可见总出血量达到 1 000ml（200＋400＋400ml），加上入院前出血量，估计总量约 1 400ml，占全身血容量的 39%（1 400/3 600）。综上分析，需要立即输红细胞和血浆。但值班医生仅根据生命体征和急诊科实验室结果进行判断，未取血和输血。值得注意的是，因院前大出血入院的患者，在急诊科抽血获得的血常规和凝血结果往往高估，有的 Hb 甚至比实际值高 30～50g/L 以上，在充分扩容后将导致检验结果发生明显变化。

患者被送回病房后，17:29 检验科回报术毕前查血红蛋白危急值 Hb 59g/L，凝血功能示 PT 13.8 秒、APTT 24.2 秒、纤维蛋白原 167mg/dl，血压 103/62mmHg，心率 130 次/min，考虑失血性休克，遂通知交叉配血，拟输注去白细胞悬浮红细胞 1.5U。18:00 详细询问患者后补充病史：患者今日 8:00 无明显诱因出现阴道流血，量较多（具体不详），伴有大量血凝块，未引起重视，后仍有活动性出血，未及时就诊；入院前 1 小时，再次出现阴道流血量增多，量不详，家属返回家中发现患者晕厥，经呼叫后患者清醒并送入医院急诊。病房输注去白细胞悬浮红细胞 1.5U 后，联系 ICU 医生会诊，后转入 ICU 继续治疗。

### 问题三：该患者转入病房存在哪些风险？

首先，急诊入院的大出血患者常常病情紧急，病史资料有限，对出血量判断的信息主要来源于患者的描述，缺少实验室检查结果，在出血量评估准确性方面难度较大，粗略估计的结果可能与真实情况存在极大的误差。

此外，大出血后血液的极度浓缩将导致实验室结果无法反映患者的真实状态，加之患者在急性大出血时处于应激状态，受到紧张、疼痛等因素影响后，其生命体征也很难反映真实病情。因此，往往导致医务人员对患者的病情判断不够准确，术中采取的救治措施可能存在不够合理之处。需

要在完成初期的抢救性治疗后，对患者病情进行进一步的再复盘、再检测、再治疗。

其次，这类患者往往存在严重的容量不足，术中的快速扩容治疗可以在一定程度上稳定患者循环功能，但如果所输入的液体种类不恰当，总量不充足，可在术后出现胶体渗透压下降导致的晶体液转移到血管外，血管内有效循环容量迅速下降，患者再次出现低血容量性休克表现。该患者术中生命体征尚平稳，血压维持在 84～110/55～62mmHg，心率维持在 102～120 次/min，转回病房后虽然没有发生新增出血，但血压为 103/62mmHg，心率上升至 130 次/min，休克指数达到 1.3，患者的情况进一步恶化。

院外大出血患者经过术中的抢救性治疗后，如果凝血功能障碍没有被发现或未得到有效纠正，术后可能再次出血，而病房的监测和治疗经验较 ICU 存在较大的差异，对这种院外出血后病情不是十分明晰的患者，送入普通病房将存在较大的风险。

患者转入 ICU 后查体：睑结膜苍白，口唇稍苍白。再次输注去白细胞悬浮红细胞 1.5U，白蛋白 10g，纤维蛋白原浓缩物 1g。复查床旁血气：pH 值 7.458，$PaCO_2$ 21.9mmHg，$PaO_2$ 143mmHg，$PaO_2/FiO_2$ 492mmHg，Hb 83g/L，$K^+$ 4.2mmol/L，$Na^+$ 135mmol/L，$Ca^{2+}$ 1.24mmol/L，Lac 3.3mmol/L，BE −7.2mmol/L，$HCO_3^-$ 15.5mmol/L。入 ICU 后 12 小时出入量总结：静脉入量 2 729ml，尿量 700ml，阴道出血 77ml。

术后第 2 天，复查血常规 Hb 58g/L，PLT 84×$10^9$/L，白蛋白 21.2g/L，继续输注去白细胞悬浮红细胞 3U，复查动脉血气示 Hb 71g/L。饮入 200ml，静脉入量 1 550ml，尿量 3 400ml，阴道流血 76ml。

术后第 3 天，复查血常规 Hb 71g/L，PLT 89×$10^9$/L，转出 ICU。

术后第 4 天，复查血常规 Hb 79g/L，PLT 130×$10^9$/L，白蛋白 29.1g/L。

术后第 5 天，复查血常规 Hb 83g/L，PLT 165×$10^9$/L。

术后第 6 天出院。

### 问题四：患者为何反复出现低血红蛋白血症？

导致患者出现难以纠正的低血红蛋白血症可能有以下几种原因：①红细胞破坏导致溶血，如溶血性尿毒症、异体输血导致的溶血；②DIC 高凝期导致的红细胞聚集形成微血栓，消耗大量红细胞；③术中、术后主动扩容导致的血液稀释和产后

48～72 小时组织液体回归血管被动扩容导致的血液稀释。

该患者术前大出血导致血液极度浓缩，术中补晶体液 1 800ml，导致 Hb 明显下降至 59g/L，术后补充红细胞 3U 后 Hb 上升至 83g/L，但患者血液浓缩状态并没有得到有效纠正，因此在 ICU 12 小时出入量总结中可以发现，总入量正平衡了约 2 000ml（静脉入量 2 729ml，尿量 700ml，阴道出血 77ml），因此术后第 2 天复查血常规 Hb 再次下降至 58g/L，需再次补充红细胞 3U 才得以纠正。经过扩容后，血小板也由最初的血液浓缩状态下的 $194 \times 10^9$/L 下降至 $84 \times 10^9$/L，下降了约 56%。所以，该患者术后反复出现低血红蛋白血症主要与术前对出血量估计不足，导致输血和容量补充不足有较大关系。

**问题五：如何从术后的治疗经过推测患者的实际出血量？**

急性出血者容量欠缺导致极度血液浓缩，实验室测得 Hb 及 Hct 值不能反映实际出血量；该患者急性失血后，处于产科大出血的代偿期，由于疼痛、紧张等应激原因导致血压一直处于较高的状态，加之大出血后的自体输血作用和早期的血液浓缩掩盖了患者的真实病情，如果单纯依靠检验结果和生命体征可能不具有特异性。因此，应将生命体征、临床表现、检验结果三者结合在一起评估出血量。尤其是孕产妇大出血的晚期症状，包括焦虑不安、困倦、心悸、头晕、出汗、呼吸困难、少尿、晕厥等，都是重要的判断依据。该患者院外发生的晕厥，转入 ICU 查体显示睑结膜及口唇苍白均是严重贫血的重要临床表现。

通过术中的扩容等治疗后，患者真实病情得以展现，患者表现为重度贫血、低纤维蛋白原血症、代谢性酸血症、低蛋白血症等，尤其是出现了反复且难以纠正的低血红蛋白血症，悬浮红细胞总输入量需达到 6U 才能得到纠正。根据输入量/出血量 =40%～60% 的比例关系（详见第四章），因患者在完全未补液状态下出血，取高限值 60% 来计算，可以反推患者总出血量：1 200ml÷60%＝2 000ml。患者入院后观察的出血总量为 1 000ml，术后休克指数最高达到 1.3，结合患者在院外有反复持续出血和晕厥病史，推测院外和院内出血累计约为 2 000ml。根据出血量制订输血计划应输入红细胞 6U，血浆 400～600ml。术后则无需再输入纤维蛋白原浓缩物和白蛋白。

**【内容要点】**

准确评估出血量和及时补充血液制品在救治产科大出血时显得尤为重要。但是，急诊入院的大出血患者通常病情紧急，出血发生在院外，接诊医生获得的病史资料有限，对出血量判断的信息主要来源于患者的描述，等待实验室检查结果的时间有限，在出血量评估准确性方面难度较大。而且，患者在急性大出血时处于应激状态，受到紧张、疼痛等因素影响，其生命体征也很难反映真实病情。因此，往往导致医务人员对患者出血量评估存在极大的偏差，对病情判断不够准确，术中采取的救治措施可能存在不够合理之处，因此，针对这类患者在病情判断和麻醉管理方面的特殊性是关注的重点。

**【关键点】**

1. 对急诊入院产科出血患者的病情评估应包括循环容量、凝血功能、内环境、当前已采取的抢救措施、后继可迅速采取的抢救措施和救治条件几个方面。

2. 未充分补充血容量患者，可以使用休克指数（SI）辅助判断出血量。但休克指数受到患者应激状态下生命体征波动的影响，参考价值有限；血液浓缩可导致血常规和床旁血气结果无法反映真实的血红蛋白数值。所以，应充分结合患者临床表现、实验室检查结果和生命体征三方面的资料进行综合评估。

3. 急诊产科出血患者出现难以纠正的低血红蛋白血症可能有以下几种原因：①红细胞破坏导致溶血；②DIC 高凝期红细胞消耗；③术中及术后主动和被动扩容导致的血液稀释。

4. 大出血患者不仅要关注 Hct、Hb、纤维蛋白原，还需要结合动脉血气中的乳酸、BE 值和碳酸氢根离子以判断病情，若 Hct 和 Hb 正常，而 BE 值和碳酸氢根离子明显下降，乳酸明显增高，可能意味着患者存在低血压和低血红蛋白导致的微循环灌注障碍。

5. 对院外出血急诊入院的患者，对病情判断可能存在极大的偏差，术中管理也可能存在极大的不合理性，在完成术中的初期救治后，建议术后将患者转入 ICU 进行后继随访治疗。

（陈 欢 王苹朱）

## 参考文献

1. MUNOZ M, STENSBALLE J, DUCLOY-BOUTHORS AS, et al. Patient blood management in obstetrics: prevention and treatment of postpartum haemorrhage. A NATA consensus statement. Blood Transfus, 2019, 17（2）: 112-136.
2. LAWRENCE ER, KLEIN TJ, BEYUO TK. Maternal Mortality in Low and Middle-Income Countries. Obstet Gynecol Clin North Am, 2022, 49（4）: 713-733.

# 第三节　产科大出血患者困难液体通道管理

## 【一般资料】

患者，34 岁。

主诉：胚胎移植术后 25 周，腹痛 1 天。

现病史：患者平素月经规律，胚胎移植术后 10$^+$ 天查血 hCG 阳性提示妊娠，早孕期间无阴道流血、流液。无药物、毒物及放射接触史。胎儿颈后透明层厚度（nuchal translucency, NT）测值正常。孕期肝肾功能正常，孕 11$^{+2}$ 周诊断为妊娠期糖尿病，孕期血糖检测正常。孕 26$^{+3}$ 周甲状腺功能未见明显异常。孕期无胸闷、头晕、气紧等不适。现孕 27$^{+5}$ 周，患者 1 天前出现腹痛，无恶心、呕吐、腹泻等，予以硫酸镁保护胎儿神经治疗，仍有不规律宫缩，遂急诊入院。

既往史：一般情况良好，自述既往发现子宫腺肌病；否认肝炎、结核或其他传染病病史，无过敏史，无外伤史；2008 年于外院行阑尾切除术，无输血史，无特殊病史。

查体：身高 162cm，体重 72kg，血压 99/45mmHg，心率 97 次 /min，呼吸 20 次 /min，宫高 24cm，腹围 102cm，宫体右侧压痛，无反跳痛，扪及不规律宫缩，心肺查体无特殊。

辅助检查：血常规：Hb 118g/L，PLT 136×10$^9$/L，凝血功能：PT 12.0 秒，APTT 31.7 秒，Fib 367mg/dl，生化：ALT 68U/L，AST 53U/L，TB 60g/L，ALB 31.1g/L。外院彩超提示：宫内单活胎，前置胎盘，胎盘下缘覆盖宫颈内口，子宫前壁下段浆膜层回声欠连续，该处探及较丰富血流信号。胎盘针对性 MRI 普通扫描：①完全性前置胎盘，胎盘大部分附着于子宫前下壁、左右侧壁及后下壁；②子宫下段明显膨隆，子宫前下壁、后下壁和宫颈管内口周围肌层薄，局部肌层不连续，肌层内有明显怒张的血管影，考虑胎盘植入，子宫前下壁局部肌层有穿透性胎盘植入征象；③膀胱和子宫前下壁脂肪间隙显示欠清晰，考虑子宫与膀胱后壁粘连，未见膀胱植入征象。

入院诊断：妊娠期糖尿病（A1）前置胎盘，胎盘植入，G$_3$P$_0$$^{+2}$，27$^{+5}$ 周宫内孕，单活胎先兆流产。

入院治疗：完善相关检查和科室会诊，予以地塞米松促胎肺成熟，先后予以盐酸利托君、阿托西班保胎治疗。

## 【病案讨论】

患者入院待产期间给予阴道检查：先露扪及不清，S$^{-3}$，宫颈管居中位，质软，消退 40%，宫口未开，内骨盆扪及明显异常，右侧宫体压痛，阴道分泌物无明显异味。本组医师查房后嘱继续完善检验结果，予以盐酸利托君抑制宫缩，地塞米松促胎肺成熟，口服氯化钾，完善临产营养科医生会诊。在此期间产妇因突发中央性前置胎盘伴活动性出血（约 1 300ml）拟行紧急剖宫产术。

18:50 患者入室，仅带入 1 个 18G 液体通道，且不够通畅，巡回护士立即建立额外液体通道，同时进行外科消毒铺巾和全麻准备。入室后患者意识清醒，生命体征：血压 130/82mmHg，心率 130 次 /min。消毒过程中再次经阴道喷涌出大量血液，更换会阴垫称重约 800ml。截止至手术开始，已累计出血 2 160ml。

**问题一：对突发产科大出血患者如何迅速进行术前评估？**

对该患者的术前评估除常规评估外，还应包括循环容量、凝血功能、内环境、当前已采取的抢救措施、后继可迅速采取的抢救措施和救治条件几个方面。

**1. 循环容量管理方面**　首先，出血量评估的准确性，患者出血发生在入院后，且出血量已得到了准确评估，可根据出血量结合生命体征做出治疗决策。目前，该患者最重要的是迅速评估出血量，及时补液和输血，恢复血容量，提高血液携氧能力，纠正可能存在的凝血功能障碍和内环境紊乱，维持血流动力学稳定。为早期、及时、有效控制出血创造条件。

患者血容量：72kg×8%＝5 760ml，术前 Hb 107g/L，纤维蛋白原 526mg/dl，血小板 267×10⁹/L，患者对出血的耐受性较好。但该患者于未补充容量状态下发生的大出血，丢失血液处于浓缩状态，所丢失的红细胞和凝血因子较多。患者目前失血量：浓缩状态下失血 2 160ml，占全身血容量的 30%～40%，因血红蛋白每下降 10g/L 约失血 400ml，预计产妇此时 Hb 约为：53g/L，需要立即输血。

虽然患者此时未表现为血压明显下降，但心率已经明显上升，计算休克指数为 1，暂时被评估为轻度休克，根据休克指数判断容量欠缺至少 1 000ml（需要补充液体 2 000～3 000ml）。但考虑患者入手术室时精神紧张，合并疼痛等因素，可导致血压偏高，且在病房补液严重不足，实际容量欠缺已经达到 2 000ml 左右，该休克指数并不可靠，仅供参考。所以，患者当前血压平稳只是一个假象，麻醉后有可能出现循环崩溃，故麻醉药物将丙泊酚改成依托咪酯，并准备血管活性药物。

取悬浮红细胞量（U）＝△Hb×kg/3（1U 悬浮红细胞从 200ml 全血分离出），目标 Hb 设定为 80g/L，故预计该产妇此刻需要输入红细胞 6～7U（约 1 200ml）。采用快速计算公式：2 160ml×60%＝1 296ml，与传统算法结果近似。

**2. 凝血功能方面** 患者失血量已达到全身血容量的 30%～40%，后继术中仍存在大出血的风险，凝血功能可预见性的已处于异常状态。虽然没有凝血检查结果，但根据经验已经达到了需要输入血浆的标准。取血浆量（ml）＝kg×（10～15）ml＝720～1 080ml。采用快速计算公式：2 160ml×30%＝648ml，遂立即取血浆 600ml。考虑取血浆的时间成本，立即取纤维蛋白原浓缩物 4g 输注。

**3. 内环境方面** 患者失血量已达到全身血容量的 30%～40%，后继仍存在继续大出血的风险，目前可预见患者内环境已经处于紊乱状态。可经验性补充钙剂 1～2g，5% 碳酸氢钠 50～100ml。

**4. 已采取救治措施** 目前仅有 1 个 18G 不够通畅的静脉通道，病房已输入 500ml 晶体液，已取去白细胞悬浮红细胞 6U（15 分钟后取回）；由于病情紧急，未实施腹主动脉或髂内动脉球囊阻断。

**5. 拟采取救治措施和救治条件** 现巡回护士仅 1 人，拟建立多个 16G～18G 静脉通道；麻醉科仅有值班人员两名，可立即实施气管插管全身麻醉，随后给予加温毯和体外加温、血液回收、桡动

脉置管连续测压、中心静脉置管、血气分析等监测和治疗措施，在上述措施中，优先考虑给予治疗措施，有条件时再逐步开展监测措施。

18:53 手术开始，护士建立通道时发现患者双上肢多处静脉窦，通道建立困难，仅在左肘部建立 1 个 16G 通道后，无法建立更多的通道。通道建立后开始快速补液：平衡液 500ml 采用袖套式液体加压输注装置快速补液。

术中见：腹壁各层瘢痕组织增生明显，子宫明显大于孕周，下段长 4cm，膨隆，血管重度怒张。取子宫下段横切口，头位取胎顺利。新生儿团队于手术开始前已到达手术室。6 分钟后胎儿取出，手术医生立即给予卡前列素氨丁三醇 250μg 肌内注射、卡贝缩宫素 100μg、葡萄糖酸钙 1g、氨甲环酸 1g 静脉滴注。麻醉科开始液体加温、体外加温和血液回收。当前仍然仅有 1 个 16G 静脉通道和 1 个 18G 不够通畅的静脉通道，新建立通道（包括右肘静脉通道、颈外静脉通道）均在短期内阻塞，无法使用。仅输入平衡液 500ml，已申请取异体血未回。

**问题二：突发严重大出血患者外周静脉开通困难时如何处理？**

对于突发严重大出血患者外周静脉开通困难的情况，需要综合考虑多个因素。首先，应在紧急情况下优先保证患者当前可用静脉通道的通畅，术中可安排专人进行静脉通道的管理，可辅助使用袖带式充气加压装置和快速加温输液系统，确保治疗时所需的液体、血液制品等药物可以迅速输入患者体内。

在处理外周静脉开通困难的问题时，可以考虑以下几个方面：

1. 使用超声引导技术 该技术能够提供实时的显像，帮助医生准确定位血管，从而提高外周静脉通路建立的成功率。超声引导技术能够减少并发症的发生，并且适用于解剖位置较深，难以触及的血管。

2. 考虑中心静脉通路 当外周静脉开通困难时，可以考虑使用中心静脉通路。能够提供更大的液体通道，方便输液、输血及给予血管活性药物。

3. 寻求专业帮助 在处理外周静脉开通困难的过程中，应该及时寻求经验更丰富的医护人员的帮助。必要时可行外科静脉切开。

4. 可考虑使用骨髓腔输液技术 原理如图 8-1

所示，人体骨髓腔由网状的海绵静脉窦状隙组成，在骨髓腔中有很多高度分化的非塌陷的静脉网，包括垂直的（Haversian 管）和水平的（Volksmann 管）血流，与血液循环相通。当发生休克或因创伤而大量失血时，患者的外周静脉通常会发生塌陷，此时处于骨骼保护中的骨髓腔内静脉网因其特殊的骨质结构仍然保持非塌陷状态且与体循环保持连接。在骨髓腔内非塌陷性的微小静脉网络可像海绵一样快速吸收灌注到其周围的液体，通过骨内静脉窦将其快速转运到体循环之中并加以吸收利用。

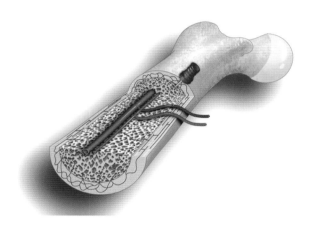

图 8-1　骨髓腔穿刺输液示意图

如表 8-2 所示，骨髓腔输液技术特点是通路建立快速便捷，成功率高，操作安全，补液口径大（最快可达到 5 000ml/min），拔针方便。静脉可以给予的液体、药品和血液制品都可以通过骨髓腔输液途径输注。与外周和中心静脉通路相比，具有极大的优势。

表 8-2　抢救状态下三种通路的比较

| 指标 | 外周静脉 | 骨髓腔内输液 | 中心静脉 |
|---|---|---|---|
| 建立速度 | 2.5～30 分钟 | 1.2～1.5 分钟 | 8～15.6 分钟 |
| 难易程度 | 受血流动力学影响 | 易 | 难 |
| 输注品种 | 药物、血液 | 药物、血液 | 药物、血液 |
| 选择顺序 | 首选 | 次之或首选 | 最后 |

其适应证包括任何疾病急需经血管通路补液治疗或药物治疗，且无法建立常规静脉通路时均可采用。如心搏骤停、休克、创伤、大面积烧伤、严重脱水、持续性癫痫、呼吸骤停、恶性心律失常、中心静脉置管困难等。绝对禁忌证包括穿刺部位骨折、穿刺部位感染、假肢等。相对禁忌证包括成骨不全、严重骨质疏松、缺少足够解剖标志、穿刺点 48 小时内接受过骨髓腔输液等。

美国心脏协会、欧洲复苏委员会、国际复苏联络委员会及美国急诊医师委员会指出，在急诊抢救时，若成人外周静脉穿刺 3 次失败后应立即建立骨髓腔输液通路。通常可使用的骨髓腔内输液部位包括胫骨近端或远端、肱骨近端、胸骨，产科手术铺巾状态下可选择胫骨远端和肱骨近端作为穿刺点。

常见的并发症包括：①液体外渗：多因穿刺过浅、过深、留置时间过长、导管脱出、在同一骨骼进行多次骨髓腔内置管等引起。一旦发现立即停止给药，拔出穿刺针。如果大量的液体外渗没有被及时察觉，可造成局部肌肉及皮下组织坏死，严重者可引起骨 - 筋膜室综合征。②感染：骨髓腔内穿刺针置入后可能引发蜂窝织炎、局部脓肿、骨髓炎等。其中骨髓炎是较为严重的并发症。一旦发生感染，应拔出穿刺针，给予充分抗感染治疗，必要时引流。③其他少见的并发症：如误入关节腔内、穿刺针断裂、脂肪栓塞。

为避免并发症的出现，应掌握穿刺指征，严格遵循无菌操作，严密监测穿刺部位，控制留置时间。针对该患者，由于暂不具备骨髓腔内输液的物质条件，无法使用该技术。

5. 及时关注手术进程，胎儿娩出后可与手术医生沟通调整手术方式，采取外科手段暂时止血，为静脉通道的建立争取时间。

19:05 胎儿娩出后 5 分钟，患者血压 122/70mmHg，心率 110 次 /min。5 分钟后，去白细胞悬浮红细胞取回，立即输注 3U，同时手术医生发现胎盘有植入，剥离困难，立即以血浆管捆绑子宫下段暂时阻断子宫血流，等待静脉通道建立，再次取去白细胞悬浮红细胞及新鲜冰冻血浆。19:13 动脉置管成功，监测有创血压并行血气分析，19:23 开始输入纤维蛋白原浓缩物 4g。产科医生检查胎盘附着于子宫后壁、两侧侧壁，完全覆盖宫颈内口，观察 30 分钟后胎盘仍未剥离（此时去白细胞悬浮红细胞输注约 3U）。因麻醉科人手不足，通知 ICU 协助行中心静脉置管。

问题三：产科大出血患者是否需行中心静脉穿刺，如何把握穿刺指征？

对于大出血的患者行中心静脉穿刺置管，最

重要的是要做好充分的评估,并由经验丰富的人进行操作。

评估患者是否有必要行中心静脉穿刺:此患者外周静脉开通困难且仍在持续出血的状态,开通中心静脉作为一种治疗手段能为患者进行更为快速的液体和血液制品输注,还可以指导液体治疗。但是,当外周静脉通道充足时,如果仅将中心静脉置管作为一种辅助监测手段,而不是不可或缺的治疗手段时,其在大出血救治措施中的优先级排在最后,可暂时不给予考虑。

**1. 评估是否存在禁忌证** 凝血功能障碍为穿刺的禁忌证,穿刺前需评估患者的凝血功能状态,避免穿刺时造成血气胸,血肿压迫颈内静脉、动脉甚至气管危及患者生命。

**2. 评估穿刺条件** 中心静脉置管所需耗时较长、对患者体位和准备空间区域等穿刺条件要求较高,在外科铺巾手术进行过程中穿刺成功率受到影响。因此,穿刺前需评估消毒铺巾外科手术状态下的穿刺条件,是否有足够的准备和操作空间。

**3. 评估设备条件** 为确保穿刺的成功率,可在超声引导下定位颈内静脉的解剖及深度后进行穿刺。如果缺乏超声等床旁设备,穿刺成功率将受到影响。

胎儿娩出后40分钟,外周静脉及颈内静脉仍未建立成功,超声显示颈内静脉因穿刺出血,血肿压迫塌陷,ICU医生担心患者凝血功能异常导致严重的并发症,放弃中心静脉穿刺,此时胎盘仍未剥离,患者再次出血1 000ml(部分行血液回收)。血压110/60mmHg,心率110次/min。检验结果未回。医生开始手动剥离胎盘止血。当前共出血:2 160ml+1 200ml(部分血液已回收),共输注(仅1个16G通道):悬浮红细胞3U,平衡液1 000ml,羟乙基淀粉130/0.4氯化钠注射液500ml,5%碳酸氢钠150ml,纤维蛋白原浓缩物4g。目前生命体征:血压100/60mmHg,心率112次/min。血气分析:Hb 90g/L,pH值7.167,PaCO$_2$ 50.7mmHg,PaO$_2$ 206mmHg,BE −10mmol/L,HCO$_3^-$ 18.4mmol/L,K$^+$ 6.4mmol/L,Na$^+$ 132mmol/L,Ca$^{2+}$ 1.15mmol/L,Hb 9.9g/L,Hct 29%,SaO$_2$ 99%。

胎儿娩出后60分钟,检验科查血结果示:Hb 87g/L、PLT 346×10$^9$/L、PT 12.9秒、APTT 28.3秒、Fib 651mg/dl,患者出血量共:2 160+1 600ml(部分血液已回收),共输注(仅1个16G通道):

去白细胞悬浮红细胞3U,平衡液1 500ml,羟乙基淀粉130/0.4氯化钠注射液500ml,5%碳酸氢钠150ml,纤维蛋白原浓缩物4g,血浆600ml。血压80/40mmHg,心率110次/min。血气分析:pH值7.313,PaCO$_2$ 46.5mmHg,PaO$_2$ 190mmHg,BE −3mmol/L,HCO$_3^-$ 23.6mmol/L,K$^+$ 6.5mmol/L,Na$^+$ 136mmol/L,Ca$^{2+}$ 0.85mmol/L,Hb 75g/L,Hct 22%,SaO$_2$ 99%。

胎儿娩出后80分钟,患者此时出血2 160+1 800ml(部分血液已回收)。共输注(仅1个16G通道):悬浮红细胞4.5U,平衡液2 000ml,羟乙基淀粉130/0.4氯化钠注射液500ml,纤维蛋白原浓缩物4g,血浆600ml。血压80/50mmHg,心率110次/min。16分钟后检验科血常规提示:Hb 80g/L,Hct 22.2%,PLT 267×10$^9$/L、PT 12.5秒、APTT 31.7秒;患者目前出血2 160ml+1 900ml(部分血液已回收),尿量300ml。共输注(仅1个16G通道):悬浮红细胞4.5U,自体血350ml,平衡液2 700ml,羟乙基淀粉130/0.4氯化钠注射液500ml,纤维蛋白原浓缩物4g,血浆600ml。血压122/70mmHg,心率120次/min。

25分钟后手术结束,患者术中出血约2 160ml+2 330ml,尿量800ml。共输注(仅1个16G通道2小时内输入):悬浮红细胞6U,自体血350ml,平衡液4 000ml,羟乙基淀粉130/0.4氯化钠注射液500ml,新鲜冰冻血浆600ml。血压115/62mmHg,心率105次/min。血常规:Hb 75g/L,PLT 203×10$^9$/L,凝血功能:PT 13.2秒,APTT 32.2秒,Fib 470mg/dl;血气分析:pH值7.293,PaCO$_2$ 47.8mmHg,BE −4mmol/L,HCO$_3^-$ 23.1mmol/L,K$^+$ 5.3mmol/L,Na$^+$ 134mmol/L,Ca$^{2+}$ 1.14mmol/L。输注最后一袋血浆后发现患者出现过敏反应,腹部大面积风团,但循环没有受到影响。

**问题四:如何预防和处理静脉通道建立困难患者的输血过敏反应?**

输血过敏反应是输血常见的不良反应之一,主要是由于输注的血制品内的抗原所导致。输血时通常会出现皮肤瘙痒或荨麻疹等过敏反应,轻者可出现皮肤潮红,广泛皮疹,严重者出现血管神经性水肿,喉痉挛,支气管哮喘乃至过敏性休克。过敏反应的轻重不同,处理的方式也不同。如果发生过敏反应,需立即停止输血,更换新的输液器。轻度过敏反应使用抗过敏药物;中、重度过敏反应可能需要给予肾上腺素，并实时监测生命体征变化，相关处理措施总结如下：

1. 有限的静脉通道限制了输血的时间窗和安全窗，原则上对有输血过敏史者尽量不输血浆，如果凝血功能明显异常，可优先输入冷沉淀、凝血酶原复合物、纤维蛋白原浓缩物等凝血物质含量丰富的血制品，后输入容量大但凝血物质含量少的血浆。优先输入自体血，无自体血时输注洗涤红细胞也能降低过敏反应发生率，过敏体质者可于输血前 30 分钟给予抗组胺药。但对于大出血凝血功能异常的患者，凝血物质特别是血浆的输注是不能避免的，可在输血前预防性使用地塞米松等激素类药物，输血过程中加强观察，发生过敏反应后在积极抗过敏治疗的同时，可以暂停输注导致过敏的血浆，待过敏反应治疗好转后再更换新的血浆输注。

2. 对于瘙痒或血管性水肿，可使用 $H_1$ 抗组胺药（氯雷他定、西替利嗪、苯海拉明）或静脉给予氢化可的松。表现为支气管痉挛并导致气道阻力增高者应尽快使用肾上腺素，还可以联合使用吸入性支气管扩张剂、$H_2$ 抗组胺药、氢化可的松等。

3. 理论上，过敏性休克者通常使用晶体液进行液体复苏。但患者因通道建立困难导致容量管理困难，如果此时发生严重过敏反应则循环管理更加困难，在抗过敏治疗同时需要联合泵注肾上腺素、去甲肾上腺素或血管升压素积极稳定血压。液体复苏需要结合患者当前的贫血状态、凝血功能、内环境状态来决定，并根据患者的循环状态不断调整升压药剂量。

15 分钟后患者离室，共出血 2 160ml＋2 330ml，尿量：900ml。共输注（仅 1 个 16G 通道）：去白细胞悬浮红细胞 6U，自体血 350ml，平衡液：4 000ml，羟乙基淀粉 130/0.4 氯化钠注射液 500ml，纤维蛋白原浓缩物 4g，新鲜冰冻血浆 600ml。血压 105/65mmHg，心率 100 次/min。患者术后带管转入 ICU，于术后 9.5 小时拔管。

术后第一天入量 1 250ml，尿量 600ml，阴道流血 37ml；术后第 2 天入量 3 850ml，尿量 2 250ml，阴道流血 60ml；术后第 3 天入量 1 550ml，尿量 3 430ml，阴道流血 15ml；术后第 4 天入量 2 570ml，尿量 4 060ml，阴道少量流血。术后 4 天血红蛋白依次为 99g/L、77g/L、70g/L、76g/L，血小板计数分别为 201×10⁹/L、187×10⁹/L、248×10⁹/L、351×10⁹/L。术

后第 1 天 PT 12.1 秒，APTT 34.8 秒，Fib 651mg/dl。

该患者术后 4 天转出 ICU，术后 7 天出院。

**问题五：对于静脉开通困难的患者，救治时有哪些注意事项？**

对于静脉开通困难的患者，首要遵循的原则是"治疗措施大于监测措施"。静脉开通困难且大出血患者的抢救发生在非正常工作时段，抢救人员严重不足，医务人员经验有限，此时需要遵循"治疗措施大于监测措施"的原则。

一方面启动大出血三级预警，呼叫外援（除麻醉科人员外，还可包括检验科和 ICU 可迅速到场的人员），另一方面立即由巡回护士全力建立更多的静脉通道，麻醉医生管理已有静脉通道，进行快速液体输注，此时如果人手严重不足可暂缓桡动脉置管和床旁血气分析等监测手段，也可以在没有检验结果参考的情况下根据临床经验进行容量、凝血和内环境方面的救治。

首先，充分利用患者已有的静脉通道，因为该通道即为患者的生命通道，可以联合使用加压装置和快速输液系统，力保已有的静脉通道可以通畅而快速输注，积极地为患者输注液体、血液制品、钙剂、碳酸氢钠等。

其次，对于这种静脉内大量静脉窦或静脉塌陷导致通道建立困难的患者，可以不遵循 2～3 条大口径静脉通道的抢救原则，如果大口径通道建立困难，可考虑建立多个稍小口径的静脉通道，对于此类患者，多一条静脉通道即多一份抢救成功的希望。

有条件时可利用超声等可视化设备，提高静脉穿刺的成功率，经充分评估后行中心静脉穿刺置管、必要时可建立外科液体通道和骨髓腔输液。特别需要指出的是，麻醉科和手术室可常备骨髓腔输液的穿刺设备，在危重患者救治中，如遇外周静脉穿刺困难时，推荐先建立骨髓腔内通路，待病情稳定后建立中心静脉通路。

最后，在积极的抢救同时及时进行评估，动态评估患者的出血量对循环、凝血和内环境的影响，利用有限的静脉通道，合理安排所输入液体的种类和顺序，保证抢救过程科学合理。

## 【内容要点】

突发的产科大出血可导致患者短时间内出现循环崩溃、凝血功能恶化、内环境严重紊乱，对产

妇和胎儿的生命造成了极大威胁，也给产科团队及麻醉团队带来巨大的挑战。充足而通畅的静脉通路是抢救产科大出血的首要条件，更是突发产科大出血患者的生命线。但是，患者往往因为突发大量出血导致静脉痉挛、塌陷，或者由于大量静脉窦等因素导致外周静脉通路建立困难，尤其是大量出血合并凝血功能异常时，传统的中心静脉穿刺也存在禁忌，对于这类患者的处理要遵循哪些原则？还有哪些输液通路可以选择？处理过程中有哪些值得注意的事项等问题，都是医务人员在面对这类患者时值得认真分析和思考的关键问题。

## 【关键点】

1. 针对突发产科大出血的患者应迅速评估病情，包括循环容量、凝血功能、内环境、当前已采取的抢救措施、后继可迅速采取的抢救措施和救治条件几个方面，及时呼救，合理安排好人员的分工。

2. 对于大出血后静脉通道开通困难的患者应该遵循"治疗大于监测"的原则进行抢救，优先采用治疗手段，条件允许时逐步增加监测手段。首先维护患者仅有的静脉通道，保证通畅，积极做好保温和输液输血的抢救措施，尝试多种方法和途径开通其他的静脉通道，包括中心静脉通道、外科静脉切开、使用骨髓腔输液等。在使用其他有创操作时一定要做好评估，把握穿刺指征，同时利用超声设备，提高有创穿刺的成功率。

3. 突发大出血患者必然会面对大量的输血，有限的静脉通道限制了输血的时间窗和安全窗，需要根据患者病情合理规划血液制品输注的种类和顺序，输注凝血物质时可优先输入冷沉淀、凝血酶原复合物、纤维蛋白原浓缩物等凝血物质含量丰富的血制品，再输入容量大且凝血物质含量少的血浆。优先输入自体血，后输入异体血，输血时要加强观察和监测，积极做好输血反应的急救措施。如遇过敏，应先暂停输血，积极抗过敏处理。

（蔡昀夏　张锦曦）

### 参考文献

1. DEV SP, STEFAN RA, SAUN T, et al. Videos in clinical medicine. Insertion of an intraosseous needle in adults. N Engl J Med, 2014, 370（24）: e35.

2. HAMPTON K, WANG E, ARGAME JI, et al. The effects of tibial intraosseous versus intravenous amiodar-one administration in a hypovolemic cardiac arrest procine model. Am J Disaster Med, 2016, 11（4）: 253-260.

3. KLEINMAN ME, CHAMEIDES L, SCHEXNAYDER SM, et al. Part 14: pediatric advanced life support: 2010 American Heart Association Guidelines for Cardiopulmonary Resuscitation and Emergency Cardiovascular Care. Circulation, 2010, 122（18 Suppl 3）: S876- S908.

4. LEE PM, LEE C, RATTNER P, et al. Intraosseous versus central venous catheter utilization and performance during inpatient medical emergencies. Crit Care Med, 2015, 43（6）: 1233-1238.

## 第四节　产科大出血患者气管拔管时机判断

### 【一般资料】

患者，35 岁。

主诉：停经 37 周，B 超发现中央性前置胎盘伴胎盘植入 2 个月。

现病史：2 个月前本院 B 超提示宫内单活胎，前置胎盘（胎盘植入可能性大）。1 个月前本院胎盘 MRI 示完全性前置胎盘，胎盘大部分附着于子宫后壁及前下壁，考虑胎盘植入可能性大。现停经 37 周，无腹痛、阴道流血，入院待产。

既往史：患 β- 地中海贫血，2008 年因"难产"于外院行剖宫产分娩一活婴，术中无特殊（具体不详），否认高血压、心脏病等其他特殊病史。

查体：身高 156cm，体重 67.5kg，体温 36.4℃，血压 114/52mmHg，心率 95 次 /min，呼吸 20 次 /min。神志清楚，表情自如，下腹正中见一长约 10cm 手术瘢痕，余心肺等查体未见明显异常。专科检查：宫高 33cm，腹围 102cm，胎方位 LOA，胎心 143 次 /min。

辅助检查：术前 MRI 胎盘普通扫描：胎盘大部分附着于子宫后壁及前下壁，完全覆盖宫颈管内口，前下壁胎盘上缘至宫底约 19cm；胎盘前下壁附着处子宫肌层明显变薄，局部肌层不连续、中断，宫颈管内见线状 $T_1W_1$ 高信号影；膀胱位置上提，并覆盖腹壁切口，膀胱和子宫前下壁脂肪间隙模糊，膀胱壁肌层信号连续，直肠壁未见异常信号改变。产科彩超：胎盘大部分附着于子宫后壁及前下壁，完全覆盖宫颈内口，部分胎盘后间隙显示欠清晰,考虑前置胎盘中央型,胎盘植入不排除。心脏彩超示:左心收缩功能测值正常,心脏未见明显异常。心电图示:窦性心动过速,电轴不偏,心电图大致正常。血常规提示血红蛋白104g/L,血细胞比容32.1%,余实验室检查未见明显异常。

入院诊断:凶险性前置胎盘?中央性前置胎盘,瘢痕子宫,β-地中海贫血,$G_4P_2^{+1}$,37周宫内孕,头位单活胎待产。

入院治疗:完善相关术前检查及准备,监测胎心、胎动,联系ICU行中心静脉置管,放射科术前行双侧髂内动脉球囊放置术,新生儿科、妇科、麻醉科会诊综合评估,拟全麻下择期行"子宫下段横切口剖宫产术+剖腹探查术"。

麻醉经过:确认备血,产妇于14:05入室后常规心电监护,建立静脉通道(中心静脉通道1组、18号留置针3组、16号留置针1组)。行桡动脉穿刺置管,持续监测有创动脉血压。14:26静脉注射中长链丙泊酚120mg、瑞芬太尼80μg、琥珀胆碱100mg,可视喉镜辅助下行快速顺序诱导气管插管。插管后行容量控制机械通气,维持呼气末二氧化碳分压($PetCO_2$)在30~40cm$H_2O$之间,3%七氟烷维持麻醉。14:26手术开始,14:30产科医生取出胎儿,新生儿1、5、10分钟Apgar评分均为10分。胎儿娩出后追加咪达唑仑2mg、舒芬太尼20μg、顺式阿曲库铵4mg,七氟烷调整至2%并间断静脉注射舒芬太尼、顺式阿曲库铵维持麻醉。于14:42查血气,结果示:pH值7.455,$PaO_2$ 324mmHg,$PaCO_2$ 27.9mmHg,BE −4mmol/L,$HCO_3^-$ 19.6mmol/L,$K^+$ 3.2mmol/L,$Na^+$ 138mmol/L,Hct 27%,Hb 92g/L,$SaO_2$ 100%,$FiO_2$ 100%。

胎儿娩出后在剥离胎盘的过程中开始出血,立即静脉大量补充晶体液和胶体液,并取血,合血浆。14:47查血气,结果示:pH值7.310,$PaO_2$ 305mmHg,$PaCO_2$ 43.1mmHg,BE −5mmol/L,$HCO_3^-$ 21.7mmol/L,$K^+$ 4.0mmol/L,$Na^+$ 135mmol/L,Hct 30%,Hb 102g/L,$SaO_2$ 100%,$FiO_2$ 100%。胎盘接近完全剥离时出血速度快,出血量大。继续静脉大量补充晶体液和胶体液,估计短期内出血约2 000ml,立即给予去白细胞悬浮红细胞3U输注。因止血困难,患者一度出现低血压,酸中毒。加快输血补液,再次取去白细胞悬浮红细胞和血浆,16:10累计出血约4 000ml,此时血气示pH值7.238,$PaO_2$ 276mmHg,$PaCO_2$ 41.7mmHg,BE −10mmol/L,$HCO_3^-$ 17.8mmol/L,

$K^+$ 3.6mmol/L,$Na^+$ 138mmol/L,Hct 15%,Hb 51g/L,$SaO_2$ 100%,$FiO_2$ 100%。再次静脉输注去白细胞悬浮红细胞3U,新鲜冰冻血浆800ml。继续静脉补液,胶体液已输入1 500ml,晶体液已输入5 200ml。静脉给予5%碳酸氢钠175ml纠正酸中毒,葡萄糖酸钙1g补钙。此时手术出血仍然凶猛,估计出血约为5 000ml。16:20查血气示pH值7.264,$PaO_2$ 223mmHg,$PaCO_2$ 49.9mmHg,BE −4mmol/L,$HCO_3^-$ 22.6mmol/L,$K^+$ 3.2mmol/L,$Na^+$ 141mmol/L,Hct 13%,Hb 44g/L,$SaO_2$ 100%,$FiO_2$ 100%。实验室急查凝血功能显示:PT 14.9秒,APTT 54.1秒,Fib 160mg/dl。继续静脉输注去白细胞悬浮红细胞6U,新鲜冰冻血浆1 050ml,纤维蛋白原浓缩物4g,葡萄糖酸钙1g。17:26出血已控制,开始关腹腔,血气示pH值7.267,$PaO_2$ 202mmHg,$PaCO_2$ 43.7mmHg,BE −7mmol/L,$HCO_3^-$ 19.9mmol/L,$K^+$ 3.0mmol/L,$Na^+$ 143mmol/L,Hct 15%,Hb 51g/L,$SaO_2$ 97%,$FiO_2$ 100%。实验室凝血功能显示:PT 16.8秒,APTT 71.4秒,Fib 114mg/dl,去白细胞悬浮红细胞和新鲜冰冻血浆已输注完毕。

17:50手术结束,手术历时3小时24分钟。患者总入量:晶体液9 700ml,胶体液1 500ml,去白细胞悬浮红细胞12U,新鲜冰冻血浆1 850ml,纤维蛋白原浓缩物4g,5%碳酸氢钠175ml;总出量:出血6 500ml,尿量400ml。手术方式包括子宫捆绑术、背式缝合术、子宫修补术、双侧子宫动脉上行支结扎术、Bakri球囊宫腔堵塞术、膀胱修补术、大网膜部分切除术等。整个手术过程困难但顺利,术中给予缩宫素、卡前列素氨丁三醇等药物促进子宫收缩。

## 【病案讨论】

问题一:手术已经结束,该患者是否可以考虑气管拔管?

无论任何原因行气管插管机械通气的患者都要考虑尽早拔出气管导管。最新文献报道指出,对于大多数考虑气管拔管的患者,应满足以下几个条件:

**1. 评估患者的心血管状态** 血流动力学应稳定,若存在不稳定的情况也不考虑拔管,如任何类型的心动过速(心率>140次/min);需要使用大剂量血管活性药物治疗的低血压;围手术期容量超负荷未进行优化和纠正。

**2. 内环境及凝血功能**　需要保持在相对正常的范围内，患者无低体温，动脉血气无明显酸中毒及严重电解质紊乱，无凝血功能的明显异常。

**3. 手术因素**　适当考虑手术时间、手术类型和手术部位。计划 24 小时内再次手术的患者不应考虑拔管。

**4. 评估患者的换气功能（即氧合情况）**　文献推荐，充足的氧合定义为动脉血氧饱和度 > 90%，$FiO_2 < 40\%$ 和 $PEEP < 8cmH_2O$，达到上述标准可以考虑试行脱机，在上述基础上达到更好的氧合条件时再考虑气管拔管。若患者的氧合指数（$PaO_2 / FiO_2$）小于 150mmHg，吸入氧浓度（$FiO_2$）大于 40% 或 PEEP 大于 $10cmH_2O$ 则需要继续带管观察，不宜过早脱机。

**5. 评估患者的通气功能是否恢复良好**　患者应能在低水平呼吸支持甚至完全的自主呼吸状态下维持良好的通气和足够的氧合：呼吸频率 < 30 次 /min，最大吸气压力 < −20cmH_2O，肺活量 > 15ml/kg，潮气量 > 6ml/kg。若呼吸浅，呼吸频率快，潮气量低，分泌物过多，胸部影像学恶化，则不宜考虑拔管。对于术前存在困难气道的患者推荐使用气管导管套囊漏气试验判断有无气道水肿：在成人，气管导管套囊充气和泄气的潮气量相差至少 10%～25% 或 110～130ml 时，则提示咽部水肿的可能性较低。

此外，手术麻醉中通气功能与呼吸肌肌力相关，术毕应评估有无肌松药物、镇静药物、镇痛药物的作用残留（肌松药物残余表现为四个成串刺激 < 0.9，咽反射未恢复、上气道阻塞、呼气峰流量和功能残气量的减少）。拔管前应有足够的肌力支持充足的气体交换（充分的神经肌肉阻滞逆转表现为持续 5 秒的头部抬起及基线氧饱和度 > 93%）。

**6. 评估患者的精神状态**　患者应能够对指令做出相应的反应，呼之能睁眼，有吞咽、呛咳的能力。若神志不清，呼之不应，仅有呛咳反应则不给予拔管。

在上述条件中，包括了两个维度的评估，即是否能进入拔管流程和是否达到拔管指征。针对大出血患者应首先考量第 1～3 条，如果不符合，则不进入拔管流程，直接带管继续机械通气治疗。如果患者病情稳定可进入拔管流程，应首先评估患者换气功能，正常者再进一步评估通气功能和精神状态是否达到拔管指征。

本病例为产科大出血患者：①未对潮气量、呼吸频率等通气情况，以及氧合进行评估。②未对容量管理是否合理进行评估。③患者目前血气示：pH 值 7.267，BE −7mmol/L，钾离子 3.0mmol/L，Hb 51g/L，Hct 15%，APTT 71.4 秒，存在代谢性酸中毒、低钾、贫血、凝血功能异常等，需进行纠正和处理。因此，应进一步关注该患者的出入量情况，计算出入量平衡。最后一次给予麻醉药物的时间及剂量，纠正贫血、内环境紊乱、电解质异常及凝血功能异常。如上述问题都得到纠正后，可进入拔管流程，再进一步评估自主呼吸恢复情况（自主的呼吸频率、呼吸节律、潮气量大小等）。因此，理论上该患者暂时不应考虑拔出气管导管。

术毕患者生命体征基本平稳，血压 100/60mmHg，心率 109 次 /min，脉搏氧饱和度（$SpO_2$）100%（$FiO_2$ 100%）。当班医生在机械通气下听诊双肺，未闻及湿啰音，做出拔管决定。随后停止七氟烷吸入，氧流量调至 7L/min，机械通气清洗七氟烷。2 分钟后将麻醉机由机械通气转换到自主呼吸模式，患者自主呼吸恢复，潮气量约 300ml，呼吸频率约 30 次 /min，呼吸规律，但呼吸运动不够协调。自主呼吸约 2 分钟后，患者心率迅速上升至 140 次 /min，血压上升至 160/98mmHg，$SpO_2$ 99%，$PetCO_2$ 47mmH_2O，患者意识未恢复，能耐受气管导管。

问题二：此时该患者的情况应如何考虑？有什么应对措施？

对患者进行麻醉复苏过程中，在评估患者是否可进行气管拔管时，由机械通气模式转换为自主呼吸后，患者出现了潮气量低、呼吸频率快、呼吸运动不协调，且伴随心率快、血压高的表现。分析可能的原因包括：①麻醉深度浅导致的心血管反应或镇痛不足。可采取加深麻醉，充分镇痛的措施进行应对。病例中在保持自主呼吸的状态下吸入 1.5% 七氟烷，静脉给予舒芬太尼 5μg，曲马多 100mg 充分镇静、镇痛。②考虑有肌松药物的残余作用。及时给予肌松拮抗药物是有效措施。病例中静脉给予新斯的明 1mg + 长托宁 0.5mg 拮抗顺式阿曲库铵的肌松残余。③容量管理未进行优化，因大出血患者术中进行了快速大量的液体及血制品的补充，可能存在容量超负荷的情况。采取相应的措施减轻可能的容量负荷是针对这一原因的解决方法。在该病例中，静脉给予了呋塞米 2mg 利尿以减少容量负荷。

呋塞米促进利尿，既可以减少回心血量，减轻心脏前负荷，也可以扩张肺静脉。但需密切监测血电解质，并根据需要进行补充（尤其是钾）。需要注意的是，机械正压通气是肺水肿的有效预防和治疗手段，不仅可以增加肺泡内压力和减小肺泡表面张力，对抗血管外液体的渗出，还可以增加肺间质内液体渗透压，有利于淋巴回流和渗出液回流入肺毛细血管。在机械通气的状态下听诊双肺可能会因正压通气导致听诊结果不准确，因此在患者自主呼吸的情况下对肺部进行听诊更准确，可结合肺部超声明确诊断，如明确有肺水肿，相应的处理措施见第七章第四节。

立即给予患者 1.5% 七氟烷吸入维持麻醉深度，静脉注射新斯的明 1mg、长托宁 0.5mg 拮抗肌松残留作用，同时予以舒芬太尼 5μg、曲马多 100mg 充分镇痛，呋塞米 2mg 利尿。经上述处理并保留自主呼吸 5 分钟后，患者潮气量约达 400ml，血压 109/70mmHg，心率 100 次/min，呼吸 20 次/min，$PetCO_2$ 40mmH$_2$O。自主呼吸 40 分钟后，听诊患者双肺呼吸音稍粗，未闻及明显湿啰音，带管脱氧 3 分钟 $SpO_2$ 可维持在 95% 左右，此时总尿量 1 400ml。患者有吞咽动作，呼叫刺激睁眼，于 18:27 顺利拔出气管导管。18:28 血气示 pH 值 7.422，$PaO_2$ 187mmHg，$PaCO_2$ 34.3mmHg，BE −2mmol/L，$HCO_3^-$ 22.3mmol/L，$K^+$ 2.9mmol/L，$Na^+$ 145mmol/L，Hct 19%，Hb 65g/L，$SaO_2$ 88%，$FiO_2$ 100%。

**问题三：现在实施拔管是否合理？如何判断？**

基于问题一关于拔管条件的考虑及问题二的处理措施，该患者目前自主呼吸恢复，自主呼吸频率、潮气量、呼吸动度正常。血压、心率等生命体征平稳，呼叫能睁眼，似乎达到了拔管指征。但是，此时关于容量的管理还没有进行评估和优化，有条件者可采用目标导向的容量管理策略进行评估，没有条件时可采用经验性容量管理策略进行评估。回顾患者的基本情况和术中的容量管理，该患者血容量估算：68kg × 9% = 6 120ml，患者术前无肺水肿、低蛋白血症、贫血、肺炎、心脏病等不耐受容量的情况，评估可耐受超负荷计算 6 120ml × 20% = 1 224ml。对出入量具体计算如下：

**1. 虚拟入量算法**

出血量 6 500ml − 红细胞 12U（12U × 200ml = 2 400ml）− 血浆 1 850ml − 羟乙基淀粉 130/0.4 氯化钠注射液 1 500ml − 纤维蛋白原浓缩物 4g（160ml）=

590ml；这 590ml 需要用 3 倍晶体液来补充；

晶体液目标入量：590ml × 3 = 1 770ml；

晶体液实际入量：晶体 9 700ml ＋ 碳酸氢钠 175ml = 9 875ml；

容量超负荷量为：9 700ml − 1 770ml = 7 930ml

尿量目标值计算 7 930ml − 可耐受容量 1 230ml = 6 700ml，患者目标尿量评估为 6 700ml。

**2. 实际入量算法**

出血量 6 500ml − 红细胞 12U（12U × 130ml = 1 560ml）− 血浆 1 850ml − 羟乙基淀粉 130/0.4 氯化钠注射液 1 500ml − 纤维蛋白原浓缩物 4g（160ml）− 碳酸氢钠 175ml = 1 255ml，这 1 255ml 需要用 3 倍晶体液来补充；

晶体液目标入量：1 255ml × 3 = 3 765ml；

晶体液实际入量：晶体 9 700ml

容量超负荷量为：9 700ml − 3 765ml = 5 935ml

尿量目标值计算 5 935ml − 可耐受容量 1 230ml = 4 705ml，患者目标尿量评估为 4 705ml。

该患者虽然给予了利尿治疗，但术后实际尿量只有 2 200ml，而根据两种计算方法结果均提示该患者处于容量超负荷状态。在产科大出血第三阶段的容量优化管理方面不到位，导致实际尿量远远小于目标尿量的情况下，患者过早进入拔管流程，拔管后失去了机械正压通气对肺部的保护作用，容量超负荷状态导致肺水肿和氧合困难，听诊双肺呼吸音变粗。

总之，该患者进入拔管流程时机过早，还需要对多方面的指标进行产科大出血第三阶段的微调管理（详见第五章），尤其是应先对容量进行充分优化后再评估是否进入拔管流程。

患者拔管后脱氧观察 5 分钟，$SpO_2$ 维持在 88%～92%，予以 6L/min 面罩吸氧，$SpO_2$ 可上升至 96%。面罩吸氧 10 分钟后，再次脱氧观察 5 分钟，$SpO_2$ 维持在 74%～88%，听诊双肺呼吸音粗，无明显湿啰音，再次予以面罩吸氧 $SpO_2$ 可上升至 93%。持续面罩吸氧 30 分钟，$SpO_2$ 维持在 97%，19:10 带氧气袋送患者返回病房，总尿量为 2 200ml。回病房后次日凌晨 5 点，面罩吸氧（4L/min）的血气结果示：pH 值 7.47，$PaO_2$ 202mmHg，$PaCO_2$ 32.25mmHg，BE −0.4mmol/L，$HCO_3^-$ 24.9mmol/L，$K^+$ 2.9mmol/L，$Na^+$ 138mmol/L，Hct 27%，Hb 93g/L，$SaO_2$ 99.8%。凝血功能显示：PT 13 秒，APTT 37.3 秒，Fib 281mg/dl。

**问题四：导致全麻术后拔管延迟和脱氧困难的原因及预防有哪些?**

气管插管全身麻醉术后拔管延迟的原因主要为以下几方面:

**1. 呼吸方面的问题** ①通气不足:表现为呼吸频率慢或快,潮气量小于 6ml/kg,呼吸运动不协调,反常呼吸。可能的原因为麻醉镇静药、镇痛药、肌松药代谢不完全,药物的残余作用导致呼吸肌无力。②换气功能障碍:严重的肺部感染、心源性或非心源性肺水肿、肺纤维化、肺出血、肺不张等。其他:拔管后声门水肿、气道分泌物增加、痰液堵塞等。

**2. 循环的问题** ①血容量不足:表现为血压低、心率快甚至氧饱和度低。如急性大失血,严重过敏。②血容量超负荷:表现为氧饱和度低,少尿,肺水肿及眼睑水肿等。如大出血期间短时间内大量补液扩容。

**3. 神经肌肉的问题** 表现为呼吸抑制、呼吸运动不协调、呼吸肌无力等。常见于术中镇静药、镇痛药、肌松药作用残余导致呼吸无力,或者合并神经肌肉疾病。

**4. 其他** 严重贫血(Hb<60g/L)、凝血功能异常,酸碱失衡及水电解质紊乱。

在上述原因中,产科大出血可以影响导致延迟拔管中的多方面的因素,如循环容量异常、肺换气功能异常、严重贫血、内环境紊乱等,尤其是循环容量是导致延迟拔管和脱氧困难的主要原因。因此,对于剖宫产大出血患者,既要注意低血容量性休克的发生,也要注意避免循环超负荷,特别是快速大量输注液体及血液制品后,必要时可给予利尿剂治疗。需要注意的是,此类循环超负荷的患者可能对利尿剂异常敏感,需要少量多次给予以达到目标尿量。结合血气中的氧合指数,自主呼吸状态下的肺部听诊及肺部超声进行综合评估。前提是在自主呼吸恢复前先进行容量的优化,自主呼吸恢复后再进行判断和评估。

患者在术后第 1~2 天为面罩吸氧(4L/min),$SpO_2$ 可维持在 96%~99%。但术后第 2 天有咳痰的症状,$SpO_2$ 最低降至 87%,进行雾化处理及白蛋白 5g 输注后好转。术后第 3 天改为鼻导管吸氧(3L/min),第 4 天直至出院吸空气下脉搏血氧饱和度可维持在 94%~99%。术后 11 小时内输注血小板 1U、去白细胞悬浮红细胞 3U;术后第 1~2 天的晶体入量>1 000ml/d,第 3 天后减至 400ml/d。患者每日自行饮入液体量从 100ml/d 增至约 2 000ml/d。出血及引流量逐日减少(100ml/d 减至 5ml/d),尿量维持在 1 600~3 700ml/d。术后前 2 天出入量为正平衡(+1 000ml/d),从术后第 3 天开始为负平衡(-300ml/d)。术后第 3 天胸部 X 线检查提示双肺炎症、胸腔少量积液。

**问题五:对于容量超负荷患者的拔管策略是什么?**

由于妊娠期循环血容量逐渐增加,至妊娠32~34 周可增加 40%~45%。剖宫产期间发生大出血患者的循环波动大,术中可因失血过快过多,短时间内快速大量输入晶体液及血制品导致循环超负荷,毛细血管内静水压升高,同时因血浆蛋白稀释导致胶体渗透压下降。因此,此类人群极易发生肺水肿(详见第七章第四节)。

有大出血倾向的孕妇大多直接选择气管插管全麻或者术中中转为气管插管全麻,术中发生肺水肿可对术后麻醉复苏及气管拔管产生影响,因此,术中通气策略和术后拔管策略对这类患者尤其重要。需要从以下几方面考虑:

**1. 术中呼吸管理** 术中可常规开启呼气末正压通气(positive end expiratory pressure,PEEP),如果患者循环稳定可将 PEEP 设定为 6~8cmHCO_2,以预防肺水肿发生。这一通气模式需持续至大出血得到控制后,评判患者容量超负荷得到纠正、内环境和凝血功能得到改善、患者换气功能基本正常、可进入拔管流程后才能停止。值得注意的是,在机械正压通气状态下的肺部听诊正常并不能代表肺换气功能正常,因为机械正压通气可以预防肺水肿发生,对容量超负荷的患者应避免过早恢复自主呼吸,对容量基本正常的患者恢复自主呼吸后需有足够的观察期,只有在自主呼吸恢复一段时间后的肺部听诊才能提供肺水肿的有效体征,以辅助评估血管外肺水渗出的严重程度和对氧弥散功能的影响。

**2. 拔管前容量优化管理** 拔管前评估患者有无肺水肿及容量是否超负荷,采用目标导向的容量管理策略或经验性容量管理策略对患者的出入量是否平衡进行评估。同时,结合血气分析、BNP 等实验室检查,以及中心静脉压、肺部超声、心脏超声等检查帮助判断。结合拔管前采用空气进行机械通气或维持自主呼吸,并通过血气分析计算氧合指数：$PaO_2/FiO_2 \geqslant 300mmHg$，表明氧弥散功能恢复正常。血管内渗透压是维持容量稳定的重要因素，如果该患者有类毛细血管渗漏症状，可导致血管内容量不足和组织容量过多，输注白蛋白后，可观察血中白蛋白浓度是否回升以帮助判断。

**3. 评估患者是否存在严重贫血及凝血功能异常**　严重贫血及凝血功能异常均会导致患者拔管后风险增加，严重贫血主要导致患者拔管后氧合差，凝血功能异常主要导致术后大出血风险增加，可能需要再次手术止血。因此，需要在拔管前及时评估患者血红蛋白及凝血功能，可通过术中血气分析及术中急查血常规、凝血功能及术野渗血情况进行综合的判断。

**4. 评估患者内环境**　内环境评估应包括体温、血糖、酸碱平衡和电解质多个方面，如果患者存在严重的酸碱失衡及电解质异常，会导致拔管延迟或拔管后风险增加。因此，拔管前应监测体温、并通过血气分析评估内环境情况，及时纠正酸碱失衡及电解质紊乱。

本病例拔管时经评估存在容量超负荷。首先应在一定的麻醉深度下继续给予正压通气加 PEEP 支持呼吸，同时少量分次给予利尿剂减轻容量负荷。其次，患者存在代谢性酸中毒（BE $-7mmol/L$，$HCO_3^-$ $19.9mmol/L$）、低钾（$K^+$ $3.0mmol/L$）、严重贫血（$Hb$ $51g/L$），换气功能异常（氧合指数 $187mmHg$），凝血功能障碍（PT 16.8 秒，APTT 71.4 秒），应逐一进行纠正，包括继续输注红细胞和血浆，补充钾离子，酌情给予碳酸氢钠。

总之，对于气管插管全身麻醉的剖宫产大出血患者，气管拔管前需要进行两个层面的评估：是否能进入拔管流程和是否达到拔管指征。需按常规评估气道和呼吸恢复的情况，更重要的是评估影响肺换气功能的因素，应认识到产科大出血患者是肺水肿的高危人群，气管插管和正压机械通气对气道的保护作用，在容量超负荷时不建议过早恢复自主呼吸，自主呼吸恢复后还应有足够的观察期，在确认无肺水肿后，再结合其他呼吸指标恢复情况拔管才是安全的。

## 【内容要点】

剖宫产术中大出血的患者可在短时间内大量丢失有效循环血容量，需要紧急而快速地输入大量液体和血液制品，以维持循环稳定。但如果输注量过大容易造成明显的容量超负荷，加上正常妊娠导致的血容量及组织间隙液体增加，此类患者极易发生肺水肿。不同程度的肺水肿会导致患者肺换气功能障碍，氧合异常，甚至通气功能障碍。同时，患者还可能存在严重贫血、内环境紊乱和凝血功能障碍，将导致术后拔管延迟，拔管后风险增加，严重影响患者预后。因此，对于剖宫产大出血治疗后的患者，合理掌握拔管时机，对患者的术后恢复有重要的影响。

## 【关键点】

1. 全麻插管的产科大出血患者，拔管前除评估通气和换气参数外，还需要将循环容量、贫血情况、凝血功能、酸碱平衡状态及电解质等纳入拔管条件评估。

2. 剖宫产大出血的患者是发生肺水肿的高危人群，拔管前应对出入量进行评估，以判断患者的容量状态，重点评估容量对肺部换气功能的影响。

3. 围手术期可早期诊断肺水肿的方法包括自主呼吸情况下的肺部听诊、心脏超声、肺部超声、血气分析、BNP 等。

4. 充分认识到气管插管和机械正压通气对肺水肿的预防和治疗作用，在容量超负荷时不建议恢复自主呼吸，自主呼吸恢复后还应有足够的观察期以确保拔管安全。

（余　超　童　欣）

━━━━ 参考文献 ━━━━

1. OCHOA ME, MARÍN MDEL C, FRUTOS-VIVAR F, et al. Cuff-leak test for the diagnosis of upper airway obstruction in adults: a systematic review and meta-analysis. Intensive Care Med, 2009, 35（7）: 1171-1179.

2. FERRARIO L. EXTUBATION CATHETERS. In: Hagberg CA, Artime CA, Daily WH, editors. The difficult airway: a practical guide. Oxford: Oxford University Press, 2013, 136.

3. KUMAR GV, NAIR AP, MURTHY HS, et al. Residual neuromuscular blockade affects postoperative pulmonary function. Anesthesiology, 2012, 117（6）: 1234-1244.

4. THILLE AW, CORTÉS-PUCH I, ESTEBAN A. Weaning from the ventilator and extubation in ICU. CurrOpin Crit Care, 2013, 19（1）: 57-64.

5. ARTIME CA, HAGBERG CA. Tracheal extubation. Respir

Care. 2014 Jun, 59（6）: 991-1002, discussion 1002-1005.

6. KULDANEK SA, KELHER M, SILLIMAN CC. Risk factors, management and prevention of transfusion-related acute lung injury: a comprehensive update. Expert Rev Hematol, 2019, 12（9）: 773-785.

7. BOLES JM, BION J, CONNORS A, et al. Weaning from mechanical ventilation. Eur Respir J, 2007, 29（5）: 1033-1056.

## 第五节　产科大出血患者输血和输液比例分析

### 【一般资料】

患者，35 岁。

主诉：停经 37 周，阴道流血 3 天。

现病史：患者平素月经规律，停经 30 天查尿 hCG 证实早孕，孕 40$^+$ 天出现恶心、呕吐等早孕反应。孕早期无毒物、放射线接触史，无腹痛、阴道流血史。孕期未建卡产检。孕 4$^+$ 个月感胎动至今。孕中晚期无头晕、眼花、心悸、胸闷，无皮肤黏膜黄染，无皮肤瘙痒。4 天前无明显诱因出现阴道大量流血，自诉量约 350ml，色鲜红，于当地医院住院，予以硫酸镁抑制宫缩、地塞米松促胎肺成熟，治疗后无明显阴道流血、流液，无明显宫缩。患者为求进一步诊治入院。

既往史：2010 年外院剖宫产术一次。余无特殊病史。

查体：身高 162cm，体重 69kg，体温 36.5℃，血压 127/62mmHg，心率 88 次 /min，脉搏血氧饱和度 98%；其余查体无特殊。

专科情况：G$_5$P$_3$$^{+1}$，37 周，从未产检，宫高：35cm，腹周：100cm，胎心：145 次 /min。骨盆外测量：坐骨结节间径 8cm。无规律宫缩。肛查：未做。

辅助检查：外院彩超提示：宫内单活胎，臀位，胎盘附着前壁Ⅱ级，胎盘下缘覆盖于宫颈内口，胎盘实质内无回声区。血常规：WBC 5.3 × 10$^9$/L，RBC 3.0 × 10$^{12}$/L，Hb 85g/L，PLT 75 × 10$^9$/L，凝血功能正常。

入院诊断：凶险性前置胎盘，中央性前置胎盘，瘢痕子宫，中度贫血，血小板减少症 G$_5$P$_3$$^{+1}$，37 周宫内孕，臀位单活胎待产。

治疗经过：患者入院后继续完善相关检查，主管教授查房后示：患者考虑以剖宫产手术分娩为首要选择，目前无阴道流血、流液，以硫酸镁抑制宫缩为主，继续完善术前相关检查，在此期间可随时有出现大出血，失血性休克，需要急诊剖宫产的可能。入院次日凌晨，患者突然出现阴道大量出血，估计约 800ml，考虑中央性前置胎盘伴出血，为挽救母儿生命，需急诊行剖宫产终止妊娠。

麻醉手术经过：患者入室后开放静脉通道，快速补液，使用丙泊酚和琥珀胆碱快速诱导后气管插管，采用七氟烷麻醉维持。手术开始后 3 分钟取出胎儿，追加舒芬太尼，顺式阿曲库铵，咪达唑仑加深麻醉，立即行桡动脉穿刺置管有创血压监测。术中见子宫苍白，足月孕大，右旋，血管重度怒张，呈蚓状迂曲于子宫下段，下段菲薄，仅见浆膜层。整个子宫前壁均触及海绵状胎盘组织，无病理性收缩环。切开子宫即见海绵状胎盘组织，血液汹涌流出。胎儿娩出后立即牵拉子宫下段止血带止血，并用卵圆钳钳夹子宫切缘。手取胎盘基本完整，给予缩宫素及卡前列素氨丁三醇加强子宫收缩，并使用热盐水纱布按摩子宫加强子宫收缩。但子宫收缩欠佳，以下段尤其显著大量血液从宫颈内口涌出，立即行子宫动脉结扎术，B-Lynch 缝合术及宫腔纱条填塞术均无效，仍见大量血液汹涌流出，宫颈下段仍然呈葫芦状膨大，视野暴露及止血极困难。此时急查血常规：RBC 1.65 × 10$^{12}$/L，Hb 46g/L，PLT 44 × 10$^9$/L，凝血功能：PT 16.9 秒，APTT 52.5 秒，INR 1.65，Fib 81mg/dl，DDI 5.32mg/L，FDP 20.20mg/L。加快输注去白细胞悬浮红细胞 5U，血小板 1U，纤维蛋白原浓缩物 2g，加快合新鲜冰冻血浆和冷沉淀；血气分析示：pH 值 7.317，PaCO$_2$ 37.1mmHg，BE −7mmol/L，HCO$_3$$^-$ 19mmol/L，K$^+$ 3.4mmol/L，Na$^+$ 140mmol/L，Ca$^{2+}$ 0.98mmol/L，Hct 10%，Hb 35g/L，SaO$_2$ 99%。因止血困难行子宫切除术，手术过程中再次查血常规示：RBC 1.78 × 10$^{12}$/L，Hb 53g/L，PLT 55 × 10$^9$/L，凝血功能：PT 19.2 秒，APTT 110.7 秒，INR 1.88，Fib 204mg/dl，DDI 14.07mg/L，FDP 45.80mg/L；继续输注去白细胞悬浮红细胞 9U，纤维蛋白原浓缩物 2g，新鲜冰冻血浆 800ml，冷沉淀 4U。子宫切除后，缝扎盆底，阴道断端见明显出血点，多处点状渗血，给予纱布按压止血，并积极输注去白细胞悬浮红细胞 11U，新鲜冰冻血浆 600ml，血小

板 1U，纤维蛋白原浓缩物 2g，冷沉淀 4U，间断补充 10% 葡萄糖酸钙 4g，5% 碳酸氢钠 200ml，凝血功能好转后术野内见血凝块形成。遂仔细止血并反复检查创面无活动性出血及渗血，关腹，并安置引流管。术毕查血常规示：RBC $3.51 \times 10^{12}$/L，Hb 104g/L，PLT $37 \times 10^9$/L，凝血功能：PT 15.3 秒，APTT 149.3 秒，INR 1.49，Fib 234mg/dl。术中失血量 12 600ml，术中输血：去白细胞悬浮红细胞共 25U，新鲜冰冻血浆 1 400ml，冷沉淀 8U，纤维蛋白原浓缩物 6g，机采血小板 2U。术中输液：晶体液 16 500ml，胶体液 1 500ml，尿量：2 300ml，尿色浓茶色。术后诊断：凶险性前置胎盘，中央性前置胎盘，产后出血，失血性休克，妊娠合并凝血功能异常，瘢痕子宫 $G_5P_4^{+1}$，37 周宫内孕，臀位，已剖宫产一活女婴，血小板减少症。术后转入 ICU 继续治疗。

术后情况：术后带管转入 ICU，生命体征平稳，继续呼吸机辅助呼吸，患者全身皮肤重度水肿，球结膜水肿，切口有少许渗血，见粉红色痰。听诊双肺呼吸音粗，闻及少量湿啰音。行床旁血气分析结果示：pH 值 7.409，$PaCO_2$ 35.2mmHg，$PaO_2$ 115mmHg，BE $-2$mmol/L，$HCO_3^-$ 22.2mmol/L，$K^+$ 4.1mmol/L，$Na^+$ 144mmol/L，$Ca^{2+}$ 1.05mmol/L，Hct 10%，Hb 103g/L，$SaO_2$ 99%。复查血常规，生化及凝血功能示 PLT $37 \times 10^9$/L，PT 15.3 秒，APTT 149.3 秒，Fib 235mg/dl，余指标基本正常。考虑患者容量负荷过重，凝血指标异常，给予其利尿剂和新鲜冰冻血浆，冷沉淀等对症治疗。在少量多次输入冷沉淀 6U，新鲜冰冻血浆 600ml，凝血酶原复合物 400IU，白蛋白 10g 后，患者凝血指标基本恢复正常，复查 PT 13.0 秒，APTT 34.1 秒，Fib 389mg/dl。患者术后第 1 天液体负平衡 4 680ml，水肿明显减轻，并拔出气管导管，改鼻导管吸氧。术后第 2 天液体负平衡 5 420ml，生命体征平稳，鼻导管吸氧已调至 2L/min。全身水肿消失，听诊双肺呼吸音清晰，未闻及干湿啰音。转入普通病房，手术后第 5 天出院，出院复查血常规 Hb 121g/L，PLT $146 \times 10^9$/L。

## 【病案讨论】

问题一：常见的输血治疗不合理的类型和原因是什么？

在输血治疗过程中最常见的输血治疗不合理包括两种类型，即输血量不足/过多或者输血比例不恰当。根本原因主要与未及时进行准确的出血量评估和未合理掌握输血指征有关。

以输入红细胞为例，通常情况下，启动输血治疗可以根据临床经验或者实验室检查结果。中华医学会妇产科学分会产科学组《产后出血预防与处理指南（2014）》推荐，当出血量达到或者超过 1 500ml 且持续出血并伴有生命体征的异常（心动过速和低血压）时，应该迅速准备启动输血治疗。另外，当血红蛋白水平 >100g/L 时可不考虑输注红细胞，而血红蛋白水平 <60g/L 时几乎都需要输血，血红蛋白水平 <70g/L 时应考虑输血，如果出血较为凶险且出血尚未完全控制或继续出血的风险较大，可适当放宽输血指征。该指南 2023 版同时指出，可根据出血情况和止血效果，维持更高的血红蛋白水平。这里推荐从出血量和实验室指标两个方面来指导启动输注红细胞。

然而，在采用实验室指标指导输血时，导致输血量不足或过多的主要原因是临床决策受到血液浓缩和稀释状态的影响，所获得的实验室结果存在滞后性和准确度不高，如果单纯根据 Hct 计算公式评估所需的输血量，当血液极度浓缩时，容易造成输血不足，反之，当血液极度稀释时，容易造成输血过量。而单纯根据出血量评估所需输血量时，当出血量被低估时，容易造成输血不足，反之，当出血量被高估时，容易造成输血过多。因此，在临床上推荐采用两种方法结合指导输血，应避免盲目的单纯采用某一种方法进行评估。在采用不同的指标指导输血时，需要评估所选用的指标的适用条件，如果已知出血量估计不准确，那么就需要更多的结合实验室指标以指导输血；反之，当所有出血都可以准确计量时，应更多地结合出血量以指导输血。

在产科大出血患者的输血治疗中，输入不足的发生率远远大于输入过多的发生率，常存在红细胞、血浆、纤维蛋白原、白蛋白、血小板等血液成分一种或多种输入不足，导致输血比例不恰当。输血比例不恰当通常见于以下几种情况：①红细胞输入不足；②红细胞输入充足，血浆输入不足；③红细胞和血浆输入充足，但纤维蛋白原输入不足；④红细胞、血浆、纤维蛋白原输入充足，但白蛋白输入不足；⑤血小板输入不足。产科患者推荐的输血比例详见第四章相关内容，其中 SOAP 推荐（美国标准）采用红细胞：血浆：冷沉淀：血小板 = 6：4：1：1

（中国标准 12U：800ml：10U：1U 机采），和传统的红细胞：血浆：血小板比例为 1：1：1（中国标准 10U：1 000ml：1U 机采）的方案相比，明显提高了纤维蛋白原的比例。总之，在产科输血比例不恰当的患者中，最常见的是血浆、纤维蛋白原和白蛋白输入不足。

**问题二：该患者术中容量管理是否合理？**

判断容量管理是否合理，可以采取多种方式，如目标导向容量治疗策略，在条件不具备时，推荐采用经验性容量管理策略进行判断，等容置换理论是经验性容量管理策略的核心理念（详见第五章相关内容），其使用的前提是对出血量判断较为精准，如果偏离太大，可能导致其准确性下降。

本例患者手术结束后将各部位出血进行了较为精准的计量，可使用等容置换理论对容量治疗进行评估，具体如下：

出量包括：出血量为 12 600ml，尿量 2 300ml；

入量包括：去白细胞悬浮红细胞 25U（5 000ml），血浆 1 400ml，平衡液 12 500ml，生理盐水 4 000ml，羟乙基淀粉 130/0.4 氯化钠注射液 1 500ml，5% 碳酸氢钠 200ml，冷沉淀 8U（120ml），纤维蛋白原浓缩物 6g（240ml），血小板 2U（300ml）。

按照等容置换理论计算公式：

出血量 12 600ml − 去白细胞悬浮红细胞 5 000ml − 血浆 1 400ml − 羟乙基淀粉 130/0.4 氯化钠注射液 1 500ml − 其他约 600ml = 4 100ml，因此，4 100ml 的容量欠缺需要用 2 倍晶体液填充。

晶体液预测输入值：4 100ml×2 + 尿量 2 300ml = 10 500ml

可耐受超负荷：65kg × 9% × （10%～20%）= （585～1 170）ml，患者术前存在贫血，可耐受超负荷量认定为 585ml

晶体液预测值 + 可耐受超负荷 = 10 500ml + 585ml = 11 085ml

晶体液实际输入值：平衡液 12 500ml + 生理盐水 4 000ml + 5% 碳酸氢钠 200ml = 16 700ml

容量超负荷量：16 700ml − 11 085ml = 5 615ml

根据公式计算结果显示，该例患者在术中管理时出现明显的晶体液输入过多，入量约超过 5 000ml。

然而，这里只是从量的角度对容量治疗的合理性进行了评判，实际上判断容量治疗是否合理，还需要判断容量治疗中所输入的各种液体物质的比例是否合理。可以根据本书相关章节推荐的方法，先评估血液制品输入的种类和比例是否合理，在优先满足血液制品的种类和比例恰当的前提和基础上，再将剩余的血管内空间用晶体液和胶体液补充。

**问题三：该患者血液制品输注的种类和比例是否合理？**

大出血的患者在进行血液制品输注时，除考虑输注红细胞外，还要根据孕产妇的凝血功能变化特点（详见第四章），兼顾患者的凝血功能及血浆胶体渗透压的维持和纠正。在拟定输血计划时需要优先规划红细胞、血浆、纤维蛋白原浓缩物 / 冷沉淀、血小板、白蛋白的输入量，在此基础上规划晶体液输入量。因此，当存在血液制品输注比例不合理时，往往伴随着晶体液输入比例的不合理。具体可根据表 8-3 规划的输血输液种类和比例的预测值和实际值的差异，对该患者实际治疗的合理性进行初步评价。

表 8-3　输血 / 输液治疗的合理性分析

| 输入种类 | 预测值 /<br>实际值 | 输入量 | 合理性评价 |
| --- | --- | --- | --- |
| 悬浮红细胞<br>（40%～50%） | 预测值 | 5 040～6 300ml | 达到低限目标 |
| | 实际值 | 5 000ml | 术前贫血可适当提高 |
| 血浆（20%） | 预测值 | 2 520ml | 输入严重不足 |
| | 实际值 | 1 400ml | |
| 冷沉淀 | 预测值 | 20U | 输入不足 |
| | 实际值 | 8U | |
| 纤维蛋白原浓缩物 | 预测值 | 10g | 输入不足 |
| | 实际值 | 6g | |
| 白蛋白 | 预测值 | 50～60g | 未输入 |
| | 实际值 | 0g | |
| 血小板 | 预测值 | 1～2U | 输入达到目标 |
| | 实际值 | 2U | |
| 胶体 | 预测值 | <1 500ml | 输入达到目标 |
| | 实际值 | 1 500ml | |
| 晶体 | 预测值 | <11 085ml | 输入过量 |
| | 实际值 | 16 500ml | |

根据表 8-3 的输血输液比例，该患者存在血液制品输入比例和人工液体输入比例不合理的现

象。具体表现为凝血物质（新鲜冰冻血浆、冷沉淀和 / 或纤维蛋白原浓缩物）输入不足、白蛋白输入严重不足和晶体液输入过多。《昆士兰临床指南：原发性产后出血（2024）》推荐，容量复苏时晶体液初始输入量不超过 2 000ml，人工胶体液不超过 1 500ml，虽然与我国实际救治情况存在冲突，且很难在临床上严格执行，但是血液制品输入不足导致的晶体液输入比例过高始终是大出血救治过程中普遍存在的问题。

**问题四：凝血物质和白蛋白输注不足存在的问题是什么？**

在大出血患者的救治过程中，红细胞输注不足发生率相对较低，而凝血物质和白蛋白输注不足却十分常见，两者在大出血救治中发挥了重要的作用，若输注不足可引起一系列相应的并发症。

**1. 低血压和组织水肿**　在大出血患者的容量治疗中，为了减少对凝血功能和肾功能的影响，人工胶体的使用量是受限的。若没有及时足量的补充新鲜冰冻血浆和白蛋白，将导致血管内胶体渗透压明显下降，引起血管内液体向组织间隙渗透，血压维持困难。为了维持循环的稳定，则需要输入过量的晶体液以维持血管内容量。这样就必然造成连锁反应，导致严重的组织水肿，尤其是肺水肿。肺水肿后血中和肺泡中的氧气弥散发生障碍，将进一步加重患者组织缺氧、增强无氧代谢，导致乳酸进一步增加，加重酸中毒，加重血管扩张，组织淤血，并形成恶性循环。本例患者因过量的输注了晶体液以代替血浆和白蛋白等血液制品的液体复苏功能，导致出现了严重的全身水肿，肉眼可见大量的粉红色泡沫样痰，双肺听诊湿啰音等一系列问题。

输入新鲜冰冻血浆和人血白蛋白均有助于维持患者血管内的胶体渗透压，但对于严重产科大出血患者，即使输入足量的新鲜冰冻血浆，但白蛋白含量仍不足以满足救治的需要，因此，需要在输入新鲜冰冻血浆的基础上额外输注白蛋白。该病例发生在 10 年前，对术中输入白蛋白的理念尚比较欠缺，按计算该患者术中应输注 50～60g 白蛋白，但未输入，也是导致患者晶体液输入过量，出现严重组织水肿的重要原因。

**2. 凝血功能异常**　新鲜冰冻血浆和冷沉淀里含有大量的凝血因子，大出血患者凝血因子被大量消耗和丢失。若不及时补充凝血因子，可引起患者

凝血功能异常，失血量增多，严重者可导致 DIC、多器官功能衰竭等。本例患者术毕查 APTT 149.3 秒，显著延长。在返回 ICU 后再次输注冷沉淀 6U，新鲜冰冻血浆 600ml，凝血酶原复合物 400IU 后，患者的凝血指标才基本恢复正常，复查 PT 13.0 秒、APTT 34.1 秒。

**问题五：术后容量管理与血液制品输注管理有哪些？**

严重大出血患者术后建议转至 ICU 继续治疗。治疗的重点依然是容量管理、贫血纠正、凝血功能纠正、内环境维持、呼吸治疗、肝肾功能维持、预防感染及其他对症治疗（见第十三章），而容量管理是产科大出血患者术后管理的重点，对术后血液制品需求量存在直接的影响。

**1. 容量管理方面**　对于液体负荷过重的患者，术后容量管理通常是使用利尿剂排出多余的液体，纠正组织水肿。在维持循环稳定的状态下，术毕 72 小时内液体的出入量应保持液体负平衡（入量小于出量）。在这个过程中会有大量的电解质随尿液排出，尤其是钾离子，应及时进行电解质的监测，预防和治疗低钾血症。另外，由于过量液体输注引起的肺水肿可导致患者的氧合障碍、低氧血症、术后拔管延迟等并发症，故可通过肺部超声、动脉血气分析计算氧合指数来监测。

**2. 血液制品的管理**　大出血患者术后血液制品的需求量具有动态变化的特点。术中救治可能导致患者容量过负荷，血液呈明显的稀释状态，此时很多实验室结果可能会被低估，如血红蛋白浓度和血小板计数。但随着术后和产褥期液体在血管内的再分布和利尿剂的使用，患者出现了明显的液体入量负平衡的表现，血液的稀释状态得到纠正，部分受容量影响较大的实验室指标升高，甚至恢复至正常值，所以不要贸然输入大量血制品。该患者术毕 Hb 104g/L，经术后利尿治疗后，出院时 Hb 121g/L，已经达到了输血治疗不合理中的输血过量的标准。

血小板和纤维蛋白原更新较快，对于已切除子宫等出血风险较小的患者，若术后无明显的出血倾向，在获得血小板困难的情况下可暂缓纠正其低浓度状态，本例患者术毕查 PLT $37 \times 10^9$/L，虽然术后在 ICU 并未补充血小板，但复查结果显示血小板迅速恢复至正常水平。临床观察也发现，对于肝功能正常的患者，纤维蛋白原可在术后

24～48 小时内有明显的升高。

总之，在产科大出血救治中，血液制品的输入量和输入比例同样重要，凝血物质和白蛋白输入比例不足时将导致晶体液输注比例升高，进而带来一系列并发症，严重影响患者预后。因此，在产科大出血患者容量管理中，应有全局观和预见性，在关注输血种类和输血量的同时，更要关注各种血液制品输注比例对输液比例的影响及可能带来的后果。

## 【内容要点】

容量治疗是产科大出血患者最重要的治疗手段之一，尽管有诸多指南对产科大出血的输血和补液治疗方案给出了推荐意见。但是，由于输血量和输血比例不合理将直接影响人工液体的输入量和输入比例。所以，当实际面对产科大出血患者时，该如何进行合理的输血和补液仍是大部分临床医生的关注点。血液制品输注过多可造成循环容量过负荷和血液制品的浪费，而输注不足又会导致组织氧供不足，凝血功能障碍，低蛋白血症及组织水肿等并发症。同时，术后的输血治疗在很大程度上也将受到术后容量变化的影响，进而可能影响到患者术后的转归，甚至导致严重的后果。因此，从全局性和前瞻性的视角来认识产科大出血患者容量治疗的比例关系是容量治疗的重点和难点。

## 【关键点】

1. 产科大出血救治过程中需制订输血、输液计划，避免盲目输注大量血液制品和晶体液，预测值和实际值之间的巨大偏差将导致术后并发症增加。

2. 容量治疗需具有全局观，输血量和输血比例的不合理将导致输液量和输液比例的不合理，常见的输血输液比例不合理表现为凝血物质和白蛋白输入不足，而晶体液输入过量。

3. 凝血物质和白蛋白输入不足，以及晶体液输入过量将导致低血压、低蛋白血症、组织水肿、肺水肿、凝血功能异常等并发症，严重影响患者预后。

4. 在产科大出血患者术后 72 小时内，循环容量存在明显的负平衡过程，血液逐渐浓缩，凝血物质产生增加，部分实验室指标将呈现上升趋势，应注意个体化动态评估输血指征，避免输血过量。

（陈首名　余河亚）

## 参考文献

1. 叶铁虎，田玉科，吴新民，等. 围手术期输血指南（2014）. 北京：人民卫生出版社，2014：208-214.
2. GIOULEKA S, TSAKIRIDIS I, KALOGIANNIDIS I. Postpartum Hemorrhage: A Comprehensive Review of Guidelines. Obstet Gynecol Surv，2022，77（11）：665-682.
3. 中华医学会妇产科学分会产科学组，中华医学会围产医学分会. 产后出血预防与处理指南（2023），中华妇产科杂志，2023，58（6）：401-409.
4. Queensland Clinical Guidelines. Postpartum haemorrhage Guideline No. MN24.1-V11-R29 Queensland Health. 2024.

# 第六节　产科大出血患者输血过量的预防

## 【一般资料】

患者，34 岁。

**主诉**：停经 35$^{+5}$ 周，发现中央性前置胎盘伴胎盘植入 10 周。

**现病史**：患者于孕 14$^+$ 周至笔者医院建卡定期产检。NIPT 提示低风险，肝肾功、OGTT、胎儿系统彩超、心脏彩超未见明显异常。孕 25$^{+6}$ 周彩超提示中央性前置胎盘伴胎盘植入。孕 30$^{+1}$ 周 MRI 示：中央性前置胎盘，子宫前下壁、后下壁、宫颈内口周围胎盘植入，前下壁局部有穿透性胎盘植入可能。现孕妇停经 34$^{+6}$ 周，无腹痛、阴道流血、流液等不适。因凶险性前置胎盘伴胎盘植入入院待产。

**既往史**：平素健康状况良好。2005 年因过期妊娠于外院剖宫产分娩一女活婴。2014 年、2015 年因社会因素外院行人工流产术。

**一般情况**：身高 163cm，体重 65kg；体温 36.5℃，血压 131/87mmHg，心率 87 次 /min，呼吸 20 次 /min。

**专科情况**：G$_5$P$_1$$^{+4}$，宫高：34cm，腹围：98cm，胎方位：ROA，胎心：140 次 /min。无明显宫缩。

**辅助检查**：血常规示：WBC 8.2×10$^9$g/L，Hb 132g/L，Hct 38.3%，PLT 106×10$^9$/L；凝血示：PT 11.0 秒，APTT 26.6 秒，Fib 366mg/dl；生化示：Alb 40g/L，ALT 12U/L，AST 20U/L，TB 8.8μmol/L，K$^+$ 3.5mmol/L，Ca$^{2+}$ 2.23mmol/L，Na$^+$ 140.7mmol/L。

MRI 普通扫描：中央性前置胎盘，胎盘大部分附着于子宫前下壁、左侧下壁及后下壁，前下壁胎盘覆盖切口瘢痕区；子宫前下壁、后下壁及宫颈内口周围胎盘植入，前下壁局部有穿透性胎盘植入可能；宫颈管缩短扩张，宫颈内口周围胎盘附着处及宫颈管内少许出血；宫颈周围有明显曲张血管；宫底偏右肌壁可见小肌瘤；膀胱粘连，局部膀胱上壁欠连续，膀胱壁植入待排；直肠壁未见异常信号改变。

笔者医院产科彩超：胎盘附着子宫前壁及后壁；厚度 4.4cm，内见多个血窦，最大范围约 4.0cm×2.9cm×3.6cm，呈"沸水征"，胎盘与前壁下段界限不清。孕妇子宫肌壁间及浆膜下查见 4～5 个弱回声团，最大位于后壁肌壁间突向浆膜下，大小 6.0cm×4.6cm×5.6cm，边界较清，周边探及血流信号。

入院诊断：凶险性前置胎盘，中央性前置胎盘伴植入，妊娠合并瘢痕子宫；$G_5P_1^{+3}$，$35^{+6}$ 周宫内孕，横位单活胎待产；多发性子宫肌瘤。

入院治疗：经完善相关检查及准备，于全麻下行"子宫体部横切口剖宫产术；子宫全切除术；膀胱修补术＋膀胱灌注术；子宫捆绑术；肠粘连松解术；盆腔粘连松解术；部分大网膜切除术"。

## 【病案讨论】

### 问题一："子宫体部横切口剖宫产术"的特点及麻醉关注点是什么？

子宫体部横切口剖宫产术即子宫双切口手术，其主要步骤包括：在子宫体部避开胎盘做第一个子宫横切口，娩出胎儿后迅速缝合关闭子宫切口；下推膀胱，在子宫下段胎盘植入处做第二个子宫横切口，娩出胎盘，止血后缝合关闭切口。优点在于第一个子宫横切口位置高，可减少因在胎盘上"打洞"所引起血窦开放，大量出血；第二个子宫切口位于子宫下段较低的位置，娩出胎盘后有利于局部暴露，便于采用局部压迫缝合止血、宫腔球囊填塞等多种方式止血，同时还有利于双侧子宫动脉上行支结扎，减少出血和子宫切除的风险，尽量保留子宫。

实际操作中，由于胎盘的广泛植入甚至穿透性植入，尤其是膀胱与子宫下段致密粘连，使得下推分离膀胱的过程困难加重，第一个切口关闭与第二个切口开放的间隔时间较长，导致胎盘剥离形成宫腔内隐性出血，由于子宫肌壁松弛，血窦持续开放，宫腔内可能积存大量血液。应对策略包括：手术医生可在第一个子宫横切口关闭后采用血浆管捆扎子宫体部，通过向子宫体加压减少胎盘剥离风险。麻醉医师需要采用吸入麻醉药物或子宫松弛剂充分保持子宫松弛状态，避免宫缩引起胎盘提前剥离，为暴露第二个切口争取时间；同时可通过加深麻醉等方式适当降低血压，减少子宫内胎盘剥离出血速度。在子宫内隐性出血识别方面，需要关注生命体征变化、阴道内短时间大量出血或子宫进行性增大等征象。针对胎盘完全覆盖宫颈内口的患者，胎盘边缘部分剥离导致出血无法经阴道流出，极有可能误导麻醉医生对出血量判断，导致类宫腔内隐性出血往往难以第一时间被发现。

### 问题二：该手术对自体血回收和异体血需求量有什么影响？

随着回收式自体血回输技术在剖宫产手术中的广泛应用，异体血输注的比率有了明显下降。然而，当术中出血情况复杂或出血异常凶猛时，判断出血量很难做到"及时"和"精准"。同时由于生命体征数据和血气分析结果的相对滞后，衡量自体血回输量与对异体血的需求往往依赖麻醉医生的临床经验。在这种情况下，粗略地评估自体血回收量占出血量的比例对异体血需求量具有一定的参考价值。当自体血回收比例大时，意味着出血情况相对可控。通过自体血洗涤回输，可以避免异体红细胞的大量输注。反之，当自体血回收比例小时，则表明出血速度快，短时间内出血量大，导致大量血液通过手术单、纱布或其他途径流失，此时出血情况往往异常凶险，需相应提高异体血的输注权重。

如前所述，子宫体部横切口剖宫产术容易导致宫腔内隐性出血，且少量隐性出血不容易被发现，往往子宫进行性增大后才能发现，此时出血量通常超过 1 000ml，已达到需要输注红细胞的指征。在这类手术中，这部分出血无法同时实施自体血液回收，需要等待第二个切口开放后才能实施回收。

这一特点导致这类手术在出血早期自体血回收量占实际出血量的比例远远低于普通剖宫产手术，可用于洗涤回输量不足，患者可出现低血压，低血红蛋白血症，早期输注异体血需求量增加。由于胎盘剥离后出血主要集中在宫腔内，很少经过阴道和手术切口等途径丢失，在出血后期，随着第二切口开放，可在短时间内回收大量子宫内隐性出血，导致自体血回收量占实际出血量的比例升高，异体血需求量下降，对于前期输注了大量异体血的患者，甚至可能导致总体异体血输注过量。

麻醉及手术经过：患者入室后开放静脉通道，动脉穿刺置管并测量有创动脉血压，体外和液体加温，备自体血回收装置。入室血压 120/67mmHg，心率 90 次 /min，氧饱和度 100%。基础血气分析结果：pH 值 7.475，BE -4mmol/L，$HCO_3^-$ 19.8mmol/L，$PaCO_2$ 26.9mmHg，Hb 109g/L，Hct 32%，$K^+$ 3.8mmol/L，$Ca^{2+}$ 1.18mmol/L。采用气管插管全身麻醉，静脉注射丙泊酚 120mg、瑞芬太尼 70μg、琥珀胆碱 100mg 后，可视喉镜下快速插管。插管后行容量控制机械通气，呼吸参数：呼吸频率 12 次 /min，潮气量 450ml，吸呼比 1∶2，七氟烷 2.5% 维持麻醉，手术开始。

进腹后见大网膜与子宫前壁及腹前壁广泛粘连，子宫前壁 1/2 宫体、两侧壁及子宫下段血管极度怒张，部分浆膜层呈紫蓝色。于子宫前壁近宫底部作横切口，以臀位娩出胎儿。胎儿娩出后见宫腔活动性出血，血浆管捆绑子宫体部以减少出血，随后迅速缝合子宫体部切口。因胎盘大面积植入，产科医生讨论后认为无法保留子宫，决定直接行子宫切除术。血气分析显示：pH 值 7.376，BE -5mmol/L，$HCO_3^-$ 21.3mmol/L，$PaCO_2$ 45.8mmHg，Hb 98g/L，Hct 28%，$K^+$ 4.0mmol/L，$Ca^{2+}$ 1.17mmol/L。

因膀胱与子宫体下段及子宫下段粘连，位置拉高，与原子宫切口部位致密粘连，解剖层次不清，膀胱表面广泛血管迂曲粗大，呈蚯蚓状怒张，分离膀胱过程中出血汹涌。立即增加液体治疗量，输入晶体液约 2 000ml，胶体液约 1 000ml，回收自体血约 600ml，回输自体血 228ml，并完成 4.5U 去白细胞悬浮红细胞输注。此时预计失血可能大于 2 000ml，血气分析显示：pH 值 7.216，BE -8mmol/L，$HCO_3^-$ 20.1mmol/L，$PaCO_2$ 49.4mmHg，Hb 71g/L，Hct 21%，$K^+$ 3.6mmol/L，$Ca^{2+}$ 0.72mmol/L。血压 83/45mmHg，心率 120 次 /min，$SpO_2$ 98%。经检查，并未发现有大量血液从阴道涌出，会阴垫上仅有少量血污。

**问题三：此时患者的血气特点结合生命体征提示什么？**

在手术的这一阶段，出血陡然增加，通过手术切口和铺巾丢失出血较多，虽然暂时未发现宫腔

内大量出血，但自体血回收的比例及效率无法满足手术需求，可通过输注异体去白细胞悬浮红细胞弥补血红蛋白缺失，同一时间申请的其他血液制品如血浆、冷沉淀因准备时间较长被用于后续治疗。然而，在积极的液体治疗并输注 4.5U 异体血的基础上，患者生命体征依然呈现血压降低，心率增快等低容量表现。即使考虑麻醉的影响，以低容量休克分级（血压 83/45mmHg、心率 120 次 /min）粗略估计，患者仍存在至少 1 000ml 的容量欠缺。血气分析显示碱剩余增加，血红蛋白、血钙进行性降低（BE -8mmol/L，pH 值 7.216，Hb 71g/L，$Ca^{2+}$ 0.72mmol/L），极有可能由隐性出血导致。结合患者情况，外科医生已使用血浆管捆扎子宫体等预防手段，但宫腔内出血仍是现阶段最有可能的隐性出血来源。虽然会阴部位检查未见大量血液经阴道流出，也要提醒手术医生排查这一疑点，并寻找可能存在的其他隐性出血点。

追加 3U 去白细胞悬浮红细胞，继续回输自体血 219ml，输注新鲜冰冻血浆 800ml。输注完成后血气分析示：pH 值 7.171，BE -10mmol/L，$HCO_3^-$ 18.2mmol/L，$PaCO_2$ 49.8mmHg，Hb 82g/L，Hct 24%，$Ca^{2+}$ 0.63mmol/L。随后继续液体治疗并输注新鲜冰冻血浆 400ml，纠正电解质紊乱。血压 95/50mmHg，心率 99 次 /min，$SpO_2$ 100%。完成膀胱分离后在切除子宫过程中见子宫体逐渐增大，考虑宫腔内大量积血。经子宫体部开放小切口吸出积血约 2 000ml、血凝块约 800g，回收清洗后回输自体血 1 498ml。

**问题四：预计可回收自体血比例比较高，如何平衡生命体征和检验结果的关系？**

事实证明该患者宫腔内确实积存有大量的血液及血凝块。由于处于相对封闭的腔隙，这部分出血几乎都可以被自体血回收装置回收并回输给患者，导致在该类手术中，自体血回收量占出血量的比例存在极大的阶段性不均衡特点。因此，在自体血回收的不同阶段可以灵活调整输血和输液策略，针对后期可预计的自体血回收量和比例，在出血早期合理选择晶体液、胶体液补充丢失容量，并结合去甲肾上腺素等血管活性药物的使用，力争维持患者生命体征相对稳定，此时需要积极处置的异常检验结果主要是电解质丢失及酸碱平衡紊乱。针对自体血回收量占总出血量比例较低的情况，检验结果可发现血红蛋白明显下降，可根据

情况适当补充异体血，在维持血红蛋白的目标上，大量临床实例证明，在气管插管机械正压通气及高浓度氧气的支持下，机体维持氧供不完全依赖于高浓度血红蛋白。结合自体血回输装置对自体红细胞的保护，年轻女性可接受限制性输血策略（Hb＜70g/L），降低对异体红细胞的需求是相对安全的。而对于该类手术特点，可预见得到后期存在较大量的自体血回收量，自体血回收量和总出血量的比例可维持在合理水平内，因此，前期大量异体血输注时需谨慎考量其对后期的血红蛋白的影响。

切除子宫后检查创面无活动性出血，冲洗盆腔，逐层关腹。术毕检查阴道内无活动性出血。术中估计失血 7 100ml，术中输血：自体血回输 1 950ml；异体去白细胞悬浮红细胞 7.5U、新鲜冰冻血浆 1 200ml、冷沉淀 8U、纤维蛋白原浓缩物 8g；晶体液 5 500ml，胶体液 1 000ml，尿量 1 150ml。评估后顺利拔出气管导管，术后转入 ICU 病房。

术后观察：转入 ICU 后，心电监护示：血压 123/71mmHg，心率 90 次/min，呼吸 20 次/min，$SpO_2$ 98%，鼻导管吸氧 2L/min。血气分析显示：pH 值 7.475，BE −3mmol/L，$HCO_3^-$ 20.3mmol/L，$PaCO_2$ 27.6mmHg，Hb 105g/L，$K^+$ 3.1mmol/L。诊疗计划：心电监护，吸氧；头孢西丁预防感染；持续低压膀胱冲洗，密切关注尿色、尿量；适量静脉补液，警惕急性心力衰竭；静脉补钾，监测电解质；动态监测血红蛋白。

术后 13 小时，输入液体 1 600ml，饮入 100ml，尿量 1 415ml，正平衡 283ml。心电监护示：血压 124/66mmHg，心率 88 次/min，呼吸 22 次/min，$SpO_2$ 98%，鼻导管吸氧 2L/min。血常规示：WBC $13.8×10^9$g/L，Hb 110g/L，PLT $57×10^9$g/L；生化示：Alb 25.4g/L，$K^+$ 3.5mmol/L，$Ca^{2+}$ 2.11mmol/L，$Mg^{2+}$ 0.7mmol/L；凝血示：PT 12 秒，APTT 28.9 秒，Fib 322mg/dl。术后第 2 天，患者生命体征平稳，转回普通病房继续治疗。术后第 6 天，患者顺利出院，出院前复查血常规示：WBC $9.0×10^9$g/L，Hb 111g/L，PLT $174×10^9$/L。

问题五：该患者术中输血是否合理？如何预防输血过量？

根据书中推荐的计算方法对该患者输血输液治疗的合理性进行分析（表 8-4），并根据表中输血的种类和比例的预测值和实际值比较分析发现，

该患者术前 Hb 132g/L，不存在贫血，术中出血量统计较为准确。根据出院 Hb 维持在 70～100g/L 的目标，预测输入值根据出血量的 40% 进行计算，实际输入量大于预测输入量 600ml，约超过 3U 异体血输入量，根据成人每输入 2U 悬浮红细胞可提高血红蛋白 10g/L 的临床经验，结合该患者术后血常规结果，如果按照预测值计算结果少输入 3U 悬浮红细胞，或可将患者术后 Hb 维持在 95g/L 左右。

表 8-4　输血/输液治疗的合理性分析

| 输入种类 | 预测值/实际值 | 输入量 | 合理性评价 |
|---|---|---|---|
| 悬浮红细胞（40%） | 预测值 | 2 840ml | 不合理，超过预测值 |
| | 实际值 | 3 450ml | |
| 血浆（20%） | 预测值 | 1 420ml | 基本合理 |
| | 实际值 | 1 200ml | |
| 冷沉淀 | 预测值 | 10U | 基本合理 |
| | 实际值 | 8U | |
| 纤维蛋白原浓缩物 | 预测值 | 8～10g | 基本合理 |
| | 实际值 | 8g | |
| 白蛋白 | 预测值 | 20～30g | 不合理 |
| | 实际值 | 0g | |
| 血小板 | 预测值 | 0～1U | 合理 |
| | 实际值 | 0U | |
| 胶体液 | 预测值 | ＜1 500ml | 合理 |
| | 实际值 | 1 000ml | |
| 晶体液 | 预测值 | ＜5 000ml | 合理 |
| | 实际值 | 5 500ml | |

在输血质量控制评价中，如果患者出院时 Hb＞110g/L 则被认为是输血过量，该患者出院时 Hb 111g/L，可以被评价为术中输血过量。导致患者输血过量的常见原因如下：①对出血量评估准确性不足，高估出血量；②术中血液过度稀释，导致 Hb 被过度低估，制订输血计划时 Hb 目标值设定较高，血液浓缩后实际 Hb 高于目标值；③阶段性自体血回收量和输入量极度不均衡，对异体血输入量阶段性高估。

针对上述原因，除准确评估出血量外，需针对实验室结果分析当前患者的容量状态，血液是否存在浓缩和稀释，当存在明显血液稀释，制订输血

计划时应避免设定过高的 Hb 目标值。针对"子宫体部横切口剖宫产术"手术的特点，应该制订阶段性治疗目标，虽然前期自体血回收量较少，但可预见后期自体血回收量较大，自体血回收量和总出血量的比例可以维持在合理的水平内，因此，在宫腔内隐性出血未回收前，可短期内将 Hb 目标值维持在患者可耐受低限，避免大量异体血输注，减少后期自体血回输后导致的总体输血过量。

## 【内容要点】

回收式自体血回输技术已被广泛应用于产科手术中以减少对异体输血的需求。研究指出，大量失血是自体血回输患者围手术期异体红细胞输注的独立危险因素，多数研究也强调应根据《中国临床输血技术规范》采取严格输血策略。然而，目前异体血输注无法完全避免，某些复杂外科情况下，即使采用成分输血策略，输血过量的情况仍时有发生。伴随异体血的过量输注，溶血、急性肺损伤、内环境紊乱和免疫调节异常的风险显著增加，同时血资源短缺也进一步加重。导致输血过量的主要原因在于，剖宫产术中出血并不处于恒定状态，越凶险的手术伴随阶段性出血量的波动越剧烈，极大地考验麻醉医生对术中整体出血和输血状况的把控能力。因此，从全局的角度明确自体血回收量与异体血需求量的阶段性变化关系，继而优化异体血输注策略，减少输血过量，对临床治疗有重要的指导意义。

## 【关键点】

1. "子宫体部横切口剖宫产术"由于其术式的特殊性，术中易出现宫腔内的隐性出血，且在出血早期难以被察觉，往往在患者循环波动或宫腔再次开放后才被发现。一方面影响自体血回收与回输，另一方面增加不必要的异体血输注。

2. 在掌握患者潜在隐性出血的情况及可预计的后期高自体血回收比例后，出血早期可以合理选择晶体液、胶体液补充丢失容量，并结合去甲肾上腺素等血管活性药物的使用，以维持患者生命体征相对稳定。同时需要积极处置电解质及酸碱平衡紊乱。

3. 可以一定程度地接受术中阶段性自体血回输量与异体血输注比例失衡。积极液体治疗、使用血管活性药物及与机械正压通气相结合时，可

以采取相对严格的输血策略。优化成分输血方案，适当降低异体红细胞的需求，增加血浆等其他血液组分或纤维蛋白原浓缩物 / 冷沉淀等血液制品输注以维持凝血功能正常。

（周晋 肖阳）

### 参考文献

1. 游泳，傅璟，陈洪琴，等 . 子宫双切口新术式在凶险性前置胎盘手术中的应用 . 中华围产医学杂志，2017，20（9）：4.

2. American Society of Anesthesiologists Task Force on Perioperative Blood Transfusion and Adjuvant Therapies. Practice guidelines for perioperative blood transfusion and adjuvant therapies: an updated report by the American Society of Anesthesiologists Task Force on Perioperative Blood Transfusion and Adjuvant Therapies. Anesthesiology, 2006, 105（1）: 198-208.

3. MA M, YU XR, WANG Y, et al. Irrationality of Allogeneic Red Blood Cell Transfusion in Intraoperative Cell Salvage Patients: a Retrospective Analysis. Chin Med Sci J, 2018, 33（2）: 77-83.

## 第七节　产科大出血患者出血量的准确评估

### 【一般资料】

患者，32 岁。

主诉：核实孕周 32$^{+5}$ 周，要求入院待产。

现病史：患者孕 14$^{+3}$ 周于笔者医院建卡定期产检，B 超提示中央性前置胎盘伴胎盘部分植入。孕 25$^{+3}$ 周胎盘 MRI 普通扫描提示前置胎盘，子宫下壁胎盘植入，右前下壁局部穿透植入可能，周围胎盘广泛粘连。孕 26$^{+5}$ 周，产妇无明显诱因出现阴道流血，约 20ml，急诊入笔者医院经硫酸镁保胎，地塞米松促胎肺成熟等治疗后出院。今孕 32$^{+5}$ 周，要求入院待产。

既往史：既往体健，无特殊疾病史。2014 年因宫颈妊娠于外院行"双侧子宫动脉介入栓塞术 + 清宫术"。2016 年、2017 年因宫腔粘连于笔者医院共行三次"宫腔镜下宫腔粘连松解术"。

查体：身高 158cm，体重 56kg，体温 36.5℃，血

压 121/79mmHg，心率 101 次 /min，脉搏血氧饱和度 98%。

辅助检查：血常规 Hb 117g/L，Hct 35.1%，WBC $10.3 \times 10^9$/L，PLT $186 \times 10^9$/L。凝血功能检查 PT 11.2 秒，APTT 27.5 秒，Fib 475mg/dl。肝功能、肾功能、电解质未见明显异常。心电图及心脏彩超正常。孕中期胎盘针对性 MRI 普通扫描可见：胎盘完全覆盖宫颈内口，子宫前壁、后下壁、双侧下壁及宫颈管内口周围胎盘广泛粘连，并子宫下壁胎盘植入，右前下壁局部穿透植入可能性大。本次入院后 B 超发现胎盘下缘完全覆盖子宫颈内口，实质与子宫前壁下段、后壁下段肌壁及宫颈偏左侧分界不清，实质内见多个液性暗区，最大范围约 $6.6cm \times 3.5cm \times 7.7cm$。

入院诊断：中央性前置胎盘穿透性胎盘植入？妊娠期亚临床甲状腺功能减退症，$G_3P_1^{+1}$，$32^{+5}$ 周宫内孕，单活胎待产，宫腔粘连。

入院治疗：吸氧，密切监测胎儿宫内情况及患者生命体征。交叉配血备用，完善术前检查与评估，做好择期及急诊手术准备。

## 【病案讨论】

入院后第 3 天 22:10 分，患者突发阴道大量活动性出血，初步估计约 600ml。此时患者生命体征平稳，胎心 145 次 /min，查体可扪及宫缩。产科医师疑胎盘早剥，立即建立静脉双通道并扩容，于 22:20 分入手术室行急诊剖宫产术。

患者入室后血压 112/63mmHg，心率 102 次 /min，脉搏 SpO₂ 97%，神志清楚，极度紧张。麻醉医师立即给予保温毯升温，左手桡动脉置管，血液回收备用。同时巡回护士建立第 3、第 4 条静脉通道，手术医师消毒铺巾准备手术。消毒铺巾完毕后开始麻醉诱导，静脉注射丙泊酚 150mg，瑞芬太尼 60μg，琥珀胆碱 100mg 后气管插管，固定气管导管后 3% 七氟烷吸入维持麻醉。主刀医师打开腹膜分离膀胱与子宫下段的致密粘连后见子宫下段膨隆呈桶状，大片区域仅剩浆膜层，菲薄如纸，且血窦增粗呈指状，血管极重度怒张。避开血管最怒张区，取子宫下段横切口，胎盘打洞后顺利取出胎儿。取胎后患者血压突然下降，血压最低至 62/43mmHg，心率由 100 次 /min 逐渐升至 140 次 /min。

### 问题一：洞穿胎盘取出胎儿存在哪些问题？

当子宫前、后下、双侧下壁及宫颈管内周围胎盘广泛粘连并局部穿透植入时，主刀医师无法避开胎盘，如果不采用子宫双切口剖宫产术式，就只能选择洞穿胎盘取出胎儿。孕晚期子宫胎盘血流占心排血量的 10%，血流丰富，每分钟 500～700ml。

洞穿胎盘时胎盘血窦大量开放，短时间内出血量巨大，血容量、血红蛋白将快速大量丢失。出血速度太快导致血液无法及时被自体血回收机吸引和回收，手术台上一部分出血外溢浸湿铺巾垫单，另一部分通过阴道流出，形成隐匿出血，并造成术中出血量统计困难及统计误差量增加。因此，实际统计出血量时需要关注多个时点（术前、术中）、多种途径（阴道、切口）和多个部位（铺巾、纱布、吸引瓶、自体血回收机等），避免遗漏。

大量出血后，患者血压和心率急剧变化，迅速进入失血性休克、严重贫血、凝血功能恶化状态。同时，短时间内血容量的大量丢失及胎盘循环的破坏，也会造成胎儿的宫内窘迫及新生儿贫血。因此，洞穿胎盘取胎需要麻醉医师迅速反应，快速输入液体，使用血管活性药物维持患者生命体征并即刻启动输血流程，主刀医师也应迅速取出胎儿，即刻断脐，保证胎儿氧供。

临床麻醉中，若需洞穿胎盘取胎时，在出血可控、胎心正常的情况下，主刀医师可暂停手术操作，完善大出血第一阶段的准备和治疗，如准备血液回收机、高速加温加压输液系统、快速大量预扩充容量，并取回血液制品后再行取胎，可一定程度上避免循环崩溃及失血性休克的发生。对于采用了自体血回收技术的患者来说，大量血液快速丢失可导致回收困难及回收量不足，总出血量和回收量之间差值增大，回收率下降，异体血取血时机提前，异体血取血量增加。

洞穿胎盘取胎短时间内出血量巨大，初步统计约 1 200ml，麻醉医师立即泵注血管活性药物维持患者血流动力学，查血气 Hb 85g/L，Hct 25.0%。因此时患者出血迅猛，循环容量严重不足，血气结果可能受大出血早期血液浓缩影响并不可靠，立即取回 4U 去白细胞悬浮红细胞输注，并采血送检验科查血常规及凝血功能。取胎后调整七氟烷吸入浓度为 2%，静脉给予 20μg 舒芬太尼，50mg 罗库溴铵加深麻醉。胎盘与宫壁广泛致密粘连伴植入，经主刀医师促宫缩后胎盘仍无剥离征象，反复钳夹粘连植入的胎盘组织。剥离过程中患者出血汹涌，统计新增出血量约 1 600ml，血气分析仪显示 Hb 无法测出（血红蛋白值极低）。麻醉医师加快去白细胞悬浮红细胞的输注，自体血快速清洗并回输，并补充 4g 纤维蛋白原浓缩物。在此期间，患者循环较差，血压波动于 90～70/60～49mmHg，pH 值 7.1～7.25，给予血管活性药物维持血压，纠正酸中毒调整内环境，加快晶体液、胶体液的补液速度等相应处理。4U 去白细胞悬浮红细胞输注完毕后复查血气 Hb 61g/L，Hct 18.0%；血常规 Hb 57g/L，Hct 16.2%，PLT 56×10⁹/L；凝血功能 PT 52.4 秒，APTT＞300 秒，Fib 109mg/dl。主刀医师诉手术创面渗血，患者凝血功能存在明显异常。此时正在补充 4g 纤维蛋白原浓缩物，拟立刻取回 800ml 新鲜冰冻血浆、2U 去白细胞悬浮红细胞。子宫缝合完毕，松开子宫捆绑后，主刀医师表示已基本控制出血。复查血气 Hb 58g/L，再取回 4U 去白细胞悬浮红细胞输注。

手术历时 62 分钟，术毕患者自主呼吸恢复，听诊双肺呼吸音清晰对称。停止吸入七氟烷，给予新斯的明、阿托品拮抗肌松后顺利拔出气管导管。此时患者尿量 500ml，Hb 95g/L，Hct 28.0%。术中失血量统计约 4 200ml，术前及术中累计出血 4 800ml（巡回护士统计结果），自体血回收 3 500ml（称重法），输注去白细胞悬浮红细胞 10U、自体血回输 1 450ml、新鲜冰冻血浆 800ml、纤维蛋白原浓缩物 4g、晶体液 4 280ml、胶体液 1 000ml、5% NaHCO₃ 200ml。麻醉医师计算出入量考虑液体输注过多，静脉予以呋塞米 10mg，脱氧观察半小时，尿量增至 1 300ml 后转入 ICU。

**问题二：根据术中估计的出血量，术中血制品输注是否合理？**

患者术中统计出血量为 4 200ml，加上术前在病房的出血量 600ml，合计出血 4 800ml。红细胞需要输注量为 4 800ml×（40～60）%，即 1 920～2 880ml。

考虑到患者术前不存在贫血，入室后开放 4 条静脉通道，有一定的扩容（但可能并不完全充分），在病房丢失的 600ml 为未经扩容稀释的血液，按照出血量的 50% 来计算，需要输注的红细胞量为 4 800ml×50%＝2 400ml。术中已经回输自体血 1 450ml，需要再补充异体血 2 400ml－1 450ml＝950ml。而术中实际输入异体血 10U（虚拟入量算法 2 000ml，实际入量算法 1 300ml），超过需要量。

因此如果单纯根据术中估计的出血量来看，术中血制品的输注可能是不合理的。

患者入 ICU 后神志清楚，对答切题，遵嘱动作，生命体征平稳。ICU 医师立即复查血常规及凝血功能：Hb 137g/L，Hct 39.1%，PLT 59×10⁹/L，PT 28 秒，APTT 53 秒，Fib 164mg/dl。立即追加输入血浆 600ml，给予患者吸氧，心电监护，促宫缩，抗生素预防感染等相应措施。术后第 1 天液体正平衡 1 000ml，阴道流血量共计 30ml，复查凝血功能 PT 14.4 秒，APTT 42.1 秒，Fib 236mg/dl。术后第 2 天液体正负量基本平衡，阴道流血量共 35ml，复查血常规 Hb 94g/L，Hct 27.7%，PLT 81×10⁹/L。术后第 4 天 Hb 97g/L，Hct 28.8%，PLT 435×10⁹/L。患者病情稳定遂转回普通病房继续治疗，术后第 6 天顺利出院。

**问题三：依据实验室检查结果，术中血制品输注是否合理？为何会出现差异？**

此患者术后第 2～4 天仅有少量阴道出血，循环稳定。随着术后组织间液逐渐回归血管，肾脏排出多余液体，整体容量恢复正常，血细胞比容恢复正常，此时测定的血红蛋白稳定可靠，更具有参考意义。产科大出血的治疗目标为术后血红蛋白 70～100g/L，该患者术后第 2 天 Hb 94g/L，Hct 27.7%，术后第 4 天 Hb 97g/L，Hct 28.8%，并未出现血红蛋白过高的情况，符合治疗预期。由于术后未再出血，因此第 2～4 天的检验结果真实可信，术中血制品的输注量是合理的。从 10U 异体血红细胞＋自体血 1 450ml 输注效果来回顾分析，术中巡回护士统计出血量 4 200ml，加上术前阴道出血量 600ml，总计出血量 4 800ml 的统计数值和实际出血量之间应该存在较大偏差。而称重法显示自体血回收出血量累计 3 500ml，与巡回护士统计出血量之间差值仅为 700ml，与实际情况不符，因此，推测实际出血量远远不止 4 800ml。所幸该患者术中多次复查血气，根据实验室结果及时调整了输血策略。因此，对于出血量估计可能偏差较大的情况，以此指导输血的方案适用性较差，需要更多地结合实验室指标来指导输血治疗。

**问题四：该患者的实际出血量为多少？如何评估？**

可采用多种方法来估算出血量，具体如下：

**1. 根据血红蛋白出入平衡理论** 血红蛋白存在于血液中的红细胞内，而造血干细胞分化为成熟红细胞约需 7 天，红细胞可存活约 120 天。因此，除输注异体或自体血外，机体短时间内血红蛋白含量变化较小。可根据短时间机体内血红蛋白的进出计算失血量，即失血丢失 Hb = 术前 Hb + 术中补充 Hb - 目前 Hb。而临床上血常规及血气分析是通过测定血红蛋白的浓度（g/L）量化血液中血红蛋白含量，因此其测值会受到血液浓缩与稀释的极大影响。所以，使用本公式计算术中出血量的前提是血容量处于理想状态，血液过度浓缩时计算获得的失血量结果将偏小；反之，血液过度稀释时计算获得的失血量结果将偏大。本案例计算如下：

已知：患者体重为 56kg，估计血容量为 56 × 9% = 5.04L。术前 Hb 117g/L，术中输入去白细胞悬浮红细胞 1.3L，自体血 1.45L，术后第 2 天及第 4 天血液无浓缩与稀释状态下 Hb 94～97g/L。

①术前 Hb = 5.04L × 117g/L = 589.68g

②术中补充 Hb = 1.3L × 150g/L + 1.45L × 150g/L = 412.5g

③术后 Hb = 5.04L × 95g/L = 478.8g

术中失去的血红蛋白量 = ① + ② - ③ = 523.38g

术中测得的 Hb 波动于 57～95g/L 之间，取其中间值 76g/L，由血红蛋白进出平衡理论估算患者出血量约为 523.38g ÷ 76g/L = 6 887ml。

**2. 利用血小板平衡的特性**　血小板是成熟巨核细胞脱落的细胞质碎片，机体产生新的血小板需要 8～10 天，其平均寿命同样为 8～10 天。血小板中有 2/3 保持在血液循环中，而 1/3 被脾脏隔离，以保持血液循环内的相对浓度。在机体消耗大量血小板后，脾脏中血小板可快速动员进入血液循环，反之亦然。因此，血小板计数相对不受血液浓缩与稀释的明显影响，对比术前、术后血小板的消耗量可粗略估计术中失血量。本案例计算如下：

已知：患者术前 PLT 186×10⁹/L，术后转入 ICU 时 PLT 59×10⁹/L，血小板消耗约 2/3。

①患者血容量为：56kg × 9% = 5 040ml

②术中输入的 1:1 扩容液体总量 = 异体血 1 300ml + 自体血 1 450ml + 胶体 1 000ml + 血浆 800ml + 纤维蛋白原浓缩物 160ml + 碳酸氢钠 200ml = 4 910ml

③术中输入 1:3 扩容液体产生的扩容量 = （晶体液 4 280ml - 尿量 1 300ml）÷ 3 = 993ml

术中失血量 = （① + ② + ③）× 血小板消耗（2/3）=

7 295ml，故利用血小板的特性粗略估算出血量为 7 300ml，进一步验证前述方法的正确性。

**3. 临床经验估算方法**　根据近 5 年临床大出血救治实例经验总结的方法：当输入的红细胞量为出血总量的 40%～60% 时可以使得术后 Hb 控制在 70～100g/L。本案例中患者术后第 2 天和第 4 天 Hb 维持在 94～97g/L，术前和术中出血有一定的浓缩，因此输血比例设定为 50% 的中位数，术中输入的红细胞量 = 异体血红细胞 + 自体血红细胞 = 3 450ml，则术中出血量 = 3 450 ÷ 50% = 6 900ml。

**问题五：如何解释转入 ICU 时患者血红蛋白为 137g/L 这一异常值？**

如前所述，血红蛋白浓度会受到血液浓缩与稀释的巨大影响。从三种不同角度计算出本案例患者的出血量可能为 6 000～8 000ml，如果以中间值 7 000ml 作为患者的实际出血量，可以计算其术中补液是否充足。根据等容置换理论，按照一定比例输入不同的血液制品或人工液体，可以替代由于出血导致的血管容量空虚。

**1. 等容置换理论算法**

患者血容量为：56kg × 9% = 5 040ml

患者可耐受的容量超负荷：5 040ml × 20% = 1 008ml

采用虚拟入量算法，术中晶体需求量 = （出血量 7 000ml - 异体血 2 000ml - 自体血 1 450ml - 血浆 800ml - 胶体 1 000ml - 纤维蛋白原浓缩物 160ml）× 2.5 + 尿量 1 300ml + 可耐受容量超负荷 1 008ml = 6 283ml。

采用实际入量算法，术中晶体需求量 = （出血量 7 000ml - 异体血 1 300ml - 自体血 1 450ml - 血浆 800ml - 胶体 1 000ml - 纤维蛋白原浓缩物 160ml - 碳酸氢钠 200ml）× 2.5 + 尿量 1 300ml = 6 525ml。

根据等容置换理论的两种算法，晶体液的需要量均为 6 500ml 左右，晶体液实际入量 4 280ml，差值约为 2 000ml。

**2. 经典的出入量算法**

术中晶体补充量 = （出血量 - 1:1 等比例扩容液量）× 3 + 尿量 + 生理需要量 + 手术切口及呼吸道挥发量。

①已知术中出血量 = 7 000ml

②1:1 等比例扩容量 = 异体血 1 300ml + 自体血 1 450ml + 血浆 800ml + 胶体 1 000ml + 纤维蛋白原浓缩物 160ml + 碳酸氢钠 200ml = 4 910ml

③生理需要量（4-2-1 原则）=（4ml/kg×10kg+2ml/kg×10kg+1ml/kg×36kg）/h×8=768ml

④手术切口及呼吸道挥发量=56kg×2ml/（kg·h）×4=448ml

术中晶体需求量=（①-②）×2.5+③+④+尿量=7 741ml（该病例按 2.5 倍晶体量计算）

根据等容置换理论算法和经典出入量算法计算患者应输入晶体均大于实际输入晶体 4 280ml，少输了 2 000～3 000ml 液体。由于严重低估了出血量，导致输入晶体液和血浆都不足，血液浓缩明显，造成转入 ICU 时所测血红蛋白浓度一过性高达 137g/L。

总之，急诊情况下的产科大出血，容易发生出血量统计不及时和不准确的问题。如果采用不准确的统计量指导术中输血，治疗效果会出现较大偏差。临床上，推荐将出血量和实验室指标结合以指导输血治疗。因此，条件允许时可采用多种方法对出血量估计的准确性进行评价，当出血量估计结果与真实数据存在较大误差时，应更多地参考实验室指标以指导输血治疗。

## 【内容要点】

产科大出血的救治过程中，出血量的准确估计极其重要，可精确地指导麻醉医师补液及血液制品的输注，包括输血启动时间、输血种类、输血量及不同血液制品所占的比例等。术中血液制品及人工液体的正确输注，不但能避免术后肺水肿的发生，有利于气管导管的早期拔除，还能节约医疗资源，避免血液制品浪费。然而，准确统计出血量在临床上有一定的难度，当出血汹涌迅速时，铺巾垫单及阴道往往积聚大量血液，血气分析值又容易受血液浓缩与稀释的干扰，临床实践过程中往往会出现低估出血量的情况，严重影响大出血救治。当出现血制品输注量达不到治疗预期或实验室结果出现无法解释的明显异常值时，可能存在出血量被严重低估，或者有特殊类型大出血。此时，临床可以通过多种分析方法，相对准确评估出血量，以指导后期治疗。

## 【关键点】

1. 洞穿胎盘取胎的过程中往往伴随大量快速出血，血液可快速通过多种途径丢失，导致循环崩溃等一系列相应并发症，临床准确统计出血量十分困难，有存在严重低估出血量的风险。实际统计出血量时需要关注多个时点（术前、术中）、多种途径（阴道、切口）和多个部位（铺巾、纱布、吸引瓶、自体血回收机等），避免遗漏。

2. 大量血液快速丢失可导致自体血回收困难，回收量不足，总出血量与回收量之间差值增加，回收率下降，患者可迅速达到异体血取血指征。应及时判断取血时机，避免时机延误导致的严重贫血和严重凝血功能异常。

3. 按照统计出血量计算并输注血制品后不能够达到预期的治疗效果时，需重点结合实验室结果关注当前患者出入量，警惕活动性出血、隐匿出血等情况导致出血量统计不准确，并及时调整治疗方案。

4. 临床上可尝试采用多种方法相结合来估算出血量，血红蛋白进出平衡易受到血液浓缩与稀释的干扰，而血小板因其可以快速动员入血，相对不受血液浓缩与稀释影响的特点，可作为粗略估计失血量的参考。

（陈筱静　程思佩）

## 参考文献

1. NISHIDA R，YAMADA T，AKAISHI R，et al. Usefulness of transverse fundal incision method of cesarean section for women with placentas widely covering the entire anterior uterine wall. J Obstet Gynaecol Res，2013，39（1）：91-95.

2. BURTON GJ，FOWDEN AL. The placenta：a multifaceted，transient organ. Philosophical transactions of the Royal Society of London Series B，Biological sciences，2015，370（1663）：20140066.

3. ROUSTAEI Z，VEHVILäINEN-JULKUNEN K，TUOMAINEN T P，et al. The effect of advanced maternal age on maternal and neonatal outcomes of placenta previa：A register-based cohort study. Eur J Obstet Gynecol Reprod Biol，2018，227：1-7.

4. VAN' T RIET M，BURGER J W，VAN MUISWINKEL J M，et al. Diagnosis and treatment of portal vein thrombosis following splenectomy. Br J Surg，2000，87（9）：1229-1233.

## 第八节　洗涤回收式自体输血效率的提升策略

### 【一般资料】

患者，34岁。

主诉：停经34$^{+2}$周，要求入院待产。

现病史：孕早期无明显诱因出现阴道少许流血，彩超示孕囊下缘紧邻子宫前壁下段切口处，给予黄体酮保胎治疗后好转。孕期定期于外院产检，胎儿NT、唐氏筛查、肝肾功未见明显异常。甲状腺功能提示甲减，给予口服优甲乐治疗至今。OGTT提示：空腹血糖5.42mmol/L，1小时血糖10.58mmol/L，考虑为妊娠期糖尿病，建议饮食及运动控制血糖，未定期监测，血糖控制不详。孕中期多次彩超提示前置胎盘状态，1个月前行胎儿系统彩超示前置胎盘，胎盘下缘完全覆盖宫颈内口，考虑凶险性前置胎盘。2周前患者无明显诱因出现阴道流血，色鲜红，量约20ml，伴不规律下腹痛，于当地医院住院治疗。因患者为A型RH阴性血，且系凶险性前置胎盘，考虑当地血源不足，遂转入笔者医院继续治疗。

既往史：2009年因"左侧锁骨骨折"行"内固定术"；2013年因社会因素于外院行"剖宫产术"，顺利剖出一健康女婴，血型为A型（Rh阳性）；2014年因"宫外孕"行"腹腔镜下左侧输卵管切除术"。无输血史。

查体：身高165cm，体重79kg，体温36.6℃，血压97/64mmHg，心率81次/min，呼吸20次/min。神志清楚，表情自如，无病容，查体合作。心脏及双肺听诊未闻及明显异常，专科查体：宫高33cm，腹围108cm，胎方位：头位，胎心140次/min。偶有宫缩。阴道检查：未查。

辅助检查：血常规示：Hb 95g/L，PLT 134×10$^9$/L；凝血功能示：PT 12.5秒，APTT 21.9秒，INR1.2，纤维蛋白原430mg/dl；生化转氨酶、胆红素、肾功能未见明显异常，白蛋白37.6g/L，总钙1.86mmol/L，总镁1.83mmol/L；Rh血型抗体效价示抗D抗体阴性。

彩超：ROP，胎盘：附着子宫右后壁及部分前壁下段；胎盘下缘完全覆盖宫颈内口，胎盘实质内可见多个不规则液性暗区，内见红细胞自显影，

呈"奶酪"征，胎盘前壁及右侧壁部分胎盘与肌壁分界不清，胎盘后间隙探及丰富血流信号。

MRI示：中央性前置胎盘，胎盘大部分附着于子宫后壁、前下壁及右下壁。胎盘完全覆盖宫颈内口及前下壁切口瘢痕区，符合凶险性前置胎盘表现；胎盘内血窦形成；子宫下段膨隆，胎盘附着处肌层变薄与胎盘分界不清，局部仅见浆膜层，提示胎盘植入，局部穿透性植入；膀胱子宫脂肪间隙局部显示不清，提示膀胱粘连；直肠未见明显异常；盆腔未见明显积液。

入院诊断：凶险性前置胎盘，胎盘植入，Rh阴性血型，瘢痕子宫，妊娠期糖尿病（A2级），G$_5$P$_1$$^{+3}$，34$^{+2}$周宫内孕，头位单活胎待产，脐带绕颈一周；妊娠合并甲状腺功能减退，两次腹部手术史。

入院治疗经过：入院后完善相关检查，监测并控制血糖，硫酸镁抑制宫缩，地塞米松促胎肺成熟，头孢唑林预防感染、多糖铁复合物胶囊补铁等对症支持治疗。由于获取抗D免疫球蛋白困难，术前未给予使用；因"凶险性前置胎盘、胎盘植入"，拟在全麻下行"子宫下段横切口剖宫产术"。因血型特殊，术前交叉配血仅获得去白细胞悬浮红细胞5.5U，新鲜冰冻血浆400ml。

### 【病案讨论】

**问题一：RhD抗原阴性患者术中输血原则是什么？**

严重产后出血是孕产妇死亡的主要原因，输血治疗是孕产妇严重产后出血抢救中必不可少的治疗手段，RhD抗原阴性患者产科输血的特点在于血液稀缺、获取困难。RhD抗原阴性孕产妇，输血顺序首选应是RhD抗原阴性库存血，其次是自体血，最后为RhD抗原阳性的库存血。

相容性输血方案（适用于危及生命但血液紧缺的情况）如下：

（1）红细胞成分：RhD抗原阴性孕产妇术中输注红细胞首选ABO同型RhD抗原阴性红细胞成分、次选ABO主侧相合的RhD抗原阴性红细胞成分。当RhD抗原阴性红细胞不能满足供应，且输注红细胞是唯一选择，在紧急挽救生命时可考虑输注ABO同型或相容性的RhD抗原阳性红细胞。输注时应注意短期足量，避免反复多次输注。输血前应知情同意告知如下风险：①溶血性输血反应；②有生育需求者，后续妊娠发生胎儿/新生儿

溶血病风险增大。输注前宜应用大剂量肾上腺皮质激素、静脉注射免疫球蛋白，输注过程中密切观察，监测尿色及尿量、血压、胆红素、乳酸脱氢酶、结合珠蛋白等指标，一旦出现溶血迹象，按急性溶血性输血反应处理。

（2）血浆类成分：血浆和冷沉淀可选择ABO同型或配合型血液，RhD血型不限，RhD抗原阴性或RhD抗原阳性血浆类制剂均可。

（3）血小板成分：在ABO同型或配合的情况下，首选RhD抗原阴性血小板（通常情况下很难获得）、次选RhD抗原阳性血小板。

不同ABO血型受血者血液成分选择的基本原则见表8-5。

该患者因血型特殊，术前交叉配血仅获得RhD抗原阴性去白细胞悬浮红细胞5.5U，RhD抗原阴性新鲜冰冻血浆400ml。考虑患者术中出血量大，术前库存血备血不足，准备自体血回收。

表8-5　不同ABO血型受血者血液成分选择的基本原则

| 受血者血型 | 红细胞 | 血浆/血小板 |
| --- | --- | --- |
| A型 | 首选A型，次选O型 | 首选A型，次选AB型 |
| B型 | 首选B型，次选O型 | 首选B型，次选AB型 |
| O型 | O型 | 首选O型，次选AB型 |
| AB型 | 首选AB型，次选O型 | AB型 |

术前给予双侧髂内动脉球囊安置，患者入室常规监测血压97/64mmHg，心率81次/min，呼吸20次/min，SpO₂98%。行桡动脉置管，体外加温、液体加温等产科大出血常规准备，考虑到患者术前备血不足，准备自体血回收机，肝素水配制：肝素钠4支（50 000U）加入0.9%生理盐水1 000ml。手术开始后4分钟取出一健康活男婴，术后查血型A型（Rh阳性）。

胎儿取出后，发现胎盘植入严重，剥离困难，给予双侧髂内动脉球囊阻断，但术中出血汹涌，短时间内出血大于1 000ml，止血困难。加快补液，启动自体血回收，取异体去白细胞悬浮红细胞5.5U，新鲜冰冻血浆400ml，同时加合RhD抗原阳性血浆。在自体血回收储血罐中发现仍有少量血凝块，立即加快肝素水滴注速度，随后肝素水配制改成肝素钠5支（62 500U）加入0.9%生理盐水1 000ml。采取了子宫捆绑术+双侧髂内动脉球囊暂时阻断后仍然无法有效止血，立即予以切除子宫，手术历时2小时43分钟，顺利结束。术中血气分析示：Hb最低54g/L，术中急查血常规示：Hb 62g/L，PLT 111×10⁹/L；DIC筛查示：PT 17.1秒，APTT 52.5秒，INR 1.68，Fib 163mg/dl，抗凝血酶Ⅲ 28%，FDP 15.10mg/L，D-二聚体6.69mg/L；转氨酶、胆红素、肾功能未见明显异常，白蛋白10.7g/L，总钙1.48mmol/L，总镁0.45mmol/L，空腹血糖6.68mmol/L。

术中失血量约为6 000ml，尿量1 800ml，自体血回收3 127ml，回输1 804ml，输入去白细胞悬浮红细胞5.5U，新鲜冰冻血浆1 100ml，纤维蛋白原浓缩物4g，胶体液1 000ml，晶体液5 500ml。共使用肝素钠19支，肝素水4 000ml。术毕血气分析示：pH值7.296，PaCO₂ 43.6mmHg，PaO₂ 244mmHg，BE −5mmol/L，HCO₃⁻ 21.3mmol/L Hb 88g/L，Na⁺ 140mmol/L，K⁺ 5.7mmol/L，Ca²⁺ 1.09mmol/L，FiO₂ 100%。术后听诊双肺湿啰音，脱氧SpO₂为91%，带气管插管呼吸机辅助呼吸转ICU继续治疗。

【病案讨论】

问题二：该患者采用自体血回收的主要顾虑和注意事项是什么？

目前，大量研究证明产科患者使用回收式自体输血是安全有效的。回收式自体输血通常推荐用于预期出血量较大（可能超过自身血容量20%或>1 000ml）或存在出血危险因素的孕产妇、术前Hb水平低、血型罕见、存在多种抗体、拒绝输注异体血液的孕妇。

新生儿刚出生时，ABO血型尚未发育完善，因ABO血型不合导致的母胎免疫反应临床上并不多见，即使发生了程度也较轻。然而，Rh血型系统在新生儿出生时发育已经完善，RhD抗原阴性血型又属于隐性遗传，RhD抗原阴性产妇产下RhD抗原阳性的新生儿概率超过95%。当母亲为RhD抗原阴性血型时，不是使用洗涤回收式自体输血的禁忌证。但是，RhD抗原阴性血型产妇采用自体血回收的主要顾虑在于，RhD抗原阳性的胎儿红细胞在血液回收的过程中进入母体，可能刺激

母体产生抗 -D 抗体，在下一次妊娠时，如果胎儿为 RhD 抗原阳性，则胎儿溶血风险较高。

在大出血时，RhD 抗原阴性血型产妇应权衡利弊决定是否选择自体血回收。该患者因血型特殊，术前交叉配血仅获得去白细胞悬浮红细胞 5.5U，新鲜冰冻血浆 400ml，但术中失血量合计约 6 000ml，异体库存血远远不够。因此，当血液紧张时，为挽救产妇生命，自体血仍然是可行的选择。对于 RhD 抗原阴性且无抗 -D 抗体的孕产妇，若胎儿脐带血为 RhD 抗原阳性（或未知），在自体血回输后，建议注射不低于 1 500IU 的抗 -D 免疫球蛋白。自体血液回输后 30～40 分钟，应检测母体血液以判断是否需要更多的抗 -D 免疫球蛋白。另外，对于 RhD 抗原阴性的母亲行洗涤回收式自体输血时，尤其建议使用两套吸引装置，以减少自体血中胎儿红细胞的含量，从而降低母胎免疫反应的风险。

### 问题三：自体血回收时大量肝素抗凝是否会影响患者的凝血功能？

产妇为高凝人群，产科大出血进行血液回收时需要进行足够的抗凝，以防止血液凝固，尤其是当出血速度较快时，对抗凝的要求更高。如果抗凝不足可导致微血栓，堵塞离心杯，进而影响血液回收率。洗涤回收式自体输血时，肝素清除率大约为 97.5%。有研究显示，肝素 30 000U/L 可对术野中的血液起到抗凝作用，经血液回收洗涤后回输的血液中肝素浓度为 0.3～0.5U/L，不会对患者凝血造成影响。产科自体血液回收时配制的肝素浓度为 37 500～62 500U/L（肝素钠 3～5 支）。该患者需要 62 500U/L（肝素钠 5 支）的浓度才能达到有效抗凝，最终共使用肝素 19 支，肝素水 4 000ml。

对该患者进入离心杯的含有较高浓度肝素的血液先进行了充分的离心浓缩，去除大量肝素水后，再采用大剂量的生理盐水充分洗涤。回收血液与生理盐水的洗涤比例为 1:7～1:8，如果离心杯容量为 225ml，则需要 1 500～2 000ml 生理盐水进行洗涤，该患者均采用 1:8 的比例进行洗涤。也有报道采用更高比例的生理盐水洗涤，目的是尽量去除肝素和羊水成分，缺点是可回输的红细胞数量会减少，且能延长洗涤时间。总之，经过上述处理后回输的自体血不会对患者的凝血功能造成影响。

### 问题四：洗涤回收式自体输血有哪些特点，如何提高患者自体血回收率、可洗涤率和回输率？

洗涤回收式自体输血有以下几个特点：①可回收患者 90% 失血量的红细胞；②回输血液中血细胞比容≥50%；③血液回收机可清除组织碎片、游离血红蛋白、激活凝血因子、术野中的脂肪细胞、抗凝剂、羊水等成分；④经 Cell saver 血液回收机处理的红细胞的生存率约为 88%；⑤回输的红细胞生存时间、形态变化、2,3- 二磷酸甘油酸活性及钾离子浓度方面优于或至少等于库存血。自体血回收可以解决稀有血型缺乏的问题，降低医疗费用，与库存血相比，红细胞存活时间更长，携氧能力更高，变形性、聚集性更好，可以快速获得（见表 2-5）。因此，当血液紧张时，为挽救产妇生命，自体血是可行且珍贵的选择。

该患者因血型特殊，术前交叉配血仅获得去白细胞悬浮红细胞 5.5U，但术中失血量合计约为 6 000ml，库存异体红细胞远远不够。因此，提高该患者自体血的回收效率至关重要，具体包括一个总体指标和三个细化指标。总体回输率（回输量 / 回收量）是总体指标，回收率（回收量 / 总出血量）、可洗涤率（洗涤量 / 回收量）和洗涤回输率（回输量 / 可洗涤量）是细化指标，分别用于评价回收水平、抗凝水平和洗涤水平（详见第四章相关内容）。最终该患者自体血回收量为 3 127ml，洗涤量为 2 820ml，回输量为 1 804ml，虽然自体血回收率仅为 52.11%，但可洗涤率高达 90%，洗涤回输率高达 57.69%。在该患者的自体血回收过程中综合使用了多种方法，有效地提高了所回收血液的液体成分比例，回输量大，回收效率很高，采取的主要措施有以下几点：

1. 吸引管路的使用。使用两套吸引管路，减少回收血液中的羊水吸入，尽可能地确保血液充分吸引。

2. 肝素水的配制。自体血液回收时配制的肝素浓度为 37 500～62 500U/L（肝素钠 3～5 支）。手术开始前，使用约 200ml 肝素液预充回收罐和管路。该患者在采用 50 000U/L（肝素钠 4 支）的情况下，术中出血汹涌，在自体血回收储血罐中仍发现少量血凝块，随后肝素水配制改为肝素钠 5 支（62 500U）加入 0.9% 生理盐水 1 000ml。

3. 当短时间内出血量大，吸引速度较快时，需要加快抗凝的肝素液滴注速度，加大抗凝液的使用容量，才能更好地与所回收的血液混合，发挥更好的抗凝效果。该患者一共使用抗凝液 4 000ml，最后称重储血罐滞留量仅约 300ml，实际进入离心机的自体血液体成分接近 3 127ml，可洗涤率占总回收量的 90% 以上。

4．其他。为避免血液的浪费，尽可能地收集各种途径的出血，可将手术台上未污染的吸血纱布进行清洗后，回收清洗液进行洗涤离心；在最后一次洗涤前，还可采用抗凝液对储血罐过滤海绵中残留的红细胞进行溶解冲洗，并延长静置等待时间，力求收集更多的过滤海绵中残余血液进行洗涤离心。

患者转入 ICU 复查血气分析（混合血）：pH 值 7.440，$PaCO_2$ 33.75mmHg，$PaO_2$ 43.5mmHg，BE −0.8mmol/L，$HCO_3^-$ 23.1mmol/L，$Na^+$ 141.00mmol/L，$K^+$ 3.70mmol/L，Lac 1.90mmol/L。血常规：Hb 86g/L，PLT 68×$10^9$/L，DIC 筛查：PT 13.7 秒，APTT 29.4 秒，INR 1.32，Fib 155mg/dl，抗凝血酶Ⅲ 59%，FDP 7.50mg/L，D- 二聚体 2.32mg/L，转氨酶、总胆红素、肾功能未见明显异常，白蛋白 19.5g/L，总钙 1.94mmol/L，总镁 0.46mmol/L，NT-pro BNP 133.00pg/ml，血糖 6.16mmol/L。术后第 1 天复查血常规：Hb 78g/L，PLT 79×$10^9$/L，术后第 2 天查抗 D 抗体为阴性；术后第 3 天复查血常规：Hb 76g/L，PLT 106×$10^9$/L，转出 ICU；于术后第 5 天顺利出院。术后 6 个月随访，患者抗 D 抗体为阴性。

**问题五：导致该患者输入自体血后抗 -D 抗体阴性的可能原因是什么？**

近年来，有文献报道 RhD 抗原阴性血型孕妇在自体血回收后 RhD 抗体检测为阴性，这可能与某些 RhD 抗原阴性血型红细胞膜表面 D 抗原的特异性表达有关。研究报道，在一些 RhD 抗原阴性血的红细胞膜表面仍可检测到少量 RhD 抗原，被命名为 Rh-Del 型（D-elution type）。在中国，1/3 的 RhD 抗原阴性人群属于 Rh-Del 型。该患者此次手术前曾分娩过 1 例 RhD 抗原阳性的女婴，患者术前查 RhD 抗体呈阴性，此次手术分娩 1 例 RhD 抗原阳性的男婴，患者术后第 2 天查抗 D 抗体为阴性，术后 6 个月随访，抗 -D 抗体仍为阴性，提示该患者可能属于 Rh-Del 型。一些研究指出，Rh-Del 型的孕妇在分娩和分娩过程中几乎不会产生抗 -D 抗体，因此不需要在手术前后使用抗 -D 免疫球白，自体血回收是安全的。

【内容要点】

产科输血是产科出血治疗的重要组成部分。RhD 抗原阴性血型患者临床血源相对紧张，获取困难。虽然，产科大出血患者进行血液回收已被证实是优选的血液保护措施。现在大量文献也已经证实，使用洗涤回收式自体输血并不增加羊水栓塞、肝素残留等风险。为挽救产妇生命，血源稀缺的 RhD 抗原阴性血型产妇自体血回收是可行的选择。但是，RhD 抗原阴性血型产妇进行血液回收时仍存在一定顾虑，有导致下一次妊娠胎儿溶血的风险，也有自身在未来可能面对 Rh 阴性血源缺乏的困境。因此，如何提高该类患者自体血回收的安全性和回收效率是临床值得关注和思考的重点。

【关键点】

1．RhD 抗原阴性孕产妇输血顺序应首选 Rh 阴性库存血，其次是自体血，最后为 Rh 阳性的库存血。术中红细胞输血原则首选 ABO 同型、次选 ABO 主侧相合的 RhD 抗原阴性红细胞，血浆和血小板首选 RhD 抗原阴性成分、次选 RhD 抗原阳性成分。

2．RhD 抗原阴性孕产妇不是使用洗涤回收式自体输血的禁忌证。但是，存在 Rh 阳性的胎儿红细胞进入母体，可能刺激母体产生抗 -D 抗体，导致下一次妊娠 Rh 阳性胎儿溶血风险较高，应权衡利弊决定是否选择自体血回收。

3．临床上可以采用下列措施提高自体血回收安全性和回收效率，如：使用两套吸引管路，减少回收血液中的羊水吸入，尽可能地确保血液充分吸引；使用足够的肝素进行抗凝，以防止血液凝固；避免血液的浪费，力求收集更多的血液进行充分洗涤。

抗 -D 抗体阴性的 RhD 抗原阴性的孕妇行自体血液回输时，如果胎儿为 RhD 抗原阳性，回输后应给予抗 -D 免疫球蛋白≥1 500IU，30～40 分钟后应检测母体血液以判断是否需要更多的抗 -D 免疫球蛋白。

（胡雅姣　冷冬梅）

## 参考文献

1. 中华医学会围产医学分会,中国输血协会临床输血管理学专业委员会. 产科输血治疗专家共识. 中华围产医学杂志,2023,26(1):4-10.

2. RhD 阴性孕产妇血液安全管理专家共识制订协作组. RhD 抗原阴性孕产妇血液安全管理专家共识. 中国输血杂志,2017,30(10):1085-1091.

3. Royal College of Obstetricians and Gynecologists. Blood transfusions in Obstetrics(Green-top Guideline No.47). 2015-05-29.

4. WANG QP,DONG GT,WANG XD, et al. An investigation of secondary anti-Dimmunisation among phenotypically RhD-negative individuals in the Chinese population. Blood Transfus,2014,12:238-243.

# 第三部分

# 演 练 篇

# 第九章

# 未预测产科大出血患者救治思维应急演练

## 一、概述

### （一）演练目的

通过模拟临床最常见的未预测产科大出血患者的救治过程，深刻剖析救治过程中可能涉及的容量负荷、循环血压、凝血功能、内环境稳定等方面的管理知识，旨在为医务工作者提供该类型产科大出血救治的参考建议，帮助救治人员建立起产科大出血救治的三个阶段管理理念，为其根据所评估出血量以制订救治策略提供思路和方法，降低产科大出血后的并发症，提高临床常见类型产科大出血救治成功率和救治效果。

### （二）病例选择

未预测的产后大出血在临床上十分常见，因其出血量的不可预测性，增加了临床处置难度。一方面，大出血发生前未进行充分的人员、药物、设备及血液制品的准备；另一方面，未预测的产后大出血往往得不到医务人员的重视和家属的理解，医务人员常常报以观望和侥幸态度，导致治疗时机延误，救治难度加大。家属对出血风险术前无心理准备，一旦患者病情处理不善而导致严重的并发症和后遗症，必然存在着巨大的医疗纠纷隐患，具有一定的代表性。因此，本章选择未预测产后大出血患者的救治过程进行演练。

### （三）演练重点

未预测产后大出血救治过程中团队沟通协作；出血量的准确估计；根据出血量制订血制品的输注种类、数量、时机计划；容量管理策略的具体实施；大出血肺部和肾脏并发症预防。

## 二、演练场景及分析

### 【病情介绍及分析】

患者 36 岁，体重 65kg，身高 161cm，诊断"瘢痕子宫，多发性子宫肌瘤，$G_2P_1$，$38^{+3}$ 周宫内孕，头位单活胎待产"。术前血常规：Hb 110g/L，PLT $120 \times 10^9$/L，纤维蛋白原 334mg/dl，余无特殊。采用腰硬联合麻醉下行剖宫产手术，目前胎儿已取出，1 分钟 Apgar 评分 9 分，已输注平衡液 500ml，子宫肌内注射缩宫素 10U，缩宫素 10U 加入 500ml 平衡液静脉缓慢滴注。

问题：根据已提供的病情可获取哪些信息？

**1. 产科大出血的高危因素** 该患者存在的高危因素包括年龄 > 35 岁（36 岁），经产妇，瘢痕子宫和多发性子宫肌瘤。

**2. 估计血容量** 已知患者体重可评估患者血容量。

计算方法：孕前体重 × 7% ×（1 + 40%）= 孕前体重 × 10%；实际体重 × 7%～9%；

影响容量的因素：合并症 + 孕周；

该患者估计的血容量：实际体重 65kg × 9% = 5 850ml。

**3. 评估患者可耐受出血量** 血常规和凝血功能正常患者可耐受出血量为全身血容量的 20%，该患者可耐受出血量：5 850ml × 20% = 1 170ml。

**4. 预先扩容** 大出血风险患者在开始出血前可以考虑个体化适度扩容。

该患者术前不存在导致肺水肿的高危风险，因此可耐受的扩容量也为全身血容量的 20%，5 850ml × 20% = 1 170ml，可采用缓慢分次输注，在麻醉起效外周血管扩张前输入量不要超过总量的 50%。在麻醉起效后大出血开始早期完成总量输注，预先扩容的原则是在患者循环可耐受的范围内，即使未发生大出血也不会导致容量严重超负荷和肺水肿。

**5. 交叉配血要求** 根据血制品准备的共同建议（见表 2-4），该患者年龄 > 35 岁，瘢痕子宫，多发性子宫肌瘤，至少需备 2U 浓缩红细胞。

**6. 通道准备** 该患者存在大出血风险，麻醉前应准备双通道，至少有 1 个 16G 静脉通道（注：16G 静脉通道流速 215～300ml/min）。

### 【场景一：胎儿取出后】

患者目前仅 1 个 18G 通道，未交叉配血，出血前共输入平衡液 500ml，胎儿取出后给予缩宫素缓慢滴注，主刀医生为低年资主治医生，仅 1 位麻醉医生和 1 位巡回护士在场。胎盘取出后 2 分钟，手术医生发现子宫收缩乏力，宫腔内出血明显。患者当前血压 125/74mmHg，心率 75 次/min。

**（1）问题：手术医生、麻醉医生、巡回护士的处理策略有哪些？**

1）手术医生：与麻醉医生和巡回护士沟通，告知产后大出血风险；迅速清理宫腔，按摩子宫，热盐水纱布包裹子宫；医嘱：氨甲环酸 1g，钙剂 1g。

2）麻醉医生：加快输液，检查大出血抢救准备工作是否完备；急救药品：胶体、碳酸氢钠、钙剂、升压药；物资：加温设备、血气机、桡动脉穿刺测压、自体血回收机、全麻物资；血源：确认交叉配血情况，未交叉配血患者立即交叉配血。

3）巡回护士：如果当前只有 1 条静脉通道时，做好增加 1 条静脉通道（16G）的准备，执行医生医嘱，统计出血量（吸引瓶和纱布桶采用称重计量）及尿量。

**（2）相关知识点总结**

1）出血量准确评估（具体内容见第二章）

出血量 = 纱布 + 吸引器 + 会阴垫 + 铺巾。

计量方法：称重法、容量法、目测法、休克指数法、AI 比色技术。

血红蛋白测定法：血红蛋白每下降 10g/L，失血约 400～500ml。

称重法：出血量（ml）= 带血纱布重量 − 干纱布重量，1g = 出血 1ml。

容积法：吸引瓶内出血量 = 吸引瓶内总量 −（冲洗水量 + 羊水量）。

休克指数法：休克指数 = 心率 / 收缩压。

2）大出血急救准备：药品、物资、人员准备（详见第十章相关内容）。

3）氨甲环酸使用时机：大出血发生时尽早使用，1g 静脉推注，速度 ≥10 分钟，30 分钟后若出血未止住可重复使用 1g，24 小时内总量不超过 2g。不建议预防性输注。

4）钙剂使用时机：子宫收缩乏力时可预防

性使用葡萄糖酸钙 1g。离子钙浓度的正常值为 1.1～1.3mmol/L，在有大出血风险的患者中可预防性使用葡萄糖酸钙，维持离子钙水平于正常高限。

5）建立取血预案：为了保障患者能在需要输血时有血可输，医务人员需要根据所在单位取血速度的情况建立取血预案。

表 9-1 是根据该患者的情况建立的取血时机预案范例。经过评估该患者可耐受出血量为 1 170ml，如果该患者所在的医疗机构在提出取血申请后 5 分钟内可取回红细胞悬液，可以在出血量接近或达到该患者可耐受的出血量时开始取血。反之，如果该患者所在医疗机构在提出取血申请后需要 1～2 小时才能取回红细胞悬液，当发现患者存在明显出血，预测出血量接近或达到该患者可耐受出血量一半时就应该开始取血。特别是一些偏远地区的医疗卫生机构，若到中心血站取血耗时较长，可安排取血人员尽早出发，待取血人员到达取血点后再次与手术医生确认是否需要取血、取血种类及取血量。

表 9-1　根据取血所需时间制订的取血时机预案

| 取血所需时间 | 2 小时 | 1 小时 | 0.5 小时 | 5 分钟 |
|---|---|---|---|---|
| 取血时机（出血量） | 500ml | 500ml | 800ml | 1 170ml |

### 【场景二：胎盘娩出 7 分钟后】

手术医生清除宫腔残留胎盘组织，热盐水纱布包裹按摩子宫，子宫收缩仍然乏力，无法有效止血。患者生命体征：血压 105/64mmHg，心率 95 次/min，SpO$_2$ 100%，出入量统计结果为：出血量 800ml，尿量 50ml，晶体液 1 000ml。

**（1）问题：当前的处理策略有哪些？**

1）产科医生：启动大出血 I 级预警：呼叫同级或上级人员 1～2 名。卡前列素氨丁三醇 0.25mg 三角肌注射，采取子宫按摩、子宫 B-Lynch 压迫缝合等止血措施。

2）麻醉医生：呼叫同级人员 1～2 人，加快输液，复盘容量是否足够，使用胶体液 500ml；准备全麻药物及气管插管相关物资；体外加温治疗，准备进行桡动脉穿刺置管行床旁血气分析；有条件的医疗机构可考虑安装自体血回收系统（本节模拟无自体血回收条件场景）；通知血库准备启动大出血紧急救治预案（交叉配血与备血），根据各机构取血所需时间制定相应取血策略。呼叫检验科急查血常规、凝血功能和DIC。

3）巡回护士：呼叫帮助，使用液体加压输注装置；执行医嘱；总结出血量。

**（2）相关知识点总结**

1）启动Ⅰ级预警条件：产后2小时出血量≥800ml或出血量≥150ml/min。

2）血常规检查时机：尽早采用床旁血气分析评估患者血红蛋白水平。若医疗机构条件有限，出血量达全身血容量的20%时必须查血常规。

床旁血气可迅速获得检查结果，而检验科的采血结果一般会滞后20～30分钟。如果所在医疗机构的检验科应急条件较差，路途往返时间和出检验结果时间较长，建议将呼叫时间提前或配备床旁血气分析机。

3）凝血检查时机：建议尽早进行凝血功能检查。若医疗机构条件有限，出血量达到全身血容量的40%～50%必须进行凝血功能检查。

通常情况下，凝血功能出现恶化的临界值常出现在出血量达到患者全身血容量的40%～50%时。某些对凝血功能影响较大的合并症或并发症（如羊水栓塞、胎盘早剥、子宫胎盘卒中等），可在出血早期就发生严重的凝血功能障碍，其凝血功能恶化出现的时间点与出血量的相关性差。因此，对这类特殊患者建议尽早进行凝血功能检查，早期发现问题，避免病情恶化。

4）补液量计算：根据本书中相关章节推荐的输血量和经验容量管理理论，回顾性分析补液量是否充足，公式：出血量＝胶体＋血制品＋（晶体－尿量）/（2～3）。

经评估该患者血容量5 850ml，术前无贫血，无低蛋白血症，可耐受出血量为全身血容量的20%，为1 170ml。当前出血量800ml，尿量50ml，未达到输血指征，目前仍以输注晶体液和胶体液为主。晶体液在血管内停留时间短，扩容效果差（如果单纯以晶体液扩容需达到出血量三倍以上），而晶体液和胶体液联合应用可获得更佳的扩容效果，也避免了晶体液输入过量导致胶体渗透压下降和组织水肿。当前已输入晶体液1 000ml，虽然循环平稳，但是仍然存在大出血的风险，因此给予输注胶体液500ml。

**【场景三：20分钟后】**

患者出血量已达1 200ml，仍未有效止血。当前尿量100ml，输注晶体液1 000ml，胶体液500ml，血压85/54mmHg，心率105次/min，实验室结果未回。

**（1）问题：当前的处理策略有哪些?**

1）产科医生：启动大出血Ⅱ级预警，呼叫三线人员1名。采取子宫动脉结扎，子宫球囊压迫等止血措施。

2）麻醉医生：呼叫麻醉三线人员，加快输液，再次使用胶体液500ml，增加第3个液体通道；取去白细胞悬浮红细胞3U，拔除硬膜外导管，改气管插管；桡动脉置管，连续有创血压监测（有条件时）；单次注射去氧肾上腺素维持血压，同时配制去甲肾上腺素持续泵注；床旁血气，复盘容量和取血是否足够。

3）巡回护士：呼叫帮助，再次增加1条静脉通道（16G），准备输血通道，连接输血加温设备（有条件时）；执行医嘱，总结出血量。

**（2）相关知识点总结**

1）启动Ⅱ级预警条件：产后出血1 000～1 500ml，估计出血短时间难以控制，生命体征不平稳。

此时意味着患者的大出血可能出现了不可控，是从可代偿期向失代偿期发展的重要阶段。也是各类医务人员进行抢救性治疗的初始阶段和最佳阶段，增加静脉通道、输血、建立有创监测、血气监测、保温治疗、更改麻醉方式等均需要在此阶段完成。错过了这一阶段的早期救治，患者会迅速进入失代偿期，发生循环崩溃、凝血功能恶化、内环境严重紊乱，进入难治性的大出血阶段，增加了救治难度和严重术后并发症的发生率。

2）改全麻时机：出血达到全身血容量的20%以上，仍不能有效止血；止血困难，循环不够稳定时建议立即改为气管插管全麻，大出血患者采用气管插管全麻具有很多优势，有利于救治（详见第十章）。

3）拔除硬膜外导管时机：当发生出血不可控时，应在凝血功能没有恶化前尽快拔除硬膜外导管。一旦出血量大，导致凝血功能恶化，不建议拔除，而应保留硬膜外导管，待患者术后凝血功能完全恢复正常后再拔除。

4）桡动脉置管时机：有条件的医疗机构应在出血量小于血容量的20%以前完成。若由于条件限制，错过了最佳的桡动脉置管时机，则应在这一阶段尽快建立有创动脉监测，为后继的循环监测和血气分析采血提供便利，一旦进入循环崩溃和凝血功能恶化，桡动脉置管将出现困难，陷入恶性循环。

5）血气监测时机：建议早期进行床旁血气监测。在医疗机构条件有限时，当患者出现持续低血压，出血量达到全身血容量的 20% 左右，是首次行床旁血气监测的最后时机，有助于医务人员了解血红蛋白实时含量、酸碱平衡和电解质状态。大量的临床观察发现，大出血合并持续低血压的患者往往存在外周循环灌注不足，无氧代谢增加，乳酸堆积，代谢性酸中毒十分常见；因酸中毒对大出血患者救治存在不利影响，需要尽早识别并纠正。对于没有条件进行床旁血气分析的患者，如果出现了持续低血压、低体温、贫血等并发症，经验性地给予一次 5% 碳酸氢钠 50ml 是安全的。

6）升压药使用时机和通道选择：SBP≤90mmHg 或 MAP≤65mmHg，短时间内容量补充或输血困难是升压药使用的指征。首选去甲肾上腺素持续泵注，没有中心静脉通道可使用较大的、通畅的外周静脉通道。

但需要明确的是，使用升压药虽然可短时间内缓解外周血管在酸中毒等因素下导致的过度扩张，避免重要器官灌注不足，为容量治疗和输血治疗提供机会，但充足的容量才是维持循环平稳的根本，需谨防被升压药维持循环平稳的假象所误导，而忽略了容量不足的现状。

临床上，去甲肾上腺素外周泵注最大的顾虑在于药物渗漏导致的组织坏死，因此多建议采用中心静脉泵注。对于大出血的患者可能由于人员不足等条件限制无法快速建立中心静脉通道，而此时往往建立了较大口径的外周通道，经验表明，在这种通畅且大口径静脉通道中泵注去甲肾上腺素发生渗漏的概率较小。即便如此，术中仍需要对泵注去甲肾上腺素的静脉通道加强观察。

7）输血管理：红细胞悬液取血量 = 出血量 ×（40～60）%，首次输注时机：出血量≥20% 血容量；患者目前出血量达到 1 200ml，已经达到了输注红细胞悬液的指征，考虑患者还有继续出血的风险，按照高限 60% 来计算：1 200×60%=720ml（约 3.5U），因此取去白细胞悬浮红细胞 3U，当前患者凝血功能正常，暂不取血浆。

8）输液管理：该患者目前出血量达到 1 200ml，

未输血，已输入晶体液 1 000ml，胶体液 500ml，出血不可控，如果继续出血，可再次输入胶体液 500ml。

## 【场景四：10 分钟后】

患者出血量达到 1 800ml，尿量 150ml，已输注晶体液 1 200ml，胶体液 700ml，去白细胞悬浮红细胞 3U 未取回，血压 65/54mmHg，心率 125 次 /min。第一次实验室结果已回（出血 800ml + 晶体液 1 000ml 时采样）：HB 98g/L，PLT 110×10$^9$/L，PT 13.3 秒，APTT 28.6 秒，纤维蛋白原 278mg/dl。床旁血气结果：pH 值 7.28，BE −8mmol/L，HCO$_3^-$ 19.7mmol/L，PaCO$_2$ 44mmHg（PetCO$_2$ 37mmHg），K$^+$ 4.3mmol/L，Ca$^{2+}$ 1.08mmol/L，Hb 75g/L。

**（1）问题：红细胞悬液未取回，如何处理?**

1）产科医生：启动大出血Ⅲ级预警，呼叫主任、产科急诊办公室、医务部相关人员。继续采取多种措施止血。

2）麻醉医生：呼叫主任，协调供血。加快补液，人员充足时可考虑建立中心静脉通路；落实取血情况，再次取去白细胞悬浮红细胞 3U；持续泵注去甲肾上腺素，加大泵注量；静脉使用 5% 碳酸氢钠 50ml，10% 葡萄糖酸钙 10ml；输纤维蛋白原浓缩物 4g 或冷沉淀 8U。合血浆 600ml，取血浆 600ml；再次复查血常规和凝血功能，复盘取血量和容量是否足够、评估血红蛋白的真实值。

3）巡回护士：准备输血通道，连接输血加温设备；执行医嘱，加压补液；总结出血量、小便量。

**（2）相关知识点总结**

1）启动Ⅲ级预警条件：产后出血量≥1 500ml，估计出血短时间难以控制，生命体征不平稳。当出血量≥1 500ml，尤其是出血量 >2 000～2 500ml 时，如果前期救治不力，患者将迅速进入循环崩溃、凝血功能恶化、内环境严重紊乱的失代偿阶段，进入难治性大出血阶段。因此，启动大出血Ⅲ级预警时需要院级甚至更高级的行政人员参与人员、物资和血源的调配。

2）实验室结果的时效性：通常情况下，实验室检验结果是滞后的，血常规结果需 30 分钟，凝血功能结果需 40～60 分钟，生化结果需要 40～60 分钟。该患者在这一时点获得的是出血 800ml 时的实验室结果，参考价值有限。因此，对实验室结果需要前瞻性看待。

3）碳酸氢钠使用量的计算：具体内容见第三章。

经典计算公式 NaHCO$_3$（ml）=（0−BE）×kg× 0.3×2/3×1.68=−BE×kg×0.336。

快速计算输入量 NaHCO$_3$（ml）=−BE×kg/（4～ 5），该患者 BE 值为 −8mmol/L，体重 65kg，经典计算公式 NaHCO$_3$（ml）=8×65×0.336=175ml，为了保障血红蛋白的携氧能力，秉承宁酸勿碱、少量分次的原则，175ml 的总量可以分成两次给予，先给予 100ml，然后再复查血气后调整第二次的用量。

快速计算 NaHCO$_3$（ml）=8×65/（4～5）=104～ 130ml，可直接给予 100ml 后复查。

4）红细胞悬液 / 血浆需要量的计算方法：该患者现出血量 1 800ml，虽然没有达到全身血容量的 40%～50%，但根据当前的出血量和循环状态，出血尚未有效控制，且取血浆需至少 40 分钟至 1 小时，因此按照高限计算红细胞悬液和血浆的需求量。

红细胞悬液计划需求量 = 1 800ml×60% = 1 080ml（约 5.5U）；之前已经取去白细胞悬浮红细胞 3U 未回，追加取去白细胞悬浮红细胞 3U。

血浆计划需求量 = 出血量×（20～30）%，按照高限来取，取血浆量 = 1 800ml×30% = 540ml，可考虑先取血浆 600ml。

5）纤维蛋白原浓缩物补充时机：出血量达到全身血容量的 40%，浓度 <200g/L，即取即用。纤维蛋白原浓缩物所需时间成本较少，该患者当前出血 1 800ml，距离 2 300ml 的临界值窗口还有一定的安全范围。若手术室自备了纤维蛋白原浓缩物，可以考虑出血 2 000ml 时启动取纤维蛋白原浓缩物输注。

6）冷沉淀取血时机：冷沉淀解冻需要 10～15 分钟，如果纤维蛋白原浓缩物暂时不能获取，可以考虑立即启动冷沉淀取血并输注。同样还需要考虑每个医疗机构取冷沉淀的时间成本，必要时提前发单。

7）输液管理：患者总出血量为 1 800ml，最近 10 分钟内出血为 600ml，血压下降明显，已输注晶体液 1 200ml，胶体液 700ml，取去白细胞悬浮红细胞 3U 未回，预计所取去白细胞悬浮红细胞、纤维蛋白原浓缩物和血浆将陆续到位，此时可短时间泵注升压药物有助于稳定循环，同时加快补液速度。

## 【场景五：20 分钟后】

患者出血量已达 2 500ml，出血仍然不可控，尿量 200ml，血浆未取回，已输注晶体液 3 000ml，

胶体液 1 000ml，去白细胞悬浮红细胞 3U，（血浆未取回）人纤维蛋白原浓缩物 4g，额外追加取去白细胞悬浮红细胞 3U、新鲜冰冻血浆 600ml，血压 100/64mmHg，心率 89 次 /min。

**（1）问题：仍然未有效止血，如何处理？**

1）产科医生：请示上级医师是否需要切除子宫。

2）麻醉医生：第三次取去白细胞悬浮红细胞 3U，第二次取血浆 600ml，持续泵注去甲肾上腺素，复查床旁血气，静脉使用 5% 碳酸氢钠 50ml，10% 葡萄糖酸钙 10ml，再次复查血常规、凝血功能，生化了解白蛋白情况，监测血糖、血钾，使用胃黏膜保护剂，复盘取血量和容量是否足够、评估血红蛋白的真实值。

3）巡回护士：加快输血，加压补液，执行医嘱，观察输血反应，总结出血量、小便量。

**（2）相关知识点总结**

1）切除子宫时机：出血量大于全身血容量的 50%～60%，产后出血 2 500～3 000ml 时，各种常用止血手段均尝试后仍然止血困难，估计出血短时间难以控制。

2）切除子宫人员准备：操作熟练的手术医生。对于亚专业分科较细的医院，产科医生切子宫经验没有妇科医生丰富，在大出血状态下的子宫切除难度较高，可请妇科医生协助手术。

3）切除子宫血源准备：至少准备 3U 去白细胞悬浮红细胞，600ml 血浆（1 500～2 000 出血量），后继再根据实际出血量追加。切除子宫意味着患者出血不可控及凝血功能障碍，需做好出血量可能大于 2 000ml 的血源准备。

4）红细胞悬液 / 血浆需要量的计算方法：该患者当前出血量 2 500ml 已达到全身血容量的 40%～50%，根据出血量和循环状态，出血不可控，按照高限计算红细胞悬液和血浆的需求量。

计划红细胞悬液需求量 = 2 500ml×60% = 1 500ml（约 7.5U），之前已取去白细胞悬浮红细胞 6U，按计算取去白细胞悬浮红细胞 1.50U 就足够了，但考虑切除子宫血源需求，追加取去白细胞悬浮红细胞 3U。

计划血浆需求量 = 2 500ml×30% = 750ml，之前已取血浆 600ml，按计算取血浆 150ml 就足够了，但考虑切除子宫血源准备需血浆 600ml 且取血浆需要至少 40 分钟至 1 小时，因此当前决定取血浆 600ml。

5）凝血功能首次必须检测时机：出血量大

的患者建议至少每30分钟复查一次实验室结果，对于凝血功能来说，当出血量达到全身血容量的40%～50%时是普通大出血患者出现凝血功能异常的临界点，如果之前因条件有限未进行凝血功能检测，此时是首次凝血功能检测的最后安全时限，错过将无法及时发现凝血功能异常。

6）白蛋白检测时机：当出血量达全身血容量的50%时，白蛋白将出现明显的变化，可下降至25mmol/L以下，对于完全没有输注血浆的患者甚至可下降至20mmol/L以下，表现为严重的低蛋白血症，故此时建议至少行生化检查一次。

7）碳酸氢钠/钙预防性使用：每输注4U红细胞悬液需要补充1g钙剂；持续低血压和低体温、外周循环灌注差时，可预防性使用5%碳酸氢钠50ml，后继再根据检查结果调整。

8）输液管理：根据临床实际的容量治疗原则，即先晶体后胶体、达到指征再输血液制品。在复盘容量时要优先保证血液制品的量和比例，在此前提下的容量剩余空间才是留给液体的空间，即晶体液计划输入量。因此，容量复盘时通常需要计算两个指标，即给予晶体液留下的容量剩余空间和晶体液计划输入量。

容量剩余空间＝出血量－胶体－血制品；

晶体液计划输入量＝容量剩余空间×（2～3）+尿量＋可耐受预扩容容量；

在上述公式中，由于晶体液只有约1/3能停留在血管内，所以理论上晶体液容量剩余空间需要扩充3倍作为晶体液计划输入量。经过大量病例的观察，笔者建议当出血量在7 000ml以下时可按照3倍比例扩充晶体液输入量；对于出血量＞7 000ml的患者，为了避免晶体液输入过量，应该适当减少晶体液的扩充比例。需要注意的是，上述公式中的可耐受预扩容容量是由患者合并症等个体化因素决定的，占血容量的0～20%，甚至可能是负平衡（详见第五章相关内容）。

目前患者出血量为2 500ml，已输注去白细胞悬浮红细胞3U，晶体液3 000ml，胶体液1 000ml，尿量200ml。

根据公式：出血量＝胶体＋血制品＋（晶体－尿量）/（2～3），即2 500ml≤1 000（胶体）+600（RBC）+（3 000ml－200ml）/（2～3）；

容量剩余空间＝2 500ml－1 000ml－600ml=900ml；

晶体液计划输入量＝900ml×3+200ml+1 170ml=4 070ml；

患者低血容量已纠正，血压逐步恢复正常，泵注的升压药物已减量。去白细胞悬浮红细胞6U和新鲜冰冻血浆1 200ml将陆续到位，当前的输液管理策略可应对大出血。

## 【场景六：22分钟后】

子宫切除过程中，出血仍然十分明显，患者出血量3 200ml，尿量200ml，已输注晶体液3 100ml、胶体液1 000ml、去白细胞悬浮红细胞4.5U、新鲜冰冻血浆500ml、纤维蛋白原浓缩物4g（还有去白细胞悬浮红细胞4.5U和新鲜冰冻血浆700ml取回等待输入），再次追加取去白细胞悬浮红细胞3U，血压82/54mmHg，心率104次/min。

第二次实验室结果（出血量1 800ml时采样）：Hb 67g/L，PLT 80×10$^9$/L，PT 15.8秒，APTT 30.6秒，纤维蛋白原187mg/dl；床旁血气结果：pH值7.29，BE －7mmol/L，HCO$_3^-$ 18.5mmol/L，K$^+$ 5.7mmol/L，Ca$^{2+}$ 1.01mmol/L，Hb 79g/L，血糖9.8mmol/L。

**（1）问题：目前仍未有效止血，手术野渗血明显，如何处理？还能继续输胶体液吗？是否给予呋塞米？是否建立中心静脉？是否需要采取降糖治疗？**

1）产科医生：尽快切除子宫。

2）麻醉医生：持续泵注去甲肾上腺素，加快输血，适当控制补液，静脉使用5%碳酸氢钠80ml，10%葡萄糖酸钙10ml，密切监测血钾和血糖变化，必要时使用胰岛素，取白蛋白10g输注，复盘取血量和容量是否足够、评估血红蛋白的真实值。暂不使用呋塞米，暂不建立中心静脉。

3）巡回护士：加快输血，加压补液，执行医嘱，观察输血反应，总结出血量、小便量。

**（2）相关知识点总结**

1）胶体液用量：WHO指南建议产科大出血患者羟乙基淀粉130/0.4氯化钠注射液总用量＜1g/kg（16.6ml/kg），相当于1 000ml，对于血源获取困难的患者最好不要超过1 500ml，以免影响凝血功能。

2）应激性高血糖处理目标：血糖的控制目标浓度是7.8～10mmol/L，该患者当前血糖为9.8mmol/L，属于目标浓度高限，可以暂时不给予处理。

3）高血钾处理顺序：补钙-纠正酸中毒-胰岛素-利尿。

4）白蛋白输注时机：当出血量达到全身血容

量的 50% 以上，低血压难以纠正，胶体输入已达安全剂量上限，可以考虑输入白蛋白。血浆输入严重不足时可考虑补充白蛋白 20g，血浆输注充足时可只补充 10g，白蛋白每 5g 可产生约 100ml 的扩容效果。

5) 中心静脉建立禁忌：如之前未建立成功，后期若出现凝血功能障碍，可能建立更加困难，且存在出血风险，该时点建立需慎重。

6) 利尿剂使用：大出血中常因容量不足和应激反应导致少尿，该类肾前性少尿以补充容量和维持灌注为主，故暂时不给予利尿剂。

7) 输血治疗策略：当前出血量为 3 200ml，预计红细胞悬液需要量为 3 200ml × 60% = 1 920ml（9～10U），已取 9U，考虑子宫切除手术刚开始，仍有继续出血的风险，追加取去白细胞悬浮红细胞 3U；预计血浆需要量为 3 200ml × 30% = 960ml，已取 1 200ml，暂时不取血浆。如果继续出血可追加冷沉淀输入。

8) 输液治疗策略

复盘容量：容量剩余空间 = 出血量 3 200ml − 红细胞悬液 900ml − 血浆 500ml − 胶体 1 000ml − 纤维蛋白原浓缩物 160ml = 640ml；

晶体液计划输入量 = 640ml × 3 + 尿量 200ml + 可耐受预扩容 1 170ml = 3 290ml；

当前已输注晶体液 3 100ml，血压 82/54mmHg，心率 104 次/min，生命体征提示循环容量不足，在继续泵注升压药的同时，需加快血液制品的输注。同时应注意的是，虽然当前晶体液输入未超量，但后继去白细胞悬浮红细胞 4.5U 和血浆 700ml 输注完成后，输注的晶体液总量将远超可耐受的计划输入量。故此时需要适当控制晶体液的输入，尤其是输血时避免输入过多的生理盐水。

## 【场景七：30 分钟后】

患者出血量 4 000ml，尿量 250ml，输入晶体液 4 000ml，胶体液 1 000ml，去白细胞悬浮红细胞 7.5U，新鲜冰冻血浆 800ml，人纤维蛋白原浓缩物 4g，白蛋白 10g（去白细胞悬浮红细胞 4.5U，新鲜冰冻血浆 400ml 已取未输入），血压 93/55mmHg，心率 100 次/min。

第三次实验室结果（出血量 2 500ml 时采样）：Hb 83g/L，PLT 72 × $10^9$/L，PT 18.9 秒，APTT 57 秒，纤维蛋白原 187mg/dl，白蛋白 22mmol/L。床旁血气

结果：pH 值 7.32，BE −5mmol/L，$HCO_3^-$ 20.5mmol/L，$K^+$ 5.9mmol/L，$Ca^{2+}$ 1.00mmol/L，Hb 76g/L，Glu 13.4mmol/L。

**（1）问题：目前子宫未切，如何处理？是否输注血小板？备血是否足够？**

1) 产科医生：尽快切除子宫。

2) 麻醉医生：持续泵注去甲肾上腺素，加快输注去白细胞悬浮红细胞和血浆，静脉使用 5% 碳酸氢钠 50ml，10% 葡萄糖酸钙 10ml，胰岛素 2U/h 持续泵注并密切监测血钾和血糖变化，血浆、去白细胞悬浮红细胞和白蛋白输注结束后复查血常规、凝血和生化，复盘取血量和容量是否足够、评估血红蛋白的真实值。

3) 巡回护士：加快输血，加压补液，执行医嘱，观察输血反应，总结出血量和小便量。

**（2）相关知识点总结**

1) 应激性高血糖处理策略：应激性高血糖是产科大出血后常见的并发症，血糖增高的程度往往和病情的严重程度及预后相关，处理策略如下：

当血糖高于 10mmol/L，速度设定为 2～4U/h；

当血糖 7.8～10mmol/L，改成 1～2U/h 并逐步减量；

当血糖 < 7.8mmol/L，停药，每 0.5 小时监测血糖

2) 血小板输注时机：PLT < 50 × $10^9$/L 时治疗性输注；PLT < 75 × $10^9$/L，大出血未有效控制，可预防性输注血小板。该患者 PLT 72 × $10^9$/L，如果出血不能控制，条件允许时可预防性输注，条件不允许时可暂时不输注血小板。

3) 输血管理策略：目前该患者出血量为 4 000ml，预计去白细胞悬浮红细胞需要量 4 000ml ×（40～60）% = 1 600～2 400ml（相当于 8～12U），当前取去白细胞悬浮红细胞 12U，已输入了 7.5U；血浆 4 000ml ×（20～30）% = 800～1 200ml，当前取血浆 1 200ml，已输入了 800ml，可暂时不追加取血浆。

4) 输液管理策略

复盘容量：容量剩余空间 = 出血量 4 000ml − 红细胞悬液 1 500ml − 血浆 800ml − 胶体 1 000ml − 纤维蛋白原浓缩物 160ml − 白蛋白 200ml = 340ml；

晶体液计划输入量 = 剩余空间 340ml × 3 + 尿量 250ml + 可耐受预扩容 1 170ml = 2 440ml；

当前晶体液已输入 4 000ml，超出计划晶体液输入量 1 500ml 以上。血压 93/55mmHg，心率 100 次/min，生命体征尚可。继续补充血液制品，严格

控制晶体液输入，由于还存在大出血的风险，所以暂不利尿。

**【场景八：23分钟后】**

子宫成功切除，患者出血量 5 000ml，尿量 400ml，输注晶体液 4 200ml，胶体液 1 000ml，去白细胞悬浮红细胞 10.5U（去白细胞悬浮红细胞 1.5U 已取未输入），新鲜冰冻血浆 1 200ml，纤维蛋白原浓缩物 4g，白蛋白 10g，血压 108/54mmHg，心率 95 次/min。

**（1）问题：子宫已切除，出血得到控制，下一步如何处理？**

1）产科医生：止血，检查出血点准备关腹。

2）麻醉医生：减慢补液及输血的速度，计算出入量；听诊患者双肺联合肺部超声评价肺水肿情况；容量超负荷时进行利尿，呋塞米 5mg；逐渐停升压药物；评估决定是否拔管及患者术后去向；输完血制品后再次复查血常规和凝血功能（血气＋电解质）；复查血糖，调整胰岛素剂量；复盘容量和取血是否足够。

3）巡回护士：核对检查医嘱，再次统计准确出血量和小便量。

**（2）相关知识点总结**

1）产科大出血第三阶段的识别：该患者已切除子宫，出血得到了有效控制，该时点患者已经进入大出血治疗的第三阶段，即微调阶段。该阶段的主要任务是微调凝血功能、内环境、输血量及循环参数。因晶体液输入过量是该阶段最常见的问题，故该阶段的主要工作是优化容量，预防晶体液输入过量引发的肺部并发症，为患者气管拔管和顺利离室做准备。

2）术后肺保护及肺水肿判断策略：建议采用多种策略联合应用来判断患者肺水肿的情况，常用的策略包括肺部听诊呼吸音、肺部超声、血气分析计算氧合指数、观察 $PetCO_2$ 和 $PaCO_2$ 差值变化趋势、在机械通气状态下观察患者吸空气时 $SpO_2$ 能否维持等。

从肺保护的角度来说，机械通气本身可预防容量超负荷引发的肺水肿。因此，若患者存在比较明显的容量超负荷时不建议恢复自主呼吸，以免肺水肿加剧。

3）利尿治疗策略：患者一旦进入了大出血救治的第三阶段，利尿是优化容量和降低肺水肿风险的重要措施。此外，利尿前需对患者的容量情况进行准确的计算和评估，需了解容量超负荷导致的血液稀释及利尿后血液浓缩对血液成分的影响。由于失血量的估计难度大、准确性不高，利尿的预期目标需结合多种因素进行综合判断。

4）输液管理策略：产科大出血的第三阶段目标尿量是重要的治疗指标。目标尿量实际是指超出晶体液计划输入量的部分，若该部分液体量严重超过了患者可耐受的程度，将可能导致肺水肿和拔管困难。

目标尿量 ＝ 实际晶体液输入量 － 晶体液计划输入量。

复盘容量：容量剩余空间 ＝ 出血量 5 000ml － 红细胞悬液 2 100ml － 血浆 1 200ml － 胶体 1 000ml － 纤维蛋白原浓缩物 160ml － 白蛋白 200ml ＝ 340ml；

晶体液计划输入量 ＝ 剩余空间 340ml × 3 ＋ 尿量 400ml ＋ 可耐受预扩容 1 170ml ＝ 2 590ml；

目标尿量 ＝ 实际晶体液输入量 4 200ml － 晶体液计划输入量 2 590ml ＝ 1 610ml；

当前该患者后续发生大出血的风险显著降低，可以开始逐步利尿。需要指出的是，临床上的多种干扰因素常导致计算的目标尿量与患者实际可利出的尿量之间存在着一定的差异。因此，除了非常明确的严重容量超负荷可使用大剂量的呋塞米外，笔者建议先使用小剂量的呋塞米（5～10mg），密切观察患者的尿量与循环容量反应，避免利尿过度引发的低血压。

**【场景九：30分钟后】**

关腹完成，患者出血量 5 500ml，尿量 800ml，输注晶体液 4 500ml，胶体液 1 000ml，去白细胞悬浮红细胞 12U，新鲜冰冻血浆 1 200ml，纤维蛋白原浓缩物 4g，白蛋白 10g。实验室结果（出血量 5 000ml 时采样）：Hb 75g/L，PLT $48 \times 10^9$/L，Fib 198mg/dl，PT 16.1 秒，APTT 39 秒；白蛋白 29.8g/dl。床旁血气：pH 值 7.271，BE －4mmol/L，$HCO_3^-$ 22.1mmol/L，$PaCO_2$ 49mmHg（$PetCO_2$ 30mmHg），$K^+$ 3.9mmol/L，$Ca^{2+}$ 0.93mmol/L，血糖 8.7mmol/L，血压 118/64mmHg，心率 91 次/min。

**（1）问题：听诊双肺呼吸音粗，如何处理？是否可以恢复患者自主呼吸？是否拔管？是否给予呋塞米？是否还需要补充血液制品？**

1）产科医生：观察阴道出血量。

2）麻醉医生：计算晶体液入量超 1 500ml，再次给予呋塞米 5mg；继续机械通气，设定 PEEP 6cmH$_2$O；肺部超声检查；调节呼吸参数排出 CO$_2$，葡萄糖酸钙 1g；逐渐停止升压药物，停胰岛素。

3）巡回护士：关闭部分通道，避免输液过量，每 10 分钟统计小便量。

**（2）相关知识点总结**

1）输血停止指征：Hb > 80g/L，PLT > 50 × 10$^9$/L，PT 和 / 或 APTT < 1.5 倍正常值，INR > 2.0，纤维蛋白原 > 200mg/dl。

保留子宫 / 子宫切除患者需个体化评估，容量波动较大的患者需要预见性评估，避免输血过量导致的高凝状态，预防产后血栓的发生风险。该患者在出血 5 000ml 时查 Hb 75g/L，当时已输入去白细胞悬浮红细胞 10.5U，后继又输入去白细胞悬浮红细胞 1.5U，并且进行了利尿，推测患者离开手术室时 Hb > 80g/L，因此不需要再输红细胞悬液。

2）酸中毒处理策略：复查血气，判断导致酸中毒的原因：是呼吸性还是代谢性？呼吸因素导致的酸中毒需要通过调节呼吸参数纠正；代谢因素引起的酸中毒可早期少量多次输注 5% 碳酸氢钠纠正。通常情况下，在大出血的第三阶段，如果患者大出血已经得到了有效控制、循环恢复平稳、无明显低体温、组织氧合充分，pH 值 7.2 以上的代谢性酸中毒不需要积极处理，患者有自我调节酸碱平衡的能力。随着患者低血容量的改善，微循环灌注恢复正常，无氧代谢较少，代谢性酸中毒也会随之逐步缓解。

3）PetCO$_2$ 和 PaCO$_2$ 差值意义：通常情况下，患者的 PetCO$_2$ 和 PaCO$_2$ 差值为 5 ~ 10cmH$_2$O。然而，大出血患者的 PetCO$_2$ 和 PaCO$_2$ 差值则为 10 ~ 20cmH$_2$O，差值越大，说明肺水肿的风险越高。

4）恢复自主呼吸的时机：内环境紊乱和凝血功能障碍得以纠正，血液制品输入足量，肺水肿风险排除后可考虑进入拔管流程。

5）输液管理策略

复盘容量：剩余晶体液容量空间 = 出血量 5 500ml - 红细胞悬液 2 400ml - 血浆 1 200ml - 胶体 1 000ml - 纤维蛋白原浓缩物 160ml - 白蛋白 200ml = 540ml；

计划晶体液输入量 = 容量剩余空间 540ml × 3 + 可耐受预扩容 1 170ml + 尿量 800ml = 3 590ml；

目标尿量 = 晶体液实际输入量 4 500ml - 计划

晶体液输入量 3 590ml = 910ml；

听诊双肺呼吸音粗，需要继续给予呋塞米进行利尿。

## 【场景十：PEEP 机械通气 30 分钟后】

患者总出血量 5 500ml，尿量 1 700ml，输注晶体液 5 000ml，胶体液 1 000ml，去白细胞悬浮红细胞 12U，新鲜冰冻血浆 1 200ml，纤维蛋白原浓缩物 4g，白蛋白 10g。床旁血气分析：Hb 85g/L，pH 值 7.341，BE -3mmol/L，HCO$_3^-$ 23.3mmol/L，PaCO$_2$ 39mmHg（PetCO$_2$ 32mmHg），K$^+$ 3.9mmol/L，Ca$^{2+}$ 1.13mmol/L，血压 110/63mmHg，心率 90 次 /min。听诊双肺呼吸音清晰，自主呼吸恢复良好。

**（1）问题：当前的处理策略有哪些？是否再次给予呋塞米？是否拔管？患者术后回哪里？**

1）产科医生：联系 ICU，做好专科处理。

2）麻醉医生：可以考虑拔管回 ICU 或带管回 ICU；根据拔管前流程充分评估换气、通气情况，谨慎拔管。

3）巡回护士：完善文书，做好管道交接。

**（2）相关知识点总结**

1）带管回 ICU 指征：肺水肿未纠正、循环不够稳定、高血糖、严重高钾血症和发生了严重输血过敏反应等。

2）拔管指征：对内环境、凝血、贫血、低蛋白血症等各方面都纠正良好的患者可以考虑拔管。

3）术后去向：术中发生了产科大出血且出血量多的患者建议术毕送 ICU。因子宫切除患者术后存在断端出血的风险，建议无论是否拔管，有条件时均应进入 ICU 继续观察和治疗。

4）PetCO$_2$ 和 PaCO$_2$ 差值意义：差值动态变小，肺水肿风险下降。

5）输液管理策略

复盘容量：剩余晶体液容量空间 = 出血量 5 500ml - 红细胞悬液 2 400ml - 血浆 1 200ml - 胶体 1 000ml - 纤维蛋白原浓缩物 160ml - 白蛋白 200ml = 540ml；

计划晶体液输入量 = 540ml × 3 + 可耐受预扩容 1 170ml + 尿量 1 700ml = 4 490ml；

目标尿量 = 晶体液实际输入量 5 000ml - 计划晶体液输入量 4 490ml = 510ml；

此时的目标尿量约为 510ml，如果患者有明显的肺水肿征象可继续利尿 1 000ml 左右；如果患者肺水肿征象不明显，建议当前状态下不应积极利尿，其原因为：首先，12U 红细胞悬液默认的虚拟容量为 2 400ml，而其实际容量为 1 560ml，估算的目标尿量偏高；其次，临床上常易低估术中的出血量，加上胶体液输入 6 小时后扩容效果会大大降低，若此时再过度利尿易出现循环崩溃；最后，该患者术后仍存在再次出血的风险。综上所述，当前只要患者换气功能良好，可暂时不再继续利尿。

　　6）血液成分术后变化特点：术后第 2 天，PLT 和纤维蛋白原可迅速回升；但术后 3 天内组织容量回归可能导致血红蛋白含量的波动，通常会下降 10～20g/L，应予以关注。

## 三、演练总结

　　1. 对未预测产后大出血患者应提高认识和警惕性，术前需对产后出血的风险因素、患者可耐受的出血量、目前的备血情况进行评估。

　　2. 加强医务人员之间的有效沟通；及时启动应急预警。做好"四早"和"四最"：尽早呼救及团队抢救；尽早综合评估及动态监测；尽早针对病因止血；尽早容量复苏及成分输血；采取最简单、最熟练、创伤最小、最有效的止血措施。

　　3. 出血后及时而准确地评估出入量，多次复盘出入量，评估血红蛋白结果的准确性，指导取血和补液；根据医院实际情况制定个体化输血和取血策略；合理输血补液及使用血管活性药物，必要时使用白蛋白；避免血源浪费，预防输血过量，避

免高凝导致的产后血栓。

　　4. 治疗中要有全局观，维持循环和凝血功能稳定的同时，重视维持内环境稳定；出血停止后应注重肺和肾并发症的预防，改善患者转归。

（罗林丽　盛博）

## 参考文献

1. Royal College of Obstetricians and Gynaecologists. Prevention and Management of Postpartum Haemorrhage: Green-top Guideline No. 52. BJOG, 2017, 124（5）: e106-e149.

2. 中华医学会妇产科学分会产科学组，中华医学会围产医学分会. 产后出血预防与处理指南（2023）. 中华妇产科杂志，2023，58（6）: 401-409.

3. 中华医学会围产医学分会、中国输血协会临床输血管理学专业委员会. 产科输血治疗专家共识（2023）. 中华围产医学杂志，2023，26（1）: 4-10.

4. Queensland Clinical Guidelines. Postpartum haemorrhage Guideline No. MN24.1-V11-R29 Queensland Health.2024.

5. ESCOBAR MF, NASSAR AH, THERON G, et al. FIGO recommendations on the management of postpartum hemorrhage 2022. Int J Gynaecol Obstet, 2022, 157（Suppl. 1）: 3-50.

6. The American College of Obstetricians and Gynecologists Committee. Practice bulletin No.183: postpartum hemorrhage. Obstet Gynecol, 2017, 130（4）: e168-e186.

# 第十章

# 可预测产科大出血患者救治思维应急演练

## 一、概述

### （一）演练目的

通过模拟临床最常见的可预测产科大出血患者的救治过程，深刻剖析救治过程中可能涉及的麻醉前准备、麻醉方法选择、容量的三阶段精确管理；出血量的准确评估；腹主动脉球囊阻断并发症的预防和处理、肺水肿的防治等知识，旨在为医务工作者提供常见可预测产科大出血患者救治的参考建议，为其制定合理救治策略提供思路和方法，帮助救治人员建立起麻醉前充分准备和术中容量并发症早期预防的管理理念，重点降低产科大出血后的内环境和容量治疗并发症，提高临床常见类型产科大出血的救治效果，改善预后。

### （二）病例选择

前置胎盘既是妊娠晚期的严重疾病，也是引起产后大出血的常见原因。对于妊娠合并前置胎盘，尤其是伴有胎盘植入的患者，在产前医务人员就可以预测其发生产后大出血的风险极高，因此通常有充足的时间进行多学科之间的交流讨论和人员、设备、血液制品，以及患者的术前准备。对于产后出血的高危患者，术前充分的人员、物资、药物准备和抢救计划的制订可以显著提高大出血抢救成功率并降低并发症的发生率。因此，本章选择可预测产后大出血患者的救治过程进行演练。

### （三）演练重点

可预测术中大出血患者的麻醉前准备；容量的三阶段精确管理；出血量的准确评估；腹主动脉球囊阻断并发症的预防和处理。

## 二、演练场景及分析

【病情介绍及分析】

患者，35岁，体重61kg，诊断"凶险性前置胎盘伴出血，妊娠合并轻度贫血，瘢痕子宫，$G_4P_2^{+1}$，$37^{+4}$周宫内孕，头位单活胎待产"。孕期MRI检查提示胎盘附着于子宫前壁，完全覆盖宫颈下口及子宫前下段切口瘢痕区域伴胎盘植入。术前血常规：Hb 92g/L，Hct 32.4%，PLT $142 \times 10^9$/L，Fib 354mg/dl。该患者拟行择期剖宫产手术，术前已在介入下行腹主动脉球囊置入术，现患者已接入手术室。

**问题：根据已提供的病情可获取哪些信息？**

**1. 评估前置胎盘的严重程度** 需对该患者前置胎盘的严重程度进行评估。主要包括前置胎盘类型（中央性前置胎盘、部分性前置胎盘、边缘性前置胎盘、低置胎盘）；胎盘着床位置（前壁、后壁、侧壁）；胎盘植入面积（小面积、大面积）；胎盘植入深度（子宫肌层、侵犯膀胱）。

对于既往有剖宫产史的孕妇，此次妊娠为前置胎盘且胎盘附着于前壁子宫瘢痕处，伴或不伴有胎盘植入者，称为凶险性前置胎盘。凶险性前置胎盘发生胎盘粘连、胎盘植入的风险高，当发生胎盘植入时，胎盘绒毛会穿透底蜕膜植入子宫肌层，严重者甚至穿透子宫肌层，引起胎盘剥离不全。由于该患者符合凶险性前置胎盘的特征，子宫位于前壁，存在植入，因此其前置胎盘的严重程度较重。

**2. 产后出血的风险评估** 对比表10-1的风险因素，该患者既往有2次剖宫产病史，明确诊断为凶险性前置胎盘伴胎盘植入，行剖宫产时子宫切口很难避开胎盘，胎盘剥离也存在困难，可引起出血明显增多，属于产后大出血高危患者，发生产后大出血的风险极高，甚至可能会引起致命性大出血。如果不采取措施术中出血量可能超过3 000ml，严重者出血量可超过10 000ml。

**3. 估计血容量**

计算方法：孕前体重×10%；或者实际体重×7%～9%；

表 10-1　产后出血风险评估表

| 风险等级 | 风险因素 |
|---|---|
| 低风险 | 既往无子宫切口 |
| | 单胎妊娠 |
| | ≤4 次经阴道分娩 |
| | 无凝血功能障碍 |
| | 无产后出血病史 |
| 中风险 | 剖宫产或子宫手术史 |
| | 多胎妊娠 |
| | ≥4 次经阴道分娩 |
| | 绒毛膜羊膜炎 |
| | 产后出血病史 |
| | 大型子宫肌瘤 |
| | 血小板计数（50～100）×10⁹/L |
| | Hct＜30% |
| | 多囊卵巢综合征 |
| | 孕周＞41 周或＜37 周 |
| | 子痫前期 |
| | 产程延长（≥24 小时） |
| 高风险 | 前置胎盘，低置胎盘 |
| | 怀疑 / 已知胎盘植入 |
| | 胎盘早剥或活动性出血 |
| | 已知的凝血功能障碍 |
| | 产后大出血病史 |
| | HELLP 综合征 |
| | 血小板计数＜50×10⁹/L |
| | Hct＜24% |
| | 死胎 |
| | 2 项及以上中风险因素 |

影响容量的因素包括孕周和合并症（详见第五章），该患者妊娠 37 周，除合并前置胎盘外，不存在影响血容量的合并症，因此评估该患者血容量：实际体重 61kg×9%＝5 490ml。

**4. 评估患者可耐受出血量**　血常规和凝血功能正常患者可耐受出血量为全身血容量的 20%：正常情况下该患者可耐受出血量为 5 490ml×20%＝1 100ml；但对于贫血和凝血功能异常患者要适当调整预案，贫血患者需要调整输入红细胞的时机和量，凝血功能异常或纤维蛋白原浓度较低的患者需要调整凝血物质输入时机和取凝血物质的量。

可根据患者贫血严重程度，将可耐受出血量等比例降低，尽早取血，并增大取血比例。根据贫血严重程度的划分标准，该患者属于轻度贫血，因此，可耐受出血量较正常患者降低，可耐受出血量评估为 5 490ml×20%×92/110＝918ml（表 10-2）。

表 10-2　贫血严重程度的划分标准

| 贫血严重程度 | 血红蛋白浓度 /g·L⁻¹ |
|---|---|
| 极重度 | ＜30 |
| 重度 | 30～59 |
| 中度 | 60～90 |
| 轻度（孕期女性） | 90～110 |
| 轻度（成年女性） | 90～120 |
| 轻度（成年男性） | 90～130 |

**5. 预先扩容方案**　该患者术前已合并贫血，术前扩容量不宜过多，避免进一步引起稀释性贫血。根据正常患者计算扩容量为 5 490ml×20%＝1 100ml，在此基础上建议该患者预先扩容不超过正常患者计划量的 50%，因此，采用乳酸钠林格液扩容不超过 500ml。

**6. 交叉配血要求**　对于合并凶险性前置胎盘患者，指南建议术前交叉配血：红细胞悬液 4～20U（中国单位 8～40U），新鲜冰冻血浆 2～20U（中国单位 400～4 000ml），1～4 个治疗量血小板（详见第二章相关内容）。术中自体血回输已被证明在产科患者中是安全有效的，可以减少同种异体血的需要量，节约血液资源，减少输血相关并发症。因此，该患者可以提前准备自体血回收装置。

**7. 静脉通道准备**　孕晚期子宫血流量可达700～900ml/min，在胎盘血窦全部开放的情况下，出血量可达 700～900ml/min。正常情况下，16G 留置针液体通路正常流速为 200～210ml/min，7F 型双腔型静脉导管通常包含两条 16G 通路或 14G＋18G 液体通路各一条。该患者为大出血高危患者，为满足术中大出血时容量复苏需要，应准备 3～4 个 16G 静脉通道或有条件时准备至少 2 个 16G 通道＋7F 双腔型中心静脉导管。

## 【场景一：患者入手术室】

患者术前已行腹主动脉球囊置入术，现已接入手术室，入室后常规心电监护，生命体征：血压 117/69mmHg，心率 81 次 /min，呼吸 25 次 /min，SpO₂ 100%。入室后在局麻下行颈内静脉穿刺置管、桡动脉穿刺置管监测有创血压，基础血气分析：pH 值 7.32，BE −4mmol/L，Hb 89g/L，HCO₃⁻ 20mmol/L，Ca²⁺ 1.18mmol/L，K⁺ 4.1mmol/L，PaCO₂ 28mmHg，Lac 1.1mmol/L，麻醉方式拟采用全麻。

**（1）问题：产科医生、麻醉医生、巡回护士的处理策略有哪些？**

1）产科医生：与麻醉医生和巡回护士沟通，告知术中大出血风险及术前合血情况。

2）麻醉医生

药品：全麻药物及血管活性药物。

监测：监测无创血压、氧饱和度、心电图，桡动脉置管监测有创血压、中心静脉穿刺置管监测中心静脉压、体温监测。

设备及物资：气管插管设备、输液加温系统、保温设备、血气分析仪，有条件还可以准备自体血回收机和快速输液系统。

血源：确认术前交叉配血种类和数量，提前取去白细胞悬浮红细胞 3U。

患者准备：充分给氧去氮、预扩容、检测基础状态下床旁血气分析。

麻醉方案：快速顺序诱导下气管插管全麻。

3）巡回护士：导尿，建立 3~4 条静脉通道，其中 16G 通道≥2 条。

**（2）相关知识点总结**

1）麻醉方式的选择依据：大出血患者的麻醉方式建议选择全麻，主要依据如下：患者术前已行腹主动脉球囊置入术，行椎管内麻醉体位摆放困难；预计手术时间长、术中发生大出血、失血性休克、凝血功能障碍风险高；全麻患者舒适度高，便于术中麻醉管理；术中输血、补液过程中可能发生肺水肿和过敏反应，机械通气可以保证氧供，利于抢救。

2）血气分析指征：对于预计术中可能大出血的患者，建立有创动脉监测后建议立即查床旁血气获得术前血气基础值；术中持续大出血建议至少每半小时复查床旁血气分析。

3）贫血患者的取血策略：该患者为凶险性前置胎盘，取胎可能会洞穿胎盘，在取胎时可能有大量出血，且术前已合并贫血，术中不可避免需要输血，在手术开始前取回 3U 去白细胞悬浮红细胞备用，同时准备血液回收机。

4）患者呼吸参数的设置：足月妊娠产妇的每分通气量增加，呼吸频率增快，处于过度通气状态，该患者术前血气分析 $PaCO_2$ 28mmHg，提示处于轻度过度通气状态，机械通气呼吸参数设置建议参考术前 $PaCO_2$，根据术中血气分析的结果调整并维持与术前接近的 $PaCO_2$。

5）快速加温输液系统的输液速度：使用快速加温输液系统时，16G 通道流速可达 350ml/min，14G 通道流速可达 500ml/min，当使用管径更大的液体通道时最大输液流速可达 1 300ml/min。

6）如果没有实施球囊阻断的条件，对于预计术中可发生大出血的产妇，在术前应考虑取回当出血量约为 2 000ml 时需要补充的红细胞悬液、新鲜冰冻血浆、冷沉淀 / 纤维蛋白原浓缩物等备用，且准备血液回收设备；如果不具备快速输液系统，则应使用袖带式手动加压输液设备加速输液；如果以上条件都不具备，且没有院内血库，取血存在困难，则不建议在本医疗机构实施手术，建议转入上级医院。

**【场景二：手术开始后 5 分钟】**

快速顺序诱导气管插管全麻后开始手术，开腹后产科医生发现患者子宫中下段膨隆，子宫表面数根血管怒张。取子宫下段横切口，胎盘打洞后取胎，取胎时有大量鲜血涌出，取胎后子宫收缩乏力，出血明显。患者当前血压 102/56mmHg，心率 94 次 /min。

**（1）问题：当前的处理策略有哪些？**

1）产科医生：缩宫素 40IU 加入 500ml 平衡液中，以 50ml/h 速度泵入，卡前列素氨丁三醇 0.25mg 肌内注射，氨甲环酸 1g、葡萄糖酸钙 1g 静脉滴注，热盐水纱布包裹子宫并持续按摩子宫，取胎后立即腹主动脉球囊阻断止血等。

2）麻醉医生：加快输液，采用纯氧机械通气，记录腹主动脉球囊阻断时间，降低吸入麻醉药浓度，通知血库启动快速输血预案取血，使用自体血回收技术。

3）巡回护士：总结出血量，出入量。

**（2）相关知识点总结**

1）妊娠子宫的血供：子宫的血供主要来自子宫动脉，还有一部分来自卵巢动脉、阴部内动脉、子宫圆韧带动脉等。卵巢动脉起自肾动脉下方的腹主动脉，根据子宫血供的分布，单纯结扎子宫动脉及髂内动脉球囊阻断往往不能有效控制子宫出血，需要进行腹主动脉球囊阻断。

2）适用于孕产妇的球囊阻断方式：目前主要的球囊阻断方式包括双侧髂内动脉球囊阻断、双侧髂总动脉球囊阻断及腹主动脉球囊阻断。

双侧髂内动脉球囊能够阻断子宫动脉、阴部内动脉的血供，即阻断子宫大部分血供，并且对盆腔其他脏器的血供和全身循环的影响小，缺点是无法阻断子宫全部血供。有研究显示，髂内动脉球囊阻断并不能有效降低凶险性前置胎盘患者的术中出血量及子宫切除率。

双侧髂总动脉球囊阻断不但阻断了子宫动脉、阴部内动脉的血供，还阻断了子宫圆韧带动脉，控制术中出血的效果优于髂内动脉球囊阻断，但由于卵巢动脉发自腹主动脉，故仍不能阻断子宫的全部血供。髂总动脉球囊阻断过程也阻断了全部下肢动脉血流，为避免下肢出现缺血再灌注损伤，一般阻断15分钟后需暂时放开球囊使血液灌注恢复1分钟，对于严重胎盘植入产妇胎盘剥离困难情况下可酌情延长2~3分钟。

与上述两种球囊阻断方式相比，腹主动脉球囊基本阻断了盆腔内脏器所有血供，阻断时术野出血极少，可提供更清晰的手术视野，有利于术中缝合止血，可以有效降低术中出血量及子宫切除率。并且，腹主动脉球囊阻断只需穿刺单侧股动脉，既操作简便，又能降低母胎的辐射暴露剂量。

腹主动脉球囊阻断适用于下腹部、盆腔、下肢创伤或术中有大出血风险的外科手术，例如产后出血、下腹部创伤，腹主动脉瘤、盆腔恶性肿瘤等手术，用于控制盆腔及下肢出血。腹主动脉球囊通常放置在肾动脉下至腹主动脉分叉处之间。

3）腹主动脉球囊的阻断时间：与髂总动脉球囊阻断的时间类似，一般阻断15分钟后需暂时放开球囊使血液灌注恢复1分钟，单次阻断时间不建议超过30分钟，阻断时间大于45分钟应格外慎重。

**【场景三：20分钟后】**

产科医生探查胎盘，发现胎盘附着面广，完全植入于子宫肌壁，粘连严重，剥离困难，腹主动脉球囊阻断期间创面无明显出血，放开阻断后创面立即见大量鲜血涌出。当前生命体征：血压92/53mmHg，心率92次/min，体温35.5℃。出入量统计：取胎至球囊阻断前约出血1 200ml（回收约600ml），尿量100ml，输入晶体液2 000ml，胶体液500ml。血气分析：pH值7.23，BE −8mmol/L，Hb 64g/L，$Ca^{2+}$ 1.05mmol/L，$K^+$ 4.9mmol/L，Lac 1.2mmol/L。

**（1）问题：当前的处理策略有哪些?**

1）产科医生：卡前列素氨丁三醇0.25mg肌内注射，结扎子宫动脉上行支，血浆管捆绑子宫下段，卵圆钳钳夹残余胎盘组织，再次腹主动脉球囊

阻断，B-lynch子宫压迫缝合止血。

2）麻醉医生：立即输入之前取回的去白细胞悬浮红细胞3U，同时准备自体洗涤血回输；评估容量状态；去氧肾上腺素单次静脉推注0.1mg纠正低血压；葡萄糖酸钙2g静脉注射；静脉5%碳酸氢钠100ml纠正酸中毒；加强保温，升高保温毯温度为42℃，增加一套输液加温装置，通知检验科急查血常规、凝血功能；通知血库溶新鲜冰冻血浆600ml。

3）巡回护士：准备输血通道，观察吸引瓶、纱布、阴道出血量，统计总出入量。

**（2）相关知识点总结**

1）检测血常规、凝血功能、血栓弹力图时机：大出血时应尽早检查并至少每半小时至1小时复查一次，出血量大或出血迅速的患者应根据情况缩短复查时间间隔。

2）升压药使用时机：收缩压（systolic blood pressure，SBP）低于90mmHg或平均动脉压（mean arterial pressure，MAP）低于65mmHg时，单次推注建议使用去氧肾上腺素0.1mg，持续静脉输注首选去甲肾上腺素经中心静脉泵注。

3）术中低体温对大出血患者的影响：正常人体的核心温度为36.5~37.5℃。围手术期体温低于36℃即为围手术期低体温。体温降低会使血红蛋白对氧的亲和力增加，氧离曲线左移，不利于氧的释放，尤其是对于休克的患者，更容易加重组织缺氧；低体温会抑制心肌自律性，降低心肌收缩力，减慢传导，降低心率及心排血量；低体温还会使血小板功能减弱，凝血酶活性降低，引起术中出血量增加。因此，对于大出血患者，术中保温治疗并监测体温，对抢救至关重要。尤其对于短期内大量出血和大量输入低温液体和异体血时可增加输液加温设备数量，并将体外保温毯温度调整至最高温度。

4）贫血患者自体血和异体血输入策略：对于洞穿胎盘取胎的患者来说，存在短时间内大量出血的风险，而这部分出血回收率受到手术操作等因素影响，无法做到充分回收。对于本身存在贫血的患者，仅依靠自体血回收来维持正常的血红蛋白十分困难，这类患者多数都需要输入异体血。因此，贫血患者在发生大量出血时有预见性治疗的做法应为及早输入异体血，同时回收自体血。不建议采用等待自体血回收输入后，再根据检查结果补充异体血的治疗策略，容易导致患者术中

出现严重低血红蛋白血症。

5）腹主动脉球囊阻断患者酸中毒原因及处理：原因为腹主动脉球囊阻断后，阻断水平以下组织及器官因灌注不足发生缺血缺氧引起乳酸大量形成，球囊放开后，局部堆积的酸性物质由再灌注血流带向全身，从而引起代谢性酸中毒。处理为缩短球囊阻断时间，尽早恢复血流灌注；积极纠正酸中毒及伴发的高钾血症。

## 【场景四：20分钟后】

产科医生已结扎子宫动脉上行支并钳夹胎盘组织，球囊放开后仍可见大量鲜血涌出，1分钟后再次紧急阻断，此时患者预计出血量已达 2 000ml，尿量 100ml，已输入晶体液 3 000ml，胶体液 1 000ml；自体血回输 600ml，已输注 3U 去白细胞悬浮红细胞，新鲜冰冻血浆 600ml 未取回；血气分析：pH 值 7.21，BE −8mmol/L，Hb 62g/L，Ca²⁺ 0.98mmol/L，K⁺ 5.7mmol/L，Glu 8.2mmol/L，Lac 1.3mmol/L；生命体征：球囊放开后血压最低降至 72/43mmHg，心率波动于 105～125 次/min 之间。

**（1）问题：当前的处理策略有哪些？**

1）产科医生：积极止血处理，评估是否切除子宫。

2）麻醉医生：复盘容量，调整容量复苏策略；间断推注去氧肾上腺素维持血压，并持续泵注去甲肾上腺素维持血压；输注 5% 碳酸氢钠 150ml 纠正酸中毒、降钾；再次静脉注射葡萄糖酸钙 2g；输注纤维蛋白原浓缩物 4g；复查血常规、凝血功能，提醒产科医生和巡回护士检查是否存在未被发现的隐性出血，追踪上次血常规、凝血功能结果；通知血库再次取去白细胞悬浮红细胞 3U。

3）巡回护士：总结出血量。

**（2）相关知识点总结**

1）纤维蛋白原浓缩物、冷沉淀使用指征和使用剂量：剖宫产术中大出血、切口渗血不止、凝血功能检查提示血纤维蛋白原浓度 <200mg/dl 时，建议输注纤维蛋白原浓缩物或冷沉淀，该患者为大出血高危者，且术前纤维蛋白原含量偏低，应适当放宽输注纤维蛋白原制品指征。因此，当出血量达到全身血容量的 40% 时，无法有效止血，同时血浆无法立即给予时，即使没有获得实验室结果也应预见性输入纤维蛋白原浓缩物或冷沉淀。输注冷沉淀 1.5～2U/10kg 可提升血中纤维蛋白原浓

度 100mg/dl，输注纤维蛋白原浓缩物 4g 可提升血中纤维蛋白原浓度 100mg/dl。

2）腹主动脉球囊阻断期间的病理生理改变：腹主动脉球囊阻断期间阻断平面以下组织缺血缺氧、无氧代谢增强，乳酸堆积，阻断放开后可能发生缺血再灌注损伤、代谢性酸中毒，以及代谢性酸中毒后细胞内钾向细胞外转移导致的高钾血症。因此，间断进行腹主动脉球囊阻断的患者代谢性酸中毒和血钾升高的幅度可能与出血量不相符。

该患者总出血量仅 2 000ml，20 分钟前已经给予 5% 碳酸氢钠 100ml，复查 pH 值 7.21，BE −8mmol/L，同时 K⁺ 由 20 分钟以前的 4.9mmol/L 上升至 5.7mmol/L，该内环境改变与出血量不相符，主要与腹主动脉球囊阻断期间阻断平面以下组织缺血缺氧导致的代谢性酸中毒和血钾细胞内外转移密切相关。

3）腹主动脉球囊阻断患者碳酸氢钠使用策略：对于这类患者纠正酸中毒治疗可较为积极，早期开始分次输注小剂量碳酸氢钠纠正代谢性酸中毒，不仅可以预防严重代谢性酸中毒的发生，对预防细胞内外转移导致的高钾血症也有效。单次输注量不宜过多，避免造成代谢性碱中毒。纠正酸中毒公式：5% 碳酸氢钠（ml）=（期望值 BE − 测定值 BE）× 体重（kg）× 0.336。

该患者 5% 碳酸氢钠（ml）补充量 =[0−(−8)]× 61 × 0.336 = 164ml。

4）术中血红蛋白维持目标和取血计划：对于非产科患者，术中血红蛋白 <70g/L 应立即输注红细胞悬液，而对于产科患者，指南推荐急性失血状态下可将指征适当提高至 80g/L，主要原因在于急性失血时往往存在血液浓缩，血红蛋白测定值可能较实际值偏高，加之患者术前存在贫血，因此输红细胞悬液指征应适度放宽。

红细胞悬液计划需求量 = 2 000ml × 60% = 1 200ml（约 6U）；目前已经输入去白细胞悬浮红细胞 3U，自体血 600ml（折合为红细胞悬液 3U），出血导致的血红蛋白丢失已经得到较好的补充，但患者目前出血没有得到有效控制，腹主动脉球囊解除后仍然出血明显，因此考虑后继治疗需要追加取去白细胞悬浮红细胞 3U。

血浆计划需求量 = 出血量 ×（20～30）%，按照高限来取，取血浆量 = 2 000ml × 30% = 600ml，已经取血浆 600ml，并输入纤维蛋白原浓缩物 4g，可

考虑暂时不追加取血浆。

5）剖宫术术中大出血的液体输注原则：建议控制性液体复苏，以晶体液输注为主，胶体液为辅。

补液量的计算依据：出血量＝胶体＋血制品＋（晶体－尿量）/（2～3）。

复盘该患者的容量管理：患者总出血量为2 000ml，尿量为100ml，最近20分钟内出血800ml，虽然血压下降明显，但已输注晶体液3 000ml，胶体液1 000ml，去白细胞悬浮红细胞3U，自体血600ml，实际输入量与出血量相比已经超负荷，因此需适当控制液体输入量，短时间泵注升压药物帮助稳定循环，积极寻找导致循环不稳定的原因。未被发现的隐性出血是导致循环状态与出入量不相符的主要原因（详见第十一章相关内容），需要优先排除。其次酸中毒导致的血管扩张、血液在微循环瘀滞导致有效循环血量减少也是常见原因。

**【场景五：20分钟后】**

产科医生探查发现胎盘植入宫颈，出血源自宫颈处，放开阻断后仍见鲜血自宫颈处涌出，且部分出血经阴道流出，立即检查会阴垫出血量，估计总出血量2 800ml，尿量150ml。已输入晶体液4 000ml，胶体液1 500ml；已输注去白细胞悬浮红细胞4U，新鲜冰冻血浆400ml，自体血回输800ml；血气结果：pH值7.223，BE −6mmol/L，Hb 78g/L，K⁺ 6.0mmol/L，Glu 9.8mmol/L，Ca²⁺ 0.99mmol/L；检验结果回示（出血1 200ml时）纤维蛋白原208mg/dl、PT 16.2秒、APTT 32.5秒。放开阻断期间血压仍有明显降低，最低降至87/55mmHg，心率波动于92～105次/min之间。

**（1）问题：当前的处理策略有哪些？**

1）产科医生：间断球囊阻断，剥离宫颈处胎盘组织，密集缝合创面。

2）麻醉医生：持续泵注去甲肾上腺素，间断推注去氧肾上腺素维持血压；继续输注剩余的去白细胞悬浮红细胞及新鲜冰冻血浆；给予呋塞米2mg和胰岛素降钾，复查血气分析，监测血钾、血糖变化；复查血常规、凝血功能、白蛋白；静脉输注葡萄糖酸钙2g，继续给予5%碳酸氢钠100ml；复盘血容量。

3）巡回护士：总结出入量。

**（2）相关知识点总结**

1）宫颈的解剖特点与出血的关系：宫颈主要由结缔组织构成，仅含少量平滑肌纤维，对子宫收缩剂不敏感，因此，收缩力较差，且该患者胎盘组织植入宫颈，因此不能通过有效收缩止血，需要缝合封闭血窦。

2）高钾血症的常见病因：钾的摄取增加；肾脏排钾减少：肾功能不全、血容量减少，醛固酮减少等；细胞内钾向细胞外转移：代谢性酸中毒、组织缺氧、细胞坏死、剧烈运动、大量输入库存血、高钾性周期性麻痹，药物：洋地黄、琥珀胆碱等。

该患者血钾快速升高的原因包括两方面，一方面反复球囊阻断引起阻断平面以下器官缺血缺氧、代谢性酸中毒导致的细胞内钾向细胞外转移；另一方面，输注库存血时如果库存血存储时间较长也容易引起血钾升高。因此，对于这类患者，术中应积极监测血钾的变化。

3）高钾血症的处理：①保护心肌：补钙，静脉缓慢注射10%葡萄糖酸钙10～20ml。②促进钾转移入细胞：静脉注射5%碳酸氢钠50～100ml，再继续静脉滴注5%碳酸氢钠100～200ml。胰岛素：50%葡萄糖注射液50ml＋胰岛素10IU静脉注射，注射时间5～15分钟，15分钟后可降低血钾0.9～1.0mmol/L。③促进钾排泄：利尿剂：静脉注射呋塞米20～40mg；阳离子交换树脂；血液透析。

针对该患者继续给予5%碳酸氢钠纠正酸中毒，同时给予胰岛素降钾，由于循环不够稳定仅给予小剂量呋塞米2mg。

4）红细胞悬液/血浆需要量的计算方法：当前出血量2 800ml已达到全身血容量的40%～50%，根据该患者当前的出血量和循环状态，出血不可控，按照高限计算红细胞悬液和血浆的需求量。

计划红细胞悬液需求量＝2 800ml×60%＝1 680ml（约8.5U），之前已经取去白细胞悬浮红细胞6U（已输入4U），并已输入自体血800ml（约4U）暂时不追加取红细胞悬液。

计划血浆需求量＝2 800ml×30%＝840ml，之前已经取血浆600ml，并已输入纤维蛋白原浓缩物4g，按计算目前需追加取血浆300ml。

患者目前出血量为2 800ml，已输注去白细胞悬浮红细胞折合8U，晶体液4 000ml，胶体液1 500ml，尿量150ml。

根据公式：出血量＝胶体＋血制品＋（晶体－尿量）/（2～3），

该患者出血量2 800ml≤入量：胶体1 500＋红

细胞悬液 1 600 + 血浆 400 + 纤维蛋白原浓缩物 160 + 晶体（4 000 − 150）ml/3;（出血量在 5 000ml 以内时，公式中晶体液 /3）;

容量超负荷 = 输入量（1 500 + 1 600 + 400 + 160 + 1 280）ml − 出血量 2 800ml = 2 140ml;

根据当前出入量，患者已经处于容量超负荷状态，应考虑控制非血液制品输入量，积极纠正酸中毒、提高升压药剂量、使用小剂量呋塞米。

5）术中血糖管理目标：为了避免低血糖和高血糖，建议围手术期血糖控制目标为 7.8～10.0mmol/L。该患者目前血糖为 9.8mmol/L，可暂时不予以处理，但血钾明显升高，使用胰岛素主要目的是降低血钾，因此可按照标准比例配制胰糖液，建议每 0.5～1 小时监测血糖和血钾变化，动态调整胰岛素用量。

## 【场景六：20 分钟后】

产科医生密集缝合宫颈处，出血得到初步控制，统计出血量 3 500ml，尿量 500ml。共输注晶体液 5 000ml，胶体液 1 500ml，去白细胞悬浮红细胞 6U，新鲜冰冻血浆 600ml，纤维蛋白原浓缩物 4g，自体血回输 1 000ml。当前生命体征：血压 102/68mmHg，心率 92 次 /min，$SpO_2$ 100%。血气分析：$PaO_2$ 102mmHg，$PaCO_2$ 37mmHg，pH 值 7.34，BE −2mmol/L，Hb 73g/L，$K^+$ 6.1mmol/L，血糖 8.7mmol/L，$Ca^{2+}$ 1.03mmol/L。

**（1）问题：当前处理策略有哪些？**

1）产科医生：积极止血，检查出血点。

2）麻醉医生：复盘出入量；限制液体入量，呋塞米 5mg；血流动力学稳定逐渐停用血管活性药，改为 50% 氧气机械通气；葡萄糖酸钙 1g 静脉注射；复查血气分析，复查血常规和凝血功能。

3）巡回护士：统计出入量，执行医嘱。

**（2）相关知识点总结**

1）患者当前所处的大出血救治的阶段和治疗策略：目前患者出血已经得到有效控制，因此判断患者已经进入大出血救治的第三阶段——微调阶段，复查血常规、凝血功能和血气分析，对患者容量、凝血功能、内环境进行优化是本阶段的重要治疗策略，其中对容量进行优化是治疗重点。由于患者当前容量处于超负荷状态，故血红蛋白 73g/L 在容量优化后会有所上升，血钾在利尿后将下降。同时，患者循环基本趋于稳定可以改为 50% 氧气

机械通气，避免长时间吸入纯氧的危害。

2）患者的出入量平衡计算

出血量 = 胶体 + 血制品 +（晶体 − 尿量）/（2～3）

该患者出血量为 3 500ml，入量为胶体 1 500ml + 红细胞悬液 1 200ml + 血浆 600ml + 纤维蛋白原浓缩物 160ml + 自体血 1 000ml +（5 000 − 500）ml/3 = 5 960ml。液体正平衡为 5 960ml − 3 500ml = 2 460ml。

3）目标尿量的计算

该患者可耐受晶体液容量超负荷 = 血容量 × 20% = 61kg × 9% × 20% = 1 098ml。

目标尿量 = 输入晶体 −（出血量 − 胶体 − 血制品）×（2～3）− 尿量 − 可耐受容量（0～20%）= 5 000ml −（3 500 − 1 500 − 600 − 1 200 − 160）ml × 3 − 500ml − 1 098ml = 3 282ml。因此，还需要利尿 3 282ml。由于患者循环欠稳定，推荐反复多次使用小剂量利尿剂，可多次给予呋塞米 5mg，使尿量逐步达到目标值，避免单次使用剂量过大导致循环崩溃。

## 【场景七：20 分钟后】

出血基本得到控制，产科医生检查出血点后准备关腹，统计总出血量为 3 900ml，尿量 900ml。共输注晶体液 5 200ml，胶体液 1 500ml，去白细胞悬浮红细胞 6U，新鲜冰冻血浆 900ml，纤维蛋白原浓缩物 4g，自体血回输 1 000ml。当前生命体征：血压 109/71mmHg，心率 89 次 /min，$SpO_2$ 97%。血气分析：pH 值 7.34，BE −4mmol/L，$PaO_2$ 92mmHg，$PaCO_2$ 36mmHg，Hb 78g/L，$K^+$ 5.5mmol/L，血糖 8.5mmol/L，$Ca^{2+}$ 1.08mmol/L。

**（1）问题：当前处理策略有哪些？**

1）产科医生：止血，关腹。

2）麻醉医生：复盘出入量；复查血气分析、血常规、凝血常规；继续机械通气，设置 PEEP 6cmH_2O，手法肺复张膨肺；静脉注射呋塞米 10mg 利尿；听诊双肺呼吸音，肺部超声检查评估有无肺水肿。

3）巡回护士：总结出入量。

**（2）相关知识点总结**

1）围手术期肺水肿的常见病因：肺血管静水压增高。①心源性：心脏瓣膜疾病、急性左心衰竭、肥厚型心肌病、扩张型心肌病等;②非心源性：先天性肺静脉狭窄、纵隔肿瘤等;③液体输入过多或过快;④肺血管通透性增加：感染性休克、脓毒血症、DIC 等;⑤胶体渗透压降低：肝肾疾病、恶性

肿瘤等引起的低蛋白血症；⑥负压性肺水肿：喉痉挛、舌后坠、气道异物、哮喘、喉头水肿、颈部肿瘤压迫等。

2）肺水肿的常见临床表现和体征：清醒或者接受区域阻滞麻醉的患者可出现烦躁不安、呼吸急促、呼吸困难、端坐呼吸、咳粉红色泡沫样痰等；全麻患者可表现为 $SpO_2$ 下降、$PetCO_2$ 下降、氧合指数下降、通气阻力增加、听诊肺部湿啰音、超声检查发现肺野多条 B 线等。

3）围手术期急性肺水肿的治疗：①针对病因治疗：纠正心力衰竭，解除呼吸道梗阻，纠正低蛋白血症等；②呼吸支持：持续正压通气，加用 PEEP，间断手法肺复张；③液体负平衡治疗：限制液体入量，使用利尿剂、高渗盐溶液等。

4）正常肺部超声征象：正常肺部超声可以观察到胸膜线、胸膜滑动征、蝙蝠征、A 线，在 M 型超声下呈现沙滩征。

A 线的特征及临床意义：A 线为回声伪相，位于胸膜线的深部，平行于胸膜线，与胸膜线的距离等于探头距胸膜的距离，随着深度的加深回声逐渐减弱。A 线见于正常患者，也可见于哮喘、COPD、肺栓塞等患者。

### 【场景八：5 分钟后】

听诊双肺呼吸音粗糙，可闻及散在湿啰音，肺部超声检查在同一肺野发现多条 B 线，血气分析：$PaO_2$ 86mmHg（$FiO_2$ 50%），呋塞米注射后尿量增多，目前尿量 1 400ml。

**（1）问题：当前处理策略有哪些？**

1）产科医生：继续关腹。

2）麻醉医生：继续观察尿量变化，计算出入量，听诊、肺部超声检查提示肺水肿，同时血气分析提示氧合指数下降，继续加用 PEEP 机械通气治疗。

3）巡回护士：观察尿量变化。

**（2）相关知识点总结**

1）氧合指数的临床意义：氧合指数（$PaO_2/FiO_2$）是指动脉血氧分压（$PaO_2$）和吸入氧浓度的比值（$FiO_2$）。$PaO_2/FiO_2$ 正常参考范围为 350～500mmHg，一般 $PaO_2/FiO_2 \leq 300$mmHg 提示患者存在呼吸功能障碍。通常 $PaO_2/FiO_2$ 在 200～300mmHg 为轻度呼吸功能障碍，100～200mmHg 为中度呼吸功能障碍，<100mmHg 为重度呼吸功能障碍。目前患者氧合指数为 172mmHg，为中度呼吸功能障碍，

需要进一步机械通气治疗改善肺功能。

2）B 线的征象和临床意义：B 线与 A 线不同，B 线与胸膜垂直，起自胸膜，呈现彗尾征，不会发生衰减且随胸膜滑动。同一切面出现 3 条以上的 B 线通常提示肺水肿。

3）目标尿量

患者可耐受晶体液容量超负荷＝血容量×20%＝61kg×9%×20%＝1 098ml。

目标尿量＝输入晶体－（出血量－胶体－血制品）×（2～3）－尿量－可耐受容量（0～20%）＝5 200ml－（3 900－1 500－900－1 200－160）ml×3－1 400ml－1 098ml＝2 282ml。因此，还需要利尿 2 282ml 达到目标尿量。

### 【场景九：15 分钟后】

产科医生关腹完成，最后统计出入总量为：出血 3 900ml，尿量 2 200ml。共输注晶体液 5 300ml，胶体液 1 500ml，去白细胞悬浮红细胞 6U，自体血回输 1 000ml，新鲜冰冻血浆 900ml，纤维蛋白原浓缩物 4g。机械通气下患者 $SpO_2$ 92%（$FiO_2$ 50%）。复查血气分析：pH 值 7.34，BE －3mmol/L，Hb 81g/L，$K^+$ 4.8mmol/L，血糖 7.8mmol/L，$Ca^{2+}$ 1.03mmol/L，$PaO_2$ 105mmHg，$PaCO_2$ 39mmHg。凝血功能（出血 3 000ml）：纤维蛋白原 279mg/dl、PT 15.1 秒、APTT 33.6 秒。

**（1）问题：当前处理策略有哪些？**

1）产科医生：观察阴道出血量。

2）麻醉医生：再次复盘出入量判断患者仍为明显入量超负荷，血气分析示氧合指数未见明显改善，再次予以呋塞米 5～10mg 静脉推注；听诊双肺呼吸音，肺部超声检查；监测血钾变化；继续正压通气加用 PEEP 支持呼吸；间断手法肺复张。

3）巡回护士：关闭部分输液通道，观察尿量变化。

**（2）相关知识点总结**

1）目标尿量

该患者可耐受晶体液容量超负荷＝血容量×20%＝61kg×9%×20%＝1 098ml。

目标尿量＝输入晶体－（出血量－胶体－血制品）×（2～3）－尿量－可耐受容量（0～20%）＝5 300ml－（3 900－1 500－900－1 200－160）ml×3－2 200ml－1 098ml＝1 582ml。因此，还需要利尿 1 582ml。由于患者目前循环稳定，可给予呋塞

米 10mg 利尿,以尽快达到目标尿量。值得注意的是,由于存在出血量低估和胶体液扩容作用时效性的原因,利尿治疗时不必要求达到计算的绝对目标,主要以肺水肿临床症状明显缓解,吸空气下氧合得以维持为主要治疗目标。

2）大出血患者拔管指征:血流动力学平稳,内环境紊乱、肺水肿得到纠正,换气功能改善,自主呼吸恢复良好者可考虑拔管。

该患者当前容量仍然处于超负荷状态,计算氧合指数 210mmHg,仍属于轻度肺功能障碍,需要继续给予呋塞米利尿,但目前患者 $K^+$ 4.8mmol/L,需关注大量而快速使用利尿后导致血钾迅速下降。

## 【场景十:30 分钟后】

通过分次静脉注射呋塞米,目前患者尿量已达 2 800ml,机械通气下（$FiO_2$ 50%）患者 $SpO_2$ 逐渐恢复至 98%,血气分析:pH 值 7.37,BE −4mmol/L,Hb 85g/L,$K^+$ 4.0mmol/L,血糖 7.2mmol/L,$Ca^{2+}$ 1.08mmol/L,$PaO_2$ 152mmHg,$PaCO_2$ 30mmHg。听诊双肺呼吸音,肺部超声检查判断肺水肿情况;准备停机拔管。

30 分钟后,患者自主呼吸恢复,带气管插管呼吸空气时 $SpO_2$ 95%,苏醒后意识恢复良好,生命体征平稳,送回 ICU 继续治疗。

**问题:当前的处理策略有哪些?**

1）产科医生:联系 ICU,与 ICU 医生做好交接工作。

2）麻醉医生:评估转运条件,转运过程中监测呼吸、意识情况,与 ICU 医生交接术中治疗情况,术后应尤其注意观察血钾变化趋势,有可能进一步下降。

3）巡回护士:完善文书,交接皮肤、输液通路、管道情况。

## 三、演练总结

1.对于预计剖宫产术中可能大出血的患者,应该提前建立好应急预案,加强麻醉科、产科、检验科、ICU、血库等多学科、多部门的沟通和协作。

2.术中加强医务人员之间的有效沟通,及时掌握病情进展。

3.术前建立完善的监测,准备充足的液体通路,积极使用介入治疗、自体血回收等技术减少术

中出血及异体血输入量。

4.准确评估出血量,实时总结出入量,结合临床实际和血气分析、血常规、凝血功能等指导输血、补液。

5.严密监测血红蛋白、凝血功能、内环境,积极纠正凝血功能紊乱,纠正酸中毒及低钙血症。

6.术中维持纤维蛋白原 >200mg/dl。

7.对于使用腹主动脉球囊阻断的患者,在阻断开放的短时间内可能出现大量出血及血流动力学明显波动,但手术过程出血总量并不多,因此应尤其注意容量管理和准确判断出血量。

8.术中反复腹主动脉球囊阻断可能引起血压波动、代谢性酸中毒及血钾快速升高,应注意密切监测并及时治疗。

9.维持生命体征平稳,必要时使用血管活性药物,避免大量液体输入导致容量超负荷和稀释性凝血功能异常。

10.治疗过程中注意肺、肾、胃肠道的器官保护。关注大量利尿导致的血钾下降。

（倪娟　韩学广）

## 参考文献

1. Royal College of Obstetricians and Gynaecologists. Prevention and Management of Postpartum Haemorrhage: Green-top Guideline No. 52. BJOG, 2017, 124(5): e106-e149.

2. 中华医学会妇产科学分会产科学组, 中华医学会围产医学分会. 产后出血预防与处理指南（2023）. 中华妇产科杂志, 2023, 58(6): 401-409.

3. 中国妇幼保健协会放射介入专业委员会. 胎盘植入剖宫产血管内球囊暂时阻断技术规范中国专家共识（2023）. 介入放射学杂志, 2023, 5: 415-420.

4. 中华医学会妇产科学分会产科学组, 中国医师协会妇产科分会母胎医学专业委员会. 胎盘植入性疾病诊断和处理指南（2023）. 中华围产医学杂志, 2023, 26(8): 617-627.

5. The American College of Obstetricians and Gynecologists' Committee. Practice bulletin No.183: postpartum hemorrhage. Obstet Gynecol, 2017, 130(4): e168-e186.

6. GIOULEKA S, TSAKIRIDIS I, KALOGIANNIDIS I, et al. Postpartum Hemorrhage. A Comprehensive Review of Guidelines. Obstet Gynecol Surv, 2022, 77(11): 665-682.

# 第十一章

## 产科隐性大出血患者救治思维应急演练

### 一、概述

#### （一）演练目的

通过模拟临床常见的隐性产科大出血患者的救治过程，深刻剖析救治过程中可能涉及的产科隐性大出血的高危因素、出血特点、隐性大出血的早期临床征象、早期预防和治疗等方面的管理知识，旨在提高麻醉医生、产科医生、手术室护理团队对产科隐性大出血患者的识别能力和临床警惕性，为医务工作者提供该类型产科大出血救治的参考建议，帮助救治人员建立产科隐性大出血常态化识别和管理的理念，预防漏诊隐性大出血导致的严重后果，降低治疗的难度，提高救治成功率。

#### （二）病例选择

产科隐性大出血患者出血隐蔽，难以早期发现，待发现时患者可能已经进展为循环容量严重不足、凝血功能急剧恶化及内环境严重紊乱的状态，严重者甚至可危及孕产妇生命。在此类患者中，大出血高危因素的判断和对隐性大出血的早期识别对抢救至关重要。因此，本章选择巨大儿、长时间待产后中转剖宫产手术，术中发生了隐性大出血的分娩患者作为演练对象。

#### （三）演练重点

识别发生隐性大出血的高危因素；早期识别产科隐性大出血的临床征象；早期预防和处理；让隐性大出血转变为临床熟知的显性大出血，改善孕产妇结局。

### 二、演练场景及分析

#### 【病情介绍及分析】

患者，32岁，体重82kg，身高170cm，诊断"巨大儿？G$_2$P$_1$，39$^{+5}$周宫内孕，头位单活胎待产"。术前血常规检查示：Hb 133g/L，PLT 172×10$^9$/L，Fib

478mg/dl，余无特殊。产妇于硬膜外分娩镇痛下行阴道试产，宫口开全进入第二产程后，因胎位不正，超过3小时仍无法经阴道分娩，产妇要求行紧急剖宫产术结束分娩。此时产妇已输注平衡液500ml，饮入多功能液约300ml，备悬浮红细胞3U。凌晨3:10患者入手术室，血压122/75mmHg、心率103次/min，麻醉医生经硬膜外导管分次给予3%氯普鲁卡因20ml后，麻醉平面到达T$_6$，手术开始。但术中手术医生发现胎头位置较低，取胎困难，麻醉医生追加硬膜外的局麻药，同时巡回护士从阴道上推胎头，手术开始后5分钟胎儿娩出。新生儿1、5、10分钟Apgar评分分别为9分、10分、10分。

问题：根据已提供的病情可获取哪些信息？

**1. 本病例的特点** 胎儿为巨大儿、胎头位置过低且胎位不正；产妇待产时间长，产妇精神疲惫；分娩方式为阴道试产中转剖宫；以上因素除导致子宫收缩乏力的高风险外，还可能导致软产道弹性差、水肿，甚至出现裂伤，加上剖宫产中取胎困难，巡回护士上推抬头和从阴道内辅助取胎，可能导致产道进一步的损伤，增加产后大出血的风险。

**2. 可耐受出血量评估** 预估该患者血容量：实际体重82kg×9%＝7 380ml。血常规和凝血功能正常患者，可耐受出血量为：7 380ml×20%＝1 476ml。

**3. 容量状态评估** 该患者宫口开全时间超过3小时，一直处于较强的疼痛应激状态，体液丢失量较大，目前累计输入平衡液500ml，饮入液体300ml，患者可能存在血容量不足和血液浓缩。麻醉起效后有必要进行适当的预扩容治疗，一方面补充生理需要量，另一方面为后继大出血做好准备。该患者可耐受预扩容量约为7 380ml×20%＝1 476ml。术前已输入500ml，可视情况继续预扩容约1 000ml。

**4. 大出血应对措施评估** 患者存在较高的产后大出血风险，目前仅一个18G静脉通道，且为夜

291

间急诊手术，对后继产科大出血的抢救应对存在人员不足、准备不充分等潜在风险。较好的方面是已备悬浮红细胞3U，患者体重较重，可耐受出血量较多。

**5. 其他**  对于有硬膜外分娩镇痛的产妇，中转剖宫产时应首先考虑将硬膜外镇痛转为硬膜外麻醉，这不仅可以直接给药达到快速阻滞，还可以避免二次穿刺造成的损伤或全身麻醉药物对胎儿的影响。但对于宫口开全后存在胎位不正等取胎困难的患者，应充分评估硬膜外麻醉效果是否能为困难取胎提供足够的肌肉松弛，如果麻醉效果欠佳，应尽早考虑重新穿刺行腰硬联合麻醉或全麻以提供足够肌肉松弛，避免产道损伤。

**【场景一：胎儿娩出后5分钟】**

胎儿娩出5分钟后，胎盘未娩出，行手取胎盘，胎盘部分区域剥离困难，与子宫肌壁粘连十分紧密，局部伴植入。取出胎盘后，子宫肌内注射缩宫素10IU后发现子宫收缩乏力，从子宫切口有血液涌出，当前主刀医生为主治医生，仅1名麻醉医生和一名巡回护士在场。此时产妇血压为108/65mmHg、心率110次/min。

**（1）问题：手术医生、麻醉医生、巡回护士的处理策略有哪些？**

1）手术医生：告知麻醉医生产妇胎盘粘连严重伴植入，且子宫收缩乏力，有大出血风险；按摩子宫，热盐水纱布包裹子宫，压脉带捆绑子宫下段，检查宫腔，观察是否有出血点；医嘱：缩宫素持续静脉滴注，卡前列素氨丁三醇注射液250μg肌内注射，葡萄糖酸钙1g静脉滴注，氨甲环酸1g静脉滴注。

2）麻醉医生：呼叫麻醉二线医生帮忙，嘱巡回护士总结出血量和尿量，同时加快输液。检查和准备大出血抢救所需设备、物资和药品，再次确认术前交叉配血情况。

3）巡回护士：执行医生医嘱，更换新吸引瓶或采用称重设备，总结出血量及尿量。

**（2）相关知识点总结**

1）麻醉对子宫收缩的影响：维持子宫正常的张力是减少出血的重要机制，围手术期有许多因素可导致子宫收缩乏力。椎管内麻醉和全身麻醉对宫缩都有直接抑制作用，但子宫收缩剂可以逆转这种抑制作用。此外，内环境如低钙、低温等也对子宫收缩有间接影响，术中需要尽量纠正各种内环境的异常。

全麻中卤素类吸入麻醉药和静脉麻醉药均有抑制子宫平滑肌收缩的作用，而卤素类吸入麻醉药作用更明显。吸入麻醉药会引起剂量依赖性子宫松弛，进而导致子宫收缩乏力和出血。研究显示，吸入麻醉药引起离体人妊娠子宫肌肉收缩幅度50%抑制的浓度：地氟烷（1.44 MAC）<七氟烷（1.72 MAC）<氟烷（1.66 MAC）<异氟烷（2.35 MAC）。

产科全麻诱导插管后，通常会吸入高流量氧和高浓度吸入麻醉剂，以使呼气末麻醉剂浓度尽快达到1 MAC，并尽量减少麻醉下知晓。胎儿娩出前，用50%的氧化亚氮复合低浓度强效麻醉药（0.5 MAC吸入麻醉剂）维持，对子宫收缩影响小，对新生儿没有明显的影响。胎儿娩出后，通过适当给予咪达唑仑、舒芬太尼和50%～70%氧化亚氮，以降低吸入麻醉剂浓度，或改用丙泊酚输注以减少对子宫收缩的影响。

2）加强团队的信息互换和合作：手术医生发现胎盘粘连、局部植入和子宫收缩乏力后，应警惕产后大出血的发生，此时应加强医务人员之间的有效沟通，告知麻醉医生和护士。麻醉医生发现患者出现异常生命体征变化时应立即告知手术医生，手术医生应积极寻找出血原因并纠正，巡回护士实时准确统计患者的出入量并多次复盘出入量，及时报告麻醉医生和手术医生，帮助早期识别隐性大出血。麻醉医生在获取产科医生发出的大出血预警后应积极做好大出血救治的准备工作。虽然在多数情况下，产后出血都可以在短时间内通过药物和手术止血得以救治，但由于产科大出血救治所涉及的物资、设备繁杂（详见第二章），动静脉置管和血液回收需要配制肝素液和冲管，出血严重时还存在更改麻醉方式的可能，因此及早做好产科大出血抢救所需的设备、物资、药品等硬件准备十分必要，特别是在人员匮乏的夜间急诊状态下。同时，需要尽早复盘患者容量是否足够，加快输液，并再次确认术前备血情况，做好输血准备。

**【场景二：麻醉二线医生到场后】**

麻醉二线医生到达手术室后，发现患者心率升高至115次/min，血压下降至96/62mmHg，患者诉心慌和头晕。询问医生子宫收缩仍然欠佳，仍有血液不断从子宫切口涌出，立即嘱麻醉一线医生准备全身麻醉的药物和设备，做好大出血抢救的准备。当前巡回护士统计出入量为出血量400ml（纱布200ml、吸引瓶200ml），尿量50ml，晶体液已输入1 000ml。

**（1）问题：手术医生、麻醉医生、巡回护士的处理策略有哪些?**

1）手术医生：子宫下段止血带捆绑暂时止血，清理宫腔残余胎膜，清除局部植入组织，热盐水纱布按摩子宫帮助子宫收缩。

2）麻醉医生：考虑可能是椎管内麻醉完全起效后血管扩张导致血容量相对不足，加上胎儿取出后腹腔血管扩张导致回心血量进一步减少所引起，嘱巡回护士再建立1个静脉通道，适当加快输液。

3）巡回护士：呼叫其他护士帮忙，再建立1个16G的静脉通道，并调快输液速度。

**（2）相关知识点总结**

1）对大出血高危患者，应积极行大抢救准备：①急救药品：胶体、升压药、碳酸氢钠、钙、钾等；②全麻药品：咪达唑仑、舒芬尼、顺式阿曲库铵/维库溴铵/罗库溴铵、丙泊酚或依托咪酯等；③设备：喉镜（条件允许时备可视喉镜）、镜片、气管导管、血气仪、自体血回收机、超声机等；④物资：加温毯、暖风机、液体加温袋、液体加温仪、动脉传感器等；⑤人员准备：麻醉二线医生电话告知上级医生患者有大出血可能，需要帮助；⑥血液制品的准备：确认交叉配血情况，未交叉配血者立即交叉配血。

2）剖宫产术中低血压的原因：①产后出血：对不明原因有症状的血压下降和心率上升，应积极查找原因，年轻女性产后出现生命体征的剧烈波动，应优先排查是否存在出血，因为产后出血是最常见的原因。②缩宫素副作用：缩宫素对血管平滑肌有舒张作用，静脉注射缩宫素后，最常观察到血压下降，并伴随心率的显著上升。此外，一次性静脉注射大剂量的缩宫素还会引起高血压、水中毒和心血管系统不良反应。而一次性快速静脉注射未稀释的缩宫素，可导致低血压、心动过速和/或心律失常。③过敏：过敏患者可因血管扩张、回心血量减少、心排血量下降而出现低血压和反射性心动过速，甚至出现心动过缓、心律失常和心脏停搏等。④椎管内麻醉引起的血管扩张效应：交感神经被阻滞后可引起阻力血管和容量血管扩张，

导致体循环阻力降低，静脉系统容量增加，回心血量减少及有效循环血量相对不足，从而出现血压下降。加上胎儿娩出后，腹压骤降，内脏血管急剧扩张，血液向内脏倾流，可导致回心血量进一步减少。⑤肺栓塞：肺栓塞可引起肺动脉压力升高，右室功能障碍和右室扩张，右心排血量减少，同时右室扩张可致室间隔左移，左心充盈受限从而导致左心排血量减少和血压下降。⑥羊水栓塞：羊水进入母体循环后导致炎症介质和血管活性物质激活，肺血管阻力增加，导致急性右心室衰竭，右室梗阻和室间隔左移降低左室心排血量导致低血压。此外，羊水栓塞还会引起凝血功能障碍。

## 【场景三：胎盘娩出后30分钟】

患者心率明显升高，达124次/min，血压明显下降至85/53mmHg，再次嘱巡回护士统计出血量约500ml，加快补液并间断注射去氧肾上腺素升高血压，告知手术医生患者生命体征发生明显改变。产科医生再次检查出血，未发现明显出血点，但仍然存在子宫收缩乏力。患者生命体征不平稳，原因不明，改气管插管全麻，麻醉诱导使用咪达唑仑2mg，依托咪酯12mg，舒芬太尼15μg，顺式阿曲库铵6mg，在可视喉镜下插入6.0号加强管，术中采用2%七氟烷和间断追加舒芬太尼和顺式阿曲库铵维持麻醉。

**（1）问题：当前的处理策略有哪些?**

1）产科医生：持续存在子宫收缩乏力，在首次注射卡前列素氨丁三醇注射液15分钟后再次使用。

2）麻醉医生：呼叫同级或上级人员1人，加快输液并使用胶体液500ml；给予氢化可的松50mg，同时听诊双肺，排除过敏、肺栓塞、羊水栓塞等。行动脉穿刺置管和血气分析。

3）巡回护士：增加1条14G的静脉通道；执行医嘱；总结出血量（吸引瓶和纱布桶）。

**（2）相关知识点总结**

1）椎管内麻醉转全身麻醉的时机：对于可能或已经出现失血性休克或出现不明原因生命体征的剧烈波动的患者，伴随明显的症状时，也可以考虑改为气管插管全身麻醉，优点在于既能避免循环波动，又能有效地保障组织氧供，同时便于实施抢救。

2）动脉置管和血气分析时机：对不能确定的生命体征异常变化，应尽早采用床旁血气检查，了解血红蛋白含量、酸碱平衡和电解质。

**【场景四：10分钟后】**

此时血气分析结果示：Hb 118g/L。但患者持续低血压，血压维持在 70～80mmHg/40～50mmHg，心率在 130～140 次/min，间断推注升压药和加快补液可以维持血压在 89/45mmHg，心率约为 135 次/min，$SpO_2$ 97%。巡回护士再次统计出入量为出血量 800ml（纱布 300ml、吸引瓶 500ml），尿量 100ml，已输入晶体液 1 500ml，胶体液 500ml。

**（1）问题：当前的处理策略有哪些？**

1）产科医生：大出血 I 级预警：呼叫同级或上级人员 1～2 名。宫腔内、腹腔内等多处检查出血点。采取子宫 B-Lynch 压迫缝合、双侧子宫动脉上行支结扎等止血措施。

2）麻醉医生：患者血气分析示血红蛋白与生命体征变化不相符，考虑患者可能存在严重的血液浓缩，继续加快输液，再次给予胶体液 500ml，加温毯加温治疗，同时呼叫检验科急查血常规、凝血功能和血生化。

3）巡回护士：再次增加 1 条 14G 静脉通道，使用液体加压输注装置；执行医嘱；总结出入量。

**（2）相关知识点总结**

1）临床征象与实验室结果不相符的处理策略：患者血红蛋白从 133g/L 降至 118g/L，通过血红蛋白计算出血量为 600～750ml，和巡回护士统计出血量 800ml 相差不大。但需要注意的是，在容量未补足的情况下，血红蛋白浓度指导出血量评估的价值是有限的。此时应在加快输液，积极纠正低血容量的同时，根据生命体征的变化，计算休克指数。此时的休克指数约为 1.52，说明患者已经出现严重休克，可能已经发生隐性大出血且失血量 1 500～2 000ml，虽然尚未找到隐性大出血的原因，但按照休克指数预估的容量欠缺量，积极纠正低血容量性休克，可以避免患者发生更加严重的循环和内环境紊乱。

2）血气分析结果的正确解读：虽然此患者早期行血气分析，但只关注血红蛋白水平，没有完整正确解读血气结果。对于容量足够的出血患者，血红蛋白水平存在明显下降。但对于容量不足的患者，血红蛋白水平可能正常甚至升高，这提示患者可能存在血液浓缩状态，且通常是存在出血的。因此，仅根据血红蛋白水平判断总出血量是不准确的。此时，应根据血气分析结果辅助判断容量是否充足，由于人体的代偿作用，pH 值有可能表现正常，但是乳酸、BE 值和碳酸氢根离子通常是非常敏感的指标。如果乳酸明显升高、BE 值和 $HCO_3^-$ 值明显下降，说明存在灌注不足导致的组织缺氧，表明患者可能存在容量不足。

3）床旁心脏彩超的使用：对不能确定的生命体征异常变化，可以使用床旁心脏彩超辅助评价心血管容量和心功能。尤其是对于低血容量性休克和心源性休克有很好的鉴别作用。对该患者生命体征的波动仅采用了传统听诊等手段进行鉴别，不能及早发现低血容量性休克。临床常见的几种可导致休克的病因的超声表现如下：①低血容量性休克：可观察到心脏收缩强力、心室腔变小、下腔静脉和颈内静脉变得扁小。②心源性休克：可观察到心脏收缩乏力、心腔扩大、下腔静脉和颈内静脉变得宽大，还可能观察到胸腔积液、腹腔积液，甚至肺水肿。③过敏：可观察到不同程度的左室收缩功能减退和舒张功能减退。④肺栓塞：心脏超声可以提供肺栓塞的直接征象和间接征象。直接征象能看到肺动脉近端或右心腔血栓，但阳性率低。间接征象多是右心腔扩大、右心室壁局部运动幅度下降、肺动脉压升高、三尖瓣关闭不全及室间隔左移运动异常。McConnell 征也是肺栓塞的典型现象，表现为右心室游离壁运动减弱的同时，右室心尖部仍运动正常甚至加强。⑤羊水栓塞：右心室功能障碍也是羊水栓塞的常见表现，心脏彩超表现包括右心扩大、舒张期室间隔平坦、三尖瓣反流和肺动脉高压，也可能发现短暂出现的心内栓塞团块。羊水栓塞在一定程度上与肺栓塞相似，但在肺栓塞中未发现持续的凝血障碍。

通过心脏超声可以帮助鉴别以上几种可能导致生命体征发生异常变化的原因，有利于早期发现大出血，尤其是帮助识别隐性大出血。

**【场景五：30分钟后】**

此时检验科的凝血结果回示：PT 70 秒（正常参考值 8.0～14.0 秒），APTT ＞180 秒（正常参考值 17.5～37.5 秒）。急查血气示：Hb 61g/L，Hct 17%，pH 值 7.16，BE −10mmol/L。上级手术医生到场后发现宫颈撕裂约 3cm，大量血液经阴道流出至臀下垫，估计经阴道内出血量 ＞2 000ml。估计此时出血量 ＞3 000ml，未有效止血。当前尿量 150ml，已输注晶体液 2 500ml，胶体液 1 000ml，血压 75/43mmHg，心率 140 次 /min。

**（1）问题：当前的处理策略有哪些?**

1）产科医生：启动大出血Ⅲ级预警。考虑患者出血不能控制，保留子宫困难，拟行子宫全切除术，呼叫妇科三线医生到场协助手术。

2）麻醉医生：呼叫麻醉三线医生，加快输液，增加第 5 个液体通道；患者产后大出血合并 DIC，先输注人纤维蛋白原浓缩物 4g，立即取已经合好的红细胞悬液 3U，同时通知血液科立即启动大量输血方案，加合红细胞悬液 10U，合新鲜冰冻血浆 1 000ml，冷沉淀 12U；复盘容量和取血是否足够；经验性补充葡萄糖酸钙 1g；再次呼叫检验科复查血常规、凝血功能和血生化。

3）巡回护士：呼叫帮助，再次增加 1 条 14G 的静脉通道，准备输血通道，连接输血加温设备（有条件时）；执行医嘱，总结出血量（吸引瓶 + 纱布桶 + 臀下垫检查）。

**（2）相关知识点总结**

1）可能发生隐性大出血的高危因素特点

①高危部位：a. 经阴道出血：产科 90% 以上的隐性大出血为经阴道出血，原因包括产道损伤、子宫收缩乏力、胎盘残留、宫颈胎盘植入、凝血功能障碍等。以下两种情况为产科隐性大出血中最常见且最容易被忽视的，应高度警惕：对于长时间待产的产妇而言，若进入第二产程后出现阴道裂伤，再中转剖宫产时，如果肌松不够且暴力取胎，将会造成产道损伤，若未及时发现将发展为产后隐性大出血；宫颈胎盘植入或宫颈肌瘤可能导致宫颈收缩不良，虽捆绑的止血带以上子宫收缩良好，但止血带以下出血可经阴道丢失，从而导致隐性大出血。b. 宫腔内出血：如胎盘早剥、子宫双切口剖宫产、胎盘残留、子宫收缩乏力。c. 腹腔内大出血：如子宫破裂、异位妊娠、肝破裂、子宫血管破裂、输卵管破裂等也可造成产科隐性出血。

该病例存在软产道损伤高危因素，其隐性大出血是上述类型中最常见的类型。在本病例中，胎儿取出后手术医生发现胎盘粘连和局部植入，且子宫收缩乏力，行子宫下段止血带捆绑后，出血点在宫颈或阴道内，血液经阴道大量流失，但手术医生只关注子宫腔内出血，并未准确找到出血部位，导致隐性大出血未被及早发现。若手术医生认识到出血部位的多样性，并对隐性出血常见部位进行反复多次仔细的检查，通常可以直接发现

出血点。一旦发现出血或可疑出血，医生应立即与麻醉医生和巡回护士沟通。

②高危时点：产科隐性大出血高危时点具有一定的可辨识性。子宫收缩乏力、胎盘残留及凝血功能异常往往发生在胎盘剥离后，因此这个时点需要积极排查临床异常表现。使用了球囊阻断的患者，球囊阻断开放后也是容易出血的时点。保守来说，从取胎到关腹整个过程都是产科隐性大出血的高危时点，都有可能发生隐性大出血。因此，手术医生、巡回护士、麻醉医生应在术中关键时点，如胎盘娩出后、子宫收缩乏力时、球囊释放后、关腹前，针对不同的风险因素对出血部分进行积极的排查。

2）如何识别可能发生的隐性大出血：a. 出血量准确评估：在评估出血量时，对于产科大出血经验管理不够丰富的医务人员往往只关注肉眼可见区域出血量的评估，忽略了对隐性部位出血的评估。完整的出血量评估 = 纱布 + 吸引器 + 臀下垫 + 铺巾 + 血液回收 + 手术区域外的出血（详见第二章）。临床中最容量忽视臀下垫的检查，易导致最常见的隐性大出血部位未被及时发现。因此，巡回护士应在上述的术中关键时点常规检查臀下垫、铺巾等。b. 休克指数（shock index，SI）与产后出血的关系：有研究证实，SI 和心率在预测产后出血方面具有统计学意义，它具有高特异性，但低敏感性，SI 值高于 1.04，心率高于 105.4 次 /min，提示产后出血增加的特异性最高。也有研究发现，休克指数预测输血的敏感性为低至中等，而其特异性差异很大，休克指数预测严重产后出血准确性的证据尚不确定。SI 强调重点关注产妇的生命体征，尤其是在称重法或容积法，以及血红蛋白测量法不能准确估计出血量的情况下，SI 显得尤为重要。虽然不能够单独使用休克指数评估总出血量，但是可以用于判断容量欠缺量。

回顾本病例，巡回护士统计出血量约为 500ml，患者的心率为 124 次 /min，血压为 85/53mmHg，此时休克指数约为 1.46，提示容量欠缺量应在 1 000～1 500ml。第二次统计出血量约 800ml 时，血压 89/45mmHg，心率 135 次 /min，这是给予升压药后的生命体征，由此计算的休克指数为 1.52，提示此时的容量欠缺量 >1 500～2 000ml，应该警惕产后隐性大出血的发生。早期积极关注休克指数，不仅可以帮助医生早期识别隐性大出血，还可以

指导将隐性大出血转变为临床熟知的显性大出血并积极处理，改善产后出血的并发症和预后。

## 【场景六：30 分钟后】

给予扩容、输血等治疗，泵注去甲肾上腺素维持血压在 80～90mmHg/50～60mmHg，心率 120～130 次 /min。外科医生行子宫全切除术，但术野渗血严重，止血极度困难，此时患者出血量已达 5 000ml，未有效止血。检验科血常规示（30 分钟前抽血）：Hb 65g/L，Hct 18.3%，PLT $70 \times 10^9$/L；凝血功能示：PT 41.4 秒，APTT > 180 秒，Fib < 50mg/dl，D- 二聚体 > 40mg/L。血生化示：白蛋白 15.8g/L，$K^+$ 5.97mmol/L，$Ca^{2+}$ 1.65mmol/L。当前尿量 200ml，已输注晶体液 3 500ml，胶体液 1 000ml，红细胞悬液 9U，新鲜冰冻血浆 600ml（400ml 已取未输注），冷沉淀 12U，纤维蛋白原浓缩物 4g。血气分析结果示：pH 值 7.05，BE −14mmol/L，$HCO_3^-$ 19.1mmol/L，Hb 68g/L，Hct 18%，$K^+$ 6.20mmol/L，$Ca^{2+}$ 0.98mmol/L。

**（1）问题：当前的处理策略有哪些？**

1）产科医生：继续手术止血和加快切除子宫。

2）麻醉医生：患者目前 DIC 仍然严重，PT 有所下降，APTT 仍然很高，再次给予人纤维蛋白原浓缩物 4g，再取红细胞悬液 10U，新鲜冰冻血浆 1 000ml，血小板 1 个治疗量，冷沉淀 12U；调整去甲肾上腺素的输注速度，维持重要脏器的灌注。床旁血气，复盘容量和取血是否足够；输注 5% 碳酸氢钠 150ml 纠正酸中毒，给予葡萄糖酸钙 2g 静脉滴注纠正低钙血症；输入白蛋白 30g；呼叫检验科再次急查血常规、凝血功能和血生化。

3）巡回护士：执行医嘱，总结出血量。

**（2）相关知识点总结**

1）紧急情况下应启动大量输血方案（massive transfusion protocols，MTP），包括发生难以控制的严重出血；24 小时内预计输注 10U 以上的红细胞悬液；1 小时内输注 4U 红细胞悬液后，还需要继续输注成分血液；3 小时内使用的血液制品超过全身血容量的 50%。关于 MTP 中血液制品的最佳比例目前尚未达成共识，大多数指南推荐模拟全血比例，即采用红细胞：血浆：血小板以 1：1：1 的比例（如 10U 红细胞悬液 + 1 000ml 新鲜冰冻血浆 + 1 个治疗量血小板）。

2）升压药的使用：允许性低血压复苏是一种

较新的治疗理念，对急性失血性休克及严重创伤救治具有一定的指导意义。《低血容量性休克复苏指南》推荐：对出血未控制的失血性休克患者，早期采用限制性容量复苏和允许性低血压，建议控制目标收缩压为 80～90mmHg 或平均动脉压 55～65mmHg，以保证重要脏器的基本灌注，并尽快止血；出血控制后再进行积极容量复苏。当存在危及生命的低血压时，建议除补液外给予缩血管药物以维持目标动脉压。该患者此时血压低至 75/43mmHg，在积极输血纠正低血容量性休克的同时，应持续泵注去甲肾上腺素维持血压在目标值，以保证组织灌注。

## 【场景七：30 分钟后】

检验科（30 分钟前抽血）血常规示：Hb 68g/L，Hct 18.1%，PLT $45 \times 10^9$/L；凝血功能示：PT 18.0 秒，APTT 70 秒，Fib 93mg/dl，D- 二聚体 > 40mg/L；血生化示：白蛋白 27.5g/L，$K^+$ 6.20mmol/L，$Ca^{2+}$ 1.62mmol/L（总血钙 2.15～2.49mmol/L）。

持续泵注去甲肾上腺素维持血压，血压维持在 80～90mmHg/50～60mmHg，心率 120 次 /min。此时患者出血量已达 7 000ml。当前尿量 300ml，输注晶体液 4 000ml，胶体液 1 000ml，红细胞悬液 18U，新鲜冰冻血浆 1 800ml，血小板 1 个治疗量，冷沉淀 24U，纤维蛋白原浓缩物 8g，白蛋白 30g。血气分析结果示：pH 值 7.20，BE −3mmol/L，$HCO_3^-$ 22.6mmol/L，Hb 75g/L，Hct 22%，$K^+$ 6.40mmol/L，$Ca^{2+}$ 0.85mmol/L（游离钙 1.13～1.35mmol/L）。

**（1）问题：当前处理策略有哪些？**

麻醉医生：继续输注血液制品，患者输血后出现高钾血症和低钙血症，再次给予葡萄糖酸钙 2g，5% 碳酸氢钠 100ml 纠正酸中毒和电解质紊乱。嘱检验科每隔半小时复查一次血常规、凝血功能和血生化。

**（2）相关知识点总结**

1）目标导向的输血方案如何实施：目前大出血的管理除 MTP 外，随着实验室和床旁检测技术的发展和应用，也有学者推荐目标导向的输血方案（targeted transfusion protocol，TTP），即"缺什么补什么"，根据患者具体情况和实验室检测结果以个体化补充相应成分血液制品。需要每隔 30～60 分钟通过实验室检查了解血常规、凝血功能、纤维蛋白原，必要时也可以使用血栓弹力图。检验科可以派专人进驻手术室,及时抽血和送检,并将异常结果及时反馈给产科医生和麻醉医生,麻醉医生参考实验室结果再结合临床,实时调控输血方案。但是该方案目前还需更多产科的相关研究证据。

2)严重大出血过程中经验性补钙策略:严重大出血过程中最常见的内环境改变包括高钾血症、低钙血症、应激性高血糖、高乳酸血症,低体温等,而大量输血可直接导致高钾血症和低钙血症,低钙血症对高钾血症救治和凝血功能纠正十分不利,因此,在大量输血过程中可采取经验性补钙策略,主要目的在于预防和治疗高钾血症和低钙血症。产科大出血救治过程中应尽量将血钙维持在正常的高限,建议在大出血前预防性输入葡萄糖酸钙 1g,同时,每输入 4U 异体红细胞给予葡萄糖酸钙 1g。该患者目前累计输入红细胞悬液 18U,应输入 4~5g 葡萄糖酸钙,现已输入葡萄糖酸钙 4g,仍表现为明显的低钙血症,$Ca^{2+}$ 0.85mmol/L,需要至少再补充 1~2g 葡萄糖酸钙。如果后继还需输入红细胞悬液,应等比例继续追加。

## 【场景八:60分钟后】

检验科(30 分钟前抽血)血常规示:Hb 87g/L,Hct 25.3%,PLT $60 \times 10^9$/L;凝血功能示:PT 17.5 秒,APTT 65.6 秒,Fib 281mg/dl,D- 二聚体 >40mg/L;血生化示:白蛋白 22.2g/L,$K^+$ 6.30mmol/L,$Ca^{2+}$ 1.54mmol/L。持续泵注去甲肾上腺素维持血压,血压维持在 80~100mmHg/60~80mmHg,心率 102~110 次/min。患者子宫已经切除,出血基本控制住。此时患者出血量已达 8 000ml。当前尿量 500ml,输注晶体液 5 000ml,胶体液 1 000ml,红细胞悬液 21U,新鲜冰冻血浆 2 000ml,血小板 2 个治疗量,冷沉淀 24U,纤维蛋白原浓缩物 8g,白蛋白 30g。血气分析结果示:pH 值 7.31,BE −2mmol/L,$HCO_3^-$ 24.6mmol/L,Hb 95g/L,Hct 28%。

**(1)问题:当前的处理策略有哪些?**

1)麻醉医生:目前实验室检查提示各项指标都有所好转,可减慢输注血液制品,并复盘输血输液治疗的合理性。给予葡萄糖酸钙 2g 和 5% 碳酸氢钠 100ml 继续纠正高钾血症,患者血压基本稳定,在容量正平衡时,可给予小剂量呋塞米纠正高钾血症和少尿,避免肺水肿发生,给予呋塞米 10mg,凝血酶原复合物 400IU 后,检验科再次复查血常规、凝血功能和血生化。

2)巡回护士:继续统计出入量,密切关注尿量。

**(2)相关知识点总结**

1)未进行早期容量复苏患者血液制品需求的特点:失血性休克早期如果采用大量补液的容量复苏策略可能会造成脑、心、肺的水肿及腹腔间隔室综合征等并发症,还可能导致血液中凝血因子及血小板的水平降低而发生"稀释性凝血功能障碍",稀释性 Hb 下降,减少组织氧供,引起酸中毒,甚至发生 DIC 及难以控制的出血。因此,提出了限制性液体复苏策略。与大量液体复苏相比,限制性液体复苏可以改善患者血流动力学,降低稀释性凝血功能障碍的发生率,减少出血及输血量,有利于降低患者病死率。

限制性容量复苏来源于创伤的治疗经验,对产科患者治疗有一定的借鉴作用,但产科患者存在特殊性,不仅止血困难,还极易出现凝血功能异常,尤其是对于发生隐性大出血的患者而言,早期没有合理有效的容量复苏,患者一旦出现血流动力学不稳定,或者实验室检查结果异常,表明患者可能已经发生严重且持续的难以控制的产科大出血,甚至是 DIC。此时需紧急启动 MTP,并把纠正止血异常和凝血功能障碍放在优先的地位,在红细胞、血小板及凝血因子的管理链条中,血小板及凝血因子的管理处于链条的上游,应适当优先处理。因为止血异常、凝血功能障碍意味着更多的出血。

2)复盘患者输血输液合理性:患者目前子宫切除已完成,明显的出血已经得到控制,判断当前已经进入产科大出血治疗的第三阶段,需要对循环容量、内环境、凝血功能进行微调,为后继拔管和转运做准备。主要需要对输血输液合理性进行判断。

a. 当前出血量 8 000ml,尿量 500ml。

输入红细胞悬液 21U(4 200ml/8 000ml=52.5%),新鲜冰冻血浆 2 000ml(2 000ml/8 000ml=25%),血小板 2 个治疗量,冷沉淀 24U,纤维蛋白原浓缩物 8g,白蛋白 30g。

晶体液目标输入量 =(出血 8 000ml − 红细胞 2 730ml − 血浆 2 000ml − 胶体 1 000ml − 血小板 300ml − 冷沉淀 360ml − 纤维蛋白浓缩物 320ml − 白蛋白 600ml)× 2.5 + 尿量 500ml = 2 225ml。

患者当前处于大出血救治尾声,为了避免输入过量,采用实际输入量方法计算,当前输注晶体液 5 000ml，约超负荷 2 220ml，还需要适当利尿。

b. 患者当前 Hb 95g/L，Hct 28%，凝血功能示：PT 17.5 秒，APTT 65.6 秒，Fib 221mg/dl，D- 二聚体 >40mg/L；判断患者红细胞悬液输入合理，凝血物质输入不足。

患者目前容量已足够甚至超负荷的情况下，凝血功能纠正不满意，可采取两种策略予以纠正，一种策略是通过输入血浆并利尿，但短期内有容量进一步增加的风险，另一种是输入容量较小，凝血物质含量较高的凝血酶原复合物纠正。人凝血酶原复合物不建议作为产科大出血时的常规一线用药，对于难治性出血可以尝试使用，可用于不能即刻取得冷沉淀和新鲜冰冻血浆，但又亟须补充凝血因子的情况，为成分输血纠正凝血功能赢得时间。也可以用于容量已经超负荷但凝血功能尚需尽快纠正的患者。该患者具体采用哪种方案可视患者容量超负荷情况和凝血异常的程度来决定，如果容量超负荷不严重，凝血功能异常较轻微，不需要即刻纠正时，可采用第一种方案，缓慢纠正。如果容量严重超负荷，凝血异常又十分明显，可采取第二种方案，该患者采取了第二种方案，给予凝血酶原复合物 400IU。

**【场景九：50 分钟后关腹完成】**

检验科（50 分钟前抽血）血常规：Hb 98g/L，Hct 29.3%，PLT 97×10⁹/L；凝血功能示：PT 15.5 秒，APTT 42.2 秒，Fib 325mg/dl；血生化示：白蛋白 22.4g/L，$K^+$ 5.61mmol/L，$Ca^{2+}$ 2.05mmol/L。此时患者去甲肾上腺素已调低至 0.1μg/（kg·min）维持血压，血压维持在 100～120mmHg/70～90mmHg，心率 90～110 次/min。患者出血量总计达到 8 200ml，尿量 1 500ml，输注晶体液 5 500ml，胶体液 1 000ml，红细胞悬液 21U，新鲜冰冻血浆 2 000ml，血小板 2 个治疗量，冷沉淀 24U，纤维蛋白原浓缩物 8g，白蛋白 30g，凝血酶原复合物 400IU。20 分钟后带着气管导管转入 ICU。

**相关知识点总结**

1) 影响严重产科大出血患者术毕去向的决定因素：严重产科大出血患者术毕应根据其具体情况考虑是否转入 ICU 继续观察和治疗，存在以下情况时建议转入 ICU 继续治疗：需要机械通气、血流动力学不稳定需要升压药物维持、内环境和凝血功能纠正不理想、有再次大出血高风险等患者

建议转入 ICU 继续观察和治疗。对于出血基本控制，后续出血风险小的患者，可以在血流动力学和内环境稳定的前提下，考虑在手术室拔出气管导管并转回普通病房，但是术后加强监护必不可少。

2) 子宫切除患者输血终止的指标特点：产妇在发生大出血时，通过积极的保守治疗，如应用宫缩剂、填塞宫腔、子宫加压缝合、实施动脉结扎术等措施后，当这些治疗方法无效且子宫为主要出血器官时，应考虑行子宫切除术。一般行子宫次全切除术，若前置胎盘或部分胎盘植入子宫颈时行子宫全切除术。由于子宫全切除术中仍有活动性出血，因此仍然需要积极容量复苏和输血治疗，避免子宫切除加重原有的失血性休克。子宫切除后患者出血基本已经控制，若后续出血风险较小，可维持血红蛋白≥70g/L，若仍有继续出血风险，可维持血红蛋白≥80g/L。血小板要求≥50×10⁹/L。纠正凝血功能障碍的主要目标是维持 PT 及 APTT 均 <1.5 倍平均值，并维持纤维蛋白原水平在 200mg/dl 以上。

## 三、演练总结

1. 加强医务人员对隐性大出血危害的进一步认识，对于隐形大出血高危人群应加强手术医生对高危部位和高危时点的认识和警惕性，巡回护士应该实时准确评估出入量，尤其是主动核查隐性部位的出血量。

2. 麻醉医生做好出血风险的评估，对于大出血高危人群，应建立大出血高危警示制度。大出血高危警示制度通常可以在术前的三方核查时完成，这一时间点要求手术医生、麻醉医生、手术室护士当面对患者进行核对，并需要对术中可能出血量进行预估。对于术前就评估为大出血高风险的患者建议进行标示。

3. 术中应密切观察患者生命体征，一旦发现有异常变化，需要积极查找原因并及时处理，尤其需要排查是否存在出血，可以结合休克指数、血气分析及心脏超声等帮助识别和治疗隐性大出血。

4. 加强医务人员之间的有效沟通，建立三方主动报告制度。手术医生一旦发现止血困难或可疑大出血，应该及时向团队发出呼救。麻醉医生一旦发现患者有异常的生命体征应与手术医生，以及整个团队进行积极地沟通，查找原因。

5. 麻醉医生还需要对主刀医生、巡回护士甚至整个团队成员的识别经验和应急处理能力进行

评估，必要情况下需要及时提醒团队成员并亲自核查产妇出血情况。

（贺　腾　江晓琴）

## 参考文献

1. Royal College of Obstetricians and Gynaecologists. Prevention and Management of Postpartum Haemorrhage: Greentop Guideline No. 52. BJOG，2017，124（5）：e106-e149.

2. 中华医学会妇产科学分会产科学组，中华医学会围产医学分会. 产后出血预防与处理指南（2023）. 中华妇产科杂志，2023，58（6）：401-409.

3. 中华医学会围产医学分会，中国输血协会临床输血管理学专业委员会. 产科输血治疗专家共识（2023）. 中华围产医学杂志，2023，26（1）：4-10.

4. Queensland Clinical Guidelines. Postpartum haemorrhage Guideline No. MN24.1-V11-R29 Queensland Health.2024.

5. The American College of Obstetricians and Gynecologists Committee. Practice bulletin No.183: postpartum hemorrhage. Obstet Gynecol，2017，130（4）：e168-e186.

6. ROBINSON D，BASSO M，CHAN C，et al. Guideline No. 431：Postpartum Hemorrhage and Hemorrhagic Shock. J Obstet Gynaecol Can，2022，44（12）：1293-1301.

7. 中华医学会重症医学分会.《低血容量性休克复苏指南》（2007）. 中国危重病急救医学，2008，20（3）：129-134.

# 第十二章

# 终末期产科大出血患者救治思维应急演练

## 一、概述

### （一）演练目的

通过模拟临床少见的终末期产科大出血患者的救治过程，深入剖析救治过程中可能涉及的出血量快速评估、异常紧急输血、大量输血方案应用、经验性内环境管理、毛细血管渗漏综合征等少见并发症及危重患者术后转运等内容，旨在为医务工作者提供该类型产科大出血救治的参考建议，帮助救治人员建立终末期产科大出血患者的管理理念，提高临床少见类型产科大出血救治的成功率。

### （二）病例选择

在产科大出血的病例中，终末期产科大出血在临床上比较少见，但这类患者进入抢救流程时往往已经处于失代偿期，甚至濒死状态，故抢救难度极大。一方面，开始抢救前无法进行充分的人员、药物、设备及血液制品的准备；另一方面，一旦患者进入机体失代偿的恶性循环状态，抢救难度加大，可能导致不良结局。家属对于突发情况无心理预期，处理不善可能造成严重后果。因此，本章选择终末期产科大出血患者的救治过程进行演练。

### （三）演练重点

终末期产科大出血救治中的团队沟通协作；出血量的准确估计；实施治疗手段和监测手段的优先级判断，异常紧急输血的适应证和注意事项；大量输血方案的应用；终末期产后出血内环境的管理和危重患者的转运交接等。

## 二、演练场景及分析

### 【病情介绍及分析】

患者 31 岁，体重 66kg，身高 165cm，外院建卡，规律产检，因"停经 $37^{+6}$ 周，核实孕周 $34^{+5}$ 周，腹痛 $1^+$ 小时"急诊入院，诊断"急腹症：子宫破裂？失血性休克；胎儿宫内窘迫？凶险性前置胎盘，中央性前置胎盘伴胎盘植入；妊娠合并瘢痕子宫（2 次剖宫产史），横位，不全子宫纵隔？双宫颈？$G_4P_2^{+1}$，$34^{+5}$ 周宫内孕，横位单活胎待产"。患者入急诊科意识淡漠，急诊床旁 B 超提示腹腔积液，考虑子宫破裂，腹腔内出血；胎心 80 次 /min。心电监护显示：血压 62/30mmHg，心率 150 次 /min。急诊科立即抢救处理，但外周通道开通困难，仅成功建立一条 18G 通道，快速补液治疗，抽交叉配血和血常规、凝血功能检查后紧急将患者推入手术间，拟行即刻剖宫产＋剖腹探查术。

问题：根据已提供的病情可获取哪些信息？转运前应实施哪些紧急处理措施？

**1. 病情紧急程度判断** 每例孕产妇建立个体化的产后出血风险评估，并于整个分娩过程中持续更新。该患者既往两次剖宫产史、中央性前置胎盘伴胎盘植入，为子宫破裂高风险孕妇。急诊床旁 B 超提示腹腔积液，子宫破裂可能性大，这种类型的突发大出血，不仅导致全身血容量减少，也影响子宫本身的血流灌注，严重威胁母婴生命安全，患者当前处于休克失代偿期，根据患者生命体征、血管塌陷和意识淡漠的临床表现，判断患者出血量巨大，病情异常紧急。评估突发产科大出血患者急诊病情详见第八章相关内容，包括循环容量、凝血功能、内环境状态和救治措施及条件。

**2. 迅速评估血容量** 妊娠末期血容量将增加至 100ml/kg。

血容量的简易计算：孕前体重 $\times 7\% \times (1+40\%)=$ 孕前体重 $\times 10\%$；实际体重 $\times 7\% \sim 9\%$。

该患者血容量：实际体重 66kg $\times 9\% \times 1\ 000$ml/kg＝5 940ml。

**3. 粗略出血量的估算** 对出血量的准确测量和估计是产后出血治疗成功的关键。该患者处于妊娠状态，床旁超声测量腹腔积液用于评估出血量相对困难。

该患者失血量无法通过称重法、容量法和目测法获得，血红蛋白法需要采集血液标本，且患者处于容量严重不足的情况下，血液极度浓缩，血红蛋白法结果偏高，对失血量评估也不准确。因此，在异常紧急的情况下，可预判休克指数。该患者刚在急诊科建立静脉通道，输注液体量少，生命体征受容量补充影响小，可通过休克指数计算大致出血量。

失血量评估：该患者休克指数 2.41，失血量约占全身血容量的 40%～50%，估计出血量为 5 940ml × 40%～50% = 2 376～2 970ml，考虑孕晚期血管阻力下降的因素，估计出血量超过 3 000ml。

需要强调的是，休克指数在终末期大出血患者中应用存在一定的局限性。对于个别严重失代偿状态或濒死状态的终末期大出血患者，由于心率的代偿性上升反应受到抑制，休克指数可出现反常表现，即患者可能仅表现为严重低血压，心率反而正常，此时应充分结合患者的意识状态、皮肤颜色、腹部体征、阴道出血情况、辅助检查等指标综合判断。

**4. 交叉配血要求**　急诊科应立即抽交叉配血，并通知输血科患者有异常紧急输血的可能。如果患者已经有意识淡漠的表现，在家属签署知情同意的条件下，可联系输血科开通异常紧急输血通道，立即输注 O 型红细胞悬液和 AB 型血浆。

**5. 通道准备**　条件允许时，急诊科应开放至少两条 18G 的静脉通道，便于补液和药物的应用。由于急诊很少有 16G 或 14G 的留置针，在失血性休克患者血管已经塌陷的情况下，需要通过大量前期训练，保证护士能在极端情况下使用大号留置针成功进行静脉置管。无论建立通道的数量和大小如何，静脉置管后应立即采用袖带式加压输液装置进行快速补液。该患者出血已达全身血容量的一半以上，静脉通道建立困难，急诊科仅在肘正中建立起一根 18G 静脉通道。

**6. 监测转运准备**　患者病情紧急，给予面罩吸氧，紧急处理后安装转运监护仪，立即转运至手术室。

**7. 检验准备**　在抽取交叉配血标本时，应行血常规、凝血和生化检查，为指导后继治疗争取时间。

**8. 沟通协调**　接诊该患者后，一旦确定有急诊手术的可能应立即启动绿色通道，通知产科医生、麻醉科和手术室相关人员，迅速做好紧急手术的术前准备。

**【场景一：入手术室即刻】**

患者急性病容，意识淡漠，问答反应性差，呼吸急促，面部大汗，口唇苍白，四肢厥冷，肢端皮肤出现大理石花纹，腹部张力高。

**（1）问题：当前手术医生、麻醉医生、巡回护士的处理策略有哪些？**

1）手术医生：接到急诊科通知后，紧急呼救，呼叫同级或上级人员 1～2 名，立即组建手术团队和台下辅助治疗团队。

台下辅助治疗团队：紧急联系多学科团队包括麻醉科和手术室以外的新生儿科、输血科、检验科、ICU 等共同参与抢救；确认交叉配血情况；与患者家属紧急谈话，取得输血和手术的知情同意，安排专人负责取血。

手术团队立即消毒铺巾，洗手上台准备紧急手术。

2）麻醉医生：紧急呼救，住院医生、麻醉住院总医生、二线医生等所有在岗可调配人员均应即刻赶往手术间，组建至少 3 人的抢救团队开展工作。立即做全麻和大出血抢救所需要的设备、物资、药品准备（详见第二章）。生命体征监测：无创血压、心电图、氧饱和度。全麻前简单的病史查体，重点进行气道的评估，明确该患者禁食、禁水时间。该患者为饱胃，立即静脉给予甲氧氯普胺 10mg 和雷尼替丁 50mg，留置胃管行胃肠减压。积极抗休克治疗并准备实施气管插管全身麻醉。专人与家属进行风险沟通、签署知情同意书。

3）巡回护士：迅速组建 3～5 人的护理团队，尽量再建立至少两个 16G 或 18G 静脉通道；准备骨髓穿刺输液的物资；留置导尿管及胃管；准备负压吸引瓶和电子秤准确地进行出血量的评估；手术准备：选择使用不需要开台清点器械的紧急剖宫产手术包和已知初始重量的敷料包（便于称重计算失血量）。

**（2）相关知识点总结**

1）骨髓穿刺输液的适应证及注意事项（详见第八章）：骨髓穿刺输液虽然可提供通畅的输液通道，但也存在导致骨筋膜室综合征的风险，因此，尤其适用于通道建立困难的终末期大出血患者的救治,其获益远远大于风险。

2）产科大出血应急反应团队的协作:终末期产科大出血抢救成败完全取决于应急反应团队的协作能力。产科大出血的有效管理需要强大的团队工作和协作,应急反应团队的建立可以将流程系统化并使团队合作和沟通发挥最佳作用。大出血应急反应团队除主要的产科医护人员外,还应包括麻醉科、新生儿科、输血科(血库)、药房、妇科手术亚专科、重症监护科、中心手术室、介入放射科及额外的护理资源。随时可用的电话或"警报"系统,确定简单可靠的方式通知所需的团队成员,团队成员应该熟悉在紧急情况下的职责要求和获得血液制品的流程(表 12-1)。

【场景二:入室后 2 分钟】

监测该患者生命体征:血压 61/38mmHg,心率 150 次 /min,呼吸 33 次 /min,SpO$_2$ 94%,休克指数:150/61 = 2.45。术前胎心:无法探知胎心。巡回护士建立静脉通道困难,立即采取骨髓穿刺输液。所有通道快速输入乳酸钠林格液及人工胶体液。

（1）问题:目前交叉配血未完成,根据目前生命体征应采取什么处理策略?

1）手术医生:与输血科充分沟通共同确定启动异常紧急输血方案;向患者及家属充分告知并取得患者及家属的书面知情同意。

2）麻醉医生:启动异常紧急输血:取 O 型洗涤

表 12-1 产科大出血应急反应团队的协作

| 应急团队 | | 术前准备 | 术中 |
|---|---|---|---|
| 麻醉团队 | 麻醉二线（主治及以上级别医生） | 根据病情迅速实施麻醉,负责患者抢救管理及各级人员调配,并快速完成中心静脉建立等有创操作 | 密切观察手术进展、与产科医生沟通产妇病情、出入量评估及各种抢救指令 |
| | 麻醉住院总医生 | 通知备血、溶解新鲜冰冻血浆<br>准备自体血回收及高流量温液装置<br>抢救车和除颤仪 | 血液回输及输血输液管理(目标导向)<br>血管活性药物的使用<br>血气分析及内环境监测并纠正<br>快速获得氨甲环酸、纤维蛋白原浓缩物和冷沉淀 |
| | 麻醉一线 | 负责准备全麻麻醉药品、气管插管、桡动脉穿刺、体外加温、协助建立中心静脉通道及执行上级医生的医嘱 | 完善麻醉文书及抢救记录<br>通知取血、核对血、协调输血 |
| 手术团队 | | 病情交代<br>准备手术<br>交叉配血申请单、用血申请单和检查单 | 手术止血<br>评估出血情况 |
| 护理团队 | | 快速建立至少两个 16G 或 18G 静脉通道 *,必要时建立骨髓穿刺输液<br>留置导尿管<br>必要时留置胃管<br>手术物资准备 | 电话通知血库、检验科、药房<br>统计出血量、尿量监测、维持液体通道畅通、执行输血医嘱 |
| 新生儿团队 | | 新生儿气管插管、药物治疗、T 组合、血气分析、静脉通道的建立和液体复苏,新生儿转运 | |
| 检验科 | | 每 30 分钟复查一次血常规、凝血功能和生化检查,血栓弹力图 | |
| 输血科 | | ABO 血型正反定型,Rh(D)血型鉴定,抗体筛查和交叉配血,启动异常紧急输血 +MTP 方案 | |
| 药房 | | 白蛋白、纤维蛋白原浓缩物、凝血酶原复合物等药品支持 | |
| 根据病情采取进一步干预措施 | 妇科 | 子宫切除术 | |
| | 介入放射科 | 动脉球囊阻断和动脉栓塞术 | |
| | 重症监护科 | 术后综合管理 | |

注:* 若患者失血性休克导致血管塌陷无法行周围静脉穿刺,且需接受大量快速补充血容量或输血,可行骨髓穿刺输液和中心静脉穿刺,但应该注意凝血功能障碍是相对禁忌。

红细胞 2U，AB 型血浆 200ml 和 AB 型冷沉淀 10U，取纤维蛋白原浓缩物 4g、凝血酶原复合物 600IU、白蛋白 20g；估计患者当前出血大于 3 000ml，术中仍有继续大出血的风险，预计术中出血量将迅速达到 5 000ml。因此，输血科一旦交叉配血完成，立即取相同血型血制品，包括去白红细胞悬液 9～10U，血浆 800～1 000ml，血小板 1 个治疗剂量。

异常紧急全麻诱导准备：①药品：依托咪酯、琥珀胆碱（急诊手术间常规已备好氯化琥珀胆碱和丙泊酚）、顺式阿曲库铵、去氧肾上腺素、麻黄碱、阿托品、肾上腺素；②设备：麻醉机、吸引器、可视喉镜、气管导管。③多人同时准备动脉穿刺、中心静脉置管、自体血回收、高流量温液装置、加温毯、血气分析仪、抢救车和除颤仪。

3）巡回护士：在急诊科建立的 1 条 18G 静脉通道基础上，入手术室后已建立骨髓穿刺输液，准备再增加至少 1 条 16G 或 14G 静脉通道；准备两个吸引瓶，以便于分别统计腹腔积血及羊水和胎儿娩出后出血；准备简易加压输血输液袋，以便于高流量温液装置安装完成前使用。

**（2）相关知识点总结**

1）大出血患者产科全麻准备（详见第二章）。

2）异常紧急输血方案：当前患者休克指数达到了 2.45，估计出血量达到 3 000ml 以上，需要立即输血。输血前应进行输血相容性检测，患者 ABO 血型正反定型、RhD 抗原血型和交叉配血检测。世界卫生组织推荐急诊输血分为三类：即普通急诊（3 小时）、非常紧急（1 小时）、异常紧急（15 分钟），均以输血实验室收到标本开始计时。对于危及生命的出血，需即刻输血挽救患者生命且来不及交叉配血时，应使用"紧急发放"血液，而不应延误输血。

异常紧急输血时不做任何血液相容性检测，对于本院建卡已行血型鉴定和特殊抗体筛查的患者，可根据患者实际血型和特殊抗体情况可紧急发放 ABO 同型 RhD 抗原阳性 / 阴性红细胞、血浆和冷沉淀；对于血型不明患者，选用 O 型红细胞、AB 型血浆和 AB 型冷沉淀，并在血单上标明"紧急发放 - 相容性检测实验未完成"。即刻输血后应尽快确定患者血型，尽早采取同型血液输注。但仍需注意异型输血有发生溶血性输血反应的风险（表 12-2）。

在未获得实验室结果前，先输注浓缩红细胞 2～4U，并输注适当比例的血浆以逆转可能存在的稀释性凝血病，推荐高比例输血策略，即每输注 2U 红细胞（来源于 800ml 全血，约对应中国 4U 红细胞悬液）时，需输注至少 1U 新鲜冰冻血浆（来源于 400ml 全血，约对应中国 200ml 血浆），以模拟全血状态，直至得到血细胞检测结果。虽然指南并未推荐在异常紧急输血方案中输入 AB 型冷沉淀，但由于溶解冷沉淀和新鲜冰冻血浆分别需要 15 分钟和 30 分钟（往往大于 30 分钟），所以需要启动异

**表 12-2 血型不明时异常紧急输血要点**

| 项目 | 关键点 | 细则 |
|---|---|---|
| 启动条件（全部具备） | ABO 血型难以确定 | |
| | 生命体征不平稳，危及生命的急性失血 | Hb < 30g/L，并有进一步下降可能<br>Hb > 30g/L，但贫血加重可能会严重危及生命<br>合并心、肺等严重基础疾病，很难耐受更严重贫血 |
| | 充分告知并取得患者及家属的书面知情同意 | O 型悬浮红细胞成分中残存少量血浆，但大量输注（累积 > 200ml）可能引发溶血反应 |
| 红细胞启动顺序 | 优先选择 O 型洗涤红细胞 | |
| | 次选 O 型悬浮红细胞，并推荐应用白细胞滤器 | |
| | 在生命体征稳定、危急状态解除后，应等待获取 O 型洗涤红细胞 | |
| 注意事项 | 由主管医师与输血科充分沟通、权衡患者获益与风险后共同做出决定 | |
| | 输注前：检测不完全抗体的技术进行交叉配血 | 避免因患者体内存在针对供血者的不规则抗体引起溶血性输血反应 |
| | 输血时 / 输血后：加强病情观察，及时处理异常情况 | |

常紧急输血的患者，在等待新鲜冰冻血浆时可考虑优先输入更快获得的冷沉淀。

3）休克产妇的麻醉：子宫破裂情况紧急，大出血对母亲和胎儿均可导致灾难性后果。母亲存在出血、休克和子宫切除的风险，而胎儿存在低血压、低灌注、低氧和/或酸中毒、抑制性 Apgar 评分的风险。所以，子宫破裂一旦诊断明确应在输血、输液、给氧、抢救休克的同时紧急手术，麻醉优先选择全身麻醉，且尽量缩短麻醉诱导开始至胎儿娩出的时间。在胎儿娩出前，应特别注意麻醉深度和药物对新生儿抑制的平衡，可复合应用麻醉药物以减少单一药物剂量（表 12-3）。

【场景三：手术开始（入室后 5 分钟）】

全麻诱导：依托咪酯 16mg、氯化琥珀胆碱 100mg 静脉注射，可视喉镜下快速顺序诱导插管并立即开始手术，顺式阿曲库铵 7mg 静脉注射，2% 七氟烷维持麻醉。术中见腹腔内鲜红色不凝血约 2 000ml，血凝块约 1 000g，子宫前壁下段上份见一大小约 2cm×1cm 破口，破口处可见胎盘。去甲肾上腺素 0.15μg/（kg·min）维持血压，已输入液体：晶体液 1 000ml，胶体液 500ml，O 型洗涤红细胞 2U。生命体征：血压 87/58mmHg，心率 137 次/min，呼吸 16 次/min（机控呼吸），SpO₂ 99%，休克指数：137/87 = 1.57。此时已建立第 2 条静脉通道（16G）。

**（1）问题：积极液体复苏情况下，循环仍不平稳，当前的处理策略有哪些？**

1）手术医生：即刻取出胎儿，卵圆钳夹闭出血

处，快速有效止血；口头医嘱：氨甲环酸 1g 静脉滴注、葡萄糖酸钙 2g 静脉滴注。

2）麻醉医生：①抗休克治疗：继续行容量复苏，泵注去甲肾上腺素 0.15μg/（kg·min）维持血压，输入白蛋白 20g；经验性纠正凝血功能：立即获取纤维蛋白原浓缩物 8g 和凝血酶原复合物 600IU 输入，等待血浆、冷沉淀及同型红细胞悬液。②经验性纠正代谢性酸中毒：立即快速输注 5% 碳酸氢钠 50ml，葡萄糖酸钙 2g。设备：充气式保温毯保温，确认自体血回收及高流量温液装置安装完成并能顺利启用。③监测：动脉穿刺置管，连续监测有创血压并查血气，连续体温监测；视情况建立中心静脉置管。④协调中央运输团队，专人至输血科等候取血或者请输血科建立移动血库入手术室。⑤请检验科支援，先尽快完成术前检验，再请检验科医生入手术室定时采血复查血常规、生化、凝血功能。

3）巡回护士：确认新生儿抢救设备已备齐，新生儿抢救团队已到位；执行氨甲环酸、钙剂的输注；建立第 3 条静脉通道，以备输注血液制品。

**（2）相关知识点总结**

1）休克产妇血管活性药的使用（详见第六章）。

2）有创监测手段注意事项：对于无法扪及动脉搏动且超声引导下也无法完成动脉穿刺置管的患者，可单次采血（动脉或静脉）行血气分析。在人手严重不足时，应遵循"治疗大于监测"的紧急性原则，经验性进行容量和内环境治疗，待病情好转或人员充足后再行动脉穿刺置管及连续动脉测压。该患者存在凝血功能障碍，中心静脉穿刺置管应

表 12-3　失血性休克孕妇全麻诱导药物的选择

| 分类 | 药品 | 特点 | 选择 | 推荐剂量 |
|---|---|---|---|---|
| 静脉麻醉药 | 依托咪酯 | 血流动力学不稳定或对血流动力学波动耐受性差的孕产妇，但对新生儿皮质醇合成有一定的抑制作用 | 优选 | 0.2～0.3mg/kg |
| | 丙泊酚 | 常用药物，但可能加重低血压及休克 | 慎用 | 1.5～2.5mg/kg |
| | 硫喷妥钠 | 经典药物，但用于血容量不足、剂量过大或注射速度过快，易导致严重低血压 | 慎用 | 4～5mg/kg |
| | 氯胺酮 | 虽然适用于血容量低、出血性休克或哮喘患者，但增加子宫肌张力和收缩力，禁用子宫破裂的孕妇 | 禁用 | 0.5～1mg/kg |
| 阿片类镇痛药 | 瑞芬太尼 | 对血流动力学的影响呈剂量依赖型 | 慎用 | 0.5～1μg/kg |
| 肌肉松弛剂 | 氯化琥珀胆碱 | 经典药物，起效快、作用时间短 | 可用 | 1～1.5mg/kg |
| | 罗库溴铵 | 3 倍 ED₉₅ 剂量时起效时间与氯化琥珀酰胆碱相当 | 可用 | 0.6～1.2mg/kg |

慎重，如仅作为中心静脉压监测手段可暂缓，应将更多的人力用于开展治疗。

3）子宫破裂情况下，回收式自体输血的注意事项：产科回收式自体输血最主要的担忧是羊水栓塞与胎儿血红蛋白污染。国内外研究证实，在采用8倍生理盐水标准洗涤的条件下，将白细胞滤器加至当前血液回输装置中，基本可清除自体回收血液中的羊水及胎儿鳞状上皮细胞成分。

该患者为完全性子宫破裂，羊膜囊已破，腹腔积血不可避免被羊水污染，采用两套吸引装置分开吸引必然浪费大量血液，回收效率大为降低。有研究表明，普通大出血患者中混合吸引后经过自体血回收机清洗和过滤，甲胎蛋白、鳞状上皮、肝素含量与分开吸引无显著差异，但目前仍缺乏安全性的大样本研究证据。

此外，因产妇血液高凝，该患者回收血液中又混有羊水成分，抗凝不充分可能会发生回收血液快速凝集而影响红细胞回收效果，因此自体血回收时肝素浓度可适当调高至50～62.5IU/ml［每1 000ml生理盐水＋4～5支肝素钠（2ml：12 500IU）］。主要原则为"宁可抗凝过度，不可抗凝不足"。同时，为避免肝素对凝血的影响，需采用产科专用血液回收机，并推荐采用8倍离心杯容量的生理盐水清洗量的洗涤方案。产科使用回收式自体输血的注意事项详见第二章相关内容。

4）紧急情况下，快速凝血功能纠正策略：该患者开腹已见出血量3 000ml，达到全身血容量的50%以上，且凶险性前置胎盘预示着持续大量出血和止血困难。纤维蛋白原浓缩物、凝血酶原及其他凝血因子大量快速消耗导致凝血功能障碍，短时间内难以得到凝血功能筛查结果。可采用凝血功能快速评估方案进行参考，观察红盖试管内5ml血液的凝血情况，如果8～10分钟内凝固且血凝块保持完整，患者纤维蛋白原储备可能充足；如果不凝固或初始血凝块溶解，则患者的关键凝血因子显著缺乏。

根据当前病情评估判断患者除存在休克外，还合并严重的代谢性酸中毒和凝血功能异常，因此应立即经验性纠正代谢性酸中毒并获取血液制品，尤其是纠正凝血功能的血液制品和药品，早期凝血功能纠正可以减少血液制品的输注，降低死亡率。产科常备氨甲环酸、钙剂、纤维蛋白原浓缩物和人凝血酶原复合物，在交叉配血未完成情况

下可立即取纤维蛋白原浓缩物和凝血酶原复合物，两者均不需要交叉配血，且体积小，凝血物质含量高，可快速补充凝血物质。虽然，人凝血酶原复合物在治疗时存在血栓风险增加的问题，在产科中的研究非常有限，不建议作为产科大出血时的一线用药，但是，鉴于该患者尚不能即刻取得冷沉淀和新鲜冰冻血浆，又亟须补充凝血因子，对于这类出血可以尝试使用，为成分输血纠正凝血功能赢得时间。

**【场景四：胎儿娩出（入室后7分钟）】**

产科医生快速取胎，新生儿1、5、10分钟Apgar评分分别为2分、4分、7分，立即断脐后交新生儿科抢救。胎盘覆盖面极广且完全植入于子宫肌壁，人工剥离困难，此时患者血压61/36mmHg，心率140次/min，SpO$_2$ 100%，动脉置管困难，单次采足背动脉血气分析：pH值6.974，BE −16mmol/L，HCO$_3^-$ 10mmol/L，Hct 18%，Hb 58g/L，K$^+$ 4.9mmol/L，Ca$^{2+}$ 0.7mmol/L，Na$^+$ 137mmol/L，Lac 12.5mmol/L，PaCO$_2$ 36.2mmHg，PaO$_2$ 203mmHg，FiO$_2$ 100%。已输入乳酸钠林格液1 500ml，胶体液1 000ml，O型洗涤红细胞悬液2U。检验科专员入手术室开始抽血查血常规、生化及凝血功能。

**（1）问题：胎儿已娩出，当前的处理策略有哪些？**

1）手术医生：橡胶止血带行子宫下段捆绑止血；口头医嘱：缩宫素宫壁注射和静脉维持、卡前列素氨丁三醇、麦角新碱肌内注射；尽快完整娩出胎盘。

2）麻醉医生：①麻醉维持：咪达唑仑2mg，舒芬太尼10μg，维持七氟烷浓度为2%，增加BIS监测。②纠正内环境紊乱：5%碳酸氢钠100ml纠正酸中毒；再次给予葡萄糖酸钙2g。③停止输入乳酸林格液，改用输注醋酸林格液。④维持循环稳定：调整血管活性药物的用量，增加去甲肾上腺素的泵注速度，调整至0.2μg/（kg·min）；催促血库交叉配血和发放血液制品，每个静脉通道均加压全速输注。

3）巡回护士：协助新生儿复苏；再次确认每个通道的通畅度，凝血酶原复合物、纤维蛋白原浓缩物及白蛋白持续输注。

4）新生儿团队：①稳定基本情况：保暖、清理呼吸道、擦干全身和给予刺激。②胸外按压：患儿

即刻评分 2 分，肌张力、颜色、呼吸、对刺激的反应和心率均有扣分。心率低于 60 次 /min 时，给予胸外按压。③呼吸支持：T 组合通气和给氧；尽快进行气管插管。④扩容：脐静脉缓慢给予生理盐水；必要时输血。⑤脐动脉血气分析。

**（2）相关知识点总结**

1）吸入麻醉剂对子宫收缩的影响（详见第十一章）。

2）产后大出血新生儿复苏：产妇大出血可能导致新生儿贫血、低血容量和胎儿窘迫。虽然常规推荐胎儿娩出后 1~3 分钟钳夹脐带对胎儿更有利，但考虑目前胎儿窒息并可能经过脐带持续失血，延迟断脐风险大于获益，因此，应在该胎儿娩出后立即钳夹并切断脐带以减少新生儿进一步失血。

新生儿娩出后，先稳定基本情况（保暖、必要时清理呼吸道、擦干全身和给予刺激；呼吸支持（通气和给氧）；胸外按压；应用肾上腺素和 / 或扩容。再根据病史和体格检查，怀疑低血容量的新生儿尽管给予了正压通气、胸外按压和肾上腺素，心率仍然 <60 次 /min，应使用扩容剂。低血容量新生儿可表现为皮肤苍白、毛细血管再充盈时间延长（>3 秒）、心音低钝和大动脉搏动微弱。方法：生理盐水 10ml/kg，经脐静脉或骨髓腔 5~10 分钟缓慢推入。必要时可重复使用，不推荐采用外周静脉进行扩容治疗。若初始晶体液输注对血流动力学不稳定的患儿无改善或仅有轻微改善，则需要红细胞输注。强调尽快进行血气分析，若母亲为失血性休克，则新生儿发生贫血概率高，有明确输血指征。但患儿无法实施异常紧急输血方案，应尽快确定血型，实施交叉配血。

3）大出血酸碱失衡的危害及处理（详见第三章）：酸中毒时氧解离曲线右移，血红蛋白携氧能力下降，患者对缺氧的耐受性下降；酸中毒导致心肺缺血，其他器官淤血，严重影响重要脏器功能；加重凝血功能障碍，并影响氨甲环酸、重组凝血因子 VII 等药物的疗效。因此，对于严重代谢性酸中毒患者需要尽快予以纠正。

该患者 pH 值 < 7.0，属于致死性酸中毒，BE $-16$mmol/L，$HCO_3^-$ 10mmol/L，所需 5% $NaHCO_3 = 16 \times 66$kg $\times 0.336 = 354$ml，先输入 175ml。碳酸氢钠注射液可以纠正代谢性酸中毒，并在一定程度上纠正高乳酸血症，该患者乳酸 12.5mmol/L，提示多种原因导致机体无氧代谢增强，乳酸产生增多，同时大出血导致肝肾功能下降，机体对乳酸的缓冲能力不足。乳酸浓度对患者病情和预后有一定的预测作用。在机体缓冲能力不足的情况下应关注改善组织氧供，并减少含乳酸液体的输入，有条件时改为含醋酸或碳酸的平衡液。

## 【场景五：胎盘未完全剥离（胎儿娩出后 20 分钟）】

胎儿娩出后，发现胎盘覆盖面极广且完全植入于子宫肌壁，已经剥离的部分创面出血明显，部分胎盘实施人工剥离，手术困难。产科医生此时已经在子宫下段捆绑了橡胶带，缩宫素、氨甲环酸已经静脉使用，肌内注射卡前列素氨丁三醇、麦角新碱。胎盘始终无法完全剥离，且出血明显，无法缝合子宫。已经建立 14G 外周静脉，可使用静脉高流量输注。评估总出血量约 5 000ml，尿量 300ml，此时输入的晶体液 6 000ml，胶体液 1 000ml，5% $NaHCO_3$ 150ml，葡萄糖酸钙 4g，已输入 O 型洗涤红细胞 2U、AB 型冷沉淀 10U、纤维蛋白原浓缩物 8g、凝血酶原复合物 600IU、白蛋白 20g，异体血已交叉配血完成，已输入异体 A 型（同型）红细胞悬液 2U。使用去甲肾上腺素 0.2μg/（kg·min）维持血压，患者生命体征：血压 82/55mmHg，心率 122 次 /min，$SpO_2$ 100%，血气分析：pH 值 7.124，BE $-8$mmol/L，$HCO_3$ 19.3mmol/L，Hct < 15%，Hb 测不出，$K^+$ 3.9mmol/L，$Ca^{2+}$ 1.05mmol/L，$Na^+$ 137mmol/L，$PaCO_2$ 38.2mmHg，$PaO_2$ 200mmHg，$FiO_2$ 100%。回收自体血 1 500ml（不包括腹腔积血 3 000ml），但尚未洗脱完成。检验科查血结果未回。

**（1）问题：当前的处理策略有哪些？**

1）手术医生：子宫动脉上行支结扎和子宫捆绑术；同时考虑尽可能剥离残留胎盘组织。

2）麻醉医生：患者交叉配血已完成，启动大量输血方案；当前胎盘剥离困难，出血凶猛，血红蛋白值已经低于血气分析的可测量值，估计出血量约为 5 000ml，急需输血，此时已输入 O 型洗涤红细胞 2U，A 型去白细胞红细胞悬液 2U，AB 型冷沉淀 10U，血库已启动大量输血方案，目前已取回 A 型红细胞悬液 10U，新鲜冰冻血浆 1 000ml 正在溶解；因血液回收速度大于回收血洗脱速度，准备第 2 个血液回收罐，及时回收血液；再次使用葡萄糖酸钙 2g，5% 碳酸氢钠 100ml，持续维持循环稳定，酸碱平衡和电解质平衡。

3）巡回护士：计算纱布、吸引器和阴道流血量，并与麻醉医生核对自体血回收血量；监测输液通道是否通畅；快速输注取回的血液制品。

**（2）相关知识点总结**

大量输血计划：患者短时间内丢失大量全血，循环血容量急剧减少，目前补充的容量以晶体液及胶体液为主，血液制品输入严重不足，血红蛋白值已经低于血气分析的可测量值，估计总出血量已达 5 000ml，接近患者全身血容量。

目前交叉配血已完成，紧急情况下应启动大量输血方案（MTP），其适应证包括发生难以控制的严重出血；24 小时内预计输注 10U 以上的 RBC；1 小时内输注 4U 的 RBC 后，还需要继续输注成分血液；3 小时内使用的血液制品超过全身血容量的 50%。目前并无统一的产科 MTP，国内常用的推荐方案为红细胞、血浆、血小板以 1∶1∶1 的比例（如 10U 红细胞 + 1 000ml 新鲜冰冻血浆 + 1 个治疗量机采血小板）输注，同时补充白蛋白、冷沉淀或纤维蛋白原浓缩物。随着实验室和床旁检测技术的发展和应用，也有学者推荐目标导向的输血方案（targeted transfusion protocol, TTP），即缺什么补什么，根据产妇临床情况和实验室检测结果个体化补充相应成分血制品，但该患者情况紧急，可将两种方法结合使用，前期采用 MTP，后期条件允许后采用 TTP。

该产妇手术开始后的出血，大部分可经过血液回收机进行处理和回输，取异体血的量取决于出血量、休克相关的生命体征变化、止血情况和继续出血的风险、血红蛋白水平等综合考虑。在可快速取到足量异体血的前提下，也可以根据血红蛋白的动态变化进行红细胞悬液的输注。启动 MTP 后动态监测血栓弹力图有利于减少血液制品的输注。还需综合考虑容量状态、核心体温管理、凝血系统、钙离子、钾离子及酸碱平衡的变化。

**【场景六：缝合子宫创面（胎儿娩出后 1 小时）】**

子宫收缩尚可，但在人工剥离残留的胎盘过程中，出血明显。产科医生试图用子宫倒刺线缝合人工剥离胎盘面的创面，估计出血量 6 200ml，自体血回收 2 500ml，已经输入自体血 900ml，输注 O 型洗涤红细胞 2U，A 型红细胞悬液 8U，新鲜冰冻血浆 800ml，AB 型冷沉淀 10U，纤维蛋白原浓缩物 8g，白蛋白 20g，凝血酶原复合物 600IU，氨甲环酸 2g，葡萄糖酸钙 6g。子宫下段捆绑的橡胶带未松开（间歇性松开两次，发生在捆绑后的半小时和目前），第二剂氨甲环酸和卡前列素氨丁三醇已经使用，此时输入的晶体液 8 000ml，胶体 1 000ml，5% 碳酸氢钠 250ml，尿量 1 000ml，使用去甲肾上腺素维持血压，患者血压 83/55mmHg，心率 126 次 /min，$SpO_2$ 100%；血气分析：pH 值 7.274，BE −6mmol/L，$HCO_3$ 18.2mmol/L，Hct 25%，Hb 65g/L，$K^+$ 5.4mmol/L，$Ca^{2+}$ 1.05mmol/L，$Na^+$ 147mmol/L，$PaCO_2$ 40.2mmHg，$PaO_2$ 230mmHg，$FiO_2$ 100%。测血糖：12.8mmol/L。患者在急诊科抽血的结果显示：Hb 55g/L、PLT $70×10^9$/L、PT > 50 秒、APTT > 100 秒、Fib < 50mg/dl、白蛋白 18g/L。检验科再次抽血检查血常规、凝血常规、血栓弹力图和生化。

**（1）问题**：胎盘剥离面缝合后仍然无法完全止血，目前的救治策略是什么？

1）手术医生：继续观察创面出血情况，必要时可安排行子宫纱条填塞或者子宫球囊压迫。

2）麻醉医生：患者大出血已经得到部分控制，回收血液和大量的异体血液制品已陆续到达手术室，与巡回护士核对后完成输注；再次和巡回护士确认患者的出血量；减少晶体和人工胶体的输注，再次取白蛋白 20g，避免肺水肿的发生；注意内环境的平稳；监测血气和血糖；根据血糖情况进行胰岛素的使用；泵注胰岛素 2U/h。再次给予葡萄糖酸钙 2g。

3）巡回护士：再次与麻醉医生核对出血量；执行输血和输液医嘱。

**（2）相关知识点总结**

1）血糖和血钙管理：产科大出血患者应激性高血糖的治疗（详见第三章），目前该患者血糖超过 10mmol/L，达到胰岛素治疗指征。大出血和大量输血的患者经验性钙剂使用十分重要（详见第十一章相关内容）。该患者已使用葡萄糖酸钙 6g，仍存在低钙血症，后继还有继续出血和输血的风险，需要将血钙维持在正常高限。

2）严重大出血患者早期容量复苏策略：容量复苏是维持休克产妇的循环血容量，保证重要器官灌注，避免孕产妇死亡的关键。传统的容量复苏策略是早期积极地大量补液，补充有效循环血容量，从而迅速恢复并维持血压及组织灌注。但是，过早输入大量液体可能造成胶体渗透压明显下降，导致脑、心、肺的水肿及腹腔间隔室综合征等并发症，还可能导致血液中凝血因子及血小板的水平降低而发生"稀释性凝血功能障碍"，甚至发生 DIC 及难以控制的出血。RCOG 和 2024 年昆士兰卫生组织发表的《昆士兰临床指南：原发性产后出血（2024）》推荐，以温热晶体液为首选（通常不超过 2 000ml），之后再输注晶体液或胶体液（胶体液不超过 1 500ml）。血液制品输注前的总输液量应限制在 3.5L 内，超过 4L 的液体复苏与进行性出血和不良结局相关。

但是，该患者入室时出血量已达到全身血容量的 50% 及以上，收缩压仅 62mmHg，重要器官灌注受到严重影响，病情危重且术前未交叉配血，在短期内无法获取足量血液制品的情况下，维持器官的循环灌注是首要的治疗任务，很难做到兼顾容量灌注与容量治疗并发症的平衡。此时，只能快速输入大量晶体液和人工胶体，并联合使用血管活性药物，力求尽快恢复循环灌注压，以挽救生命。在我国的许多偏远地区，存在类似无法迅速获取血源的情况，可以不严格按照指南推荐意见，而视具体情况展开救治，但切忌延误治疗。

3）严重大出血患者胶体的选择：胶体是人血浆衍生物（人血白蛋白和新鲜冰冻血浆），或者半合成制品（如羟乙基淀粉和明胶）。羟乙基淀粉可降低血小板反应性，以及凝血因子Ⅷ和血管性血友病因子的循环血浆浓度，导致血凝块形成减弱。明胶全身性过敏反应的发生率相对较高，且增加急性肾功能损伤。该产妇已输注羟乙基淀粉 130/0.4 氯化钠注射液 1 000ml 且合并凝血功能障碍，如果血液制品的获取速度跟不上输注速度，可以考虑继续输入 500ml。如果人血白蛋白或新鲜冰冻血浆等血液制品的获取比较便捷，在存在凝血功能明显异常的患者中不宜继续输注人工胶体。对于弥散性血管内凝血患者，给予未添加凝血因子的胶体液可能加重防止微血栓形成所需的天然抗凝剂消耗。因此，这些患者通常首选血浆以补充血容量。而当血浆获取困难时，如果需要输入大量晶体时推荐加用可以快速获得的白蛋白。

## 【场景七：决定进行子宫切除】

目前子宫收缩尚可，但胎盘剥离面的出血在安置球囊的情况下，仍然不能得到有效控制，此时出血约 6 500ml，共输注 O 型洗涤红细胞 2U，A 型（异体同型）红细胞悬液 10U，自体血回输 1 000ml，纤

维蛋白原浓缩物 8g，白蛋白 40g，冷沉淀 10U，新鲜冰冻血浆 1 000ml，葡萄糖酸钙 8g，血小板 1 个治疗剂量。此时输入晶体液 8 500ml，胶体液 1 000ml，5% 碳酸氢钠 250ml，尿量 1 500ml。继续使用去甲肾上腺素维持血压，患者血压 92/58mmHg，心率 124 次 /min，$SpO_2$ 100%；血气分析：pH 值 7.252，BE −8mmol/L，$HCO_3^-$ 18.2mmol/L，Hct 23%，Hb 75g/L，$K^+$ 5.6mmol/L，$Ca^{2+}$ 1.03mmol/L，$Na^+$ 147mmol/L，$PaCO_2$ 40.2mmHg，$PaO_2$ 186mmHg，$FiO_2$ 100%。

检验科取胎后 30 分钟抽血的结果提示：Hb 52g/L、PLT $40×10^9$/L、PT 35 秒、APTT 89 秒、Fib 120mg/dl、白蛋白 11g/L。

**（1）问题：子宫收缩可，但出血仍然得不到有效的控制，目前治疗策略是什么？**

1）手术医生：两位高年资妇产科医生共同评估，决定进行子宫全切术。

2）麻醉医生：继续取新鲜冰冻血浆 600ml，再次取冷沉淀 10U。继续输入自体血，根据血气分析决定是否取异体红细胞悬液，紧急调用到 1 个治疗量的血小板进行输注。再次和巡回护士确认患者的出血量。注意内环境的平稳：监测血气和血糖，继续输注 5% 碳酸氢钠 50ml，葡萄糖酸钙 2g。维持循环稳定，注意血液制品、晶体、胶体的比例。

3）巡回护士：再次与麻醉医生核对出血量；继续输注血液制品；准备子宫全切的手术器械和能量器械，确保尽快完成子宫全切。

**（2）相关知识点总结**

1）子宫全切的指征：子宫切除的延误可导致更为严重的并发症或死亡，目前多数学者认为，子宫切除的确切时机应根据各中心的实际情况来定，通常，对大量失血、前期保守治疗可能无效、持续血流动力学不稳定的患者，应立即决定实施子宫切除术。此类出血多为胎盘形成异常或宫缩乏力所致，两者导致围产期子宫切除的比例约占 30%～50%。其他可能的原因包括子宫破裂、子宫平滑肌瘤及子宫血管撕裂。

选择子宫全切除术还是子宫次全切除术，需要根据出血来源及产妇个体情况进行评估决断。子宫次全切除术可减少总出血量和手术时间，通常作为首选，如存在宫颈损伤或出血导致大量失血，或前置 / 粘连胎盘已侵入宫颈基质（病理检查前常不能明确），应行子宫全切除术。在胎盘前置情况下，需行子宫全切除术或部分宫颈切除术，确保胎盘床

完整清除，强烈建议由经验丰富的盆腔外科医生或妇科肿瘤医生参与粘连性胎盘尤其是穿透性胎盘的子宫切除手术。切除子宫后，DIC、酸中毒、低体温等仍可能引起断端持续性出血，因此，需要尽快纠正上述各类异常，围产期子宫切除术的主要并发症包括出血、泌尿道损伤、凝血病和感染。

2）毛细血管渗漏综合征的识别与治疗：毛细血管渗漏综合征（capillary leak syndrome，CLS）是一种突发性、可逆性毛细血管病变，由各种原因所致的毛细血管内皮损伤、血管通透性增加，引起大量血管内液体和蛋白丢失进入间质间隙中，导致进行性全身性水肿、低蛋白血症、血压及中心静脉压降低、血液浓缩，严重者可发生全身多器官功能障碍综合征。重度低血压、低白蛋白血症和血液浓缩是其典型的特征，也可伴随肾小球漏出液体增加，肾小管重吸收减少，导致患者存在低血容量的同时出现与病情不相符的异常多尿。常见于晚期肿瘤、严重感染、重症胰腺炎等情况。

在一般产后出血的患者中，毛细血管渗漏综合征较少见或症状较轻，但在终末期严重产科大出血，特别是组织缺氧严重、血浆成分丢失较多、白蛋白水平极低时，可能会出现类似毛细血管渗漏综合征的表现，进一步加速血管外肺水的产生，患者出现低血压合并异常多尿表现。该患者出现了需升压药纠正的低血压合并未使用利尿剂的异常多尿，考虑发生毛细血管渗漏综合征的可能性大，推测早期的大量出血导致该患者组织严重缺氧，毛细血管内皮严重损伤，白蛋白丢失明显。

**【场景八：子宫全切完成】**

子宫切除完成，出血得到有效控制。估计总出血 7 800ml，尿量 1 800ml。共输注 O 型洗涤红细胞 2U，A 型（异体同型）红细胞悬液 10U，自体血回输 1 400ml，纤维蛋白原浓缩物 8g，白蛋白 40g，冷沉淀 20U，葡萄糖酸钙 10g，新鲜冰冻血浆 1 600ml，凝血酶原复合物 600IU，5% 碳酸氢钠 300ml，血小板 1 个治疗量。此时输入的晶体液 8 500ml，胶体液 1 000ml，去甲肾上腺素维持患者血压 98/54mmHg，心率 104 次 /min，$SpO_2$ 100%；血气分析：pH 值 7.202，BE -6mmol/L，$HCO_3^-$ 20.2mmol/L，Hct 27%，Hb 78g/L，$K^+$ 5.9mmol/L，$Ca^{2+}$ 1.08mmol/L，$Na^+$ 147mmol/L，$PaCO_2$ 40.2mmHg，$PaO_2$ 176mmHg，$FiO_2$ 100%。血糖监测 10.2mmol/L，Lac 6.2mmol/L。

检验科再次抽血检查：血常规、凝血常规、血栓弹力图和生化。检验科取胎后 60 分钟抽血的结果提示：Hb 68g/L，PLT $30 \times 10^9$/L；PT 25 秒、APTT 56 秒、Fib 180mg/dl、白蛋白 20g/L。

**（1）问题：子宫切除完成，出血得到有效控制后该如何处理？**

1）手术医生：仔细检查腹腔及止血，进行关腹。

2）麻醉医生：再次和巡回护士确认患者的出血量；注意内环境的平稳：监测血气和血糖；维持循环稳定，注意血液制品、晶体、胶体的比例；在凝血功能基本纠正的情况下，可考虑是否需要中心静脉穿刺测压，如果风险大于收益，则可不行中心静脉置管，同时考虑封闭两个静脉通道；患者持续存在低血压和多尿，继续泵注去甲肾上腺素维持血压；超声测量心排血量和超声检查肺部是否存在肺水肿；评估是否需要优化容量。

患者在泵注胰岛素和纠正酸中毒的情况下，血钾升高在可接受的范围内，同时，由于患者存在毛细血管渗漏综合征的多尿表现，不给予利尿剂。

3）巡回护士：再次与麻醉医生核对出血量；清点纱布；完成液体和血液制品的输注。

**（2）相关知识点总结**

1）床旁超声辅助容量平衡的评估

容量复苏目标：MAP 为 65～70mmHg；尿量 ≥0.5ml/（kg·h）；连续动脉血气示血清乳酸水平降低。可通过无创血流动力学监测仪或心脏超声综合评估血容量状态、心脏功能、外周阻力，以实现目标导向的液体治疗。

床旁超声进行心肺评估是血流动力学异常患者的重要评估内容，包括：①腔静脉评估：腔静脉直径和腔静脉塌陷的动态测定值用于估计血管内容量状态；②肺部超声：B 线（提示间质性或肺泡性肺水肿）和血管外肺水可能有助于评估早期容量负荷过重；③心脏超声：评估心排血量、心室容积变化。

2）大出血患者术毕肺水肿的评估和处理：产科大出血患者出现氧合指数下降，应高度警惕肺水肿导致的氧气弥散障碍。产科大出血中导致肺水肿的可能原因包括低蛋白血症、输血相关性急性肺损伤、过敏反应、输血相关性循环超负荷、毛细血管渗漏综合征等，其中，循环容量超负荷是普通大出血患者发生肺水肿的主要原因，而在终末期大出血患者中，严重低蛋白血症和组织缺氧导致的毛细血管渗漏综合征也是重要的原因之一。

根据患者基础状况、成分血输注数量及输血速率，需监测急性呼吸窘迫、呼吸困难或呼吸过速、心动过速、血压升高、急性或加重的肺水肿、液体正平衡的证据（表12-4）。

表12-4　产科大出血患者肺水肿的评估和管理

| 查体 | 缺氧和/或高血压、心动过速、脉压增宽和/或颈静脉怒张<br>心脏检查可能闻及 $S_3$ 心音<br>肺部检查常闻及啰音和/或哮鸣音 | |
|---|---|---|
| 监测 | 脉搏血氧下降、动脉血气提示氧合指数 | |
| 检查 | 床旁肺部超声：B 线间隔大约 7mm 称 B7 线，指示间质性肺水肿或病变；B 线间距 ≤3mm 的多条 B 线称 B3 线，提示肺泡性肺水肿或病变<br>胸部 X 线检查：流体静压性肺水肿，排除输血相关急性肺损伤（transfusion related acute lung injury，TRALI）、气胸，但不应为等待胸部 X 线检查结果而延误治疗 | |
| 治疗 | 支持治疗 | 氧气 - 低氧血症患者（例如 $SpO_2 < 90\%$）应辅助供氧 |
| | | 液体动员 - 治疗关键，呋塞米 10～20mg |
| | | 通气支持：PEEP 3～10cmH$_2$O |
| | 报告 | 向输血科和/或血库报告 |
| | 恢复输血 | 如果患者不再处于液体过剩状态且仍需要输血，则可以恢复输血 |
| 预防 | 避免不必要的输血；只输注所需的单位数量；避免输血过快，以及酌情给予利尿剂；输血科可协助完成干预，以减少输血容量 | |

## 【场景九：手术完成】

手术完成，总出血量 8 000ml，尿量增加到 2 000ml。停用去甲肾上腺素后血压降至 82/76mmHg，持续泵注去甲肾上腺素，患者血压 102/76mmHg，心率 96 次/min，$SpO_2$ 95%；血气分析：pH 值 7.252，BE −4mmol/L，HCO$_3^-$ 21.3mmol/L，Hct 29%，Hb 84g/L，K$^+$ 4.8mmol/L，Ca$^{2+}$ 1.21mmol/L，Na$^+$ 147mmol/L，PaCO$_2$ 40.2mmHg，PaO$_2$ 98mmHg，FiO$_2$ 100%。血糖 8.3mmol/L，乳酸 4.2mmol/L。患者球结膜水肿明显，肺部超声提示大量 B 线。检验科子宫切除前抽血结果：Hb 72g/L，PLT 76×10$^9$/L，PT 18 秒，APTT 40 秒，Fib 220mg/dl，白蛋白 19g/L。保留气管导管转回 ICU。

**（1）问题：当前的处理策略有哪些？**

1）手术医生：无特殊的关注点，记录腹腔引流量及阴道出血量。

2）麻醉医生：计算患者液体输注是否合理；血钾和血糖正常，停止泵注胰岛素；做好转运前准备。

3）巡回护士：再次核对出血量及输入液体的总量；进行留置针护理。

**（2）相关知识点总结**

1）终末期产科大出血患者术后转归：该终末期产科大出血患者在短期内经历了循环系统、内环境、血液系统的剧烈波动，出现了重度贫血、休克、DIC、无尿、高钾血症、应激性高血糖、低体温等一系列产科大出血并发症，治疗过程中一度需要依赖升压药才能维持血压，同时，患者低血压合并多尿，发生毛细血管渗漏综合征的可能性大。患者还输入了大量的晶体液和血液制品，术毕存在未被纠正的肺水肿。因此，根据目前患者存在需升压药纠正的低血压，低氧合指数，低蛋白血症，术毕暂不考虑气管拔管。同时，这类终末期产科大出血患者救治过程存在极大的特殊性，医务人员对病情判断难免存在偏差，治疗措施也难以保证足够合理，因此该类患者术毕建议进入 ICU 继续观察和治疗。

2）患者 ICU 的交接流程：危重患者从手术室转运至 ICU 是发生生命体征紊乱的高危时期。出血性休克患者转运中的不良事件包括心血管（血压严重改变、心律失常、心搏骤停）、呼吸系统（患者 - 呼吸机不同步、高碳酸血症、缺氧、支气管痉挛、意外拔管）、低温和设备故障。为了避免这些情况，患者信息可通过正式流程由手术团队转交给 ICU 团队（表12-5）。麻醉医生应留在患者身边，直到确保血流动力学和整体稳定。

表12-5　产科大出血患者转运交接流程

| 步骤 1：转运前准备 | |
|---|---|
| 转运监护仪显示生命体征平稳、转运呼吸机进行通气测试，确保适当的电池供应<br>确保液体通畅且充足，重新评估血管活性药物的选择<br>确认麻醉医师、外科医师、护士和重症监护医师已做好交接准备 | |
| 步骤 2：信息交接 | |
| 麻醉医生 | 患者信息：年龄、体重、诊断、内科和外科病史、基线生命体征、相关实验室结果、当前状况和生命体征<br>麻醉信息：术中过程和任何并发症，输血和液体总量，血管活性药，多模式镇痛计划 |

| | |
|---|---|
| 手术医生 | 手术过程：诊断、手术、手术结果、并发症、失血、引流 |
| ICU 医师 | 进一步计划：抗生素计划、深静脉血栓形成预防用药计划、进一步检查、营养、接下来6～12小时的关键目标 |
| 护理 | 标记和固定所有留置导管和引流管、皮肤 |

<续表>

**步骤 3：在交接班结束时询问 ICU 团队是否有任何问题或其他需要澄清的问题**

## 三、演练总结

1. 终末期产科大出血的有效管理需要强大的团队工作和协作，应急反应团队的建立可以将流程系统化并使团队合作和沟通发挥最佳作用。对于这类终末期产科大出血的患者，及时启动应急预警，各医疗角色的到位是抢救成功的关键。

2. 终末期产科大出血就医时往往表现为严重失代偿状态，多数伴有循环、内环境、凝血功能的崩溃，尽早建立足够的静脉通道，迅速扩容，联合使用升压药物和人血白蛋白，维持重要器官循环灌注是救治重点。

3. 终末期产科大出血强调经验性使用凝血物质，有助于预防 DIC 恶化，在获取新鲜冰冻血浆的同时，可早期选择使用凝血酶原复合物、纤维蛋白原浓缩物、冷沉淀等含有高浓度凝血物质的产品。

4. 异常紧急输血方案和大量输血方案是终末期产科大出血救治成功的重要管理策略，可为后继治疗争取时间。

5. 及时经验性纠正内环境紊乱，关注乳酸水平，预防病情进一步恶化。严重组织缺氧患者是毛细血管渗漏综合征高危人群，大出血救治过程中还应注重肺部和肾脏并发症的预防，改善患者转归。

（吴兰　康焱著）

## 参考文献

1. 中华医学会围产医学分会，中国输血协会临床输血管理学专业委员会《产科输血治疗专家共识》. 中华围产医学杂志，2023，26（1）：4-10.

2. Queensland Clinical Guidelines. Postpartum haemorrhage Guideline No. MN24.1-V11-R29 Queensland Health. 2024.

3. GIOULEKA S，TSAKIRIDIS I，KALOGIANNIDIS I，et al. Postpartum Hemorrhage. A Comprehensive Review of Guidelines. Obstet Gynecol Surv，2022，77（11）：665-682.

4. 中国医师协会输血科医师分会，中华医学会临床输血学分会. 特殊情况紧急抢救输血推荐方案. 中国输血杂志，2014，1：1-3.

5. 急诊危重症患者院内转运共识专家组. 急诊危重症患者院内转运共识 - 标准化分级转运方案. 中华急诊医学杂志，2017，26（5）：512-516.

6. The American College of Obstetricians and Gynecologists Committee. ACOG Practice Bulletin No. 211：Critical Care in Pregnancy. Obstet Gynecol，2019，133（5）：e303-e319.

7. ROBINSON D，BASSO M，CHAN C，et al. Guideline No. 431：Postpartum Hemorrhage and Hemorrhagic Shock. J Obstet Gynaecol Can，2022，44（12）：1293-1301.

# 第十三章

# 难治性产后出血患者术后救治思维应急演练

## 一、概述

### （一）演练目的

本章主要针对难治性产后出血患者，在 ICU 治疗期间的延续性治疗和可能出现的常见并发症救治过程进行演练。内容涉及危重患者病情交接、评估、监护和处理策略；对肺水肿、肾功能损伤、低蛋白血症、贫血、血栓、产褥期感染等常见并发症的防治策略。旨在为医务工作者提供合适的临床参考建议，减少难治性产后出血患者术后康复期的近期、远期并发症，降低死亡率，减少术后在 ICU 停留时间，缩短住院日，促进产妇早期恢复。

### （二）病例选择

经子宫收缩药、持续性子宫按摩或按压等保守措施均无法止血，需要外科手术、介入治疗，甚至切除子宫的严重产后出血，称为难治性产后出血。难治性产后出血容易引起多种并发症，如失血性休克、心力衰竭、肝功能损害、肾功能衰竭、凝血功能障碍、DIC、呼吸功能障碍、产褥感染等，严重者甚至可能导致死亡。远期并发症有产后贫血、希恩综合征等。经过术中紧急抢救和粗放式治疗后，患者循环系统、血液系统、内环境缓冲等各系统在短期内经历了剧烈的变化，往往很难迅速恢复至正常状态，同时，患者还存在病情误判导致的治疗不合理和再次出血导致的二次手术风险。因此，在术后的一段时间内，难治性产后出血患者仍然需要加强型监护和精细化管理，确保患者的循环容量、呼吸功能、血液系统、内环境、肝肾功能等基本恢复正常，避免产褥期感染的发生和产后深静脉血栓形成。因此，本章选择临床常见且重要的难治性产后出血患者作为对象。

### （三）演练重点

重点针对产后出血患者经救治后转回 ICU 的常见并发症，包括术后的容量管理；急性肾衰竭，肝功能异常，低蛋白血症等器官功能障碍和内环境紊乱的处理；低氧血症的处理；静脉血栓栓塞症的防治；产褥感染，尿潴留的处理。

## 二、演练场景及分析

### 【病情介绍及分析】

患者，26 岁，体重 70kg，术前诊断"胎儿宫内窘迫？羊水过多；轻度脂肪肝；妊娠合并胎盘增厚；妊娠合并心律失常：房性期前收缩、心功能 I 级；$G_1P_0$，$41^{+2}$ 周宫内孕，头位单活胎临产"。因"Ⅲ类胎心监护，胎儿宫内窘迫？"拟在气管插管全麻下行子宫下段横切口剖宫产术，子宫修补术。胎盘娩出后，子宫收缩差，给予马来酸麦角新碱 0.2mg 肌内注射后，子宫收缩稍好转，检查子宫切口极度水肿，质脆，左侧切缘向左下延裂约 5cm 伴血管断裂，活动性出血汹涌，立即予八字缝合子宫下段延裂处，行子宫修补术，双侧子宫动脉上行支结扎术，子宫捆绑术，改良子宫 B-lynch 缝合术。同时给予快速补液、卡前列素氨丁三醇子宫肌内注射、氨甲环酸止血、扩容、输血、维持内环境稳定等抢救治疗。子宫收缩好转，出血控制。术中出血共计 5 800ml；术中输血：去白红细胞悬液 10.5U、血浆 1 000ml、冷沉淀 8U、纤维蛋白原浓缩物 4g、人血白蛋白 10g。术中输入晶体液 5 700ml，胶体 1 000ml，5% $NaHCO_3$ 200ml，葡萄糖酸钙 3g，尿色淡红，尿量 200ml。术中患者血压波动在 75～140mmHg/45～100mmHg 之间，心率波动在 60～120 次 /min，纯氧下血氧饱和度波动在 98%～100% 之间。术后肺部超声显示大量 B 线，氧合指数 ＜200mmHg，给予呋塞米 10mg 后带着气管导管转入 ICU。术后诊断：胎儿宫内窘迫；严重产后出血；羊水过多；妊娠合并子宫腺肌病；胎盘增厚；妊娠合并心律失常：房性期前收缩；心功能 I 级；

$G_1P_1$，$41^{+2}$ 周宫内孕，头位，已剖宫分娩一活婴；足月成熟儿。

**问题：根据已提供的病情可获取哪些信息？**

**患者出血的类型和风险**　该患者为子宫收缩乏力和软产道损伤为主要病因导致的难治性产后出血，术中出现了难以纠正的严重产后大出血，出血量达到了患者的 1 个血容量单位，在联合使用了多种外科止血措施后方才有效止血，术中成功保留了子宫，但术后再次发生大出血的风险仍然存在。

（1）术前合并症：患者术前合并轻度脂肪肝，术中大量药物的使用和肝脏淤血对肝功能影响较大，术后有导致肝功能恶化的风险，需要严密监测。

（2）术中并发症治疗效果评估：患者术中出现了多种大出血并发症，包括低血压、低蛋白血症、严重贫血、代谢性酸中毒、高血糖、低钙血症、低体温、凝血功能异常、肺水肿等，目前多数并发症已经得到了有效纠正，但肺水肿仍然存在。术后需要对术中出现的一系列并发症的治疗效果进一步观察和评估，精细化管理。术后早期治疗的重点在于治疗肺水肿，恢复肺正常的气体交换功能，争取尽早拔管。同时，患者术中尿色淡红，尿量仅200ml，术后需加强对肾功能状态的监测和维护。

（3）术后新增并发症防治：大出血导致患者抵抗力下降，术后感染风险增加；产后血液逐渐浓缩，高凝状态导致产后血栓风险明显增加。此外，开腹手术常见的肠梗阻等并发症也无法避免，因此应关注新增术后并发症的预防与治疗。

## 【场景一：回到 ICU】

患者气管插管麻醉状态，转运呼吸机辅助呼吸，监护仪监护下转入 ICU。保留桡动脉置管，已安置静脉 PCIA 镇痛泵。入室后即刻生命体征：体温 35.8℃，血压 111/76mmHg，心率 160 次 /min，呼吸 19 次 /min，$SpO_2$ 96%。

**（1）问题：该类患者目前的重症监护要点及处理策略有哪些？**

患者入室后除了通过病历和与管理麻醉的医师交接了解患者术中情况外，还需要立即对以下情况进行了解和处理：

1）立即接呼吸机控制呼吸，容量控制 / 辅助通气模式（CMV），初始设置参数：根据理想体重设置潮气量不超过 8ml/kg，PEEP 8mmHg，$FiO_2$ 100%（根据氧合情况逐步下调吸氧浓度），呼吸频率 14次 /min。

2）入室后监测即刻生命体征，对泵注升压药物入室的患者确认是否需要继续泵注术中升压药物，或者是否需要调节剂量。评估镇静 - 躁动评分（Sedation-Agitation Scale, SAS）评分，重症监护疼痛观察量表（Critical care Pain Observation Tool, CPOT）情况。确定镇痛、镇静目标。患者目前血压正常，未使用升压药，心率 160 次 /min，SAS 评分 5 分，CPOT 3 分，考虑转运过程存在麻醉过浅和镇痛不足，给予芬太尼 50μg，丙泊酚 30mg 加深麻醉。患者目前低体温，调高室温，采用加温毯继续升温。

3）检查静脉通道、动脉通道、引流管通畅程度。桡动脉冲洗肝素液采用袖带加压维持通畅。

4）出血情况观察：子宫收缩、伤口渗血、腹腔引流袋、经阴道出血情况。

5）迅速初步监测和评判器官功能：包括心、肺、肾脏、肝脏、凝血、胃肠道、神经系统等。

6）观察皮肤黏膜：水肿、出血、瘀斑、压疮。

7）抽血复查血常规、凝血功能、肝肾功能、血气分析：了解内环境纠正情况（酸碱平衡、乳酸、血糖、电解质）和血液制品输注是否合理（是否存在严重贫血、凝血功能异常、低蛋白血症）。

8）术后检查镇痛泵运行情况，患者为带管状态，暂停用镇痛泵，采用微量泵持续泵注镇痛镇静药。

9）与产科医生确认术后抗生素使用情况：术后预防性使用抗菌药物通常选择第一、二代头孢菌素（如头孢唑林、头孢呋辛等）。

10）患者产后血栓风险评估，下肢气压治疗预防下肢血栓。

**（2）相关知识点总结**

1）器官系统功能监测和评判的内容：a. 神经系统：瞳孔大小、是否对称、对光反射、评分；b. 循环容量状态：容量不足、容量过多（详见第三场景内容）、心功能状态；c. 呼吸系统：听诊患者呼吸音、肺部超声、氧合指数判断患者肺水肿情况；d. 肾功能：观察尿量，实验室结果；e. 肝功能：主要依赖实验室结果；f. 凝血功能：皮肤瘀斑、出血点、穿刺点血肿、口鼻自发性出血，实验室结果；g. 胃肠道：如患者置入胃管可观察胃出血情况，腹胀。

2）肺水肿患者的呼吸机治疗方案：外源性

PEEP 对呼吸道和肺组织具有扩张作用，可使肺水重新分布，并使回心血量减少而减轻心脏前负荷；同时，设置合适的 PEEP 水平，可复张萎陷的肺泡，维持相对正常的呼吸末肺容积，改善肺部气体弥散，纠正缺氧。对于急性肺水肿患者，设置 PEEP 5～7cmH$_2$O 为宜（一般 <10cmH$_2$O）。应警惕高水平 PEEP 导致的严重低血压。余参数设置同普通带机患者，根据血气酌情调整参数。

## 【场景二：入 ICU 1 小时后】

患者入室检查瞳孔等大等圆、对光反射存在、重症监护疼痛观察量表（CPOT）评分 2 分、SAS 评分 3 分。全身水肿明显，散在瘀点、瘀斑。双肺闻及少许湿啰音。心律齐。腹部切口敷料可见少许渗血，肠鸣音弱。阴道出血少。宫底脐上两指。1 小时后抽血检验结果已回，血气分析：pH 值 7.288，PaO$_2$ 120mmHg，PaCO$_2$ 24mmHg，BE −9mmol/L，HCO$_3^-$ 17.2mmol/L，K$^+$ 6.1mmol/L，Na$^+$ 140mmol/L，Ca$^{2+}$ 0.98mmol/L，Lac 13.4mmol/L，血糖 14mmol/L，FiO$_2$ 60%。血常规：WBC 5.2×10$^9$/L，Hb 69g/L，PLT 45×10$^9$/L。凝血功能：PT 20 秒，APTT 53 秒，Fib 142mg/dl，D- 二聚体 19mg/L。肝肾功能：ALT 283U/L，AST 320U/L，TB 32μmol/L，Alb 20.4g/L，Cr 211μmol/L，BUN 23mmol/L。心脏指标：cTnT 0.48μg/L，NT-pro BNP 1 400pg/ml，心脏超声：各房室大小正常，EF 55%。呼吸机辅助通气 1 小时后，胸部超声：双侧胸腔少量积液，肺部 B 线仍然大于 3 条，尿量 600ml，洗肉水色。目前生命体征：体温 36.7℃，血压 105/66mmHg，心率 103 次 /min，呼吸 18 次 /min，SpO$_2$ 97%。

**（1）问题：经过初步评判后患者存在哪些问题，如何处理？**

1）神经系统：瞳孔等大等圆、对称、对光反射，麻醉状态无法对定向力等意识指标进行评分。

2）循环容量状态：初步评判患者属于容量超负荷状态，后继还可能继续输入血液制品，循环平稳状态下需要严格控制入量，继续静脉注射呋塞米 10mg 利尿。患者术后容量治疗策略与术中不同，术中处于大出血状态下，需要有适当的容量储备，故治疗上可以允许患者容量适当超负荷状态，但术后过多的循环容量将导致组织水肿，影响肺部的氧交换和伤口愈合，增加肺部感染和切口感染风险，且患者术后存在产褥期容量增多的生理

变化过程，将进一步增加循环容量。因此，术后容量管理方面应有意识逐步恢复患者的正常循环容量。需要注意的是，因患者术后治疗时间足够充裕，有自身调节能力，在治疗过程中需要避免过于激进，可以边治疗、边评估。

3）呼吸情况：听诊患者双肺存在湿啰音、肺部超声提示存在肺水肿、氧合指数判断氧合能力不佳，继续 PEEP 治疗。

4）肝肾功能：术毕时给予了利尿剂，现尿量 600ml，患者目前存在高钾血症，肝肾功能指标均出现了异常，合并严重的低蛋白血症（Alb 20.4g/L），给予人血白蛋白 10g，呋塞米 20mg，多烯磷脂酰胆碱和还原性谷胱甘肽静脉滴注保肝治疗。

5）内环境纠正情况：目前低体温已纠正，存在代谢性酸中毒、高钾血症、低钙血症、高血糖、高乳酸血症。给予 10% 葡萄糖酸钙 1g，5% NaHCO$_3$ 50ml，患者已使用利尿剂，可以排钾治疗高血钾。由于患者肝肾功能下降，乳酸代谢排泄能力下降，高乳酸血症严重，应避免输入含乳酸液体。应激性高血糖，输入葡萄糖液体时加入胰岛素［胰糖比为 1:（3～4）］，并根据血糖情况调整。

6）血液制品输注合理性评估：患者目前 Hb 69g/L，PLT 45×10$^9$/L。凝血功能：PT 20 秒，APTT 53 秒，Fib 142mg/dl，皮肤采血部位周围有瘀斑、穿刺点无血肿、口鼻无自发性出血。目前存在严重贫血和凝血功能异常，考虑血液制品输入不足。患者为保留子宫状态，后继出血风险高，因此凝血功能和贫血纠正需要更为积极。取去白细胞悬浮红细胞 3U，血浆 300ml，冷沉淀 8U、辐照单采血小板 1 个治疗量。

7）无法观察是否存在胃出血，预防性给予奥美拉唑保护胃黏膜，目前暂未观察到腹胀、肠胀气等表现。

8）持续泵注芬太尼和咪达唑仑镇痛镇静。

**（2）相关知识点总结**

1）N 末端 B 型钠尿肽前体在肺水肿诊治中的临床应用：血浆 B 型钠尿肽（B-type natriuretic peptides，BNP）或 N 末端 B 型钠尿肽前体（NT-proBNP）可用于肺水肿的辅助监测，有助于心力衰竭严重程度和预后的评估。NT-proBNP 是 BNP 分裂后生成的物质，可随着 BNP 数值变化而上升，且半衰期更长，相对稳定，相对于 BNP 更加敏感。NT-proBNP 受年龄、肾功能等因素影响，对于产科大出血的患

者,升高多见于心力衰竭,NT-proBNP<300pg/ml时基本可排除心力衰竭诊断;升高的患者可基于临床表现并着重参考心肺超声等结果综合判定。虽然该患者目前NT-proBNP 1 400pg/ml,结合肺部超声和心脏超声结果判断,目前考虑为非心源性肺水肿。

2)术后肝功能异常监测管理:妊娠合并脂肪肝的患者在术前肝功能可能正常,凝血物质的合成也不会受影响,对于普通剖宫产手术往往选择椎管内麻醉,对肝功能影响较小。但选择了全身麻醉的患者,因麻醉手术、术中大出血导致的肝灌注下降和肝淤血,术中大量药物的使用,以及应激反应等诸多因素,使肝功能发生暂时性低下,这些改变一般是可逆的,但出现急性肝损伤,甚至肝衰竭也并非罕见。

肝功能恶化的诊断依据:术后出现以下情况者可考虑诊断为急性肝衰竭:极度乏力,并有明显厌食、腹胀、恶心、呕吐等严重消化道症状;短期内黄疸进行性加深,总胆红素>34.2μmol/L(2mg/dl);凝血功能障碍,出血倾向明显,INR≥1.5,PTA≤40%;AST>2倍正常值;肝脏进行性缩小。如果出现上述相关临床表现,但实验室指标未达到上述标准且无肝性脑病者,则可诊断为急性肝损伤。严重肝损伤患者容易合并肾功能损害、DIC,甚至多器官功能衰竭。

治疗方案:去除病因和诱发因素。需密切观察患者生命体征和肝肾功能、电解质、凝血酶原时间等指标。补充维生素和适量的氯化钾,维持水电解质平衡,以及呼吸、循环功能和内环境稳定。急性肝衰竭患者可应用肠道微生态调节剂、乳果糖以减少肠道细菌易位或内毒素血症;酌情选用改善微循环药物及抗氧化剂如还原型谷胱甘肽(GSH)等;针对并发症治疗;控制肝细胞坏死,促进肝细胞再生;以及人工肝支持系统治疗。

3)术后高血糖:应激引起的高血糖极大地影响了危重患者的预后。患者随机血糖≥11.1mmol/L考虑为应激性高血糖。非糖尿病患者通常建议把血糖控制在7.8~10.0mmol/L。血糖监测的采样优先级是动脉>静脉>毛细血管。产后大出血患者血糖可能会出现短暂应激性升高,但很快恢复正常,故血糖控制目标应个体化,避免诱发低血糖。随机血糖≥13.9mmol/L时,首选静脉泵注短效胰岛素治疗。有研究建议,静脉胰岛素泵配制:50ml生理盐水+短效胰岛素50U,浓度为1U/ml,开始按照0.05~0.1U/(kg·h)泵注,每30~60分钟监测血糖,之后根据血糖下降速度调整胰岛素剂量,血糖下降速度一般控制在每小时降低3.9~6.1mmol/L为宜。当血糖小于13.9mmol/L时,可停用静脉泵注胰岛素。可在含糖液体中按糖(g):胰岛素(U)=(3~4):1的起始比例加用胰岛素,但胰岛素用量需要根据血糖水平调整,该方法可能还需额外追加胰岛素。血糖连续测定3次以上达控制目标后,可每4小时监测一次。胰岛素抵抗水平在产后会急剧下降,对于妊娠期使用胰岛素的糖尿病患者,需要重新评估和调整胰岛素用量。

## 【场景三:术后8小时】

患者取回的血液制品已输入,输注白蛋白过程中再次给予呋塞米10mg。术后8小时总结:输注去白细胞悬浮红细胞3U,血浆300ml,冷沉淀8U,白蛋白10g,晶体液约1 000ml。切口敷料和会阴垫出血量约100ml,尿量4 200ml,颜色清亮。目前生命体征:体温36.6℃,血压116/73mmHg,心率87次/min,呼吸18次/min,SpO$_2$ 98%。全身水肿有所消退,听诊双肺呼吸音清晰、对称,未闻及湿啰音。肺部超声B线不明显,调节呼吸机参数:FiO$_2$ 40%,PEEP 5cmH$_2$O。血气分析:pH值7.357,PaO$_2$ 160mmHg,PaCO$_2$ 28mmHg,BE −3mmol/L,HCO$_3^-$ 21.4mmol/L,K$^+$ 4.0mmol/L,Na$^+$ 141mmol/L,Ca$^{2+}$ 1.09mmol/L,Lac 5.4mmol/L,血糖6.4mmol/L。血常规:WBC 5.3×10$^9$/L,Hb 80g/L,PLT 79×10$^9$/L。凝血功能:PT 15.8秒,APTT 40秒,Fib 230mg/dl,D-二聚体19mg/L。

**(1)问题:该患者当前容量状态是否可以考虑拔管?**

大出血患者术后容量状态评估包括容量过多和容量不足两个方面,多数患者通常表现为容量过多,甚至影响肺换气功能。容量状态也是评判是否考虑拔管的重要指标,该患者经过术后的容量优化、保温、纠正酸中毒、输红细胞悬液和凝血物质、补充白蛋白、利尿等一系列治疗后,达到了可以考虑拔管的条件,可进入拔管流程,对呼吸参数进一步优化,评判达到拔管指征后可以拔管,拔管后给予鼻导管吸氧。

在多维度容量评估中可采取经验性容量管理方案评判容量状态,具体计算如下:

出入量平衡：出血量＝胶体＋血制品＋（晶体－尿量）/3

术中＋术后出血量：5 800ml＋100ml＝5 900ml，术中＋术后尿量：200ml＋4 200ml＝4 400ml（折合后 4 400ml/3＝1 466ml），累计：5 900ml＋1 466ml＝7 366ml

术中＋术后入量：胶体 1 000ml＋红细胞悬液（2 100＋600）ml＋血浆（1 000＋300）ml＋纤维蛋白原浓缩物 160ml＋冷沉淀（120＋120）ml＋白蛋白（200＋200）ml＋血小板 150ml＋术中晶体液（5 700＋1 000）ml/3＋5% NaHCO₃（200＋50）ml＝8 433ml。入量与出量差值为 8 433ml－7 366ml＝1 067ml。折合成晶体液为 1 067ml×3＝3 201ml

患者可耐受晶体液容量超负荷＝血容量×20%＝70kg×9%×20%＝1 260ml

根据计算结果，虽然初步判断患者处于容量超负荷状态（约 1 700ml），但由于术中存在对出血量估计不足、未考虑患者术中和术后生理需要量、红细胞悬液实际容量（130ml）小于虚拟容量（200ml）等因素，如果根据临床指标、实验室指标和辅助检查指标等多维度判断，评估患者容量不属于严重超负荷状态，未影响肺换气功能时，不建议过于积极利尿，目前患者肾功能基本正常，可依靠自身的容量调节能力恢复正常血容量。

**（2）相关知识点总结**

1）关于容量状态多维度评估方法：a. 临床表现：无需升压药可维持心率、血压正常，休克指数在正常范围，尿量＞1ml/（kg·h），说明不存在容量不足。自主呼吸下听诊呼吸音正常，无啰音，吸空气情况下 SpO₂ 93% 以上，说明肺换气功能良好，初步判断容量不多。b. 实验室结果：血气分析氧合指数＞300mmHg，NT-proBNP＜300pg/ml，间接说明肺水不多，肺换气功能良好。c. 超声：心脏超声可以帮助判断容量不足，但对容量过多敏感性不高；肺部超声对肺水肿评估敏感性高。d. 出入量差异：如果患者不存在过敏等导致毛细血管渗漏的因素时，在未使用利尿剂的情况下，通过尿量出量大于入量，可以辅助判断容量过多。e. 出入量评估：可参考"经验性容量管理策略"中的"等容置换理论"对出入量进行计算，借此评判容量状态。

2）大出血术后患者进入拔管流程的评判依据：大出血是否已经通过手术等治疗手段得到了充分控制，凝血功能是否异常，后继出血风险较小；患

者当前循环是否平稳，是否存在容量严重不足或容量过多，过多的容量是否影响肺换气功能；内环境是否平稳，是否存在未予纠正的严重内环境紊乱。

患者是否存在未给予纠正的严重贫血状态，是否影响机体氧供；患者的胶体渗透压和毛细血管渗漏是否得到了改善；是否合并严重肝肾功能异常；氧合状况是否良好（PaO₂/FiO₂≥150～200mmHg，PEEP≤5～8cmH₂O）。

3）产后出血患者气管拔管流程：在终止机械通气拔管前可进行自主呼吸试验（spontaneous breathing trial，SBT）对其呼吸功能做评估。通常采用低水平 PSV 法。调整呼吸机模式为 PSV，设置参数：PS 5～7cmH₂O，PEEP 5cmH₂O，FiO₂ 40%。持续时间约 30 分钟。

SBT 成功的标准：试验过程中及结束时患者主观上感觉舒适；生理参数稳定；潮气量＞5ml/kg；血气显示无严重代谢性酸中毒和低氧血症或达到病前稳定水平。

SBT 失败的标准：患者不能咳痰，出现明显胸闷、出汗或发绀并有精神症状等；生理学参数明显变化（如呼吸＞30 次/min，心率＞100 次/min 或较试验前增加 20 次/min 以上，收缩压较试验前升高或下降＞20mmHg）；潮气量＜5ml/kg，SpO₂＜90%，PaCO₂ 较试验前增加＞20mmHg。

**【场景四：拔管后 10 小时】**

患者未诉咳嗽、咳痰、气促、伤口疼痛等不适。听诊呼吸音稍粗，未闻及湿啰音。腹部稍感胀气，肛门未排气。生命体征：体温 38.3℃，血压 110/72mmHg，心率 103 次/min，呼吸 18 次/min，SpO₂ 99%（鼻导管 2L/min）。血常规：WBC 13×10⁹/L，N 86.4%，Hb 72g/L，PLT 87×10⁹/L。凝血功能：PT 15.4 秒，APTT 35.4 秒，INR 正常，Fib 250mg/dl。肝肾功能：ALT 278U/L，AST 316U/L，TB 31μmol/L，Alb 27g/L，Cr 198μmol/L，BUN 17mmol/L，NT-proBNP 400pg/ml。血气分析：血糖 6.0mmol/L、乳酸 1.1mmol/L，K⁺ 4.7mmol/L，Ca²⁺ 1.02mmol/L。拔管后 10 小时饮入 300ml，静脉输入 1 350ml，尿量 2 300ml，恶露 5ml。超声：腹部切口下方肌层内查见深约 0.6cm 的液性暗区。腹腔未见明显液性暗区。

**（1）问题**：患者目前病情特点和处理策略有哪些？

1）病情特点：患者未诉特殊不适，生命体征平

稳。稍感腹部胀气，肛门未排气。体温有所上升，血红蛋白下降，肌酐上升，肝功能轻度异常、目前凝血功能、电解质、乳酸正常。尿量大于入量，考虑患者术后组织间隙容量回归血管，导致血容量增加，血液稀释，伴尿量增加。需警惕有再出血、急性肾衰竭、术后感染、深静脉血栓等风险。

2）处理：动态监测血常规、LDH、肝肾功能、凝血功能、血气情况，关注尿量情况。检查腹部切口、腹腔超声，排除有无切口或腹腔出血。合血小板，尿毒清颗粒口服，注意维持电解质和内环境稳定。给予薄荷水、西甲硅油乳剂口服，超声理疗促进胃肠道功能恢复。下肢气压治疗、术后24小时予以低分子量肝素皮下注射预防静脉血栓栓塞症。调整术后抗生素，抗感染治疗。

**（2）相关知识点总结**

1）急性肾损伤的原因和诊断，监测和治疗及处理

a．原因和诊断：院内发生急性肾损伤（acute kidney injury，AKI）的两个主要原因是肾前性疾病和急性肾小管坏死，肾前性疾病主要的病因为真性容量不足、低血压、水肿、选择性肾缺血及影响肾脏血流动力学的药物等，急性肾小管坏死的病因包括肾缺血、脓毒血症及肾毒性物质。目前推荐的AKI诊断标准为KDIGO标准，根据KDIGO标准可将AKI分为三期（参见相关第七章）。本例患者急性肾损伤主要考虑肾前性原因，术中失血性休克导致的低血压和肾脏低灌注，术后感染相关的炎性因子有可能加重肾损伤或延缓肾功能恢复。目前无明显少尿，术中及术后早期小便有洗肉水颜色，后转清亮，应查尿常规确认有无管型、红细胞、白细胞或蛋白尿，以排除急性肾小管坏死的可能。患者血清肌酐进行性升高至175μmol/L（基线值的1.5～1.9倍），目前处于急性肾功能不全1期。

b．监测和治疗：需要系统性评估AKI患者有无紧急情况和并发症，评估AKI的严重程度，以及确定病因。病情稳定的患者应每日测量血清肌酐、电解质、离子钙、血清总钙和磷。需要补充钙或碳酸氢盐的患者应更频繁（每日2次）检测血清钙和离子钙。血清钾升高、少尿或血流动力学不稳定的患者，均应更频繁地检测血清钾浓度。必须仔细监测每日体重、液体摄入量和尿量，以评估每日容量状态和液体平衡，以及是否需要紧急肾脏替代疗法。

紧急肾脏替代疗法的适应证包括血容量过多伴肺水肿；重度高钾血症（血清钾浓度>6.5mmol/L；高钾血症伴相关的症状或体征，如心脏传导异常、肌无力等；或高钾血症>5.5mmol/L且组织持续分解，如横纹肌溶解，或有持续钾吸收，如显著的消化道出血）；尿毒症征象，如心包炎或其他原因无法解释的神志不清；重度代谢性酸中毒（pH值<7.1）和血容量过多，除非可通过迅速纠正基础病因（如糖尿病酮症酸中毒）快速缓解酸中毒；急性中毒等。

c．处理方面需清除并避免潜在有害因素并给予适当治疗：积极纠正容量不足或超负荷、治疗电解质和酸碱平衡等内环境紊乱、给予营养支持和其他器官功能维持、必要时紧急肾脏替代疗法。本例患者目前处于AKI 1期，循环稳定，主要处理措施包括监测每日容量进出、血电解质及酸碱平衡状态、肾功能变化情况，避免使用肾毒性药物，积极抗感染治疗等。

2）大出血术后容量变化特点：患者由于产后出血等原因，导致第1天血容量下降了10%～20%，白蛋白、总蛋白和胶体渗透压也明显降低。随着出血的停止，血浆和人血白蛋白的补充，低蛋白血症得到纠正，血管内胶体渗透压逐渐恢复，组织间渗漏的大量晶体液逐渐回归血管，并通过肾脏排泄出体外，导致血容量呈现逐渐增加又逐渐下降的过程。血容量在72小时内呈现逐渐增加的趋势，血红蛋白在术后72小时内呈现逐渐下降的趋势，72小时后呈现血容量逐渐减少，血红蛋白逐渐上升的趋势。同时，妊娠期增加的血容量也在产褥期逐渐通过汗液、尿液等形式逐渐排出体外，因此术后72小时内是血容量波动较大的时期，需要重点关注（见表4-6）。

**【场景五：术后第2天】**

患者咳白色黏稠痰液，难以咳出。腹部胀气，无疼痛，肛门未排气。无胸闷、胸痛，气促等不适症状。近4日未解大便。体温38.4℃，血压115/79mmHg，心率90次/min，呼吸17次/min，SpO$_2$ 94%（面罩6L/min）。血气分析：pH值7.488，PaO$_2$ 50mmHg，PaCO$_2$ 32mmHg，BE 1mmol/L，HCO$_3^-$ 24mmol/L，K$^+$ 4.1mmol/L，Na$^+$ 140mmol/L，Ca$^{2+}$ 1.1mmol/L，Lac 1.3mmol/L。氧合指数154mmHg。复查血常规：WBC 11×10$^9$/L，N 84%，Hb 77g/L，PLT 105×10$^9$/L。肝肾功能：ALT 265U/L，AST 300U/L，TB 27μmol/L，Alb 29g/L，Cr 150μmol/L，BUN 12mmol/L。NT-proBNP 300pg/ml。双下肺呼吸音低，未闻及啰音。凝血功能正常。子宫收缩好，恶露少。饮入910ml，静脉输注液体1 606ml，尿量3 830ml，恶露36g。

**（1）问题：当前病情特点及处理策略有哪些？**

1）术后第2天，患者有白稠痰液，不易咳出，伴氧饱和度下降，氧合差。考虑肺栓塞？肺部感染？急性肺水肿？急性肺损伤？处理：卧床，给予经鼻高流量氧疗，祛痰、雾化治疗；完善血气、心电图、心肌损伤标志物、下肢血管超声，肺动脉造影检查。肺动脉造影检查提示：右上肺分支多处肺栓塞。下肢血管超声阴性。给予低分子量肝素10mg/kg每12小时一次，皮下注射抗凝治疗。

2）患者腹胀，肛门未排气，近4日未解大便。处理：加用乳果糖软化大便。给予薄荷水、西甲硅油乳剂口服，超声理疗促进胃肠道功能恢复。

3）患者出量大于入量，Hb进一步下降，考虑血液仍处于稀释状态。

**（2）相关知识点总结**

1）术后氧饱和度下降的原因：术后氧饱和度下降在排除监测设备故障原因外，主要反映了低氧血症（$PaO_2 < 60mmHg$），根据氧离曲线所对应关系即动脉氧饱和度（$SaO_2$）< 90%～92%。低氧血症的原因可能为通气血流比例（V/Q）失调、右向左分流、通气不足、弥散障碍、$PiO_2$降低、氧含量减少或携氧能力下降等。主要涉及的病因包括肺不张、肺水肿、肺栓塞、肺炎、呼吸衰竭、支气管痉挛、睡眠呼吸暂停或上气道梗阻、腹腔间隔室综合征及胸腔积液等。本例患者影像学检查有明确肺栓塞证据，有白色黏稠痰不排除合并肺部感染的可能，大出血治疗过程中大量补液及输注血液制品，不排除合并急性肺损伤和间质性肺水肿可能。

2）围产期急性肺栓塞的诊断和处理：急性肺栓塞是一种可能致死的常见疾病，临床表现多样。及时诊断、治疗至关重要。下肢深静脉血栓（deep venous thrombosis，DVT）和肺栓塞（pulmonary embolism，PE），统称静脉血栓栓塞症（venous thromboembolism，VTE）。妊娠期和产褥期均是发生VTE的危险因素，妊娠期肺栓塞的临床表现不具特异性，在妊娠期怀疑肺栓塞的诊断难度较大。围产期诊断急性肺栓塞的理想方法是影像学检查［CT肺动脉造影（computed tomographic pulmonary angiography，CTPA）］。围产期肺栓塞处理流程提倡多学科协作，一旦疑似肺栓塞，风险分层至关重要，治疗方案也与风险分层密切相关，主要取决于血流动力学是否稳定。

a. 血流动力学不稳定：血流动力学不稳定的肺栓塞（高危或"大面积"肺栓塞）是指表现为低血压的肺栓塞（收缩压<90mmHg并持续15分钟以上，或收缩压显著低于基线值，通常降低>40mmHg，需要使用血管加压药），或存在明确的休克证据，甚至心搏骤停的极不稳定患者。恢复组织灌注、维持氧合是这类患者的治疗重点，初始治疗应着重于纠正缺氧和抗休克，宜紧急气管插管机械通气，并使用血管活性药物等措施行呼吸循环支持，必要时甚至可启用体外膜肺氧合（extracorporeal membrane oxygenation，ECOM）。在经验性溶栓治疗前进行床旁超声心动图明确诊断（右心室扩大/运动功能减退、不累及右心室尖的节段性室壁运动异常或发现血凝块）；如果不进行溶栓治疗，则应给予经验性抗凝治疗；如果出血风险高或者溶栓失败，则评估是否可以介入或手术取栓。

b. 血流动力学稳定：对于大多数血流动力学稳定但临床高度怀疑肺栓塞的患者，倾向于使用普通肝素立刻进行抗凝，并迅速进行影像学检查（CTPA）以确诊。对于临床低度或中度怀疑为肺栓塞的患者，经验性抗凝治疗取决于进行诊断性试验的时间。所有患者都需评估出血风险，大多数妊娠患者的新发出血风险较低。但在发生胎盘早剥、产后出血等特定产科并发症患者中，出血可导致非常严重的后果。大多数妊娠VTE患者首选皮下注射低分子量肝素，某些患者可在临产前换为普通肝素，妊娠期通常避免使用华法林和直接口服抗凝药。抗凝治疗总持续时间至少为3个月。妊娠期间发生VTE的患者，抗凝持续时间应涵盖VTE诊断后至产后至少6周。

本例患者出现低氧血症，但血流动力学尚稳定，心肌损伤标志物已基本恢复正常，属于中低危患者，通过影像学检查已确认肺栓塞，具有抗凝治疗指征，同时评估患者无明显产后出血风险，因此，给予依诺肝素钠10mg/kg每12小时皮下注射抗凝治疗。并且依据指南建议，抗凝治疗总持续时间至少为3个月。

3）产后血栓风险评估：妊娠期及产褥期VTE的发生与合并相关危险因素的多少及程度密切相关，危险因素越多、危险程度越高，发生VTE的风险越大。根据不同危险因素的特征，归纳为四大类：①VTE 或 VTE 史：包括既往有 VTE 病史、经过治疗后目前仍存在的 VTE 等；②存在与 VTE 发病相关的合并症：活动性自身免疫性或炎症性疾病、肾病综合征、心力衰竭、1 型糖尿病肾病、镰状细胞贫血、恶性肿瘤等；③暂时性危险因素：妊娠期间外科手术、妊娠剧吐、卵巢过度刺激综合征等；④产科及其他危险因素：VTE 家族史、高龄、产次、肥胖、截瘫或长时间制动、全身性感染、多胎妊娠、子痫前期、剖宫产术、产程延长、死胎、严重产后出血或大量输血等。目前，不同指南或不同机构由于患者人群不同等原因所采用的 VTE 风险评估表有细微差异，以下为 2020 年《上海市产科静脉血栓栓塞症防治的专家共识》中产后血栓风险评分表，其中积分≤2 分为低危患者，3 分为中危患者，≥4 分为高危患者（表 13-1）。

此外，《医院内静脉血栓栓塞症防治质量评价与管理指南（2022 版）》推荐使用中华医学会妇产科分会产科学组 2021 年发布的《妊娠期及产褥期静脉血栓栓塞症预防和诊治专家共识》，评分表见表 13-2。

表 13-1　产后血栓风险评估表

| 分类 | 危险因素 | 分值 / 分 |
| --- | --- | --- |
| 孕前危险因素 | VTE 病史（与手术相关的 VTE 病史除外） | 4 |
| | 已知的高危易栓症：抗凝血酶缺乏、莱顿第 V 因子及凝血酶原 G20210A 双杂合突变、或其中之一突变 | 3 |
| | 内科综合征，如癌症、心力衰竭、活动性 SLE、炎症性多关节病变或炎症性肠病、肾病综合征、I 型糖尿病合并肾病、镰状细胞病、静脉吸毒者 | 3 |
| | 无明显诱因的家族史或一级亲属患与雌激素相关的 VTE | 1 |
| | 已知的低危易栓症：莱顿第 V 因子或凝血酶原 G20210A 杂合突变 | 1 |
| | 年龄（>35 岁） | 1 |
| | 肥胖（BMI≥30kg/m² 为 1 分、>40kg/m² 为 2 分） | 1～2 |
| | 产次≥3 次 | 1 |
| | 吸烟 | 1 |
| | 静脉曲张 | 1 |
| 产科危险因素 | 本次妊娠发生子痫前期 | 1 |
| | ART/IVF（仅限于产前阶段） | 1 |
| | 多胎妊娠 | 1 |
| 新发或一过性因素 | 孕期或产褥期的手术（除外急性会阴修复），如阑尾炎切除术、绝育术 | 3 |
| | 妊娠剧吐 | 3 |
| | 卵巢过度刺激综合征（仅限于早孕期） | 4 |
| | 当前系统性感染（需要静脉抗炎或住院治疗）如肺炎、伤口感染 | 1 |
| | 制动、脱水 | 1 |
| 产后危险因素 | 是否产后 | 是 |
| | 急诊剖宫产术 | 2 |
| | 择期剖宫产术 | 1 |
| | 内旋转或外倒转术 | 1 |
| | 产程延长（>24 小时） | 1 |
| | 产后出血（>1 000ml 或需要输血） | 1 |
| | 本次妊娠早产（<37 周） | 1 |
| | 本次妊娠胎死宫内 | 1 |

表 13-2 妊娠期及产褥期 VTE 的风险因素及其相应的预防措施

| 风险因素 | 妊娠期预防措施 | 产褥期预防措施 |
|---|---|---|
| **孕前 VTE 史** | | |
| 与大手术无关 | 多学科会诊制定预防策略<br>妊娠期全程使用 LMWH<br>临产或择期分娩前 24 小时停用 LMWH | 评估并排除出血风险后重启 LMWH 抗凝重启时机：<br>　阴道分娩后 4～6 小时<br>　剖宫产术后 6～12 小时<br>　持续用药至产后 12 周 |
| 与大手术有关 | 多学科会诊制定预防策略<br>妊娠 28 周开始使用 LMWH<br>临产或择期分娩前 24 小时停用 LMWH | 评估并排除出血风险后，产后 6～12 小时启用 LMWH<br>持续用药至产后 6 周 |
| **妊娠合并症** | | |
| 存在以下任何一种情况<br>● 活动性自身免疫性或炎症性疾病<br>● 肾病综合征<br>● 心力衰竭<br>● Ⅰ型糖尿病肾病<br>● 恶性肿瘤<br>● 镰状细胞病 | 多学科会诊制定预防策略<br>评估确诊 VTE 后启用 LMWH<br>用药前需排除出血风险<br>病情缓解、临产或择期分娩前 24 小时停用 LMWH | 评估并排除出血风险后，产后 24 小时启用 LMWH<br>持续用药至产后 6 周 |
| 暂时性危险因素 | | |
| 以下任何一种情况<br>● 卵巢过度刺激综合征<br>● 妊娠期外科手术<br>● 妊娠剧吐 | 多学科会诊制定预防策略<br>评估 VTE 发生风险后启用 LMWH<br>用药前需排除出血风险<br>仅限治疗期间使用 | 无 |
| **产科及其他危险因素** | | |
| VTE 家族史<br>年龄≥35 岁<br>评估时 BMI＞30kg/m²<br>产次≥3 次<br>截瘫或者长时间制动者<br>全身性感染<br>重度子痫前期<br>多胎妊娠<br>剖宫产术<br>严重产后出血或大量输血者<br>总产程时长≥24 小时 | ≥3 个危险因素者，既不推荐也不反对在孕 28 周后开始使用 LMWH，但强调需要仔细评估，在排除出血风险和充分权衡利弊后，慎重启用 LMWH，临产或择期分娩前 24 小时停用 LMWH | 评估并排除出血风险后，于产后 24 小时启用 LMWH<br>2 个危险因素者，住院期间使用<br>3 个危险因素者，使用 LMWH 至产后 7 天<br>≥4 个危险因素者，使用 LMWH 至产后 10 天 |

注：VTE：静脉血栓栓塞症；BMI：体重指数；LMWH：低分子量肝素。

## 【场景六：术后第 3 天】

患者体温 38.7℃，感腹部伤口局部疼痛。痰少，能咳出。进食后有恶心、呕吐，肛门未排气，未解大便。生命体征：体温 37.7℃，血压 116/80mmHg，心率 86 次/min，呼吸 19 次/min，SpO₂ 98%（经鼻高流量氧疗）。心肺查体未见明显异常，腹胀，未闻及肠鸣音。伤口下段红肿、压痛，可挤出少许淡黄色分泌物。血常规：WBC 14×10⁹/L，N 88%，Hb 85g/L，PLT 110×10⁹/L。凝血功能正常。肝功能：

Alb 30g/L，Cr 85μmol/L，BUN 5.4mmol/L。24 小时出入量总结：饮入 800ml，输入晶体液 1 000ml，尿量 3 400ml。

**（1）问题：当前处理策略有哪些？**

1）术后切口感染：取分泌物送检，结果提示为"耐甲氧西林金黄色葡萄球菌（methicillin resistant Staphylococcus aureus，MRSA）"。处理：加用万古霉素 1g 每 12 小时静脉滴注抗感染，同时产科医生行腹壁切口处理及引流。

2）术后肠梗阻：安排腹部 CT 平扫，提示"不完全性肠梗阻"。处理：协助患者早期下床活动，禁食，胃肠减压，静脉补钾维持血钾 >4.0mmol/L，小茴香腹部热敷，联合中药口服 + 灌肠。

**（2）相关知识点总结**

1）剖宫产围手术期感染的防治知识点：手术部位感染（surgical site infection，SSI）是剖宫产术后常见的并发症，围手术期预防性使用抗菌药物可以降低剖宫产术后发热、子宫内膜炎、尿路感染、伤口感染及其他严重感染的风险。术中及术后严重出血（>1 500ml）可能增加感染风险，延迟切口愈合，需要在术中追加抗菌药物的使用。表 13-3 总结了不同指南中对于剖宫产手术围手术期预防性使用抗菌药物的推荐。对于明确部位的感染，应及时留取分泌物送细菌涂片 + 培养，根据药敏结果调整抗菌药物使用。

表 13-3　不同指南推荐预防感染的药物

| 指南名称 | 推荐药物 |
| --- | --- |
| 抗菌药物临床应用指导原则（2015） | 第一、二代头孢菌素 ± 甲硝唑 |
| 国家抗微生物治疗指南（第 2 版） | 头孢唑林 |
| 妇产科围手术期抗菌药物预防使用指导方案（2020） | 标准预防用药为第一、二代头孢菌素 |
| | 对于具有高风险因素的非选择性剖宫产，可在标准预防用药方案基础上联合（阿奇霉素 500mg 静脉滴注，持续时间 >1 小时）预防感染 |
| ACOG 正常分娩抗生素预防性应用指南（2018） | 第一代头孢菌素 |
| | 对于非选择性剖宫产患者，可考虑在标准抗菌药物预防方案中加入阿奇霉素，输注时间超过 1 小时 |

对于切口感染的处理：剪断缝线，打开切口并仔细检查，明确感染范围；使用装有生理盐水的注射器进行加压冲洗，以去除松散的坏死组织、渗出物和血凝块；使用手术刀或剪刀进行机械清创，去除失活组织和积聚的碎屑；伴较大无效腔的伤口需要填塞以减少生理性无效腔，使用生理盐水浸湿纱布，将其填入切口中，用干纱布层覆盖其上。有条件者可使用泡沫、藻酸盐、水凝胶等敷料制成伤口的形状，有助于伤口填充；保持伤口湿润，伤口愈合的不同阶段需要不同敷料：清创阶段使用水凝胶敷料、肉芽形成阶段使用低粘性 / 保湿敷料、上皮形成阶段使用低粘性敷料。

2）急性肠梗阻：术后胃肠功能恢复障碍甚至肠梗阻（postoperativeileus，POI）是腹腔手术后常见的并发症，表现为无法耐受饮食、恶心、呕吐、腹胀、排便困难等。其发生的危险因素包括开放性手术、手术难度大、手术时间超过 3 小时、术前未进行肠道处理、感染或需要输血等。《2019 ERAS 建议：剖宫产术后护理指南》及 2021 年 Anesth Analg 发表的《产科麻醉及围产医学会：剖宫产加速康复专家共识》推荐：尽快下床活动、咀嚼口香糖及早期少量饮水和进食少量易消化流食、采用包括常规非甾体抗炎药和对乙酰氨基酚在内的多模式镇痛（推荐硬膜外镇痛，尽量减少阿片类药物使用），对促进患者术后胃肠功能的恢复、减少 POI 的发生、缩短术后住院时间等均有一定的作用。阿维莫泮（alvimopan）是唯一被美国食品药品监督管理局批准用于促进术后胃肠功能恢复的药物，但未被中国食品和药物管理局批准，多个 ERAS 指南均把阿维莫泮作为 I b 类证据推荐用于促进术后胃肠功能的恢复。此外，中医将术后肠梗阻归属为"肠痹"，常用中药包括攻下通腑（复方大承气汤和矢气汤等）、益气通腑（益气通腑汤）、补气行气（四磨汤和厚朴排气合剂等）、针灸足三里等均报道对手术后胃肠功能的恢复有帮助。

3）营养支持策略：由于进食受限，治疗肠梗阻患者应根据既往营养状况、预计禁食时间、消化液丢失量等情况合理制订营养治疗方案：对于没有或仅有轻度营养不良、或预计禁食时间短于 1 周者，肠外营养（parenteral nutrition，PN）治疗使患者的获益有限；而对于既往有中、重度营养不良或预计禁食时间在 1 周以上者，营养摄入不足会使患者身体状况持续恶化，并对临床结局产生不良影响。

因此，对于中、重度营养不良或预计禁食时间在 1 周以上者，应立即放置中心静脉导管，在积极纠正内稳态后及时开始 PN 治疗。

### 【场景七：术后第 4～10 天】

生命体征平稳，伤口愈合良好，术后第 9 天复查血常规 Hb 82g/L，术后第 10 天，带口服补铁药物（多糖铁复合物胶囊）出院，并交代患者自我监测相关异常症状和体征。

1）产后贫血诊断及治疗：产后贫血（postpartum anaemia，PPA）为产后 24～48 小时内 Hb<100g/L，也有推荐将产后贫血定义为产后 1 周 Hb<110g/L，8 周<120g/L。如果 Hb<70g/L，PPA 应被认为是严重的。产后 48 小时 PPA 的患病率约为 50%～80%。PPH 的输血管理是以患者的临床症状为指导的，因此产后贫血往往未得到足够重视。产后贫血可导致严重的母体发病率，如体能减弱（乏力、气短、心悸），泌尿道感染增加，泌乳减少，心肌缺血，认知能力减低，情绪不稳定，抑郁。因此，对产后无需输血的贫血患者需通过食补和铁剂治疗。

2）大出血患者出院后随访方案：大出血患者出院后口服补铁，对于在出院时血红蛋白偏低（<80g/L）的患者建议术后一周复查血常规，如病情稳定，可在铁剂治疗 2 周后复查 Hb 评估疗效。

对于产后肝肾功能异常，经治疗后好转出院的患者，建议产后 4～6 周复查一次生化。

希恩综合征虽然发生概率较低，但在难治性产后出血患者中有一定的发生风险，应交代患者对相关的症状进行自我监测，对于怀疑出现了希恩综合征的患者应尽快召回完善头部 CT、并结合相关实验室检查明确诊断，积极处理。

### 三、演练总结

术中发生了难治性产后出血患者术后需转 ICU 监护治疗，流程化的病情评判有助于及时发现患者大出血后的并发症。肺水肿和肾功能轻度异常是产后大出血最常见的并发症，早期治疗的重点在于根据术中出血及容量补充情况，多维度评估容量状态，并进行相应的容量优化管理策略和气道支持管理，尽早恢复患者正常血容量，纠正肺水肿、维持肾功能。

ICU 术后治疗是术中治疗的延续，术后有足够的时间对患者的容量变化、器官功能状态和内环境状态进行严密的监测和精细化的管理。因此，可将动态观察病情变化和治疗相结合，尤其是产后容量变化和凝血功能变化有其自身的规律，避免过度治疗导致的输血过量和高凝状态。

患者发生肺部、腹部或生殖道感染，以及静脉血栓、胃肠道功能障碍等风险较高，在术后早期即需要采取积极的预防性措施，同时，还需要重视产后贫血等远期并发症的管理。

总体而言，产科患者多数都比较年轻，器官功能状况较好，即便是经历了严重的难治性产后出血，经过严密的监测和积极的治疗后，一般预后均较好。

（舒丽娟　宋　豪）

### 参考文献

1. 邓小明，李文志. 危重病医学. 4 版. 北京：人民卫生出版社，2016.

2. **Manuel Munoz, Jakob Stensballe, Anne-Sophie Ducloy-Bouthors**, et al. Patient blood management in obstetrics: prevention and treatment of postpartum haemorrhage. A NATA consensus statement. Blood Transfus 2019，17：112-136.

3. 国家产科专业医疗质量控制中心. 剖宫产手术专家共识（2023）. 中华妇产科杂志，2024，59（1）14-21.

4. 中国药学会医院药学专业委员会妇产科药学学组，中国妇幼保健协会药事管理专业委员会，浙江省药学会医院药学专业委员会妇儿药学学组. 妇产科围手术期抗菌药物预防使用指导方案. 中国药学杂志，2021，56（3）：250-256.

5. The American College of Obstetricians and Gynecologists Committee. ACOG Practice Bulletin No. 199: Use of Prophylactic Antibiotics in Labor and Delivery. Obstet Gynecol, 2018，132（3）：e103-e119.

6. European Association for the Study of the Liver. EASL Clinical Practice Guidelines on the management of liver diseases in pregnancy. J Hepatol, 2023，79（3）：768-828.

7. 高卉. 围术期血糖管理专家共识. 临床麻醉学杂志，2016，32（1）：3.

8. ZHIXIONG WU, JIAO LIU, DONG ZHANG, et al. Expert consensus on the glycemic management of critically ill patients. J Intensive Med, 2022，2（3）：131-145.

9. BOLLAG L，LIM G，SULTAN P，HABIB AS，et al. Society for Obstetric Anesthesia and Perinatology：Consensus Statement and Recommendations for Enhanced Recovery After Cesarean. Anesth Analg，2021，132（5）：1362-1377.

10. 上海市母婴安全专家委员会. 上海市产科静脉血栓栓塞症防治的专家共识. 上海医学，2020，43（11）：645-650.

11. 中华医学会妇产科分会产科学组. 妊娠期及产褥期静脉血栓栓塞症预防和诊治专家共识. 中华妇产科杂志，2021，56（4）：236-243.

# 第四部分

# 习题篇

# 第十四章

# 产科大出血相关基础知识

## 一、单选题（共50题）

1. 产后出血最常见的原因是（　　）
   A. 产道损伤
   B. 子宫收缩乏力
   C. 胎盘因素
   D. 凝血功能障碍
   答案：B

2. 妊娠孕晚期子宫血流可由非妊娠状态的50～100ml/min达到（　　）
   A. 300～500ml/min
   B. 500～700ml/min
   C. 700～900ml/min
   D. 900～1 000ml/min
   答案：C

3. 关于妊娠期子宫软化的表述不正确的是（　　）
   A. 妊娠期激素水平变化导致宫颈变软、变薄
   B. 孕晚期宫颈峡部伸展成为子宫下段
   C. 在孕晚期，宫颈与阴道界限不清
   D. 大出血时行子宫全切术较非孕期容易
   答案：D

4. 关于子宫的收缩能力排序，正确的是（　　）
   A. 子宫体＞子宫下段＞子宫颈
   B. 子宫下段＞子宫体＞子宫颈
   C. 子宫颈＞子宫体＞子宫下段
   D. 子宫体＞子宫颈＞子宫下段
   答案：A

5. 重型胎盘早期剥离的并发症不包括（　　）
   A. 子宫胎盘卒中
   B. 凝血功能障碍
   C. 子宫破裂
   D. 产后出血
   答案：C

6. 关于胎盘着床面积大小，下列说法错误的是（　　）
   A. 单胎妊娠时胎盘重量仅约800g
   B. 双胎妊娠时增加至约900g
   C. 三胎妊娠时可高达约1 200g
   D. 胎盘重量增加往往伴随胎盘面积增大
   答案：A

7. 妊娠期循环系统的生理变化中，不正确的是（　　）
   A. 血容量增加
   B. 心排血量增加
   C. 肝血流量占心排血量的比例增加
   D. 毛细血管扩张比例明显增加
   答案：C

8. 一名孕妇非孕期体重是50kg，该孕妇妊娠末期总血容量为（　　）
   A. 4 900～5 000ml
   B. 4 000～4 500ml
   C. 3 900～4 000ml
   D. 5 900～6 000ml
   答案：A

9. 胎儿娩出5分钟，胎盘未剥离，阴道出血200ml，应做的处理是（　　）
   A. 牵拉脐带
   B. 尽快娩出胎盘
   C. 按摩子宫
   D. 肌内注射宫缩剂
   答案：B

10. 关于产科大出血常用治疗手段的表述，错误的是（　　）
    A. 常用的手术治疗手段从简单按摩子宫到子宫切除均在临床上应用
    B. 一般遵循从低级到高级的原则
    C. 一般遵循从简单到复杂的原则
    D. 一般遵循从有创到无创的原则
    答案：D

11. 2017 年美国妇产科医师学会重新定义了产后出血，关于该定义描述正确的是（　　）
    A. 产后 12 小时内，累计出血量≥500ml
    B. 产后 12 小时内，累计出血量≥1 000ml
    C. 产后 24 小时内，累计出血量≥500ml，或出血同时伴有低血容量的症状和体征
    D. 产后 24 小时内，累计出血量≥1 000ml，或出血同时伴有低血容量的症状和体征
    E. 产后 24 小时内，累计出血量≥1 500ml，或出血同时伴有低血容量的症状和体征
    答案：D

12. 以下不是治疗产后出血常用药物的是（　　）
    A. 缩宫素
    B. 米索前列醇
    C. 氨甲环酸
    D. 钙剂
    E. 肌肉松弛药
    答案：E

13. 产后出血首选的子宫收缩剂是（　　）
    A. 缩宫素
    B. 卡贝缩宫素
    C. 卡前列素氨丁三醇
    D. 米索前列醇
    E. 麦角新碱
    答案：A

14. 关于子宫收缩剂，下列错误的是（　　）
    A. 产后出血首选的子宫收缩剂为缩宫素
    B. 缩宫素常用剂量为 10～20IU 子宫肌内注射或加入 500ml 乳酸钠林格液静脉滴注
    C. 所有子宫收缩剂均需冷藏储存和运输
    D. 麦角新碱有导致血压升高的风险

E. 米索前列醇有寒战、发热、腹泻的风险
    答案：C

15. 关于氨甲环酸，下列错误的是（　　）
    A. 氨甲环酸属于抗纤溶药物
    B. 氨甲环酸用于产后出血的救治，分为预防用药和治疗用药
    C. 对具有产后出血高危因素的孕妇，2016 年 RCOG 指南推荐静脉使用氨甲环酸（0.5～1.0g）以减少出血
    D. 氨甲环酸可以使孕妇因产后出血导致的病死率降低 20%～30%
    E. 昆士兰卫生组织、WHO 及 FIGO 均在指南更新中推荐，一旦诊断产后出血，24 小时内立即给予静脉滴注氨甲环酸 1g 治疗
    答案：E

16. 关于产后出血时液体复苏，下列错误的是（　　）
    A. 产后出血的输血指征需根据估计出血量、临床表现和实验室检查结果等综合决策
    B. 目前的研究发现人工胶体液比晶体液在初始液体复苏治疗时更有优势
    C. 初始液体复苏治疗时，指南推荐人工胶体液总量不超过 1.5L
    D. 产后出血液体复苏时，推荐控制性液体复苏，限制早期过度补充液体
    E. 在重度产后出血的出血期考虑控制性低压复苏，将 MAP 目标定在 55～65mmHg
    答案：B

17. 关于子宫收缩剂，下列错误的是（　　）
    A. 第二产程预防性使用子宫收缩剂可预防和治疗产后出血
    B. 临床上使用子宫收缩剂后，患者常出现各种不适，如恶心、呕吐、胃痛，甚至呼吸困难等
    C. 子宫收缩剂是一类选择性兴奋子宫平滑肌，使子宫产生节律性收缩或者强直性收缩的药物
    D. 子宫收缩剂作用的受体包括缩宫素受体、前列腺素受体、肾上腺素受体等
    E. 子宫收缩力主要受到受体种类和数量、生物酶和离子通道的活性，以及药物浓度的影响
    答案：A

18. 下列子宫收缩药物中作用于肾上腺素受体的是（　）
    A. 缩宫素
    B. 卡贝缩宫素
    C. 卡前列素氨丁三醇
    D. 米索前列醇
    E. 麦角新碱
    答案：E

19. 关于缩宫素的说法，下列错误的是（　）
    A. 由下丘脑视上核、室旁核产生，储存于垂体后叶
    B. 主要作用于子宫平滑肌，能促进子宫平滑肌收缩，起到催产、引产、产后止血的作用
    C. 孕早期，子宫对缩宫素的收缩作用不敏感；孕晚期，子宫对缩宫素的敏感性增加
    D. 子宫上缩宫素受体的分布，宫体＞宫颈＞子宫下段
    E. 与其他子宫收缩剂相比，缩宫素的子宫收缩作用较温和，同时有受体饱和现象
    答案：D

20. 关于卡前列素氨丁三醇的描述，下列错误的是（　）
    A. 卡前列素氨丁三醇是作用于前列腺素受体的药物
    B. 单次肌内注射 250μg，可多次注射，总剂量不得超过 1mg
    C. 不良反应发生率高，哮喘、高血压、青光眼患者应慎用
    D. 恶心、呕吐发生概率非常高
    E. 能刺激妊娠子宫平滑肌肌层强直性收缩，压迫子宫血管，适用于难治性产后出血
    答案：B

21. 关于麦角新碱的说法，下列错误的是（　）
    A. 非特异性激活子宫平滑肌上的肾上腺素能受体、多巴胺能受体和 5-HT 受体，导致子宫强直收缩
    B. 不仅对子宫底，对子宫颈部也有很强的收缩作用

    C. 妊娠子宫较未妊娠子宫敏感，未成熟子宫较成熟子宫敏感
    D. 肌内注射后 2～3 分钟生效，静脉注射后立即见效
    E. 高血压、子痫前期、外周血管疾病、缺血性心脏病、严重心肺功能异常者慎用
    答案：C

22. 单胎妊娠孕妇在孕晚期血容量较非妊娠状态增加（　）
    A. 10%～20%
    B. 20%～30%
    C. 30%～40%
    D. 40%～50%
    答案：D

23. 对于非妊娠患者来说，当出血量达到全身血容量比例多少时，可出现明显的血压下降和心率上升（　）
    A. 20%
    B. 30%
    C. 40%
    D. 50%
    答案：A

24. 对于妊娠期患者来说，当出血量达到全身血容量比例多少时，患者从代偿期进入失代偿期（　）
    A. 10%～20%
    B. 25%～30%
    C. 40%～50%
    D. 70%～80%
    答案：C

25. 一般来说，单胎患者阴道分娩出血量小于（　）ml，剖宫产出血量小于（　）ml 是不需要特殊处理的。
    A. 500、800
    B. 300、500
    C. 400、600
    D. 500、700
    答案：B

26. 不属于子宫收缩乏力危险因素的是（　）
    A. 产妇精神紧张
    B. 产程延长
    C. 子痫前期
    D. 初次妊娠
    答案：D

27. 不会影响子宫收缩的药物是（　）
    A. 硝酸甘油
    B. 硫酸镁
    C. 呋塞米
    D. 七氟烷
    答案：C

28. 缩宫素输注时间过长、反复大剂量使用可导致的情况是（　）
    A. 子宫平滑肌细胞缩宫素受体活性下降
    B. 子宫平滑肌细胞缩宫素受体活性上升
    C. 子宫平滑肌细胞缩宫素受体数量减少
    D. 子宫平滑肌细胞缩宫素受体数量增加
    答案：A

29. 宫腔压力增加导致胎盘早剥风险增加，使妊娠晚期出血的风险增加（　）
    A. 10%
    B. 20%
    C. 30%
    D. 40%
    答案：B

30. 下列不是子宫破裂临床表现的是（　）
    A. 产程中突发心动过速
    B. 腹痛伴后背放射样痛
    C. 耻骨上压痛
    D. 阴道异常出血
    答案：B

31. 不是HELLP综合征临床表现的是（　）
    A. 溶血
    B. 肝酶升高
    C. 肝酶降低
    D. 血小板减少
    答案：C

32. 导致凝血因子在短时间内快速消耗的疾病是（　）
    A. 羊水栓塞
    B. 子痫前期
    C. 血小板减少性紫癜
    D. 血友病
    答案：A

33. 多胎妊娠引起产后宫缩乏力的主要原因是（　）
    A. 子宫过度膨胀
    B. 胎盘异常
    C. 胎盘残留
    D. 宫内感染
    答案：A

34. 属于产后出血低风险因素的是（　）
    A. 瘢痕子宫
    B. 剖宫产史
    C. 多胎妊娠
    D. 单胎妊娠
    答案：D

35. 对于难治性产科大出血治疗，最根本、最有效的措施是（　）
    A. 手术治疗
    B. 药物治疗
    C. 心理治疗
    D. 介入治疗
    答案：A

36. 剖宫产术中发生出血时，最常规、最基本的止血措施是（　）
    A. 手术止血
    B. 药物止血
    C. 按压止血
    D. 体位止血
    答案：B

37. 子宫内翻的发生率是（　）
    A. 0.01%
    B. 0.1%
    C. 0.04%
    D. 0.4%
    答案：C

38. 治疗产后出血最直接、最简单的外科方法是
（　）
   A. 子宫按摩压迫
   B. 手取胎盘
   C. 子宫内翻复位
   D. 清宫术
   答案：A

39. 临床观察发现，通常单人用力按压子宫的有效
时间为（　）
   A. 1分钟
   B. 5分钟
   C. 10分钟
   D. 20分钟
   答案：B

40. 产后出血时，介入手术适用于（　）
   A. 药物治疗无效的产后出血
   B. 生命体征不平稳的产后出血
   C. 保守治疗无效且生命体征平稳的产后出血
   D. 难治性产后出血
   答案：C

41. 2024版《昆士兰临床指南：原发性产后出血》
指出手术室外产科大出血患者，人工胶体使用
量不应超过（　）
   A. 1L
   B. 1.5L
   C. 2L
   D. 3L
   答案：B

42. 关于产后出血中子宫收缩乏力的描述，错误的
是（　）
   A. 子宫收缩乏力约占产后出血原因的80%；
   B. 多次剖宫产引起的肌纤维损伤不会导致子
宫收缩乏力
   C. 急产、产程延长、胎盘早剥也是导致子宫收
缩乏力的原因
   D. 产妇体质虚弱、精神过度紧张都会导致子
宫收缩乏力
   答案：B

43. 关于产科大出血，以下说法错误的是（　）
   A. 发展中国家产科大出血发生的比例为
1/200～1/250
   B. 发达国家发生率为1/600～1/800
   C. 90%的产科大出血导致的死亡是可以避
免的
   D. 产科大出血是我国孕产妇死亡的主要原因，
近年来产科大出血所占比例无明显下降
   答案：D

44. 不是产后出血风险因素的是（　）
   A. 单胎妊娠
   B. 多胎妊娠
   C. 胎盘早剥或活动性出血
   D. 产后大出血病史
   答案：A

45. 一名非妊娠女性，体重60kg，血容量为（　）
   A. 3 600～4 200ml
   B. 4 200～4 800ml
   C. 4 800～5 400ml
   D. 4 200～5 400ml
   答案：B

46. 一名足月单胎妊娠女性，孕前体重60kg，目前
体重70kg，血容量约为（　）
   A. 4 200ml
   B. 4 800ml
   C. 5 500ml
   D. 6 000ml
   答案：D

47. 一名足月双胎妊娠女性，孕前体重60kg，目前
体重70kg，血容量约为（　）
   A. 4 800ml
   B. 5 500ml
   C. 6 000ml
   D. 7 000ml
   答案：D

48. 妊娠期循环血容量达到峰值的阶段是（　）
   A. 妊娠32～34周
   B. 妊娠20～22周

C. 妊娠 36～38 周

D. 妊娠 28～30 周

答案：A

49. 正常情况下血浆胶体渗透压是（ ）

A. 260～330mmol/L

B. 280～310mmol/L

C. >285mmol/L

D. >275mmol/L

答案：B

50. 以下患者大出血风险最高的是（ ）

A. 34 岁，$G_2P_0^{+1}$，孕 $40^{+5}$ 周，头位，单活胎待产；妊娠合并糖尿病；既往有甲状腺功能减退症病史，胎儿估重 3 400g

B. 26 岁，$G_2P_1$，孕 39 周，头位，单活胎待产；瘢痕子宫；妊娠合并糖尿病；既往无特殊病史，胎儿估重 3 000g

C. 41 岁，$G_3P_2$，孕 34 周，双绒毛膜双羊膜囊双胎待产；胎盘重度子痫前期；妊娠合并轻度三尖瓣关闭不全；妊娠合并多囊卵巢综合征；既往剖宫产两次，胎儿估重 1 700g/1 800g，术前使用盐酸利托君及硫酸镁保胎

D. 36 岁，$G_1P_0$，孕 $40^{+4}$ 周，头位，单活胎待产；IVF-ET 术后；既往无特殊病史，胎儿估重 4 000g

答案：C

## 二、多选题（共 62 题）

1. 一旦出现产科大出血，患者在短期内可迅速出现（ ）

A. 休克

B. 弥散性血管内凝血

C. 严重内环境紊乱

D. 危及孕产妇生命

答案：ABCD

2. 子宫的血供可来源于（ ）

A. 卵巢动脉

B. 子宫动脉

C. 阴道动脉

D. 膀胱动脉

答案：ABCD

3. 导致产科大出血的常见病因包括（ ）

A. 宫缩乏力

B. 软产道裂伤

C. 胎盘因素

D. 凝血功能障碍

答案：ABCD

4. 下列叙述正确的是（ ）

A. 产道损伤也是导致产后出血的主要原因

B. 胎盘、胎膜滞留易发生产后大出血

C. 羊水栓塞的孕妇易发生产后大出血

D. 重症肝炎和妊娠期急性脂肪肝的孕妇易发生产后大出血

答案：ABCD

5. 产后出血的高危因素有（ ）

A. 第三产程延长

B. 胎盘滞留

C. 发热

D. 先兆子痫

答案：ABCD

6. 产后出血的风险中，与胎盘相关的影响因素包括（ ）

A. 胎盘不同着床位置

B. 胎盘着床部位与手术切口的关系

C. 胎盘着床面积的大小

D. 胎盘剥离导致子宫内翻

答案：ABCD

7. 关于妊娠期循环系统生理参数的变化，下列表述正确的是（ ）

A. 血细胞比容增加

B. 肺毛细血管楔压增加

C. 左室舒张末期容积增加

D. 中心静脉压增加

答案：AC

8. 关于妊娠合并症对血容量的影响，下列表述正确的是（ ）

A. 正常妊娠时，孕晚期血容量较非妊娠时增加 40%～50%

B. 妊娠高血压患者孕晚期血容量较正常妊娠者减少约15%，较非妊娠时增加20%～30%

C. 多胎妊娠孕妇孕晚期血容量较正常妊娠者增加约1.2倍，较非妊娠时增加55%～65%

D. 丢失等量血液时，不同合并症患者丢失血容量占母体血容量比例不同，对出血的耐受性也不同

答案：ABCD

9. 产后出血晚期的常见症状包括（ ）
A. 腹痛
B. 阴道流血
C. 发热
D. 贫血
答案：ABCD

10. 在产科大出血的成功救治中，需要重点关注的是（ ）
A. 维持循环稳定
B. 维持内环境稳定
C. 维持凝血功能稳定
D. 维持生化指标正常
答案：ABC

11. 临床上，产科大出血的常用治疗手段包括（ ）
A. 药物治疗
B. 手术治疗
C. 输血治疗
D. 输液治疗
答案：ABCD

12. 当失血导致机体的循环功能失衡时，可能伴随的严重内环境紊乱包括（ ）
A. 代谢性酸中毒
B. 代谢性碱中毒
C. 低钙血症
D. 低体温
答案：ACD

13. 关于2016年ROCG指南对产后出血的说法，正确的是（ ）
A. 当产后出血500～1 000ml时，大多数患者仅出现轻度症状，血压可维持于正常范围

B. 当产后出血量1 000～1 500ml时则出现心动过速，呼吸急促和收缩压轻微下降

C. 当产后出血超过1 500ml时，收缩压低于80mmHg，同时心率加快，机体从代偿迅速发展为失代偿

D. 当出血量超过2 000ml时为严重产后出血，产妇将出现明显的休克症状如低血压、气促及无尿

E. 出血量超过2 500ml时定义为非常严重的产后出血

答案：ABCD

14. 下列情况中，属于严重产后出血的是（ ）
A. 失血速率＞150ml/min
B. 3小时内出血量超过总血容量的50%
C. 24小时内出血量超过全身血容量
D. 出血量＞1 000ml
E. 以上全部都是
答案：ABC

15. 产后出血常用的治疗药物包括（ ）
A. 子宫收缩剂
B. 抗纤溶药物
C. 钙剂
D. 血管活性药物
E. 麻醉剂
答案：ABCD

16. 产后出血的手术治疗包括保守手术治疗和子宫切除术，下列属于保守治疗的是（ ）
A. 经腹按摩和经腹阴道联合子宫按摩
B. 宫腔填塞纱布或球囊
C. 子宫压迫缝合术
D. 子宫动脉/髂内动脉血管结扎术
E. 子宫动脉栓塞术
答案：ABCDE

17. 关于产后出血时输血治疗的说法，正确的是（ ）
A. 当出血量达到或者超过1 500ml且持续出血，并伴有生命体征异常时，应该迅速准备启动输血治疗
B. 需要大量输血时，建议红细胞、血浆和血小

板按照固定比例进行输注，最常用的比例为1:1:1

C. 紧急发放血液制品时，可将红细胞、血浆、血小板以预定比例打包发放，以预防稀释性凝血障碍的发生

D. 对于预期出血量大到足以导致贫血或预计超过估计血量20%的患者，建议自体血回输

E. 如果血红蛋白降至80～100g/L以下，或者出血量从大于800ml增加至1 000ml，可以考虑自体血回输

答案：ABCDE

18. 关于自体血回输，下列说法正确的是（　　）

A. 对产科患者来说，自体血回输是有效且安全的

B. 在某些情况下，如前置胎盘和胎盘植入时，使用自体血回收装置可减少异体血的需要量

C. 对于自体血回输中羊水污染的问题可通过使用高质量的过滤技术解决

D. 对于预期出血量大到足以导致贫血或预计超过估计血量20%的患者，建议自体血回输

E. 如果血红蛋白降至80～100g/L以下，或者出血量从大于800ml增加至1 000ml，可以考虑自体血回输

答案：ABCDE

19. 我国《产后出血预防与处理指南》中，特色内容包括（　　）

A. 对重症产后出血情况、难治性产后出血及凶险性前置胎盘进行了定义

B. 提倡限制性补液及合理输血，强调在大量输注红细胞时，早期、积极的输注血浆及血小板以纠正凝血功能异常

C. 提出了产后出血抢救的4个"早"原则：尽早呼救，尽早止血，尽早补液及输血，尽早评估

D. 限制早期输入过多的液体来扩容（晶体液不超过2 000ml，人工胶体液不超过1 500ml）

E. 当产后出血需要大量输血时，建议红细胞：血浆：血小板以1:1:1的比例（如10U红细胞悬液＋1 000ml新鲜冰冻血浆＋1U机采血小板）

答案：ABCDE

20. 我国《产后出血预防与处理指南（2014）》中将产后出血划分为三级急救处理流程，下列说法正确的是（　　）

A. "预警线"——产后2小时出血量≥400ml

B. "预警线"——产后2小时出血量≥500ml

C. "处理线"——出血量500～1 500ml

D. "处理线"——出血量1 000～1 500ml

E. "危重线"——出血量≥1 500ml

答案：ACE

21. 下列药物作用于缩宫素受体的是（　　）

A. 缩宫素

B. 卡贝缩宫素

C. 卡前列素氨丁三醇

D. 米索前列醇

E. 麦角新碱

答案：AB

22. 下列药物作用于前列腺素受体的是（　　）

A. 缩宫素

B. 卡贝缩宫素

C. 卡前列素氨丁三醇

D. 米索前列醇

E. 麦角新碱

答案：CD

23. 关于缩宫素，下列说法正确的是（　　）

A. 由下丘脑视上核、室旁核产生，储存于垂体后叶

B. 作用机制是通过与胞质膜上缩宫素受体结合，通过其偶联的G蛋白介导PLC，释放$IP_3$，增加细胞内钙释放

C. 作用机制是通过和前列腺素受体结合，促进三磷酸肌醇-3和甘油二酯进入肌浆网，加强对钙离子信号的调控和促进甘油三酯分解产物供给能量，增强子宫收缩力

D. 作用机制是通过作用于α肾上腺素能受体，通过$IP_3$的释放，导致肌浆网中$Ca^{2+}$的释放，从而使子宫及子宫下段血管平滑肌的收缩

E. 缩宫素是预防和治疗产后出血的首选药物

答案：ABE

24. 关于卡前列素氨丁三醇，下列说法正确的是（   ）
    A. 卡前列素氨丁三醇和米索前列醇都是作用于前列腺素受体的药物
    B. 作用机制是通过与胞质膜上缩宫素受体结合，通过其偶联的 G 蛋白介导 PLC，释放 IP$_3$，增加细胞内钙释放
    C. 作用机制是通过和前列腺素受体结合，促进三磷酸肌醇 -3 和甘油二酯进入肌浆网，加强对钙离子信号的调控和促进甘油三酯分解产物供给能量，增强子宫收缩力
    D. 作用机制是通过作用于 α 肾上腺素能受体，通过 IP$_3$ 的释放，导致肌浆网中 $Ca^{2+}$ 的释放，从而使子宫及子宫下段血管平滑肌的收缩
    E. 大剂量可使子宫肌强直收缩，使胎盘种植处子宫肌内血管受到压迫而止血，在妊娠后期子宫对缩宫药的敏感性增加
    答案：AC

25. 关于麦角新碱，下列说法正确的是（   ）
    A. 由下丘脑视上核、室旁核产生，储存于垂体后叶
    B. 作用机制是通过与胞质膜上缩宫素受体结合，通过其偶联的 G 蛋白介导 PLC，释放 IP$_3$，增加细胞内钙释放
    C. 作用机制是通过和前列腺素受体结合，促进三磷酸肌醇 -3 和甘油二酯进入肌浆网，加强对钙离子信号的调控和促进甘油三酯分解产物供给能量，增强子宫收缩力
    D. 作用机制是通过作用于 α- 肾上腺素能受体，通过 IP$_3$ 的释放，导致肌浆网中 $Ca^{2+}$ 的释放，从而使子宫及子宫下段血管平滑肌的收缩
    E. 大剂量可使子宫肌强直收缩，能使胎盘种植处子宫肌内血管受到压迫而止血，在妊娠后期子宫对缩宫药的敏感性增加
    答案：DE

26. 缩宫素的副作用，主要包括（   ）
    A. 缩宫素快速静脉注射容易导致低血压、心动过速或心律失常
    B. 缩宫素可导致心排血量和每搏量增加，耗氧量增加，严重者甚至发生心肌缺血、胸痛

    C. 缩宫素可引起痉挛性疼痛、恶心、呕吐
    D. 缩宫素可引起肺血管强烈收缩和肺动脉高压，严重者可导致呼吸困难、咳嗽
    E. 肺动脉压高和艾森门格综合征患者禁用缩宫素
    答案：ABCDE

27. 缩宫素的用法正确的是（   ）
    A. 10IU 肌内注射、子宫肌层或宫颈注射，之后 10～20IU 加入 500ml 晶体液中静脉滴注
    B. 20IU 肌内注射、子宫肌层或宫颈注射，之后 10～20IU 加入 500ml 晶体液中静脉滴注
    C. 10IU 肌内注射、子宫肌层或宫颈注射，之后 10～20IU 加入 250ml 晶体液中静脉滴注
    D. 根据患者的反应调整给药速度，常规速度 250ml/h
    E. 静脉滴注能立即起效，但半衰期短，为 1～6 分钟，故需持续静脉滴注
    答案：ADE

28. 关于卡贝缩宫素，下列说法正确的是（   ）
    A. 卡贝缩宫素来源于人工合成的、具有激动效应的长效催产素类似物
    B. 可产生强直性收缩，对非妊娠子宫无影响
    C. 单次肌内注射或者宫壁注射 100μg，2 分钟起效，半衰期短，为 1～6 分钟
    D. 使用后如果无效不能继续追加，可加用麦角新碱或者卡前列素氨丁三醇等
    E. 不良反应主要包括恶心、呕吐、腹痛、面部潮红、低血压等
    答案：ABDE

29. 关于卡前列素氨丁三醇的作用机制，下列说法正确的是（   ）
    A. 增加 $Ca^{2+}$ 内流，增加肌浆网通透性，促使肌浆网内 $Ca^{2+}$ 释放
    B. 抑制 cAMP 形成，减少 cAMP 与 $Ca^{2+}$ 结合，平滑肌细胞内 $Ca^{2+}$ 浓度增加
    C. 刺激缝隙连接形成以实现细胞间交流，诱发平滑肌协调收缩
    D. 能刺激妊娠子宫平滑肌肌层强直性收缩，压迫子宫血管

E. 卡前列素氨丁三醇、米索前列醇都是作用
于前列腺素受体的药物

答案：ABCDE

30. 关于卡前列素氨丁三醇的不良反应，下列说法
正确的是（　　）

A. 导致血管平滑肌收缩，血压升高，引起头痛

B. 肺动脉收缩导致肺动脉压升高，出现胸闷、
呼吸困难

C. 导致支气管平滑肌收缩，诱发哮喘

D. 可出现发热、面部潮红、眼内压增加，导致
青光眼

E. 引起胃肠道收缩，发生恶心、呕吐、腹痛、
腹泻

答案：ABCDE

31. 卡前列素氨丁三醇恶心、呕吐的发生率非常
高，下列药物可用于预防性治疗的包括（　　）

A. 5-HT 阻滞剂，如昂丹司琼、格拉司琼

B. 丁酰苯类，如氟哌利多，氟哌啶醇

C. 皮质激素类药物，如地塞米松

D. 加速胃排空，如甲氧氯普胺

E. 麻醉剂，如咪达唑仑、丙泊酚等

答案：ABCDE

32. 关于麦角新碱不良反应，下列描述正确的是（　　）

A. 胃肠道平滑肌收缩，发生恶心、呕吐、腹痛、
腹泻

B. 血管平滑肌收缩，出现血压升高、头痛、心
悸、心肌缺血

C. 外周动脉收缩，出现面色苍白、出冷汗、肢
体末端坏死

D. 肺动脉收缩，导致肺动脉压升高、肺水肿、
呼吸困难

E. 不宜与升压药合用，可导致可逆性脑血管
痉挛引起剧烈头痛

答案：ABCDE

33. 麦角新碱引发的剧烈性头痛，可使用的治疗药
物包括（　　）

A. 罂粟碱

B. 钙通道阻滞剂

C. 硝普钠

D. 硝酸甘油

E. 激素

答案：BCD

34. 麦角新碱导致的肺动脉压力升高和肺水肿，可
使用的治疗药物包括（　　）

A. 罂粟碱

B. 前列腺素 E

C. 硝普钠

D. 硝酸甘油

E. 激素

答案：ABE

35. 关于子宫收缩剂的不良反应，下列说法正确的
是（　　）

A. 消化系统的不良反应主要是恶心、呕吐

B. 卡前列素氨丁三醇恶心、呕吐发生率高，还
可导致发热、诱发哮喘等

C. 米索前列醇的主要不良反应是稀便

D. 麦角新碱可导致血压升高，高血压、子痫前
期等严重心肺功能异常者应慎用

E. 缩宫素的不良反应最低，其次是麦角新碱，
再次是卡前列素氨丁三醇

答案：ABCDE

36. 孕产妇大出血的晚期症状包括（　　）

A. 焦虑不安

B. 困倦

C. 心悸

D. 头晕

E. 呼吸困难

答案：ABCDE

37. 在以下因素中，产后出血的高危因素包括（　　）

A. 高龄产妇

B. 多胎妊娠

C. 产后出血病史

D. 子宫肌瘤

答案：ABCD

38. 影响子宫平滑肌连续性的因素包括（　　）

A. 子宫肌瘤

B. 子宫畸形

C. 子宫手术史

D. 瘢痕子宫

答案：ABCD

39. 发生胎盘植入的高危因素包括（　　）

A. 剖宫产史

B. 前置胎盘

C. 高龄产妇

D. 多次怀孕

E. 胎盘植入病史

答案：ABCDE

40. 子宫破裂的高危因素包括（　　）

A. 剖宫产史

B. 缩宫素用药史

C. 巨大儿

D. 多胎妊娠

E. 穿透性胎盘植入

答案：ABCDE

41. 子宫破裂的临床表现包括（　　）

A. 呼吸急促

B. 持续腹痛

C. 血尿

D. 阴道异常出血

E. 子宫形状改变

答案：ABCDE

42. 导致胎盘早剥的高危因素包括（　　）

A. 羊水过多

B. 外力

C. 子痫

D. 胎膜早破

E. 贫血

答案：ABCDE

43. 产后出血的中风险因素包括（　　）

A. 剖宫产史

B. 子宫手术史

C. 分娩＜4次

D. 多胎妊娠

E. 子宫肌瘤

答案：ABDE

44. 孕期发生凝血功能障碍的高危因素包括（　　）

A. 先兆子痫

B. 遗传性凝血因子缺乏

C. 羊水栓塞

D. 胎盘早剥

E. 严重感染

答案：ABCDE

45. 在以下因素中，导致产后出血的高风险因素包括（　　）

A. 胎盘植入

B. 凝血功能异常

C. Hct＜35%

D. 入院时阴道出血

E. 分娩＞2次

答案：ABD

46. 发生子宫内翻的高危因素包括（　　）

A. 子宫畸形

B. 急产

C. 羊水过多

D. 站立生产

E. 用力挤压宫底

答案：ABCDE

47. 产科大出血的治疗原则包括（　　）

A. 由低级到高级

B. 由简单到复杂

C. 由无创到有创

D. 由无序到有序

答案：ABC

48. 产科出血中属于保守手术治疗的是（　　）

A. 手取胎盘

B. 经腹按摩和经腹阴道联合子宫按摩

C. 宫腔填塞纱布或球囊

D. 子宫压迫缝合术

E. 血管结扎术

F. 子宫动脉栓塞术

G. 球囊阻断术

答案：ABCDEFG

49. 宫腔填塞的止血原理是（　　）
    A. 宫腔填塞可以刺激子宫感受器，通过大脑皮质激发子宫收缩
    B. 宫腔填塞后整个宫腔被充分扩张充满，宫腔内压力高于动脉压，使动脉出血停止或减少
    C. 纱条或球囊也可以压迫胎盘剥离面血管而暂时止血，同时有利于形成血栓而牢固止血
    D. 纱布有很强的吸血作用
    答案：ABC

50. 宫腔球囊填塞适用于（　　）
    A. 阴道分娩后由于宫缩乏力或前置胎盘导致的产后出血
    B. 应用宫缩剂及子宫按压无效的产后出血
    C. 子宫 / 髂内动脉栓塞
    D. 子宫 B-Lynch 缝合、子宫 / 髂内动脉结扎及子宫切除术前
    E. 剖宫产术中、术后或者既往有剖宫产史者阴道分娩后出现产后出血
    答案：ABCDE

51. 子宫压迫缝合术的主要并发症包括（　　）
    A. 缝合线滑脱
    B. 肠管套叠
    C. 子宫坏死
    D. 盆腔粘连
    E. 宫腔粘连
    答案：ABCDE

52. 血管结扎术包括（　　）
    A. 子宫动脉结扎术
    B. 子宫去血管化
    C. 髂内动脉结扎术
    D. 盆腔去血管化
    答案：ABCD

53. 血管结扎的主要风险有（　　）
    A. 输尿管和髂内静脉、髂外动脉损伤
    B. 宫腔粘连
    C. 子宫内膜缺损
    D. 子宫缺血坏死、感染

    E. 卵巢功能受损
    F. 继发不孕
    答案：ABCDEF

54. 产后出血介入手术的适应证包括（　　）
    A. 经保守治疗无效的各种难治性产后出血的患者，如宫缩乏力、胎盘植入、前置胎盘和胎盘粘连、软产道撕裂伤导致的大出血
    B. 产后出血 1 000ml 以上，经保守治疗仍有出血倾向的患者
    C. 胎盘植入处理胎盘前，为控制出血和预防再次出血，避免子宫切除的预防性动脉栓塞
    D. 晚期产后出血经保守治疗后仍有出血或出血倾向的患者
    E. 子宫动脉结扎或子宫切除后仍有活动性出血的产妇
    答案：ABCDE

55. 产后出血介入手术的禁忌证包括（　　）
    A. 严重的凝血功能异常
    B. 严重的心、肝和肾等重要器官功能障碍的患者
    C. 生命体征极度不平稳的患者
    D. 先天性颅内血管畸形的患者
    答案：ABC

56. 产后出血介入手术的并发症包括（　　）
    A. 造影剂的不良反应，如恶心、呕吐、皮疹、呼吸困难、休克、造影剂肾病等
    B. 穿刺插管导致的血管内壁损伤、出血、血肿、假性动脉瘤
    C. 动脉栓塞后腹胀、腹痛、下肢缺血性疼痛，发热、恶心、呕吐
    D. 异位栓塞导致膀胱输尿管损伤、卵巢早衰等
    答案：ABCD

57. 动脉内暂时性球囊阻断术的并发症包括（　　）
    A. 穿刺处出血、损伤、血肿、假性动脉瘤
    B. 球囊移位、破裂
    C. 血栓
    D. 发热
    答案：ABC

58. 腹主动脉球囊阻断术的优点在于( )
   A. 单侧股动脉穿刺置管,操作简便
   B. 术中球囊定位简单
   C. 曝光时间短,辐射剂量低
   D. 可同时阻断双侧髂内动脉和髂外动脉血供,止血效果好
   答案:ABCD

59. 双侧髂内动脉球囊阻断术的缺点包括( )
   A. 需要双侧股动脉穿刺置管,操作相对复杂
   B. 手术时间或曝光辐射时间稍长
   C. 止血效果弱于腹主动脉球囊阻断术
   D. 需要严格控制阻断时间
   答案:ABC

60. 2024版《昆士兰临床指南:原发性产后出血》中指出,大出血孕妇的初始评估和处理内容包括( )
   A. 评估出血速度/量,判断病因4Ts
   B. 建立静脉通路,最好是两个14～16G
   C. 平躺,如果存在低血压可采取头低足高位
   D. 持续监测心率和脉搏氧饱和度($SpO_2$),每5分钟监测血压
   E. 面罩吸氧15L/min,保暖
   答案:ABCDE

61. 手术室外大出血孕妇的初始液体复苏包括( )
   A. 使用加温的静脉液体/加温装置
   B. 静脉插管(×2)14～16G(如果无法达到,则考虑骨髓内插管)
   C. 避免晶体液输注超过1～2L
   D. 限制人工胶体的使用(如果使用,则不超过1.5L)
   E. IDC-监控输出并保持精确的流体平衡
   F. 如有指征,给予2U红细胞悬液
   答案:ABCDEF

62. 前置胎盘的类型包括( )
   A. 中央性前置胎盘
   B. 部分性前置胎盘
   C. 边缘性前置胎盘
   D. 低置胎盘
   答案:ABCD

## 三、判断题(共34题)

1. 产后出血是导致妊娠相关死亡的首位原因。( )
   答案:正确

2. 产科手术中,通过压迫或结扎单一的动脉可起到有效的止血作用。( )
   答案:错误

3. 在孕晚期,宫颈与阴道界限不清,大出血时行子宫切除术较非孕期困难。( )
   答案:正确

4. 一旦发生产科大出血,患者可在短期内迅速出现休克、弥散性血管内凝血(DIC)、严重内环境紊乱等并发症,甚至危及产妇生命。( )
   答案:正确

5. 妊娠状态下,当出血量达到全身血容量的20%时,所有患者即可出现明显的心率增快、血压下降等休克表现。( )
   答案:错误

6. 对于多胎妊娠患者,止血机制轻微的改变更易导致产后出血。( )
   答案:正确

7. 前置胎盘是临床上常见的导致产后出血的病因之一。( )
   答案:正确

8. 前置胎盘患者术前访视时,胎盘的着床部位与手术切口的关系不是访视的重点内容。( )
   答案:错误

9. 出血量>2 500ml时被定义为大量或危及生命的产后出血,是一种临床紧急情况,其特征是持续严重的出血导致低血容量、休克和凝血障碍,同时伴随发病率和死亡率的增加。( )
   答案:正确

10. 为大出血患者做治疗决策时，一定要结合患者个体化的血容量进行判断，不能仅以出血量做出决策。（ ）

答案：正确

11. 双侧髂内动脉球囊阻断后，可以很好地控制剖宫产术中出血。（ ）

答案：错误

12. 妊娠后外周血管阻力增大，心脏做功增加。（ ）

答案：错误

13. 孕产妇大出血的晚期症状在全麻状态下可能会被掩盖。（ ）

答案：正常

14. 产科大出血的特点包括出血迅猛、止血困难。（ ）

答案：正确

15. 术前基础血气分析结果完全正常的患者，如果术中出现了 pH 值、BE 值和碳酸氢根离子的明显下降，乳酸增高，通常意味着患者存在微循环灌注障碍。（ ）

答案：正确

16. 胎盘植入时，因血窦无法有效关闭可引发危及生命的产后出血。（ ）

答案：正确

17. 子宫内翻是指子宫底部向宫腔内陷入，甚至自宫颈翻出的病变，是产科少见且严重的并发症，多数发生在第二产程。（ ）

答案：错误

18. 引起产后出血最常见的原因是产道损伤。（ ）

答案：错误

19. 反复大剂量使用缩宫素，可导致子宫平滑肌细胞缩宫素受体活性下降，从而导致宫缩乏力。（ ）

答案：正确

20. 双胎妊娠产后出血的发生率、阴道分娩平均出血量、子宫切除发生率均显著高于单胎妊娠。（ ）

答案：正确

21. 按摩或压迫子宫可分为经腹部按摩法（单手法）和经腹经阴道联合压迫法（双手法）。（ ）

答案：正确

22. 宫腔填塞包括宫腔纱条填塞和宫腔球囊压迫。（ ）

答案：正确

23. 宫腔纱条填塞可分为经阴道宫腔纱条填塞、剖宫产经切口纱条填塞。（ ）

答案：正确

24. 宫腔球囊填塞常用的球囊有 Bakri 球囊导管和双球囊导管。（ ）

答案：正确

25. 宫腔球囊填塞前，无需确定宫腔内有无胎盘胎膜残留、产道裂伤和凝血功能障碍。（ ）

答案：错误

26. 宫腔球囊填塞术中和术后不需要配合应用宫缩剂和抗生素，无需监测生命体征、宫底高度、阴道流血量和尿量。（ ）

答案：错误

27. B-Lynch 缝合术和 Hayman 缝合术主要用于子宫收缩乏力性产后出血。（ ）

答案：正确

28. 针对前置胎盘患者子宫下段胎盘剥离面出血的止血方法包括子宫下段水平峡部 - 宫颈压迫缝合法、子宫下段平行垂直压迫缝合法、子宫峡部 - 宫颈环状压迫缝合法、子宫下段横行环状压迫缝合法。（ ）

答案：正确

29. CHO 缝合术主要用于子宫收缩乏力性产后出血和前置胎盘引起的产后出血。（ ）

答案：正确

30. 血管结扎术是预防产后出血的重要手段,成功率为62%～100%。( )

答案:正确

31. 腹主动脉球囊阻断术的缺点在于需要严格控制阻断时间,血栓、血管损伤及缺血再灌注损伤等并发症的发生率高。( )

答案:正确

32. 产后大出血拟行子宫切除的决策时机十分重要,经积极抢救、保守手术治疗无效、危及产妇生命时,应立即尽早行子宫次全切除或子宫全切术,以挽救产妇生命。( )

答案:正确

33. 治疗子宫收缩乏力的一线药物有缩宫素、麦角新碱和米索前列醇。( )

答案:正确

34. 治疗子宫收缩乏力的二线药物有15-甲基前列腺素F2α(卡前列素)。( )

答案:正确

（盛 博 蔡昀夏 胡雅姣）

# 第十五章

# 产科大出血患者麻醉管理要点

一、单选题（共64题）

1. 关于产科大出血患者麻醉方式的选择，下列最不受影响的是（　）
   A. 患者与出血相关的合并症
   B. 患者当前出血的状态
   C. 患者未来出血的风险
   D. 患者精神状态
   答案：D

2. 关于产科大出血患者麻醉方式的选择，以下说法错误的是（　）
   A. 如果母体胎儿情况尚好，估计出血量较少，可以选择椎管内麻醉，同时备全身麻醉
   B. 如果母体胎儿情况较差，估计出血量较大，可以选择椎管内麻醉，同时备全身麻醉
   C. 如果胎儿情况本身较差，需要尽快手术，优先选择全身麻醉
   D. 母体有活动性出血，低血容量性休克，有明显凝血功能异常，或出现DIC应选择全身麻醉
   答案：B

3. 关于产科大出血患者麻醉方式的选择，以下说法错误的是（　）
   A. 如果循环稳定并且没有凝血功能障碍，推荐使用局部和区域麻醉
   B. 如果在分娩过程中放置了硬膜外导管，但镇痛程度不够，建议使用全身麻醉
   C. 如果血流动力学不稳定、出血活跃或疑似凝血功能障碍，推荐使用全身麻醉
   D. 全身麻醉时，建议采用快速顺序诱导来降低全麻诱导期间误吸的风险
   答案：B

4. 对于产科大出血患者，全身麻醉比椎管内麻醉具有更多的特殊优势，除外的是（　）
   A. 全身麻醉可以保证更好的氧合，特别是有利于对大出血导致的代谢性酸中毒患者的呼吸参数进行调节
   B. 对大出血后大量容量治疗的患者，采用呼气末正压通气预防和治疗肺水肿并发症
   C. 全身麻醉在保证效果的前提下为患者提供更加舒适的条件，更能满足手术要求
   D. 新生儿的抑制风险低
   答案：D

5. 关于剖宫产大出血术中三方主动报告制度，以下说法错误的是（　）
   A. 产科医生及时告知子宫收缩情况及台上出血情况
   B. 麻醉医生及时报告生命体征变化和入量
   C. 巡回护士主动检查出血量，包括经阴道出血量
   D. 术中血压明显降低时巡回护士才需要检查隐性出血
   答案：D

6. 产科大出血患者全身麻醉与椎管内麻醉相比，不是全身麻醉优点的是（　）
   A. 全身麻醉实施比椎管内麻醉起效快，能更快速达到手术要求
   B. 全身麻醉镇痛与肌肉松弛效果更可靠，术中更为可控
   C. 全身麻醉后出现外周神经并发症的概率低于椎管内麻醉
   D. 全身麻醉后出现肺部并发症的概率低于椎管内麻醉
   答案：D

7. 产科大出血患者全身麻醉与椎管内麻醉相比，不是椎管内麻醉的优点的是（　）

 A. 由于椎管内麻醉患者清醒并保留了自主呼吸，肺不张和反流误吸的风险低于全身麻醉

 B. 椎管内麻醉药物入血非常少，对新生儿的抑制风险低于全身麻醉

 C. 椎管内麻醉对循环的影响小于全身麻醉

 D. 椎管内麻醉的费用会更低

 答案：C

8. 产科大出血时医务人员之间及医患之间的沟通和协调十分重要，以下说法错误的是（　）

 A. 需要根据出血情况分别向上级医师／科主任／医务科汇报，在血源获取困难时，可能还需要医院层面进行协调

 B. 需要与家属沟通，交代大出血后可能存在的风险

 C. 需要紧急通知血库做好大量输血的准备

 D. 需要紧急通知检验科定期采血进行实验室检查，一般情况下60～120分钟需要检查一次

 答案：D

9. 关于产科大出血患者麻醉前液体通路与液体的准备，以下说法错误的是（　）

 A. 预计存在大出血风险或者已经存在大出血的产妇，应该建立18G及以上的静脉通道两条

 B. 根据各医疗单位的情况和患者病情通常推荐建立两个以上的14～16G的液体通道，有条件的情况下，可以建立更多液体通道

 C. 对于严重的产科大出血患者，建立4个液体通道是非常常见的

 D. 常用液体包括乳酸钠林格液、醋酸林格液、碳酸钠林格液、人工胶体液、生理盐水

 答案：A

10. 产科大出血时，不需要准备的麻醉设备是（　）

 A. 暖风机，血液 - 液体加温仪

 B. 神经肌肉电刺激仪

 C. 血气分析仪

 D. 有条件的可以准备自体血回收装置和快速加温的输液加压系统

 答案：B

11. 关于不同规格静脉留置针的特征，以下说法错误的是（　）

 A. 普通手术患者常使用18G留置针，而产科大出血患者最常用14G和16G的留置针

 B. 18G留置针外径1.2mm，流速75～140ml/min

 C. 16G留置针外径1.6mm，流速190～215ml/min

 D. 14G留置针外径2.0mm，流速350～500ml/min

 答案：D

12. 产科大出血患者常规麻醉监测，不包括的是（　）

 A. 围手术期出血的基本监测应该包括心电图、持续血压、脉搏氧合度、呼吸、体温和尿量

 B. 应重视休克指数在产后出血监测中的运用

 C. 对皮肤和眼睑色泽观察也有利于对出血量进行粗略判断

 D. 中心静脉穿刺有利于评估血容量和快速输液

 答案：D

13. 关于产科大出血患者的监测，以下说法错误的是（　）

 A. 监测血常规、纤维蛋白原和钙离子浓度，行血气分析，监测凝血功能

 B. 在严重持续产后出血的情况下，可以通过动脉或静脉血气来评估灌注的状态与乳酸性酸中毒

 C. 不用进行液体反应性的动态评估和心排血量的非侵入性监测

 D. 监测内容可扩大到心排血量、容量的动态变化、$CO_2$分压差和中心静脉氧饱和度以评估组织灌注和氧合

 答案：C

14. 腹主动脉球囊阻断的并发症不包括（　）

 A. 代谢性酸中毒

 B. 乳酸堆积

 C. 高钾血症

 D. 低钾血症

 答案：D

15. 下面不是产科大出血患者进行血液回收原因的是（　）

 A. 出血量大，出血速度快

B. 患者年轻,合并症少

C. 临床血源相对紧张

D. RhD 抗原阴性血型患者交叉配血困难

答案：B

16. 关于自体血液回收与羊水栓塞,以下说法错误的是(　　)

   A. 使用自体血液回收并不增加羊水栓塞的风险

   B. 在行常规剖宫产的产妇的血液中,同样能够发现胎儿和羊水的成分

   C. 使用自体血液回收的产妇与常规剖宫产的产妇血液中的羊水和胎儿成分含量有明显差异

   D. 健康妊娠妇女产后肺循环中存在胎儿鳞状上皮细胞,健康妇女体循环中也存在有羊水成分

答案：C

17. 双侧髂总动脉球囊阻断不能阻断的血管是(　　)

   A. 子宫动脉

   B. 阴部内动脉

   C. 卵巢动脉

   D. 子宫圆韧带动脉

答案：C

18. 使用白细胞滤过器能通过被动过滤及主动黏附机制有效去除血液中微小物质,但不包括(　　)

   A. 肿瘤细胞、白细胞

   B. 胎儿鳞状上皮细胞、板层小体、脂肪微粒和微聚体

   C. 减少细菌、磷脂酰甘油等的浓度

   D. 羊水成分

答案：D

19. 关于血液回收时,母亲为 RhD 抗原阴性血型,胎儿红细胞免疫说法错误的是(　　)

   A. 母亲为 RhD 抗原阴性血型,是使用自体血液回收的禁忌证

   B. 如果胎儿为 RhD 抗原阳性,则胎儿溶血风险较高

   C. 在使用自体血液回收的早期(＜ 72 小时),应给予相应的抗 -D 免疫球蛋白

D. 2～19ml 胎儿血液输入母体可能需 500～2 500IU 抗 -D 免疫球蛋白

答案：A

20. 关于自体血液回收后肝素残留问题,以下说法正确的是(　　)

   A. 自体血液回收不能清除大部分肝素

   B. 经血液回收洗涤后回输的血液中肝素,会对患者凝血造成影响

   C. 产妇为高凝人群,如果抗凝不足可导致微血栓

   D. 自体血液回收前,不需要使用肝素液预充回收罐

答案：C

21. 回收的血液要进行充分的离心和洗涤,使用生理盐水洗涤的目的是(　　)

   A. 尽量去除肝素和羊水成分

   B. 尽量去除细菌

   C. 尽量去除白细胞

   D. 尽量去除胎儿鳞状细胞

答案：A

22. 回收的血液要进行充分的离心和洗涤,生理盐水与回收血液的洗涤的比例为(　　)

   A. 1：7 ～1：8

   B. 1：6 ～1：7

   C. 1：5 ～1：6

   D. 1：4 ～1：5

答案：A

23. 下面不是洗涤回收式自体输血特点的是(　　)

   A. 可回收患者 90% 失血量的红细胞

   B. 回输血液中血细胞比容＜50%

   C. 血液回收机可清除组织碎片、游离血红蛋白、激活凝血因子、术野中的脂肪细胞、抗凝剂、羊水等成分

   D. 经血液回收机处理的红细胞的生存率约为 88%

答案：B

24. 属于库存血与回收后自体血差异的是(　　)

   A. 洗涤回收式自体输血不能解决稀有血型

B. 洗涤回收式自体输血增加医疗费用

C. 洗涤回收式自体输血携氧能力更高

D. 洗涤回收式自体输血红细胞寿命及活力缩短

答案：C

25. 以下产科患者通常不需要采用自体血液回收的是（　）

A. 胎盘植入

B. 多次剖宫产手术史

C. 胎盘早剥

D. 单胎妊娠

答案：D

26. 下面不是产科洗涤回收式自体输血适应证的是（　）

A. 预计出血量大于800ml，如术前诊断为边缘性胎盘植入

B. 术中各种原因导致失血性休克或严重贫血，不进行立即输血将危及患者生命

C. 术中持续渗血，预期需要输血但异体血源紧张

D. 多次剖宫产史，既往有大出血病史

答案：A

27. 英国皇家妇产科医师学院在《产科输血指南》中提出，预计出血量最低超过全身血容量的（　）时，推荐使用术中洗涤回收式自体输血

A. 15%

B. 20%

C. 25%

D. 30%

答案：B

28. 下面不是产科洗涤回收式自体输血禁忌证的是（　）

A. 感染伤口

B. 良性肿瘤

C. 镰状细胞贫血

D. 恶性肿瘤

答案：B

29. 产科洗涤回收式自体输血的吸引装置，吸引压力至少应小于（　），以避免红细胞的破坏

A. <200mmHg

B. <180mmHg

C. <150mmHg

D. <120mmHg

答案：C

30. 大量自体血液回输后可能导致的情况是（　）

A. 稀释性的凝血功能障碍和稀释性的低蛋白血症

B. 溶血反应

C. 感染性疾病

D. 过敏反应

答案：A

31. 采用称重法时，通常认为重量为1g时代表（　）ml的血液？

A. 0.5

B. 1

C. 1.5

D. 2

答案：B

32. 通过读取容量来评估出血量时，建议采用（　）

A. 大口径软袋吸引瓶

B. 大口径硬质吸引瓶

C. 小口径软袋吸引瓶

D. 小口径硬质吸引瓶

答案：D

33. 目测法可能会低估出血量的比例是（　）

A. 10%～20%

B. 20%～30%

C. 30%～50%

D. 50%～70%

答案：C

34. 当标准规格的小纱布1/3面积被浸透时，估计出血量为（　）

A. 10ml

B. 20ml

C. 30ml

D. 40ml

答案：A

35. 当标准规格的小纱布 2/3 面积被浸透时，估计出血量为（　）
   A. 10ml
   B. 20ml
   C. 30ml
   D. 40ml
   答案：B

36. 当标准规格的小纱布全部被浸透时，估计出血量为（　）
   A. 10ml
   B. 20ml
   C. 30ml
   D. 40ml
   答案：C

37. 休克指数的计算公式为（　）
   A. 收缩压 / 心率
   B. 心率 / 收缩压
   C. 舒张压 / 心率
   D. 心率 / 舒张压
   答案：B

38. 妊娠状态下休克指数正常值为（　）
   A. 0.5～0.6
   B. 0.6～0.7
   C. 0.7～0.9
   D. 0.8～1.0
   答案：C

39. 当休克指数 =1 时，代表容量约欠缺（　）
   A. 1 000ml
   B. 1 500ml
   C. 2 000ml
   D. 2 500ml
   答案：A

40. 当休克指数 =1.5 时，代表容量约欠缺（　）
   A. 1 000ml
   B. 1 500ml
   C. 2 000ml
   D. 2 500ml
   答案：B

41. 当休克指数 =2 时，代表容量约欠缺（　）
   A. 1 000ml
   B. 1 500ml
   C. 2 000ml
   D. 2 500ml
   答案：D

42. 休克指数出现假阳性的原因，不包括的是（　）
   A. 麻醉药物引起的血管扩张
   B. 子宫收缩剂的副作用
   C. 过敏反应
   D. 快速扩容
   答案：D

43. 通常情况下，血红蛋白水平每下降 10g/L，出血量为（　）
   A. 100～200ml
   B. 200～300ml
   C. 300～400ml
   D. 400～500ml
   答案：D

44. 关于常用评估出血量的方法，下列说法错误的是（　）
   A. 经验目测法估计的出血量与实际出血量有较大的差距，其差值通常为 1 倍以上
   B. 血红蛋白每下降 10g/L，失血量为 400～500ml
   C. 称重法和容积法可以很准确地测量失血量
   D. 休克指数可用于估计产后大出血治疗过程中的总出血量
   答案：D

45. 成年女性最大可耐受的出血量占血容量的百分比为（　）
   A. 10%
   B. 15%
   C. 20%
   D. 30%
   答案：C

46. 阴道流血就诊的急诊孕妇，血压 110/80mmHg，心率 101 次 /min，休克指数为（　）
   A. 0.92

B. 1.09

C. 1.26

D. 0.79

答案：A

47. 阴道流血就诊的急诊孕妇，血压 110/80mmHg，心率 101 次 /min，根据休克指数，估计出血量约为（　）

A. 500ml

B. 1 000ml

C. 1 500ml

D. 2 000ml

答案：B

48. 阴道流血就诊的急诊孕妇，血压 110/68mmHg，心率 102 次 /min，孕 $37^{+2}$ 周，体重 70kg，目前估算出血量占总血容量的百分比为（　）

A. 10%

B. 15%

C. 20%

D. 30%

答案：B

49. 在紧急抢救时，根据指南推荐，如果存在静脉通道开放困难，若成人外周静脉穿刺多少次失败后应立即建立骨髓输液（IO）通路（　）

A. 1 次

B. 2 次

C. 3 次

D. 4 次

答案：C

50. 在成人，使用气管导管套囊漏气试验判断有无气道水肿，气管导管套囊充气和泄气的潮气量相差多少则提示咽部水肿的可能性较低？（　）

A. 10%～25% 或 110～130ml

B. 25%～50% 或 110～130ml

C. 10%～25% 或 150～200ml

D. 25%～50% 或 150～200ml

答案：A

51. 关于宫颈解剖特点正确的是（　）

A. 主要由平滑肌组织构成

B. 对子宫收缩剂敏感

C. 主要由结缔组织构成

D. 有较强的收缩力

答案：C

52. 文献推荐呼吸机治疗的患者拔管前充足的氧合定义为（　）

A. $SpO_2 > 95\%$，$FiO_2 < 40\%$ 和 $PEEP < 8cmH_2O$

B. $SpO_2 > 90\%$，$FiO_2 < 50\%$ 和 $PEEP < 8cmH_2O$

C. $SpO_2 > 95\%$，$FiO_2 < 40\%$ 和 $PEEP < 10cmH_2O$

D. $SpO_2 > 90\%$，$FiO_2 < 40\%$ 和 $PEEP < 8cmH_2O$

答案：D

53. 当称重法、容量法或目测法等无法准确评估出血量的情况下，休克指数具有所需临床变量少、可以快速获得、计算简单等优势，以下关于休克指数的说法错误的是（　）

A. 产妇休克指数的正常范围为 0.7～0.9

B. 休克指数 < 0.9，估计出血量 < 500ml，预计失血量 < 20%

C. 休克指数 1.0，估计出血量 1 000ml，预计失血量 20%

D. 休克指数 1.5，估计出血量 1 500ml，预计失血量 30%

E. 休克指数 2.0，估计出血量 ≥ 1 500ml，预计失血量 30%～40%

答案：E

54. 发生产科大出血的全麻患者拔出气管导管的最佳时机是（　）

A. 呼吸恢复，通气换气功能正常

B. 血压稳定，能应答即可

C. 意识恢复，不能耐受气管导管

D. 自主呼吸恢复，通气和换气功能正常，内环境稳定，出入量基本平衡，再次出血风险小

答案：D

55. 剖宫产全身麻醉气管插管后充分的神经肌肉阻滞逆转表现为（　）

A. 持续 5 秒的头部抬起及基线氧饱和度 > 93%

B. 持续 5 秒的头部抬起及基线氧饱和度 > 90%

C. 持续 10 秒的头部抬起及基线氧饱和度 > 93%

D. 持续 10 秒的头部抬起及基线氧饱和度 >90%

答案：A

56. 静态血容量的评估不包括（　　）

A. 脱水表现

B. 低血容量表现

C. 肾脏灌注不足表现

D. 直立性低血压

答案：D

57. 关于洞穿胎盘取胎，下列说法错误的是（　　）

A. 孕晚期子宫胎盘血流丰富，每分钟最高可达 700～900ml，洞穿胎盘取胎出血汹涌

B. 麻醉医师可要求手术医师暂停操作，快速补液及取回血液制品后再行胎盘打洞操作

C. 不建议术前贫血的患者在胎盘打洞前输注异体血，因为洞穿胎盘取胎出血量汹涌，异体血输注无意义

D. 洞穿胎盘取胎需要麻醉医师迅速反应，快速扩容，使用血管活性药物维持患者生命体征并即刻启动输血流程

答案：C

58. 血红蛋白进出平衡可用于评估术中实际出血量，下列说法错误的是（　　）

A. 丢失血红蛋白 = 术前血红蛋白 + 术中补充血红蛋白 - 血液中目前存在血红蛋白

B. 血红蛋白测值会受到血液浓缩与稀释的影响

C. 血液浓缩时利用血红蛋白进出平衡计算失血量结果将偏大，反之偏小

D. 术中丢失的血红蛋白浓度无法测量且存在随时间变化的不一致性

答案：C

59. 一名患者手术过程中失血 800ml，若暂不考虑输注血液制品，麻醉医师输入以下哪种液体补充这部分血容量最为合适？（　　）

A. 输入 500ml 琥珀酰明胶和部分乳酸钠林格液

B. 输入 1 000ml 乳酸钠林格液

C. 输入 1 500ml 氯化钠葡萄糖溶液

D. 输入 1 000ml 羟乙基淀粉

答案：A

60. RhD 抗原阴性血型患者的术中输血原则是（　　）

A. 首选是 Rh 阴性库存血，其次是自体血，最后为 Rh 阳性库存血

B. 首选是自体血，其次是 Rh 阴性库存血，最后为 Rh 阳性库存血

C. 首选是自体血，其次是 Rh 阳性库存血，最后为 Rh 阴性库存血

D. 只能输注 Rh 阴性库存血

答案：A

61. 下列说法错误的是（　　）

A. RhD 抗原阴性血型孕妇在洗涤回收式自体输血后 RhD 抗体检测为阴性，这可能与某些 RhD 抗原阴性血型红细胞膜表面 D 抗原的特异性表达有关

B. 有报道称在一些 RhD 抗原阴性血的红细胞膜表面仍可检测到少量 RhD 抗原，被命名为 Rh-Del 型

C. 在中国，1/3 的 RhD 抗原阴性人群属于 Rh-Del 型，Rh-Del 型的孕妇在分娩和分娩过程中几乎不会产生抗 D 抗体

D. Rh-Del 型的孕妇仍需要在手术前后使用 Rh 免疫球蛋白

答案：D

62. 髂总动脉阻断相比髂内球囊阻断，可以额外阻断的血供是（　　）

A. 子宫动脉

B. 阴部内动脉

C. 卵巢动脉

D. 子宫圆韧带动脉

答案：D

63. 可以阻断全部子宫血供的球囊阻断方式是（　　）

A. 双侧髂内动脉球囊阻断

B. 腹主动脉球囊阻断

C. 双侧髂外球囊阻断

D. 双侧髂总动脉球囊阻断

答案：B

64. 髂总动脉球囊阻断过程中阻断了全部下肢动脉血流，为避免下肢出现缺血再灌注损伤，一般阻断多久后需暂时放开球囊？（　　）

　　A. 15 分钟
　　B. 30 分钟
　　C. 45 分钟
　　D. 60 分钟
　　答案：A

## 二、多选题（共 53 题）

1. 关于洗涤回收式自体输血时，肝素抗凝液的配制说法，下列正确的是（　　）
　　A. 有研究显示，肝素 30 000U/L 可对术野中的血液起到抗凝作用
　　B. 产妇为高凝人群，自体血液回收配制的肝素浓度通常为 37 500～62 500U/L（3～5 支 /L）
　　C. 经血液回收洗涤后回输的血液中肝素浓度为 0.3～0.5U/L，不会对患者凝血造成影响
　　D. 回收的血液使用生理盐水洗涤的目的是尽量去除肝素和羊水成分
　　答案：ABCD

2. RhD 抗原阴性血型患者行相容性输血时，下列说法正确的有（　　）
　　A. 相容性输血方案适用于危及生命且血液紧缺的情况
　　B. 输注前宜应用大剂量肾上腺皮质激素、静脉注射免疫球蛋白
　　C. 输注时应注意短期足量，避免反复多次输注
　　D. 输注过程中密切观察，监测尿色及尿量、血压、胆红素、乳酸脱氢酶、结合珠蛋白等指标，一旦出现溶血迹象，按急性溶血性输血反应处理
　　答案：ABCD

3. RhD 抗原阴性血型产妇行洗涤回收式自体输血时注意事项是（　　）
　　A. 对于 RhD 抗原阴性的孕产妇，若胎儿脐带血为 RhD 抗原阳性（或未知），在自体血回输后，建议注射不低于 1 500IU 的抗 D 免疫球蛋白
　　B. 自体血液回输后 30～40 分钟，应检测母体血液以判断是否需要更多的抗 -D 免疫球蛋白
　　C. 对于 RhD 抗原阴性的母亲行自体血液回收时，尤其建议使用两套吸引装置，以降低自体血中胎儿红细胞的含量

　　D. 一些研究指出，Rh-Del 型的孕妇在分娩和分娩过程中几乎不会产生抗 D 抗体，因此不需要在手术前后使用抗 -D 免疫球蛋白
　　E. 在血液回收的过程中，RhD 抗原阳性的胎儿红细胞进入母体，可能刺激母体产生抗 D 抗体，在下一次妊娠时，如果胎儿为 RhD 抗原阳性，则胎儿溶血风险较高
　　答案：ABCDE

4. 关于 RhD 抗原阴性血型患者术中库存血输血原则，下列正确的有（　　）
　　A. 输注红细胞首选 ABO 同型、次选 ABO 主侧相合的 RhD 抗原阴性成分
　　B. 输血浆和血小板首选 RhD 抗原阴性成分、次选 RhD 抗原阳性成分
　　C. RhD 抗原阴性红细胞不能满足供应，且输注红细胞是唯一选择时，在紧急挽救生命时，可考虑输注 ABO 同型或相容性的 RhD 抗原阳性红细胞
　　D. 若行相容性输血方案，输注前宜应用大剂量肾上腺皮质激素、静脉注射免疫球蛋白，输注过程中密切观察
　　答案：ABCD

5. 常用评估出血量的方法有（　　）
　　A. 经验目测法
　　B. 血红蛋白测定法
　　C. 称重法和容积法
　　D. 休克指数
　　E. AI 比色法
　　答案：ABCDE

6. 关于 Rh 阴性血型患者术中行洗涤回收式自体输血使用肝素，下列说法正确的是（　　）
　　A. 产妇为高凝人群，如果抗凝不足可导致微血栓，堵塞离心杯，进而影响血液回收率，因此进行血液回收时，需要足够的肝素进行抗凝
　　B. 自体血液回收时，肝素清除率大约为 97.5%
　　C. 经血液回收洗涤后回输的血液中肝素浓度为 0.3～0.5U/L，可对患者凝血造成影响
　　D. 有研究显示，产科大出血时肝素 10 000U/L 可对术野中的血液起到充分抗凝作用
　　答案：AB

7. 自体血与库存血相比,优点有哪些( )
   A. 自体血可以解决稀有血型缺乏的问题,降低医疗费用
   B. 自体血携氧能力更高
   C. 自体血变形性、聚集性更好,存活时间更长
   D. 自体血可以快速获得
   答案:ABCD

8. 下列措施中可以提高自体血回收率的是( )
   A. 使用两套吸引管路,减少回收血液中的羊水吸入,尽可能确保血液充分吸引
   B. 使用肝素水抗凝,正确配制肝素水,避免抗凝不足导致微血栓,堵塞离心杯,进而影响血液回收率
   C. 正确洗涤回收血液,回收血液与生理盐水的洗涤比例通常为1:7~1:8
   D. 为避免血液的浪费,可将手术台上未污染的吸血纱布、回收罐中的吸血海绵,以及未洗涤的残余血液等进行充分洗涤及再回收
   答案:ABCD

9. 母亲的静脉血与经过血液回收之后的血进行比较发现,以下哪项没有统计学差异?( )
   A. 胎儿血红蛋白
   B. 胎儿钾离子
   C. 胎儿板层小体
   D. 胎儿鳞状细胞以及细菌含量
   答案:ABCD

10. 剖宫产术中,主动核查隐性失血的关键节点包括( )
    A. 胎儿娩出后
    B. 胎盘娩出后
    C. 球囊阻断开放后
    D. 子宫缝合后
    E. 关腹前
    答案:ABCDE

11. 洞穿胎盘取胎容易形成隐匿出血,主要包括( )
    A. 吸引瓶中的血液
    B. 手术床铺巾垫单的浸湿
    C. 手术台上浸湿的纱布
    D. 阴道出血
    答案:BD

12. 大出血时,改善低蛋白血症可选的是( )
    A. 人血白蛋白
    B. 低分子右旋糖酐
    C. 新鲜冰冻血浆
    D. 20%甘露醇
    答案:AC

13. 术中能判断患者容量状态的是( )
    A. 术中根据血压、心率等判断
    B. 根据脉搏压变异度、SVV判断
    C. 根据超声心动图判断
    D. 根据出入量判断
    答案:ABCD

14. 产科隐性出血中识别困难的情况包括( )
    A. 软产道损伤
    B. 胎盘残留
    C. 双切口子宫内积血
    D. 腹腔内积血
    答案:ABCD

15. 产科隐性出血主要容易发生的部位是( )
    A. 阴道
    B. 宫腔内
    C. 腹腔内
    D. 腹膜后
    答案:ABC

16. 剖宫产全身麻醉气管插管后肌松药物残余的表现为( )
    A. 四个成串刺激<0.9
    B. 咽反射未恢复
    C. 上气道阻塞
    D. 呼气峰流量和功能残气量减少
    答案:ABCD

17. 当发生产科大出血时,关于麻醉人员的分工以下说法正确的是( )
    A. 至少需要熟练的麻醉医生3人
    B. 一人负责全局的指挥与治疗,同时给予药物和管理液体和血液制品的输注速度

C. 一人负责记录和治疗,在大出血救治中麻醉记录单非常重要,此人在做好各项记录的同时还要负责开具输液和输血的医嘱,以及血液制品的核对

D. 一人主要负责治疗,包括准备和给予各种抢救药物,管理自体血的回收与回输。有条件时血液回收最好由一个专人来独立管理

答案:ABCD

18. 腹主动脉球囊阻断期间的病理生理变化包括( )

A. 阻断平面以下组织缺血缺氧

B. 乳酸堆积

C. 代谢性酸中毒

D. 高钾血症

答案:ABCD

19. 在评估全麻后患者的通气功能是否恢复良好中,患者应能够在低水平呼吸支持甚至完全的自主呼吸状态下维持良好的通气和足够的氧合,包括( )

A. 呼吸频率<30 次/min

B. 最大吸气压力<−20cmH$_2$O

C. 肺活量>15ml/kg

D. 潮气量>6ml/kg

答案:ABCD

20. 骨髓腔输液技术常见的并发症包括( )

A. 液体外渗

B. 感染

C. 误入关节腔

D. 脂肪栓塞

答案:ABCD

21. 产科大出血患者是否需行中心静脉穿刺,主要评估的是( )

A. 是否有必要行中心静脉穿刺

B. 是否存在禁忌证

C. 穿刺条件

D. 设备条件

答案:ABCD

22. 对于大出血后静脉通道开通困难的患者,应该遵循的抢救原则是( )

A. 治疗措施大于监测措施

B. 监测措施大于治疗措施

C. 优先采用治疗手段

D. 优先采用监测手段

答案:AC

23. 对于静脉开通困难的患者救治,注意事项包括( )

A. 一方面启动大出血三级预警,呼叫外援

B. 另一方面立即由熟练巡回护士全力建立更多的静脉通道

C. 对于静脉内大量静脉窦或静脉塌陷导致通道建立困难的患者,可以不严格遵循 2~3 条大口径静脉通道的抢救原则

D. 如遇外周静脉穿刺困难时,推荐可先建立骨髓腔内通路,待病情稳定后建立中心静脉通路

答案:ABCD

24. 对突发产科大出血患者的术前评估,除常规评估外,还应包括( )

A. 循环容量

B. 凝血功能

C. 内环境

D. 抢救措施和救治条件

答案:ABCD

25. 在处理外周静脉开通困难的问题时,可尝试考虑的是( )

A. 使用超声引导技术

B. 考虑中心静脉通路

C. 寻求专业帮助,必要时可行外科静脉切开

D. 可考虑使用骨髓腔输液技术

答案:ABCD

26. 骨髓腔输液技术的特点是( )

A. 通路建立快速便捷

B. 操作安全

C. 补液口径大

D. 拔针方便

答案:ABCD

27. 产科出血特点包括（    ）
    A. 出血途径多样
    B. 出血时机多样
    C. 出血部位多样
    D. 出血组成多样
    答案：ABCD

28. 临床实践中常用的出血量评估方法有（    ）
    A. 称重法
    B. 容量法
    C. 目测法
    D. 休克指数法
    E. 血红蛋白水平测定法
    答案：ABCDE

29. 称重法可以应用的领域是（    ）
    A. 吸引瓶
    B. 纱布、会阴垫
    C. 手术铺巾
    D. 遗漏的其他部位出血
    E. 自体血回收储血罐称重
    答案：ABCDE

30. 产科血液回收加强抗凝的方法有（    ）
    A. 提高抗凝液的浓度
    B. 加大抗凝液的容量
    C. 出血停止后，继续使用肝素抗凝液冲洗储血罐并延长静止等待时间
    D. 尽可能收集各种途径的出血
    答案：ABCD

31. 可预期的产科大出血患者，如果选择椎管内麻醉可能存在的风险是（    ）
    A. 增加有效循环血容量不足的风险
    B. 麻醉操作显效时间更长，实施麻醉过程中出血量进一步增加
    C. 椎管内麻醉的效果和维持时间不能保证，不能满足手术需求
    D. 随着出血量增多可能出现凝血功能障碍，导致椎管内硬膜外血肿风险
    答案：ABCD

32. 产科大出血患者首选全身麻醉的适应证包括（    ）
    A. 患者存在椎管内麻醉禁忌证
    B. 患者存在明确的出血表现且血流动力学不稳定
    C. 当前出血量大且出血速度快，需要迅速实施麻醉
    D. 可预期的术中大出血或子宫切除
    答案：ABCD

33. 产科出血患者首选椎管内麻醉的适应证有（    ）
    A. 没有椎管内麻醉的禁忌证
    B. 血流动力学稳定
    C. 母体和胎儿情况都比较平稳，非紧急状态
    D. 患者出现产后大出血的风险比较低
    答案：ABCD

34. 产后活动性出血期间患者监测包括（    ）
    A. 常规监测
    B. 有创血流动力学监测
    C. 连续动态监测血常规和凝血功能
    D. 血气分析
    答案：ABCD

35. 产科出血患者椎管内麻醉转为全身麻醉的适应证为（    ）
    A. 术中出现了不可预测的大出血，且预计短时间内无法有效止血
    B. 产妇精神紧张，要求全身麻醉
    C. 为减少全麻醉药物对新生儿的影响，可先使用椎管内麻醉，待胎儿娩出后视情况改为全身麻醉
    D. 探查腹腔时内脏牵拉痛明显
    答案：AC

36. 关于产科大出血患者的有创血流动力学监测，以下说法正确的是（    ）
    A. 产后活动性出血期间宜常规进行有创动脉监测
    B. 预计大出血或者已经存在大出血的产妇，可建立深静脉导管监测中心静脉压
    C. 术中发生大出血时，中心静脉穿刺有利于评估血容量和快速输液

D. 中心静脉压和血容量的相关性高,对指导
输液治疗有明显益处

答案:ABC

37. 对于产科大出血患者,药物准备包括(　)

A. 除准备常规的麻醉药物外,还应准备针对
大出血治疗的药物

B. 最常用的为血管活性药物和止血药物,如
纤维蛋白原浓缩物、凝血酶原复合物、氨甲
环酸、钙剂等

C. 其他需要准备的药物包括呋塞米、碳酸氢
钠、止吐药、白蛋白、胰岛素等

D. 如果有条件,可以准备大出血救治常用的
药物和液体的应急箱或应急车

答案:ABCD

38. 血液回收时,经过负压加压的白细胞过滤器,
可能引起浓度上升的物质是(　)

A. IL-6

B. IL-8

C. TNF-α

D. 缓激肽

答案:ACD

39. 自体血回输的三种方式包括(　)

A. 储存式自体输血

B. 稀释性自身输血

C. 洗涤回收式自体输血

D. 浓缩性自身输血

答案:ABC

40. 术中洗涤回收式自体输血是产科大出血患者
常用的输血方式,术中包括的步骤是(　)

A. 血液收集

B. 离心、洗涤

C. 血液浓缩

D. 血液回输

答案:ABCD

41. 产科大出血患者麻醉记录单的作用包括(　)

A. 临床抢救工作过程的真实反映

B. 产科大出血患者教学提高的重要工具

C. 产科大出血救治科学研究的珍贵资料

D. 可能成为法律上进行裁决的重要依据

答案:ABCD

42. 某患者诊断为胎盘早剥,入手术室前进行了凝
血功能检查。患者进入手术室后,医生接到了
凝血功能危急值报告。麻醉记录单上则应记
录的内容是(　)

A. 凝血功能结果

B. PT、APTT 明显延长

C. 纤维蛋白原含量

D. 立即输入纤维蛋白原浓缩物,血浆等治疗措施

答案:ABCD

43. 在产科大出血时,麻醉应记录静脉通道建立的
情况,包括(　)

A. 静脉通道的型号

B. 静脉通道的数量

C. 静脉通道的通畅程度

D. 是否使用高流量加温输液系统

答案:ABCD

44. 某患者诊断为凶险性前置胎盘、胎盘置入,行剖
宫产术。麻醉记录单中应记录的项目是(　)

A. 有创血压、血气分析

B. 自体血液回收

C. 体外加温、血液加温

D. 动脉置管

答案:ABCD

45. 麻醉记录单中,对于产科大出血中的特殊情况
与处理,应包括的内容是(　)

A. 麻醉方式改变的原因

B. 过敏反应

C. 异常大量出血

D. 肺水肿

答案:ABCD

46. 产科大出血术中,麻醉记录单应实时记录(　)

A. 出血量

B. 尿量

C. 液体输注量

D. 自体血回输量

答案:ABCD

47. 患者诊断为凶险性前置胎盘,胎盘植入,行剖宫产术。麻醉记录单中,除记录麻醉药物外,还应记录的内容是(　)
    A. 去甲肾上腺素 0.4mg/h 持续泵注
    B. 葡萄糖酸钙 1g 滴注
    C. 纤维蛋白原浓缩物 4g 静脉滴注
    D. 地塞米松 10mg 静脉推注
    答案:ABCD

48. 患者诊断为凶险性前置胎盘,胎盘植入,行剖宫产术。以下内容可在麻醉记录单中记录的是(　)
    A. 术前出血量
    B. 切除子宫前失血量,尿量
    C. 子宫切除完成总出血量,尿量
    D. 术中总失血量,尿量
    答案:ABCD

49. 患者诊断为凶险性前置胎盘,胎盘植入,行剖宫产术。手术结束后对麻醉管理过程,尤其是容量管理进行了总结,以下内容可在麻醉记录单中记录的是(　)。
    A. 术中出血总量
    B. 平衡液输入量,人工胶体液输入量
    C. 自体血液回输量和血液制品输入量
    D. 尿量
    答案:ABCD

50. 某患者诊断为中央性前置胎盘伴胎盘植入,行剖宫产术。手术结束后,以下内容可在麻醉记录单中记录的是(　)
    A. 患者的去向
    B. 患者出室的生命体征
    C. 是否带着气管导管
    D. 是否合并贫血、凝血功能异常
    答案:ABCD

51. 以下内容属于产后出血阶段式处理目标的是(　)
    A. MAP>60mmHg
    B. Hb>80g/L
    C. PLTs>50×10⁹/L
    D. 血浆纤维蛋白原≥200mg/dl

E. PT、APTT 和 INR<1.5 倍正常值
F. 纠正酸中毒(-6mmol/L<BE<+6mmol/L)
G. 体温≥36℃
H. 血清钙>1.13mmol/L
答案:ABCDEFG

52. 双侧髂内动脉球囊可以阻断的血管包括(　)
    A. 子宫动脉
    B. 阴部内动脉
    C. 卵巢动脉
    D. 子宫圆韧带动脉
    答案:AB

53. 对于术前合并贫血的凶险性前置胎盘的患者,剖宫产术中错误的做法包括(　)
    A. 术中仅需要洗涤回收式自体输血就能维持血红蛋白水平
    B. 术中大出血时应等血常规检查回示后再取异体血
    C. 对于预计术中大出血的患者,手术开始前就取回血液制品备用
    D. 急性大出血时不必等待血常规结果,应及早输入异体血
    答案:AB

## 三、判断题(共 36 题)

1. 对可预期的产科大出血患者采用腰硬联合麻醉时不置入硬膜外导管,可以减少椎管内出血和血肿的风险,但是随着时间延长椎管效果可能不能满足手术需求。(　)
   答案:正确

2. 对于产科大出血已经置入硬膜外导管的患者,只能在凝血功能恢复正常后才能拔出硬膜外导管。(　)
   答案:正确

3. 产科大出血患者全身麻醉与椎管内麻醉相比,如果全身麻醉药物种类和剂量选择得当则对循环的影响较小,蛛网膜下腔阻滞容易引起低血压。(　)
   答案:正确

4. 实验室检测的血红蛋白水平在任何时候都能正确反映机体的实际出血情况。（　　）

答案：错误

5. 对于产科大出血患者，除准备常规的麻醉药物外，还应准备针对大出血治疗的药物。（　　）

答案：正确

6. 普通手术患者常使用 14G 留置针，而产科大出血患者最常用 16G 和 18G 的留置针。（　　）

答案：错误

7. 在严重产后出血期间宜动态监测血乳酸和混合静脉氧饱和度，并结合血红蛋白评估组织灌注。（　　）

答案：正确

8. 血液回收在产科应用并不增加羊水栓塞的风险，不用尽可能避免羊水成分和胎儿成分进入母体循环。（　　）

答案：错误

9. 自体血回输时，使用白细胞滤过器可以进行加压输注。（　　）

答案：错误

10. 母亲为 RhD 抗原阴性血型，是使用自体血液回收的禁忌证。（　　）

答案：错误

11. 患者进入休克状态，首要目标是抢救和治疗休克，不具备条件时，对失血量的准确评估可暂缓。（　　）

答案：正确

12. 在产后出血的患者中，任何在胎盘娩出后收集到的液体，应被认为是血液而不是羊水。（　　）

答案：正确

13. 产科患者循环系统最主要特点是血容量增加和外周血管阻力下降，对早期血容量的减少很敏感。（　　）

答案：错误

14. 产科患者急性出血，血红蛋白和血细胞的变化可以反映患者的出血量。（　　）

答案：错误

15. 目前没有一种方法可以准确评估所有产科患者的出血量，临床上要联合采用多种评估方法综合考虑。（　　）

答案：正确

16. 在麻醉临床工作中，完成准确且完整的麻醉记录单非常重要。（　　）

答案：正确

17. 患者术前的出血量和进入手术室的情况无需记录。（　　）

答案：错误

18. 在产科大出血时，静脉通道的建立是生命线。（　　）

答案：正确

19. 产科大出血患者麻醉记录单上应该记录所有采用的救治措施及措施实施的时间。（　　）

答案：正确

20. 在麻醉记录单中，除详尽地记录麻醉药物外，还应记录特殊的药物治疗。（　　）

答案：正确

21. 产科大出血时，任何非麻醉医生给予的医嘱均可以不记录在麻醉记录单上。（　　）

答案：错误

22. 如果在手术中进行了髂内动脉或腹主动脉的暂时性阻断，则应该在麻醉记录单中记录动脉阻断和开放时间。（　　）

答案：正确

23. 产科大出血中往往需要实验室检查，实验室检查的时间和结果不需要在麻醉记录单中进行记录。（　　）

答案：错误

24. 产科大出血手术中的特殊情况与处理是麻醉记录单记录的重点。（ ）

答案：正确

25. 关于产科大出血，一份详细且准确的麻醉记录单对于医疗、教学和科研工作来说，都是非常重要。（ ）

答案：正确

26. 对于无心脏基础疾患的年轻女性患者，如果在产后出现了休克指数升高应优先考虑存在大出血的可能性。（ ）

答案：正确

27. 对于产科大出血患者出血量的评估，不应该影响患者抢救流程的实施。（ ）

答案：正确

28. 产妇，31 岁，诊断"边缘性前置胎盘；瘢痕子宫；$G_3P_1$，$37^{+1}$ 周宫内孕，头位单活胎待产"。上次剖宫产术中曾发生术中大出血，该产妇的产后出血风险评估为高风险。（ ）

答案：正确

29. 产妇，29 岁，诊断"瘢痕子宫；$G_2P_1$ $35^{+6}$；双绒毛膜囊双羊膜囊双胎妊娠"。该产妇的产后出血风险评估为中风险。（ ）

答案：错误

30. 为了减少术中出血，腹主动脉球囊阻断的时间应该尽量延长。（ ）

答案：正确

31. 对于行腹主动脉球囊阻断的患者，应该警惕血钾上升速度过快并严密监测血钾变化。（ ）

答案：正确

32. 双侧髂内动脉球囊阻断可阻断全部子宫血流，良好地控制剖宫产术中出血。（ ）

答案：错误

33. 双侧髂总动脉球囊阻断控制术中出血的效果优于髂内动脉球囊阻断。（ ）

答案：正确

34. 休克指数可以实时正确反映机体的出血量。（ ）

答案：错误

35. 为了及时发现产科隐性出血，主动核查经阴道出血至关重要。（ ）

答案：正确

36. 休克指数没有明显变化时，代表患者没有明显出血。（ ）

答案：错误

（周文琴　尚玉超　李淑英）

# 第十六章

# 产科大出血患者内环境管理

1. 关于内环境酸碱平衡失调和容量补充的关系，以下说法正确的是（　　）

    A. 酸碱平衡紊乱在大出血患者中不常发生

    B. 酸碱平衡紊乱与容量和微循环灌注之间没有直接关系

    C. 只要容量充足，大出血就不会导致酸碱平衡紊乱

    D. 容量充足的情况下，酸碱平衡紊乱出现的时间比较晚，且紊乱程度较轻

    答案：D

2. 大出血早期合理的容量复苏对酸碱平衡的影响，正确的是（　　）

    A. 对稳定内环境至关重要

    B. 对凝血功能的纠正有积极作用

    C. 维持循环的稳定

    D. 以上均对

    答案：D

3. 大出血导致的失血性休克对机体最严重的影响是（　　）

    A. 贫血

    B. 血压下降

    C. 微循环的灌注障碍，引起重要器官的功能损害

    D. 感染

    答案：C

4. 大出血引起的机体反应变化，以下正确的是（　　）

    A. 为防止缺氧，红细胞携氧能力增加

    B. 微循环的灌注障碍使组织缺氧，无氧代谢增加，进而导致乳酸生成增加

    C. 血液中和肺泡中的氧气弥散增加

    D. 肝肾功能代谢乳酸能力增强

    答案：B

5. 乳酸在正常情况下主要由哪种器官代谢（　　）

    A. 肾脏

    B. 肝脏

    C. 肺

    D. 肠道

    答案：B

6. 乳酸生成增多主要是由于以下哪种物质的代谢障碍（　　）

    A. ATP

    B. 脂肪酸

    C. 氨基酸

    D. 糖原

    答案：C

7. 以下不属于乳酸性酸中毒病因的是（　　）

    A. 糖尿病患者血糖控制不佳

    B. 先天性无氧代谢酶缺乏

    C. 重要脏器如肝肾功能或心脏功能不全

    D. 大量服用苯乙双胍或一氧化碳中毒，儿茶酚胺和乳糖过量

    答案：B

8. 不属于乳酸性酸中毒诊断标准的是（　　）

    A. 动脉血 pH 值 < 7.35

    B. 动脉血 pH 值 < 7.0

    C. 血乳酸 > 5mmol/L

    D. 伴有 $HCO_3^-$ 降低、血糖升高或 $K^+$ 浓度增高

    答案：B

9. 动脉血乳酸值反映了机体正常的组织灌注,乳酸水平也是危重患者疾病严重程度的重要判断指标,在大出血时乳酸值小于( ),表示组织灌注正常。
　　A. 2mmol/L
　　B. 4mmol/L
　　C. 6mmol/L
　　D. 8mmol/L
　　答案:A

10. 乳酸酸中毒时 pH 值降低,氧解离曲线( ),血红蛋白和氧气的亲和力( )
　　A. 右移,降低
　　B. 左移,降低
　　C. 右移,升高
　　D. 左移,升高
　　答案:A

11. 关于酸中毒对血管的影响,以下说法正确的是( )
　　A. 肺动脉舒张,肺血流增多
　　B. 冠状动脉舒张,保证心脏供血增加
　　C. 中枢神经系统中脑血管扩张,脑血流量增加
　　D. 微循环系统中,酸中毒导致毛细血管前括约肌松弛、扩张,对儿茶酚胺反应性增加
　　答案:C

12. 关于维持产科大出血患者内环境稳定,尤其是避免酸中毒的关键措施,说法错误的是( )
　　A. 早期有效的容量复苏,可以维持血流动力学的稳定
　　B. 准确及时的评估出血量
　　C. 输入准确容量的血液制品和液体
　　D. 尽早使用碳酸氢钠纠正酸中毒
　　答案:D

13. 在纠正产科大出血容量时醋酸缓冲体系优于乳酸缓冲系统,是因为( )
　　A. 大出血或肝肾功能障碍的患者大量输入乳酸液可能导致高乳酸血症
　　B. 醋酸缓冲体系也依赖肝肾代谢
　　C. 醋酸缓冲体系酸碱缓冲能力优于乳酸缓冲系统

　　D. 以上均正确
　　答案:A

14. 关于动脉血气分析结果可以了解患者指标的变化,下列说法错误的是( )
　　A. 氧分压,二氧化碳分压
　　B. 血红蛋白浓度
　　C. 氧合指数
　　D. 肝脏功能
　　答案:D

15. 动脉血血气分析结果和静脉血血气分析结果差别最大的指标可能是( )
　　A. 血红蛋白浓度
　　B. 钾离子浓度
　　C. 氧分压
　　D. 二氧化碳分压
　　答案:C

16. 对于无肺部基础疾病的患者,$PetCO_2$ 与 $PaCO_2$ 的差值正确的是( )
　　A. 几乎无差别
　　B. 5～10mmHg
　　C. 10～15mmHg
　　D. 以上均不正确
　　答案:B

17. 低体温对产科大出血患者的影响,不包括( )
　　A. 影响凝血因子和血小板功能
　　B. 减少皮肤血流和氧供,影响外周循环灌注
　　C. 体温降低可以降低细胞耗氧,对患者大出血救治有利
　　D. 损害机体免疫功能,导致感染率增加,影响术后康复
　　答案:C

18. 可使氧解离曲线右移的原因不包括( )
　　A. pH 值升高
　　B. $PaCO_2$ 增加
　　C. 2,3-DPG 浓度增加
　　D. 温度上升
　　答案:A

19. 对于健康成年人,动脉血氧分压的正常值是(　)
    A. 70～80mmHg
    B. 80～100mmHg
    C. 80～90mmHg
    D. 60～80mmHg
    答案:B

20. 在吸空气的情况下,当动脉血气分析结果显示 $PaCO_2$ 为 62mmHg 时,最可能的氧饱和度是(　)
    A. 100%
    B. 90%
    C. 80%
    D. 60%
    答案:B

21. 欲行血气分析,关于血液标本,说法不正确的是(　)
    A. 只要密闭保存,可以不必立即检验
    B. 需使用抗凝采血管
    C. 需采集动脉血
    D. 最常采集桡动脉血
    答案:A

22. 诊断Ⅰ型呼吸衰竭最重要的指标是(　)
    A. pH 值＜7.2
    B. 二氧化碳分压＞50mmHg
    C. 氧分压＜60mmHg
    D. BE＜-3mmol/L
    答案:C

23. 关于血气分析中酸碱平衡指标的说法,不正确的是(　)
    A. 呼吸性酸碱平衡的指标有 pH 值、$PaCO_2$、$HCO_3^-$
    B. 反映代谢性酸碱平衡的指标有 pH 值、$HCO_3^-$、BE 和乳酸(Lac)
    C. 呼吸性酸碱平衡紊乱可以通过调节呼吸模式和参数进行调节
    D. 代谢性酸碱平衡紊乱的治疗首先要去除导致代谢紊乱的病因
    答案:A

24. 妊娠晚期孕妇呼吸的变化说法,不正确的是(　)
    A. 妊娠晚期孕妇以胸式呼吸为主
    B. 潮气量减小明显,呼吸频率亦增快
    C. 功能残气量降低,氧储备能力降低
    D. 整体呈过度通气状态
    答案:B

25. 关于妊娠晚期孕妇循环的变化,说法不正确的是(　)
    A. 血容量增加明显,心率变快
    B. 妊娠晚期心排血量增加
    C. 孕晚期孕妇基础代谢率增加
    D. 中心静脉压升高
    答案:D

26. 临床上所观察到孕晚期病例的血气分析结果说法正确的是(　)
    A. 表现为明显的过度通气
    B. 正常 $HCO_3^-$ 和 BE 数值
    C. 大部分妊娠晚期孕妇动脉血 pH 值 7.21～7.35
    D. 大部分孕晚期孕妇 BE 值＞-3mmol/L
    答案:A

27. 动脉血气分析示 pH 值 7.30,$PaCO_2$ 35mmHg,BE 为 -6mmol/L,该患者为(　)
    A. 呼吸性酸中毒,代偿期
    B. 代谢性酸中毒,代偿期
    C. 呼吸性碱中毒,失代偿期
    D. 代谢性酸中毒,失代偿期
    答案:D

28. 妊娠晚期血气状态的特点,不正确的是(　)
    A. 气管插管全身麻醉术中机械性通气时,如果纠正了过度通气状态后,会失去呼吸对代谢性酸中毒的代偿作用,从而表现出 pH 值迅速下降
    B. 在全麻苏醒后,患者呼吸功能恢复后仍可恢复到通过过度通气来代偿,以维持 pH 值在相对正常的状态
    C. 产妇术中若发生大出血,出现更严重的代谢性酸中毒风险增加

D. 全麻气管插管后,孕妇的 $PetCO_2$ 与非妊娠患者无异

答案：D

29. 关于大出血患者血气中电解质变化说法,不正确的是（　）

A. 最常见的电解质紊乱为低钙血症和高钾血症

B. 低钙血症的病因包括大出血丢失、凝血级联反应异常激活或 DIC 后大量消耗

C. 大出血后使用碳酸氢钠溶液纠正酸中毒,易导致血钾升高

D. 大量输入库存血会导致外源性钾离子输入增加,导致血钾升高

答案：C

30. 正常人体核心体温为（　）

A. 35.5～36.5℃

B. 36.5～37.5℃

C. 37.5～38.5℃

D. 34.5～35.5℃

答案：B

31. 剖宫产围手术期低体温的定义是（　）

A. 围手术期由于各种原因导致机体核心体温低于 36℃ 的现象

B. 围手术期由于各种原因导致机体核心体温低于 35℃ 的现象

C. 围手术期由于各种原因导致机体核心体温低于 34℃ 的现象

D. 围手术期由于各种原因导致机体核心体温低于 37℃ 的现象

答案：A

32. 关于产科大出血术中低体温对产妇的危害叙述,以下不正确的是（　）

A. 血清钾降低

B. 心室颤动

C. 碱中毒

D. DIC

答案：C

33. 以下可使全身血管扩张引起低体温发生率最高的麻醉方式是（　）

A. 全身麻醉

B. 椎管内麻醉

C. 全身麻醉＋椎管内麻醉

D. 区域麻醉

答案：C

34. 一般情况下,中心-体表温度差为（　）

A. 0～1℃

B. 1～2℃

C. 2～4℃

D. 4～6℃

答案：C

35. 对于产科大出血发生低体温,可诱发心室颤动的温度区间为（　）

A. ＜36.0℃

B. 34～36℃

C. 32～34℃

D. ≤32℃

答案：C

36. 对于产科大出血发生低体温,可诱发心脏停搏的温度区间为（　）

A. ＜36.0℃

B. 34～36℃

C. 32～34℃

D. ≤32℃

答案：D

37. 关于剖宫产围手术期低体温的危险因素说法,以下不正确的是（　）

A. ASA 分级越高,低体温发生风险越高

B. 椎管内麻醉较全麻低体温发生率高

C. 环境温度低于 23℃ 者发生低体温的风险大

D. 麻醉时间超过 2 小时低体温发生率高

答案：B

38. 全身麻醉后出现低体温的相关机制中属于第一时相的变化是（　）

A. 外周血管扩张

B. 内源性血管收缩

C. 体温缓慢线性下降

D. 机体丢失大量热量, 超过机体产热

答案: A

39. 全身麻醉后出现低体温的相关机制中属于第二时相的变化是( )

A. 外周血管扩张

B. 内源性血管收缩

C. 核心体温达到动态平衡

D. 机体丢失大量热量, 超过机体产热

答案: D

40. 全身麻醉后出现低体温的相关机制中属于第三时相的变化是( )

A. 外周血管扩张

B. 内源性血管收缩

C. 体温缓慢线性下降

D. 机体丢失大量热量, 超过机体产热

答案: B

41. 全麻联合区域阻滞患者术后体温恢复通常需要多长时间( )

A. 0.5~1 小时

B. 1~2 小时

C. 2~5 小时

D. 5~8 小时

答案: C

42. 椎管内麻醉后常出现散热增加导致的寒战反应, 主要原因为( )

A. 大面积皮肤血管扩张, 寒战阈值下降

B. 核心室温度再分布

C. 失热 > 产热

D. 核心室温度下降

答案: A

43. 成人静脉每输入 1 000ml 常温液体或 200ml 4℃ 血液, 核心体温降低( )

A. 0.25℃

B. 0.5℃

C. 0.75℃

D. 1℃

答案: A

44. 关于围手术期低体温对机体的危害, 以下叙述不正确的是( )

A. 凝血功能下降

B. 免疫力下降

C. 心肌缺血

D. 增强血小板黏附功能

答案: D

45. 以下不属于产科大出血患者"致死三联症"的是( )

A. 凝血功能障碍

B. 低体温

C. 心搏骤停

D. 酸中毒

答案: C

46. 围手术期低体温对产科患者影响最大的是( )

A. 心律失常

B. 出血量增加

C. 酸碱平衡紊乱

D. 剖宫产切口感染

答案: B

47. 急性高钾血症是指血清钾在短时间内超过( )

A. 4.5mmol/L

B. 5.0mmol/L

C. 5.5mmol/L

D. 6.0mmol/L

答案: C

48. 以下不是产科大出血产生高钾血症原因的是( )

A. 输入大量异体血

B. 合并糖尿病

C. 腹主动脉球囊阻断

D. 碱中毒

答案: D

49. 以下产生高钾血症的原因中正确的是( )

A. 醛固酮水平升高

B. 抗利尿激素分泌减少

C. 使用琥珀胆碱

D. pH 值升高

答案: C

50. 当血钾 7.0～9.0mmol/L 时，不会出现的是（　　）
    A. 心脏收缩力减弱，心脏停搏
    B. 窦性心动过缓、传导阻滞
    C. 呼吸衰竭
    D. 肌肉颤动和肌痛
    答案；D

51. 关于高钾血症的危害，以下不包括的是（　　）
    A. 影响细胞膜的静息电位
    B. 使心肌的传导性、自律性和收缩力降低
    C. 代谢性酸中毒和高钠血症
    D. 患者亢奋，情绪激动
    答案：D

52. 以下哪项不属于钾离子释放增加（　　）
    A. 溶血
    B. 烧伤
    C. 洋地黄中毒
    D. 糖尿病
    答案：D

53. 以下哪项属于钾离子释放增加（　　）
    A. 高强度运动
    B. 糖尿病
    C. 输入大量库存血
    D. 急性肾功能不全
    答案：A

54. 健康成人体内含钾总量为 50～55mmol/kg，细胞内液及细胞外液钾离子浓度分别为（　　）
    A. 130～150mmol/L，3.5～5.5mmol/L
    B. 140～160mmol/L，3.5～5.5mmol/L
    C. 140～160mmol/L，3.0～5.0mmol/L
    D. 150～170mmol/L，4.5～6.0mmol/L
    答案：B

55. 体内钾离子异常分布原因，不包括的是（　　）
    A. 儿茶酚胺药物可兴奋 β 受体降低血钾，兴奋 α 受体升高血钾
    B. pH 值每升高或降低 0.1，血清钾浓度将降低或升高 0.6mmol/L
    C. 胰岛素使糖原合成增加，钾离子进入细胞内，血钾降低

    D. 大量输入库存血
    答案：D

56. 以下药物中不会引起血钾浓度发生变化的是（　　）
    A. 氯苯蝶啶
    B. 螺内酯
    C. 胰岛素
    D. 维库溴铵
    答案：D

57. 以下说法不正确的是（　　）
    A. 钙剂不能促进细胞外钾向细胞内转移或排出
    B. 葡萄糖酸钙对静脉刺激性较小，可使用外周静脉注射，而氯化钙大剂量注射时可能引起组织坏死，因此需使用中心静脉滴注
    C. 静脉滴注胰岛素和葡萄糖可以通过稳定细胞膜从而降低血钾浓度
    D. 在使用洋地黄类制剂的患者中应谨慎使用钙剂，因高钙血症可能加重对心肌的毒性作用
    答案：C

58. 高钾血症对细胞膜静息电位的影响是（　　）
    A. 静息膜电位负值增大
    B. 静息膜电位正值减小
    C. 静息膜电位负值减小
    D. 静息膜电位正值增大
    答案：C

59. 机体排钾的主要器官是（　　）
    A. 胃
    B. 皮肤
    C. 肾
    D. 肝脏
    答案：C

60. 高钾血症的心电图特征为（　　）
    A. T 波低平增宽，V 波明显
    B. P-R 间期和 Q-T 间期延长
    C. T 波高耸，Q-T 间期缩短
    D. P 波狭窄高尖，R 波低平
    E. S-T 段压低，QRS 复合波变窄
    答案：C

61. 高钾血症时可使酸碱平衡状况出现（　　）
    A. 细胞内外均酸中毒
    B. 细胞内外均碱中毒
    C. 细胞内碱中毒，细胞外酸中毒
    D. 细胞内酸中毒，细胞外碱中毒
    答案：C

62. 关于剖宫产大出血高钾血症的叙述，以下不正确的是（　　）
    A. 呋塞米在肾小管髓袢升支粗段选择性阻断 $Na^+$-$K^+$-$2Cl^-$ 共同转运体，抑制 NaCl 和 $K^+$ 重吸收，促进肾脏排泄
    B. 沙丁胺醇能够增强钠钾 ATP 酶活性并促进胰岛素释放，有利于钾离子向细胞内转移
    C. 静脉滴注胰岛素和葡萄糖可以增强钠钾 ATP 酶活性，通过促进钾离子向细胞内转运
    D. 静脉注射碳酸氢钠，通过增强钠钾 ATP 酶活性，促进钾离子进入细胞内
    答案：D

63. 不同程度的高钾血症产生的心电图变化，正确的是（　　）
    A. ＞5.5mmol/L，T 波高耸，QT 间期缩短
    B. ＞6.5mmol/L，ST 段抬高
    C. ＞7.0mmol/L，PR 间期缩短
    D. ＞8.5mmol/L，QRS 波群明显宽钝
    答案：A

64. 正常成人血清钾浓度为（　　）
    A. 1.0～2.5mmol/L
    B. 2.0～3.0mmol/L
    C. 2.5～3.5mmol/L
    D. 3.5～5.5mmol/L
    E. 5.0～6.5mmol/L
    答案：D

65. 高钾血症时随着血清钾浓度的增高神经肌肉的兴奋性变化为（　　）
    A. 先增高后降低
    B. 先降低后增高
    C. 增高
    D. 降低

E. 保持不变
    答案：A

66. 输入大量库存过久的血液可导致（　　）
    A. 高钠血症
    B. 低钠血症
    C. 低钾血症
    D. 高钾血症
    E. 低镁血症
    答案：D

67. 以下哪项内容不属于产后出血阶段式处理中内环境管理的目标（　　）
    A. 纠正酸中毒（－6mmol/L＜BE＜＋6mmol/L）
    B. 体温≥36℃
    C. 血糖＜6.1mmol/L
    D. 血清钙＞1.13mmol/L
    答案：C

68. 产科大出血中常见的内环境紊乱，不包括的改变是（　　）
    A. 高血钾
    B. 低血糖
    C. 低血钙
    D. 低体温
    答案：B

69. 高钾血症对机体的最大危害是（　　）
    A. 低血糖
    B. 心肌收缩性降低
    C. 骨骼肌麻痹
    D. 酸中毒
    E. 心室纤颤和停跳
    答案：E

70. 高钾血症最有效的降钾方法是（　　）
    A. 血液透析
    B. 腹膜透析
    C. 直肠透析
    D. 静脉输液
    E. 利尿
    答案：A

71. 下列不是高钾血症病因的是（ ）
    A. 醛固酮缺乏
    B. 急性肾功能衰竭
    C. 输入大量库存血
    D. 缺氧
    E. 慢性肾功能衰竭患者长期服用螺内酯进行利尿
    答案：D

72. 对于高钾血症的立即处理，以下措施中应首选的是（ ）
    A. 静脉注射快速作用的降钾药物
    B. 给予钙剂
    C. 行肾透析
    D. 增强心力和心律的支持治疗
    E. 给予葡萄糖胰岛素
    答案：B

73. 妊娠期糖尿病患者血糖控制目标是（ ）
    A. 餐前及空腹血糖 <4.6mmol/L，餐后 1 小时血糖 <10.8mmol/L，餐后 2 小时血糖 <8.7mmol/L，夜间避免血糖 <5.3mmol/L
    B. 餐前及空腹血糖 <5.3mmol/L，餐后 1 小时血糖 <7.8mmol/L，餐后 2 小时血糖 <6.7mmol/L，夜间避免血糖 <3.3mmol/L
    C. 餐前及空腹血糖 <5.3mmol/L，餐后 1 小时血糖 <10.8mmol/L，餐后 2 小时血糖 <6.7mmol/L，夜间避免血糖 <4.3mmol/L
    D. 餐前及空腹血糖 <5.3mmol/L，餐后 1 小时血糖 <7.8mmol/L，餐后 2 小时血糖 <8.7mmol/L，夜间避免血糖 <4.3mmol/L
    答案：B

74. 《围术期血糖管理专家共识（2021 版）》推荐围手术期血糖控制的范围是（ ）
    A. 7.8～10.0mmol/L
    B. 6.8～10.0mmol/L
    C. 7.8～12.0mmol/L
    D. 5.8～12.0mmol/L
    答案：A

75. 以下哪项不是应激性高血糖的处理原则（ ）
    A. 改善组织氧合，避免氧代谢异常，避免血红蛋白过低

B. 纠正酸碱平衡紊乱
    C. 维持循环，保证重要脏器灌注
    D. 维持亚低温
    答案：D

76. 关于胰岛素治疗围手术期高血糖，以下错误的是（ ）
    A. 首选静脉注射胰岛素治疗
    B. 当血糖水平为 13.9～16.6mmol/L 时，胰岛素推荐剂量为 4IU 静脉注射后 2IU/h 输注
    C. 当血糖水平为 >16.6mmol/L 时，胰岛素推荐剂量为 4IU 静脉注射后 2IU/h 输注
    D. 降糖治疗强调平稳降糖，避免血糖水平大幅度的波动，同时预防低血糖
    答案：C

77. 患者出现高血糖合并高血钾时，以下说法正确的是（ ）
    A. 若患者高血钾合并血糖正常，按照胰岛素与葡萄糖 1：2 的比例进行输注
    B. 若患者高血钾合并高血糖，可以按高血糖患者胰岛素的处理原则进行降糖、降钾
    C. 若患者高血钾合并低血糖，应谨慎使用胰岛素降钾，胰岛素应在输注葡萄糖前使用或降低糖的配制比例
    D. 若患者高血糖合并低钾血症，应先胰岛素降糖后再补钾，或者使用胰岛素降糖的同时补钾
    答案：B

78. 正常人体血液 pH 值是多少（ ）
    A. 7.25～7.35
    B. 7.30～7.40
    C. 7.35～7.45
    D. 7.45～7.55
    答案：C

79. 正常人体动脉血 $PaCO_2$ 是多少（ ）
    A. 25～35mmHg
    B. 35～45mmHg
    C. 40～50mmHg
    D. 45～55mmHg
    答案：B

80. 正常人体动脉血 $HCO_3^-$ 是多少（　）
    A. 18～22mmol/L
    B. 20～24mmol/L
    C. 22～27mmol/L
    D. 24～28mmol/L
    答案：C

81. 血乳酸水平可以反映机体组织灌注和乳酸酸中毒的情况，正常值为（　）
    A. ≤2mmol/L
    B. ≤3mmol/L
    C. ≤4mmol/L
    D. ≤5mmol/L
    答案：A

82. 酸中毒容易引起的电解质紊乱是（　）
    A. 低钾血症
    B. 高钾血症
    C. 低钠血症
    D. 高钠血症
    答案：B

## 二、多选题（共 84 题）

1. 以下哪些是产科大出血患者继发应激性高血糖的原因（　）
    A. 应激反应
    B. 库存血输入
    C. 儿茶酚胺分泌减少
    D. 生长激素分泌增加
    E. 糖异生增加
    答案：ABDE

2. 以下哪些原因是产科大出血患者发生应激性高血糖的危险因素（　）
    A. 糖尿病
    B. 妊娠期糖尿病
    C. 糖耐量异常
    D. 使用盐酸利托君、阿托西班
    E. 糖皮质激素的使用
    答案：ABCDE

3. 以下关于大出血应激反应说法正确的有（　）
    A. 糖皮质激素分泌减少

B. 蛋白质分解增加
C. 生长激素分泌减少
D. 炎性细胞因子释放增加
E. 胰岛素敏感性和反应性下降
答案：BDE

4. 高血钾的处理措施有（　）
    A. 静脉滴注 10% 葡萄糖酸钙
    B. 静脉滴注 5% 碳酸氢钠
    C. 静脉滴注 50% 葡萄糖注射液 + 胰岛素
    D. 静脉推注呋塞米
    E. 行肾透析
    答案：ABCDE

5. 钾的生理功能有（　）
    A. 参与糖、蛋白质和能量代谢
    B. 维持细胞内液的渗透压
    C. 维持酸碱平衡
    D. 维持神经肌肉的兴奋性
    E. 维持心肌功能
    答案：ABCDE

6. 高钾血症的临床表现是（　）
    A. 心律失常
    B. 四肢及口周感觉麻木
    C. 端坐呼吸
    D. 代谢性酸中毒
    E. 恶心、呕吐和腹痛
    答案：ABDE

7. 高钾的原因有（　）
    A. 肾脏排钾减少，钾摄入过多
    B. 透析不充分
    C. 机体高分解代谢
    D. 药物的影响
    E. 输入库存血
    答案：ABCDE

8. 关于产科大出血导致机体酸中毒，以下说法正确的是（　）
    A. 大出血导致微循环的灌注障碍，引起重要器官的功能损害

B. 微循环的灌注障碍使组织缺氧，进而导致乳酸生成增加

C. 在酸中毒时，红细胞携氧能力下降，进一步加重组织缺氧

D. 为纠正低血容量而输注的大量晶体液可使血液胶体渗透压下降，导致肺组织水肿，引起氧弥散障碍

答案：ABCD

9. 关于产后大出血患者极易发生乳酸性酸中毒的原因包括（　　）

A. 大出血患者应激性高血糖，低血容量和红细胞丢失导致组织缺氧

B. 休克、组织水肿导致的肝肾功能障碍

C. 输入大量的库存血，使得大量外源性乳酸和低 pH 值抗凝液的输入增加

D. 大出血使得患者有氧代谢酶缺乏

答案：ABC

10. 乳酸性酸中毒的临床表现有（　　）

A. 轻度乳酸性酸中毒患者主要表现为恶心、食欲下降、头昏、嗜睡和呼吸深快等；

B. 严重酸中毒患者还会有全身酸软、发绀、低血压、低体温、心率快，甚至发生昏迷或休克

C. 全身麻醉状态下患者的临床症状往往被掩盖，主要有低血压、体温升高、心率快等非特异性表现

D. 诊断标准为动脉血 pH 值 < 7.2，血乳酸 > 4mmol/L，同时伴有 $HCO_3^-$ 降低、血糖升高或 $K^+$ 浓度增高

答案：AB

11. 关于乳酸的说法，以下正确的是（　　）

A. 乳酸主要由肾脏代谢排泄，当肾功能异常时会引起乳酸堆积

B. 在缺氧的情况下，葡萄糖通过无氧酵解生成乳酸

C. 库存血随着保存时间的延长，其中外源性乳酸量越多

D. 动脉血乳酸正常值 < 2mmol/L，大出血时应 < 4mmol/L，反映了机体正常的组织灌注

答案：BCD

12. 以下哪种情况会使血红蛋白和氧气的亲和力降低，在外周组织中，氧气更容易从血红蛋白分离释放（　　）

A. pH 值下降

B. $PaCO_2$ 增加

C. 2,3-DPG 浓度增加

D. 温度升高

答案：ABCD

13. 酸中毒对重要器官的影响正确的是（　　）

A. 酸中毒会导致肺动脉收缩，肺动脉压力明显升高，血气交换障碍，导致低氧

B. 过多的 $H^+$ 会与 $Ca^{2+}$ 竞争，抑制 $Ca^{2+}$ 与肌钙蛋白偶联，导致心肌收缩力减弱，心排血量降低

C. 导致高钾血症，使心脏发生传导阻滞和心室颤动的风险增加

D. 中枢神经系统中脑血管扩张，导致脑血管通透性增加，脑间质水肿

答案：ABCD

14. 酸中毒对凝血功能的影响正确的是（　　）

A. 酸中毒会影响肝脏功能，凝血因子合成受限

B. 酸中毒时，血凝块形成时间延长

C. 酸中毒对凝血酶原没有影响

D. 酸中毒使血小板的结构和形状发生变化，影响血小板的聚集

答案：ABD

15. 酸中毒是产科大出血后的常见并发症，2024 版《昆士兰临床指南：原发性产后出血》中指出代谢性酸中毒的治疗目标为（　　）

A. 维持 pH 值 > 7.2

B. 剩余碱（BE）-6～6mmol/L

C. 乳酸 < 4mmol/L

D. 同时维持 $PaCO_2$ 在 35～45mmHg 之间

答案：ABCD

16. 酸碱平衡紊乱包括（　　）

A. 呼吸性碱中毒

B. 代谢性碱中毒

C. 呼吸性酸中毒

D. 代谢性酸中毒

答案：ABCD

17. 关于妊娠晚期孕妇生理变化，以下说法正确的是（ ）
   A. 每分通气量增加约 50%
   B. 氧耗量增加约 20%
   C. 气道顺应性下降约 30%
   D. 血容量增加约 45%
   答案：ABCD

18. 关于妊娠晚期孕妇体内酸碱平衡调节的说法，以下正确的是（ ）
   A. 妊娠晚期氧耗增加、代谢率增高，为了增加氧供，孕妇增加了呼吸频率和通气量
   B. 肾脏可代偿性排出 $HCO_3^-$，导致 BE 和血 $HCO_3^-$ 下降，表现为代谢性酸血症状态
   C. 因代谢性酸血症和过度通气同时存在，所以大部分患者的 pH 值维持在正常范围内
   D. 这种代偿状态是机体的一种保护机制，避免酸中毒和碱中毒对胎儿的不利影响
   答案：ABCD

19. 对于行剖宫产手术患者呼吸管理说法正确的是（ ）
   A. 椎管内麻醉通常患者保持清醒，对自主呼吸影响较小，故对酸碱平衡状态影响不大
   B. 在气管插管全身麻醉中，若采用小潮气量机控通气，有可能会导致过度通气状态被打断，导致 pH 值降低
   C. 针对妊娠晚期孕妇的酸碱平衡状态，围手术期是否需要积极干预应视患者的具体情况来定
   D. 孕妇产后仍需要一段时间靠呼吸调节体内的酸碱失衡
   答案：ABCD

20. 动脉血气分析对临床实践的指导意义包括（ ）
   A. 判断肺换气功能
   B. 指导纠正酸碱平衡紊乱
   C. 指导纠正电解质和血糖紊乱
   D. 指导输血及容量管理
   答案：ABCD

21. 关于人体中钙的说法，以下正确的是（ ）
   A. 钙是人体内最常见、最重要的矿物质之一
   B. 人体的大部分钙都储存在骨骼中，小部分钙存在于血液中
   C. 人体血钙的正常值是指血清钙 2.15～2.49mmol/L，离子钙 1.13～1.35mmol/L
   D. 血清钙＜2.15mmol/L，离子钙＜1.1mmol/L 时被称为低钙血症
   答案：ABCD

22. 关于低钙血症的病因，以下描述中正确的是（ ）
   A. 病理性的低钙血症的常见发生原因可分为甲状旁腺激素介导和非甲状旁腺激素介导两种
   B. 甲状旁腺激素介导的低钙血症是指因甲状旁腺功能受损导致甲状旁腺分泌缺失或减少而引发的低钙血症，最常见于甲状腺手术后，7%～49% 的患者在甲状腺切除术后会出现暂时性低钙血症
   C. 非甲状旁腺激素介导的低钙血症，又称靶器官功能障碍引起的低钙血症，包括肾功能衰竭、肠吸收不良及维生素 D 缺乏
   D. 产科大出血时发生的低钙血症是一种急性的、暂时性的、可逆性的特殊类型
   答案：ABCD

23. 产科大出血时导致低钙血症，以下说法正确的有（ ）
   A. 在胎盘早剥、羊水栓塞等并发症发生时，钙作为一种重要的凝血物质，在凝血过程中大量消耗，可迅速表现为严重的低钙血症
   B. 产科大出血的患者往往需要输注大量的库存血，库存血中的枸橼酸抗凝剂可中和血清钙引起低钙血症
   C. 患者术中血清离子钙水平与手术出血量呈正相关，出血量大于 3 000ml 时低钙血症的发生率高达 50% 以上
   D. 产科大出血时发生的低钙血症是一种急性的、暂时性的、可逆性的特殊类型
   答案：ABCD

24. 高钾血症合并心搏骤停时，应观察的项目包括（ ）

A. 生命体征

B. 心电图表现

C. 肌力、血电解质

D. 尿量

E. 吸氧浓度

答案：ABCD

25. 钙离子的生理作用主要包括的是（　　）

A. 促进凝血作用

B. 维持血管平滑肌张力

C. 稳定心肌细胞膜

D. 促进骨骼肌收缩

E. 促进子宫平滑肌收缩

答案：ABCDE

26. 钙离子是重要的凝血因子，在凝血过程中的许多环节都需要钙离子的参与，关于钙离子参与凝血过程的说法，以下正确的是（　　）

A. 钙离子在被吸收以后通过吸附的方式维持凝血因子的表面电荷，稳定各种凝血蛋白质、磷脂等结构

B. 当血小板活化后，胞质内高浓度的钙离子可以引起血小板的收缩活动，起到促进血块凝固的作用

C. 无论是内源性凝血途径、外源性凝血途径，还是共同途径都有钙离子的参与

D. 大出血时凝血途径被激活后会消耗大量的钙离子，因此钙离子作为大出血救治中的重要凝血物质需要及时补充

答案：ABCD

27. 关于钙离子维持血管平滑肌张力的作用描述中，以下正确的是（　　）

A. 部分升压药物和降压药物通过调节钙离子通道的活性来调节血管张力

B. 在相同的离子通道活性下，细胞内外钙离子浓度差将影响离子的流动性，从而影响血管平滑肌对血管活性药物的敏感性

C. 血钙降低会使细胞内外 $Ca^{2+}$ 浓度差减小，钙向细胞内流动减少，细胞内游离钙浓度降低，抑制血管平滑肌动作电位的产生，从而导致血管平滑肌松弛，血压下降

D. 血钙升高可使细胞内外 $Ca^{2+}$ 浓度差增加，钙向细胞内流动增加，细胞内游离钙浓度增加，促进血管平滑肌动作电位的产生，血管平滑肌收缩，血压升高

答案：ABCD

28. 关于钙离子稳定心肌细胞膜的作用描述中，以下正确的是（　　）

A. 带正电的钙离子通过细胞膜钙离子通道进入心肌细胞，使细胞内的钙浓度升高，细胞内外形成较大电位差，产生了刺激细胞膜收缩的生理效应

B. 心肌细胞收缩，将钙离子泵出细胞膜外，形成反向的电位差，心肌细胞膜在这种反向电位差的作用下，开始舒张

C. 低钙血症时，尽管细胞膜的通透性正常，但是细胞内外钙离子浓度差减小，钙内流减少，导致心肌收缩力减弱

D. 补充钙离子可以增加细胞内外钙浓度差，促进钙内流，增强心肌收缩力，增强正性肌力药物的作用

答案：ABCD

29. 关于钙离子促进骨骼肌收缩的作用描述中，以下正确的是（　　）

A. 钙离子是骨骼肌兴奋收缩偶联因子，肌质网对 $Ca^{2+}$ 的释放和再聚积参与了骨骼肌的收缩过程

B. 钙离子是兴奋收缩偶联的物质基础，在骨骼肌收缩过程中起着触发和调控的作用

C. 钙离子的浓度影响着骨骼肌收缩的速度和强度

D. 当钙离子缺乏时，骨骼肌正常的兴奋收缩偶联被抑制，麻醉恢复期呼吸肌正常收缩运动被抑制，导致呼吸恢复延迟

答案：ABCD

30. 关于钙离子促进子宫平滑肌收缩的作用描述中，以下正确的是（　　）

A. 低钙血症可导致子宫平滑肌兴奋性降低，高浓度的催产素也不能有效地引发平滑肌细胞的动作电位

B. 剖宫产术中若使用了高浓度的催产素后仍然子宫收缩乏力，应考虑是否合并低钙血症，钙离子能增加子宫平滑肌对催产素的收缩反应

C. 镁是钙通道阻滞剂，可以阻碍子宫平滑肌细胞钙通道活性，导致子宫收缩乏力而引发产科大出血

D. 对于使用硫酸镁的分娩产妇应常规补钙，增加细胞内外钙浓度差，促进钙内流，避免产后子宫收缩乏力导致的大出血

答案：ABCD

31. 关于钙离子的生理作用的叙述，以下正确的是（　　）

A. 钙离子参与神经递质合成与释放、激素合成与分泌

B. 钙离子是兴奋收缩偶联的物质基础，在骨骼肌收缩过程中起着触发和调控的作用

C. 钙离子的浓度影响着骨骼肌收缩的速度和强度

D. 钙是骨骼构成的重要物质，孕期长期低钙血症可导致骨骼疏松、腰腿痛等症状

答案：ABCD

32. 关于低钙血症对人体各系统的危害描述，以下正确的有（　　）

A. 当机体缺钙时，神经递质的释放受到阻碍，人体的兴奋机制和抑制机制遭到破坏，出现易激动、情绪不稳、幻觉等

B. 低钙血症对循环系统的影响会导致心肌收缩力减弱，房室传导阻滞，心室纤颤，甚至心脏停搏

C. 低钙血症对子宫平滑肌的影响表现为子宫兴奋性降低，子宫收缩不良

D. 低钙血症对神经 - 肌肉系统的影响表现为肌痉挛、肌无力、指 / 趾麻木等

答案：ABCD

33. 关于低血钙危象的说法，以下正确的是（　　）

A. 是指机体血钙浓度 < 0.88mmol/L

B. 可出现严重的随意肌及平滑肌痉挛

C. 可表现为惊厥，癫痫发作，严重哮喘，喉肌痉挛致窒息

D. 可表现为心跳加快、面色发绀、心功能不全和呼吸心搏骤停等一系列临床综合征

答案：ABCD

34. 关于大出血时低钙血症的处理，以下正确的是（　　）

A. 大出血术中发生低钙血症时应及时补充钙剂，目前临床上常用的钙剂包括 10% 葡萄糖酸钙和 10% 氯化钙

B. 10ml 10% 葡萄糖酸钙中含有钙离子 2.26mmol/L，使用方法为 10～20ml 缓慢注射，每分钟不超过 5ml

C. 10ml 10% $CaCl_2$ 中含有钙离子 6.8mmol/L，使用方法为 5～10ml 稀释后缓慢静脉滴注，每分钟不超过 0.5ml

D. 10% 葡萄糖酸钙较 10% 氯化钙安全阈值更高，不易发生推注过快导致的心律失常甚至心搏骤停

答案：ABCD

35. 针对产科大出血的患者，2024 版《昆士兰临床指南：原发性产后出血》提出了 10% 葡萄糖酸钙预防使用的指征包括的是（　　）

A. 有大出血风险的患者，胎儿娩出后可预防性使用 1g 葡萄糖酸钙

B. 每输入 4U 红细胞悬液至少输入 1g 葡萄糖酸钙

C. 每输入 2U 红细胞悬液至少输入 1g 葡萄糖酸钙

D. 当存在胎盘早剥 / 羊水栓塞等导致凝血因子大量消耗的病因时应加量使用钙剂

答案：ABD

36. 关于产科大出血中合并低钙血症，以下说法中正确的是（　　）

A. 产科大出血患者是低钙血症的高危人群

B. 低钙血症的主要原因为凝血消耗和枸橼酸中和作用

C. 胎盘早剥和羊水栓塞是导致严重低钙血症的高危病因

D. 低钙血症治疗的临界值为 1.1mmol/L，大出血风险患者可维持在 1.3mmol/L 的高限

答案：ABCD

37. 围手术期低体温对机体的危害主要包括（　）
    A. 出血量增加
    B. 伤口感染
    C. 苏醒延迟
    D. 室性心律失常
    E. 住院时间延长
    答案：ABCDE

38. 产科大出血患者发生低体温的原因包括（　）
    A. 术中消毒液和潮湿手术巾、会阴垫巾
    B. 大量失血以及大量常温液体和冷库存血的输入
    C. 手术时间长
    D. 全身麻醉
    E. 长时间处于失血性休克状态
    答案：ABCDE

39. 核心体温监测部位包括（　）
    A. 肺动脉
    B. 食管下段
    C. 鼻咽部
    D. 鼓膜
    E. 腋下
    答案：ABCD

40. 术中的体温保护原则有哪些（　）
    A. 维持环境温度不低于 21℃，建立主动加温后方可下调环境温度
    B. 患者核心体温≥36℃方可进行麻醉诱导，除非病情紧急需立刻手术（如大出血或其他急诊手术）
    C. 输注超过 500ml 的液体，以及冷藏血制品需使用输液加温仪加温至 37℃再输注
    D. 所有腹腔冲洗液建议加热至 38～40℃后再使用
    E. 对于手术时间≥30 分钟的患者，均建议在麻醉诱导前使用压力暖风毯等加温设备进行体温保护
    答案：ABCDE

41. 以下不会导致剖宫产术后低体温的是（　）
    A. 产妇周围潮湿的手术铺巾和会阴垫巾未及时更换

    B. 剖宫产手术失血量 5 000～10 000ml
    C. 剖宫产手术时间长达 5～8 小时
    D. 术中采用输血加温器进行输血、输液
    E. 优先选用自体血输注，减少库存血输入
    答案：DE

42. 高钾血症的常见病因有（　）
    A. 钾离子产生过多
    B. 钾离子摄入过多
    C. 钾离子排出减少
    D. 钾离子分布异常
    E. 钙离子异常
    答案：ABCD

43. 钾的生理作用主要有（　）
    A. 维持细胞的新陈代谢
    B. 保持细胞膜静息电位
    C. 调节细胞内外渗透压
    D. 调节酸碱平衡
    E. 直接参与肌肉收缩
    答案：ABCD

44. 关于大出血术中高钾血症的治疗策略，正确的是（　）
    A. 优选自体血输入
    B. 静脉推注钙剂
    C. 静脉给予胰岛素和糖
    D. 静脉给予碳酸氢钠
    E. 静脉给予呋塞米利尿
    答案：ABCDE

45. 产科大出血术中高钾血症的监测和治疗要点包括（　）
    A. 补钾就低不就高
    B. 维持内环境稳定和肾脏功能，联合治疗
    C. 避免过度利尿和不必要透析
    D. 改善容量
    E. 恢复肾脏功能
    答案：ABCDE

46. 产科大出血术中高钾血症治疗的五步法包括（　）

A. 使用钙剂拮抗高钾血症的心脏毒性,保护心脏
B. 促进钾离子向细胞内转移
C. 促进钾离子从体内排除
D. 监测血清钾离子和葡萄糖水平
E. 预防复发

答案:ABCDE

47. 关于降钾的措施,正确的是( )
A. 葡萄糖:胰岛素为(4~5):1 比例配制,一般注射后 15~30 分钟起效,维持时间 4~6 小时
B. 5% 碳酸氢钠 100~200ml 缓慢静脉滴注,15~30 分钟内起效,持续约 60 分钟
C. 沙丁胺醇 10~20mg 雾化吸入或 0.5mg 静脉注射,通常 30 分钟内起效,持续 90~120 分钟
D. 呋塞米 5~40mg 静脉推注,2~5 分钟起效,维持 90~120 分钟
E. 10% 葡萄糖酸钙 10~20ml 缓慢静脉推注,1~3 分钟起效,持续 30~60 分钟

答案:ABCDE

48. 关于应激性高血糖的说法,以下正确的是( )
A. 应激性高血糖是指无糖尿病的患者在严重创伤、危重病、重大手术等应激状态下出现血糖短暂性的升高
B. 应激性高血糖是一种代谢反应,此时机体的分解代谢增加,合成代谢减少
C. 应激性高血糖是一种代谢反应,此时机体的分解代谢减少,合成代谢增加
D. 应激状态下外周组织对胰岛素的敏感性降低,严重者甚至出现胰岛素抵抗

答案:ABD

49. 关于应激性高血糖的说法,以下正确的是( )
A. 应激性高血糖的诊断标准为先前没有糖尿病的住院患者随机测定 2 次以上空腹血糖 ≥6.9mmol/L,或随机血糖 ≥11.1mmol/L
B. 应激性高血糖的临床表现为病理性高血糖,糖耐量下降,机体分解代谢增加,负氮平衡,无脂肪组织群减少,创口愈合不良及感染率升高等

C. 围手术期患者由于对手术,麻醉的未知和恐惧感产生巨大压力,代谢储备能力下降,导致严重的应激性高血糖
D. 并存肥胖、高血压、高胆固醇血症、缺血性心脏病等患者手术损伤的应激代谢反应更强烈,会导致更为严重的应激性高血糖

答案:ABCD

50. 关于应激性高血糖的说法,以下正确的是( )
A. 机体遭受感染、创伤、大出血、大手术等打击后会激发机体严重的应激反馈,引起机体代谢异常,胰岛素抵抗,进而导致围手术期应激性高血糖
B. 应激性高血糖的发生率为43%~50%
C. 应激性高血糖是继发的、一过性的,不会引起持久性高血糖,除非患者存在隐性糖尿病或糖耐量减低
D. 应激性高血糖是继发的、一过性的,偶尔会在患者中引起持久性糖耐量减低,进而发展为糖尿病

答案:ABC

51. 关于应激性高血糖产生的有害病理生理效应,以下说法正确的是( )
A. 可加重原有疾病的病理性效应,影响或延缓康复,诱发多种并发症
B. 术前血糖浓度每升高 0.6mmol/L,围手术期不良心血管事件增加11%
C. 非糖尿病患者发生应激性高血糖的死亡率更高,住院时间更长,预后更差
D. 应激性高血糖与术后并发症密切相关,如脑卒中、心肌梗死、心律失常、神经系统并发症、术后感染,以及住院时间延长、ICU恢复不良等

答案:ABCD

52. 关于产科大出血中应激性高血糖的发生原因,包括的是( )
A. 应激反应
B. 体内激素分泌失衡
C. 细胞因子释放
D. 胰岛素抵抗

答案:ABCD

53. 关于体内激素分泌失衡造成应激性高血糖的病理生理机制，以下说法正确的是（　　）
    A. 应激状态促进下丘脑 - 垂体 - 肾上腺皮质轴和皮质 - 肾上腺髓质轴的兴奋性增强，体内糖皮质激素和儿茶酚胺的分泌增多
    B. 糖皮质激素促进糖异生增加，减少血中葡萄糖的利用引起血糖升高
    C. 血中大量的儿茶酚胺会使胰腺 β 细胞分泌受抑，抑制胰岛素的分泌而促进胰高血糖素的分泌，使糖原分解增加引起血糖升高
    D. 肠内分泌轴失控是另一种潜在机制，葡萄糖调节激素 GLP-1 可以刺激肠胰岛素分泌和特异性降低胰高血糖素水平
    答案：ABCD

54. 关于体内细胞因子释放造成应激性高血糖的病理生理机制，以下说法正确的是（　　）
    A. 体内细胞因子释放是造成应激性高血糖的重要病理生理机制之一
    B. 急性应激使炎症因子肿瘤坏死因子 -α、白细胞介素 -1、白细胞介素 -6 等大量释放，破坏了胰岛素受体信号 GLUT2 和 GLUT4，引起胰岛素抵抗
    C. 肿瘤坏死因子 -α 激活磷酸化胰岛素受体底物 -1 的信号蛋白分子 JNK，阻止胰岛素介导磷脂酰肌醇 -3 激酶激活组织中葡萄糖摄取
    D. Toll 样受体 4 反应于应激下免疫系统作用，激活炎症性 NF-κB 途径，增加脂肪酸（FFA）浓度，导致胰岛素敏感性下降
    答案：ABCD

55. 关于体内胰岛素抵抗造成应激性高血糖的病理生理机制，以下说法正确的是（　　）
    A. 应激早期胰岛素敏感组织对胰岛素敏感性和反应性下降，血糖 / 胰岛素比率升高，出现胰岛素抵抗
    B. 皮质激素 / 白细胞介素 -6 升高，胰腺血流减少，交感兴奋导致胰岛素分泌减少
    C. 胰岛素受体、数目、结合力及受体信息传导反应性下降
    D. 葡萄糖转运系统障碍抑制细胞膜上的葡萄糖载体激活，糖清除速率下降

答案：ABCD

56. 以下关于血液制品的说法正确的是（　　）
    A. 全血指采集的、未经任何加工而全部保存备用的血液
    B. 2～6℃保存 5 天内的酸性枸橼酸盐葡萄糖全血或保存 10 天内的枸橼酸盐葡萄糖全血都可视为新鲜血
    C. 库存血指在 2～6℃环境下保存 2～3 周的全血
    D. 库存血虽含有血液的所有成分，但其有效成分随保存时间的延长而发生变化，白细胞，血小板和凝血因子等成分破坏较多
    答案：ABCD

57. 关于血液制品的说法，以下正确的是（　　）
    A. 枸橼酸盐葡萄糖全血采用含有葡萄糖的保存液可以导致库存血中葡萄糖含量增高，其中采血当天最高
    B. 枸橼酸盐葡萄糖全血随着保存时间延长，葡萄糖分解，乳酸增高，pH 值呈现逐渐下降的趋势
    C. 枸橼酸盐葡萄糖全血随着保存时间延长，由于红细胞、白细胞逐渐破坏，细胞内钾离子外溢，使血浆钾离子浓度升高
    D. 大量输入库存血要防止酸中毒和高血钾的发生
    答案：ABCD

58. 关于大量输入库存血后导致应激性高血糖的机制，以下说法正确的是（　　）
    A. 输入库存血后可能在多重机制的共同作用下导致应激性高血糖
    B. 大量输入库存血可以导致外源性枸橼酸葡萄糖大量输入，加重胰腺负担
    C. 需要大量输入库存血的患者往往病情危重，其本身就存在胰岛素分泌不足
    D. 大量库存血中含有被破坏的血液成分，可诱发机体炎症反应，从而加重应激性高血糖
    答案：ABCD

59. 关于应激性高血糖的优点，以下说法正确的是（　　）

A. 早期适度高血糖状态给病变部位炎症组织和组织修复提供能量底物

B. 应激性高血糖发生时，胰岛素抵抗胞质内储存的葡萄糖转运体易位到细胞膜减少，外周和非必需组织对葡萄糖的吸收减少

C. 应激诱导的高血糖时葡萄糖通过浓度梯度优先吸收到巨噬细胞中，为巨噬细胞的能量代谢提供代谢底物，从而为病变部位炎症组织和细胞提供能量

D. 血糖在一定范围内升高可以促进抗感染和病变的愈合，保证机体防御和生命活动功能的正常进行

答案：ABCD

60. 关于严重的应激性高血糖的危害，以下说法正确的是（ ）

A. 加重原有疾病的病理性效应，使病情恶化

B. 诱发胰岛素抵抗，导致组织，细胞能量代谢障碍，影响组织细胞修复

C. 诱发多种并发症，增加感染的风险

D. 严重影响机体内环境稳定，促进炎症发生

答案：ABCD

61. 应激性高血糖的处理原则包括（ ）

A. 病因治疗

B. 补液治疗

C. 降糖治疗

D. 保温治疗

答案：ABC

62. 应激性高血糖病因治疗的处理原则包括（ ）

A. 改善氧合，避免氧代谢异常

B. 纠正酸碱平衡紊乱

C. 维持循环，保证器官灌注

D. 避免低体温，减少并发症

答案：ABCD

63. 发生应激性高血糖时，使用胰岛素进行降糖治疗需要注意的要点包括（ ）

A. 血糖高于警戒值，应进行强化胰岛素治疗

B. 降糖治疗中强调平稳降糖，避免血糖水平大幅度的波动，预防低血糖

C. 危重患者首选静脉注射胰岛素治疗，非危重患者首选皮下胰岛素注射治疗

D. 同时降糖治疗应个体化，并严密监测血糖变化，减少低血糖发生

答案：ABCD

64. 发生应激性高血糖时，使用胰岛素进行降糖治疗的优势包括（ ）

A. 胰岛素可以逆转几乎所有急性高血糖的不良影响

B. 胰岛素通过抑制葡萄糖的促炎作用具有抗炎作用

C. 胰岛素降低诱导型一氧化氮合酶的表达，限制氧化应激过程中产生一氧化氮的数量，使线粒体功能得以保留，从而防止糖毒性

D. 胰岛素还具有心脏保护作用，通过激活血小板和内皮中的内皮型一氧化氮合酶增加一氧化氮的释放，促进血管扩张和抑制血小板聚集

答案：ABCD

65. 围手术期血糖管理的基本原则是（ ）

A. 避免低血糖

B. 预防酮症酸中毒

C. 维持水电解质平衡

D. 避免严重高血糖

答案：ABCD

66. 术中控制血糖的原则与意义（ ）

A. 高血糖与手术患者不良事件的发生有关

B. 低血糖不利于术后康复，会延缓出院，甚至可能危及生命

C. 围手术期将血糖维持在正常范围内有导致低血糖的风险，低血糖对患者危害较高血糖更为明显

D. 建议围手术期维持轻度血糖升高有利于改善外科结局

答案：ABCD

67. 关于围手术期低血糖的危害，以下描述正确的是（ ）

A. 血糖≤2.8mmol/L 时可能出现认知功能障碍

B. 长时间血糖≤2.2mmol/L 可导致脑死亡

C. 长期未得到有效控制的糖尿病患者在正常血糖水平情况下也存在发生低血糖风险

D. 全麻镇静患者低血糖反应往往被掩盖，风险尤其高

答案：ABCD

68. 美国内分泌协会和美国麻醉医师协会联合制定的住院患者血糖控制目标和实施纲要主要包括（　）

A. 保持目标血糖始终低于 10mmol/L

B. 非正常饮食的糖尿病患者不应使用口服降糖药

C. 胰岛素分泌不足者应补充基础剂量的胰岛素

D. 制订并实施低血糖的预防和管理计划

答案：ABCD

69. 美国内分泌医师协会和美国糖尿病学会关于住院患者血糖控制的共同声明建议（　）

A. 大多数危重患者血糖 > 10.0mmol/L 时开始胰岛素治疗

B. 大多数危重患者血糖 > 13.0mmol/L 时开始胰岛素治疗

C. 血糖控制目标为 7.8～10.0mmol/L

D. 血糖 < 6.1mmol/L 是不推荐的

答案：ACD

70. 中华医学会麻醉学分会《围术期血糖管理专家共识（2021 版）》指出，围手术期血糖控制目标包括（　）

A. 推荐围手术期血糖控制在 7.8～10.0mmol/L

B. 血糖 > 10.0mmol/L 应开始胰岛素治疗

C. 对于非糖尿病患者和部分血糖控制良好的糖尿病患者，行整形外科等精细手术时，围手术期血糖控制在 6.1～10.0mmol/L 可能是安全的，并且能减少术后感染等并发症

D. 高龄（≥75 岁）、频繁发作低血糖、合并严重心脑血管疾病的患者，血糖目标上限也可适当放宽至 ≤12.0mmol/L，最高不超过 13.9mmol/L

答案：ABCD

71. 关于产科大出血患者围手术期应激性高血糖的管理要点，以下描述正确的有（　）

A. 产科大出血患者是应激性高血糖的高危人群

B. 产科大出血患者围手术期应激性高血糖的发生受到多种可预计和不可预计因素的影响，存在巨大的个体差异

C. 临床实践时，应结合患者的病情和具体情况，考虑所在医疗机构的资源和医生经验，综合判断并选择合适的治疗方案

D. 围手术期严密的血糖监测，胰岛素用量的及时调整，是实现合理、有效、安全的围手术期血糖管理的关键所在

答案：ABCD

72. 关于产科大出血患者围手术期应激性高血糖的管理要点，以下描述正确的有（　）

A. 应激性高血糖可导致高钾血症，乳酸生成增加和术后预后不良

B. 应激性高血糖的严重程度与病情危重程度密切相关

C. 充分提高对应激性高血糖危害的认识，对高危人群要加强监测

D. 术中血糖维持目标 7.8～10mmol/L

E. 胰岛素治疗中要加强监测，避免低血糖

答案：ABCDE

73. 以下为糖尿病急性并发症的是（　）

A. 糖尿病酮症酸中毒

B. 非酮症高血糖状态

C. 自主神经功能病变

D. 低血糖

E. 糖尿病肾病

答案：ABD

74. 以下为大出血合并高钾血症治疗原则的是（　）

A. 关注心电图

B. 对症治疗

C. 静脉给予钙剂、利尿剂和胰岛素

D. 必要时可以通过血液透析来排钾

答案：ABCD

75. 孕期每分通气量增加 45%～50% 将导致的生理变化为（　）

A. 动脉血二氧化碳分压 $PaCO_2$ 从 40mmHg 下降至 30mmHg 左右

B. 肾脏代偿性地增加 $HCO_3^-$ 的排出（孕晚期通常 $HCO_3^-$ 为 20～21mmol/L）

C. 动脉血 pH 值轻度偏碱（通常为 7.42～7.44）

D. 动脉血 pH 值轻度偏酸（通常为 7.36～7.38）

答案：ABC

76. 纠正围手术期酸中毒总的原则包括（　）

A. 处理病因

B. 纠正原发性酸碱失衡

C. 宁酸勿碱

D. 复查血气指导治疗

E. 积极使用碳酸氢钠

答案：ABCD

77. 大出血患者内环境的纠正目标（　）

A. pH 值 > 7.2

B. BE −6mmol/L～+6mmol/L

C. 乳酸 < 4mmol/L

D. $Ca^{2+}$ > 1.1mmol/L

E. $PaCO_2$ 35～45mmHg

答案：ABCDE

78. "死亡三角"（低体温、酸中毒、凝血功能障碍）中纠正低体温和凝血功能障碍的目标（　）

A. 维持体温 > 36℃

B. 血小板 > $50 \times 10^9$/L

C. PT/APTT < 1.5 倍正常值

D. INR ≤ 1.5

E. Fib > 200mg/dl

答案：ABCDE

79. 严重酸中毒可能对人体重要系统和脏器功能造成的影响包括（　）

A. 导致冠状动脉血管收缩，使心肌供血受限，心肌收缩力下降，心排血量减少，增加心律失常发生率

B. 导致脑血管扩张，血管内皮损伤，通透性增加，导致脑间质水肿，加重脑缺氧

C. 影响肝脏生成凝血因子，使凝血因子活性下降，纤维蛋白原浓度下降，血小板计数减少，凝血酶生成减少，纤维蛋白原降解率增加从而直接或间接地影响凝血功能

D. 导致氧解离曲线右移，血红蛋白携氧能力下降，在循环灌注不足的情况下进一步降低组织氧供

E. 肺动脉血管收缩，肺动脉压力增高，$SpO_2$ 下降

答案：ABCDE

80. 白蛋白的生理作用包括（　）

A. 维持血浆胶体渗透压和血容量

B. 对球蛋白有胶体保护的稳定作用

C. 重要的运输，营养和解毒作用

D. 维持毛细血管通透性，抗炎，抗氧化，以及调节凝血功能和酸碱平衡

答案：ABCD

81. 产科大出血时，发生低蛋白血症的原因包括（　）

A. 妊娠期间即存在低蛋白血症

B. 血浆蛋白丢失较多

C. 新鲜冰冻血浆补充不足且液体超负荷

D. 毛细血管渗漏综合征

答案：ABCD

82. 对严重大出血产妇，以下子宫切除术说法正确的是（　）

A. 大量失血且前期保守治疗无效，持续血流动力学不稳定者可考虑子宫切除

B. 围产期子宫切除术的主要并发症包括出血、泌尿道损伤、凝血功能障碍和感染

C. 子宫次全切除术可减少总出血量和手术时间

D. 存在宫颈损伤或出血导致大量失血，或前置/粘连胎盘已侵入宫颈基质可选择子宫全切术

E. 切除子宫后，DIC、酸中毒、低体温等仍可能引起断端持续性出血

答案：ABCDE

83. 产科大出血导致肺水肿的可能原因包括（　）

A. 低蛋白血症

B. 输血相关性急性肺损伤

C. 过敏反应

D. 输血相关性循环超负荷

E. 肺部感染

答案：ABCD

84. 出血性休克患者转运中的不良事件包括（　）
    A. 血压严重改变，心律失常，心搏骤停
    B. 患者 - 呼吸机不同步，高碳酸血症，缺氧
    C. 支气管痉挛，意外拔管
    D. 低温
    E. 设备故障
    答案：ABCDE

## 三、判断题（共48题）

1. 碱中毒是产科大出血患者常见的内环境紊乱表现之一，主要是由于循环灌注不足引起。（　）
   答案：错误

2. 应激性高血糖是产科大出血患者常见的内环境紊乱表现之一，且血糖升高的程度与病情严重程度相关。（　）
   答案：正确

3. 低体温是产科大出血患者常见的内环境紊乱表现之一，对患者没有什么不良影响。（　）
   答案：错误

4. 产科大出血患者中如果同时出现酸中毒、低体温和凝血功能障碍，救治难度增加，三者常被临床上称为"致死三联症"。（　）
   答案：正确

5. 在产科大出血中应通过液体、血液加温、提高环境温度等多种措施避免患者出现术中严重低体温，建议将术中体温维持在36℃以上。（　）
   答案：正确

6. 产科大出血后导致酸中毒可加速纤维蛋白原降解，导致纤维蛋白原缺乏、严重抑制凝血酶生成，对凝血功能带来不良影响。（　）
   答案：正确

7. 正常生理情况下，三羧酸循环能量代谢是葡萄糖的主要代谢途径。（　）
   答案：正确

8. 轻度乳酸性酸中毒患者主要表现为全身酸软、发绀、低血压、低体温、心率快。（　）

答案：错误

9. 在治疗过程中，动脉血乳酸水平恢复时间及乳酸清除率是复苏效果评价的重要指标，与低血容量性休克患者预后密切相关。（　）
   答案：正确

10. 乳酸酸中毒时 pH 值降低，氧解离曲线左移，机体要达到相同的血氧饱和度，需要更高的氧分压。（　）
    答案：错误

11. 除导致肺动脉和冠状动脉收缩外，酸中毒状态下机体绝大部分血管都处于扩张状态，进而产生相应的临床症状。（　）
    答案：正确

12. 酸中毒对凝血功能的直接影响表现为对凝血因子、血小板功能及血凝块形成的影响。（　）
    答案：正确

13. 出血量达全身血容量的 20% 及以上，同时伴随组织灌注异常，超过机体酸碱缓冲系统自我调节范围时，就会出现明显酸中毒状态。（　）
    答案：错误

14. 患者容量充足的情况下，即使出血量比较大，也不太会出现非常严重的酸中毒。（　）
    答案：正确

15. 合理的容量复苏涉及输入血液制品和液体的总量和种类，避免使用缩血管药物治疗，维持组织灌注压。（　）
    答案：错误

16. 酸碱平衡紊乱的治疗原则为宁酸勿碱，维持轻度酸中毒，保持氧解离曲线右移，更有利于氧气在组织中释放，以增加组织氧供。（　）
    答案：正确

17. 乳酸性酸中毒发生的时间和严重程度与容量状态之间关系密切，产后大出血时早期、合理的容量复苏是预防和治疗酸中毒的关键。（　）

答案：正确

18. 酸碱平衡紊乱分为呼吸性和代谢性，pH 值的变化不能区分酸碱平衡紊乱的类型。（ ）

答案：正确

19. 动脉血氧分压为 90mmHg 时推测氧饱和度为 90% 以上，若动脉血氧分压为 70mmHg 时，氧饱和度为 70% 左右。（ ）

答案：错误

20. 氧解离曲线左移时，血红蛋白与氧的亲和力增加，释放到组织的氧减少。（ ）

答案：正确

21. 孕晚期动脉血气分析结果也会随呼吸、循环和代谢等方面的生理变化而发生一定的变化。（ ）

答案：正确

22. 孕晚期孕妇的气道阻力增加，顺应性下降，氧储备能力降低。（ ）

答案：错误

23. 妊娠晚期大部分孕妇都因为代谢增加而存在酸血症和过度通气状态。（ ）

答案：正确

24. 孕晚期孕妇处于代谢性酸血症和呼吸性碱血症的代偿状态，最终维持机体血液处于正常的酸碱平衡状态。（ ）

答案：正确

25. 气管插管全身麻醉术中机械性通气时，如果设置呼吸参数为小潮气量通气，会失去呼吸对代谢性酸中毒的代偿作用，从而表现为 pH 值迅速下降。（ ）

答案：正确

26. 针对妊娠晚期孕妇因为病理生理变化导致的酸碱失衡，最主要的措施是使用碳酸氢钠进行纠正。（ ）

答案：错误

27. 未行分娩镇痛的产妇，在第二产程时诉出现眩晕，四肢及口周感觉异常，最可能是发生了呼吸性碱中毒。（ ）

答案：正确

28. 体温、血压、脉搏、呼吸和疼痛共同构成了人体五大生命体征。（ ）

答案：正确

29. 低体温可抑制纤维蛋白原合成，组织纤溶酶原活物含量增加，纤溶亢进。（ ）

答案：正确

30. 低温使蛋白质消耗减少，骨胶质合成增加，可致围手术期伤口感染率降低。（ ）

答案：错误

31. 低体温可导致氧合解离曲线左移，即血红蛋白和氧气亲和力增加，Hb 和 $O_2$ 在肺部容易结合，但在组织不容易分离。（ ）

答案：正确

32. 体温每升高 10℃，机体基础代谢率增加一倍；每下降 10℃，基础代谢率下降一半。（ ）

答案：正确

33. 在进行术中体腔冲洗时，应注意使用温箱将冲洗液加温至 38～40℃，避免体内过多热量散失，防止术中体温下降。（ ）

答案：正确

34. 体外保温措施中，铺垫式全身毯和蝶形上半身毯适用于产科患者。（ ）

答案：正确

35. 钾离子是细胞内液中含量最高的阳离子且主要呈结合状态，直接参与细胞内的代谢活动。（ ）

答案：正确

36. 长期应用氯苯蝶啶、螺内酯等药物可引起低钾血症。（ ）

答案：错误

37. 轻度的血 $K^+$ 浓度升高会导致神经肌肉兴奋性增加而引起肌肉颤动和肌痛,而严重的血 $K^+$ 浓度升高则会导致神经肌肉兴奋性减弱导致肌无力、瘫痪甚至呼吸衰竭。( )

答案:正确

38. T 波高耸是轻至中度高钾血症患者最常见的心电图表现。( )

答案:正确

39. 高钾血症(血钾 >6.5mmol/L)合并代谢性酸中毒的患者可给予碳酸氢钠降钾。( )

答案:正确

40. 对于血清钾浓度 >6.5mmol/L 伴或不伴心电图改变的患者,使用静脉钙剂是高钾血症的一线治疗方案。( )

答案:正确

41. 钙离子可迅速对抗钾离子对心肌动作电位的影响,稳定细胞膜电位、增强心肌收缩力,使心肌细胞兴奋性恢复正常,预防心搏骤停。( )

答案:正确

42. 急诊入院孕妇,考虑子宫破裂,意识淡漠,休克指数 2.5,应立即抽交叉配血,等待 ABO 血型正反定型,Rh(D)血型鉴定,抗体筛查和交叉配血后再积极输血治疗。( )

答案:错误

43. 终末期产科大出血可早期选择使用凝血酶原复合物、纤维蛋白原浓缩物、冷沉淀等含有高浓度凝血物质的产品。( )

答案:正确

44. 对于凝血功能正常的患者,当需要提高胶体渗透压时,在输入晶体液时推荐加用白蛋白。( )

答案:正确

45. 严重代谢性酸中毒患者需要尽快予以纠正,碳酸氢钠可以纠正酸中毒并在一定程度上纠正高乳酸血症。( )

答案:正确

46. 产科大出血高乳酸血症时,改成含醋酸或碳酸的平衡液。( )

答案:正确

47. 产科大出血维持内环境稳定需达到的目标为 pH 值 >7.2;剩余碱 BE <-6mmol/L。( )

答案:正确

48. 产科大出血过程中,需维持体温 >37℃。( )

答案:错误

(廖志敏 陈首名 余 超)

# 第十七章

# 产科大出血患者凝血功能与输血管理

一、**单选题**（共 67 题）

1. 1U 红细胞来源于（　　）

 A. 100ml

 B. 150ml

 C. 200ml

 D. 400ml

 答案：C

2. 去白细胞悬浮红细胞为浓缩状态，其血细胞比容为（　　）

 A. 40%～50%

 B. 45%～60%

 C. 50%～65%

 D. 65%～70%

 答案：C

3. 去白悬浮红细胞的适应证包括（　　）

 A. 反复输血已产生白细胞或血小板抗体引起非溶血性发热反应的患者

 B. 准备接受器官移植的患者

 C. 需要反复输血的患者

 D. 以上均对

 答案：D

4. 中华医学会围产医学分会 《产科输血治疗专家共识（2023）》中红细胞输注标准是（　　）

 A. 当血红蛋白低于 70g/L 时需要输注红细胞

 B. 当血红蛋白低于 60g/L 时需要输注红细胞

 C. 冠脉综合征患者在血红蛋白低于 70g/L 时才能输注红细胞

 D. 重度肺功能受损患者输注红细胞标准与肺功能正常患者相同

 答案：A

5. 下列关于冷沉淀说法错误的是（　　）

 A. 1U 冷沉淀来源于 200ml 全血

 B. 1U 冷沉淀容量为 10～15ml

 C. 1U 冷沉淀来源于 200ml 血浆

 D. 冷沉淀主要成分为部分凝血因子及纤维蛋白原

 答案：C

6. 下列关于凝血酶原复合物说法错误的是（　　）

 A. 1U 凝血酶原复合物来源于 1ml 血浆

 B. 凝血酶原复合物负荷剂量为 200～400IU

 C. 凝血酶原复合物中含有部分凝血因子

 D. 凝血酶原复合物含有纤维蛋白原

 答案：D

7. 关于新鲜冰冻血浆说法，以下不正确的是（　　）

 A. 新鲜冰冻血浆中含有部分凝血因子，每升还含有 60～80g 的白蛋白

 B. 新鲜冰冻血浆内纤维蛋白原含量低，每升含纤维蛋白原 2～4g

 C. 每 200ml 新鲜冰冻血浆可使成人增加 2%～3% 的凝血因子

 D. 新鲜冰冻血浆保存时间长，-20℃以下可保存 1 年

 答案：C

8. 关于血浆中白蛋白说法，以下错误的是（　　）

 A. 血浆白蛋白可维持血浆胶体渗透压，避免组织水肿

 B. 血浆白蛋白为非专一性运输蛋白，可与难溶性的小分子有机物和无机离子可逆性结合，发挥运输功能

 C. 血浆白蛋白可与药物不可逆结合，调节激素和药物的代谢

D. 血浆白蛋白还是人体内一种重要的免疫物质,增强人的免疫力和抵抗力,调节体内酸碱平衡

答案:C

9. 关于冷沉淀说法,下列错误的是( )

A. 冷沉淀中含有多种凝血物质,包括Ⅷ因子、纤维蛋白原(Fib)、vWF因子、纤维粘连蛋白(Fn)、Ⅻ因子

B. 1U冷沉淀中含有的纤维蛋白大于250mg

C. 1U冷沉淀中含有的Ⅷ因子大于40IU,纤维结合蛋白约10～20mg

D. 冷沉淀主要用于大出血中快速补充纤维蛋白原和部分凝血因子

答案:B

10. 下列关于纤维蛋白原浓缩物说法错误的是( )

A. 纤维蛋白原浓缩物可避免通过输注较大容量血浆来补充纤维蛋白原,减少血浆输注的相关并发症

B. 输注纤维蛋白原浓缩物不需要交叉配型

C. 输注大剂量纤维蛋白原浓缩物会影响内源性纤维蛋白原的合成

D. 输注纤维蛋白原浓缩物可能出现发热和头痛的副作用

答案:C

11. 以下说法正确的是( )

A. 1g纤维蛋白原浓缩物可使血浆纤维蛋白原水平提高50mg/dl

B. 产科患者应将纤维蛋白原浓度维持在200mg/dl以上

C. 产后出血中,PT/APTT是凝血功能相关最敏感指标

D. 产科患者应将纤维蛋白原浓度维持在250mg/dl以上

答案:B

12. 关于血小板输注指征说法,错误的是( )

A. 血小板计数>100×10⁹/L,不需要输血小板

B. 术前血小板计数<50×10⁹/L,应考虑输注血小板

C. 血小板计数在(50～75)×10⁹/L之间,应根据是否有自发性出血或伤口渗血决定是否输血小板

D. 如术中出现不可控性渗血,经实验室检查确定有血小板功能低下,输血小板不受计数的限制

答案:C

13. 关于重组Ⅶa因子的说法,错误的是( )

A. 重组Ⅶa因子作用于内源性凝血途径,促进凝血酶产生,增强凝血反应

B. 产后大出血患者中,不推荐预防性使用重组Ⅶa因子

C. 羊水栓塞引起难治性出血的患者,使用重组Ⅶa因子极可能形成毁灭性的血栓并发症

D. 大剂量重组Ⅶa因子(>70～80μg/kg)治疗显著增加动脉血栓栓塞、DIC、心肌梗死等事件的风险

答案:A

14. 关于血小板的说法,错误的是( )

A. 血小板来源于骨髓的巨核细胞

B. 血小板的寿命大概是10～14天,每天可更新总量的1/10

C. 新生成的血小板约有2/3进入外周循环

D. 血小板大约有1/3储存在脾脏中

答案:B

15. 机体对以下哪种血细胞的储存能力最强( )

A. 白细胞

B. 红细胞

C. 血小板

D. 淋巴细胞

答案:C

16. 我国《产后出血预防与处理指南(2023)》推荐早期使用( )

A. 氨甲环酸

B. 葡萄糖酸钙

C. 凝血酶原复合物

D. 维生素K拮抗剂

答案:A

17. 氨甲环酸作用机制是（ ）
   A. 激活凝血因子
   B. 激活纤维蛋白原
   C. 促进血小板聚集
   D. 减少纤维蛋白网降解
   答案：D

18. 凝血因子合成的场所是（ ）
   A. 肾脏
   B. 骨髓
   C. 肝脏
   D. 脾脏
   答案：C

19. 低分子量肝素主要作用于凝血因子的是（ ）
   A. 凝血因子Ⅹa
   B. 凝血因子Ⅹ
   C. 凝血因子Ⅱa
   D. 凝血因子Ⅴa
   答案：A

20. 子宫收缩乏力和手术损伤导致的产后出血属于的类型是（ ）
   A. 稀释性凝血功能障碍
   B. 消耗性凝血功能障碍
   C. 纤溶亢进性凝血功障碍
   D. 内环境紊乱性凝血功能障碍
   答案：A

21. 表现为与出血量不相符的凝血功能障碍属于的类型是（ ）
   A. 稀释性凝血功能障碍
   B. 消耗性凝血功能障碍
   C. 纤溶亢进性凝血功障碍
   D. 内环境紊乱性凝血功能障碍
   答案：B

22. 产科大出血风险最重要的预测指标为（ ）
   A. 纤维蛋白原
   B. 凝血因子
   C. 血小板
   D. 钙离子
   答案：A

23. 一般来说，当出血量达到全身血容量的多大比例时，为治疗凝血功能障碍的临界点（ ）
   A. 25%
   B. 50%
   C. 75%
   D. 100%
   答案：B

24. 如果定义1个血容量单位为5 000ml时，当出血量大于多少毫升被视为危及生命的产后出血（ ）
   A. 1 000ml
   B. 1 500ml
   C. 2 000ml
   D. 2 500ml
   答案：D

25. 普通类型大出血中，当出血量达到全身血容量的多大比例时，凝血功能已处于失代偿早期阶段，需进行凝血功能的监测，以及纤维蛋白原和其他凝血物质的补充（ ）
   A. 25%
   B. 50%
   C. 75%
   D. 100%
   答案：B

26. 普通类型大出血中，当出血量达到全身血容量的75%时，可能需要补充的凝血物质包括（ ）
   A. 可仅使用纤维蛋白原浓缩物
   B. 仅需要新鲜冰冻血浆
   C. 纤维蛋白原浓缩物/冷沉淀和新鲜冰冻血浆
   D. 纤维蛋白原浓缩物/冷沉淀、新鲜冰冻血浆和血小板
   答案：C

27. 非妊娠期纤维蛋白原正常值为100～300mg/dl，妊娠期纤维蛋白原正常值为（ ）
   A. 100～200mg/dl
   B. 200～300mg/dl
   C. 300～600mg/dl
   D. >600mg/dl
   答案：C

28. 当纤维蛋白原小于多少时，可预测有发生严重产后出血的风险（　）
    A. 200mg/dl
    B. 250mg/dl
    C. 300mg/dl
    D. 350mg/dl
    答案：A

29. 纤维蛋白原的功能和量与 TEG 中的曲线角度有关，代表纤维蛋白网形成，纤维蛋白原功能和量下降，血栓弹力图中的（　）
    A. R 值就延长（长）
    B. a 角度变小（尖）
    C. MA 变窄（窄）
    D. LY30 和 EPL 变大
    答案：B

30. 应早期使用，持续出血可重复使用的抗纤溶治疗的常用药物为（　）
    A. 纤维蛋白原浓缩物
    B. 钙剂
    C. 氨甲环酸
    D. 冷沉淀
    答案：C

31. 可通过目标导向血栓记录治疗算法来进行凝血因子的补充，当 TEG 中 R＞9 分钟，说明凝血因子缺乏，可输入（　）
    A. 新鲜冰冻血浆 10～20ml/kg
    B. 纤维蛋白原浓缩物 30～50mg/kg 或冷沉淀 5～20ml/kg
    C. 血小板 5ml/kg
    D. 氨甲环酸 1～2g 静脉滴注或 10～20mg/kg
    答案：A

32. 可通过目标导向血栓记录治疗法进行凝血因子的补充，当 FFMA＜18mm 时，可输注（　）
    A. 新鲜冰冻血浆 10～20ml/kg
    B. 纤维蛋白原浓缩物 30～50mg/kg 或冷沉淀 5～20ml/kg
    C. 血小板 5ml/kg
    D. 氨甲环酸 1～2g 静脉滴注或 10～20mg/kg
    答案：C

33. 可通过目标导向血栓记录治疗法进行凝血因子的补充，当 LY30＞8％ 时，可输注（　）
    A. 新鲜冰冻血浆 10～20ml/kg
    B. 纤维蛋白原浓缩物 30～50mg/kg 或冷沉淀 5～20ml/kg
    C. 血小板 5ml/kg
    D. 氨甲环酸 1～2g 静脉滴注或 10～20mg/kg
    答案：D

34. 产科大出血的输血指征不包括（　）
    A. 出血量
    B. 临床症状（低血压、心动过速）
    C. Hb
    D. WBC
    答案：D

35. 在孕产妇中，输注红细胞的血红蛋白水平为（　）
    A. ＞100g/L
    B. 90g/L
    C. 85g/L
    D. ＜80g/L
    答案：D

36. 在产科大失血中，是否输血最不应参考的情况是（　）
    A. 吸引瓶、纱布等估计的出血量
    B. 临床症状：如心动过速、低血压
    C. 实验室指标：血红蛋白、血细胞比容
    D. 患者要求
    答案：D

37. 在产后出血后期，循环稳定后，血红蛋白每下降 10g，约等于失血（　）
    A. 200ml
    B. 300ml
    C. 400ml
    D. 500ml
    答案：C

38. 下列说法中错误的是（　）
    A. 当血红蛋白水平＞100g/L 可不考虑输注红细胞
    B. 血红蛋白水平＜60g/L 几乎都需要输血

C. 血红蛋白水平＜70g/L 应考虑输血,如果出血较为凶险且出血尚未完全控制或继续出血的风险较大,可适当放宽输血指征

D. 当血红蛋白水平＞70g/L 时,禁止输血

答案:D

39. 输注纤维蛋白原浓缩物 1g 预计可提升多少血液中纤维蛋白原( )

A. 25mg/dl

B. 50mg/dl

C. 75mg/dl

D. 100mg/dl

答案:A

40. 普通类型大出血中,输注红细胞的临界点为( )

A. 出血量大于全身血容量的 10%

B. 出血量大于全身血容量的 20%

C. 出血量大于全身血容量的 30%

D. 出血量大于全身血容量的 40%

答案:B

41. 产科大出血患者如果存在活动性不可控出血时推荐血小板计数输注指征为( )

A. $50×10^9$/L

B. $75×10^9$/L

C. $100×10^9$/L

D. $125×10^9$/L

答案:B

42. 1 个治疗量的血小板预计可提升血小板水平( )

A. ($10～20$)$×10^9$/L

B. ($20～30$)$×10^9$/L

C. ($30～40$)$×10^9$/L

D. ($40～50$)$×10^9$/L

答案:B

43. 大出血救治中早期可最快获得的凝血物质为( )

A. 冷沉淀

B. 纤维蛋白原浓缩物

C. 血小板

D. 血浆

答案:B

44. 大出血救治中早期不易获得的凝血物质为( )

A. 冷沉淀

B. 纤维蛋白原浓缩物

C. 凝血酶原复合物

D. 血浆

答案:D

45. 大出血救治中获取可能存在困难的凝血物质为( )

A. 冷沉淀

B. 纤维蛋白原浓缩物

C. 血小板

D. 血浆

答案:C

46. 红细胞输注终点指标为( )

A. $60～70$g/L

B. $70～80$g/L

C. $80～100$g/L

D. 100g/L 以上

答案:C

47. 关于重组因子Ⅶa 的适应证和使用方法,错误的是( )

A. WHO 指南建议常规使用重组因子Ⅶa 治疗产后大出血

B. 重组因子Ⅶa 的使用只局限于有某些特殊血液病症状的孕妇

C. GDG 认为把重组因子Ⅶa 作为潜在的挽救生命药物,它本身也有危及生命的副作用

D. 重组因子Ⅶa 的使用方法是 $3～5$ 分钟内单次静脉注射 90Ug/kg

答案:A

48. 关于产后大出血中红细胞悬液和新鲜冰冻血浆的使用,下列错误的是( )

A. 血红蛋白 Hb ＜70g/L 或 80g/L 时应考虑输注红细胞悬液

B. 血红蛋白 Hb ＞100g/L 一般不需要输红细胞悬液

C. 持续性、活动性大量出血时建议输注新鲜冰冻血浆纠正凝血功能紊乱

D. 大出血的孕妇可以常规输注新鲜冰冻血浆来扩容，纠正低血压

答案：D

49. 关于血液制品离开冰箱后应输入体内的时间，以下说法错误的是（ ）

A. 红细胞离开冰箱 30 分钟以内

B. 冷沉淀离开冰箱 60 分钟以内

C. 血小板立即输入

D. 新鲜冰冻血浆离开冰箱 30 分钟以内

答案：B

50. 以下血液制品中不含有纤维蛋白原的是（ ）

A. 血浆

B. 冷沉淀

C. 纤维蛋白原浓缩物

D. 凝血酶原复合物

答案：D

51. 关于产科大出血救治中血小板输注指征，以下说法错误的是（ ）

A. 只要血小板计数 $> 50 \times 10^9/L$ 就不需要输入血小板

B. 血小板计数 $> 100 \times 10^9/L$，不需要输血小板

C. 术前血小板计数 $< 50 \times 10^9/L$，应考虑输注血小板

D. 如果存在活动性不可控出血时推荐血小板计数输注指征为 $75 \times 10^9/L$

答案：A

52. 紧急情况下应启动大量输血方案的适应证，不包括（ ）

A. 发生难以控制的严重出血

B. 24 小时内预计输注 10 个单位以上的 RBC

C. 1 小时内输注 4 个单位 RBC 后，还需要继续输注成分血液

D. 3 小时内使用的血液制品超过全身血容量的 30%

答案：D

53. 以下不属于产后出血阶段式处理中输血目标的是（ ）

A. PT、APTT 和 INR 恢复到正常值

B. $Hb > 80g/L$

C. $PLT > 50 \times 10^9/L$

D. 血浆纤维蛋白原 $\geq 200mg/dl$

答案：A

54. 低白蛋白血症是指血浆白蛋白小于（ ）

A. 30g/L

B. 35g/L

C. 40g/L

D. 45g/L

答案：B

55. 对于出血量评估较为准确的患者，红细胞悬液输注量可以大致通过哪个公式进行粗略估计（ ）

A. 红细胞（U）＝失血量×（10～30）%/200ml

B. 红细胞（U）＝失血量×（20～40）%/200ml

C. 红细胞（U）＝失血量×（40～60）%/200ml

D. 红细胞（U）＝失血量×（60～70）%/200ml

答案：C

56. 对于普通类型的产科出血患者，启动新鲜冰冻血浆的输注时机是（ ）

A. 失血量大于全身血容量的 10%～20%

B. 失血量大于全身血容量的 20%～30%

C. 失血量大于全身血容量的 30%～40%

D. 失血量大于全身血容量的 40%～50%

答案：D

57. 对于出血量评估较为准确的患者，新鲜冰冻血浆的输注量（ml）可以大致通过以下哪个计算公式进行粗略估计？（ ）

A. 出血量×（10～20）%

B. 出血量×（20～30）%

C. 出血量×（30～40）%

D. 出血量×（40～50）%

答案：B

58. 对于普通类型的产科大出血患者，纤维蛋白原浓缩物的输注时机是（ ）

A. 失血量大于全身血容量的 10%～20%

B. 失血量大于全身血容量的 20%～30%

C. 失血量大于全身血容量的 40%～50%

D. 失血量大于全身血容量的 60%～70%

答案：C

59. 在血浆输注充分的普通类型产科大出血患者中，纤维蛋白原浓缩物输注量（g）的计算公式，正确的是（ ）

A. 4g/5 000ml 出血量

B. 3g/5 000ml 出血量

C. 2g/5 000ml 出血量

D. 1g/5 000ml 出血量

答案：A

60. 在普通类型产科大出血患者中，冷沉淀的输注时机是（ ）

A. 失血量大于全身血容量的 10%～20%

B. 失血量大于全身血容量的 20%～30%

C. 失血量大于全身血容量的 40%～50%

D. 失血量大于全身血容量的 60%～70%

答案：C

61. 在血浆输注充分的普通类型产科大出血患者中，冷沉淀输注量的计算公式正确的是（ ）

A. 8～10U/5 000ml 出血量

B. 7～8U/5 000ml 出血量

C. 5～6U/5 000ml 出血量

D. 4～5U/5 000ml 出血量

答案：A

62. 白蛋白的输注时机是（ ）

A. 失血量大于全身血容量的 20%～30%

B. 失血量大于全身血容量的 30%～40%

C. 失血量大于全身血容量的 50%～70%

D. 失血量大于全身血容量的 100%～120%

答案：C

63. 当出血量超过 2 000ml 后，可以考虑输入白蛋白，关于超出部分白蛋白输注量的计算公式说法，正确的是（ ）

A. 5～10g/1 000ml 出血量

B. 3～6g/1 000ml 出血量

C. 2～5g/1 000ml 出血量

D. 1～2g/1 000ml 出血量

答案：A

64. 各种血液成分的重要性权重正确的是（ ）

A. 红细胞＞纤维蛋白原＞其他凝血因子＞血小板

B. 红细胞＞其他凝血因子＞纤维蛋白原＞血小板

C. 其他凝血因子＞血小板＞红细胞＞纤维蛋白原

D. 血小板＞红细胞＞纤维蛋白原＞其他凝血因子

答案：A

65. 启动红细胞输注的指征包括（ ）

A. 当出血量达到或者超过 1 500ml 且持续出血并伴有生命体征的异常（心动过速和低血压）时

B. 血红蛋白水平＜70g/L 时应考虑输血

C. 出血较为凶险且出血尚未完全控制或继续出血的风险较大，可适当放宽输血指征

D. 以上均正确

答案：D

66. 以下说法不正确的是（ ）

A. 指导血液输注量需结合出血量和实验室指标两个方面

B. 实验室结果受到血液浓缩和稀释状态的影响，且存在滞后性和准确度不高等弊端

C. 如果对出血量评估较准确，可以根据出血量多少计划血细胞的输注

D. 血细胞输注按照临床经验选择即可

答案：D

67. 在输血治疗过程中最常见的输血治疗不合理类型为（ ）

A. 输血量不足

B. 输血量过多

C. 输血比例不恰当

D. 以上均正确

答案：D

## 二、多选题（共 41 题）

1. 原则上对有输血过敏史者，如果凝血功能有明显异常，可优先输注（ ）

A. 血浆

B. 冷沉淀

C. 凝血酶原复合物

D. 纤维蛋白原浓缩物

答案：BCD

2. 输血过程中的过敏反应，对于瘙痒或血管性水肿，可使用的药物有（　　）

　　A. 氯雷他定

　　B. 西替利嗪

　　C. 苯海拉明

　　D. 氢化可的松

　　答案：ABCD

3. 200ml 全血中可采集到的血液制品有（　　）

　　A. 1U 红细胞

　　B. 100ml 血浆

　　C. 150ml 血浆

　　D. 1U 机采血小板

　　E. 1U 冷沉淀

　　答案：ABDE

4. 输注全血的缺点包括（　　）

　　A. 容易导致过敏

　　B. 非溶血性发热反应

　　C. 高钾血症

　　D. 肺栓塞

　　E. 有导致传染病的风险

　　答案：ABCDE

5. 输注洗涤红细胞的适应证包括（　　）

　　A. 输入全血或血浆后发生严重过敏反应的患者

　　B. 自身免疫性溶血性贫血患者和阵发性睡眠性血红蛋白尿需输血的患者

　　C. 高钾血症及肝、肾功能障碍需要输血的患者

　　D. 由于反复输血已产生白细胞或血小板抗体引起输血发热反应的患者

　　E. 以减少排斥反应为目的的器官移植后患者

　　答案：ABCDE

6. 5g 白蛋白保留循环内水分的能力约（　　）

　　A. 100ml 血浆

　　B. 200ml 血浆

　　C. 200ml 全血

D. 300ml 全血

E. 400ml 全血

答案：AC

7. 输注人血白蛋白注射液的不良反应包括（　　）

　　A. 感染

　　B. 过敏反应

　　C. 快速输注时可引起血容量超负荷，导致肺水肿

　　D. 溶血

　　E. 增强人的免疫力

　　答案：ABC

8. 新鲜冰冻血浆使用正确的是（　　）

　　A. 患者创面渗血明显应使用新鲜冰冻血浆

　　B. 凝血酶原时间（PT）和活化部分凝血活酶时间（APTT）与正常值的比率大于 1.5 倍时使用新鲜冰冻血浆

　　C. 凝血酶原时间（PT）和活化部分凝血活酶时间（APTT）与正常值的比率大于 1.2 倍时使用新鲜冰冻血浆

　　D. 凝血功能障碍时可给予 12～15ml/kg 的新鲜冰冻血浆

　　E. 输注新鲜冰冻血浆易发生过敏反应

　　答案：ABDE

9. 为了保证输入血液制品的有效成分能够更好地发挥作用，血液制品输注存在时限要求，以下说法正确的有（　　）

　　A. 全血或红细胞，在离开冰箱后 30 分钟内开始输注

　　B. 全血或红细胞，离开冰箱 4 个小时以内就应该输注结束

　　C. 单采血小板在取回后应立即输注

　　D. 新鲜冰冻血浆在取回后 30 分钟内开始输注

　　E. 新鲜冰冻血浆输注速度以 10ml/min 为佳

　　答案：ABCDE

10. 以下物质可以促进血小板聚集的是（　　）

　　A. 二磷酸腺苷

　　B. 三磷酸腺苷

　　C. 血栓素 A2

　　D. 组织因子

E. 凝血酶

答案：ACE

11. 参与内源性凝血途径的凝血因子有（ ）

A. Ⅻ因子

B. Ⅺ因子

C. Ⅸ因子

D. Ⅹ因子

E. Ⅴ因子

答案：ABCD

12. 维生素K参与在肝脏合成的凝血因子包括（ ）

A. Ⅱ因子

B. Ⅶ因子

C. Ⅷ因子

D. Ⅸ因子

E. Ⅹ因子

答案：ABDE

13. 下列有关华法林的说法正确的是（ ）

A. 华法林是通过抑制肝脏维生素K依赖的凝血因子Ⅱ、Ⅶ、Ⅸ、Ⅹ的合成发挥作用

B. 使用华法林需要凝血功能监测

C. 华法林可降低凝血酶诱导的血小板聚集反应，具有抗凝和抗血小板聚集的功能

D. 华法林不需停用即可进行手术

E. 血浆可以逆转华法林的作用

答案：ABCE

14. 以下药物属于促纤溶药的是（ ）

A. 阿哌沙班

B. 尿激酶

C. 链激酶

D. 肝素

E. 华法林

答案：BC

15. 关于妊娠期血小板的说法，正确的是（ ）

A. 血小板数量正常或者下降

B. 血小板计数稀释性减少

C. 血小板活力增加

D. 血小板计数增加

E. 血小板活力减弱

答案：ABC

16. 下列说法正确的是（ ）

A. 产后1天患者的凝血储备功能下降、抗纤溶活性上升，产后24小时内出血风险增加

B. 产后第3天，纤溶活性下降，患者凝血功能逐渐恢复，产后出血风险下降，产褥期血栓并发症风险上升

C. 产后1周时，产妇血容量仍然为孕前的125%

D. 产后6~9周，血红蛋白和血浆蛋白恢复到孕前水平

E. 产后贫血和低蛋白血症仍是产后需关注的问题

答案：ABCDE

17. 产科大出血凝血功能障碍病因包括（ ）

A. 稀释性凝血功能障碍

B. 消耗性凝血功能障碍

C. 纤溶亢进性凝血功障碍

D. 内环境紊乱性凝血功能障碍

答案：ABCD

18. 消耗性凝血功能障碍的主要病因为凝血功能异常活化，短时间内因大量消耗而迅速减少的物质包括（ ）

A. 红细胞

B. 凝血因子

C. 血小板

D. 纤维蛋白原

答案：BCD

19. 凝血功能的管理策略主要包括（ ）

A. 避免血液过度稀释

B. 尽早使用氨甲环酸

C. 维持内环境稳定

D. 保障凝血的物质基础

答案：ABCD

20. 导致内源性纤溶酶原激活物活性增加的主要原因包括（ ）

A. 血栓形成

B. 低温

C. 酸中毒

D. 大出血

答案：ABCD

21. 产科大出血患者中为纠正内环境紊乱，预防凝血功能障碍的发生，可采取的措施包括（　　）

　　A. 保温

　　B. 积极纠正酸中毒

　　C. 补充钙剂

　　D. 补充红细胞悬液

　　答案：ABC

22. 2024 版《昆士兰临床指南：原发性产后出血》中启动大量输血方案（MTP）应符合的条件是（　　）

　　A. 活动性出血

　　B. 4 小时内输入 4U 红细胞后血流动力学仍不稳定

　　C. 预计出血量 >2.5L

　　D. 凝血障碍的临床症状或实验室检查提示

　　答案：ABCD

23. 关于凝血物质输入说法，以下正确的有（　　）

　　A. 大出血早期（失血小于 2 000ml）时，优先补充纤维蛋白原浓缩物或者富含纤维蛋白原的冷沉淀

　　B. 血浆获取速度较慢，保证红细胞悬液和血浆比例为 1∶1

　　C. 血小板难以获取时，对抢救出血量少的患者影响不大

　　D. 根据出血量、实验室检查和生命体征分次取血，避免输血过量和血源浪费

　　答案：ABCD

24. 下列按出血量进行输血的原则，正确的有（　　）

　　A. 当出血量 > 全身血容量的 20% 时，考虑输入红细胞悬液，输注量为出血量的 40%～60%

　　B. 当出血量 > 全身容量的 40%～50% 时，输注血浆，输注量为出血量的 20%～30%

　　C. 当出血量达到全身血容量 50% 时，纤维蛋白原浓缩物可输注 2g 或冷沉淀输注 8～10U，当出血量达到 1 个血容量单位（5 000ml），可输入纤维蛋白原浓缩物 4g

　　D. 当出血量达到全身血容量的 150% 时，可输入 10g 白蛋白

　　E. 对于术前合并贫血、严重低血容量，心、肺、脑疾病及不可控出血等患者，可按波动值高限输注

　　答案：ABCDE

25. 关于停止输血的指征，以下说法正确的有（　　）

　　A. 一般来说，红细胞输注终点指标：80～100g/L，应以患者再次出血风险、合并症情况、容量情况的不同而达到的指标不同

　　B. 当患者选择保留子宫时，有发生再次出血风险，或者有心肺功能受损、容量不足时，应以高限（100g/L）作为输注终点指征

　　C. 当患者子宫已切除，心肺功能好，容量超负荷（血液稀释）时，以 80g/L 作为输注终点

　　D. 凝血功能的纠正，一般来说，当 PT/APTT 纠正至正常值的 1.5 倍之内，纤维蛋白原 >200mg/dl 时，可停止纠正

　　答案：ABCD

26. 孕晚期凝血功能系统性改变包括（　　）

　　A. 凝血因子浓度增加

　　B. 血小板数量增加

　　C. 纤维蛋白原增加

　　D. 抗凝功能降低

　　E. 纤溶活性增加

　　答案：ACDE

27. 孕晚期增加的凝血因子包括（　　）

　　A. Ⅰ因子（纤维蛋白原）

　　B. Ⅶ因子

　　C. Ⅷ因子

　　D. Ⅸ因子

　　E. Ⅹ因子

　　答案：ABCDE

28. 孕晚期抗凝功能降低，改变包括（　　）

　　A. 蛋白 S 浓度降低

　　B. 组织因子途径抑制因子浓度降低

　　C. 蛋白 C 敏感性降低

　　D. 纤溶酶原增加

　　E. 纤溶酶原激活物抑制剂活性降低

　　答案：ABCDE

29. 容易诱发妊娠期 DIC 的潜在疾病包括（　　）
    A. 胎盘早剥
    B. HELLP 综合征
    C. 重度子痫前期
    D. 脓毒血症
    E. 产后大出血
    答案：ABCDE

30. 产科相关 DIC 发病机制包括（　　）
    A. 内皮细胞功能障碍及血小板激活
    B. 滋养细胞激活凝血系统
    C. 大出血
    D. 肝功能异常
    E. 溶血
    答案：ABCD

31. 主要因内皮细胞功能障碍及血小板激活导致 DIC 发生的疾病包括（　　）
    A. 重度子痫前期
    B. 子痫
    C. 脓毒血症
    D. 大出血
    E. 胎盘早剥
    答案：ABC

32. 主要因滋养细胞激活凝血系统而导致 DIC 发生的疾病包括（　　）
    A. 胎盘早剥
    B. 死胎
    C. 羊水栓塞
    D. 大出血
    E. 子痫
    答案：ABC

33. 大出血期间发生 DIC 的主要病因是（　　）
    A. 红细胞大量丢失
    B. 凝血因子大量丢失
    C. 低血容量导致组织缺氧
    D. 内皮细胞大量破坏
    E. 组织因子大量释放入血
    答案：ABC

34. 早期识别 DIC 发生的主要指标有（　　）
    A. PT
    B. APTT
    C. PT 差值
    D. 血小板计数
    E. 纤维蛋白原浓度
    答案：CDE

35. 大出血后 DIC 的治疗原则包括（　　）
    A. 纠正潜在的病理状态，优化或解除导致 DIC 的诱因
    B. 根据 DIC 的病理生理特点，有针对性地补充血液制品及凝血物质
    C. 持续动态监测凝血功能
    D. 积极寻求帮助和指导
    E. 大量输注晶体液扩容
    答案：ABCD

36. 关于氨甲环酸在产后大出血孕妇中的使用，下列正确的是（　　）
    A. 建议出血量 >1 000ml 时使用氨甲环酸，最好在胎盘娩出后的 3 小时内使用
    B. 氨甲环酸反复大量使用并不会增加产妇发生深静脉血栓的风险
    C. 氨甲环酸可以有效地减少经阴道分娩和剖宫产孕妇的出血量
    D. 氨甲环酸的推荐剂量是 1g，静脉注射时间超过 10 分钟
    E. 初次剂量给予 30 分钟后可再次给予氨甲环酸 1g 静脉注射
    答案：ACDE

37. 关于冷沉淀和纤维蛋白原浓缩物的使用指征，正确的是（　　）
    A. 当剖宫产术中切口渗血不止，血浆纤维蛋白原浓度 <300mg/dl，建议输注冷沉淀或纤维蛋白原浓缩物
    B. 当剖宫产术中切口渗血不止，血浆纤维蛋白原浓度 <200mg/dl，建议输注冷沉淀或纤维蛋白原浓缩物
    C. 冷沉淀的推荐剂量是（1～1.5）U/10kg
    D. 输注人纤维蛋白原浓缩物 1g 可提升血液中的纤维蛋白原 25mg/dl
    答案：BCD

38. 根据围产期输血风险分级的血制品准备建议，以下需要备红细胞悬液 4U 以上的情况是（　）
    A. 严重贫血（产前 Hct＜25%）
    B. 多次妊娠＋其他风险因素
    C. 入院存在活动性出血
    D. 凝血障碍，包括 HELLP 综合征
    E. 前置胎盘行剖宫产，胎死宫内，绒毛膜羊膜炎
    F. 存在交叉配血困难史

    答案：ABCDEF

39. 下列关于血小板的说法，正确的是（　）
    A. 血小板计数相对不受血液浓缩与稀释的影响
    B. 血小板的产生及消耗速度远远快于血红蛋白
    C. 血小板中有 1/3 保持在血液循环中，2/3 被脾脏隔离
    D. 术前及术后血小板的消耗量可粗略估计术中失血量

    答案：ABD

40. 低蛋白血症的发病机制包括（　）
    A. 大出血后导致白蛋白随血浆直接丢失
    B. 低血压和酸中毒导致肝功能下降，肝细胞合成，白蛋白减少
    C. 应激反应引起白蛋白的分解代谢加快
    D. 组织损伤、炎症、出血等因素会导致血管内皮通透性增加，加速白蛋白的外渗

    答案：ABCD

41. 关于产后大出血治疗的说法，下列正确的有（　）
    A. PPH 的液体替代治疗建议以等渗晶体液为主，胶体液为辅
    B. 凝血功能正常且无活动性出血的 PPH 产妇建议按照红细胞∶新鲜冰冻血浆＝1∶1 的方案输注新鲜冰冻血浆
    C. PPH 时血小板计数 $<75×10^9/L$ 时可达到治疗性输注血小板的指征
    D. 氨甲环酸推荐常规用于产后大出血的孕妇，推荐剂量是 1g 快速推注
    E. 当剖宫产术中出现手术切口渗血不止，实验室凝血功能检测异常或血浆纤维蛋白原浓度 ＜200mg/dl 时，建议输注冷沉淀或纤维蛋白原浓缩物

    答案：AE

## 三、判断题（共 30 题）

1. 悬浮红细胞库存时间越长，乳酸含量越低，pH 值越高。（　）
   答案：错误

2. 洗涤回收式自体输血中，不同洗涤条件洗涤的可回输自体血的血细胞比容存在较大差异。（　）
   答案：正确

3. 输注一定量红细胞悬液可提高的血红蛋白水平与患者总血容量相关，通常认为体重约 50kg 的患者每输注 2U 红细胞悬液可使血红蛋白水平提高约 10g/L。（　）
   答案：正确

4. 凝血酶原复合物主要用于预防和治疗因凝血因子 Ⅱ、Ⅶ、Ⅸ 及 Ⅹ 缺乏导致的出血，如乙型血友病、严重肝病及弥散性血管内凝血（DIC）等，在创伤和产科大出血患者中也推荐单独使用。（　）
   答案：错误

5. 蛇毒类凝血酶常用于外科手术中预防术后出血，在产科患者中使用有后期发生血栓的风险。（　）
   答案：正确

6. 机体的凝血过程是由血小板途径和纤维蛋白原途径共同完成。（　）
   答案：正确

7. 产科大出血中血小板降低的速率快于红细胞、凝血因子降低速率。（　）
   答案：错误

8. 凝血过程和纤溶过程是相互影响的，当凝血过程加剧时，纤溶过程往往也加剧。（　）
   答案：正确

9. 常用抗凝药物包括三大类：即抗血小板药物、抗凝血酶药和溶栓药。（　）
   答案：正确

10. 氯吡格雷是通过抑制血小板生成而发挥抗凝作用的。（　）

答案：错误

11. 肝素主要是通过抑制凝血酶的生成而发挥抗凝作用的。（　）

答案：错误

12. 华法林是临床常用抗凝药物之一，是通过抑制肝脏维生素 K 依赖的凝血因子Ⅱ、Ⅶ、Ⅸ、Ⅹ 的合成发挥作用。（　）

答案：正确

13. 氨甲环酸是治疗产后大出血的一线用药。（　）

答案：正确

14. 孕晚期，由于血容量增加，凝血因子浓度出现稀释性降低，患者凝血功能降低，呈现低凝状态。（　）

答案：错误

15. 出血量必须达到超过全身血容量的 50%，才考虑获取凝血物质。（　）

答案：错误

16. 与纤维蛋白原相比，PT、APTT 与临床预后相关性较差。（　）

答案：正确

17. 在保障血容量充足、循环稳定的前提下，应避免血液过度稀释，建议将血红蛋白维持在 >70～80g/L，PT、APTT 不超过正常值 1.5 倍，纤维蛋白原 >200mg/dl。（　）

答案：正确

18. 患者合并缺血性心脏病时，此时查出 Hb 为 82g/L，患者不需要输血。（　）

答案：错误

19. 临床推荐严格根据实验室结果来决定输血量，而不是出血量。（　）

答案：错误

20. 产科大出血复苏目标为：温度 >36℃，pH 值 >7.2，碱剩余 −6mmol/L～+6，乳酸 <4mmol/L，离子钙 >1.1mmol/L，血小板 >50×10⁹/L，PT/APPT <1.5 倍正常值，INR ≤1.5，纤维蛋白原 >200mg/dl。（　）

答案：正确

21. 大出血患者救治时需达到实验室指标完全正常才能停止输血。（　）

答案：错误

22. 如果存在活动性不可控出血时，推荐血小板计数输注指征为 75×10⁹/L，可提高大出血救治的安全边界。（　）

答案：正确

23. 关于维持产科大出血患者凝血功能方面，可采取避免血液过度稀释、尽早抗纤溶治疗、维持内环境稳定和保障充分的凝血物质等多种措施。（　）

答案：正确

24. 产科大出血时凝血功能需达到的目标为 PT/APTT≤1.2 倍正常值。（　）

答案：错误

25. 产科大出血时凝血功能需达到的目标为纤维蛋白原≥200mg/dl；血小板≥50×10⁹/L。（　）

答案：正确

26. 每输注纤维蛋白原浓缩物 1g 可提升产妇血液中纤维蛋白原 50mg/dl。（　）

答案：错误

27. 冷沉淀常用剂量为成人每 5～10kg 输注 2U，按实际公斤体重及预期增加的纤维蛋白原计算用量。（　）

答案：错误

28. 产科大出血患者采用浓缩红细胞、胶体液和晶体液复苏治疗时，在所有凝血因子中，纤维蛋白原（Fib）最先降至危急值水平。（　）

答案：正确

29. 产科大出血时，血液制品优先选择全血进行容量复苏。（ ）

答案：错误

30. 肝素通过改变抗凝血酶Ⅲ构型，促进其与凝血酶形成复合物，减弱凝血酶的作用，进而减弱纤维蛋白原变为纤维蛋白的过程，发挥抗凝作用。（ ）

答案：正确

（倪 娟 周文琴 曾 蔡）

# 第十八章

# 产科大出血患者容量管理

1. 以下不属于产后出血阶段式处理中容量管理目标的是（　）
   A. 平均动脉压≥60mmHg
   B. 尿量≥50ml/h
   C. 需要使用升压药物维持循环平稳
   D. 休克指数≤1
   答案：C

2. 关于产科大出血患者的实验室检查结果说法，错误的是（　）
   A. 大出血时应根据实验室结果，严格按照输血指征进行输血治疗，不推荐根据经验进行输血治疗
   B. 产科大出血早期存在血液浓缩现象，实验室结果并不能真实地反映血红蛋白水平
   C. 实验室结果存在滞后性，并不能真实地反映大量活动性出血患者当前情况
   D. 在实验室结果无法获得的严重大出血患者，根据患者临床表现和经验进行迅速施救十分重要
   答案：A

3. 产科大出血的治疗目标不包括（　）
   A. 维持循环稳定
   B. 凝血功能稳定
   C. 内环境稳定
   D. 血红蛋白正常
   答案：D

4. 以下不具有等容扩充效果的液体及血制品是（　）
   A. 羟乙基淀粉 130/0.4 氯化钠注射液
   B. 乳酸林格液
   C. 新鲜冰冻血浆
   D. 去白红细胞悬液
   答案：B

5. 以下不是大出血孕产妇发生肺水肿危险因素的是（　）
   A. 长期使用保胎药物
   B. 妊娠高血压
   C. 低蛋白血症
   D. 单胎
   答案：D

6. 与产科相关的肺损伤不包括（　）
   A. 输血相关性循环超负荷
   B. 风湿性心脏病
   C. 输血相关性肺损伤
   D. 化学相关性肺损伤
   答案：B

7. 输血相关性循环超负荷的表现不包括（　）
   A. 急性充血性心力衰竭
   B. 急性肺水肿
   C. 低静水压
   D. 低氧血症
   答案：C

8. 血管外肺水增多不可能发生的现象是（　）
   A. 氧气的弥散功能上升
   B. 肺泡换气功能下降
   C. 氧分压下降
   D. 肺间质水肿
   答案：A

9. 严重大出血时需警惕毛细血管渗漏综合征的发生,其主要表现不包括( )

A. 进行性全身性水肿

B. 低蛋白血症

C. 血压及中心静脉压降低

D. 血液稀释

答案:D

10. 针对合并大出血风险的孕妇进行预扩容时,以下理论错误的是( )

A. 普通孕产妇,预扩容量可达到全身容量的10%～20%

B. 合并妊娠高血压的孕妇,预扩容量达全身容量的10%或者不进行预扩容

C. 针对普通妊娠患者,预扩容时建议晶体液:胶体液的输注比例约为2:1

D. 合并妊娠高血压的孕妇,预扩容时建议使用白蛋白或者血浆进行扩容

答案:D

11. 术前实验室检查结果正常的孕妇在大出血容量治疗第二阶段,关于根据出血量需输注血液制品,说法错误的是( )

A. 当出血量 = 全身血容量的20%～40% 时,需输注红细胞悬液 = 出血量×40%～60%,剩余出血量可由人工胶体液和晶体液补充

B. 当出血量 = 全身血容量的40%～50% 时,除输注红细胞悬液 = 出血量×40%～60% 外,还需输注血浆量 = 出血量×20%～30%

C. 当出血量 > 全身血容量的50% 时,除输注红细胞悬液、血浆外,还需根据具体情况选择性补充纤维蛋白原浓缩物、冷沉淀等

D. 产科大出血抢救过程中,只要输入血浆、冷沉淀即可,无需输入白蛋白

答案:D

12. 等容置换理论中,关于等容当量液体的叙述,错误的是( )

A. 1ml胶体约等于1ml血容量

B. 冷沉淀1U等于10～15ml血容量

C. 1g纤维蛋白原浓缩物约等于40ml血容量

D. 1ml乳酸林格液约等于1ml血容量

答案:D

13. 关于虚拟入量算法和实际入量算法的描述,错误的是( )

A. 虚拟入量算法时默认红细胞悬液1U≈200ml

B. 虚拟入量算法时碳酸氢钠视为晶体液

C. 实际入量算法时默认红细胞悬液1U≈130ml

D. 采用实际入量算法时,可耐受容量超负荷均视为20%

答案:D

14. 关于虚拟入量算法和实际入量算法的描述,错误的是( )

A. 虚拟入量算法时,自体血和异体血的容量估算量都是增加的

B. 实际入量算法时,异体血的容量估算量是增加的,而自体血的容量估算量是不变的

C. 采用虚拟计算法时,需晶体液填充的剩余空间是减少的

D. 采用实际入量计算法,发生肺水肿的风险增加

答案:B

15. 氧分压变化所引起的血氧饱和度较大变化幅度的区间水平是( )

A. 60mmHg 降至 40mmHg

B. 90mmHg 降至 80mmHg

C. 50mmHg 降至 40mmHg

D. 80mmHg 降至 60mmHg

答案:A

16. 以下最易引起输血相关性急性肺损伤的血液制品是( )

A. 单采血小板

B. 血浆

C. 红细胞悬液

D. 冷沉淀

答案:A

17. 关于输血相关性循环超负荷的描述,错误的是( )

A. 射血分数降低

B. 肺动脉楔压＞18mmHg

C. 液体负荷试验可改善结局

D. 利尿剂可改善结局

答案:C

18. 氧合指数的正常值为（  ）
    A. 300～500mmHg
    B. 200～300mmHg
    C. 200～400mmHg
    D. 250～350mmHg
    答案：A

19. 关于氧合指数的描述，错误的是（  ）
    A. 氧合指数 = $PaO_2/FiO_2$ 比值
    B. <300mmHg 提示气体交换异常
    C. <200mmHg 提示中至重度低氧血症
    D. 低氧血症提示组织一定缺氧
    答案：D

20. 关于输血相关性急性肺损伤的治疗要点，错误的是（  ）
    A. 激素
    B. 抗组胺
    C. 液体负荷
    D. 利尿
    答案：D

21. 关于产科大出血患者后期的治疗要点，错误的是（  ）
    A. 查血气，观察患者内环境是否正常
    B. 再次检测患者血红蛋白及凝血功能是否已纠正在可接受范围以内
    C. 计算患者出入量是否合理
    D. 直接停用麻醉药物，诱导患者自主呼吸恢复
    答案：D

22. 关于产科大出血患者容易发生肺水肿的危险因素，不包括的是（  ）
    A. 大量输液导致肺静水压升高
    B. 低蛋白血症导致渗透压降低
    C. 炎症反应导致肺血管通透性增加
    D. 机械正压通气
    答案：D

23. 关于输血相关性急性肺损伤的描述，错误的是（  ）
    A. 多见于输注血浆或血小板后
    B. 是一种免疫反应

C. 肺泡内皮损伤程度较重
D. 呈现高血容量特点
答案：D

24. 关于输血相关性急性肺损伤的描述，错误的是（  ）
    A. 肺血管呈高通透性病变
    B. 射血分数降低
    C. 肺动脉楔压≤18mmHg
    D. 胸部 X 线检查弥漫性、绒毛状浸润、可见"白肺"，心影正常
    答案：B

25. 与输血相关性急性肺损伤的发病率无关的因素是（  ）
    A. 输血量大
    B. 全身炎症反应
    C. 人种
    D. 既往输血次数
    答案：D

26. 关于每搏量变异度（SVV）的描述，错误的是（  ）
    A. SVV = 100×（SVmax－SVmin）/SVmean
    B. 患者体位也可能影响 SVV 准确度
    C. SVV 不能用于机械通气患者
    D. 机械通气患者 SVV 正常值小于 10%～15%
    答案：C

27. 在无创血流动力学监测仪的指标中，可反映心脏后负荷的是（  ）
    A. 胸腔液体水平（TFC）
    B. 每搏量变异度（SVV）
    C. 修正射血时间（FTC）
    D. 外周血管阻力（PVR）
    答案：D

28. 产科大出血患者进入微调治疗的时机是（  ）
    A. 大出血停止
    B. 手术结束
    C. 麻醉结束
    D. 止血过程中
    答案：A

29. 产科大出血患者第三阶段进行微调的目标不包括（　　）

A. 内环境基本稳定

B. 血红蛋白 > 80g/L

C. 凝血功能基本正常

D. 使用升压药维持循环稳定

答案：D

30. 在产科大出血第三阶段，为了避免发生肺水肿所采取的措施中，说法错误的是（　　）

A. 要意识到大出血是肺水肿的危险因素

B. 在血液制品充足的情况下，避免输入大量晶体液或者人工胶体液

C. 在微调阶段计算出入量，尽量保持平衡

D. 手术结束后，立即恢复自主呼吸和拔出气管导管

答案：D

31. 急性左心衰竭的主要表现是（　　）

A. 体循环充血

B. 肺循环充血

C. 颈静脉怒张

D. 双下肢水肿

答案：B

32. 发生急性肺水肿时，患者咳出痰液的颜色为（　　）

A. 白色泡沫痰

B. 粉红色泡沫痰

C. 黄色脓痰

D. 铁锈色痰

答案：B

33. 输血相关性循环超负荷和输血相关性肺损伤的主要鉴别是（　　）

A. 血压升高

B. 心脏增大

C. 颈静脉扩张

D. 肺毛细血管静水压增大

答案：D

34. 有容量超负荷证据的急性肺水肿患者，在初始治疗中应首选的是（　　）

A. 呋塞米

B. 氢氯噻嗪

C. 螺内酯

D. 血管扩张剂

答案：A

35. 产科大出血患者继发肺水肿需应用利尿剂时，推荐首次静脉注射呋塞米（　　）

A. 20～40mg

B. 10～20mg

C. 5～10mg

D. 20～30mg

答案：C

36. 肺部超声发现双肺对称性 B 线增多，并呈现肺"火箭征"，考虑可能是（　　）

A. 间质性肺炎

B. 肺水肿

C. 肺纤维化

D. 胸腔积液

答案：B

题干：已知一足月孕妇合并瘢痕子宫，拟行剖宫产。患者体重 60kg，术前 Hb 120g/L，PLT $150 \times 10^9$/L。腰硬联合麻醉后开始手术，术中发现胎盘植入，出血汹涌，术中输入红细胞悬液 8U，自体血回收 842ml，新鲜冰冻血浆 1 000ml，纤维蛋白原浓缩物 4g，晶体液 8 200ml，胶体液 1 500ml，尿量 300ml。手术持续 4 小时，术后患者纯氧吸入下氧饱和度 90%～92%。患者术后第 2～4 天 Hb 基本稳定于 75g/L，无明显再出血。

37. 根据题干描述，估计患者术中出血量可能为（　　）

A. 2 500ml 左右

B. 4 100ml 左右

C. 6 200ml 左右

D. 8 000ml 左右

答案：C

38. 若患者术中实际出血量约为 6 500ml，则术中可允许的晶体液输注量为（　　）

A. 2 500ml 左右

B. 3 300ml 左右

C. 8 000ml 左右

D. 6 100ml 左右

答案：D

39. 患者术后吸空气状态下氧饱和度差，无法拔管的原因最可能是（ ）

A. 急性肺水肿

B. 羊水栓塞

C. 肺栓塞

D. 急性心力衰竭

答案：A

40. 当患者术中出血已得到充分控制，下列做法错误的是（ ）

A. 继续大量补液

B. 复查血常规、凝血功能、血气分析

C. 评估患者容量状态

D. 若容量明显超负荷应适当利尿

答案：A

41. 患者出现肺水肿的症状和体征不包括（ ）

A. 氧合指数下降

B. 肺部超声检查发现 A 线

C. 清醒患者发现烦躁、咳粉红色泡沫样痰

D. 听诊双肺闻及大量湿啰音

答案：B

42. 对于术中大量输血输液发生急性肺水肿和氧合指数异常的患者，下列做法正确的是（ ）

A. 继续带管机械通气治疗直至氧合指数改善

B. 直接拔管转运至 ICU 治疗

C. 给予利尿剂后直接拔管

D. 吸痰管充分吸引气管导管内分泌物后即可拔管

答案：A

43. 关于大出血容量复苏使用液体，以下说法不正确的是（ ）

A. 为防止发生酸中毒，常规补充碳酸氢钠溶液

B. 乳酸林格液

C. 羟乙基淀粉 130/40

D. 红细胞悬液

答案：A

44. 关于妊娠期间血浆蛋白的变化，以下正确的是（ ）

A. 血浆白蛋白和球蛋白浓度在妊娠期间逐渐下降，妊娠晚期降至最低

B. 血浆白蛋白浓度由正常水平 45g/L 降到足月时 33g/L

C. 妊娠期间血浆总蛋白浓度增加

D. 妊娠期母体胶体渗透压下降约 10mmHg

答案：B

45. 关于低蛋白血症的说法，错误的是（ ）

A. 低蛋白血症不是独立的疾病，而是各种原因所致氮负平衡的结果

B. 低蛋白血症是指血清白蛋白的减少

C. 当血清总蛋白低于 60g/L 或白蛋白低于 35g/L 时，称为低蛋白血症

D. 根据血清白蛋白降低的程度，可将低蛋白血症分为轻度、中度、重度

答案：B

46. 关于人体白蛋白的分布和代谢，以下说法正确的是（ ）

A. 白蛋白由肝脏合成和存储

B. 合成的白蛋白几乎全部进入血液循环，约 2/3 的白蛋白分布于血管内，1/3 分布于血管外

C. 白蛋白半衰期长达 20 天左右

D. 白蛋白由于分子量和电荷原因，部分会被肾小球滤过

答案：C

47. 关于血浆渗透压，以下说法错误的是（ ）

A. 血浆渗透压包括晶体渗透压和胶体渗透压

B. 晶体渗透压占血浆渗透压比例小，胶体渗透压占比大

C. 晶体渗透压主要平衡细胞内外的压力

D. 胶体渗透压主要调整血管内外的水分

答案：B

48. 血浆胶体渗透压最主要的构成物质是（ ）

A. 白蛋白

B. 球蛋白

C. 纤维蛋白原

D. 钠

答案：A

49. 关于血浆白蛋白的扩容作用，错误的是（　）

A. 1g 白蛋白可保留 18ml 水

B. 10g 的白蛋白就可以扩容近 200ml

C. 每 5g 白蛋白保留循环内水分的能力约相当于 200ml 血浆的功能

D. 每 5g 白蛋白保留循环内水分的能力约相当于 200ml 全血的功能

答案：C

50. 关于白蛋白药物制剂的说法，错误的是（　）

A. 主要有 5%、10% 及 20% 三种浓度的白蛋白溶液

B. 主要用于补充血液中的白蛋白含量

C. 5% 白蛋白为等渗溶液，可增加等体积的血容量，主要用于治疗性血浆置换或补充血容量

D. 20% 和 25% 白蛋白为高渗溶液，可达到高于输注溶液 4～5 倍体积的扩容效果，对伴有水肿的患者更为适用

答案：A

51. 关于白蛋白的使用方法，错误的是（　）

A. 一般采用静脉滴注或静脉推注

B. 为防止大量注射时机体组织脱水，可采用 5% 葡萄糖注射液或氯化钠注射液适当稀释作静脉滴注

C. 5% 白蛋白输注速度为 2～4ml/min；20% 或 25% 白蛋白为 1ml/min，每分钟不超过 2ml 为宜

D. 儿童的输注速度要求更慢，为成人输注速度的 1/5 或 1/4

答案：D

52. 严重大出血产妇新生儿复苏，描述不正确的是（　）

A. 产妇大出血可能导致新生儿贫血、低血容量和胎儿窘迫

B. 常规推荐胎儿娩出后延迟断脐带

C. 延迟断脐可能导致胎儿娩出后进一步失血

D. 低血容量新生儿可表现为皮肤苍白、毛细血管再充盈时间延长（＞3 秒）和心音低钝和大动脉搏动微弱

E. 扩容方法：生理盐水 10ml/kg，经脐静脉或骨髓腔 5～10 分钟缓慢推入

答案：B

## 二、多选题（共 37 题）

1. 输血比例不恰当通常见于以下情况的是（　）

A. 红细胞悬液输入不足

B. 红细胞悬液输入充足，血浆输入不足

C. 红细胞悬液和血浆输入充足，但纤维蛋白原输入不足

D. 红细胞悬液、血浆、纤维蛋白原输入充足，但白蛋白输入不足

答案：ABCD

2. 关于凝血物质和白蛋白的说法，正确的是（　）

A. 在大出血患者救治过程中，容易出现凝血物质和白蛋白输入不足的情况

B. 凝血物质和白蛋白输入不足可引起组织水肿、肺水肿等

C. 凝血物质输入不足可导致凝血功能紊乱

D. 白蛋白输入不足可引起血液晶体渗透压下降

答案：ABC

3. 关于术后血液制品的管理说法，正确的是（　）

A. 患者术后呈现明显的液体入量负平衡的表现，部分受容量影响较大的实验室指标会有所升高，不要贸然输入大量血制品

B. 血小板和纤维蛋白原更新较快，如果去除了大出血的病因，术后可不必常规补充

C. 术后血液制品的需求量具有动态变化的特点，需要密切关注及时处理

D. 只要患者纠正了继续出血的因素，术后可不常规输血

答案：ABC

4. 肺水肿形成的机制包括（　）

A. 肺毛细血管静水压增高

B. 肺毛细血管胶体渗透压降低

C. 肺毛细血管通透性增加

D. 淋巴回流减少

E. 肺泡表面活性物质减少

答案：ABCDE

5. 对于肺水肿高危患者,可以监测指标包括( )
   A. 心脏超声,帮助区分心源性和非心源性肺水肿
   B. 有创血压,并可实时监测动脉血气
   C. 中心静脉压,用于判断血容量与心脏功能
   D. 肺部超声,直接发现肺水肿的影像表现
   E. PICCO 监测仪进行血管外肺水监测
   答案: ABCDE

6. TACO 所致肺水肿的治疗方法包括( )
   A. 限制液体入量
   B. 氧疗和呼吸支持
   C. 利尿治疗
   D. 强心治疗
   E. 扩血管治疗
   答案: ABCDE

7. 关于使用正性肌力药物治疗肺水肿时,以下说法正确的是( )
   A. 可用于心排血量降低导致组织器官低灌注的左室收缩功能降低的急性心力衰竭患者
   B. 可用于氧疗、利尿和可耐受血管扩张剂治疗的情况下仍有肺水肿的患者
   C. 使用时需监测血压、心律、心率
   D. SBP<90mmHg 或有症状性低血压患者避免使用
   E. 临床上常用的正性肌力药物包括去乙酰毛花苷、多巴胺、多巴酚丁胺、米力农等
   答案: ABCE

8. 肺水肿患者,气管拔管时应注意( )
   A. 拔管前需评估患者有无肺水肿
   B. 拔管前需评估患者容量状态,是否容量超负荷
   C. 对容量超负荷的患者应避免过早恢复自主呼吸
   D. 对容量基本正常的患者恢复自主呼吸后要有足够的观察期
   E. 拔管前可采用空气进行机械通气或维持自主呼吸,并检测氧合指数,氧合指数正常,可考虑拔管
   答案: ABCDE

9. 大出血期间发生肺水肿的生理改变包括( )
   A. 晶体渗透压上升
   B. 胶体渗透压下降
   C. 容量耐受下降
   D. 毛细血管通透性增加
   答案: ABCD

10. 输血相关性急性肺损伤的危险因素包括( )
    A. 全血
    B. 新鲜冰冻血浆
    C. 冷沉淀
    D. 近亲输血
    答案: ABCD

11. 输血相关性循环超负荷及输血相关性急性肺损伤的鉴别要点包括( )
    A. 输血相关性循环超负荷的肺水肿是漏出液所致
    B. 输血相关性急性肺损伤是渗出液所致
    C. 输血相关性急性肺损伤是免疫反应所致
    D. 输血相关性循环超负荷时可发生 BNP/NT-pro-BNP 显著升高
    答案: ABCD

12. 输血相关性急性肺损伤的诊断标准包括( )
    A. 疾病急性发作,伴有氧合指数 P/F<300mmHg 或吸空气时氧饱和度<90%
    B. 具有其他缺氧的临床症状或体征,胸部 X 线正位片检查显示双肺渗出改变,且不存在左心房高压的临床证据
    C. 输血期间或输血后 6 小时发生
    D. 输血前不存在急性肺损伤,无其他急性肺损伤危险因素
    答案: ABCD

13. 输血相关性急性肺损伤的治疗措施包括( )
    A. 怀疑输血相关性急性肺损伤或疑诊输血相关性急性肺损伤时应立刻停止输血
    B. 纠正低氧血症是治疗输血相关性急性肺损伤的关键
    C. 对需气管插管行有创性机械通气的患者,低潮气量 6ml/kg 辅以 PEEP 的机械通气策略

D. 通过液体复苏和 / 或血管活性药物支持, 确保足够的终末器官灌注, 保持患者血容量正常或轻度负平衡

答案: ABCD

14. 针对有大出血风险的孕产妇在出血前期进行预扩容的目的是 ( )

A. 为了提高患者对大出血的耐受

B. 扩容后全身血容量增加, 提高患者导致休克的出血量阈值

C. 减少异体血的输入量

D. 降低血管胶体渗透压

答案: ABC

15. 过度预扩容的缺点为 ( )

A. 出血量增加

B. 器官炎症水肿

C. 稀释性凝血功能障碍

D. 胶体渗透压降低

答案: ABCD

16. 关于产科大出血可耐受容量超 / 欠负荷理论的依据, 正确的是 ( )

A. 是指在等容置换的基础上补充容量的同时, 允许机体接受晶体液容量在一定范围内超负荷或者欠负荷

B. 可耐受晶体容量超 / 欠负荷量约为全身血容量的 0~20%, 具体范围根据患者不同的情况个体化选择

C. 肺水肿风险高的患者, 可耐受晶体容量超负荷量为全身血容量的 0~10%

D. 已存在肺水肿 (妊娠高血压肺水肿、多胎肺水肿), 则可以采取负平衡策略

答案: ABCD

17. 产科大出血治疗第二阶段 "维稳" 的目标 ( )

A. 维持相对正常的循环容量

B. 避免低血红蛋白时间过长

C. 避免凝血功能恶化

D. 血清钙 >1.13mmol/L

答案: ABCD

18. 关于出血相关性急性肺损伤描述, 正确的是 ( )

A. 是急性大出血及容量治疗过程中出现的一种急性非免疫反应性肺损伤

B. 是组织缺血缺氧导致的毛细血管内皮损伤、通透性增加所致

C. 可能是血管内晶体渗透压和胶体渗透压改变导致的血管外肺水增加、组织水肿所致

D. 可观察到大出血治疗过程中 $PaCO_2$ 和 $PetCO_2$ 差值逐渐增大

答案: ABCD

19. 关于血管外肺水 (extravascular lung water, EVLW) 的描述, 以下正确的是 ( )

A. EVLW 是分布于肺血管外的液体, 包括细胞内液、肺泡液及肺间质的液体

B. 血管外肺水 = Kf (肺毛细血管静水压 - 肺间质静水压) - δf (肺毛细血管胶体渗透压 - 肺间质胶体渗透压), 其中 Kf 表示毛细血管通透系数, δf 表示蛋白质通过屏障的系数, Kf+δf 表示肺毛细血管的通透性

C. EVLW 的回流主要受肺淋巴循环、肺泡表面活性物质、肺泡上皮主动转运作用的影响

D. 肺泡表面活性物质减少、微静脉静水压上升可导致 EVLW 增多

答案: ABCD

20. 关于 BNP 和 NT-proBNP 描述, 以下正确的是 ( )

A. BNP 主要由心室细胞受到牵拉刺激后分泌释放入血, 可以反映心室收缩、舒张功能障碍和瓣膜功能障碍

B. NT-proBNP 是 BNP 分裂后生成的物质, 会随着 BNP 数值变化而变化, 且半衰期更长, 相对稳定, 相对于 BNP 更加敏感

C. BNP 正常值 <100pg/ml, BNP>400pg/ml 大多数存在心力衰竭

D. NT-proBNP 正常值 <300pg/ml, 对于 50 岁以下、50~75 岁和 >75 岁的患者诊断心力衰竭的最佳血浆 NT-proBNP 临界值分别为 450、900 和 1 800pg/ml

答案: ABCD

21. 导致氧离曲线右移, 可发生变化的因素是 ( )

A. 代谢性酸中毒

B. 二氧化碳分压升高

C. 血红蛋白和氧气易解离

D. 体温升高

答案：ABCD

22. 正压通气对预防肺水肿的优势为（　　）

A. 减小肺泡表面张力

B. 减少血管外肺水的形成

C. 促进肺间质中的渗出液回流入肺毛细血管或淋巴管

D. 增加胸膜腔内负压

答案：ABC

23. 与输血相关性急性肺损伤的发病率有关的因素为（　　）

A. 既往输血次数

B. 血型

C. 近亲输血

D. 血制品储存时间过长

答案：CD

24. 导致氧离曲线左移,可发生变化的因素是（　　）

A. pH 值升高

B. 氧亲和力增加,向组织输氧减少

C. 体温降低

D. 2,3- 二磷酸甘油酸（2,3-bisphosphoglycerate, 2,3-BPG）水平低

答案：ABCD

25. 关于输血相关性循环超负荷的描述,正确的是（　　）

A. 任何血液制品类型都可能诱发

B. 是一种非免疫反应

C. 是肺部血管高通透性病变所致

D. 肺泡内皮损伤程度较重

答案：AB

26. 关于输血相关性循环超负荷的治疗要点,正确的是（　　）

A. 激素

B. 利尿

C. 强心

D. 补液试验

答案：ABC

27. 无创血流动力学监测仪可以提供的参数为（　　）

A. 每搏输出量、每搏输出指数、每搏输出变异

B. 心排血量、心指数

C. 外周血管阻力、外周血管阻力指数

D. 心肌收缩时间比例、胸腔液体水平、氧供量及动脉含氧量

答案：ABCD

28. 损伤控制性复苏的措施主要包括（　　）

A. 允许性低压复苏

B. 止血性复苏

C. 损伤控制性手术

D. 开放性液体复苏

答案：ABC

29. 针对产科大出血患者进行微调的内容包括（　　）

A. 优化容量

B. 调节凝血功能

C. 优化内环境

D. 稀释血液

答案：ABC

30. 产科大出血患者易发生肺水肿的因素为（　　）

A. 大出血时,组织缺血、缺氧及炎症反应,肺毛细血管通透性增强

B. 大出血时易发生低蛋白血症,毛细血管内胶体渗透压降低

C. 容量过负荷导致毛细血管内静水压升高

D. 肺间质胶体渗透压升高

答案：ABCD

31. 血管外肺水增多,可能导致的不良结局为（　　）

A. 肺间质水肿

B. 肺泡性肺水肿

C. 缺氧

D. 代谢性酸中毒

答案：ABCD

32. 针对有大出血风险的孕妇进行适度预扩容,其优点为（　　）

A. 提高全身血容量

B. 降低血液黏滞度

C. 改善外周组织灌注

D. 减少休克风险

答案：ABCD

33. 产科大出血患者术后纯氧吸入下氧饱和度90%～92%，床旁肺部超声提示双下肺 B 线明显，听诊下肺湿啰音明显，此时应做的处理为（　　）

A. 利尿剂

B. 肌松拮抗后拔出气管导管，氧疗

C. 正压机械通气＋PEEP

D. 沙汀胺醇气管内给药

答案：AC

34. 关于血浆胶体渗透压，以下说法正确的是（　　）

A. 调节血管内、外水的平衡

B. 维持正常的血浆容量

C. 血浆胶体渗透压主要来自白蛋白

D. 血浆胶体渗透压降低时会出现组织水肿

答案：ABCD

35. 剖宫产围手术期可早期诊断肺水肿的方法包括（　　）

A. 自主呼吸情况下的肺部听诊

B. 心脏超声

C. 肺部超声

D. 血气分析

答案：ABCD

36. 剖宫产全麻气管拔管前重点评估的内容包括（　　）

A. 肺部换气功能

B. 通气参数

C. 贫血情况

D. 凝血功能

答案：ABCD

37. 产科大出血肺水肿的评估和管理正确的是（　　）

A. B 线间隔大约 7mm 称 B7 线，指示肺泡性肺水肿或病变

B. B 线间距≤3mm 的多条 B 线称 B3 线，指示间质性肺水肿或病变

C. 低氧血症患者（如 SpO₂＜90%）应辅助供氧

D. 予以 PEEP 3～10cmH₂O 的通气支持

E. 避免输血过快，以及酌情给予利尿剂

答案：CDE

## 三、判断题（共 45 题）

1. 合并产后大出血风险的患者，同期扩容较预扩容更具有优势。（　　）

答案：错误

2. 预扩容可以提高大出血风险患者休克的阈值。（　　）

答案：正确

3. 预扩容可以降低血液有形成分的丢失，减少出血量。（　　）

答案：正确

4. 妊娠后血管内容积比红细胞量的增幅更大，引起妊娠期稀释性或生理性贫血，在妊娠 30～34 周最明显。（　　）

答案：正确

5. 所有晶体液都是小分子、低渗性溶液。（　　）

答案：错误

6. 针对合并产后大出血风险的所有患者，预扩容时都优先选择胶体溶液。（　　）

答案：错误

7. 胶体溶液较晶体溶液扩容效果好，在预扩容时都应选择胶体溶液。（　　）

答案：错误

8. 晶体液较胶体液对凝血功能的影响更大。（　　）

答案：错误

9. 所有合并大出血风险的患者，预扩容量都可达到患者血容量的 20%。（　　）

答案：错误

10. 相同情况下，妊娠高血压患者较非妊娠高血压患者血容量更高。（　　）

答案：错误

11. 在产科大出血过程中，无论何时都应将血红蛋白维持在 70g/L 以上。（　）

答案：错误

12. 大出血时使用纯氧正压机械通气的情况下，患者对血红蛋白降低的耐受能力下降。（　）

答案：错误

13. 输血相关性急性肺损伤是急性大出血后输血治疗过程中出现的一种急性免疫反应性肺损伤。（　）

答案：正确

14. 输血相关性循环超负荷是产科大出血后急性肺损伤的一种严重的临床表现。（　）

答案：正确

15. 当肺毛细血管通透性增加时，血管外肺水产生增加。（　）

答案：正确

16. 血管外肺水回流主要受肺淋巴循环、肺泡表面活性物质、肺泡上皮主动转运作用的影响。（　）

答案：正确

17. 肺泡表面活性物质减少可导致血管外肺水量增加。（　）

答案：正确

18. 血管外肺水较少时，主要表现为肺泡水肿。（　）

答案：错误

19. 血管外肺水较多时，主要表现为肺间质水肿。（　）

答案：错误

20. 毛细血管渗漏综合征是一种突发性、不可逆性毛细血管病变，是由各种原因所致的毛细血管内皮损伤、血管通透性增加，引起大量血管内液体和蛋白丢失进入间质间隙中，导致进行性全身性水肿、低蛋白血症、血压及中心静脉压降低、血液浓缩，严重者可发生全身多器官功能障碍综合征。（　）

答案：错误

21. 肺源性呼吸困难多数伴有 BNP 升高。（　）

答案：错误

22. 心源性呼吸困难多伴有 BNP 升高。（　）

答案：正确

23. BNP>400pg/ml 大多数存在心力衰竭；<100pg/ml，基本可排除心力衰竭的诊断。（　）

答案：正确

24. NT-proBNP<300pg/ml 基本可排除心力衰竭的诊断。（　）

答案：正确

25. 氧分压变化所引起的血氧饱和度较大变化幅度的区间是从 60mmHg 降至 40mmHg。（　）

答案：正确

26. 正压通气不利于血管外肺水回流。（　）

答案：错误

27. 正压通气有利于减少血管外肺水的生成。（　）

答案：正确

28. 输血相关性急性肺损伤是与左心衰竭相关的急性肺水肿的症状和体征。（　）

答案：错误

29. 输血相关性急性肺损伤是因肺部免疫细胞激活而迅速出现非心源性肺水肿和双侧肺浸润，伴有发热、寒战、低血压和低氧性呼吸衰竭。（　）

答案：正确

30. 最易引起输血相关性急性肺损伤的血液制品是红细胞悬液。（　）

答案：错误

31. 患者年龄、性别、血型、既往输血次数、既往发生输血反应次数及类型等与输血相关性急性肺损伤的发病率有关。（　）

答案：错误

32. 大量输血是产科大出血患者发生输血相关性急性肺损伤的主要危险因素。（　　）

答案：正确

33. 对输血相关性急性肺损伤患者常规采用利尿治疗。（　　）

答案：错误

34. 输血相关性循环超负荷患者呈现高血容量，而输血相关性急性肺损伤患者呈现低血容量和低血压。（　　）

答案：正确

35. 输血相关性急性肺损伤主要是由于循环超负荷、高静水压性病变所致（　　）

答案：错误

36. 与输血相关性循环超负荷比较，输血相关性急性肺损伤的肺泡内皮损伤程度较轻。（　　）

答案：错误

37. 与输血相关性循环超负荷比较，输血相关性急性肺损伤的肺间质细胞浸润程度较严重。（　　）

答案：正确

38. 患者发生输血相关性急性肺损伤时，BNP/NT-pro-BNP 显著升高。（　　）

答案：错误

39. 患者发生输血相关性循环超负荷时，BNP/NT-pro-BNP 显著升高。（　　）

答案：正确

40. 输血相关性循环超负荷患者采用液体负荷试验可改善治疗结局。（　　）

答案：错误

41. 对于产前出血或者术中出血无法准确估计，可能导致总出血量明显低于实际出血量的患者，建议采用虚拟入量进行容量评估和目标尿量的预测，目的是避免容量不足，保证循环稳定。（　　）

答案：错误

42. 产科出血第三阶段进行微调的时机是手术结束。（　　）

答案：错误

43. 肺水肿是产科大出血救治中常见的并发症之一，控制晶体液输入量是减少肺水肿的重要措施，因此无论何时都应严格限制晶体液输入总量。（　　）

答案：错误

44. 建立多个大的液体通道是抢救大出血患者的重要措施之一，是发生大出血后是否能迅速进行早期容量复苏的关键。（　　）

答案：正确

45. 产科出血时，大量输注晶体液后发生肺水肿的风险明显增加。（　　）

答案：正确

（曾　葵　李　平　韩　坤）

# 第十九章

# 妊娠合并症患者并发大出血围手术期管理

## 一、单选题（共53题）

1. 关于妊娠合并心脏病患者大出血期间血制品的输注目标，错误的是（　　）
   - A. 对病情较轻的心脏病患者，采取限制性输血策略，将 Hb 维持在 70～80g/L 以上
   - B. 对病情较重的心脏病患者，可适当放宽输血指征，根据个体情况将 Hb 维持在 80～100g/L 以上
   - C. 发绀型心脏病患者可能存在不同程度的慢性低氧血症和继发红细胞增多，对低 Hb 浓度的耐受更差，则应该将 Hb 维持在 100g/L 以上
   - D. 凝血因子和血小板的输注目标与其他产后大出血患者相同，血小板计数不低于 $100×10^9/L$

   答案：D

2. 关于妊娠合并心脏病患者大出血期间的输血输液原则，错误的是（　　）
   - A. 总的输血输液原则是量出为入，应在限制性容量复苏的同时，尽早、适量、按比例进行输血治疗
   - B. 若出现血流动力学不稳定的大出血，主张及时大量使用晶体液或胶体液扩容
   - C. 若患者产后大出血风险较高，可提前准备并尽早实施自体血回输
   - D. 一旦发生可能引起凝血功能异常的大出血，应尽早补充凝血因子和血小板

   答案：B

3. 妊娠合并心脏病患者产后大出血期间，关于子宫收缩剂的使用，错误的是（　　）
   - A. 缩宫素是防治产后出血的一线药物，但可引起低血压、心动过速及肺动脉压升高等，对妊娠合并心脏病患者，特别是肺动脉高压患者，需减量甚至禁用
   - B. 卡贝缩宫素、麦角生物碱和卡前列素氨丁三醇、米索前列醇等其他子宫收缩剂可导致血压升高、冠脉痉挛、支气管平滑肌痉挛等，在严重心脏病患者应慎用或禁用
   - C. 妊娠合并心脏病患者大出血期间，子宫收缩剂使用受限，增加产后出血控制难度
   - D. 妊娠合并心脏病患者若发生产后大出血，禁用所有子宫收缩剂

   答案：D

4. 关于妊娠合并心脏病患者，正确的是（　　）
   - A. 妊娠合并心脏病患者，可能有心率增快、呼吸急促，心脏和呼吸做功增加
   - B. 妊娠合并心力衰竭患者血栓栓塞的风险显著增加，分娩前需常规使用抗凝剂
   - C. 妊娠晚期血容量增加、心排血量增加及体循环阻力增加等血流动力学变化，会增加心脏病患者发生严重心脏并发症的风险
   - D. 妊娠合并心脏病患者对失血量耐受性较差，应将 Hb 维持在 80～100g/L 以上

   答案：A

5. 下列疾病不会导致溶血性贫血及血小板下降的是（　　）
   - A. HELLP 综合征
   - B. 血栓性血小板减少性紫癜
   - C. 产后溶血性尿毒症综合征
   - D. 地中海贫血

   答案：D

6. 溶血性尿毒症综合征（PHUS）的主要受累器官是（　　）
   - A. 肾脏

B. 脾脏

C. 肝脏

D. 神经系统

答案：A

7. 溶血性尿毒症综合征（PHUS）的主要临床表现不包括（　）

A. 溶血

B. 精神症状

C. 急性肾损伤

D. 血小板减少

答案：B

8. 与血栓性血小板减少性紫癜（TTP）发病机制有关的是（　）

A. 血管性血友病因子裂解蛋白酶（ADAMTS 13）活性缺乏

B. 珠蛋白合成障碍

C. 脾功能亢进

D. 大出血

答案：A

9. 高度怀疑合并溶血性尿毒症综合征，孕产妇可表现为（　）

A. 溶血、肝酶升高、PLT 减少

B. 溶血、急性肾功能衰竭、PLT 减少

C. 溶血、神经精神症状、PLT 减少

D. 溶血、发热、PLT 减少

答案：B

10. 对于妊娠合并溶血性尿毒症综合征患者，下列不可能出现的检查结果是（　）

A. 周围血涂片观察到破碎红细胞

B. Coombs 试验阴性

C. 血红蛋白及血小板下降

D. 肌酐及尿素氮正常

答案：D

11. 关于羊水栓塞病理生理改变的描述，下列不正确的是（　）

A. 心排血量下降导致的循环崩溃

B. 可引起肺动脉高压

C. DIC

D. 早期就出现低血容量性休克

答案：D

12. 产妇出现心力衰竭的典型症状不包括（　）

A. 劳力性呼吸困难

B. 端坐呼吸

C. 胸痛

D. 咳粉红色泡沫样痰

答案：C

13. 双胎产妇血容量最高的孕周是（　）

A. 36～38 周

B. 28～30 周

C. 30～32 周

D. 32～34 周

答案：D

14. 关于单胎、双胎、三胎的说法，正确的是（　）

A. 妊娠高血压的概率，三胎大于双胎大于单胎

B. 单胎血容量最高峰时较未妊娠时增加约 40%

C. 三胎血容量最高峰时较未妊娠时增加约 70%

D. 双胎患者血浆总量增加约 60%

答案：A

15. 一孕妇在腰硬联合麻醉下行剖宫产手术，取出胎儿后突然主诉胸闷、呼吸困难，同时合并窦性心动过速、低氧血症和低血压，最可能发生了（　）

A. 高平面阻滞

B. 羊水栓塞

C. 左心衰竭

D. 腹膜牵拉不适

答案：B

16. 妊娠期贫血最常见的原因为（　）

A. 缺铁性贫血

B. 叶酸或维生素 $B_{12}$ 缺乏

C. 地中海贫血

D. 生理性贫血

答案：D

17. 妊娠期贫血第二常见的原因为（　）

A. 缺铁性贫血

B. 叶酸或维生素 B$_{12}$ 缺乏

C. 地中海贫血

D. 生理性贫血

答案：A

18. 下列为妊娠期获得性贫血主要原因的是（　　）

A. 地中海贫血和镰状细胞贫血

B. 葡萄糖 -6- 磷酸脱氢酶缺乏症和丙酮酸激酶缺乏症

C. 遗传性球形红细胞增多症和遗传性椭圆形红细胞增多症

D. 叶酸或维生素 B$_{12}$ 缺乏

答案：D

19. 下列为妊娠期常见的遗传性贫血主要原因的是（　　）

A. 甲状腺功能减退症

B. 系统性红斑狼疮

C. 地中海贫血

D. 慢性肾脏病

答案：C

20. 关于地中海贫血，错误的是（　　）

A. 是一种遗传性的异常血红蛋白病

B. 患者珠蛋白基因突变，对应生成血红蛋白的某类型珠蛋白链生成减少，珠蛋白比例失衡，未配对链沉淀

C. 最常见的是 α$^-$、β$^-$ 型，有无贫血及其严重程度与患者缺失的功能性珠蛋白链数量和 α/β 链比值无关

D. 临床症状分为静止型、轻型、中间型和重型

答案：C

21. 关于地中海贫血的实验室检查，错误的是（　　）

A. 血常规检查表现为小细胞低色素性贫血，网织红细胞计数正常或升高，脾功能亢进时有白细胞计数、血小板计数减少

B. 骨髓象呈增生性贫血，红系增生显著，以中、晚幼红细胞为主

C. 溶血检查可出现非免疫性溶血，表现为高乳酸脱氢酶、高间接胆红素、低结合珠蛋白和 Coombs 试验阴性

D. 对于地中海贫血患者来说，床旁血气分析检出 Hb 可能偏低，检验科血常规 Hb 更准确

答案：D

22. 不属于地中海贫血表现的是（　　）

A. 无效红细胞生成

B. 溶血

C. 骨髓外造血

D. 血清铁水平常降低

答案：D

23. 关于地中海贫血的鉴别诊断，错误的是（　　）

A. 需要与其他原因导致的大细胞低色素性贫血和溶血性贫血鉴别

B. 地中海贫血的主要鉴别诊断是缺铁性贫血

C. 地中海贫血和缺铁性贫血，最有用的鉴别实验室检查包括红细胞计数、网织红细胞计数和铁相关检查

D. 与获得性原因导致的贫血相比，地中海贫血病因难以得到根治，输血依赖型患者主要通过输血缓解症状

答案：A

24. 重度妊娠期高血压疾病伴突发腹痛，阴道少量流血，血压下降，首先应该考虑的是（　　）

A. 前置胎盘

B. 胎盘早剥

C. 羊水过多

D. 先兆早产

答案：B

25. 胎盘早剥最常见的危险因素是（　　）

A. 外伤

B. 子痫前期

C. 长时间仰卧

D. 高龄产妇

答案：B

26. 胎盘早剥的主要病理变化包括（　　）

A. 全身小动脉痉挛

B. 底蜕膜出血

C. 子宫异常收缩

D. 胎膜早破

答案：B

27. 重型胎盘早剥与先兆子宫破裂共有的临床表现是（　　）

    A. 合并妊娠高血压

    B. 剧烈腹痛

    C. 跨耻征阳性

    D. 子宫硬如板状

    答案：B

28. 重型胎盘早剥的并发症不包括（　　）

    A. 子宫胎盘卒中

    B. 凝血功能障碍

    C. 子宫破裂

    D. 产后出血

    答案：C

29. 关于胎盘早剥，下列叙述正确的是（　　）

    A. 阴道流血量与病情严重程度成正比

    B. 以无诱因、无痛性反复阴道流血为特点

    C. 是妊娠早期的一种严重并发症、起病急、进展快

    D. 重型胎盘早剥子宫硬如板状，有压痛

    答案：D

30. 关于重型胎盘早剥的处理，以下正确的是（　　）

    A. 立即输血纠正休克，保胎治疗

    B. 胎心消失，不实施剖宫产术

    C. 子宫胎盘卒中应切除子宫

    D. 动态观察小便及凝血功能

    答案：D

31. 妊娠期高血压疾病最常见的急性并发症是（　　）

    A. 急性肾功能衰竭

    B. 视网膜脱离

    C. 胎盘早剥

    D. HELLP 综合征

    答案：C

32. 妊娠 20 周后首次出现收缩压≥160mmHg 和 / 或舒张压≥110mmHg，尿蛋白定量≥2g/24h，这种情况可以诊断为（　　）

    A. 妊娠高血压

    B. 子痫前期

    C. 重度子痫前期

    D. 慢性高血压并发子痫前期

    答案：C

33. 重度子痫前期孕妇于孕晚期出现腹痛及阴道流血，最可能的疾病是（　　）

    A. 胎盘早剥

    B. 边缘性前置胎盘

    C. 低置胎盘

    D. 子宫破裂

    答案：A

34. 妊娠期高血压疾病的基本病理生理变化是（　　）

    A. 过度水钠潴留

    B. 全身小动脉痉挛

    C. 血液浓缩

    D. 凝血功能障碍

    答案：B

35. 子痫前期患者，治疗和预防子痫首选的药物是（　　）

    A. 苯巴比妥

    B. 硫酸镁

    C. 东莨菪碱

    D. 地西泮

    答案：B

36. 子痫孕产妇最常见的死亡原因为（　　）

    A. 窒息

    B. 心肌梗死

    C. 呼吸道感染

    D. 脑血管意外

    答案：D

37. 妊娠期高血压疾病不使用利尿剂处理的情况是（　　）

    A. 肺水肿

    B. 脑水肿

    C. 肾功能不全

    D. 蛋白尿

    答案：D

38. 重度子痫前期患者大出血经积极容量复苏后，查体：血压 115/75mmHg，脉搏 80 次 /min，血红

蛋白 100g/L,血清总蛋白 56g/L,白蛋白 25g/L,血钾、钠、氯均正常,此时进行扩容较好选用的液体是( )

A. 羟乙基淀粉

B. 白蛋白

C. 红细胞悬液

D. 平衡液

答案:B

39. 疑似子宫破裂合并失血性休克患者的麻醉管理,以下错误的是( )

A. 立即进行容量复苏,晶体液为主,胶体液为辅,同时立即获取血液制品

B. 全麻诱导药物选择氯胺酮代替丙泊酚,避免加重低血压

C. 立即启动动脉穿刺测压、中心静脉穿刺置管,动脉血气等监测手段,根据监测结果展开抢救

D. 加强保温措施,包括液体加温、体外保温毯加温等

答案:C

40. 关于急性肾损伤(AKI)的定义,下列描述不正确的是( )

A. 血肌酐 48 小时内升高至 ≥26.5μmol/L

B. 7 天内肌酐升高 ≥1.5 倍基线值

C. 血肌酐 48 小时内升高至 10~26.5μmol/L

D. 尿量 <0.5ml/(kg·h),且持续 6 小时以上

答案:C

41. 发生产科大出血时,引起肾前性急性肾损伤的病因是( )

A. 急性肾炎

B. 肾血栓形成

C. 休克

D. 尿路梗阻

答案:C

42. 下列不属于肾性急性肾损伤病因的是( )

A. 心力衰竭

B. 脓毒血症

C. 两性霉素 B 导致的肾损害

D. 持续低氧血症

答案:A

43. 下列引起肾后性肾损伤的病因是( )

A. 急性肾小球肾炎

B. 出血性休克

C. 肾结核

D. 输尿管结石

答案:D

44. 急性肾衰竭少尿期,患者最常见的酸碱平衡紊乱类型是( )

A. 代谢性酸中毒

B. 代谢性碱中毒

C. 呼吸性酸中毒

D. 呼吸性碱中毒

答案:A

45. 在急性肾衰竭患者少尿期最需紧急处理的电解质紊乱是( )

A. 低钙血症

B. 低钠血症

C. 高磷血症

D. 高钾血症

答案:D

46. 针对高钾血症的治疗,下列措施中不合理的是( )

A. 10% 葡萄糖酸钙 10~20ml 稀释后静脉缓慢注射

B. 50% 葡萄糖溶液静脉滴注

C. 11.2% 乳酸钠或 5% 碳酸氢钠 100~200ml 静脉滴注

D. 透析治疗

答案:B

47. 骨髓腔输液是一种在特殊状况下快速建立骨髓腔内血管通路的紧急输液技术,以下说法错误的是( )

A. 骨髓腔内非萎缩性静脉网能够快速吸收灌注液体,并转运至体循环

B. 采用骨髓腔内输液时,同一部位骨髓腔内输液通路留置时间可超过 24 小时

C. 适应证：危重患者急需经血管通路补液治疗或药物治疗，但在 90 秒内无法建立静脉输液通路或 3 次静脉穿刺失败的情况，包括心搏骤停、休克、创伤、大面积烧伤、严重脱水、持续性癫痫、中心静脉置管困难等

D. 绝对禁忌证：穿刺部位骨折、穿刺部位感染、假肢等

E. 存在导致骨筋膜室综合征的风险

答案：B

48. 关于需即刻输血挽救患者生命但又来不及交叉配血，启动异常紧急输血方案的指征和说法，不正确的是（　）

A. ABO 血型难以确定

B. 生命体征不平稳，危及生命的急性失血

C. Hb＜30g/L，并有进一步下降可能

D. Hb＞30g/L，但贫血加重可能会严重危及生命，合并心、肺等严重基础疾病，很难耐受更严重的贫血

E. 不会引发溶血反应，无需取得患方的书面知情同意

答案：E

49. 即刻紧急输血时不做任何血液相容性检测，以下说法错误的是（　）

A. 优选 O 型洗涤红细胞

B. 优选 O 型悬浮红细胞

C. 次选 O 型悬浮红细胞

D. 推荐应用白细胞滤器

E. 次选 O 型悬浮红细胞，生命体征稳定、危急状态解除后，应等待获取 O 型洗涤红细胞

答案：B

50. 紧急输血注意事项不包括（　）

A. 由主管医师与输血科充分沟通、权衡患者获益与风险后共同做出决定

B. 输注前应使用能够检测不完全抗体的技术进行交叉配血

C. 输血时及输血后加强病情观察

D. 输血过程中发现异常情况及时处理

E. 患者体内存在针对供血者的不规则抗体，不会引起溶血性输血反应

答案：E

51. 子宫破裂情况下，回收式自体输血的注意事项不包括（　）

A. 产科回收式自体输血最担忧的主要是羊水栓塞与胎儿血红蛋白污染

B. 回收血液中混有羊水成分，抗凝不充分可能会发生回收血液快速凝集

C. 推荐采用 4 倍离心杯容量的清洗量的洗涤方案

D. 需采用产科血液回收专用的血液回收机

E. 自体血回收时肝素抗凝液浓度可适当调高

答案：C

52. 子宫破裂总体发生率是（　）

A. 1/200

B. 1/2 000

C. 1/400

D. 1/4 000

答案：B

53. 有剖宫产史的孕妇发生子宫破裂的概率为（　）

A. 0.3%～1%

B. 1%～2%

C. 2%～3.3%

D. 3%～4.5%

答案：A

## 二、多选题（共 76 题）

1. 启动肾脏替代治疗（RRT）的时机为（　）

A. 严重高钾血症

B. 严重代谢性酸中毒

C. 积极利尿无效的严重肺水肿

D. 严重尿毒症

E. 产后大出血时

答案：ABCD

2. 出血性休克患者的循环系统治疗目标为（　）

A. 平均动脉压≥65mmHg

B. 中心静脉压 8～12mmHg

C. 血乳酸改善

D. 中心静脉氧饱和度＞70%

E. 尿量≥0.5ml/（kg·h）

答案：ABCDE

3. 产后大出血继发急性肾功能损伤的独立危险因素为（　　）
  A. 高龄
  B. 高血压病史
  C. 术前贫血史
  D. D- 二聚体高
  E. 其他产科大出血风险因素
  答案：ABCDE

4. 急性肾功能损伤患者的治疗措施为（　　）
  A. 动态监测血肌酐、尿素氮、GFR 等肾功能指标及尿量
  B. 纠正病因治疗
  C. 动态监测血气、电解质
  D. 避免使用加重肾功能损害的药物
  E. 适当的液体管理
  答案：ABCDE

5. 妊娠期高血压疾病包括（　　）
  A. 妊娠高血压
  B. 子痫前期
  C. 子痫
  D. 妊娠合并慢性高血压
  E. 慢性高血压伴发子痫前期
  答案：ABCDE

6. 导致妊娠期高血压疾病加重或产后出血恶化的因素为（　　）
  A. 高血压状态下，子宫血管弹性降低且易痉挛致局部缺血缺氧，子宫肌层水肿导致子宫收缩功能差
  B. 镇静、降压药可引起不同程度子宫肌肉松弛作用
  C. 妊娠高血压患者使用硫酸镁解痉，影响子宫收缩
  D. 孕产妇血流缓慢，高凝状态，组织缺血缺氧，内皮细胞肿胀变性受损，致凝血 - 纤溶系统的激活
  E. 血小板、纤维蛋白原和其他凝血因子消耗，易导致血小板减少、DIC 等
  答案：ABCDE

7. 预估术中可能发生大出血的妊娠高血压综合征患者，术前凝血功能状态的评估包括（　　）
  A. 实验室凝血功能检查，如 PT、APTT 和纤维蛋白原水平等
  B. 血小板计数及其变化趋势
  C. 全身是否有出血倾向
  D. 是否存在凝血障碍性疾病
  E. 并发 HELLP 综合征患者，应评估肝功能
  答案：ABCDE

8. 妊娠高血压患者大出血导致凝血功能障碍可表现为（　　）
  A. 血小板计数减少或呈进行性下降
  B. 纤维蛋白原降低且通常低于 200mg/dl
  C. 纤维蛋白降解产物升高
  D. PT 或 APTT 延长
  E. D- 二聚体降低
  答案：ABCD

9. 妊娠期高血压疾病患者围产期应该从哪方面关注血浆白蛋白水平（　　）
  A. 妊娠高血压综合征患者常可伴低蛋白血症，术前监测血浆白蛋白 / 尿蛋白水平
  B. 对于有严重低蛋白血症伴腹水、胸腔积液或心包积液者，应补充白蛋白或血浆，同时注意配合应用利尿剂
  C. 大出血发生后更应加强围手术期白蛋白水平的监测，根据白蛋白水平，评估是否需要输注白蛋白及其输注量
  D. 大出血患者的容量管理要求尽早输注血液制品，避免输注大量晶体液，必要时在血压平稳、容量完全补足时考虑补充白蛋白
  E. 输注白蛋白时要避免大量快速注射，可适当稀释后静脉滴注，滴注速度是先慢后快，改善休克和抢救时，可以加快速度，但应密切监测血流动力学情况
  答案：ABCE

10. 关于凶险性前置胎盘的定义，应满足的条件是（　　）
  A. 既往有剖宫产史
  B. 此次妊娠为前置胎盘
  C. 胎盘附着于子宫的瘢痕处

D. 均伴有阴道出血

答案：ABC

11. 凶险性前置胎盘是产科极为凶险的一种病症，其导致的风险包括（　　）

A. 术中失血性休克

B. DIC

C. 多器官功能障碍

D. 子宫切除风险

E. 严重可危及母婴生命安全

答案：ABCDE

12. 凶险性前置胎盘的诊断主要依据（　　）

A. 高危因素

B. 症状

C. 体征

D. 辅助检查

答案：ABCD

13. 凶险性前置胎盘的高危因素包括（　　）

A. 既往剖宫产史、宫腔操作史等

B. 临床症状和体征有孕中期或晚期无明显诱因出现的无痛性阴道流血

C. 先露高浮和胎位异常等情况

D. 经阴道分娩

答案：ABC

14. 凶险性前置胎盘超声检查的特点包括（　　）

A. 辅助检查首选超声检查

B. 可见胎盘着床部位子宫正常结构紊乱、弥漫性或局灶性胎盘实质内腔隙血流

C. 胎盘后方正常低回声区变薄或消失

D. 子宫浆膜 - 膀胱交界处血管增生丰富

答案：ABCD

15. 凶险性前置胎盘的诊断使用磁共振检查的优点包括（　　）

A. 可进一步评估胎盘与子宫瘢痕和子宫的位置关系

B. 可以直观判断胎盘侵犯子宫的深度

C. 尤其适用于肥胖、多胎妊娠患者

D. 可以预测大出血的程度

答案：ABC

16. 凶险性前置胎盘根据胎盘绒毛侵入子宫肌层的程度分为（　　）

A. 胎盘植入：胎盘植入子宫肌壁浅层

B. 胎盘侵入：胎盘侵入子宫肌壁深层

C. 穿透性胎盘：胎盘穿透浆膜层

D. 胎盘浸透：胎盘侵犯周围脏器

答案：ABC

17. 凶险性前置胎盘伴胎盘植入的术前评估，主要依赖的结果为（　　）

A. 彩色多普勒超声

B. MRI 检查

C. 术中所见

D. 组织病理学检查

答案：AB

18. 临床上使用"胎盘植入超声评分量表"对胎盘植入程度进行评估，具体内容包括（　　）

A. 胎盘位置、胎盘厚度、胎盘后低回声带是否完整连续

B. 膀胱线是否完整连续、膀胱后壁是否光滑

C. 胎盘实质内是否存在多个大小不等的无回声，陷窝内是否有快速射流的血流

D. 观察宫颈及子宫下段声像图，注意宫颈形态是否完整及其宫颈内和周边的血流情况

答案：ABCD

19. 临床上使用"胎盘植入超声评分量表"对胎盘植入程度进行评估，根据评分可以预测（　　）

A. 评分 <3 分，预测为无植入

B. 评分 ≤5 分，预测为无植入或者粘连型胎盘植入

C. 评分 6～10 分，预测为植入型

D. 评分 >10 分，预测为穿透型胎盘植入

答案：BCD

20. 临床上使用"胎盘植入超声评分量表"对胎盘植入程度进行评估，根据得分可将胎盘植入分为轻、中、重度，进行相应的麻醉前准备包括（　　）

A. 胎盘植入超声评分≤5 分：胎盘植入程度轻度，胎盘植入分型为无植入或粘连型，可选择椎管内麻醉，备红细胞悬液 2U

B. 胎盘植入超声评分 6～10 分：胎盘植入程度中度，胎盘植入分型为植入型，可选择椎管内麻醉，选择不置管或根据凝血功能延迟拔管，备红细胞悬液 2～4U，开放 2 条静脉通道，至少 1 条为 16G，监测有创动脉压

C. 胎盘植入超声评分 > 10 分：胎盘植入程度重度，胎盘植入分型为穿透型，优先选择全麻，备足量红细胞悬液及凝血物质，开放 2 条或 2 条以上 16G 静脉通路，监测有创动脉压

D. 胎盘植入超声评分 6～10 分：常规监测中心静脉压，加温装置及体温监测仪，避免低体温，动态监测血红蛋白、电解质、酸碱平衡等内环境，常规使用血液回收设备，监测血栓弹力图，指导凝血功能的纠正

答案：ABC

21. 凶险性前置胎盘大出血风险高的患者，优先选择全身麻醉，其优点包括（  ）

A. 患者手术复杂、时间长，全身麻醉可以提高患者舒适度。在清醒意识状态下，术中大失血、容量复苏，以及手术现场的紧张气氛对产妇均是不良刺激，全身麻醉对凶险性前置胎盘产妇围产期的心理健康具有积极意义

B. 对于大出血伴严重低血压、代谢性酸中毒等患者，全麻可避免椎管内麻醉后交感神经抑制导致的循环剧烈波动的不利影响，且控制呼吸更能保证患者的氧合

C. 这类患者大出血时往往进行积极的容量复苏从而导致液体正平衡，气管插管正压通气可以预防和减轻肺水肿，改善氧合

D. 全身麻醉能提供更好的肌松和手术环境，良好的术野暴露有利于手术实施和创面止血

答案：ABCD

22. 凶险性前置胎盘大出血风险高的患者选择全身麻醉，其缺点包括（  ）

A. 吸入麻醉药剂量依赖性抑制子宫收缩，高浓度可增加失血量，胎儿娩出后要减小吸入麻醉药物浓度

B. 除肌肉松弛药物外，全麻药物均可通过胎盘到达胎儿体内，多次腹腔手术史患者，外

科医生可能进腹困难、短时间内不能取出胎儿，给药到胎儿娩出时间超过 10 分钟，胎儿出生后可能发生呼吸抑制

C. 患者手术复杂、时间长，全身麻醉增加了患者和胎儿的麻醉药物，特别是阿片类药物的吸收量

D. 这类患者大出血时往往进行积极的容量复苏从而导致液体正平衡，气管插管正压通气可能加重肺组织损伤和诱发肺水肿

答案：ABC

23. 凶险性前置胎盘的止血手段包括（  ）
A. 手术止血治疗
B. 止血药物应用
C. 介入技术止血
D. 控制性降压
答案：ABC

24. 关于凶险性前置胎盘手术止血方式的选择，根据医疗机构的救治能力及手术医生的技巧不尽相同，大致包括的方式为（  ）
A. 子宫颈提拉加固缝合术
B. 子宫前壁胎盘植入部分切除及修补术
C. 子宫下段螺旋式缝合成形术
D. 子宫腔球囊压迫、子宫动脉结扎等
答案：ABCD

25. 子宫双切口是一种安全、操作简单的新术式，用于凶险性前置胎盘，胎盘附着在子宫前壁且伴植入的患者可有效减少术中出血及输血量，降低子宫切除率。对于这类患者子宫双切口术式的优点包括（  ）
A. 第一切口取子宫体或子宫底部切口娩出胎儿，避开前壁胎盘，明显减少洞穿胎盘引起的即刻大量出血
B. 可减少洞穿胎盘引起的胎盘与脐带的损伤，降低新生儿贫血的发生
C. 胎儿娩出后，缝合第一切口，保持宫腔形状，维持一定子宫压力，避免胎盘的快速剥离导致出血，可减少术中失血量及输血量，降低凝血功能异常的发生，降低因失血过多引起继发性宫缩乏力，减少子宫切除率，并且节约用血资源

D. 实施第二切口取出胎盘前可分离推移胎盘植入膀胱部分,避免膀胱损伤,降低手术难度,对术中出血具有可控性

答案:ABCD

26. 对于凶险性前置胎盘患者使用子宫双切口术式止血的缺点包括(　　)

　　A. 子宫创伤大,术后再次妊娠子宫破裂风险高,对后期是否可再次妊娠值得商榷,目前认为适合于不再生育的孕妇

　　B. 子宫双切口孕妇因子宫创伤严重,术后易出现发热,感染风险增高、平均住院时间延长,术后需要联合抗生素应用预防感染

　　C. 第一个子宫横切口取出胎儿后,实施第二切口前,胎盘可能自行剥离,出现胎盘剥离面大出血形成巨大血肿而未能及时处理,出现隐匿性大出血

　　D. 大出血时应积极补充液体,尽早输入异体血,纠正容量不足和凝血功能紊乱

答案:ABC

27. 对于凶险性前置胎盘患者可以使用介入栓塞术止血,主要术式包括(　　)

　　A. 双侧髂内动脉阻断术。止血效果一般,与髂内、外动脉间脉络的广泛血流有关

　　B. 腹主动脉阻断术。止血效果好,可明显降低子宫切除率,但是要注意权衡长期阻断腹主动脉血流可能影响内脏及下肢灌注,麻醉记录单要记录阻断开始和结束时间

　　C. 双侧髂总动脉阻断术。能够阻断髂内动脉及髂内、外动脉间广泛的侧支循环

　　D. 双侧髂总动脉阻断术。其阻断效果取决于阻断位置,阻断部位越低,术中子宫切除率越低

答案:ABC

28. 除大出血围手术期的一般管理外,对于实行子宫双切口这种特殊术式的患者,麻醉医生应注意都是(　　)

　　A. 在行第一切口取出胎儿,缝合子宫,开始第二切口前,应注意是否有胎盘自行剥离,出现隐匿性大出血,麻醉医生应严密注意生命体征的变化,特别是心率和休克指数,提

醒外科医生及时探查有无隐性出血

　　B. 自体血回收时应充分吸引隐性出血并清洗回输,避免盲目过量输入异体血,导致血源浪费

　　C. 这类患者手术较为复杂,主动脉球囊阻断的时间相对较长,麻醉医生应及时提醒手术医生主动脉阻断时间,必要时短时间解除阻断以保证重要器官灌注

　　D. 要注意解除阻断后炎性因子大量进入循环造成乳酸性酸中毒、内环境紊乱、血压下降等循环波动问题,应及时复查血气分析与血电解质水平

答案:ABCD

29. 凶险性前置胎盘伴胎盘植入,因子宫瘢痕处缺乏可收缩的子宫平滑肌,是产科极为凶险的一种病症,必要时需要多学科团队的配合抢救,主要包括(　　)

　　A. 手术室

　　B. 麻醉科

　　C. 放射科

　　D. 检验科

答案:ABCD

30. 对于凶险性前置胎盘大出血风险高的患者,麻醉方式选择的原则说法正确的是(　　)

　　A. 优先选择全身麻醉,可以提高患者舒适度

　　B. 全身麻醉更能保证患者的氧合,方便术中抢救

　　C. 全身麻醉正压通气可以减轻肺水肿,提高氧分压

　　D. 如果腹腔粘连严重短时间内不能取出胎儿者,全身麻醉可能引起胎儿出生后呼吸抑制,可以选择椎管内麻醉联合全身麻醉

答案:ABCD

31. 胎盘早剥引起凝血功能异常机制包括(　　)

　　A. 循环内纤维蛋白溶酶原激活

　　B. 大量组织凝血活酶释放

　　C. 凝血因子大量消耗

　　D. 纤溶亢进

　　E. 广泛微血栓形成

答案:ABCDE

32. 关于胎盘早剥凝血功能治疗的要点，正确的
    是（　）
    A. 终止妊娠移除胎盘
    B. 输注大量晶体和胶体液以纠正休克
    C. 容量补充和血制品治疗需要提高凝血因子
       输注比例
    D. 孕妇血红蛋白浓度与出血量不相符，无需
       输注红细胞悬液
    E. 肝素抗凝可谨慎用于 DIC 高凝阶段
    答案：ACE

33. 胎盘早剥的围手术期管理要点包括（　）
    A. 建立大口径静脉通道、血型测定和交叉配血
    B. 保温、监测血气分析，动态 DIC 筛查
    C. 必要时进行桡动脉穿刺置管测定有创动脉压
    D. 必要时准备血液回收相关设备
    E. 准备快速输液及做好大出血预案
    答案：ABCDE

34. 关于妊娠期贫血，以下说法正确的是（　）
    A. 产妇足月时血浆容量比妊娠前高 40%～50%，
       红细胞数量增加 15%～25%，血管内容积比
       红细胞量的增幅相对更大，可导致生理性
       轻度贫血
    B. 妊娠期生理性贫血的 Hb 一般在 100～110g/L
    C. 妊娠期贫血最常见的原因是缺铁
    D. 较为少见的是遗传性病因和其他获得性病因
    E. 患者可同时合并多种原因贫血
    答案：ABDE

35. 慢性贫血患者术前评估的关注点包括（　）
    A. 患者一般情况，有无贫血症状，是否存在贫
       血性心脏病
    B. 贫血原因
    C. 实验室检查及心电图、心脏超声、6 分钟步
       行试验等
    D. 如贫血合并中性粒细胞、淋巴细胞、单核细
       胞、血小板增加或减少，需要请血液科会诊
    答案：ABCD

36. 地中海贫血患者的术前评估包括（　）
    A. 首先应明确基因型（α⁻ 或 β⁻），临床症状属
       于轻型、中间型或重型，是输血依赖型或非
       输血依赖型
    B. 对于地中海贫血患者，可通过常规心电图、
       24 小时动态心电图、超声心动图，以及心脏
       磁共振等全面评估心脏功能
    C. 应评估包括中枢神经系统，肺、腹部血管，
       上下肢深静脉的血栓栓塞风险
    D. 评估甲状腺功能、肝肾功能
    E. 评估脊柱和气道情况
    答案：ABCDE

37. 地中海贫血患者可能出现的并发症包括（　）
    A. 溶血并发症：胆石症、黄疸、肝脾大
    B. 骨髓外造血：骨骼畸形
    C. 铁过载并发症：内分泌功能障碍、肝病和心
       力衰竭
    D. 经典面部表现："花栗鼠相"
    答案：ABCD

38. 慢性贫血患者产后大出血时，围手术期输血的
    注意事项包括（　）
    A. 术前合并贫血的患者，对失血的耐受较差，
       可更早表现出心率加快、血压下降，应及早
       进行红细胞输注
    B. 适当增加血液制品中红细胞的输注比例
    C. 目标 Hb 应考虑贫血类型及患者对贫血的
       耐受程度
    D. 地中海贫血和镰状细胞贫血患者，如存在
       持续性失血、产后大失血风险或伴有心肌
       缺血、补液无法缓解的直立性低血压、心动
       过速或静息时呼吸困难等贫血引起的症状
       时，可采用单纯输血方案使围手术期 Hb 维
       持在 100～110g/L
    答案：ABCD

39. 慢性贫血患者产后大出血时，关于围手术期自
    体血液回收，正确的是（　）
    A. 术中实施自体血液回收，有利于减少异体
       血输注
    B. 在血红蛋白病的镰状细胞贫血或地中海贫
       血患者中，自体血液回收安全性尚不确定
    C. 镰状细胞贫血患者理论上有细胞镰状化加
       重的风险，地中海贫血患者理论上会有溶
       血加重的风险，还需进一步研究明确利弊

D. 镰状细胞贫血或地中海贫血患者在快速或严重失血而异体血取回不及时的情况下、交叉配血困难或患者拒绝输注异体血的情况下,术中可先采取自体血液回收,适当降低回输速度,并对患者进行严密监测

答案:ABCD

40. 关于妊娠合并慢性贫血患者,正确的围手术期处理包括(　　)

A. 择期剖宫产前应尽量通过药物或输血纠正贫血

B. 预计剖宫产术中可能发生产后大出血的患者,术前应充分交叉配血备用,并适当增加红细胞备血比例

C. 对地中海贫血等血红蛋白病患者,可使剖宫产术前 Hb 维持在 100～110g/L

D. 如果术前慢性贫血患者并发产后大出血,当患者存在持续性失血、血流动力学不稳定或其他症状时,应维持 Hb ≥100g/L

E. 如果术前慢性贫血患者并发产后大出血,当出血减少或停止后,应根据患者对贫血的耐受程度来决定血红蛋白的目标值

答案:ABCDE

41. 孕 37 周双胎产妇合并子痫前期拟行择期剖宫产,产检有轻度贫血,目前一般体力活动后有气紧,夜间需高枕入睡,术前还需完成的检查包括(　　)

A. 血常规、凝血、生化、电解质

B. 心脏彩超

C. 胸、腹部 B 超

D. BNP

E. 胸部 X 线检查

答案:ABCD

42. 手术进行中(第 41 题孕妇),主刀医生诉患者子宫收缩差,目前出血估计 500ml,晶体液已输入 600ml,此时患者血压 123/78mmHg,心率 98 次 /min,胸闷较前缓解,此时错误的处理是(　　)

A. 静脉滴注葡萄糖酸钙

B. 静脉滴注氨甲环酸

C. 肌内注射卡前列素氨丁三醇

D. 血气分析

E. 直接取血

F. 大量输入晶体液预充血容量

答案:EF

43. 多胎产妇易出现大出血的原因包括(　　)

A. 多胎产妇常需要剖宫产进行分娩

B. 多胎产妇的子宫更加扩张,平滑肌过度拉伸超过正常范围,更易出现宫缩乏力

C. 多胎产妇的胎盘面积较大,胎盘剥离面血窦出血也较多

D. 多胎产妇出现前置胎盘、胎盘早剥的风险增加

E. 多胎产妇易出现早产,治疗早产时使用的硫酸镁可降低血钙浓度,影响子宫收缩,造成宫缩乏力

答案:ABCDE

44. 多胎产妇术前应做的准备是(　　)

A. 准备两个上肢液体通道

B. 提前交叉配血,异体血输入准备

C. 胎儿娩出前至少补充 1 000ml 液体

D. 必要时使用自体血液回收

E. 优先选择椎管内麻醉

F. 做好新生儿抢救准备

答案:ABDEF

45. 妊娠合并心脏病导致产后大出血风险增加的原因为(　　)

A. 妊娠合并心脏病患者宫缩剂使用受限,增加产后出血控制难度

B. 妊娠合并心脏病患者如抗凝剂未及时停药或停药时间过短,可增加产后大出血风险

C. 妊娠合并心脏病患者可能存在慢性低氧血症,影响产后子宫收缩

D. 妊娠合并心脏病患者可能存在凝血功能异常

答案:ABCD

46. 产后大出血对妊娠合并心脏病患者的影响包括(　　)

A. 产后大出血可能加重或恶化心脏病

B. 产后大出血时,心脏病患者本身存在心排血量降低、不同程度的低氧血症,更易发生

氧供需失衡

  C. 产后大出血时，血压降低可能引起或加重心脏病患者右向左分流

  D. 在产后大出血容量复苏过程中，输液过多过快使右心负荷显著增加，可出现右心衰竭、急性肺水肿、原有发绀加重等

  答案：ABCD

47. 关于妊娠合并心脏病患者大出血期间的输血输液原则，下列说法正确的是（ ）

  A. 由于凝血功能实验室检测所需时间较长，必要时无需等待结果，可按照 1:1:1 的比例输注红细胞、新鲜冰冻血浆、血小板

  B. 输血时应使用输血加温器，以免输注大量未加温的血制品引起低体温、酸中毒，加重凝血功能障碍

  C. 不可过度限制性低血压复苏，通过容量复苏及血管活性药的合理应用，尽量维持平均动脉压不低于 65mmHg、中心静脉压不低于 8cmH$_2$O

  D. 可选择有创动脉压、中心静脉压、肺循环压力、心脏及肺部彩超等监测，根据监测指标进行调整，尽快纠正低血容量

  答案：ABCD

48. 当妊娠合并心脏病患者发生产后大出血，下列说法正确的是（ ）

  A. 维持其足够的心排血量及 Hb 浓度对实现有效氧供需平衡尤其重要

  B. 容量负荷不足与过量，均有可能造成严重的心脏负担

  C. 大出血可能加重或恶化心脏病，难治性循环衰竭的风险增高

  D. 大出血期间应警惕心脏病患者出现心肺功能危象

  答案：ABCD

49. 合并心脏病的产后大出血患者，关于心肺功能不全处理说法正确的是（ ）

  A. 一旦怀疑心肺功能不全，应严密监测血流动力学状况，警惕出现心肺功能危象

  B. 适当扩容，根据情况给予正性肌力药物或血管收缩药物

  C. 必要时可行机械辅助循环支持

  D. 立即行气管插管机械通气

  答案：ABC

50. 妊娠合并心脏病患者大出血期间，关于血管活性药的使用，正确的是（ ）

  A. 在等待异体血取回和输注期间，若患者血流动力学不稳定，应及时大量输注晶体液或胶体液，避免低血压的发生

  B. 在限制性容量复苏时，可适当使用血管活性药物维持平均动脉压不低于 65mmHg

  C. 可根据心脏病的类型，准备和使用血管活性药物

  D. 重度二尖瓣狭窄患者，若椎管内麻醉后出现血压下降，应及时使用麻黄碱进行处理

  答案：BC

51. 子宫破裂大出血患者具有的特点为（ ）

  A. 突发性

  B. 快速性

  C. 隐匿性

  D. 血红蛋白丢失浓度高

  答案：ABCD

52. 导致子宫破裂风险明显增加的因素包括（ ）

  A. 头盆不称

  B. 缩宫素使用不当

  C. 先露异常

  D. 多次剖宫产史

  E. 无阴道分娩史

  F. 难产

  G. 多胎妊娠

  答案：ABCDEFG

53. 子宫破裂后，胎儿的临床表现包括（ ）

  A. 心动过缓

  B. 变异减速

  C. 晚期减速

  D. 早期减速

  答案：ABC

54. 子宫破裂后，母体的症状包括（ ）

  A. 急性阴道出血

B. 持续性腹痛或子宫压痛

C. 子宫外形改变

D. 宫缩消失

E. 血尿与血流动力学不稳定

答案：ABCDE

55. 子宫破裂的严重后果包括（　　）

　　A. 围产儿死亡

　　B. 新生儿缺氧缺血性脑病

　　C. 产妇大出血、子宫切除

　　D. 死亡

　　答案：ABCD

56. 子宫破裂大出血患者的输血策略包括（　　）

　　A. 优先输注红细胞悬液，必要时启动异常紧急输血策略

　　B. 早期补充凝血物质，包括容易获取的纤维蛋白原浓缩物或富含纤维蛋白原的冷沉淀

　　C. 尽早启动获取时间较慢的血浆的输注申请

　　D. 实际条件不足时，血小板可以考虑暂时不输注

　　E. 根据患者的实际出血量、生命体征和实验室检查结果分次取血，避免输血过量及血源浪费

　　答案：ABCDE

57. 下列疾病中，可导致产科患者血小板下降的是（　　）

　　A. 弥散性血管内凝血

　　B. 血栓性血小板减少性紫癜

　　C. 溶血性尿毒症综合征

　　D. HELLP 综合征

　　E. 再生障碍性贫血

　　答案：ABCDE

58. 对于怀疑溶血性尿毒症综合征（PHUS）患者，可进行的检查为（　　）

　　A. 肾功能

　　B. 周围血涂片

　　C. Coombs 试验

　　D. ADAMTS 13 活性检查

　　E. 肾脏活检

　　答案：ABCDE

59. 对于溶血性尿毒症综合征（PHUS）患者，应该进行的治疗为（　　）

　　A. 抗感染

　　B. 血液透析

　　C. 血浆置换

　　D. 肾上腺皮质激素治疗

　　E. 限制性输液

　　答案：ABCD

60. 对于溶血性尿毒症综合征（PHUS）患者，出现下列哪些表现时应尽早开始透析治疗（　　）

　　A. 严重少尿或无尿

　　B. 尿素和肌酐进行性升高

　　C. 血钾≥6.0mmol/L

　　D. 水钠潴留引起心力衰竭、肺水肿或脑水肿

　　E. 严重代谢性酸中毒

　　答案：ABCDE

61. 关于羊水栓塞，下列说法正确的是（　　）

　　A. 一旦怀疑羊水栓塞，立即行实验室检查以确诊

　　B. 在自然分娩期间或分娩后近期发生呼吸循环崩塌的产妇，推荐经过鉴别诊断后考虑羊水栓塞

　　C. 在羊水栓塞早期治疗中即给予足够的通气、循环支持（血管加压和强心药），必要时心肺复苏，避免过度的液体治疗

　　D. 羊水栓塞凝血功能紊乱可能紧随循环崩塌其后，推荐尽早评估出血量和凝血状态

　　答案：BCD

62. 关于羊水栓塞患者凝血功能障碍的特点，以下正确的是（　　）

　　A. 大部分羊水栓塞患者存在凝血功能障碍

　　B. 凝血功能障碍可在呼吸循环异常后出现，也可为首发表现

　　C. 即使早期没有显著的出血，但凝血功能紊乱已经发生

　　D. 早期就出现了显著的纤维蛋白原下降

　　E. 早期就有显著的纤维蛋白溶解

　　答案：ABCDE

63. 羊水栓塞患者应尽早监测出血量及凝血功能，以下说法正确的是（　）
    A. 即使早期没有显著的出血，但凝血功能紊乱已经发生，最好每半小时至 1 小时抽血送检一次
    B. 早期要重点关注血中纤维蛋白原的含量
    C. 早期要重点关注 D- 二聚体的含量
    D. 血常规主要关注的是血红蛋白及血小板水平
    答案：ABCD

64. 一旦怀疑羊水栓塞，关于治疗其凝血功能障碍，以下说法正确的有（　）
    A. 尽早监测出血量及凝血功能，最好每半小时至 1 小时抽血送检一次
    B. 应早期应用纤维蛋白原浓缩物 / 冷沉淀增加纤维蛋白原的水平，保持纤维蛋白原高于 100mg/dl 即可
    C. 早期就应该使用抗纤维溶解药物（如氨甲环酸）
    D. 在出血量不多的早期就应该输注大量血液制品
    答案：AC

65. 羊水栓塞患者随着出血量的增加，治疗凝血功能障碍正确的措施有（　）
    A. 随着出血量的增加，各种凝血因子、血小板含量及血红蛋白显著下降，此时应积极启动大出血输血方案，提倡使用 1∶1∶1 的红细胞、新鲜冷冻血浆和血小板进行止血复苏
    B. 监测凝血功能的变化，目标导向输注血液制品
    C. 避免使用过多的晶体液和胶体液
    D. 羊水栓塞患者大出血时可以使用血液回收机
    答案：ABCD

66. 关于羊水栓塞患者以下说法正确的是（　）
    A. 早期容易出现肺动脉压力升高、右心衰竭、循环崩塌的情况，可以借助床旁经胸超声鉴别诊断
    B. 典型的肺动脉压力升高、右心衰竭经胸超声表现为膨胀的、动力不足的右心及室间隔移位，或者出现右心室游离壁活动减弱或消失，而心尖部活动保留的现象

    C. 应避免输入大量液体加重右心衰竭，同时联合使用强心、舒张肺动脉，以及收缩体循环血管的药物维持血流动力学稳定
    D. 如果心肺复苏时间长，或发生难治性右心衰竭，考虑体外膜肺氧合
    答案：ABCD

67. 关于羊水栓塞患者右心衰竭的对症治疗，以下说法正确的是（　）
    A. 大量输液维持血压
    B. 使用去甲肾上腺素维持血压
    C. 多巴胺、多巴酚丁胺、米力农强心
    D. NO、前列环素降低右室后负荷
    答案：BCD

68. 以下属于羊水栓塞 AOK 治疗方案的药物包括（　）
    A. 阿托品
    B. 昂丹司琼
    C. 肾上腺素
    D. 酮咯酸
    答案：ABD

69. 关于血液回收机在羊水栓塞患者中的应用，以下说法正确的是（　）
    A. 在羊水栓塞患者大出血时使用血液回收装置是安全的
    B. 在术中使用两套吸引装置，一套用于抽吸羊水及残余的胎盘组织，另一套专用于吸引丢失的血液
    C. 血液回收吸引装置最好在胎儿及胎盘娩出后再开始使用
    D. 输注回收血液时使用白细胞过滤器，增加了血液回收装置的安全性
    答案：ABCD

70. 妊娠合并失血性休克患者的术前准备，以下说法正确的是（　）
    A. 开放多个大口径静脉输液通道，立即进行容量复苏
    B. 选择蛛网膜下腔麻醉，因该麻醉方式可以立即起效，且肌松效果好

C. 选择快速顺序诱导全身麻醉,仔细评估患者气道,询问既往史及禁食、禁水时间

D. 选择依托咪酯代替丙泊酚,尽量减少全麻药物对血流动力学的影响

答案:ACD

71. 关于低血容量性休克患者的治疗原则,描述正确的是( )

A. 保证氧合

B. 治疗原发病,终止血液丢失

C. 补充血容量,立即进行容量复苏

D. 容量复苏首选胶体

答案:ABC

72. 关于产科大出血导致休克患者的血气分析结果描述,正确的是( )

A. 血红蛋白和血细胞比容能够及时如实反映患者失血量

B. 休克早期,补液不足,可能导致血红蛋白假性升高

C. 容量复苏期间,红细胞被稀释,可能导致出血量的评估量大于实际量

D. 休克期间,评估出血量除关注血红蛋白浓度外,还需关注患者各种生命体征

答案:BCD

73. 妊娠合并失血性休克治疗时,关于血管活性药物的选择和使用,描述正确的是( )

A. 去甲肾上腺素是治疗失血性休克的首选加压药物

B. 多巴胺可以增加心排血量、收缩外周血管,扩张肾血管作用

C. 当失血性休克患者合并有快速性心律失常时,可选用去氧肾上腺素

D. 合并心源性休克患者可使用多巴酚丁胺

答案:ACD

74. 低血容量性休克对酸碱平衡的影响包括( )

A. 低血容量性休克患者易发生代谢性酸中毒

B. 低血容量性休克患者代谢性酸中毒通常为阴离子间隙升高型

C. 低血容量性休克时,微循环障碍,无氧代谢增加,导致乳酸堆积

D. 若 pH 值 <7.2,可采用 5% 碳酸氢钠治疗,治疗时应全量输入快速纠正 pH 值

答案:ABC

75. 关于休克的诊断标准,错误的是( )

A. 收缩压 <90mmHg

B. 收缩压下降较基础血压下降 40mmHg

C. 尿量 <1ml/(kg·h)

D. 中心静脉压 <6.84cmH$_2$O

答案:ABD

76. 终末期产科大出血且循环不稳定的情况下,短时间内难以得到凝血功能筛查结果,可用于进行早期凝血功能纠正的血液制品和药品包括( )

A. 纤维蛋白原浓缩物

B. 氨甲环酸

C. 钙剂

D. 人凝血酶原复合物

答案:ABCD

## 三、判断题(共10题)

1. 子宫破裂是指非手术引起的子宫壁全层(包括子宫内膜、肌层和浆膜层)或非全层破裂。( )

答案:正确

2. 子宫破裂可以分为不完全子宫破裂和完全子宫破裂。( )

答案:正确

3. 不完全子宫破裂指不完全的或隐匿性子宫瘢痕处裂开,破裂未穿透子宫,浆膜层保持完整,此种情况一般出血多,有明显腹痛。( )

答案:错误

4. 完全子宫破裂指从子宫内膜到浆膜层全层裂开,子宫内容物(胎儿及其附属物)溢入腹腔,患者可表现为剧烈腹痛伴大出血。( )

答案:正确

5. 临床表现在评估子宫破裂大出血患者出血量方面具有重要意义。( )

答案:正确

6. 休克指数在评估子宫破裂大出血患者出血量方面没有意义。（　）

答案：错误

7. 子宫破裂大出血患者不应常规行肺部超声监测血管外肺水。（　）

答案：错误

8. 剖宫产引起的子宫前壁瘢痕，加之胎盘附着处的丰富血供，增加了孕妇子宫破裂的发病率和病死率。（　）

答案：正确

9. 双胎妊娠患者对容量负荷耐受度较单胎者高。（　）

答案：错误

10. 大出血时，肾脏缺血较大脑缺血更加严重。（　）

答案：错误

（李　平　倪　娟　韩学广）